PRÉCIS DE CHIMIE MINÉRALE

BIBLIOTHÈQUE DE L'ÉTUDIANT EN PHARMACIE

Publiée sous la direction du Dr HUGOUNENQ

Professeur à la Faculté de Médecine et de Pharmacie de Lyon

PRÉCIS

DE

CHIMIE MINÉRALE

PAR

le Dr SAMBUC

Professeur agrégé a la Faculté de Médecine
et de Pharmacie de Lyon

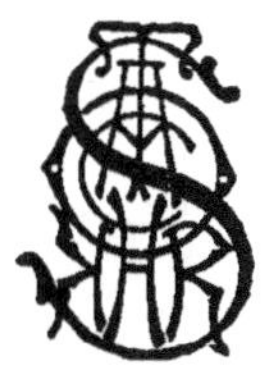

LYON

A. STORCK & Cie, ÉDITEURS

8, Rue de la Méditerranée

—

1900

PREMIÈRE PARTIE

CHIMIE GÉNÉRALE

PREMIÈRE PARTIE

Chimie générale

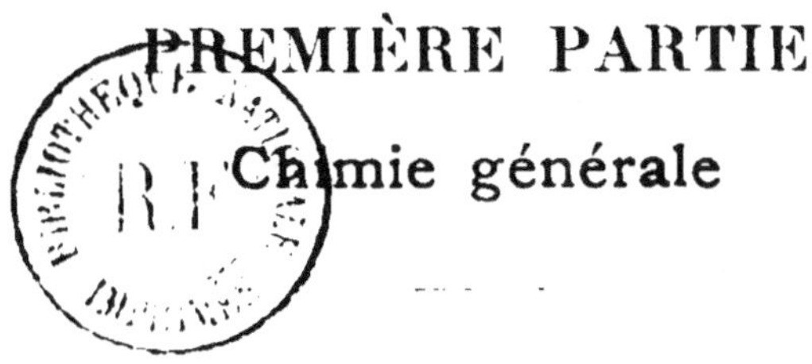

CHAPITRE PREMIER

LES TRANSFORMATIONS DE LA MATIÈRE

L'expérience nous montre que la matière est susceptible de subir des changements dans ses qualités apparentes ou *propriétés*, mais elle nous apprend aussi, par l'emploi de la balance, qu'au milieu de toutes ces transformations une certaine grandeur, le poids, demeure invariable, lorsqu'on envisage un système matériel isolé. C'est en cela que consiste la *loi de* Lavoisier, du nom du savant qui a étendu cette constatation expérimentale aux transformations les plus profondes et les plus durables de la matière, à celles que l'on convient de désigner sous le nom de *transformations chimiques*.

Comme d'après un principe de mécanique, on admet que le poids d'un système matériel est proportionnel à la *masse* ou quantité de matière qui le constitue, l'invariabilité du poids équivaut à l'invariabilité de la masse. C'est pourquoi la loi de Lavoisier est encore désignée sous le nom de *principe de la conservation de la matière*.

Et non seulement la matière, dans son ensemble, jouit de la propriété de se conserver quantitativement sous tous ses changements d'aspect ; mais encore il existe un certain nombre de formes déterminées de la matière, qui jouissent *individuellement* de la même propriété : ces formes constituent ce qu'on appelle les *corps simples* ou *éléments* de la chimie. Ce nom leur vient de ce qu'il a été jusqu'ici impossible de les résoudre ou, comme on dit, de les *décomposer* en corps plus simples, c'est-à-dire en corps dont la masse fût une fraction de la masse totale du générateur ; d'où cette conclusion que ces corps constituent, dans l'état actuel de nos connaissances, les formes les plus *simples*, les plus *élémentaires* de la matière. Et non seulement ces corps se montrent jusqu'ici irréductibles en éléments plus simples, mais encore ils se montrent irréductibles entre eux, car on n'a pu encore les transformer les uns dans les autres, ni directement, ni indirectement. Ainsi, on peut fusionner ou, comme on dit, *combiner* deux ou plusieurs de ces corps simples, de façon à former des corps nouveaux, dont la masse totale est égale à la somme des masses des générateurs, qui se distinguent de ceux-ci par des propriétés absolument nouvelles et chez lesquels, par conséquent, l'individualité des éléments primitifs est comme abolie ; mais cette disparition n'est qu'apparente, car on peut toujours, par une opération inverse de décomposition, régénérer tous les corps primitifs, et ceux-là seulement, *chacun avec sa masse et ses qualités premières*. Chaque corps simple présente donc, au sein de toutes ses transformations possibles, la propriété conservative de la matière : tous se comportent comme autant de matières indépendantes, du moins au regard de nos moyens d'action. Mais tout porte à croire que cette indépendance n'est point absolue : car il existe, entre les propriétés des corps simples, certaines relations régulières, qui révèlent un principe caché d'unité.

Il y a donc des grandeurs qui demeurent constantes sous les changements visibles de la matière, absolument comme il y a des grandeurs constantes dans les déplacements des systèmes matériels à travers l'espace. Et là ne s'arrête pas l'analogie entre les transformations des systèmes matériels, qu'étudient la physique et la chimie, et les mouvements de ces systèmes, qu'étudie la mécanique. Car la chimie emprunte aujourd'hui à la mécanique plusieurs de ses notions fondamentales.

Telle est par exemple la notion de l'équilibre. En mécanique, l'équilibre d'un système matériel est caractérisé par l'absence ou l'arrêt de tout mouvement. De même, en physique et en chimie, l'équilibre d'un système matériel est caractérisé par l'absence ou l'arrêt de toute transformation. Car un système matériel donné, constitué par un ou plusieurs corps et soumis à certaines conditions de température, de pression, etc., peut présenter deux cas : ou bien il ne subit aucune espèce de transformation et demeure indéfiniment identique à lui-même ; ou bien il subit une certaine transformation qui aboutit à un état final à partir duquel le système demeure identique à lui-même. L'arrêt comme l'absence de transformation caractérisent un équilibre physico-chimique du système, qui peut être du reste, comme l'équilibre mécanique, stable, instable ou indifférent.

Donnons quelques exemples d'équilibres limitant les transformations des systèmes matériels. Si l'on évapore une quantité suffisamment grande de liquide dans un espace limité et vide, l'évaporation se poursuit jusqu'au moment où la vapeur émise a atteint, au-dessus du liquide, une certaine tension déterminée, qui est toujours la même pour une même température et qu'on appelle pour cela *tension maxima* correspondant à la température de l'expérience. A partir de ce moment, l'équilibre est atteint et la composition du système matériel formé par le liquide et sa vapeur demeure invariable, tant que la température demeure elle-même invariable. Mais toute variation de température entraîne un déplacement correspondant de l'équilibre, déplacement dont le sens et la grandeur sont déterminés par le sens et la grandeur du déplacement du thermomètre, l'élévation thermique entraînant une nouvelle évaporation de liquide, l'abaissement thermique provoquant au contraire une certaine condensation de vapeur, et cela jusqu'au moment où la tension de vapeur aura atteint une nouvelle valeur correspondant à la nouvelle température et définissant ainsi le nouvel état d'équilibre. Cet équilibre présente, comme on le voit, tous les caractères de la stabilité.

De même, si l'on chauffe dans une enceinte limitée et vide du phosphore blanc, il se vaporise d'abord en obéissant à la loi précédente, c'est-à-dire que sa vapeur atteint une tension fixe et déterminée qui dépend de la température ; puis à ce premier état d'équilibre en succède un second qui correspond à un changement, dit *allotropique*, survenu dans la constitution intime du phosphore et qui a pour résultat de déposer sur les parois de l'enceinte une certaine quantité de phosphore rouge différant du phosphore blanc par ses propriétés, mais ne constituant pas un corps simple nouveau, puisque les deux variétés de phosphore sont transformables l'une dans l'autre. Or, ce nouvel équilibre est défini, comme le premier, par une tension de vapeur fixe et déterminée, inférieure à la première pour une même température, mais dépendant comme elle de la seule température.

De même enfin, si l'on chauffe dans une enceinte limitée et vide une quantité suffisante de marbre, ce dernier subit une décomposition en un gaz, l'acide carbonique, et un solide, la chaux vive ; et cette décomposition s'arrête aussitôt que le gaz émis a acquis une certaine tension fixe et déterminée pour la température de l'expérience. La valeur de cette tension finale dépend de la seule température, varie en même temps qu'elle et dans le même sens, comme dans les deux cas précédents ; en sorte qu'on peut réaliser une décomposition progressive du marbre par une élévation continue de la température ou, au contraire, une reconstitution progressive par un abaissement continu. On donne le nom de *dissociation* à cette décomposition progressive du carbonate de chaux en fonction de la température et, plus généralement, à toute décomposition limitée aboutissant à un équilibre mobile entre le corps décomposé et les produits de sa décomposition. Dans l'exemple que nous avons choisi, l'équilibre est défini, comme pour la vaporisation des liquides, par l'existence d'une certaine tension dépendant de la seule température ; mais il n'en est pas toujours ainsi et les conditions d'équilibre sont différentes dans d'autres cas de dissociation.

Les cas très particuliers d'équilibre que nous venons d'étudier, et chez lesquels ce dernier est défini par une tension gazeuse fixe, suffisent à montrer que des lois identiques régissent des phénomènes à première vue dissemblables, à savoir un phénomène réputé physique tel que la vaporisation des liquides, un phénomène réputé chimique tel que la dissociation du carbonate de chaux, et enfin un phénomène intermédiaire entre les deux, tel que la transformation allotropique du phosphore. Si donc, poursuivant l'analogie avec la mécanique, on convient de donner le nom de *forces* aux causes inconnues de ces transformations, comme on donne le nom de forces aux causes inconnues du mouvement, on voit que rien n'autorise à opposer les forces prétendues physiques aux forces prétendues chimiques, la cohésion à l'affinité. L'identité des effets implique au contraire l'identité des causes. C'est donc ailleurs qu'il faut chercher un principe de classification des forces transformatrices de la matière ; et c'est encore la mécanique qui va nous fournir ce principe.

Dans le mouvement des systèmes matériels, on envisage en effet deux groupes de forces : les unes, que l'on pourrait appeler *actives*, qui provoquent et entretiennent le mouvement : telle l'action de la pesanteur sur les corps qui tombent ; et d'autres, antagonistes des premières, qui font obstacle au mouvement et qu'on nomme pour cela *résistances passives :* telles sont *l'inertie*, sorte de paresse que met un corps à suivre l'impulsion qui lui est donnée ; la *viscosité*, qui ralentit l'écoulement des fluides ; le *frottement* mutuel des corps, qui ralentit leur déplacement relatif. Or, dans l'étude des transformations de la matière comme dans l'étude de ses mouvements, on peut introduire la considération de pareilles résistances passives, qui s'opposent plus ou moins énergiquement aux causes de transformation. La nature et la grandeur de ces résistances semblent déterminer un caractère important des transformations de la matière : nous voulons parler de la possibilité ou de l'impossibilité de leur renversement dans certaines conditions déterminées.

Soit, par exemple, un système composé de vapeur d'eau. d'oxygène et d'hydrogène, pris à la température de 1500° et à la pression de 760 mill. ; on pourra dans ces conditions observer, soit une décomposition de la vapeur d'eau en oxygène et hydrogène, soit au contraire une combinaison de l'oxygène et de l'hydrogène à l'état de vapeur d'eau, suivant que dans la composition initiale du système prédomine, soit la vapeur d'eau, soit le mélange d'oxygène et d'hydrogène. Les deux transformations inverses sont donc possibles dans des conditions identiques de température et de pression, ce que nous indiquerons en disant que l'une quelconque de ces transformations est *réversible*. Dans le cas que nous venons de citer, comme dans un très grand nombre d'autres, les deux transformations inverses sont *limitées* et aboutissent chacune à un état d'équilibre. Mais ces deux limites ne sont pas toujours et nécessairement identiques, contrairement à ce que l'on croit : elles peuvent être différentes, mais alors elles se rapprochent et tendent à se confondre par l'élévation de la température.

Si maintenant on envisage le même système à une température de 300° et à la pression de 760 mill. par exemple, on pourra, si la quantité de vapeur d'eau n'est pas trop forte, observer une combinaison *limitée* d'oxygène et d'hydrogène, mais il sera impossible d'observer une décomposition inverse de la vapeur d'eau en ses éléments (**A. GAUTIER** et **HÉLIER**). Nous dirons que la transformation considérée est *irréversible* dans ces conditions.

Certaines transformations réversibles présentent ce caractère de s'effectuer à une température constante sous une pression déterminée. Ainsi, un solide, pris sous une pression donnée, mais suffisamment grande, se transforme en liquide à une température qui est toujours la même pour une même pression et qui demeure invariable pendant toute la durée du changement d'état. Inversement, un liquide suffisamment refroidi sous la même pression pourra, soit se congeler à la température même de fusion, par une transformation par conséquent réversible, soit rester liquide au-dessus de cette température, présentant dans ce dernier cas un état d'équilibre instable qu'on appelle la *surfusion,* état qui cesse brusquement par l'introduction de la moindre parcelle du solide correspondant, et fait place à une solidification, irréversible dans les mêmes conditions. On sait que pour la glace, le point de fusion, pris sous la pression de 760 mill., est adopté conventionnellement comme zéro du thermomètre centigrade. Le point de fusion, qui se déplace avec la pression, du moins jusqu'à une certaine limite, est un *point de transformation réversible,* puisqu'on y peut observer les deux changements d'état inverses et que ceux-ci ne sont réversibles qu'à cette seule température.

Si le solide est soumis à une pression inférieure à une certaine valeur, il passe directement à l'état gazeux, sans franchir l'état liquide intermédiaire : c'est le phénomène de la *sublimation*. La pression limite qui sépare, pour un solide, sa zone de liquéfaction de sa zone de sublimation, s'appelle la *pression d'inversion* ; elle est de 4 mill. 1, 2 environ pour l'eau par exemple. Tous les solides peuvent donc être sublimés, sous une pression suffisamment faible : dans le vide presque parfait de la pompe à mercure, DEMARÇAY a sublimé le cadmium à 160°, le zinc à 184°, l'antimoine et le bismuth à 292°, le plomb et l'étain à 360°. Il résulte encore de là que si, pour un solide, la pression d'inversion est supérieure à la pression atmosphérique, ce solide ne pourra être fondu qu'à la condition d'être soumis à une pression supérieure à celle de l'atmosphère : c'est ce qui a lieu pour l'arsenic et le carbone.

Dans le passage de l'état liquide à l'état gazeux, il existe aussi un point de transformation réversible qui se déplace avec la pression. C'est ce point qui, pour l'eau soumise à une pression de 760 mill., a été pris comme point 100 du thermomètre centigrade. Mais le liquide peut conserver son état au-dessus du point de transformation réversible : ainsi l'eau peut être maintenue liquide dans certaines conditions jusqu'à 175° : mais ce liquide surchauffé présente alors un équilibre instable et se vaporise brusquement sous certaines influences. — Inversement, la vapeur peut conserver son état au-dessous du point de transformation réversible, mais ici encore l'équilibre est instable et, sous l'influence d'une petite perturbation, fait place à une brusque condensation. Le point de transformation réversible sépare donc pour les deux états liquide et gazeux, une zone de stabilité d'une zone d'instabilité, ces deux zones étant disposées en sens inverse de part et d'autre de ce point pour chacun des deux états.

On rencontre des faits analogues dans l'étude des transformations allotropiques. Le soufre présente deux variétés cristallines que l'on distingue, d'après leur forme géométrique, sous les noms de soufre octaédrique et de soufre prismatique. Il existe un point de transformation réversible entre ces deux formes, situé à 95° environ sous la pression normale, lequel marque, pour chacune des deux variétés, la limite entre la zone de stabilité et celle d'instabilité. Le soufre octaédrique est en équilibre stable à toutes les températures inférieures à 95°, en équilibre instable à toutes les températures supérieures : l'inverse a lieu pour le soufre prismatique. Si une des variétés est portée dans un milieu dont la température est comprise dans sa zone d'instabilité, elle se convertit généralement en la forme stable correspondante; mais cette transformation n'a pas lieu exactement à 95° : elle a lieu à une température différente, supérieure si l'on chauffe du soufre octaédrique, inférieure si l'on refroidit du soufre prismatique, l'écart étant d'autant plus grand que la variation de température est plus rapide : si bien que le point de transformation réversible représente une limite à laquelle s'effectuerait le changement allotropique, si l'échauffement ou le refroidissement du soufre étaient infiniment lents.

De plus, contrairement à ce qui a lieu pour les changements d'état physiques, le passage de l'équilibre instable à l'équilibre stable n'est pas instantané : il se fait avec une vitesse qui dépend de la température. Ainsi, si l'on refroidit du soufre prismatique, stable à chaud, sa vitesse de transformation en soufre octaédrique, stable à froid, diminue constamment à partir de + 60° et devient même nulle à — 30°, si bien que la transformation devient impossible au-dessous de cette température et que du soufre prismatique, amené très rapidement d'une température supérieure à + 95° à une température inférieure à — 30°, garderait sa forme prismatique et pourrait persister indéfiniment dans cet état d'équilibre instable.

Le point de transformation réversible des modifications allotropiques, comme tous les points analogues, se déplace avec la pression. Ainsi l'iodure d'argent, jaune clair et rhomboédrique à la température ordinaire, devient à chaud rouge sombre et cubique. Le point de transformation réversible est à + 146° sous la pression atmosphérique; mais Mallard et Le Chatelier l'ont abaissé à + 20° en soumettant l'iodure à une pression de 2475 kilogrammes par centimètre carré.

Dans les exemples précédents, la transformation réversible est étroitement limitée à une température déterminée sous une pression déterminée (1); en dehors de cette

(1) Un corps chimiquement défini, un *individu chimique*, comme on dit quelquefois, effectue souvent, mais pas toujours, ses changements d'état réversibles à une température fixe et déterminée, comme dans les exemples ci-dessus. La réciproque n'est pas davantage nécessaire, et de la fixité de la température pendant un changement d'état, on n'a aucunement le droit de conclure, comme on l'a fait parfois, à l'existence d'un individu chimique. La température demeure en effet constante dans la transformation d'un mélange qui ne subit aucun changement de composition par le fait du changement d'état : c'est ce qui arrive par exemple dans la solidification des mélanges cryohydratiques et des alliages eutectiques ou encore dans la distillation des solutions aqueuses d'hydracides.

température, elle est irréversible. Mais il n'en est pas toujours ainsi et les transformations réversibles d'un système matériel peuvent souvent, sous une pression donnée, s'accomplir non plus à une température unique, mais dans un intervalle plus ou moins étendu de température. A cet égard du reste, un système matériel qu'on promènerait, sous une même pression, tout le long de l'échelle thermométrique, traverserait, dans le cas le plus général, une série de zones, limitées chacune par deux températures extrêmes. Ainsi depuis le zéro absolu (— 273° C.) jusqu'à une certaine température qui marque ce qu'on appelle le *point de réaction*, il existe une zone, dite de *passivité* (COLSON), dans l'intérieur de laquelle un système se montre en général incapable de subir aucune transformation chimique. L'étendue de cette zone est très variable suivant la composition des systèmes ; en d'autres termes, le point de réaction, qui en marque la limite supérieure, est situé plus ou moins haut sur l'échelle des températures. Voici, par exemple, les valeurs du point de réaction pour un certain nombre de systèmes pris sous la pression ordinaire :

Composition du système	Point de réaction
Acide sulfurique et soude caustique. . . .	— 80°
Acide sulfurique et ammoniaque	— 60°
Hydrogène et oxygène.	+ 180°
Carbone et hydrogène.	3.500°

Au-dessus du point de réaction, le système peut entrer, comme c'est le cas du mélange d'hydrogène et d'oxygène, dans une *zone de transformations irréversibles*, qui s'étend pour ce dernier de +180° à 1000° environ sous la pression atmosphérique. Dans ces limites, en effet, le mélange de ces deux gaz éprouve une transformation irréversible en vapeur d'eau, transformation limitée, mais d'autant plus complète que la température est plus haute. Au-dessus de 1000° environ, le système considéré entre dans une *zone de transformations réversibles*, dans l'étendue de laquelle on peut voir un mélange d'oxygène et d'hydrogène se transformer partiellement en vapeur d'eau et inversement de la vapeur d'eau se dissocier partiellement en oxygène et hydrogène, la combinaison étant d'autant moins complète et la dissociation d'autant plus complète que la température est plus élevée; si bien qu'à une température suffisamment haute, on entrerait sans doute dans une *zone de décomposition totale*, à moins que la loi de dissociation de la vapeur d'eau ne se renversât au delà d'une certaine température.

Ajoutons encore que tous les systèmes matériels ne sont pas astreints à traverser la gamme entière des zones que nous venons d'énumérer. Mais, quand un système les traverse successivement, on constate que la zone des transformations réversibles est toujours située pour lui plus haut sur l'échelle des températures que la zone des transformations irréversibles. Or, l'analyse mathématique montre que les transformations réversibles se réalisent en général lorsque les résistances passives sont réduites à leur minimum et, en particulier, lorsque les systèmes sont sensiblement dépourvus de ces sortes de résistances qu'on peut assimiler aux frottements de la mécanique. Donc, puisqu'une élévation convenable de la température amène un système dans la zone des transformations réversibles, c'est qu'elle atténue dans son sein les résistances passives. Cette atténuation est aussi produite par d'autres agents qui abaissent, parfois d'une façon considérable, sur l'échelle des températures, le point de réaction d'un système et ses zones de transformation. Telle est par exemple la lumière, qui agit surtout par ses radiations de courte longueur d'onde, violettes et ultra-violettes; telle est encore l'effluve électrique, cette décharge silencieuse, obscure et froide qui s'accomplit au sein du diélectrique interposé entre les deux armatures d'un condensateur. Enfin la présence d'un corps inerte, qui ne participe pas à la réaction, peut cependant modifier la grandeur des résistances passives et déplacer le point de réaction du système. C'est ainsi que la température minima à partir de laquelle un système gazeux peut faire explosion est modifiée par la présence et la proportion d'un gaz inerte, comme c'est le cas de l'azote au sein du mélange explosif d'oxygène et de méthane qui constitue le grisou.

On voit comment on peut introduire, dans l'étude des transformations des systèmes matériels, la considération de résistances passives assimilables à celles que la mécanique envisage dans leurs déplacements (LE CHATELIER, DUHEM). Mais ce n'est pas tout, et la mécanique peut encore fournir à la science des transformations de la matière la notion de *liaisons*. De même que les rapports établis entre les différentes pièces d'une machine leur permettent de commander et de limiter leurs déplacements relatifs, de même entre les divers corps d'un système il peut exister des rapports ou liaisons, grâce auxquels ces corps commandent ou limitent mutuellement leurs transformations. Ces liaisons peuvent être, en mécanique comme en physicochimie, lâches ou serrées. Ainsi, en mécanique, dans un système de deux points matériels unis par un fil inextensible, la liaison peut être plus ou moins étroite. Si le fil est absolument flexible, comme un fil mince de fer ou de cuivre, la distance des deux points matériels pourra varier depuis zéro jusqu'à une certaine limite supérieure r égale à la longueur du fil. Si le lien n'est que partiellement flexible, comme une lame d'acier, la distance des deux points matériels pourra prendre toutes les valeurs comprises entre une certaine limite inférieure r' et une certaine limite supérieure r égale à la longueur de la lame. Enfin, si le fil est absolument rigide, la distance des deux points matériels sera toujours invariablement égale à la longueur du fil. Or, des liaisons analogues, rigides ou lâches, peuvent exister entre les corps constitutifs d'un système matériel.

Considérons par exemple ces transformations qui consistent en une pénétration intime de deux corps se fusionnant en un corps d'apparence unique. Trois cas peuvent se présenter, comme pour la liaison de deux points matériels par un fil inextensible.

Premier Cas. — Nous avons d'abord la *dissolution*. Par exemple, un corps solide, mis au contact d'un liquide approprié, s'y incorpore en donnant un liquide homogène qui constitue une *solution liquide*. Or, cette union du corps dissolvant et du corps dissous peut se faire en proportions quelconques, depuis zéro jusqu'à une certaine limite supérieure r qui définit ce qu'on appelle la *saturation* de la solution. A partir de ce moment, une transformation du dissolvant, telle que sa vaporisation, entraîne en général (en dehors du phénomène connu sous le nom de *sursaturation*) une transformation corrélative du corps dissous, consistant en sa précipitation du sein de la liqueur.

La dissolution est un mode de pénétration réciproque des corps beaucoup plus fréquent qu'on ne le croyait autrefois, car elle peut se réaliser entre corps pris sous l'un quelconque des trois états solide, liquide et gazeux de la matière, ces états étant identiques ou différents pour les corps qui se dissolvent l'un dans l'autre. Ainsi un solide peut se dissoudre dans un autre solide, au même titre que dans un liquide, et donner ce qu'on appelle une *solution solide*, mélange homogène dont les composants peuvent se séparer dans certaines conditions, absolument comme ceux des solutions liquides, dont les solutions solides reproduisent les phénomènes de saturation et de sursaturation. Les solides peuvent aussi se dissoudre dans les gaz, comme l'iode dans le gaz carbonique par exemple (VILLARD).

Les liquides peuvent se dissoudre entre eux et même, pour un couple de deux liquides donnés, il semble exister toujours une certaine température limite, au-dessus de laquelle les deux liquides sont miscibles en toutes proportions en un liquide homogène, comme c'est le cas pour l'eau et l'alcool dans les conditions ordinaires. Les liquides se dissolvent aussi dans les gaz : tel par exemple le brome liquide dans l'oxygène comprimé (VILLARD).

Enfin les gaz se dissolvent dans les liquides et les solides. De plus le mélange des gaz s'accompagne généralement d'une variation de volume qui montre que leur diffusion mutuelle est autre chose qu'une simple juxtaposition mécanique.

Deuxième Cas. — Il existe des corps dit *isomorphes*, parce qu'ils peuvent former des cristaux de même figure géométrique : ils peuvent cristalliser ensemble du sein d'un même dissolvant, et engendrer ainsi des cristaux mixtes dont chacun présente, intimement unis, des corps distincts tels que le vitriol blanc (sulfate de zinc) et le vitriol bleu (sulfate de cuivre). Or, RETGERS a montré que les proportions des deux corps associés dans un même cristal varient d'une façon continue, *mais entre certaines limites seulement*, telles que o et r_1, r_2 et r_3, r_4 et l'infini, des lacunes s'étendant entre ces limites, lacunes qui indiquent l'impossibilité de l'union des deux corps isomorphes dans les proportions correspondantes.

Troisième Cas. — Qu'on imagine maintenant que les limites précédentes, entre lesquelles s'unissent deux corps, se rapprochent jusqu'à se confondre, que par exemple les limites o et r_1 se fusionnent en une valeur unique r, les limites r_2 et r_3 également en une valeur unique r', etc., alors on se trouvera en présence d'un cas où l'union de deux corps se fera uniquement suivant un certain nombre de rapports bien déterminés r, r', etc. Ici les liaisons sont devenues absolument rigides, et la plus petite quantité d'un des deux corps entraînera nécessairement en combinaison une quantité proportionnelle de l'autre : c'est ce qui arrive par exemple dans la transformation en eau d'un mélange d'oxygène et d'hydrogène, transformation dans laquelle un des gaz entraîne nécessairement avec lui un poids proportionnel de l'autre gaz. C'est à ce mode d'union, à la fois très particulier et très fréquent, qu'on réserve par convention le nom de *combinaison chimique*.

CHAPITRE II

LOIS QUANTITATIVES DES COMBINAISONS CHIMIQUES

Ces lois sont au nombre de trois :

I. — LOI DES PROPORTIONS DÉFINIES OU LOI DE PROUST. — *Toute combinaison chimique est caractérisée par un rapport constant entre les poids respectifs des corps qui s'unissent pour la former.*

Cette loi constitue, nous l'avons dit, la définition même de la combinaison chimique. Ainsi, l'expérience ayant montré que l'on obtient de l'eau en unissant de l'oxygène et de l'hydrogène qui sont toujours entre eux dans le rapport de 7.94 unités de poids du premier à l'unité de poids du second, on convient de dire que l'eau est une combinaison chimique d'oxygène et d'hydrogène.

II. — LOI DES PROPORTIONS MULTIPLES OU LOI DE DALTON. — *Les divers poids d'un corps qui s'unissent à un même poids d'un autre corps, pour former autant de combinaisons différentes, sont entre eux comme des nombres entiers.*

Ainsi, l'expérience apprend que l'on peut unir l'azote à l'oxygène suivant six rapports définis. En effet, à l'unité de poids d'azote se combinent des poids d'oxygène représentés par les nombres suivants :

0.57 dans le composé appelé protoxyde d'azote ;
1.13   —   —   bioxyde d'azote ;
1.70   —   —   anhydride azoteux ;
2.27   —   —   hypoazotide ;
2.84   —   —   anhydride azotique ;
3.40   —   —   anhydride perazotique.

Or, ces poids respectifs d'oxygène sont entre eux comme les nombres entiers 1, 2, 3, 4, 5, 6 ; ce qui démontre la loi.

III. — Loi des nombres proportionnels ou loi de Wenzel et de Richter. — *Les nombres qui mesurent les rapports pondéraux suivant lesquels les divers corps se combinent à un même poids de l'un d'entre eux, mesurent aussi, à un facteur entier près, les rapports pondéraux suivant lesquels ces corps se combinent entre eux.*

Expliquons cette loi dans le cas des combinaisons mutuelles des éléments ou corps simples de la chimie. Nous pouvons dresser un tableau indiquant, en face de chaque élément, le ou les poids de cet élément susceptibles de se combiner à l'unité du poids d'hydrogène par exemple :

Hydrogène   1
Chlore.   35,5
Brome.   80
Iode.   126
Oxygène. . . . .   8 : — 16
Soufre. . . . .   16 : — 32

La loi précédente veut dire que, si l'on considère par exemple le nombre 8 qui mesure le rapport pondéral de combinaison de l'oxygène avec l'hydrogène dans l'eau, et le nombre 32 qui mesure le rapport pondéral de combinaison du soufre avec l'hydrogène dans le bisulfure d'hydrogène, toute combinaison de soufre et d'oxygène sera formée par des poids p de soufre et p' d'oxygène respectivement proportionnels à $a \times 32$ pour le soufre et à $b \times 8$ pour l'oxygène, a et b étant des nombres entiers, en sorte qu'on aura :

$$\frac{p}{p'} = \frac{a \times 32}{b \times 8} \qquad (1)$$

Si, au lieu du nombre 32, on prenait pour le soufre un autre nombre que nous désignerons par la lettre S et qui serait soumis à la seule condition d'être un multiple entier ou fractionnaire de 32, tel par conséquent que $S = \frac{m}{n} \cdot 32$ (m et n étant des nombres entiers), on aurait, en remplaçant le nombre 32 par sa valeur $\frac{n}{m} S$ dans la relation précédente (1) :

$$\frac{p}{p'} = \frac{a}{b} \times \frac{n}{m} \times \frac{S}{8} \qquad (2)$$

Mais an et bm, produits de deux nombres entiers, sont eux-mêmes des nombres entiers a' et b'. Par suite, le rapport pondéral $\frac{p}{p'}$, de combinaison du soufre avec l'oxygène garde la même forme $\frac{a'}{b'} \times \frac{S}{8}$ que dans la relation (1). On verrait de même que ce rapport garde encore la même forme, si l'on y remplace le nombre 8, qui mesure un des rapports de combinaison de l'oxygène avec l'hydrogène, par un autre nombre O soumis à la seule condition d'être un multiple entier ou fractionnaire de 8. Donc, en définitive, la loi de RICHTER veut dire qu'un composé quelconque de soufre et d'oxygène est toujours formé de poids p de soufre et p' d'oxygène, qui sont entre eux dans le rapport de aS de soufre et bO d'oxygène, ce qu'exprime la relation :

$$\frac{p}{p'} = \frac{aS}{bO} \quad (3)$$

où a et b sont des nombres entiers, S et O deux nombres quelconques soumis à cette seule condition que chacun d'eux est un multiple entier ou fractionnaire du nombre qui mesure un des rapports pondéraux de combinaison du soufre ou de l'oxygène avec l'hydrogène.

On peut donc adopter pour S et pour O une infinité de valeurs soumises à la seule condition indiquée : toujours il sera possible d'exprimer le rapport pondéral de combinaison $\frac{p}{p'}$ d'un composé oxygéné de soufre par une expression de la forme (3), *où a et b sont deux nombres entiers*. Voilà ce que nous apprend la loi de RICHTER.

On peut donc convenir de choisir arbitrairement pour chaque élement un quelconque parmi tous les nombres admissibles et de l'appeler le *nombre proportionnel* de cet élément. Une fois ce choix fait pour le soufre et l'oxygène par exemple, la relation (3), dans laquelle le rapport pondéral $\frac{p}{p'}$ est donné par l'analyse élémentaire du composé considéré, fera connaître la valeur de la fraction $\frac{a}{b}$, et par suite la valeur des entiers a et b, cette fraction étant supposée réduite à sa plus simple expression.

La relation (3), qui résume la loi de RICHTER, nous permettra alors d'exprimer d'une façon abrégée la composition qualitative et quantitative du composé considéré. Car, puisque les poids p de soufre et p' d'oxygène sont respectivement proportionnels à aS et à bO, l'expression $aS + bO$ où a et b seront remplacés par leurs valeurs numériques

entières, fera immédiatement connaître cette composition
qualitative et quantitative à qui connaîtra les valeurs numériques adoptées pour les nombres proportionnels S du soufre
et O de l'oxygène. Cette expression $aS + bO$ s'écrit plus
simplement encore dans la pratique : on supprime en effet
le signe $+$ et on met les coefficients entiers a et b à droite
de la lettre qui désigne le nombre proportionnel de l'élément
correspondant, en les plaçant en exposants en France ($S^a O^b$),
en indices en Allemagne et en Angleterre ($S_a O_b$).

Ce que nous venons de dire pour les combinaisons de
soufre et d'oxygène est absolument général, car la loi de
RICHTER est elle-même générale et s'applique notamment à
toutes les combinaisons des éléments entre eux. Tout
composé chimique peut donc être représenté par un schéma
abréviatif, appelé *formule brute* du composé, qui en résume
la composition qualitative et quantitative. La composition
qualitative est indiquée par des lettres ou symboles con-
ventionnels pour chaque élément (H pour l'hydrogène,
O pour l'oxygène, Cl pour le chlore, etc.) ; et, comme
chacune de ces lettres représente la valeur du nombre proportionnel arbitrairement choisi pour l'élément qu'elle
désigne, le produit de ce nombre proportionnel par le
coefficient entier placé à sa droite mesure le poids relatif
de l'élément qui entre dans la combinaison considérée,
ce qui fait connaître immédiatement la composition
quantitative. Ainsi, toute combinaison de carbone, d'hydrogène, d'oxygène et d'azote devra, d'après la loi de RICHTER,
pouvoir être représentée par une formule telle que
$C^a H^b Az^c O^d$, où a, b, c, d représentent des nombres
entiers et C, H, Az, O, les nombres proportionnels arbitrairement choisis pour le carbone, l'hydrogène, l'azote et
l'oxygène. Si l'on convient par exemple de prendre
$C = 12$, $H = 1$, $Az = 14$ et $O = 16$, les poids relatifs des
quatre éléments dans la combinaison considérée seront

respectivement 12 *a*, 1 *b*, 14 *c* et 16 *d*. Mais si l'on convenait de prendre d'autres nombres proportionnels pour les mêmes éléments, si par exemple on prenait $C = 6$ au lieu de $C = 12$ il faudrait que le coefficient entier *a* fût doublé pour que le produit *aC* de ce coefficient par le nombre proportionnel *C*, produit qui mesure le poids relatif de carbone dans le composé considéré, conservât la même valeur.

La possibilité des formules chimiques est donc une conséquence immédiate et nécessaire de la loi de RICHTER. Grâce à cette loi, on peut toujours exprimer, par une formule pourvue de coefficients entiers, la composition qualitative et quantitative de toutes les combinaisons possibles de la chimie. Seulement la valeur de ces coefficients entiers est en général liée, pour la formule de tout composé, à la grandeur des nombres proportionnels choisis pour chaque élément de ce composé. A tout système de nombres proportionnels pour les corps simples correspond un système de formules pour les corps composés. Et réciproquement, si l'on se donne *a priori* la formule d'un composé chimique, et si les nombres proportionnels de tous les éléments de ce composé, sauf un, sont déjà choisis, le nombre proportionnel du dernier élément se trouve par là même nécessairement déterminé. Cette corrélation entre la valeur des nombres proportionnels des éléments d'une part et la valeur des coefficients entiers des formules d'autre part, ne doit jamais être perdue de vue, car c'est elle qui guide habituellement le chimiste dans le choix des nombres proportionnels.

Nous avons en effet jusqu'ici supposé arbitraire le choix du nombre proportionnel de chaque élément parmi l'infinité de ceux qui sont possibles. Il en est en effet théoriquement ainsi, absolument comme est arbitraire en physique le choix des unités destinées à mesurer les grandeurs naturelles. Mais cette latitude, qui semble faciliter le choix à l'extrème, en fait au contraire toute la difficulté. Car il y a un intérêt évident à ce que tous les chimistes adoptent, pour se comprendre, un système unique de formules pour les composés chimiques, ce qui exige un système unique de nombres proportionnels pour les éléments. Il faut donc qu'ils acceptent, pour le choix théoriquement arbitraire de ces derniers, certaines conventions uniformes. Mais on conçoit qu'un certain désaccord puisse se produire dans le choix de ces conventions ou dans leur mode d'application, absolument comme les physiciens peuvent différer d'avis sur la nature des conventions à adopter pour le choix des unités de mesure. Le problème chimique du choix des nombres proportionnels, qui au fond est assez comparable à celui des unités de mesure en physique, est donc sujet comme lui à des variations historiques qui ne peuvent prendre fin que par l'adoption de conventions d'un caractère assez nettement rationnel pour entraîner l'adhésion unanime des esprits. C'est pourquoi l'opinion des chimistes s'est partagée, et se partage même encore en France, entre deux systèmes de nombres proportionnels : l'un plus ancien connu sous le nom de *système des poids équivalents* ; l'autre plus récent, désigné sous le nom de *système des poids atomiques*. C'est ce dernier système que nous adopterons dans cet ouvrage et dont nous allons maintenant exposer les fondements logiques.

CHAPITRE III

DÉTERMINATION DES POIDS ATOMIQUES

On désigne sous le nom de *poids atomiques* des éléments un système de nombres proportionnels qui mesurent les poids de certaines masses relatives de ces éléments, appelées *atomes*, que l'on définit de la façon suivante.

Le chlore, l'oxygène, l'azote, le carbone forment avec l'hydrogène certaines combinaisons, très stables dans les conditions ordinaires, qui sont l'acide chlorhydrique, l'eau, l'ammoniaque et le méthane. Mais l'hydrogène ne se comporte pas de la même façon dans ces quatre composés. Tandis que dans l'acide chlorhydrique l'hydrogène se laisse déplacer en bloc et en totalité, par les métaux par exemple, chez les trois autres composés il se laisse déplacer par *fragments de masse égale*, à savoir par moitié dans l'eau, par tiers dans l'ammoniaque, par quarts dans le méthane. Tout se passe donc comme si l'acide chlorhydrique contenait *une* masse chimiquement indivisible d'hydrogène, comme si l'eau contenait *deux* masses *égales* chimiquement indivisibles d'hydrogène, comme si l'ammoniaque en contenait *trois* et le méthane *quatre*. On donne, pour abréger, le nom d'atome chimique d'hydrogène à chacune de ces masses d'hydrogène, égales entre elles dans un même composé, qui se montrent chimiquement indivisibles dans les phénomènes de substitution.

L'atome d'hydrogène ainsi défini n'a pas de grandeur absolue, car sa masse n'est déterminée que par rapport à la masse du composé considérée dans chaque cas particulier. Mais, par cela même, on demeure toujours maître de fixer momentanément la pensée sur une masse déterminée d'hydrogène, arbitrairement choisie aussi petite ou aussi grande que l'on voudra, et de prendre cette masse pour atome chimique d'hydrogène. On peut aussi prendre le poids de cet atome pour unité de poids. Dès lors, une masse quelconque de l'un de ces quatre composés hydrogénés se trouve définie par rapport à la masse arbitraire de l'atome d'hydrogène; par suite son poids, celui de ses éléments constitutifs, se trouveront mesurés par des nombres abstraits bien déterminés en fonction de l'unité de poids choisie, nombres que l'on calculera aisément après avoir fait l'analyse élémentaire du composé considéré. Ainsi, puisque l'ammoniaque contient trois atomes, c'est-à-dire trois unités de poids d'hydrogène, puisque d'autre part l'analyse élémentaire nous apprend que ces trois unités de poids d'hydrogène y sont combinées à 14 unités de poids d'azote, nous pourrons dire, grâce à la convention adoptée, que toute masse d'ammoniaque contient un poids relatif d'hydrogène égal à 3, un poids relatif d'azote égal à 14 et possède elle-même un poids relatif égal à $14 + 3$ ou 17. Il en est de même des autres combinaisons hydrogénées.

On trouve ainsi que, dans les quatre composés envisagés, acide chlorhydrique, eau, ammoniaque, méthane, les poids relatifs du chlore, de l'oxygène, de l'azote et du carbone sont respectivement 35.5 pour le chlore, 15.88 pour l'oxygène, 14 pour l'azote et 12 pour le carbone. Or, chacun de ces éléments se comporte, dans la combinaison correspondante, comme une masse chimiquement indivisible, qu'aucun agent de substitution n'est parvenu jusqu'ici à déplacer par fragments : tout porte donc à croire que l'acide chlorhydrique ne contient qu'un seul atome de chlore, l'eau un seul atome d'oxygène, l'ammoniaque un seul atome d'azote et le méthane un seul atome de carbone. Le nombre 35.5 mesure donc vraisemblablement le poids atomique du chlore, le nombre 15.88 celui de l'oxygène, le nombre 14 celui de l'azote et le nombre 12 celui du carbone. Et la vraisemblance de cette conclusion s'accroît et se change presque en certitude, si l'on analyse d'autres composés où l'un de ces éléments se trouve associé à l'hydrogène. Ainsi, dans toute combinaison où le carbone accompagne un nombre connu d'atomes d'hydrogène, nombre égal par définition à celui des fragments d'hydrogène successivement détachés dans les phénomènes de substitution, le poids du carbone, exprimé en prenant pour unité le poids de l'atome d'hydrogène, a été trouvé égal à 12 ou à un multiple *entier* de 12, mais jamais à un multiple *fractionnaire* de 12. Le nombre 12 représente donc très vraisemblablement, à moins de découvertes imprévues, le poids d'une masse de carbone qui n'entre, dans toute combinaison contenant de l'hydrogène, que par elle-même ou par un de ses multiples entiers, masse qui s'est montrée jusqu'ici chimiquement indivisible, telle par conséquent qu'on n'en trouve pas de plus petite dans les combinaisons hydrogénées du carbone. Cette masse représente donc très vraisemblablement l'atome de carbone.

On déterminerait ainsi, en suivant une marche identique, les poids atomiques de tous les éléments susceptibles de former des combinaisons contenant un nombre *connu* d'atomes d'hydrogène. Les poids atomiques ainsi déterminés sont bien des nombres proportionnels, dans le sens que nous avons donné à ce mot au chapitre précédent, car chacun d'eux est, par son origine même, un multiple entier (pouvant se réduire à l'unité pour certains éléments tels que le fluor, le chlore, etc.) du nombre qui mesure le rapport pondéral suivant lequel l'élément correspondant se combine à l'unité de poids d'hydrogène.

Il résulte alors de la loi de RICHTER que ces poids atomiques mesurent, par eux-mêmes ou par un de leurs multiples *entiers*, les rapports suivant lesquels les divers éléments se combinent entre eux. Ainsi toute combinaison de carbone et d'oxygène devra nécessairement contenir des poids de ces éléments respectivement proportionnels à un multiple entier de 12 pour le carbone et à un multiple entier de 15.88 pour l'oxygène. On trouve en effet qu'il en est bien ainsi ; et en posant $C = 12$; $O = 15.88$, on trouve pour l'oxyde de carbone une composition représentée par la formule CO et pour l'anhydride carbonique une composition représentée par la formule CO^2. Or, les formules établies par cette voie concordent précisément avec celles qu'on pourrait établir directement par le dénombrement des atomes ; car, dans ces deux composés, le carbone est chimiquement indivisible, l'oxygène est aussi indivisible dans l'oxyde de carbone, tandis que dans l'anhydride carbonique il est divisible en deux moitiés remplaçables séparément par du soufre pour donner COS et CS^2. On pourrait étendre cette vérification à toutes les combinaisons possibles du carbone et de l'oxygène : on trouverait que, dans toute combinaison oxygénée, le poids relatif de l'oxygène peut être exprimé par le nombre 15.88 ou par un de ses multiples entiers, que dans tout composé carboné le poids relatif du carbone peut être exprimé par le nombre 12 ou par un de ses multiples entiers ; que par suite 15.88 mesure le poids de la plus petite masse d'oxygène, 12 le poids de la plus petite masse de carbone susceptible d'entrer dans une *combinaison quelconque*. Ces nombres sont donc respectivement, à moins de découvertes bien improbables, les poids relatifs des atomes d'oxygène et de carbone.

En résumé, la détermination du poids atomique d'un élément X comprend deux parties : 1° le dénombrement direct des atomes de X contenus dans ses diverses combinaisons, dénombrement effectué par la connaissance des substitutions directes ou indirectes subies par cet élément ; 2° l'analyse élémentaire de ces combinaisons, d'où l'on déduira par le calcul le poids de l'atome X rapporté au poids de l'atome d'hydrogène pris comme unité. Ce calcul est très simple : pour une combinaison hydrogénée contenant un poids p et n atomes de l'élément X avec un poids p' et n' atomes d'hydrogène, le poids de l'atome de X sera au poids de l'atome d'hydrogène comme $\dfrac{p}{n}$ est à $\dfrac{p'}{n'}$; pour une combinaison non hydrogénée, on calculerait le poids atomique de l'élément X en le rapportant au poids atomique déjà connu d'un des éléments de la combinaison, tel que l'oxygène, le carbone, le chlore, etc.

Soit par exemple à déterminer le poids atomique d'un métal dit *alcalino-terreux*, calcium, baryum ou strontium. Tous trois forment avec l'oxygène des combinaisons dont les plus stables sont la chaux, la baryte, la strontiane. Aucun de ces oxydes ne présente de fractionnement dans le déplacement de son oxygène ou de son métal : c'est ainsi que dans la chaux vive le calcium est entièrement remplacé par du magnésium au rouge sombre et l'oxygène par du carbone à la température du four électrique, ce qui amène à les considérer comme formés d'un atome d'oxygène et d'un atome de métal et à leur attribuer par conséquent les formules CaO, BaO, SrO. Cela étant, l'analyse élémentaire des oxydes fera connaître le poids atomique des métaux alcalino-terreux en fonction de celui de l'oxygène.

La méthode directe de détermination des poids atomiques des éléments, fondée sur le dénombrement des atomes contenus dans leurs composés, est théoriquement la plus simple ; mais elle a l'inconvénient pratique d'être longue, pénible et du reste incertaine dans ses résultats, car l'impossibilité constatée d'une substitution pourrait n'être qu'apparente et tenir à l'insuffisance des moyens employés. Aussi n'a-t-elle été utilisée en fait que pour un petit nombre d'éléments usuels envisagés dans leurs combinaisons les plus communes, ce qui a permis d'établir solidement les formules de ces dernières. Dans la pratique, on a presque toujours recours à des méthodes plus expéditives et plus sûres. Ainsi, on peut souvent établir d'emblée la formule d'un composé, et par suite le poids atomique d'un de ses éléments constitutifs, si l'on constate une manifeste analogie de propriétés entre ce composé et un autre dont la formule a été antérieurement établie. L'expérience apprend en effet que cette analogie de propriétés correspond à une analogie de constitution atomique et peut, par conséquent, se traduire par une analogie de formules. Or, il est une constatation qui révèle souvent une grande analogie de propriétés et de constitution entre des composés distincts : c'est la constatation de leur *isomorphisme*. Voici ce qu'il faut entendre par ce mot.

Deux composés cristallisés sont dits isomorphes : 1° lorsque leurs cristaux possèdent la même forme géométrique ; 2° lorsque ces cristaux peuvent, en se déposant simultanément du sein d'une solution commune, se réunir en cristaux mixtes, dans lesquels les deux cristaux constituants sont associés en proportions quelconques, du moins, nous l'avons vu, dans certaines limites.

La réunion de ces deux conditions est absolument nécessaire pour définir le véritable isomorphisme ; et la seconde sert pratiquement à en reconnaître l'existence. Cela posé, comme l'expérience a montré, avons-nous dit, que des combinaisons manifestement analogues par leurs propriétés

et leur composition atomique étaient isomorphes, il a paru
légitime de généraliser cette remarque. De là la convention
suivante, connue sous le nom de *règle de* Mitscherlich :

*Les composés analogues, formés d'un même nombre d'éléments,
reçoivent des formules analogues.*

Ainsi la chaux, la baryte, la strontiane forment avec l'acide
carbonique des carbonates isomorphes : ceux-ci doivent
donc recevoir des formules analogues ; et, comme nous
avons vu que la chaux doit recevoir la formule CaO, les
deux autres composés recevront respectivement les formules
BaO et SrO. Pour la même raison, un composé oxygéné du
fer, appelé oxyde ferreux, qui forme un carbonate isomorphe
des carbonates alcalino-terreux, devra recevoir la formule FeO,
ce qui détermine le poids atomique du fer en fonction de celui
de l'oxygène. Dès lors, tous les autres composés oxygénés
du fer ont leur formule déterminée ; en particulier, celui
qu'on désigne sous le nom d'oxyde ferrique reçoit alors
nécessairement, de par sa composition élémentaire, la
formule Fe^2O^3. Mais certains oxydes, d'aluminium, de
gallium, d'indium, etc., peuvent remplacer cet oxyde
ferrique dans un groupe de composés isomorphes désignés
sous le nom générique d'*aluns* et doivent, par conséquent,
recevoir respectivement les formules Al^2O^3, Ga^2O^3, In^2O^3,
lesquelles déterminent les poids atomiques de ces trois
métaux en fonction de celui de l'oxygène.

On voit donc comment on pourra déterminer de proche
en proche les poids atomiques des éléments susceptibles de
former des combinaisons correspondant par isomorphisme
à une ou plusieurs autres combinaisons de formule antérieurement fixée. Or, il est remarquable que cette introduction des considérations d'isomorphisme dans la détermination des nombres proportionnels puisse se faire sans acculer
les chimistes à aucune contradiction. Ainsi les oxydes de
formules MeO (Me étant un métal), qui forment des carbo-

nates isomorphes, se combinent aux oxydes de formule Me^2O^3, qui forment des aluns isomorphes, pour donner des oxydes mixtes, appelés *spinelles*, qui doivent, de par leur composition quantitative, recevoir tous des formules du type MeO, Me^2O^3. Or, ces spinelles, ainsi astreintes à des formules analogues, sont précisément isomorphes. Ainsi donc, une analogie de formules, établie par l'isomorphisme des carbonates alcalino-terreux d'une part et par l'isomorphisme des aluns d'autre part, se trouve heureusement confirmée par l'isomorphisme des spinelles ; ce qui n'était nullement certain à l'avance. Ce fait est général ; et l'analogie de formules établie pour certains cas *particuliers* d'isomorphisme avec le système de nombres proportionnels désignés sous le nom de poids atomiques, se trouve vérifiée pour *tous* les cas possibles d'isomorphisme.

Cette possibilité, *que rien ne nous permettait d'affirmer a priori* et que seule l'expérience révèle, légitime l'emploi pratique de la règle de Mitscherlich, en même temps qu'elle en découvre toute l'importance théorique. Cette règle acquiert de ce fait la valeur d'une loi naturelle : car un accord aussi imprévu ne peut être le fruit du hasard et doit avoir sa racine dans quelque réalité physique. Par là se trouve établi sur une base naturelle le système de nombres proportionnels qui satisfait à cette loi, système qui se confond avec le système des poids atomiques déduit du dénombrement direct des atomes dans un certain nombre de composés chimiques ; par là se trouve donc éliminée, dans une large mesure, l'incertitude dont demeuraient affectés les résultats de cette dernière opération. Nous allons voir se fortifier encore, dans le chapitre suivant, la cohésion logique de ce système.

CHAPITRE IV

DÉTERMINATION DES POIDS MOLÉCULAIRES

On appelle *molécule* d'un corps composé la masse totale
formée par l'union des atomes groupés dans ce composé.
Il résulte de là que le poids d'une molécule est égal, d'après
la loi de LAVOISIER, à la somme des poids de ses éléments
constitutifs. Ainsi, si l'on admet la composition atomique
donnée au chapitre précédent pour l'acide chlorhydrique,
l'eau, l'ammoniaque et le méthane. composition que traduisent les formules HCl, H^2O, AzH^3, CH^4, les poids moléculaires
de ces quatre composés seront respectivement: $1 + 35.5$
ou 36.5 pour l'acide chlorhydrique, $2 + 15.88$ ou 17.88 pour
l'eau, $14 + 3$ ou 17 pour l'ammoniaque et $12 + 4$ ou 16 pour
le méthane.

Le calcul du poids moléculaire d'un corps composé est
donc extrêmement simple, si l'on connaît le nombre et le
poids des atomes qui entrent dans la constitution de la
molécule, en d'autres termes si l'on a déterminé les poids
atomiques des corps simples et fixé la formule du composé.
Mais l'établissement de la formule d'un composé, tel que
nous l'avons réalisé jusqu'ici, comporte deux opérations
distinctes : 1° une analyse élémentaire du composé fera
connaître sa composition qualitative et quantitative. Si l'on
suppose connu le poids atomique de chacun des éléments
de ce composé, on aura à choisir, pour sa formule et, par

suite, pour son poids moléculaire, entre une infinité de valeurs multiples entières les unes des autres. C'est ainsi que l'analyse élémentaire ayant établi que l'éthylène est formé de 6 unités de poids de carbone et de 1 unité de poids d'hydrogène, il en résulte, le poids atomique du carbone étant $C = 12$ pour $H = 1$, la possibilité d'admettre pour l'éthylène toutes les formules telles que CH^2, C^2H^4, C^3H^6, C^4H^8....., C^nH^{2n}, n étant un entier quelconque. Toutes ces formules en effet expriment également la composition de l'éthylène. — 2° C'est alors qu'intervient une seconde opération, qui permet de choisir entre ces multiples. Cette opération consiste dans le dénombrement des atomes de l'un au moins des éléments de la molécule, effectué, comme nous l'avons indiqué, à l'aide des phénomènes de substitution. C'est ainsi que, dans l'éthylène, on trouve que l'hydrogène est remplaçable par quarts, ce qui entraîne le choix de la formule C^2H^4 et fixe par conséquent le poids moléculaire au nombre 28.

De ces deux opérations, la première est certaine, la seconde incertaine dans ses résultats. Heureusement on peut remplacer cette dernière, de nature purement chimique, par d'autres purement physiques, qui ne comportent aucune incertitude, car elles consistent uniquement en la mesure de certaines constantes physiques du composé étudié. Expliquons comment cette substitution opératoire est possible.

Si nous portons notre attention sur les composés dont la composition atomique, et par suite la formule, ont été le plus sûrement déterminées par la méthode exposée au chapitre précédent, tels que l'acide chlorhydrique, l'eau, l'ammoniaque, le méthane, nous constaterons que leurs poids moléculaires présentent des relations uniformes avec certaines de leurs constantes physiques. L'existence même de ces relations prouve que les masses relatives définies par ces poids moléculaires sont des grandeurs physiquement comparables entre elles, et que par conséquent la notion de molécule répond, non à une définition arbitraire, mais à une réalité physique. Dès lors, il sera légitime de considérer comme molécule la masse de tout composé qui présentera les mêmes relations avec ses constantes physiques. Ainsi, l'expérience nous apprend que le poids 28 d'éthylène présente vis-à-vis de la densité de ce gaz la même relation que présentent les poids 36.5 d'acide chlorhydrique, 18 d'eau, 17 d'ammoniaque, 16 de méthane vis-à-vis des densités respectives de ces gaz. Donc, on sera fondé à dire que le nombre 28 représente le poids moléculaire de l'éthylène. Or, ce nombre est identique à celui que vient de nous donner tout à l'heure le dénombrement des atomes d'hydrogène contenus dans l'éthylène. Comme une pareille coïncidence est générale, on voit qu'on pourra substituer à l'opération chimique du dénombrement des atomes, toujours exposée à être incomplète, l'opération sûre et rapide qui consiste à mesurer une grandeur physique.

Le poids de toute molécule contient nécessairement, d'après sa définition même, un poids de chacun de ses éléments égal à celui d'un nombre *entier* d'atomes. Donc, si après avoir déterminé physiquement le poids moléculaire d'un composé et en avoir fait l'analyse élémentaire, on exprime le poids d'un quelconque de ses éléments en fonction de la même unité que le poids moléculaire, c'est-à-dire en fonction du poids de l'atome d'hydrogène, le nombre ainsi obtenu sera égal à un multiple *entier* du poids atomique de l'élément considéré, ce multiple pouvant bien entendu être égal à 1.

Cette remarque nous met en possession d'une méthode pour déterminer les poids atomiques des éléments à l'aide des poids moléculaires de leurs composés. Si l'on pouvait former en effet *toutes* les combinaisons de l'élément dont on cherche le poids atomique, il suffirait de mesurer physiquement leurs poids moléculaires respectifs, puis de déterminer pour chacune d'elles, par l'analyse élémentaire, le poids qu'elle contient de l'élément considéré, tous ces poids étant exprimés à l'aide de l'unité adoptée. On aurait ainsi une suite de nombres, qui ne pourraient être que le poids atomique de l'élément ou ses multiples entiers : le plus petit de ces nombres représenterait le poids de la plus petite masse de l'élément considéré susceptible d'entrer en combinaison chimique, c'est-à-dire le poids même de l'atome. On aurait donc ainsi une méthode absolument rigoureuse de détermination des poids atomiques. Mais pratiquement il est impossible de former *toutes* les combinaisons d'un élément. On se borne donc nécessairement à déterminer le poids moléculaire d'un certain nombre d'entre elles ; puis on calcule, comme il vient d'être dit, les poids de l'élément qui entrent dans chacune de ces molécules : le plus grand commun diviseur de ces nombres, qui pourra du reste n'être autre que le plus petit d'entre eux, sera vraisemblablement le poids atomique de l'élément considéré, et cela avec une probabilité d'autant plus grande qu'on aura étudié un plus grand nombre de combinaisons. Souvent même, on se borne à l'étude d'une seule combinaison, ce qui donne une limite supérieure du poids atomique cherché et exclut par conséquent toute valeur plus grande, en ne laissant pour le choix définitif, fondé sur d'autres considérations, que cette valeur ou ses sous-multiples entiers.

Soit par exemple à déterminer le poids atomique de l'oxygène à l'aide des poids moléculaires de ses composés. On constatera que les molécules de toutes les combinaisons oxygénées, étudiées en nombre aussi grand que possible, contiennent un poids d'oxygène égal à 15.88 ou à un multiple entier de 15.88. Donc le nombre 15.88 mesure très vraisemblablement le poids atomique de l'oxygène : résultat qui concorde avec celui que nous avions obtenu au chapitre précédent, en constatant que dans l'eau par exemple on ne pouvait pas fractionner, par déplacement et substitution, la masse d'oxygène qui possède ce poids relatif.

Il sera prudent, lorsqu'on voudra déterminer le poids atomique d'un élément par l'intermédiaire des poids moléculaires de ses combinaisons, de prendre de préférence ces combinaisons à l'état gazeux ou à un état qui s'en rapproche, comme celui de solution étendue. Si, par exemple, on ne prenait que des combinaisons à l'état liquide, on s'exposerait à de grossières erreurs. Ainsi RAMSAY a reconnu que l'eau, l'acide acétique, l'alcool, et plus généralement tous les composés qui renferment dans leur constitution un certain groupement OH appelé *hydroxyle*, présentaient, à l'état liquide et surtout au voisinage de leur point de congélation, un poids moléculaire multiple de celui qu'ils possèdent à l'état gazeux, surtout à une certaine distance de leur point d'ébullition. Cette multiplication du poids moléculaire constitue le phénomène de la *polymérisation*, qu'on peut comparer à la soudure de deux ou plusieurs molécules en une seule. Il en résulte que les poids des éléments constitutifs de la molécule sont aussi multipliés dans le même rapport : par suite, toute détermination de poids atomique, faite *exclusivement* dans les conditions où la molécule est polymérisée, donnerait nécessairement un nombre trop fort.

Nous nous bornerons du reste à exposer, dans ce qui va suivre, la détermination des poids moléculaires des corps pris à l'état gazeux ou à l'état de solution étendue, états sous lesquels la molécule présente son maximum de simplicité. Ce sont du reste les seules méthodes employées couramment dans les laboratoires.

I. — **Méthode des densités de vapeur**

Loi de Gay-Lussac. — *Lorsque des corps se combinent à l'état gazeux, les volumes des corps composants, ainsi que le volume du corps composé, supposé aussi à l'état gazeux, sont entre eux comme des nombres entiers.*

Cette loi expérimentale n'est et ne saurait être, dans la plupart des cas, qu'une loi approchée. En effet, pour définir le volume d'un gaz, il faut indiquer la température et la pression auxquelles on le mesure. Or, à supposer que la loi de Gay-Lussac se vérifiât exactement, pour un système donné de gaz, à une température et à une pression déterminées, elle ne pourrait se maintenir exacte à toutes les températures et à toutes les pressions que si les gaz du système considéré suivaient tous la même loi de compressibilité et de dilatation ; or, cela n'a pas lieu, en général, *en dehors de l'état gazeux parfait ;* et la conséquence en est que le rapport entre les volumes gazeux des masses, de poids relatifs invariables, qui s'unissent pour former une combinaison chimique, doit varier en général d'une façon continue avec la température et la pression. Ce rapport ne saurait donc rester, dans toutes les conditions, celui de nombres entiers, et par conséquent la loi de Gay-Lussac pourrait tout au plus être absolument exacte, pour un système donné de gaz, dans certaines conditions spéciales de température et de pression.

Néanmoins il faut reconnaître que cette loi est assez approximativement vérifiée pour un grand nombre de systèmes gazeux au voisinage des conditions ordinaires de température et de pression. Ainsi, dans l'union des gaz hydrogène et chlore pour former le gaz chlorhydrique, les volumes de ces trois gaz sont à peu près proportionnels aux entiers 1, 1 et 2. Dans l'union des gaz hydrogène et oxygène pour former de la vapeur d'eau, les volumes de ces trois gaz sont à peu près entre eux comme les nombres 2 pour l'hydrogène, 1 pour l'oxygène, 2 pour la vapeur d'eau. Dans l'union de l'hydrogène et de l'azote pour former de l'ammoniaque, les volumes gazeux sont sensiblement entre eux comme les nombres 3 pour l'hydrogène, 1 pour l'azote, 2 pour le gaz ammoniac.

On voit que dans les trois exemples précédents, le volume de l'atome d'hydrogène est exprimé par le nombre 1 et le volume de la molécule formée (gaz chlorhydrique, vapeur d'eau, gaz ammoniac) est exprimé par le nombre 2. Le fait est général et se répète pour toutes les molécules gazeuses, dont le volume se trouve toujours mesuré par le nombre 2, si le volume de l'atome d'hydrogène est mesuré par le nombre 1. On peut donc énoncer la loi suivante.

Loi d'Avogadro et d'Ampère. — *La molécule de tous les gaz composés (1) occupe deux unités de volume, si l'on convient de prendre pour unité le volume de l'atome d'hydrogène.*

Cette loi a reçu plusieurs énoncés différents, mais équivalents, dont nous allons exposer la genèse. Si l'on prend certains composés gazeux ou volatils, choisis parmi ceux dont la formule chimique est le plus sûrement déterminée et dont le poids moléculaire peut être en conséquence considéré comme connu sans ambiguïté, l'expérience montre qu'il existe un rapport sensiblement constant entre le poids moléculaire ainsi chimiquement déterminé M et la densité gazeuse rapportée à l'air D_a. On a donc à peu près :

$$\frac{M}{D_a} = \text{constante} = 28{,}78 \text{ en moyenne}$$

(1) C'est à dessein que nous restreignons ici aux seuls corps composés l'énoncé de la loi d'Avogadro. Nous verrons au chapitre VI l'extension de cet énoncé aux corps simples.

Cette densité gazeuse D_a se mesure d'ordinaire, dans les laboratoires de chimie, à l'aide de l'appareil de **V. Meyer**. Il se compose essentiellement d'un tube dont la forme est représentée par la figure 1. On y laisse tomber par l'orifice

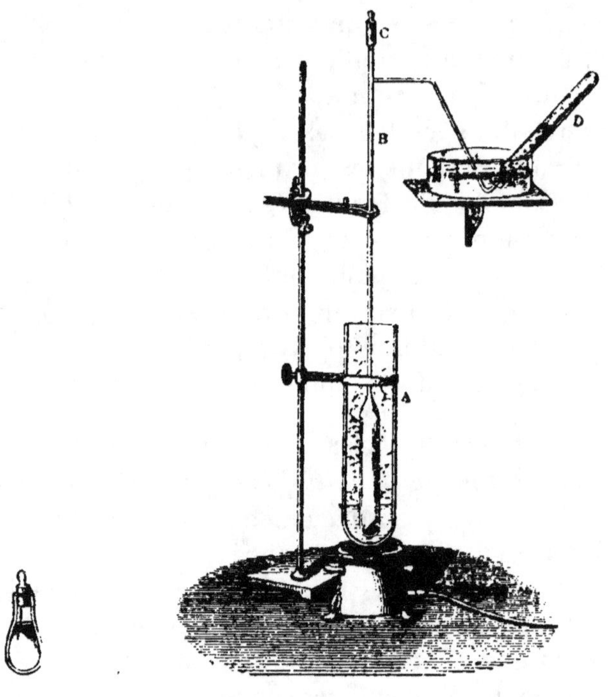

FIG. 1

Appareil de Meyer pour la mesure des densités de vapeur

supérieur, que l'on ferme aussitôt après, une petite ampoule contenant un poids connu p_r du corps volatil étudié, en plaçant à la partie inférieure un tampon destiné à amortir le choc. Le tube est chauffé, à l'aide d'un manchon qui entoure sa partie inférieure, par un bain de vapeur fournie par un corps dont la température d'ébullition soit supérieure d'au moins 30° à celle du corps étudié. Ce dernier se volatilise donc et sa vapeur refoule de bas en haut un volume d'air égal au sien, qu'on recueille et mesure dans l'éprouvette E primitivement pleine d'eau. Le volume V ainsi mesuré représente une masse d'air dont le poids p_a est égal à VD, D étant la densité de l'air par rapport à l'eau à la température t et à la pression $H-f$ qui règnent dans l'éprouvette. Cette densité s'obtient, en fonction de la densité normale (c'est-à-dire à 0° et 760^{mm}), par la formule :

$$D = 0.001293 \times \frac{1}{1 + \alpha t} \times \frac{H-f}{760}$$

Il est dès lors facile de calculer la densité de la vapeur étudiée par rapport à l'air, densité qui est par définition le rapport entre les poids de volumes égaux de vapeur et d'air pris dans les mêmes conditions de température et de pression. Cette densité D_a est donc égale au rapport $\dfrac{p_v}{p_a}$ ou $\dfrac{p_v}{VD}$, à la température du bain de vapeur du manchon et à la pression atmosphérique. Il est bien entendu que, dans l'expression précédente, le poids p_v et le volume V sont supposés exprimés en unités correspondantes du système métrique, par exemple en grammes et en centimètres cubes.

Cette méthode est rapide, mais pas très précise; elle suffit cependant dans la pratique, où l'on n'a à choisir, pour un composé donné, qu'entre des poids moléculaires multiples les uns des autres. On prendra, parmi ces multiples, celui qui sera vis-à-vis de la densité gazeuse dans le rapport constant que nous avons signalé plus haut.

La valeur numérique de ce rapport constant devient en

moyenne égale à 2, si l'on rapporte les densités gazeuses, non plus à l'air, comme nous venons de le faire, mais à l'hydrogène, transformation qu'on réalise en multipliant la densité rapportée à l'air par la densité de l'air rapportée à l'hydrogène, cette dernière étant égale, dans les conditions normales, à 1/0,0695 ou 14.39. Si donc on désigne par D_h la densité d'un gaz ou vapeur rapportée à l'hydrogène, on a :

$$D_h = D_a \times 14,39$$

la relation approximative $M = 28.78 \times D_a$ devient alors sensiblement :

$$M = 2\, D_h$$

Le poids moléculaire d'un composé gazeux est donc égal à sa double densité par rapport à l'hydrogène. Mais ce résultat peut s'énoncer différemment. En effet, la densité D_h d'un gaz par rapport à l'hydrogène, c'est par définition le rapport qui existe entre l'unité de volume de ce gaz et l'unité de volume d'hydrogène, pris dans les même conditions de température et de pression ; c'est donc aussi tout simplement le poids de l'unité de volume de ce gaz, si l'on convient de prendre pour unité de poids le poids de l'unité de volume d'hydrogène. Mais cette unité de poids a été déjà choisie par ailleurs, car, pour mesurer le poids moléculaire M, nous avons pris pour unité le poids de l'atome d'hydrogène ; et comme il faut évidemment que dans la relation $M = 2\, D_h$, tous les poids soient mesurés à l'aide de la même unité, on voit qu'en définitive, *nous devrons prendre à la fois pour unités de poids et de volume le poids et le volume de l'atome d'hydrogène*. On peut donc, sous le bénéfice de cette convention, énoncer la relation $M = 2\, D_h$ de la façon suivante :

Le poids moléculaire d'un gaz composé est égal au poids de deux unités de volume de ce gaz, si l'on convient de prendre pour unités le poids et le volume de l'atome d'hydrogène.

Dire que le poids d'une molécule est égal au poids de deux unités de volume du gaz considéré, c'est dire que cette molécule occupe deux unités de volume. On peut donc remplacer l'énoncé précédent par le suivant :

La molécule des gaz composés occupe deux unités de volume, si l'on prend comme unité le volume occupé par l'atome d'hydrogène dans les mêmes conditions de température et de pression.

C'est ce qu'on exprime quelquefois plus brièvement en disant que la molécule des gaz composés occupe deux volumes; formule qui a l'inconvénient de dissimuler les conventions qu'elle implique sur le choix des unités de mesure.

Si les molécules des corps composés occupent toutes deux unités de volume, c'est-à-dire occupent toutes le même volume, quelle que soit leur nature chimique, on peut évidemment dire, en retournant pour ainsi dire la proposition, que des volumes égaux des différents gaz composés contiennent tous le même nombre de molécules. C'est sous cette forme que la loi qui nous occupe a été primitivement formulée par AVOGADRO; mais on voit, d'après ce qui précède, qu'elle peut recevoir divers énoncés, différents par la forme, mais rigoureusement équivalents dans le fond.

On a opposé à la loi d'AVOGADRO certaines exceptions apparentes. Ainsi le chlorhydrate d'ammoniaque est formé, d'après sa composition quantitative, par de l'acide chlorhydrique et de l'ammoniaque unis dans le rapport de leurs poids moléculaires, c'est-à-dire dans le rapport de 36,5 à 17 : donc le poids moléculaire de ce composé ne saurait être inférieur à 36.5 + 17 ou 53.5. Or, ce dernier nombre est égal à *quatre fois* la densité gazeuse rapportée à l'hydrogène; et par conséquent la molécule de chlorure ammonique semble occuper à l'état gazeux au moins quatre unités de volume. Mais ce n'est qu'une apparence : PEBAL a montré en effet, par un artifice expérimental, que la vapeur de chlorhydrate d'ammoniaque se dissociait en un mélange de gaz chlorhydrique et de gaz ammoniac, lesquels occupent chacun deux volumes conformément à la loi, ce qui fait bien un total de quatre volumes pour le mélange supposé complètement dissocié. Plusieurs exceptions analogues ont été ainsi levées, au moins d'une façon sommaire, par la démonstration expérimentale de l'état de dissociation de la vapeur en apparence anomale.

Mais la solution de ces difficultés n'implique point la démonstration de l'exactitude rigoureuse de la loi d'AVOGADRO, loi que nous avons jusqu'ici présentée comme approchée et qui ne peut qu'être telle en général. En effet, il ne saurait exister de rapport constant entre le poids moléculaire, qui est une grandeur fixe, et la densité gazeuse qui est une grandeur variable en général avec la température et la pression. La loi d'AVOGADRO ne saurait donc être rigoureusement vraie à toutes les températures et à toutes les pressions : elle peut être tout au plus exacte, pour un gaz donné, dans certaines conditions de température et de pression.

DANIEL BERTHELOT pense, d'après un certain nombre de cas particuliers, que la loi d'AVOGADRO serait rigoureusement vérifiée, si l'on envisageait tous les gaz sous une pression infiniment faible, condition où ils deviennent assimilables à des gaz parfaits et possèdent, par conséquent, une densité constante. De son côté, LEDUC, s'appuyant aussi sur un certain nombre d'exemples, estime qu'il faudrait prendre les gaz à des températures et à des pressions correspondantes (1) à la température de 0° et à la pression

---

(1) Rappelons qu'on appelle températures et pressions correspondantes, chez les différents gaz, celles qui sont dans un même rapport avec la température et la pression critiques de ces gaz.

de 760ᵐᵐ chez un gaz fictif qui aurait le poids atomique de l'oxygène, mais qui, dans ces conditions normales, (0° et 760ᵐᵐ) serait parfait et obéirait à la loi.

II. — Méthode cryoscopique

Tout corps, en se dissolvant dans un liquide défini capable de se solidifier, en abaisse le point de congélation (RAOULT). Cet abaissement dépend de la concentration de la solution et croît avec elle. Il en résulte que la congélation d'une solution portant exclusivement sur le liquide, cette solution se concentre par le fait même et abaisse, par conséquent, progressivement son point de solidification depuis une certaine température initiale jusqu'à une certaine température finale. Cependant le point de congélation ne peut descendre au-dessous d'une certaine limite. Ainsi, pour une solution d'un sel donné dans l'eau, il existe, sous une pression déterminée, une certaine température minima de congélation correspondant à une certaine concentration : pour une solution aqueuse de sel marin, cette température minima de congélation est égale à — 21° environ et elle est obtenue avec une teneur d'environ 30 parties de sel pour 100 parties d'eau. Pour une pareille concentration, pour laquelle la dissolution est saturée à la fois de ses deux constituants, la température demeure constante pendant toute la durée de la solidification, absolument comme dans la congélation de l'eau pure ; et réciproquement la masse solidifiée fond, comme la glace, à température constante. Ainsi donc, les changements d'état des solutions à point de congélation minimum offrent ce caractère de s'effectuer à température constante, tout comme les changements d'état réversibles des corps définis, étudiés au chapitre premier. C'est ce qui a fait croire tout d'abord que la composition de ces sortes de solutions correspondait à l'existence d'un composé défini. Il n'en est rien et la masse solide qui se forme par la congélation et qu'on désigne sous les noms de *cryohydrate* ou mieux de *cryosel*, n'est qu'un mélange très intime, de composition constante, formé par l'enchevêtrement de cristaux de glace et de cristaux de sel (PONSOT). Ce qui assure la constance de la température pendant toute la durée du changement d'état, c'est la constance même de la composition du mélange cryohydratique, composition identique sous les deux états liquide et solide et qui par conséquent ne varie pas par le fait du changement d'état (p. 11, note).

Nous n'étudierons dans ce qui va suivre que la congélation des solutions étendues. Les lois qui la régissent sont les suivantes :

LOI DE BLAGDEN. — *L'abaissement du point de congélation d'une solution étendue est proportionnel au poids du corps dissous dans un poids fixe du dissolvant.*

En d'autres termes, si on appelle C l'abaissement du point de congélation présenté par une solution contenant P grammes d'un corps dissous dans 100 grammes du dissolvant, le rapport $\dfrac{C}{P}$ appelé *coefficient d'abaissement*, serait constant pour une même solution étendue, quelle que fût sa concentration. Si donc on portait en abscisses, à partir d'une certaine origine 0, des longueurs proportionnelles aux abaissements C du point de congélation observés pour des concentrations diverses, si d'autre part en ces points on élevait des perpendiculaires ou ordonnées de longueurs proportionnelles aux coefficients d'abaissement correspondants $\dfrac{C}{P}$ les sommets de ces ordonnées seraient tous sur une droite parallèle à l'axe des abscisses.

C'est ce qui a lieu en effet pour les solutions aqueuses d'alcool éthylique (diagramme 2).

Cette dernière solution obéit donc à la loi de BLAGDEN, au moins dans certaines limites de concentration. Mais il

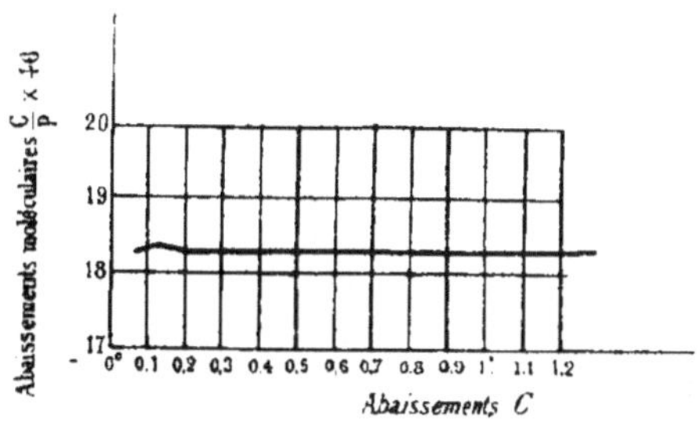

FIG. 2

n'en est généralement pas ainsi, et, dans la plupart des cas, cette loi n'est pas satisfaite, car le coefficient d'abaissement

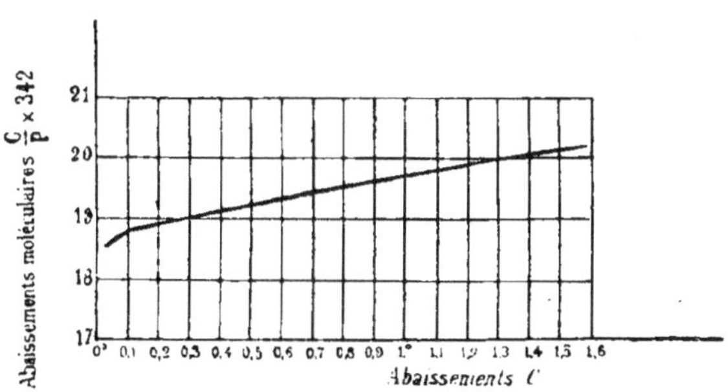

FIG. 3

$\dfrac{C}{P}$ au lieu d'être constant, varie avec la concentration ;

et la courbe représentative de la variation peut affecter des formes diverses, telles que celles qui sont figurées par les diagrammes 3, 4, 5. Cependant toutes ces courbes ont ceci de commun qu'elles possèdent une partie sensiblement rectiligne pour les concentrations suffisamment fortes. En prolongeant cette partie rectiligne jusqu'à son intersection avec l'axe des ordonnées en A, la longueur oA constitue ce que Raoult appelle le *coefficient d'abaissement à l'origine*.

Si on multiplie le coefficient d'abaissement à l'origine $\frac{C}{P}$ par le poids moléculaire du corps dissous, le produit $\frac{C}{P} M$ ou A_m constitue ce qu'on appelle *l'abaissement moléculaire* du corps dissous dans le dissolvant considéré. Or, cet abaissement moléculaire présente des valeurs remarquables, comme l'indique la loi suivante :

Loi de Raoult. — *Dans tous les dissolvants autres que l'eau les abaissements moléculaires des corps en solution étendue se rapprochent de deux valeurs moyennes, variables suivant la nature du dissolvant et dont l'une est double de l'autre.*

Le plus grand de ces deux nombres, étant le plus fréquemment rencontré, donne ce qu'on appelle *l'abaissement moléculaire normal* pour le dissolvant considéré. Voici par exemple ses valeurs pour quelques dissolvants :

Acide formique.	29	Phénol	75.5
Acide acétique	39	Benzine	49
Naphtaline.	74	Nitrobenzine	73

Pour l'eau, on prend au contraire comme abaissement normal la plus petite valeur, soit 18.5, qui est celle que donnent la plupart des substances organiques, c'est-à-dire les *non-électrolytes ;* car la plus grande valeur, celle que donnent les *électrolytes*, à savoir les sels, les acides forts et les bases fortes, n'a rien de fixe et varie, suivant les corps, dans des limites fort étendues.

La loi de Raoult nous met en possession d'une méthode,

dite *cryoscopique*, de détermination des poids moléculaires. La relation $\frac{C}{P} M = A_m$ nous montre en effet que, parmi les multiples déduits de l'analyse élémentaire, on devra

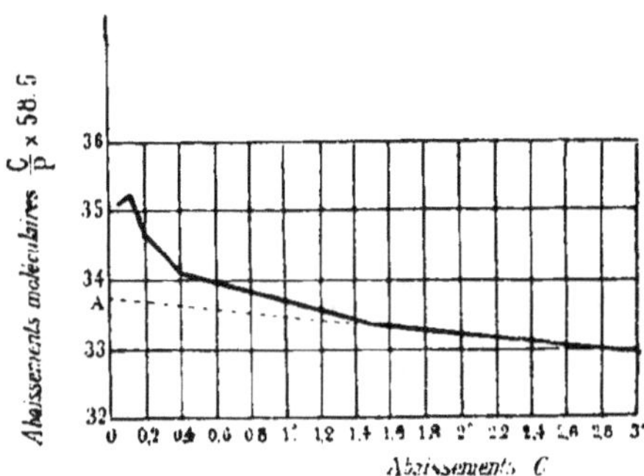

FIG. 4

choisir comme poids moléculaire M celui qui multiplié par le coefficient d'abaissement à l'origine $\frac{C}{P}$, donnera le

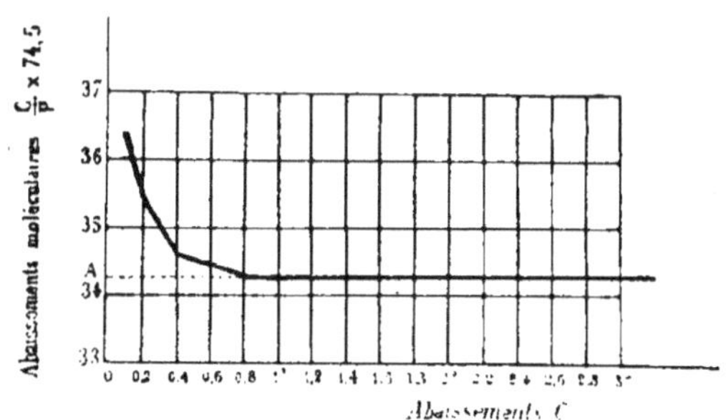

FIG. 5

nombre le plus voisin de l'abaissement moléculaire A_m propre au dissolvant. Pour les dissolvants autres que l'eau, nous avons vu qu'il y avait généralement pour A_m deux valeurs, dont l'une est double de l'autre. Il semblerait donc qu'on dût hésiter, pour le poids moléculaire M, entre deux nombres dans le même rapport. Mais cette légère indétermination peut souvent être levée, si l'on possède des renseignements sur la fonction chimique du composé étudié : c'est ainsi que, si l'on emploie la benzine comme liquide cryoscopique, on devra prendre pour A_m la valeur normale 49, toutes les fois que le corps dissous ne sera ni alcool, ni phénol, ni acide. En cas de doute du reste, c'est la valeur normale qu'il conviendra de prendre, puisque c'est la plus fréquente.

Si le liquide cryoscopique est l'eau, deux cas peuvent se présenter. Si le corps étudié est une substance organique, un acide ou une base faibles, en un mot un corps peu ou pas électrolyte, on devra prendre pour valeur de A_m le nombre 18.5. Si le corps étudié est un bon électrolyte, c'est-à-dire un acide fort, une base forte ou un sel formé par leur union, la valeur de l'abaissement moléculaire se montre en ce cas si variable d'un corps à l'autre qu'il serait imprudent d'employer la méthode cryoscopique à la détermination du poids moléculaire.

Une fois fixé le choix de A_m, il reste à mesurer C et P. La mesure de P consiste à déterminer le titre de la solution cryoscopée par les méthodes ordinaires de dosage. Quant à la mesure de C, elle s'effectue dans un appareil spécial. Nous décrirons l'appareil à sulfure de carbone de RAOULT, qui suffit dans la pratique courante, où l'on n'a pas besoin d'une extrême précision.

La pièce essentielle de l'appareil (fig. 6) est une éprouvette cryoscopique B, dans laquelle on introduit le liquide à congeler. Elle est entourée d'une autre éprouvette, qui plonge dans un bain de sulfure de carbone, où l'on fait barboter un courant d'air provoqué par l'aspiration d'une trompe. L'évaporation du sulfure de carbone entraîne, par le froid qui en résulte, la congélation du liquide cryoscopé. Celui-ci présente d'ordinaire le phénomène de la surfusion, que l'on fait cesser par l'introduction d'une parcelle solidifiée à part. Un thermomètre sensible, plongé dans le liquide cryoscopé qu'il sert aussi à agiter, remonte, au moment où cesse la surfusion, à une certaine tempé-

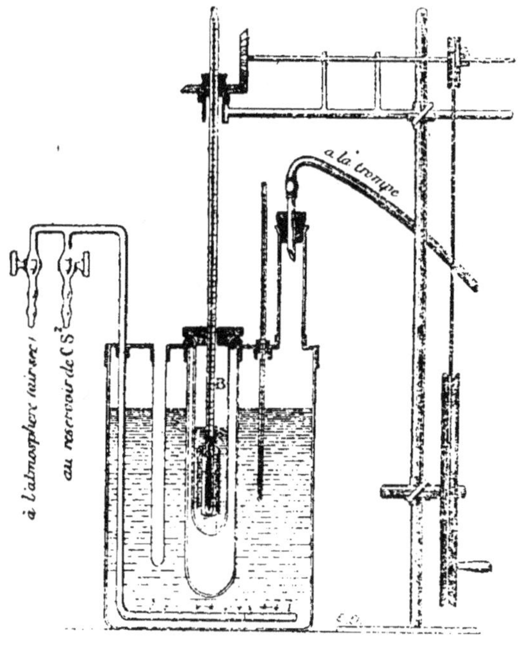

Fig. 6

Appareil cryoscopique de RAOULT à sulfure de carbone

rature, où il reste quelque temps fixé. C'est cette température qu'on prend pour point de congélation. L'abaissement C s'obtient en faisant la différence entre les deux lectures faites dans deux opérations successives, l'une avec le liquide pur, l'autre avec le liquide contenant une dissolution titrée du corps étudié.

En divisant C par P, on a le coefficient d'abaissement $\dfrac{C}{P}$ pour la concentration donnée ; il faut alors calculer la valeur du coefficient à l'origine. Ce calcul serait inutile pour les corps qui suivent la loi de Blagden et pour lesquels $\dfrac{C}{P}$ est constant. Pour les autres corps, on peut utiliser cette remarque de Raoult que le coefficient d'abaissement à l'origine est très voisin de celui que l'on obtient avec une dissolution de concentration telle que la congélation se produise à — 1° si l'eau est le dissolvant, entre 1° 5 et 2° si le dissolvant est l'acide acétique. Mais la méthode vraiment générale et rigoureuse consiste à faire deux déterminations de $\dfrac{C}{P}$ pour deux concentrations différentes, choisies dans les limites entre lesquelles la courbe des $\dfrac{C}{P}$ présente une partie rectiligne. On prolonge la droite ainsi déterminée jusqu'à son intersection avec l'axe des ordonnées, ce qui donne $\dfrac{C}{P}$ à l'origine.

III. — Méthode tonométrique

Nous avons vu (p. 5) qu'un liquide émet des vapeurs qui atteignent, à chaque température, une certaine tension maxima pour laquelle le liquide et la vapeur sont en équilibre, tension qui dépend de la seule température et varie dans le même sens qu'elle. L'expérience montré que la dissolution d'un corps fixe dans un liquide en abaisse la tension de vapeur pour une température donnée ; ce fait a pour résultat de surélever le point d'ébullition sous une pression donnée, puisque la tension de vapeur de la dissolution n'atteint que plus haut, sur l'échelle des températures, la valeur de la pression surincombante : ce qui est la condition nécessaire de l'ébullition.

Si donc f est la tension maxima de la vapeur émise par un liquide pur à une certaine température, si f' est la tension maxima de la vapeur émise à la même température par ce liquide tenant en dissolution un corps fixe, f' est toujours inférieur à f. La différence $f-f'$ mesure la diminution *absolue* subie par la tension de vapeur par le fait de la dissolution d'un corps fixe dans le liquide ; et le rapport $\dfrac{f-f'}{f}$ mesure la diminution *relative* de cette tension. Or, il a été reconnu par l'expérience (loi de Babo) que ce rapport, que nous désignerons par la lettre C, est indépendant de la température, du moins dans la grande majorité des cas.

Mais cette diminution relative de tension varie avec la concentration de la solution. Si l'on définit cette concentration, comme en cryoscopie, par le poids P de substance fixe dissous dans 100 grammes de liquide, on sera amené à considérer la quantité $\dfrac{C}{P}$, analogue au coefficient d'abaissement du point de congélation. Wullner croyait ce rapport constant ; mais cette loi n'est pas plus exacte, en général, que celle de Blagden.

Si M est le poids moléculaire du corps dissous, l'expression $\dfrac{C}{P}M$, appelée *diminution moléculaire de tension*, est en général, du moins pour les solutions étendues, constante pour un même dissolvant (loi de Raoult et Recoura). Cette loi fournit une méthode de détermination des poids moléculaires analogue à la méthode cryoscopique : on aura seulement ici à mesurer la diminution subie par la tension de vapeur, ou, ce qui revient au même, l'élévation présentée par le point d'ébullition.

Mais on trouve des anomalies. Ainsi, dans les solutions aqueuses, les non-électrolytes donnent une diminution moléculaire égale à 18 (c'est ce qu'on appelle la valeur normale), tendis que les électrolytes donnent une valeur qui dépasse plus ou moins la première. Nous retrouvons donc ici la même différence déjà signalée dans la méthode cryoscopique : les électrolytes, dissous dans l'eau, en retardent l'ébullition et la congélation beaucoup plus que les non-électrolytes. Puisque l'anomalie provoquée par les électrolytes se retrouve à la fois dans l'ébullition et la congélation des solutions aqueuses et qu'elle ne se retrouve pas avec les dissolvants autres que l'eau, c'est qu'elle tient évidemment à un état spécial des électrolytes au sein de l'eau.

On est naturellement réduit à des conjectures sur cet état. Puisqu'une molécule d'électrolyte produit, dans l'ébullition ou la congélation des solutions aqueuses, un retard plus accusé qu'une molécule de non-électrolyte, c'est que l'action d'une molécule d'électrolyte équivaut à l'action de plus d'une molécule de non-électrolyte. Tout se passe donc comme si la molécule d'électrolyte était plus ou moins complètement décomposée en molécules équivalentes dans leur action à celle d'un non-électrolyte. C'est ce qu'exprime l'hypothèse de la *dissociation électrolytique* (ARRHÉNIUS), en vertu de laquelle les électrolytes seraient, par le seul fait de leur dissolution dans l'eau, plus ou moins complètement dissociés en leurs *ions*, c'est-à-dire en ces deux groupements, électro-positif et électro-négatif, que le passage du courant électrique fait apparaître aux électrodes. En admettant que chacun de ces deux ions se comporte comme s'il était seul et produise dans les solutions aqueuses un retard propre d'ébullition ou de congélation, on retrouve par le calcul les retards mesurés expérimentalement.

L'hypothèse de la dissociation électrolytique, encore incertaine et contestée, serait donc en mesure d'expliquer les anomalies que présentent l'ébullition et la congélation des solutions aqueuses des électrolytes par rapport aux solutions aqueuses des non-électrolytes. Elle rappelle en tout cas la solution des objections opposées à la loi d'AvOGADRO par la constatation expérimentale de la dissociation des vapeurs en apparence anomales. Cette analogie ne doit pas surprendre ; l'état de solution étendue présente en effet bien des analogies avec l'état gazeux. Et il résulte de ce rapprochement que les diverses méthodes physiques de détermination des poids moléculaires, exposées dans le présent chapitre, ne sont pas aussi étrangères les unes aux autres qu'on pourrait le croire au premier abord.

CHAPITRE V

LES TRANSFORMATIONS DE L'ÉNERGIE

———

C'est un fait d'expérience que tout corps dégage de la chaleur, quand il frotte ou bute fortement contre un autre. Joule étudia quantitativement ce phénomène en faisant tomber un corps d'une certaine hauteur dans un calorimètre, ce qui permet de mesurer la quantité de chaleur Q dégagée par l'arrêt brusque de ce corps. Si, d'autre part, on mesure le travail T accompli par la pesanteur durant cette chute, travail qui est égal au poids du corps multiplié par la hauteur dont il tombe, on trouve toujours entre ces deux grandeurs T et Q le rapport :

$$\frac{T}{Q} = \text{constante}$$

La proportionnalité du travail de la pesanteur (et plus généralement du travail d'une force quelconque) à la quantité de chaleur apparue au terme de ce travail constitue ce qu'on appelle en thermodynamique le *principe de l'équivalence de la chaleur et du travail*. Cette équivalence est absolument générale. Ainsi, tandis que, dans l'expérience de Joule, on voit le travail d'une force donner naissance à une certaine quantité de chaleur, on peut constater, inversement, dans les machines à feu par exemple, que la disparition d'une certaine quantité de chaleur correspond à la production d'un certain travail mécanique. Ici encore, il y a proportionnalité, et par suite équivalence, entre la chaleur disparue et le travail produit.

Le principe de l'équivalence de la chaleur et du travail apparaît donc comme général : par suite, l'une de ces grandeurs peut servir de mesure à l'autre : la quantité de chaleur, produite ou absorbée dans un phénomène, permet donc, sous certaines conditions, de mesurer le travail, positif ou négatif, des forces qui entrent en jeu dans ce phénomène. Ainsi, dans toute transformation physique ou chimique d'un système matériel, on constate *en général* un dégagement ou une absorption de chaleur ; ce qu'on exprime en disant que la transformation est *exothermique* dans le premier cas, *endothermique* dans le second. Cette quantité de chaleur, positive ou négative, sera la mesure du travail, positif ou négatif, accompli par les forces mises en jeu dans la transformation du système, et l'on pourra énoncer le principe suivant, dû à BERTHELOT et connu sous le nom de *principe des travaux moléculaires* ou premier principe de la thermo-chimie :

La quantité de chaleur mise en jeu dans une réaction quelconque mesure la somme des travaux physiques et chimiques accomplis dans cette réaction.

Le principe expérimental de l'équivalence mène à la conception d'un principe général, dit *principe de la conservation de l'énergie*, absolument comme la loi expérimentale de LAVOISIER conduit au principe de la conservation de la matière (chapitre premier). Car la proportionnalité entre le travail T et la chaleur Q peut toujours, par un choix convenable des unités de mesure, être transformée en une égalité :

$$T = Q$$

et cette égalité suggère la conception d'une grandeur immatérielle qui demeurerait invariable sous des formes diverses, se manifestant ici sous forme de travail mécanique, là sous forme de chaleur. On est ainsi amené à admettre, comme une sorte de postulat, l'existence d'une certaine grandeur, appelée *énergie*, qui, comme la masse, demeurerait invariable sous des aspects divers, au milieu de toutes les transformations que peut subir un système matériel isolé.

Ce postulat, ce principe de la conservation de l'énergie, est légitimé *a posteriori* par l'accord de ses conséquences avec l'expérience : ces conséquences peuvent être déduites, comme l'a fait CLAUSIUS par exemple, par la voie mathématique. En particulier, si l'on considère un système matériel subissant une transformation quelconque et assujetti seulement aux deux conditions suivantes : 1° d'être immobile ou animé d'une vitesse uniforme ; 2° de ne donner lieu à aucun travail des forces extérieures au système, CLAUSIUS a montré que la **quantité de chaleur** Q, **absorbée ou cédée par le système dans la transformation considérée**, est égale à la variation d'une certaine grandeur U qui possède une valeur unique et déterminée pour chaque état du système, en sorte qu'on a :

$$Q = U_a - U_b$$

U_a et U_b étant les valeurs de U qui correspondent à l'état initial et à l'état final du système. Cette grandeur U a reçu de Sir W. THOMSON (aujourd'hui lord KELVIN) le nom *d'énergie interne du système*, et cette dénomination se justifie par ce fait que, si le système était isolé de façon à n'effectuer aucun échange thermique avec le milieu ambiant, ce qui entraînerait $Q = 0$, il en résulterait $U_a = U_b =$ constante ; ce qui veut dire que la grandeur U, susceptible de demeurer invariable dans les transformations d'un système *isolé*, possède le caractère essentiel que nous avons attribué à l'énergie.

La relation $Q = U_a - U_b$ nous montre donc que la

quantité de chaleur mise en jeu dans une transformation quelconque ne dépend que des valeurs extrêmes U_a et U_b de l'énergie interne, et nullement des valeurs intermédiaires entre l'état initial et l'état final ; toujours bien entendu dans l'hypothèse où le système remplit les deux conditions indiquées plus haut. Or, les réactions chimiques sont sensiblement dans ce cas. En effet, un système en voie de transformation chimique est d'ordinaire immobile (1) ; d'autre part, le travail des forces extérieures, telles que la pression atmosphérique, est négligeable vis-à-vis du travail des forces intérieures, du moins quand la transformation ne donne lieu à aucun dégagement ou condensation de gaz. On peut donc appliquer en général à ces transformations la relation $Q = U_a - U_b$ et dire que la quantité de chaleur par elles mise en jeu ne dépend que des états extrêmes du système, et nullement des états intermédiaires. C'est ce qu'exprime l'énoncé suivant, désigné par BERTHELOT sous le nom de *principe de l'état initial et de l'état final* et qui constitue le deuxième principe de la thermo-chimie.

Si un système de corps simples ou composés, pris dans des conditions déterminées, éprouve des changements physiques ou chimiques capables de l'amener à un nouvel état, sans donner lieu à aucun effet mécanique extérieur au système, la quantité de chaleur dégagée ou absorbée par l'effet de ces changements dépend uniquement de l'état initial et de l'état final du système ; elle est la même, quelles que soient la nature et la suite des états intermédiaires.

Donnons, à titre d'exemple, une application de ce principe. Soit un système qui, à l'état initial, est constitué par $2\,m$ grammes d'hydrogène gazeux et $12\,n$ grammes de car-

---

(1) En réalité, tout système matériel suit le mouvement de notre globe ; mais ce mouvement peut être considéré comme uniforme pendant la durée relativement courte des transformations généralement observées, ce qui satisfait encore à la première condition.

bone-diamant, c'est-à-dire par $2\,m$ atomes d'hydrogène et n atomes de carbone, si nous convenons de prendre la masse d'un gramme d'hydrogène pour atome de cet élément. On peut transformer, par deux voies différentes, ce système en un mélange de m molécules de vapeur d'eau et de n molécules de gaz carbonique : 1° on peut brûler séparément les $2\,m$ atomes d'hydrogène et les n atomes de carbone, ce qui donnera des dégagements de chaleur respectivement égaux à mq_1 et nq_2 calories, q_1 et q_2 étant les quantités de chaleur dégagées par la formation d'une molécule-gramme de vapeur d'eau et d'une molécule-gramme de gaz carbonique ; 2° on peut combiner les $2\,m$ atomes d'hydrogène avec n atomes de carbone pour former une molécule d'un hydrocarbure C^nH^{2m}, ce qui mettra en jeu une quantité de chaleur que nous appellerons x ; puis on peut brûler cette molécule C^nH^{2m} conformément à l'équation.

$$C^nH^{2m} + (2\,n + m)\,O = n\,CO^2 + m\,H^2O$$

réaction qui dégage une certaine quantité de chaleur Q en donnant m molécules de vapeur d'eau et n molécules de gaz carbonique. Dans ces transformations 1 et 2, l'état initial et l'état final sont identiques ; donc les quantités de chaleur mises en jeu dans chacune d'elles sont égales et par suite on peut écrire :

$$x + Q = m\,q_1 + n\,q_2$$

Cette équation permet de calculer la chaleur de formation x d'un hydrocarbure par l'union directe du carbone et de l'hydrogène, même lorsque celle-ci ne peut être réalisée pratiquement.

Le principe de l'état initial et de l'état final nous apprend encore que, pour tout système qui parcourt un cycle fermé de transformations, c'est-à-dire une suite de transformations ramenant l'état initial, la somme algébrique des quantités de chaleur mises en jeu est nulle. Car, puisque l'état final se confond ici avec l'état initial, on a : $U_a = U_b$, d'où résulte $Q = 0$. Il suit de là que la chaleur de formation d'un composé est égale et de signe contraire à sa chaleur de décomposition dans les mêmes conditions : car la suite de ces deux opérations inverses constitue un cycle, au terme duquel la quantité totale de chaleur mise en jeu doit être nulle, ce qui exige que les chaleurs de formation et de décomposition soient égales et de signes contraires.

Telles sont quelques-unes des conséquences qui découlent du principe de l'équivalence. Mais la thermodynamique contient un second principe, déduit par Carnot de l'impossibilité du mouvement perpétuel, développé mathématiquement par Clausius, principe qui nous révèle une sorte de tendance générale à laquelle obéit la matière dans ses transformations.

Nous avons vu, au chapitre premier, qu'à toute transformation d'un système s'opposent des résistances passives, dont la victoire marque l'arrêt de la transformation et l'établissement de l'équilibre correspondant aux conditions dans lesquelles se trouve le système. Mais on conçoit que ces résistances ne puissent demeurer victorieuses qu'à la condition de déployer tout l'effort dont elles sont capables dans les conditions données ; et l'on démontre en effet rigoureusement, en partant d'un postulat de Clausius, que toute transformation, effectuée à température constante, tend vers un certain état d'équilibre qui correspond à un *travail maximum des résistances passives*. Telle est la loi qui gouverne l'évolution des systèmes matériels, sauf peut-être de ceux qui mettent en jeu des mécanismes extrêmement petits.

Berthelot avait énoncé, comme loi directrice des transformations *chimiques* de la matière, la proposition suivante connue sous le nom de *principe du travail maximum* :

Tout changement accompli sans l'intervention d'une énergie étrangère tend vers la production du corps ou du système de corps qui dégage le plus de chaleur.

Comme la quantité totale de chaleur mise en jeu dans une réaction équivaut au travail de l'ensemble des forces qui entrent en jeu dans cette transformation, on voit que la proposition précédente consiste à attribuer au travail *total* des forces agissantes ce qui est vrai du *seul* travail absorbé par les résistances passives. La règle empirique de BERTHELOT ne saurait donc être à peu près exacte que dans les conditions où le travail nécessaire pour vaincre les résistances passives se confondrait sensiblement avec le travail total. Cela ne serait possible rigoureusement qu'à la température du zéro absolu (VAN T'HOFF); mais les expériences de PICTET ont montré que toute réaction chimique cesse au voisinage de ce zéro. On voit cependant que la règle de BERTHELOT sera, en général, plus près de la vérité aux basses plutôt qu'aux hautes températures; aussi cette règle, d'ordinaire vérifiée aux températures ordinaires, souffre-t-elle de nombreuses exceptions aux températures élevées, où les résistances passives sont très atténuées, comme dans toutes les conditions du reste qui affaiblissent ces résistances.

Ainsi donc, la tendance des systèmes en voie de transformation est d'effectuer, pour vaincre les résistances passives, le plus grand travail possible. Telle est la loi générale à laquelle conduit le principe de CARNOT. Mais, précisément à cause même de cette forme très générale, la loi précédente n'est pas immédiatement susceptible d'applications particulières un peu précises. Elle a besoin pour cela d'être transformée dans son énoncé pour être adaptée aux cas particuliers. On doit évidemment dans cette étude marcher du simple au composé et se placer d'abord dans le cas où les résistances passives sont réduites au minimum, en envi-

sageant par exemple des systèmes qui seraient dépourvus
de frottements. Or, ce sont précisément ces dernières conditions qui rendent possible la réversibilité des réactions
et par conséquent on peut, pour une première étude approchée, transformer mathématiquement l'énoncé du principe
général de Carnot pour lui donner une forme adaptée au
cas des transformations réversibles. C'est ce qu'a fait en
particulier Duhem, qui a ainsi retrouvé par le calcul, comme
conséquence du principe de Carnot, certaines lois d'origine expérimentale. Ces lois, répétons-le, *ne sont applicables qu'aux systèmes pris dans la zone de leurs transformations réversibles, et nullement aux systèmes pris dans la zone
de leurs transformations irréversibles*. Dans cette dernière
zone, l'étude des conditions d'évolution et d'équilibre,
naturellement plus compliquée puisqu'il faut y faire intervenir la considération du frottement, est moins avancée.

Les lois qui régissent l'évolution et l'équilibre des systèmes matériels pris dans la zone de leurs transformations
réversibles sont les suivantes :

LOI DU DÉPLACEMENT DE L'ÉQUILIBRE AVEC LA TEMPÉRATURE, OU
LOI DE VAN T'HOFF. — *Toute variation de température provoque dans un système en équilibre une transformation qui, si
elle s'effectuait spontanément, produirait un phénomène thermique opposé à celui qui donne naissance à la transformation.*

En d'autres termes, toute élévation de température produira une transformation endothermique; tout abaissement
une transformation exothermique.

Ainsi, la combinaison de l'oxygène et de l'hydrogène
pour former de l'eau est exothermique, et par suite la
décomposition de l'eau en ses éléments est endothermique.
Donc, au-dessus de 1000°, c'est-à-dire à partir de l'entrée
du système H, O et H^2O dans la zone de ses transformations
réversibles, toute élévation de température aura pour effet

de décomposer une certaine quantité d'eau, tout abaissement au contraire en provoquera la formation. C'est ce que montrent en effet les expériences de SAINTE-CLAIRE-DEVILLE sur la dissociation de la vapeur d'eau.

La combinaison de l'hydrogène et du sélénium pour former de l'hydrogène sélénié est endothermique au-dessous de 520°, exothermique au-dessus. Donc, une élévation progressive de la température provoquera une formation croissante d'hydrogène sélénié au-dessous de 520°, puis une dissociation croissante de ce composé (DITTE).

La dissolution d'un gaz dans l'eau est exothermique : donc une élévation de température provoquera une vaporisation du gaz ; en d'autres termes, la solubilité des gaz dans l'eau diminue quand la température s'élève. C'est ce qui a lieu aussi pour quelques sels, notamment certains sels de chaux, dont la dissolution dans l'eau aux températures ordinaires est exothermique et dont la solubilité décroît en conséquence par le fait d'une élévation de température. Mais il en est tout autrement pour la plupart des sels, dont la dissolution dans l'eau est endothermique dans les conditions ordinaires et dont la solubilité croît en conséquence en même temps que la température. Pour certains sels, on connaît une température, située plus ou moins haut sur l'échelle thermométrique, à partir de laquelle se renverse le sens du phénomène thermique produit par la dissolution du sel dans l'eau : à cette température se produira aussi un renversement dans la loi de variation de la solubilité en fonction de la température. C'est ce qui arrive pour le sulfate de chaux entre $+\,30$ et $+\,40°$, pour le butyrate de chaux au voisinage de $+\,100°$.

Il résulte enfin clairement de la loi de VAN T'HOFF que, pour toute transformation qui ne donne lieu à aucun phénomène thermique, l'équilibre doit être indépendant de la température.

Loi du déplacement de l'équilibre avec la pression, ou loi de Le Chatelier. — *Toute variation de pression provoque, dans un système en équilibre, une transformation qui, si elle s'effectuait spontanément, donnerait lieu à une variation de pression de même signe.*

En d'autres termes, toute compression exercée sur un système en équilibre provoquera en lui, par une contraction de son volume, une augmentation de la tension élastique par laquelle il réagit contre la pression extérieure ; au contraire, toute décompression provoquera dans le système une diminution de la tension élastique, diminution réalisée par une augmentation de volume. On peut dire encore plus brièvement que la compression produira la formation des petits volumes et la décompression, la formation des grands volumes.

Ainsi, un système en équilibre formé par un liquide et sa vapeur subira une condensation de vapeur par le fait d'une compression, une vaporisation de liquide par le fait d'une décompression.

La dissolution d'un gaz dans un liquide s'accompagne d'une diminution de volume : donc la solubilité des gaz croîtra avec la pression et diminuera avec elle.

Beaucoup de gaz se combinent avec condensation : dans de pareils systèmes, la compression favorisera la combinaison et la décompression favorisera la dissociation. Mais, au contraire, un certain nombre de gaz se combinent sans variation de volume : telle est par exemple l'union de l'hydrogène avec les métalloïdes halogènes. Sur l'équilibre de pareils systèmes, les variations de pression seront sans influence, comme Lemoine l'a montré pour l'acide iodhydrique, dont la dissociation est effectivement indépendante de la pression.

Rappelons encore une fois que les deux lois précédentes ne sont applicables qu'à un système pris dans la zone de ses

transformations réversibles. Toute transformation effectuée
contrairement à l'une de ces lois porte en elle-même la marque
de son irréversibilité. C'est ainsi que, si une élévation de température provoque, dans certaines conditions, une transformation
exothermique, contraire par conséquent à la loi de Van t'Hoff,
cette transformation est sûrement irréversible : citons, dans cet
ordre d'idées, la combinaison de l'oxygène et de l'hydrogène
au-dessous de 1000°, la transformation de l'ozone en oxygène
au-dessous de + 250°, la décomposition de l'hydrogène arsénié
ou de l'hydrogène antimonié en leurs éléments dans l'appareil
de Marsh. Toutes ces réactions, provoquées par une élévation
de température, sont exothermiques, mais elles sont irréversibles dans les conditions où elles se produisent.

Les lois de Van t'Hoff et de Le Chatelier nous montrent
que les modifications survenues dans l'équilibre d'un
système à transformations réversibles sous l'influence
d'une cause perturbatrice (variations de température et de
pression) sont de telle nature qu'elles tendent à s'opposer
à la perturbation. Ainsi, une élévation de température
provoque une transformation endothermique, c'est-à-dire
un phénomène thermique de sens opposé ; une compression
provoque un accroissement de la réaction élastique. Il en
serait de même de toute autre cause de perturbation :
quelle qu'en fût la nature, elle provoquerait dans le système
en équilibre une réaction antagoniste, grâce à laquelle cet
équilibre, un instant rompu, se rétablirait après un déplacement plus ou moins étendu. Les réactions des systèmes
matériels contre les causes perturbatrices rappellent donc
bien le rôle des résistances passives qui, en mécanique,
s'opposent aux mouvements de ces systèmes. C'est en effet
une des lois les plus générales de la nature que ce *principe
de l'opposition de la réaction à l'action* (Le Chatelier), qui
veut que toute action tende à se limiter elle-même par une
réaction antagoniste qu'elle provoque. Qu'il nous suffise
de citer, sans sortir du domaine de la chimie, la loi des

actions photochimiques ou actions chimiques de la lumière, en vertu de laquelle les corps formés sous l'influence de certaines radiations ont précisément la propriété d'absorber les radiations mêmes qui leur donnent naissance, ce qui tend à amortir progressivement la transformation chimique (BERTHELOT).

CHAPITRE VI

LES ÉLÉMENTS OU CORPS SIMPLES

Un élément ou corps simple est un corps qui n'est pas susceptible d'être décomposé. Mais cette définition même montre ce qu'a de précaire et d'incertain le caractère élémentaire attribué à un corps, car la résistance de ce corps à la décomposition est un fait purement négatif, qui ne prouve rien, puisqu'il peut tenir à l'insuffisance des moyens employés. Le problème de la détermination du caractère élémentaire d'un corps est donc insoluble de sa nature même, si l'on donne à cette expression de « corps simple » le sens *absolu* que comporte sa définition.

Mais il n'en est plus de même, quand on prend cette expression dans un sens *relatif* et qu'on se borne à rechercher si un corps donné est comparable par sa nature aux corps actuellement réputés simples par convention, tels que l'hydrogène, l'oxygène, le cuivre, le fer. Le problème sera soluble, s'il existe entre ces corps réputés simples certaines relations générales. Car la possibilité pour un corps nouveau, qui résiste aux agents de décomposition, de satisfaire à ces relations générales, prouvera que ce corps possède *le même degré de simplicité* que ceux auxquels on attribue jusqu'ici le caractère élémentaire.

Or, au nombre de ces relations générales données jusqu'ici comme communes à tous les éléments de la chimie, nous devons citer d'abord la loi de DULONG et PETIT, qui peut s'énoncer ainsi :

La chaleur atomique de tous les éléments, c'est-à-dire le produit de leur poids atomique par leur chaleur spécifique, est la même.

Cette valeur commune, pour les éléments étudiés par DULONG et PETIT à la température et à la pression ordinaires, a été trouvée voisine de 6.4.

Pour les corps composés, WŒSTYN, admettant que chaque atome apporte avec lui dans ses combinaisons la chaleur atomique qu'il possède à l'état libre, a énoncé la loi suivante :

La chaleur moléculaire d'un corps composé, c'est-à-dire le produit de son poids moléculaire par sa chaleur spécifique, est égale à la somme des chaleurs atomiques de tous les atomes qui entrent dans la combinaison.

Ainsi, si M est le poids moléculaire d'un composé, C sa chaleur spécifique, si m, m', m''... sont les nombres d'atomes élémentaires entrant dans ce composé, ac, $a'c'$, $a''c''$... les chaleurs atomiques de ces éléments, on a :

$$MC = mac + m'a'c' + m''a''c'' + \ldots$$

Et comme, d'après la loi de DULONG et PETIT, les chaleurs atomiques des éléments sont toutes égales entre elles et voisines de 6.4, on peut écrire :

$$MC = (m + m' + m'' + \ldots)\, 6.4$$

Il suit de là que la chaleur moléculaire d'un composé est au moins égale à 12, puisque tout composé contient au moins deux atomes. On voit donc, en rapprochant les deux lois précédentes, que, si elles sont rigoureusement exactes, elles nous fournissent un critère de la simplicité des corps. Il suffira en effet, en présence d'un corps nouveau paraissant simple, de rechercher le poids p de la plus petite masse de ce corps qui semble chimiquement indivisible, en prenant comme unité le poids de l'atome d'hydrogène. Ce poids p sera un poids atomique si le corps est simple, un poids moléculaire si le corps est composé. En multipliant p par la chaleur spécifique du corps, mesurée par les méthodes enseignées en physique, on aura un produit voisin de 6 si le corps est simple, égal ou supérieur à 12 dans le cas d'un corps composé. C'est par cette méthode que REGNAULT soupçonna le caractère composé d'un corps, l'urane, alors considéré comme simple et que PÉLIGOT reconnut plus tard être un oxyde d'uranium.

La loi de DULONG et PETIT peut encore servir, et c'est son emploi le plus fréquent, à résoudre le problème inverse du précédent, c'est-à-dire à déterminer le poids atomique d'un corps dont le caractère élémentaire paraît démontré par ailleurs. Il suffira de choisir, parmi tous les multiples entre lesquels on peut hésiter, celui qui, multiplié par la chaleur spécifique du corps, donne le produit le plus voisin de 6. C'est ainsi qu'on a été amené à modifier le poids atomique primitivement adopté pour l'indium ; et cette rectification s'est trouvée justifiée ensuite par des considérations d'un autre ordre, tirées de l'isomorphisme de l'alun d'indium avec l'alun ordinaire.

Mais, dans ces deux sortes de problèmes, la certitude des solutions est évidemment subordonnée au degré d'exactitude des lois de DULONG et de WOESTYN. C'est ce degré d'exactitude qu'il nous faut maintenant évaluer ; et, pour cela, nous voyons d'abord la nécessité de préciser l'énoncé de ces lois. Car la physique nous enseigne que la chaleur spécifique d'un corps est une grandeur essentiellement variable qui dépend de son état physique, de sa température, de sa pression. Par suite, la chaleur atomique ou moléculaire, produit de la chaleur spécifique variable par une grandeur fixe telle que le poids atomique ou le poids moléculaire, ne saurait être constante. Et de fait la chaleur atomique des éléments, par exemple, subit parfois des variations fort étendues et même de forme compliquée, en fonction de la température. C'est ainsi que celle du fer, voisine de 6 à la température ordinaire, croit jusque vers 700° où elle présente une valeur maxima égale à 18, puis décroit à des températures supérieures ; celle du nickel présente des alternances d'accroissement et de décroissance, avec plusieurs maxima et minima, entre les températures de 0° et 1090° (Pionchon).

Il suit de là que, si les lois de Dulong et de Woestyn sont exactes, elles ne peuvent l'être qu'à la condition de prendre les corps à certains états physiques, à certaines températures, à certaines pressions. Ce sont ces conditions que nous allons essayer de définir, en nous bornant à l'étude de la loi de Dulong et Petit, dont les anomalies se répercutent sur la loi de Woestyn, tout élément paraissant emporter pour ainsi dire avec lui sa chaleur atomique dans ses diverses combinaisons.

Examinons d'abord les éléments solides ou liquides à la température ordinaire. Le problème pour eux se présente d'une façon plus simple que pour les éléments gazeux, puisque leur chaleur spécifique est moins étroitement dépendante de la pression. C'est pour ces éléments que la chaleur atomique $a \times c$ est voisine de 6, si l'on prend pour c, comme le faisaient Dulong et Petit, la chaleur spécifique moyenne entre 0° et 100°. Mais il est un certain nombre d'éléments solides, à poids atomique généralement faible, pour lesquels la chaleur atomique, ainsi prise aux températures ordinaires, est bien inférieure à 6 et n'atteint cette dernière valeur qu'à des températures plus ou moins élevées : 400° pour le bore, 1000° pour le carbone. On voit donc que l'égalité des chaleurs atomiques des éléments, voulue par la loi de Dulong et Petit, ne se réalise, pour les éléments solides, qu'à la condition de les distribuer convenablement le long de l'échelle des températures : mais la loi de cette distribution nous demeure encore cachée. Tout ce qu'on peut dire, c'est que les éléments à poids atomique lourd doivent être pris aux températures ordinaires et les éléments à poids atomique léger aux températures élevées, sans qu'il soit actuellement possible de préciser cet énoncé. L'ignorance où nous sommes des conditions d'exactitude de la loi de Dulong et Petit diminue donc sensiblement la valeur pratique de cette loi pour la détermination du caractère élémentaire d'un corps ou pour la détermination du poids atomique d'un élément. Cette loi ne peut donc se suffire à elle-même pour la solution de l'un ou l'autre de ces problèmes et ne peut être invoquée que comme auxiliaire ou contrôle d'autres méthodes. Ces conclusions s'appliquent aussi aux éléments gazeux que nous allons étudier maintenant.

L'énoncé de la loi de Dulong et Petit se complique nécessairement, si l'on aborde l'étude des éléments à l'état gazeux, car il faut chez ces derniers envisager deux chaleurs spécifiques, l'une à pression constante, l'autre à volume constant. Mais cependant sa signification semble se préciser ici et il semble qu'on y découvre mieux les relations de cette loi avec la constitution intime des éléments. Que l'on calcule en effet la chaleur atomique des éléments gazeux sous pression constante ou sous volume constant, on trouve un petit nombre de valeurs distinctes, dont chacune est propre à un groupe plus ou moins étendu de ces gaz. C'est ainsi que l'hydrogène, l'oxygène, l'azote, forment un groupe dont la chaleur atomique sous pression constante est égale à 3.4 dans les conditions normales. De même, les métalloïdes halogènes, chlore, brome, iode, forment un autre groupe dont la chaleur atomique sous pression constante est voisine de 4.3.

Les mêmes groupes se retrouveraient, du reste, identiquement constitués, si l'on calculait la chaleur atomique à *volume constant*. Cela tient à ce que, pour chacun de ces groupes, le rapport des deux chaleurs spécifiques à pression constante et à volume constant a la même valeur : ce rapport est égal en effet à 1.41 pour le groupe des gaz hydrogène-oxygène-azote, et à 1.3 pour le groupe des gaz chlore-brome-iode.

Ainsi donc, les éléments gazeux peuvent être classés en groupes, dont chacun possède la même chaleur atomique et le même rapport des chaleurs spécifiques. Or, la valeur de ce dernier rapport est liée à une propriété des gaz qu'on appelle leur *atomicité*, propriété qui n'a rien de commun, disons-le dès maintenant, avec cette autre propriété des éléments que nous étudierons bientôt sous le nom de *valence* et qu'on désigne souvent du même nom. Définissons donc ce qu'on entend par atomicité d'un gaz.

Nous avons vu au chapitre IV que la molécule de tous les composés occupe à l'état gazeux, d'après la loi d'Avogadro, deux unités de volume, si l'on prend pour unité le volume occupé dans les mêmes conditions par l'atome d'hydrogène, et que le poids moléculaire de ces composés, exprimé en prenant pour unité le poids de l'atome d'hydrogène, est égal à leur double densité gazeuse par rapport à l'hydrogène. Cela étant, nous pouvons convenir d'appeler, par analogie, *molécule* d'un élément gazeux la masse de ce gaz simple qui occupe deux unités de volume, c'est-à-dire un volume double de celui qu'occupe l'atome d'hydrogène : le poids moléculaire de cet élément gazeux sera alors égal à la double densité de ce gaz par rapport à l'hydrogène et pourra être aisément calculé, comme nous l'avons indiqué, quand on aura mesuré la densité de ce gaz par rapport à l'air. Comme la densité d'un gaz varie, en général, avec sa température et sa pression, il en sera de même de son poids moléculaire.

Si donc on divise ce poids moléculaire variable M par le poids atomique invariable du même élément, on obtiendra un quotient $\dfrac{M}{A} = n$ variable, en général, avec la température et la pression. Mais l'expérience montre que, dans certaines conditions, le quotient n peut prendre des valeurs entières, et ce sont ces valeurs qui définissent ce qu'on appelle l'*atomicité* de l'élément gazeux dans les conditions considérées. Ainsi, quand $n = 1$, d'où résulte $M = A$, on voit que le poids moléculaire du gaz est identique à son poids atomique et que par conséquent sa molécule se confond avec son atome : c'est ce qu'on exprime en disant que le gaz est *monoatomique*. De même, le gaz est appelé *diato-*

mique, si $n = 2$, c'est-à-dire si $M = 2\,A$, parce que, dans ce cas, le poids moléculaire étant double du poids atomique, on peut envisager la molécule comme formée de deux atomes. De même encore le gaz sera dit triatomique si $n = 3$, et ainsi de suite. Par exemple la vapeur de mercure possède, à la pression ordinaire et au voisinage de sa température d'ébullition, un poids moléculaire M, calculé à l'aide de sa densité de vapeur, qui est précisément égal à son poids atomique A, déterminé par les méthodes chimiques : cette vapeur est donc monoatomique. Les métalloïdes halogènes Cl, Br, I, à $0°$ pour le premier et au voisinage de leurs températures d'ébullition sous la pression ordinaire pour les deux autres, ont respectivement des poids moléculaires doubles de leurs poids atomiques; mais vers $1500°$, leurs densités de vapeur, et par suite leurs poids moléculaires, diminuent de moitié : ces éléments sont donc, sous la pression ordinaire, diatomiques au voisinage de leurs points d'ébullition et monoatomiques vers $1500°$. De même, l'oxygène, l'hydrogène et l'azote sont diatomiques dans les conditions normales de température et de pression; ils sembleraient devenir monoatomiques vers $3000°$, d'après certaines expériences de BERTHELOT et VIEILLE, dont l'interprétation a été contestée par DUHEM. Enfin, on constate encore, toujours par la mesure des densités de vapeur et par la comparaison des poids moléculaires qui en résultent avec les poids atomiques chimiquement déterminés, que les vapeurs de phosphore et d'arsenic sont, sous la pression ordinaire, tétratomiques au voisinage de leurs points d'ébullition et triatomiques vers $1700°$; que la vapeur de soufre, hexatomique à $500°$, devient diatomique au delà de $800°$, toujours sous la pression atmosphérique.

L'atomicité des gaz est liée à certaines de leurs propriétés physiques. Ainsi tous les gaz de même atomicité paraissent présenter le même rapport des deux chaleurs spécifiques.

Par exemple, pour la vapeur monoatomique de mercure, ce rapport, que nous désignerons par la lettre γ, est égal à 1,67 ; pour les gaz diatomiques, tel que H, Az, O, on a $\gamma = 1,41$; pour la vapeur tétratomique de phosphore, on a $\gamma = 1,18$. Si donc à chaque atomicité correspond une valeur propre de γ, on voit que la mesure de ce rapport fera connaître, sans autre recherche, l'atomicité d'un gaz.

La détermination pratique de γ se fait d'ordinaire en mesurant la vitesse de propagation du son dans le gaz étudié. LAPLACE a, en effet, donné une formule qui, du moins pour les gaz parfaits, relie la valeur du rapport γ à la valeur de cette vitesse, ou, ce qui revient au même, à la longueur d'onde d'un son de hauteur déterminée. Cette formule nous apprend que, si l'on appelle λ cette longueur d'onde, d la densité du gaz, γ le rapport de ses deux chaleurs spécifiques, l'expression $\dfrac{\gamma}{\lambda^2 d}$ est la même pour tous les gaz parfaits. On pourra donc déterminer le γ d'un gaz donné en le comparant à un autre gaz, tel que l'air, dont le γ aura été déterminé au préalable par des méthodes différentes.

L'opération consistera essentiellement dans la mesure des longueurs d'onde d'un même son successivement dans le gaz étudié et dans l'air. Mais l'emploi de cette formule n'est légitime que si le gaz étudié et l'air peuvent être assimilés à des gaz parfaits dans les conditions de l'expérience.

C'est ce qui paraît se réaliser, à la température et à la pression ordinaires, pour certains gaz nouvellement découverts dans l'atmosphère : hélium, néon, argon, métargon, krypton, xénon, du moins pour ceux dont on a étudié la compressibilité et la dilatation. W. RAMSAY a ainsi trouvé que, pour ces gaz, la valeur de γ est égale à 1.67 comme pour la vapeur de mercure : c'est une valeur que l'on s'accordait jusqu'à ces derniers temps à considérer comme caractéristique des gaz parfaits monoatomiques, et cela en vertu de certaines théories hypothétiques. Si l'on se range à cette opinion, contestée récemment par LEDUC, on doit donc admettre que les nouveaux gaz de l'atmosphère sont tous monoatomiques et que, par suite, leur poids atomique est égal à leur poids moléculaire, c'est-à-dire à leur double densité rapportée à l'hydrogène.

La relation $M = n A$ nous met donc en possession d'une nouvelle méthode de détermination du poids atomique des éléments gazeux, méthode particulièrement précieuse pour ceux qui, comme les nouveaux gaz de l'atmosphère, n'ont pu jusqu'ici être engagés dans aucune combinaison nettement définie. On peut en effet se passer ainsi de l'analyse élémentaire d'une combinaison, qu'exigent toutes les méthodes précédemment décrites, puisque A se calcule à l'aide de M et de n et que ces dernières données résultent de deux opérations purement physiques : la mesure de la densité du gaz et la mesure du rapport de ses chaleurs spécifiques.

Si maintenant nous résumons ce qui précède au point de vue du problème proposé de la détermination du caractère élémentaire ou composé d'un corps, nous voyons que, la chaleur atomique paraissant avoir la même valeur pour tous les gaz de même atomicité, tout gaz élémentaire devra nécessairement présenter, entre son atomicité, sa chaleur spécifique et le nombre qui paraît mesurer son poids atomique, la concordance établie par les relations précédentes, supposées vraiment générales. Si cette concordance a lieu, on en pourra conclure que le gaz étudié est élémentaire *ou est un mélange de gaz élémentaires d'atomicités probablement identiques.* Pour décider entre ces deux hypothèses (et le cas s'est présenté précisément pour les nouveaux gaz de l'atmosphère), il 'faudra s'adresser aux moyens qui permettent d'analyser un mélange gazeux ; et là où les méthodes chimiques d'analyse sont inapplicables, il faudra recourir aux méthodes physiques telles que la diffusion, qui tend à séparer les gaz dans l'ordre de leurs densités, ou la distillation fractionnée de la masse préalablement liquéfiée, qui tend à séparer les gaz dans l'ordre de leurs volatilités.

La loi de Dulong et Petit ne suffit donc pas, en défini-

tive, à fixer le caractère élémentaire d'un corps. Elle ne
saurait permettre, par sa nature même, d'en garantir
l'unité et l'individualité chimiques, parce qu'elle ne saurait
exclure absolument, comme nous venons de le voir, l'hypothèse d'un mélange. Il faut donc chercher, pour résoudre
le problème qui nous occupe, une méthode d'une portée
plus étendue ; et cette méthode, il semble aujourd'hui
qu'on puisse la trouver dans l'application de ce qu'on
appelle *la loi périodique* (MENDELEJEFF, LOTHAR MEYER, etc.).

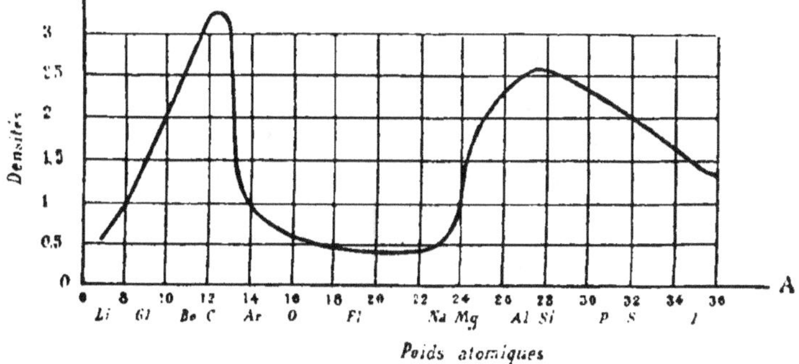

FIG. 7

Les propriétés des éléments présentent en effet des variations régulières en fonction de leur poids atomique.
Considérons par exemple la densité des éléments, prise à
l'état solide, ou, à défaut, à l'état liquide, de façon à se
placer dans des conditions aussi comparables que possible.
Si l'on porte sur une ligne horizontale OA des longueurs
respectivement proportionnelles aux poids atomiques de
tous les éléments connus ; si d'autre part, en chacun des
points ainsi déterminés, on élève une perpendiculaire ou
ordonnée proportionnelle à la densité solide (ou, à défaut,
liquide) de l'élément correspondant, on obtient, en joignant
par un trait continu les extrémités de ces ordonnées, une

courbe ondulée représentée par le diagramme 7. Cela veut dire que, si l'on considère successivement la densité de tous les éléments rangés dans l'ordre croissant de leurs poids atomiques, cette densité subit des augmentations et des diminutions alternatives, rappelant plus ou moins les ondulations des vagues à la surface de l'eau : c'est ce qu'on exprime en disant que cette densité présente une *variation périodique en fonction du poids atomique*. Or, la périodicité observée pour la densité se retrouve pour d'autres propriétés des éléments, comme la température de fusion par exemple, qui offre les mêmes alternances d'élévation et d'abaissement ; elle se retrouve encore dans le type des combinaisons oxygénées ou chlorées les plus stables, type qui se répète avec une certaine périodicité dans la suite des éléments, toujours supposés rangés dans l'ordre indiqué. Ces faits semblent autoriser à formuler la loi suivante :

Les propriétés des éléments sont une fonction périodique de leur poids atomique.

Sans doute, cette loi n'est peut-être pas applicable à *toutes* les propriétés des éléments : c'est ainsi que leur puissance de transformation à l'égard des rayons X et de leurs dérivés paraît croître régulièrement avec le poids atomique. Mais cependant la périodicité est manifeste pour *un grand nombre* de propriétés physiques et chimiques. Et par là se trouve fourni un critère à peu près assuré de la simplicité des corps. Un corps nouveau devra être considéré comme simple au même titre que les autres éléments de la chimie si, entre le poids de ce qui paraît être son atome d'une part et ses propriétés d'autre part, il existe une correspondance telle que ce corps puisse prendre place dans la classification périodique.

Pour constater aisément la possibilité de cette introduction d'un corps dans l'une des périodes, écrivons avec

MENDELEJEFF les divers éléments, rangés dans l'ordre croissant de leurs poids atomiques, sur plusieurs lignes horizontales, en ayant soin d'aller à la ligne chaque fois que nous rencontrerons un métal alcalin, ou tout au moins un métal susceptible de former avec le chlore une combinaison de formule MeCl. On construit ainsi le tableau suivant, où l'hydrogène seul est laissé de côté.

TABLEAU DE MENDELEJEFF

I	II	III	IV	V	VI	VII	VIII
Li	Gl	Bo	C	Az	O	Fl	
Na	Mg	Al	Si	P	S	Cl	
K	Ca		Ti	V	Cr	Mn	Fe, Ni, Co
Cu	Zn			As	Se	Br	
Rb	Sr	Y	Zr	Nb	Mo		Ru, Rh, Pd
Ag	Cd	In	Sn	Sb	Te	I	
Cs	Ba	La	Ce				
		Yb		Ta	Tu		Os, Ir, Pt
Au	Hg	Tl	Pb	Bi			
			Th		Ur		

La première colonne verticale I a été constituée en y rangeant les métaux qui forment avec le chlore ou l'oxygène des combinaisons stables de types MeCl et Me^2O. Or, l'analogie chimique, ainsi établie systématiquement dans la première colonne, se retrouve dans toutes les autres, grâce à la répétition périodique des propriétés. Il faut seulement dans l'écriture du tableau, pour assurer toujours cette analogie le long d'une même colonne, pousser certains éléments d'un ou plusieurs rangs vers la droite et laisser ainsi des vides qui, si la loi périodique est exacte, doivent marquer la place d'éléments demeurés inconnus. Et, de fait, plusieurs de ces vides ont été comblés par des corps simples découverts postérieurement à l'établissement du tableau et qui avaient cependant été décrits à l'avance par MENDELEJEFF dans leurs principales propriétés, grâce aux inductions tirées de la loi périodique. C'est ainsi que la lacune laissée entre le calcium Ca et le titane Ti s'est trouvée remplie après la découverte du scandium; et les deux lacunes laissées entre le zinc Zn et l'arsenic As ont été successivement occupées par le gallium et le germanium.

Enfin, la loi périodique semble avoir reçu récemment une confirmation éclatante par la découverte des gaz nouveaux de l'atmosphère, qui, par leurs poids atomiques, viennent probablement former une nouvelle colonne verticale à gauche de la première et qui présentent entre eux, comme doivent le faire les éléments d'une même colonne, d'indéniables analogies : ce sont tous, en effet, des gaz monatomiques, difficilement liquéfiables, d'une inertie chimique à peu près absolue. Il faut seulement, dans l'écriture de cette nouvelle famille, traiter comme un élément unique l'argon et le métargon, qui possèdent sensiblement le même poids atomique, comme le nickel et le cobalt. Il est, du reste, probable qu'il existe d'autres couples, peut-être même des triades d'éléments à poids atomiques voisins qu'il faudrait assimiler à un élément unique pour les faire entrer dans le tableau de MENDELEJEFF, car le nombre des métaux découverts en ces dernières années dans les terres dites rares et qui possèdent un poids atomique inférieur à celui de l'uranium (240) est dès maintenant plus grand que le nombre des lacunes disponibles entre le molybdène et l'uranium.

Quoi qu'il en soit, il existe certainement une fonction périodique ou quasi-périodique, dont les éléments de la chimie ne sont que des déterminations particulières. Et, bien que la forme exacte de cette fonction reste encore à déterminer, nous sommes cependant dès maintenant en possession du critère cherché de la simplicité des corps.

Chaque colonne verticale du tableau de MENDELEJEFF contient, nous l'avons dit, des éléments susceptibles de former des combinaisons de même type. Ainsi, les éléments de la colonne I donnent des combinaisons chlorées et oxygénées des types MeCl et Me^2O ; ceux de la colonne II, des combinaisons correspondant aux types $MeCl^2$ et MeO ; ceux de la colonne III, des combinaisons $MeCl^3$ et Me^2O^3 ; et ainsi de suite. Cette constatation nous amène à la notion de la *valence* des éléments, propriété désignée souvent aussi à tort sous le nom équivoque d'*atomicité* (1). Montrons par quelques exemples ce qu'il faut entendre par la valence d'un élément.

Si l'on adopte, comme nous l'avons fait, le système de nombres proportionnels désigné sous le nom de poids atomiques, l'expérience nous apprend que :

1° *Un* atome de fluor, de chlore, de brome, d'iode, s'unit à *un* atome d'hydrogène pour former les composés HFl, HCl, HBr, HI ; et pareillement à *un* atome de chacun de ces éléments se substitue *un* atome d'hydrogène, notamment dans les combinaisons organiques : c'est ce qu'on exprime en disant que ces éléments sont *univalents* vis-à-vis de l'hydrogène ;

2° *Un* atome d'oxygène, de soufre, de sélénium. de tellure se combine à *deux* atomes d'hydrogène pour former les composés H^2O, H^2S, H^2Se, H^2Te et se substitue également, dans la plupart des cas, à *deux* atomes d'hydrogène : c'est

(1) Nous avons vu plus haut que le mot atomicité est employé pour les éléments gazeux dans un sens tout différent et désigne une propriété qui n'a rien de commun avec la valence.

ce qu'on exprime en disant que ces éléments sont *bivalents* vis-à-vis de l'hydrogène ;

3° *Un* atome d'azote, de phosphore, d'arsenic se combine ou se substitue, du moins dans les combinaisons les plus stables, à *trois* atomes d'hydrogène, ce qui veut dire que ces éléments sont *trivalents* vis-à-vis de l'hydrogène ;

4° *Un* atome de carbone ou de silicium se combine ou se substitue à *quatre* atomes d'hydrogène : ces éléments sont donc *quadrivalents* vis-à-vis de l'hydrogène.

Si la valence, ainsi définie par rapport à l'hydrogène, était une propriété *absolue* des atomes, il est certain que tout élément univalent vis-à-vis de l'hydrogène le serait aussi vis-à-vis du chlore par exemple; et réciproquement. Par suite, pour les éléments qui ne se combinent pas ou se combinent malaisément à l'hydrogène, comme c'est le cas assez général des métaux, il suffirait de déterminer leur valence par rapport au chlore pour connaître par là même leur valence par rapport à l'hydrogène. Plus généralement encore, quand on ne pourrait pas déterminer directement la valence par rapport à l'hydrogène, on la déterminerait par rapport à un élément dont la valence par rapport à l'hydrogène serait déjà connue. Et c'est ainsi qu'on procède souvent dans la pratique.

Malheureusement la valence n'est pas une propriété absolue des éléments : c'est ainsi que le fer, bivalent vis-à-vis du chlore dans le chlorure ferreux $FeCl^2$, est trivalent dans le chlorure ferrique dissous $FeCl^3$. Même il semble à première vue résulter de la loi des proportions multiples qu'un élément donné doit avoir, vis-à-vis d'un autre élément, autant de valences différentes qu'il peut former avec lui de combinaisons distinctes. Et cependant la valence d'un élément n'est pas aussi variable qu'on pourrait être tenté de le croire au premier abord.

D'abord, quand un même élément montre plusieurs

valences, il arrive souvent que celles-ci sont de même parité, toutes paires ou toutes impaires, les valences les plus élevées apparaissant de préférence dans les combinaisons organiques. C'est ainsi que les trois métalloïdes suivants forment chacun les deux types de composés ci-dessous :

Azote	AzH^3	et $AzR^4.OH$
Soufre	SH^2	et $SR^3.OH$
Iode	IH	et $IR^2.OH$

où R et OH sont des groupements spéciaux d'éléments, appelés *radicaux*, qui fonctionnent eux-mêmes comme des éléments univalents.

Puis, les combinaisons où la valence est la moins élevée sont d'ordinaire les plus stables : ainsi les combinaisons où l'azote est quintivalent se détruisent en général par la chaleur pour passer au type de l'azote trivalent. C'est surtout, en effet, dans ses combinaisons les plus stables et, en particulier, dans celles qui sont formées d'un très petit nombre d'atomes, que la valence d'un élément se montre assez uniforme, du moins en chimie minérale; mais la complication des édifices moléculaires tend à produire, chez les composés minéraux, des combinaisons de même type avec des éléments qui, dans les formes les plus simples, montrent des valences différentes. C'est ainsi que le chlore, le soufre et le manganèse forment des combinaisons suroxygénées de même type Cl^2O^7, S^2O^7, Mn^2O^7.

Si donc la valence n'est pas une propriété intrinsèque et absolue, que l'atome d'un élément emporte pour ainsi dire avec lui dans toutes ses mutations chimiques ; si c'est, au contraire, une propriété contingente et relative, qui paraît dépendre de conditions encore inconnues, néanmoins elle est assez communément constante en chaque élément pour permettre de définir pratiquement, dans la plupart des cas, sa capacité de combinaison et de substitution ; et cela d'autant mieux qu'on est parvenu à étendre cette uniformité de la valence à un grand nombre de cas en apparence incompatibles avec elle, grâce à un artifice de langage et d'écriture qui consiste à imaginer la possibilité d'une saturation mutuelle d'atomes identiques.

Considérons par exemple l'oxygène, qui est bivalent dans la formation de l'eau et dans la plupart de ses substitutions organiques. Il donne cependant avec l'hydrogène une combinaison, l'eau oxygénée, dont la formule brute est H^2O^2 et où il semble, par conséquent, univalent. De même, il existe un groupe de composés organiques, les quinones, qu'on peut considérer comme dérivés de certains carbures d'hydrogène par substitution de O^2 à H^2 et où l'oxygène semble également fonctionner comme univalent. Mais on peut cependant concilier ces faits avec la bivalence de l'oxygène, en admettant que deux atomes de cet élément, mis en présence, peuvent l'un et l'autre saturer, annuler, par échange avec son voisin, une de ces deux *unités chimiques* qui définissent la capacité habituelle de combinaison et de substitution de l'atome bivalent d'oxygène. En sorte que les deux atomes — O — et — O —, dont on indique la bivalence en les accompagnant de deux traits marquant les deux unités chimiques de chacun d'eux, seront capables de former, par cet échange mutuel, par cette saturation réciproque, un groupement qu'on écrit — O — O — et qui ne possède plus que deux unités chimiques disponibles, représentées respectivement par les traits extrêmes. Ce groupement fonctionnera donc comme bivalent ; et par suite il pourra se combiner à deux atomes d'hydrogène pour former de l'eau oxygénée H—O—O—H, ou se substituer à deux atomes d'hydrogène pour former les quinones.

Et non seulement on admet qu'un atome puisse ainsi échanger une unité chimique avec un autre atome identique, mais on admet même que deux atomes identiques puissent échanger entre eux deux ou plusieurs de ces unités, jusque, bien entendu, à la limite supérieure permise par la valence maxima de l'élément considéré. Prenons, par exemple, l'azote et bornons-nous au cas où son atome fonctionne comme trivalent. Nous pouvons imaginer que deux atomes d'azote trivalent $>$Az — et — Az$<$ s'unissent en échangeant chacun une unité avec son voisin, ce qui donne le groupement $>$Az — Az$<$, où quatre unités demeurent encore disponibles et peuvent être, par conséquent, saturées par quatre atomes d'hydrogène, comme dans l'hydrazine 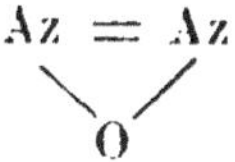. — Mais on peut aussi imaginer que deux atomes d'azote trivalent s'unissent en échangeant entre eux, non plus une seule, mais deux unités chimiques : par là prend naissance un groupement — Az $=$ Az —, lequel fonctionne alors comme bivalent et se sature, soit à l'aide de deux radicaux univalents tels que l'hydroxyle — O — H dans l'acide hyponitreux H — O — Az $=$ Az — O — H, soit à l'aide d'un atome d'oxygène, ce qui a lieu dans l'oxyde azoteux (protoxyde d'azote) :

$$\text{Az} = \text{Az}$$
$$\diagdown \diagup$$
$$\text{O}$$

Une fois entré dans cette voie, on peut imaginer une chaine plus ou moins étendue, formée par un nombre quelconque d'atomes identiques soudés pour ainsi dire entre eux par l'échange d'unités chimiques. Ainsi le groupement bivalent — Az $=$ Az — que nous venons de considérer, peut évidemment s'accroître d'un troisième atome d'azote trivalent, dont deux unités chimiques seront saturées par

les deux unités disponibles du groupe — Az = Az — et
dont le troisième demeurera libre, ce qu'exprime le
schéma

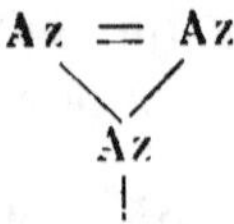

On aura ainsi constitué un groupement univalent
comparable au chlore par exemple par sa capacité de
saturation.

C'est surtout dans le domaine de la chimie du carbone
que se montre féconde la conception de la saturation
mutuelle des atomes identiques. On peut, en effet, concevoir,
dans les composés organiques, l'existence d'enchaînements
d'atomes quadrivalents de carbone liés les uns aux autres
par l'échange mutuel d'une, de deux ou de trois unités
chimiques, ce qui établit entre eux des liaisons simples
telles que C — C, doubles telles que C = C ou triples telles
que C ≡ C. On peut imaginer pour ces chaînes les formes
les plus variées : les unes ouvertes et formant, soit une
ligne droite dont rien jusqu'ici ne permet de limiter *a priori*
l'étendue, soit une ramification arborescente dont rien non
plus jusqu'ici ne permet de limiter *a priori* la complexité ;
les autres fermées sur elles-mêmes de façon à constituer des
polygones réguliers, dont les atomes de carbone occupent
les sommets ou même les diagonales. Et sur ce squelette
carboné viennent se fixer, pour ainsi dire, par une ou
plusieurs de leurs unités chimiques, des atomes divers,
souvent liés à d'autres atomes encore par leurs unités
demeurées disponibles.

On arrive ainsi à construire pour tous les composés
chimiques, grâce à un enchaînement convenable de leurs
atomes constitutifs, des formules *développées*, qui ont sur
les formules *brutes* cet avantage qu'elles permettent de

représenter, à l'aide de quelques conventions simples, les principales particularités offertes, au point de vue chimique, par ces composés. Si par exemple, dans le composé appelé acide orthophosphorique, de formule brute PO^4H^3, on figure l'enchaînement des atomes par le schéma

$$O = P\left\{ \begin{array}{l} O - H \\ O - H \\ O - H \end{array} \right.$$

c'est parce que ce dernier fait tout de suite ressortir ce fait que dans ce composé, il y a trois groupes univalents OH (*hydroxyles*) remplaçables par un nombre égal d'atomes de chlore par exemple. On voit que ce mode de représentation, en même temps qu'il fait connaître le genre de saturation des atomes, a aussi l'avantage de rapprocher dans l'écriture, en les liant par l'échange de leurs unités chimiques, certains groupes d'éléments que l'on désigne sous le nom de radicaux (comme l'hydroxyle OH), lesquels se détachent et se transportent en bloc dans les mutations chimiques et participent, par conséquent, dans une certaine mesure à la permanence et à l'individualité des corps simples. La seule inspection de ces schémas permet aussi, par la vue de liaisons multiples entre des atomes dont la valence n'est pas épuisée, de prévoir la possibilité d'ajouter à une molécule un certain nombre d'atomes ou de radicaux de valences données, avant que cette molécule se refuse à tout nouvel accroissement et soit, comme on dit, *complète* ou *saturée*. C'est ainsi qu'un simple regard jeté sur une formule telle que

$$\begin{array}{l} H \\ H \end{array} \!\!\! \diagdown\!\!\!\diagup \, C = C \, \diagup\!\!\!\diagdown \!\!\! \begin{array}{l} H \\ H \end{array}$$

apprend qu'il est encore possible de saturer dans cette molécule, par l'ouverture de l'une des deux liaisons établies entre les atomes quadrivalents de carbone, deux unités chimiques, soit par exemple à l'aide de 2 H ou de 2 Cl ou de 2 Br, etc.

Les formules développées permettent encore de traduire et de prévoir les phénomènes *d'isomérie*, c'est-à-dire ces cas où l'on se trouve en présence de deux ou plusieurs composés qui possèdent la même composition élémentaire et le même poids moléculaire, auxquels il convient, par conséquent, d'attribuer la même formule brute et qui cependant diffèrent par leurs propriétés et constituent, par suite, autant de corps distincts. Il est possible d'exprimer schématiquement la diversité des cas d'isomérie par la diversité des agencements que l'on peut combiner entre les mêmes atomes en tenant compte de leur valence, l'identité ou la différence de ces agencements ayant été longtemps définie à l'aide des conventions suivantes :

1° Deux formules développées sont identiques et représentent par suite un seul et même composé, lorsqu'elles sont superposables ;

2° Dans cette superposition, on considère comme rigoureusement équivalentes, et par suite indifférentes, les positions occupées par les éléments ou radicaux autour d'un même atome auquel ils sont respectivement liés.

Éclairons ces conventions par un exemple. Il existe un carbure d'hydrogène, appelé *propane*, que l'on a été conduit à représenter par la formule développée

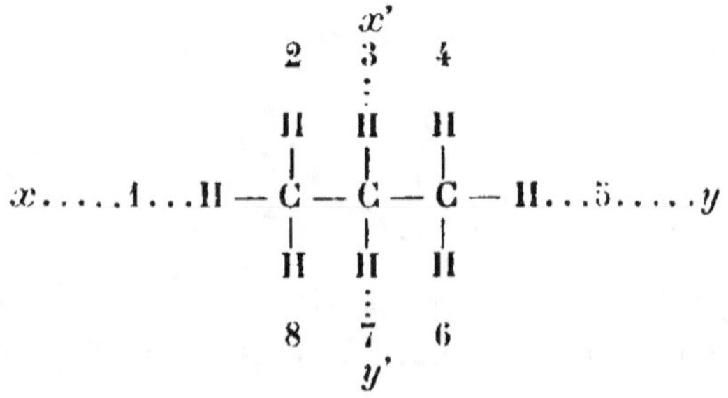

$$
\begin{array}{ccc}
 & x' & \\
2 & 3 & 4 \\
 & \vdots & \\
H & H & H \\
| & | & | \\
x\ldots\ldots 1\ldots H-C-C-C-H\ldots 5\ldots\ldots y \\
| & | & | \\
H & H & H \\
8 & \vdots & 6 \\
 & 7 & \\
 & y' &
\end{array}
$$

pourvue de deux axes de symétrie xy et $x'y'$, parce que ce schéma permet de prévoir, par l'application des deux conventions précédentes, le nombre exact d'isomères que peut engendrer le remplacement d'un ou plusieurs atomes d'hydrogène par un ou plusieurs éléments ou radicaux quelconques. Considérons, par exemple, le remplacement d'un atome d'hydrogène par un atome de chlore. Toutes les substitutions faites au voisinage des deux atomes extrêmes de carbone sont équivalentes; car, en vertu de la deuxième convention, on peut les supposer faites respectivement en 1 et en 5: et, d'autre part, ces deux dernières s'équivalent, en vertu de la première convention, à cause de leur symétrie par rapport à l'axe vertical $x'y'$, symétrie qui rend possible la superposition des deux formules correspondantes par une rotation de 180° autour de cet axe. De même, on verrait sans peine, en invoquant l'une ou l'autre des deux conventions, que les substitutions faites en 3 et en 7 auprès de l'atome médian de carbone s'équivalent entre elles, mais n'équivalent pas aux précédentes. Donc, le mode de représentation adopté pour le propane permet de prévoir, à l'aide des deux conventions ci-dessus, l'existence de deux dérivés monochlorés, l'un où le chlore est substitué auprès de l'atome médian de carbone, l'autre où le chlore est substitué auprès de l'un quelconque des atomes extrêmes de carbone. Et l'on a pu en effet préparer deux dérivés monochlorés du propane, et deux seulement.

Tels sont les principes qui ont guidé les chimistes dans l'établissement de ces formules, développées dans un plan, qui ont pour objet de résumer, grâce à l'emploi de quelques conventions simples, les principales propriétés chimiques des composés, de donner à première vue une sorte d'intuition de leurs transformations possibles, de permettre en particulier la prévision des isoméries.

La correspondance ainsi établie entre la représentation figurée et la réalité expérimentale est d'ordinaire si complète que ces schémas semblent donner comme une reproduction exacte des rapports mutuels de position des atomes au sein de la molécule : d'où les noms de formules de *constitution* ou de *structure*, sous lesquels on les désigne.

Cependant, si ces formules, interprétées à l'aide des conventions précédentes, ont suffi le plus souvent à la prévision du nombre des isomères effectivement réalisés, il s'est présenté certains cas qui ont montré la nécessité de modifier la seconde convention, celle qui considère comme équivalentes et indifférentes les positions des éléments ou radicaux autour d'un même atome. Soit par exemple un atome quadrivalent de carbone avec les quatre unités chimiques a, b, c, d qui le saturent :

$$a-\overset{\textstyle b}{\underset{\textstyle d}{\mid}}\!\!C\!\!-c$$

L'expérience apprend que dans le cas particulier où a, b, c, d sont tous de nature différente, il existe deux formes isomères d'un pareil composé, tandis qu'il n'y a qu'une forme unique, sans isomérie, si deux seulement des unités chimiques (et *a fortiori* davantage) deviennent identiques. En d'autres termes, tout atome de carbone dont les quatre unités chimiques sont saturées de façon différente, et qu'on appelle pour cela *asymétrique*, donne nécessairement naissance à deux formes isomères. On voit donc que, dans le cas particulier où a, b, c, d sont distincts, on ne peut plus considérer comme indifférent leur mode de groupement autour de C, et par suite la seconde convention devient insuffisante. Mais ce serait aller trop loin que d'admettre, comme convention nouvelle, que le nombre des isomères possibles est lié au mode de distribution de a, b, c, d dans un plan autour de C, car le nombre des arrangements distincts que l'on peut ainsi réaliser est supérieur à deux.

La difficulté a été levée de la façon suivante. L'isomérie que présentent les composés possédant *un seul* atome de carbone asymétrique consiste essentiellement en ce que les deux isomères réalisables ont des pouvoirs rotatoires égaux et de signes contraires. Or, les travaux de PASTEUR ont montré que l'existence du pouvoir rotatoire chez certains cristaux est liée à une dissymétrie de leur forme géométrique, c'est-à-dire à l'absence de tout plan de symétrie dans le cristal, absence grâce à laquelle ce cristal donne dans un miroir plan une image qui n'est pas superposable à son objet (comme c'est le cas de la main droite et de la main gauche, par exemple). L'image et l'objet constituent donc deux formes géométriques distinctes, puisqu'elles ne sont pas superposables ; et ces deux formes *énantiomorphes*, comme on les appelle, montrent, quand on peut les obtenir pratiquement, des pouvoirs rotatoires égaux et de signes contraires, ce qu'on exprime en disant qu'elles constituent des *antipodes optiques*.

Or, tout composé contenant un atome de carbone asymétrique est, nous l'avons dit, susceptible d'exister sous deux formes antipodes optiques. Il est donc naturel d'attribuer à la molécule de pareils composés une forme géométrique dissymétrique, c'est-à-dire une figure donnant dans un miroir plan une image non superposable à son objet. Mais, comme toute isomérie optique, tout pouvoir rotatoire disparaissent quand deux des unités chimiques du carbone sont saturées de façon identique, il faut que la figure choisie soit telle qu'elle devienne symétrique dans ce dernier cas. Or, la solution la plus simple que comporte ce problème consiste à imaginer que les quatre unités chimiques a,b,c,d, qui saturent un atome de carbone, occupent les quatre sommets d'un tétraèdre régulier, dont cet atome de carbone occupe lui-même le centre, comme le représente la figure 8. Il est aisé de voir que si a, b, c et d sont différents, cette figure est dissymétrique et donne, dans un miroir plan quelconque P, une image $a' b' c' d'$, qui n'est pas superposable à son objet. Mais si deux unités seulement deviennent identiques, si par exemple $b = c$, alors le tétraèdre acquiert

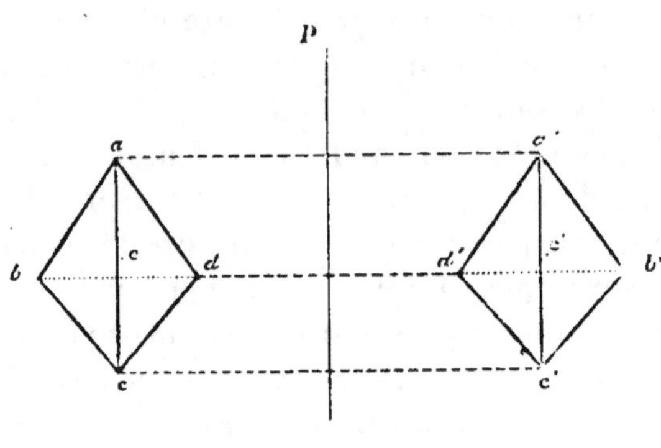

FIG. 8

comme le montre la figure 9, un plan de symétrie, qui est le plan médian mené par l'arête *ad* perpendiculairement à l'arête *bb ;* et, en choisissant ce plan de symétrie comme plan du miroir, on voit immédiatement que l'image est superposable à son objet, ce qui, dans les idées de PASTEUR, doit entraîner l'inactivité à l'égard du plan de polarisation de la lumière.

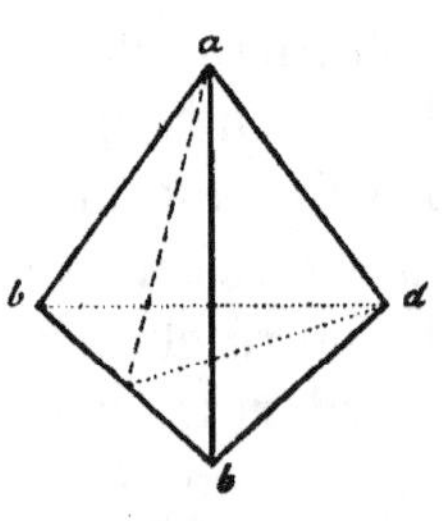

FIG. 9

Le schéma tétraédrique, introduit dans la science surtout par LEBEL et par VAN T'HOFF, a donc cet avantage qu'il permet d'exprimer, en la rattachant aux découvertes de PASTEUR, l'isomérie optique présentée par tout composé possédant un atome de carbone asymétrique. On est ainsi amené à substituer aux formules de constitution, jusqu'ici tracées dans un plan, des figures géométriques, dites formules de *configuration*, construites dans l'espace à trois dimensions, d'où le nom de *stéréochimie* donné à cette partie de la science. La chaîne des atomes de carbone devient ainsi une chaîne de tétraèdres, qui prennent un contact plus ou moins étendu, suivant le nombre des liaisons qui unissent deux atomes consécutifs de carbone. Et le composé ainsi représenté possédera ou ne possédera pas le pouvoir rotatoire, suivant que la figure ainsi construite sera ou non pourvue d'au moins un plan de symétrie.

Ainsi, si la liaison qui unit deux atomes consécutifs de carbone est simple, comme dans le schéma

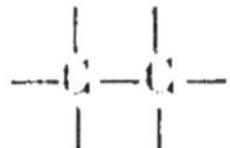

on convient de donner aux deux tétraèdres adjacents un seul sommet commun, comme le représente la figure 10, afin de laisser dans chaque tétraèdre trois sommets libres pour y placer respectivement les trois groupes a, b, c et a', b', c' destinés à saturer les trois unités chimiques demeurées disponibles dans chaque atome de carbone. Le nombre des isomères possibles croît naturellement avec le nombre des atomes de carbone asymétrique qui entrent dans la constitution d'une molécule donnée. Comme chaque tétraèdre dissymétrique peut exister sous deux formes distinctes non superposables, il est aisé de démontrer que le nombre des

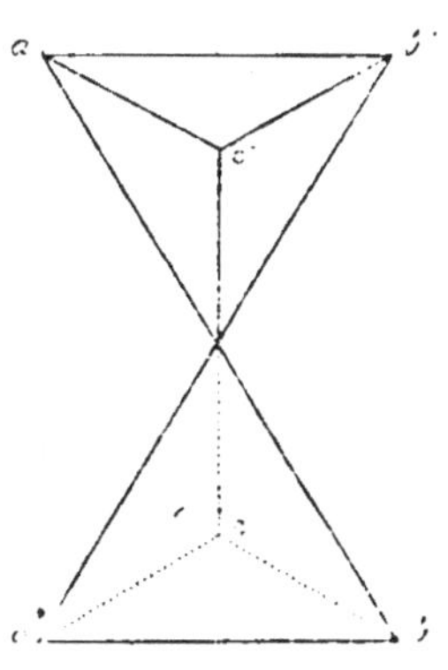

Fig. 10

isomères géométriques, ou *stéréo-isomères*, croît *en général* comme les puissances successives de 2, quand le nombre des atomes de carbone asymétrique croît comme la suite des nombres entiers. Il est donc égal en général à 2^n pour une molécule qui renferme n atomes de carbone asymétrique; mais il se réduit à

$$2^{\frac{n}{2}} + \frac{2^n - 2^{\frac{n}{2}}}{2}$$

dans le cas particulier où la formule plane du composé est formée de deux moitiés symétriques.

Si deux atomes de carbone sont unis par une double liaison, comme dans le schéma :

$$= C = C =$$

on convient de donner aux deux tétraèdres représentatifs une arête commune [fig. 11], de façon à laisser dans chaque tétraèdre deux sommets libres pour y placer les corps destinés à saturer les deux unités chimiques demeurées disponibles dans chaque atome de carbone. On dispose en outre les deux tétraèdres de façon que les deux arêtes $a\,b$ et $a'\,b'$, opposées à l'arête commune, soient parallèles. Il est aisé de voir alors que les quatre groupes a, b, a' et b' sont dans un

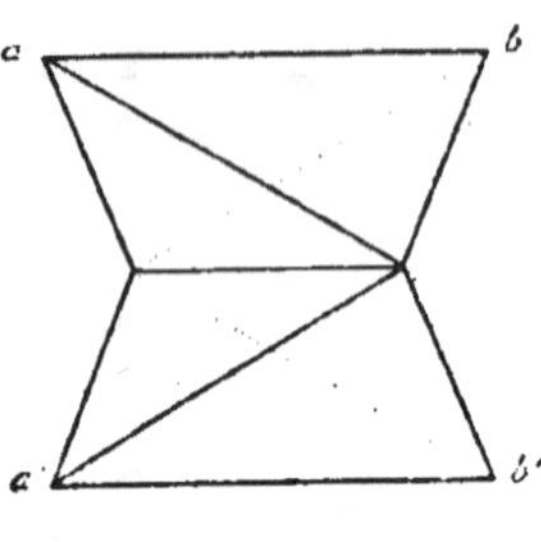

Fig. 11

même plan, où ils occupent les sommets d'un rectangle. On peut donc se borner à considérer ce rectangle à la place des deux tétraèdres ; et on constate alors facilement que si a, b, a' et b' sont tous quatre différents, il n'y a que deux arrangements [fig. 12] vraiment distincts pour ces quatre groupes, et par suite seulement deux stéréo-isomères possibles pour les composés dont la formule plane est

$$a \diagdown \diagup a'$$
$$C = C$$
$$b \diagup \diagdown b'$$

. MICHAEL a donné le nom d'*allo-isomérie*
à cette isomérie géométrique spéciale aux composés
possédant deux atomes de carbone unis par une liaison
double. Les deux allo-
isomères n'ont rien de
commun avec les antipodes
optiques des composés carbonés à liaison simple.
L'allo-isomérie ne com-
porte pas en effet l'existence
du pouvoir rotatoire, car
la figure 11 formée par le
système des deux tétraèdres

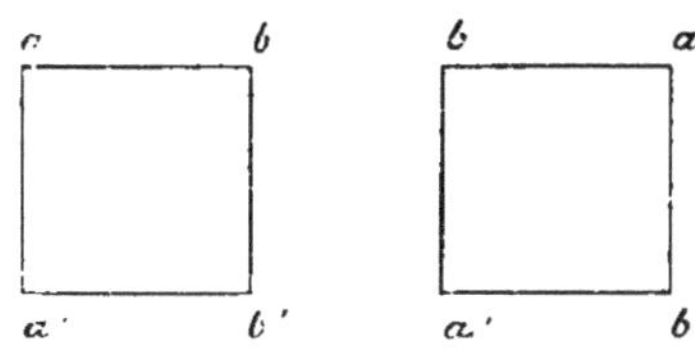

Fig. 12

possède un plan de symétrie, mené par l'arête commune
perpendiculairement aux arêtes parallèles *a b* et *a' b'*.

Enfin, lorsque deux atomes de carbone sont unis par une

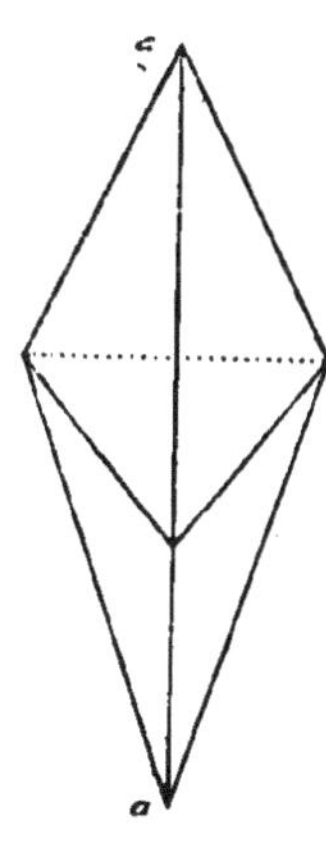

Fig. 13

liaison triple, on convient de donner aux
deux tétraèdres une face commune, comme
le représente la figure 13, ce qui laisse dans
chaque tétraèdre un seul sommet libre
pour le corps qui doit compléter la saturation du carbone. Une pareille figure ne
comporte, on le voit aisément, aucune
isomérie géométrique.

Tels sont les principes généraux de la
stéréochimie du carbone. Mais il existe
aussi une stéréochimie de l'azote et une
stéréochimie de certains métaux multivalents : nous n'en parlerons pas, parce
que leurs fondements sont loin d'être aussi
solidement assis.

Les formules planes ou dans l'espace montrent comment on
peut concevoir l'enchaînement des atomes, en attribuant à

chacun de ceux-ci une valence déterminée. Mais il existe des combinaisons, dites *moléculaires*, qui sont formées par l'union de deux ou plusieurs molécules *saturées*, dans lesquelles par conséquent nul atome ne possède d'unité chimique disponible par où puisse se faire la soudure de ces molécules. Tels sont les sels doubles, les hydrates, etc. Sans doute, le lien ainsi établi est lâche ; et les combinaisons moléculaires se défont d'ordinaire avec plus de facilité que les combinaisons *atomiques*, où la liaison des atomes est établie conformément aux lois de la valence ; ainsi les hydrates formés par la combinaison d'eau et de sels perdent en général leur eau à une température à peine supérieure à 100°, comme si cette eau était à peu près libre. Cependant, il n'en est pas toujours ainsi et parfois des molécules d'eau, qui paraissent être de l'eau d'hydratation, car elles semblent être fixées sur des molécules chimiquement saturées et former par conséquent avec ces dernières des combinaisons moléculaires, ne se dégagent qu'à des températures bien supérieures à 100°. La distinction entre combinaisons atomiques et combinaisons moléculaires n'est donc pas absolument nette.

Les divers modes de représentation des composés dans l'espace complètent heureusement les anciennes formules planes, en ce sens qu'ils permettent la prévision d'isoméries qui échappaient aux déductions tirées de ces dernières. Les formules planes ne sont pas devenues pour cela caduques, et leur établissement doit précéder celui des figures dans l'espace, que l'on se dispense du reste souvent de dessiner en perspective et que l'on remplace simplement par des projections et des rabattements sur un plan, ce qui constitue les formules dites de *projection*. Ainsi, en présence d'un composé nouveau, il faut d'abord s'attacher à réaliser une sorte d'analyse de sa constitution intime en démembrant sa molécule en fragments de structure déjà connue, ce qui permet d'établir l'agencement et les rapports mutuels de ses atomes, c'est-à-dire sa formule plane de constitution. C'est alors qu'interviennent, s'il y a lieu, les considérations stéréochimiques pour imaginer les modes divers de groupement que les atomes peuvent affecter dans l'espace.

La conception des isoméries planes et des isoméries dans l'espace semble suffire jusqu'ici à interpréter tous, ou à peu près tous les faits connus. Mais, quand bien même elle y suffirait toujours, ce serait dépasser manifestement la portée de l'expérience que de voir dans ces modes de représentation une sorte de copie authentique de l'agencement des atomes dans la molécule. Les formules développées de la chimie ne sont rien autre chose qu'une langue concise et bien faite qui donne, à qui sait l'entendre, une connaissance pour ainsi dire intuitive et immédiate des principaux faits de l'histoire chimique des composés.

CHAPITRE VII

LES COMPOSÉS MINÉRAUX

Les éléments de la chimie forment entre eux des combinaisons que l'on s'accorde à ranger en deux groupes : les composés minéraux et les composés organiques. Le dernier groupe comprend tous les composés qui contiennent à la fois du carbone et de l'hydrogène, seuls ou associés à d'autres éléments, ainsi que leurs dérivés de substitution ; le premier groupe comprend par exclusion tous les autres composés.

Cette distinction n'est pas entièrement arbitraire ; car beaucoup de composés minéraux sont des électrolytes, sauf un certain nombre d'exceptions comme celle de l'eau chimiquement pure ; au contraire, les composés organiques ne sont pas en général des électrolytes, à l'exception toutefois de ceux qui possèdent les mêmes *fonctions* que les composés minéraux et qui constituent comme eux des acides, des bases ou des sels.

Le mot *fonction* désigne en chimie l'aptitude que possède un groupe de composés à reproduire, avec un ou plusieurs autres corps, des réactions absolument comparables entre elles. Ainsi, il existe deux groupes de composés minéraux ou organiques, qui sont doués de propriétés pour ainsi dire antagonistes, susceptibles de s'atténuer et de s'effacer même par la combinaison de ces corps. Ce sont les *acides* et les *bases*, et les composés qui résultent de leur union s'appellent les *sels*. Considérons, par exemple, l'acide nitrique et la potasse caustique. Le premier possède la propriété de rougir le tournesol bleu ; la potasse au contraire bleuit le tournesol rouge. Voilà deux propriétés nettement opposées. Combinons une molécule d'acide azotique à une molécule de potasse caustique ; nous aurons un nouveau composé, le nitrate de potasse, qui sera sans action sur le tournesol ; d'où le nom de *neutre* que l'on a donné à ce sel.

Or, l'acide azotique, aussi bien que la potasse caustique, peuvent être considérés comme des chefs de file, derrière lesquels viennent se ranger respectivement un certain nombre de composés doués de propriétés analogues. A la suite de l'acide azotique, par exemple, prennent place les acides chlorhydrique et sulfurique ; à la suite de la potasse se placent la soude et l'ammoniaque caustiques. Dans le premier groupe se trouvent réunies, à un degré très net, certaines propriétés communes : une saveur acide analogue à celle du vinaigre ; l'aptitude à rougir le tournesol bleu ; la propriété de se combiner aux composés du second groupe, c'est-à-dire aux bases, pour donner des sels neutres au tournesol. De même, les composés du second groupe possèdent en commun une certaine action caustique sur les tissus, l'aptitude à bleuir le tournesol rouge, la propriété de se combiner aux composés du premier groupe pour former des sels. Voilà donc deux groupes nettement caractérisés chacun par la possession de certaines propriétés communes, qui s'y montrent réalisées à un haut degré.

Mais il existe d'autres composés où ces propriétés ne se retrouvent qu'à un certain degré d'atténuation. L'acide carbonique, par exemple, possède les propriétés que nous avons signalées chez les acides azotique, chlorhydrique, sulfurique. Il rougit le tournesol, mais faiblement : il a une saveur acide, mais peu prononcée ; enfin il se combine à la potasse ou à la soude caustiques pour donner des sels, mais des sels où persiste l'aptitude de la base à bleuir le tournesol, comme si l'acidité de l'acide carbonique avait été trop faible pour effacer cette aptitude. L'acide carbonique est donc bien un acide, puisqu'il n'y a qu'une différence de degré dans les propriétés qu'il partage avec les acides types, comme l'acide nitrique; mais ces propriétés n'apparaissent chez lui qu'à un degré moindre, et c'est ce qu'on exprime en disant qu'il est un acide *faible*, si on le compare aux acides azotique, chlorhydrique, sulfurique, qui sont appelés des acides *forts*.

On voit donc que, parmi les propriétés communes aux acides types, il en est qui peuvent subir un affaiblissement progressif, comme la saveur acide et l'action sur le tournesol. On est donc amené à considérer ces deux propriétés comme secondaires et contingentes, et par suite à n'admettre comme caractéristique des acides que la propriété de s'unir à des bases types, telles que la potasse ou la soude caustiques, pour donner des sels. C'est donc cette seule propriété qu'il importe de retenir pour définir les acides à l'exclusion de la saveur et de la réaction sur le tournesol ou sur tout autre réactif coloré. Tout corps jouissant de cette propriété possédera ce qu'on appelle la *fonction acide*.

De même, on attribuera la *fonction basique* à tout composé qui, à l'exemple de la potasse et de la soude, sera susceptible de s'unir à un acide type pour former un sel, et cela, quand bien même le composé considéré aurait perdu toutes les autres propriétés de la potasse et de la soude, et notamment leur aptitude à bleuir le tournesol rouge. Cette dernière propriété est en effet passible d'une altération graduelle, qui peut aller jusqu'à la disparition totale chez des composés, comme la magnésie, l'oxyde de zinc, les oxydes de fer, qui gardent cependant encore la propriété de s'unir aux acides types pour former des sels comparables à ceux que donnent la potasse ou la soude. Il y a donc, chez les bases comme chez les acides, un effacement progressif des propriétés communes aux représentants typiques de chacune des deux fonctions, et cet affaiblissement conduit à classer aussi les bases, comme les acides, en bases *fortes* et *faibles*. Il y a même, dans les termes les plus faibles de chaque fonction, certains composés qui peuvent jouer indifféremment le rôle d'acide ou de base, suivant qu'on les oppose à une base type ou à un acide type.

L'antagonisme de propriétés que nous venons de reconnaître entre les acides et les bases semble avoir sa racine dans l'opposition que manifestent, sous l'action de l'électrolyse, les éléments dont la présence dans un composé tend à y faire prédominer soit le caractère acide, soit le caractère basique. L'électrolyse provoque, en effet, un certain dédoublement de la molécule, qui s'observe aisément quand l'électrolyte est à l'état liquide. Ce phénomène est, en général, plus simple quand l'électrolyte est à l'état de fusion ignée que quand il est à l'état de solution aqueuse, car dans le premier cas l'absence de l'eau évite, au moins en partie, certaines réactions dites *secondaires*, qui sont postérieures à l'électrolyse proprement dite, dont elles masquent plus ou moins les résultats. On reconnaît ainsi que la molécule électrolysée se dédouble en deux *ions*, élémentaires ou composés, qui apparaissent aux électrodes. L'*anion*, ainsi nommé parce qu'il apparaît à l'*anode* ou électrode positive, est, dans l'électrolyse d'un composé binaire, constitué par un de ces éléments qu'on appelle *métalloïdes* ; on donne encore à ces éléments le nom d'*électro-négatifs*, parce qu'on suppose leurs ions chargés d'électricité négative et attirés ainsi par l'électricité positive de l'anode. Au contraire, le *cathion* est l'ion qui apparaît à l'électrode négative ou *cathode;* dans l'électrolyse d'un composé binaire, il est constitué par de l'hydrogène ou par un de ces éléments qu'on appelle des *métaux*, éléments encore désignés sous le nom d'*électro-positifs*.

Les phénomènes d'électrolyse permettraient donc de partager rationnellement les éléments de la chimie en deux groupes, les métalloïdes et les métaux, si un même élément présentait toujours la même polarité électrique. C'est ce qui a lieu en effet habituellement, mais pas cependant d'une façon absolue : un même élément peut parfois être tantôt électro-positif, tantôt électro-négatif, suivant la combinaison dans laquelle il est engagé ; et ce renversement de la polarité électrique peut parfois se produire sous de simples influences physiques, telles qu'une variation convenable de température, comme le chrome en offre un exemple bien net.

Néanmoins on peut dire que, dans la plupart des cas, chaque élément présente une polarité électrique sinon absolument constante, du moins prédominante ; et à cette polarité paraît lié le caractère acide ou basique qu'il tend à imprimer à ses combinaisons. Ainsi la présence et surtout l'accumulation des éléments électro-positifs (hydrogène et métaux) tend à faire prédominer dans une molécule le caractère basique. Au contraire, la présence des éléments électro-négatifs (métalloïdes proprement dits) et surtout leur accumulation sous certaines formes telles que : AzO^2, SO^3, SO^2, CO, CAz, $Az \equiv Az$ et *a fortiori*

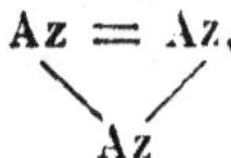

tendent à imprimer à une molécule le caractère acide. Par exemple, l'ammoniaque AzH^3, où il n'existe qu'un seul atome d'azote électro-négatif contre trois atomes d'hydrogène électro-positif, est nettement basique ; tandis que l'acide azothydrique Az^3H, où la proportion atomique est renversée, est nettement acide.

L'expérience a montré que tout composé à fonction acide renferme dans sa molécule au moins un atome d'hydrogène et que la combinaison d'un acide avec une base revient en définitive au remplacement de l'hydrogène de l'acide par le métal de la base ou par un groupement fonctionnant à la façon d'un métal. C'est ainsi que la combinaison de l'acide azotique $HAzO^3$ avec la soude ou l'ammoniaque donne des azotates de formule $NaAzO^3$ et $(AzH^4)AzO^3$; et ces sels peuvent être considérés comme engendrés par la substitution de Na ou de AzH^4 à H dans $HAzO^3$. Or, il existe des acides renfermant plusieurs atomes d'hydrogène remplaçables par des métaux ou des groupements à allure métallique ; ce qui veut dire, en d'autres termes, qu'avec ces acides on peut répéter plusieurs fois l'acte de la combinaison avec une base, acte que l'acide azotique n'accomplit qu'une seule fois, chacun de ces actes successifs de combinaison donnant naissance à un sel distinct. Les acides qui jouissent de cette aptitude à remplacer dans leur molécule plusieurs atomes d'hydrogène par des métaux ou par des groupements analogues sont appelés acides *multivalents* ou *polybasiques*. C'est ainsi qu'une molécule d'acide sulfurique H^2SO^4 donne avec une première molécule de soude un sulfate acide $NaHSO^4$ et avec une deuxième molécule de soude un sulfate neutre Na^2SO^4 : c'est ce qu'on exprime en disant que l'acide sulfurique est *bivalent*. Pareillement, l'acide orthophosphorique H^3PO^4 possède trois atomes d'hydrogène remplaçables par des métaux ou par des groupements analogues et est dit pour cela *trivalent ;* et ainsi de suite. On appelle *sel normal* ou *sel neutre* celui qui est engendré par le remplacement total de l'hydrogène substituable.

On voit que, dans un sel normal alcalin, par exemple, la molécule acide est combinée à un nombre de molécules alcalines égal au nombre entier n qui mesure la valence de cet acide. En d'autres termes, le poids moléculaire M de l'acide est uni, dans un sel alcalin normal, à n fois le poids moléculaire de la base alcaline ; et, par conséquent, le poids $\dfrac{M}{n}$ de l'acide correspond, ou comme on dit, *équivaut*, dans ce sel normal, au poids d'une molécule alcaline. C'est ce qu'on exprime en disant que ce poids $\dfrac{M}{n}$ de l'acide constitue son poids équivalent E. On a donc : $\dfrac{M}{n} = E$, d'où $\dfrac{M}{E} = n$. Des considérations analogues s'appliquent aux bases *multivalentes* ou *polyacides*, c'est-à-dire à ces bases dont la molécule peut se combiner successivement à 1, 2, 3, n molécules d'un acide univalent, tel que l'acide azotique ou l'acide chlorhydrique, pour former, par chacun de ces actes de combinaison, un sel distinct.

La détermination de la valence d'un acide doit donc se faire, d'après ce qui précède, en cherchant chimiquement combien d'atomes d'hydrogène de cet acide peuvent être successivement remplacés par des atomes d'un métal univalent. Mais on peut aussi calculer indirectement cette valence n, en faisant le quotient du poids moléculaire M, déterminé à l'aide des méthodes connues par le poids équivalent E, ce dernier pouvant être aisément déterminé par une méthode calorimétrique due à | BERTHELOT.

Supposons en effet qu'on ajoute, à un poids connu p de l'acide étudié, successivement des volumes égaux d'une solution titrée de potasse caustique, par exemple 100 centimètres cubes contenant 1/20 de molécule de KOH. Chaque addition saturera 1/20 du poids équivalent de l'acide, en produisant un dégagement de chaleur dû à la combinaison de l'acide et de la base. Mais, après un certain nombre m d'additions, une nouvelle introduction de potasse ne provoquera aucun phénomène thermique, ce qui indiquera que l'acide avait, par le fait de la $m^{\text{ième}}$ addition, épuisé sa capacité de combinaison avec la base. Le poids p de l'acide est donc supérieur aux $m-1$ vingtièmes, mais inférieur aux m vingtièmes de son poids équivalent E ; ce qui revient à dire que E est compris entre $\dfrac{20}{m-1}\,p$ et $\dfrac{20}{m}\,p$.

On peut du reste resserrer encore ces limites, en remplaçant la $m^{\text{ième}}$ addition de 100 centimètres cubes d'alcali par des additions successives de 10 centimètres cubes chacune, ce qui donnera une approximation dix fois plus grande. On voit donc qu'il sera possible de déterminer le poids équivalent E de l'acide avec telle approximation que l'on voudra.

Une pareille méthode pourrait être aussi appliquée à la détermination du poids équivalent, et par suite de la valence, d'une base, en saturant un poids connu de cette base par des additions successives de volumes égaux d'une solution titrée d'un acide univalent, tel que l'acide chlorhydrique, et cela jusqu'à cessation de tout dégagement de chaleur.

Mais, dans le cas des acides comme dans celui des bases, l'emploi de cette méthode suppose que la cessation du dégagement calorifique correspond à la formation du sel normal et que, par conséquent, la molécule du sel normal ne peut, dans le cas étudié, se prêter à aucune fixation exothermique d'un excès d'acide ou d'un excès de base.

La méthode précédente exige, pour la détermination de la valence d'un acide, deux opérations distinctes ayant respectivement pour but de mesurer le poids moléculaire M et le poids équivalent E. Mais il existe deux méthodes physiques, qui permettent de déterminer la valence d'un acide par une seule opération.

MÉTHODE CRYOSCOPIQUE. — On dissout dans l'eau le sel normal potassique ou sodique de l'acide étudié ; on détermine son coefficient d'abaissement à l'origine $\dfrac{C}{P}$ et on calcule le produit $\dfrac{C}{P} E$, où E représente le poids équivalent du sel normal employé, c'est-à-dire le poids de ce sel correspondant à un atome du métal alcalin. Le poids E se calcule aisément, quand l'analyse élémentaire a montré que le sel normal considéré contient, sous un poids P, un poids p du métal alcalin de poids atomique A : on a en effet : $\dfrac{E}{A} = \dfrac{P}{p}$, d'où $E = \dfrac{P}{p} A$. Cela étant, suivant que le produit $\dfrac{C}{p} E$ est voisin de 35, de 20 ou de 15, l'acide est uni $=$, bi $=$ ou trivalent (RAOULT).

MÉTHODE ÉLECTROLYTIQUE. — On appelle *conductibilité équivalente* d'une solution saline aqueuse le produit de sa conductibilité électrique spécifique C par le volume V dans lequel on a dissous un poids équivalent E de sel. Or, pour deux dilutions définies par les volumes V_1 et V_2, la différence $C_2 V_2 - C_1 V_1$ est la même pour tous les acides de même valence et est, en outre, proportionnelle à cette valence. Le rapport de la variation $C_2 V_2 - C_1 V_1$ de la conductibilité équivalente à la valence n de l'acide prend une valeur particulièrement simple et devient à peu près égal à 10, quand le sel de l'acide étudié est un sel sodique normal, quand les deux dilutions V_1 et V_2 sont respectivement de 32 et 1024 litres, enfin quand le poids équivalent E est exprimé en grammes, le volume V en centimètres cubes et la conductibilité C en inverses d'ohms.

On a donc sensiblement :

$$C_2 V_2 - C_1 V_1 = 10\,n$$

Il suffira donc de diviser par 10 la différence $C_2 V_2 - C_1 V_1$ déterminée expérimentalement, et de prendre le nombre entier le plus voisin du quotient pour avoir la valence de l'acide (OSTWALD).

Cette dernière méthode n'est en défaut que pour les acides trop faibles, incapables d'agir sur les réactifs colorés par des bases fortes. Mais ceci nous amène à étudier de plus près et à définir d'une façon plus précise ce que nous avons appelé jusqu'à présent des acides ou des bases forts ou faibles. Jusqu'ici nous n'avons guère défini la force relative des acides ou des bases que par les changements de coloration qu'ils peuvent imprimer à certains réactifs. Mais ces changements de coloration sont liés à des déplacements mutuels d'acides ou de bases, lesquels dépendent eux-mêmes de la force relative des acides ou des bases qui entrent en conflit. Le problème proposé reste donc entier, mais nous en voyons maintenant la position exacte. Un acide A sera plus fort qu'un acide B lorsqu'il sera capable de déplacer ce dernier de ses combinaisons avec les bases pour se substituer à lui. Même définition pour les bases. Le problème de la force relative des acides ou des bases n'est donc qu'un cas particulier du problème plus général de l'affinité.

On dit en effet qu'un corps A a plus d'affinité que B pour un troisième corps X, lorsque A est susceptible de se substituer à B dans le composé BX.

L'expérience montre que l'affinité relative de A et de B pour X dépend, en général, des conditions dans lesquelles ces corps se trouvent placés. Ainsi, à la température et à la pression ordinaires et en solution aqueuse, l'acide carbonique déplace l'acide silicique de ses combinaisons alcalines ; mais, à de hautes températures, c'est l'acide silicique qui déplace l'acide carbonique. L'ordre des affinités se trouve ainsi renversé par un changement suffisant des conditions ; et de pareils renversements acquièrent une certaine importance pratique en métallurgie. Par suite, il convient d'indiquer toujours les conditions de température, de pression, etc., dans lesquelles on se propose de définir les affinités respectives des corps A, B, C, D... vis-à-vis de X.

En recherchant chimiquement les possibilités de substitution mutuelle de A, B, C, D... dans leurs combinaisons avec X, dans les conditions données, on pourra classer A, B, C, D... dans un ordre tel que chacun de ces corps soit déplacé par ceux qui le précèdent et déplace ceux qui le suivent. C'est ainsi que furent construites les premières tables d'affinité de BERGMAN et de LAVOISIER.

Mais une pareille détermination de l'affinité est purement qualitative. On pourrait en donner, au moins dans certains cas, une véritable détermination quantitative, une véritable mesure. Déterminer en effet les affinités relatives de A et de B pour X, c'est, d'après ce qui précède, rechercher laquelle s'effectuera, dans les conditions données, des deux réactions inverses :

$$A + BX \rightleftharpoons AX + B$$

Or, nous avons vu (p. 60) que, de toutes les transformations imaginables d'un système, celle-là se produit, à température constante, qui rend maxima la valeur du travail des résistances passives : cette valeur pourra donc servir de mesure au phénomène et permettre, par conséquent, de définir par un nombre le rapport des affinités de A et de B pour X. Or, le travail des résistances passives, dans une transformation chimique donnée, peut être lui-même mesuré, dans certains cas, par la force électro-motrice d'un élément de pile qui serait alimenté par la réaction considérée (VILLARD-GIBBS). On voit donc que, dans ces cas, l'électromètre permettrait de définir l'échelle des affinités, absolument comme le thermomètre permet de définir l'échelle des températures.

Mais, dans la pratique, on ne s'attache pas à cette solution rigoureuse du problème. Nous avons vu, en effet, que, aux températures ordinaires, on pouvait le plus souvent remplacer pratiquement, dans une réaction chimique, le travail des résistances passives par le travail total, lequel a pour mesure la chaleur totale dégagée dans cette réaction. C'est ainsi que BERTHELOT définit l'affinité mutuelle des acides et des bases en mesurant les quantités de chaleur dégagées par leur combinaison. Les tables d'affinité ainsi construites font connaître par conséquent la force relative des divers acides et des diverses bases. Les acides forts sont, par convention, ceux dont le poids équivalent, dissous dans deux litres d'eau, dégage, par sa combinaison avec une molécule de soude dissoute dans le même volume d'eau, une quantité de chaleur comprise entre 13 et 17 grandes Calories. Les acides moyens sont ceux qui, dans les mêmes conditions, dégagent de 10 à 13 Calories, tandis que les acides faibles sont ceux qui en dégagent moins de 10.

Les données thermochimiques permettent donc de prévoir avec assez d'assurance, sous les réserves énoncées au sujet de l'exactitude du principe du travail maximum de BERTHELOT, les déplacements réciproques des acides et des bases dans leurs combinaisons salines. Mais ces déplacements ne sont eux-mêmes qu'un cas particulier des réactions qui se passent dans les systèmes constitués par des composés à fonction minérale : acides, bases, sels. Nous allons maintenant étudier les lois qui gouvernent ces réactions.

RÈGLE. — *En réagissant sur un sel, un corps acide, basique, salin ou métallique ne peut faire naître qu'un corps de même fonction que lui* (A. GAUTIER).

Ainsi un acide met en liberté un acide, une base déplace une base, un métal se substitue à un métal, un sel donne naissance à de nouveaux sels par double échange de son acide et de sa base avec l'acide et la base du sel sur lequel il agit.

Par conséquent, un composé à fonction minérale, introduit dans un système de composés à fonction minérale, ne pourra y produire, si l'état du système se prête aux transformations chimiques, que les seules réactions compatibles avec sa fonction propre et avec la règle précédente. Ainsi, un acide, introduit dans un pareil système, pourra seulement : 1° s'y combiner aux bases libres, en vertu de sa fonction propre ; 2° s'y substituer aux acides combinés, en vertu de la règle d'A. GAUTIER.

Nous limitons ainsi la nature des réactions possibles par le fait de l'introduction d'un composé à fonction minérale dans un système formé de composés à fonction minérale. Mais nous ne savons pas si toutes ces réactions s'accompliront ; et, pour prévoir les réactions réellement effectuées en pareil cas, nous accepterons, pour le cas d'un système en solution aqueuse, l'hypothèse de la *dissociation hydrolytique des sels* (1) (BERTHELOT). Voici en quoi elle consiste.

Les mesures thermiques semblent établir qu'un acide et une base *faibles*, mis en présence dans une solution aqueuse, ne se combinent pas l'un à l'autre d'une façon complète et restent en partie libres ; et qu'inversement un sel à acide et base *faibles* subit, par le seul fait de sa dissolution dans l'eau, une dissociation plus ou moins complète en acide et base. La limite de ces deux transformations inverses est la même, dans des conditions identiques, pour un même sel ; et l'on peut dire, d'une façon générale, que l'état de dissociation d'un sel est d'autant plus prononcé que son acide et sa base sont plus faibles : ainsi la dissociation hydrolytique du sulfate de potasse, formé par un acide fort et une base forte, est pratiquement nulle, tandis que la dissociation de l'acétate ferrique, formé par un acide faible et une base faible, est à peu près complète.

On peut donc dire *qu'en général*, au sein d'une solution aqueuse, il s'établit un équilibre entre un sel, son acide et sa base, cet équilibre étant défini par les masses relatives des trois corps en présence ; seulement, dans le cas particulier où l'acide et la base sont forts, la masse du sel prédomine

(1) Il ne faut pas confondre la dissociation hydrolytique avec la dissociation électrolytique de la page 54. Dans l'hypothèse de la dissociation hydrolytique, un acide fort est presque entièrement combiné dans ses sels et ne permet, par conséquent, qu'une dissociation *extrêmement faible* de ces derniers. Au contraire, dans l'hypothèse de la dissociation électrolytique, un acide fort est caractérisé par une dissociation *à peu près complète* en ses ions.

d'une façon à peu près exclusive. Cet état d'équilibre est
atteint au bout d'un temps variable, qui est pratiquement
nul pour les acides et bases énergiques, notable pour les
acides et bases faibles ; cette vitesse de transformation est
accélérée, comme d'ordinaire, par l'élévation de température
et quelquefois par la lumière.

On peut donc admettre, pour définir l'état d'un système
de composés à fonction minérale pris en solution aqueuse,
que les acides et les bases n'y sont pas intégralement combinés, mais y sont seulement en partie à l'état libre, en
partie à l'état combiné. Grâce à cette formule générale, il
est permis de prévoir le résultat de l'introduction, au sein
du système, d'un nouveau composé à fonction minérale : si
ce composé est un acide, il se combinera en général *partiellement* à toutes les bases, primitivement libres ou
combinées, du système ; si c'est une base, elle se combinera
en général *partiellement* à tous les acides, libres ou combinés,
du système ; si c'est un sel, il échangera en général une
partie de son acide et une partie de sa base contre une
partie des acides et des bases, primitivement libres ou
combinés, du système. Bien des faits d'expérience tendent
effectivement à établir que les choses se passent conformément à cette formule, comme on peut le constater parfois
par les changements de coloration survenus au sein d'un
système : ainsi une dissolution bleue de sulfate de cuivre,
additionnée de quantités croissantes d'acide chlorhydrique,
tourne progressivement au vert par suite de la formation de
chlorure de cuivre.

Mais si l'état d'équilibre d'un système minéral se trouve
ainsi défini au point de vue qualitatif, il reste à le définir
au point de vue quantitatif. En s'appuyant sur certaines
hypothèses qui paraissent vérifiées par leurs conséquences,
on trouve que la formule de cet équilibre est la suivante.
Si l'on appelle *concentration* d'un corps dans un système

le poids de ce corps contenu dans l'unité de volume, *le
produit des concentrations des corps initiaux, divisé par le
produit des concentrations des corps finals formés aux dépens
des premiers, est un nombre constant, toujours le même pour
un même système*. Ce nombre s'appelle la *constante d'équilibre*
du système. Ainsi, pour nous borner à un exemple simple,
si à un sel on ajoute soit un acide, soit une base, soit un
sel, il se produit entre les deux corps mis en présence un
double échange partiel de leurs ions, lequel donne naissance à deux nouveaux corps. L'équilibre sera établi lorsque,
entre les concentrations C_1 et C_2 des deux corps initiaux et
les concentrations C_1' et C_2' des deux corps finals, il y aura
la relation :

$$C_1 C_2 = K.C_1' C_2' \quad (1)$$

K était la constante d'équilibre caractéristique du système.

La relation précédente permet de prévoir ce qui se passe
lorsque l'un au moins des deux produits finals, étant insoluble ou volatil, s'échappe pour ainsi dire du système et
s'élimine ainsi lui-même du champ de la réaction. Cette
prévision est notamment aisée dans le cas particulier où la
constante K se réduit à l'unité, ce qui a lieu lorsque la
réaction mutuelle des deux corps initiaux ne provoque
aucun dégagement appréciable de chaleur. Cette absence
de phénomène thermique est fréquent dans la double
décomposition des sels et constitue ce qu'on appelle la
thermo-neutralité. Si donc $K = 1$, la relation (1) devient :

$$C_1 C_2 = C_1' C_2' \quad (2)$$

On voit alors que, si l'un au moins des deux produits
finals s'élimine à peu près complètement par précipitation
ou volatilisation, de façon que sa concentration C_2' dans le
système devienne sensiblement nulle, le second membre
de l'égalité devient très petit, et par suite aussi le premier.

Donc, il faut que l'une au moins des concentrations C_1 ou C_2 devienne très petite, ce qui ne peut être que si l'un au moins des deux composés initiaux disparaît à peu près complètement par double décomposition. Donc *l'action d'un acide, d'une base ou d'un sel sur un sel donnera lieu à une double décomposition à peu près totale, si l'un au moins des deux composés susceptibles de se former est insoluble ou volatil dans les conditions de l'expérience.* Cet énoncé résume ce qu'on appelle les lois de BERTHOLLET.

Mais, d'après ce qui précède, ces lois ne sont valables que si la constante K est voisine de l'unité, ou tout au moins suffisamment petite. Le raisonnement précédent cesse en effet manifestement d'être applicable, si K prend des valeurs numériques considérables, car alors la petitesse de C_1' ou de C_2' n'entraîne plus celle de C_1 ou de C_2 ; et la double décomposition des deux composés initiaux pourra être très incomplète, même si elle est susceptible de donner lieu à un composé insoluble ou volatil. Ainsi, l'acide carbonique ne précipite pas une solution de chlorure de calcium, bien que le carbonate de chaux soit presque insoluble ; de même, l'acide oxalique ne précipite que très incomplètement cette même solution, malgré l'insolubilité à peu près complète de l'oxalate de chaux. Ces exceptions aux lois de BERTHOLLET, assez fréquentes surtout dans les déplacements mutuels des acides ou des bases de leurs combinaisons salines, se rencontrent, comme l'avait vu BERTHOLLET lui-même, lorsqu'un acide ou une base sont mis en conflit avec un sel à acide ou à base sensiblement plus forts. Ici, nous ne sommes plus en présence d'une réaction thermiquement neutre, puisqu'elle mettrait en jeu, d'après le principe de l'état initial et de l'état final, une quantité de chaleur égale à la différence notable des chaleurs de saturation des deux acides (ou des deux bases) en conflit. Il faut alors invoquer, pour prévoir l'évolution du système,

SAMBUC.   8

la loi générale des transformations matérielles, à savoir le principe du travail maximum des résistances passives, qu'on peut remplacer pratiquement, dans la plupart des cas (1), par la règle empirique de BERTHELOT.

Dans les réactions thermiquement neutres, les variations de température ne doivent avoir, d'après la loi de VAN T'HOFF, aucune influence sur l'équilibre des systèmes. Et, de fait, la valeur de la constante K est indépendante de la température. Cependant celle-ci peut agir sur l'état final des systèmes, parce que ses variations modifient la solubilité des corps. Par exemple, suivant qu'on opère à telle ou telle température, ce n'est pas toujours le même sel d'un système en solution aqueuse qui atteint le premier sa limite de solubilité; et par là se trouve modifié le sens dans lequel évolue le système pour compléter une double décomposition. C'est ce qui se passe dans le traitement des eaux-mères des marais salants par la méthode de BALARD. Le système complexe dissous,

$$NaCl - Na^2SO^4 - MgCl^2 - MgSO^4$$

donne, par évaporation à la température ordinaire :

$$MgSO^4 + NaCl$$

tandis qu'au-dessous de zéro, où le sulfate de soude est insoluble, il se forme :

$$Na^2SO^4 + MgCl^2$$

Nous terminerons l'étude des équilibres des systèmes minéraux, en disant quelques mots de la décomposition réversible par l'eau de certains sels normaux, tels que $HgSO^4$, $Bi (AzO^3)^3$, $SbCl^3$. L'addition d'eau dans leurs dissolutions acides, au sein desquelles ces sels sont stables, a

----

(1) Mais pas dans tous : ainsi l'action de la potasse caustique sur le chlorure mercureux avec formation d'oxyde mercureux et de chlorure potassique :

$$2 HgCl + 2 KOH = Hg^2O + H^2O + 2 KCl$$

est endothermique et s'effectue contrairement à la règle de BERTHELOT (BUGARSKY).

pour effet de les décomposer en précipitant des sels
basiques, tels que $SO^3.3HgO$, $Az^2O^5.2Bi^2O^3$, et enfin $SbOCl$
ou $Sb^4O^5Cl^2$ suivant les cas. D'après DITTE, cette décomposition s'arrêterait, lorsque l'acide mis en liberté par la transformation du sel normal en sel basique atteindrait un poids
déterminé par unité de volume de la liqueur. Ce poids
d'acide libre jouerait donc, dans l'équilibre du système, le
même rôle que la tension gazeuse dans la dissociation du
carbonate de chaux (p. 7). Mais, d'après LE CHATELIER,
l'équilibre du système est défini autrement.

Ainsi, pour la décomposition aqueuse de $HgSO^4$ l'équilibre est atteint, quand la concentration C de l'acide
sulfurique et la concentration C' du sulfate mercurique
indécomposé présentent entre elles la relation :

$$\frac{C^a}{C'} = \text{constante}$$

où a est un certain coefficient numérique. Cet équilibre se
déplace du reste avec la température conformément à la
loi de VAN T'HOFF. Ainsi la décomposition de $HgSO^4$ et de
$Bi(AzO^3)^3$ par l'eau, étant endothermique, doit être d'autant
plus complète que la température est plus élevée. C'est le
contraire pour la décomposition aqueuse de $SbCl^3$ qui est
exothermique (LE CHATELIER).

APPENDICE

Nomenclature des composés minéraux

———

La nomenclature des composés minéraux repose essentiellement sur la polarité électrique de leurs éléments
constitutifs. On peut dire que, dans la plupart des cas, le
nom d'un composé est formé par la réunion de deux mots,
dont le premier désigne l'ion électro-négatif et le second
l'ion électro-positif. Par exemple, pour les combinaisons
binaires formées d'un métalloïde et d'un métal, le premier
mot rappelle le métalloïde et le second indique le métal.
C'est ainsi qu'on dit *oxyde de fer*, *chlorure de zinc*, *sulfure
de calcium*, etc. Mais, comme deux éléments peuvent s'unir
en plusieurs proportions, les composés divers qui en
résultent peuvent être distingués de deux façons : soit par
un préfixe placé devant le premier mot pour indiquer la
teneur du composé en métalloïde, comme par exemple
protoxyde de manganèse pour MnO, *sesquioxyde de manganèse* pour Mn^2O^3, *bioxyde de manganèse* pour MnO^2; soit
encore en modifiant la terminaison du second mot, de
façon à désigner par les désinences *eux* et *ique* deux au
moins des composés formés, comme par exemple *oxyde
ferreux* pour FeO, *oxyde ferrique* pour Fe^2O^3. On peut encore
distinguer les composés divers engendrés par deux mêmes
éléments à l'aide de préfixes employés sans règle bien
précise, bien que leur signification indique au moins

sommairement les circonstances de leur emploi; ces préfixes sont : *sous, hypo, per, hyper*.

Quand l'ion électro-positif est de l'hydrogène, c'est-à-dire quand le composé est acide, on énonce d'abord ce dernier mot pour indiquer immédiatement la fonction, puis on exprime la composition en faisant suivre le mot *acide* d'un adjectif dérivé du nom du métalloïde propre à cet acide; c'est ainsi qu'on dit *acide chlorhydrique* pour HCl, *acide sulfurique* pour H^2SO^4, *acide azotique* pour $HAzO^3$. Ces adjectifs sont au besoin affectés des préfixes et des désinences indiqués plus haut, afin de distinguer les divers acides dérivés d'un même métalloïde. Ainsi on dit *acide hyposulfureux* pour $H^2S^2O^1$, *acide sulfureux* pour H^2SO^3, *acide sulfurique* pour H^2SO^4, *acide persulfurique* pour $H^2S^2O^8$. En enlevant à un acide oxygéné toute l'eau que sa molécule contient en puissance, on obtient ce qu'on appelle un *anhydride;* tels sont les *anhydrides sulfureux* SO^2, *sulfurique* SO^3, *persulfurique* S^2O^7, dont les noms correspondent à ceux de leurs acides.

Les bases contenant l'ion OH sont appelées *hydrates* ou *hydroxydes*, en faisant suivre du nom du métal. Ainsi KOH s'appelle *hydrate* ou *hydroxyde de potassium* (ou *de potasse*); $Ca(OH)^2$ est l'*hydrate* ou *hydroxyde de calcium* (ou *de chaux*).

Les noms des sels sont aussi formés de deux mots, dont le premier indique l'acide et le second la base (ou le métal). Le premier mot se forme en changeant, dans l'adjectif qui désigne l'acide, les désinences *eux* et *ique* respectivement en *ite* et *ate*. Ainsi on dit *azotite de soude* (ou *de sodium*) pour le sel $Az^2O^3 Na^2O$ ou $Na AzO^2$; *azotate de potasse* (ou *de potassium*) pour le sel $Az^2O^5 K^2O$ ou $K AzO^3$. Lorsqu'un même acide et une même base s'unissent pour former plusieurs sels, on distingue ceux-ci par les mêmes préfixes ou les mêmes désinences que pour les combinaisons multiples de deux mêmes éléments. Ainsi on dit : *protosulfate de fer* ou *sulfate ferreux* pour le sel SO^3FeO ou $FeSO^4$: *sulfate ferrique* pour le sel $(SO^3)^3Fe^2O^3$ ou $Fe^2(SO^4)^3$.

Les règles précédentes suffisent à peu près à la nomenclature des composés minéraux les plus simples. Mais quand la constitution de leurs ions devient compliquée, comme cela a lieu par exemple pour certains composés dont les ions renferment à la fois un métal, de l'ammoniaque quelquefois de l'eau, des radicaux divers (*ammines métalliques* de WERNER), alors il n'existe pas de règles universelles de nomenclature, en dehors de certaines tentatives individuelles.

DEUXIÈME PARTIE

CHIMIE SPÉCIALE

LIVRE PREMIER

Hydrogène

Les propriétés de l'hydrogène lui assignent une place à part parmi les éléments et ne permettent de le faire entrer dans aucune famille naturelle, comme le montre du reste le tableau de Mendelejeff. Tandis, en effet, que ses propriétés physiques le rapprochent des métalloïdes, ses propriétés chimiques et, en particulier, son allure dans l'électrolyse, le rapprochent des métaux.

Il paraît jouir aussi, seul de tous les éléments, de cette propriété singulière de constituer, lorsqu'il est à un état de raréfaction extrême, comme cela a lieu sous les pressions infimes d'un tube de Crookes, ce rayonnement cathodique qui, dans certaines conditions, donne naissance aux rayons X (Villard).

État naturel. — Au point de vue de sa répartition dans l'univers, l'hydrogène existe à l'état libre en masses énormes dans la photosphère du soleil, dans les étoiles, dans les nébuleuses. Par contre, dans notre atmosphère, on n'en trouve à l'état de liberté que de faibles quantités : 11 à 18 centimètres cubes pour 100 litres d'air, soit environ

1,5 dix-millième en volume (A. GAUTIER). Il y est cependant déversé d'une façon continue par les fumerolles d'Islande et de Toscane,. par les terrains pétrolifères, par certaines fermentations ; mais il ne peut s'y accumuler, parce que les décharges électriques des orages le combinent à l'oxygène atmosphérique et le transforment en eau. En revanche, l'hydrogène combiné, soit sous forme minérale, soit sous forme organique, constitue une fraction notable de la masse de notre planète.

PRÉPARATION. — C'est à ses combinaisons minérales ou organiques que l'on s'adresse pour préparer l'hydrogène libre dans les laboratoires ou l'industrie. Quelquefois on l'extrait des matières organiques : c'est ainsi que PICTET, dans ses tentatives de liquéfaction, se procurait le gaz hydrogène par la décomposition pyrogénée du formiate de potasse. Mais l'hydrogène des matières organiques provient en réalité de l'eau ; et c'est en définitive à ce dernier composé que, par des voies souvent fort indirectes, on emprunte toujours l'hydrogène. Son extraction directe de l'eau pourrait être réalisée par l'électrolyse de ce composé (qu'on s'efforce de rendre industrielle), ou par sa décomposition sous l'influence de certains métaux dans des conditions convenables de température. Mais, dans la pratique, on préfère décomposer par un métal certains acides, tels que les acides sulfurique et chlorhydrique, dont l'hydrogène provient en dernière analyse de l'eau, d'après leur mode même de préparation.

Ainsi, dans les laboratoires, on prépare l'hydrogène en faisant agir sur le zinc, à la température ordinaire, de l'acide sulfurique ou de l'acide chlorhydrique étendus : il se produit une simple substitution du métal à l'hydrogène de l'acide :

$$Zn + H_2SO_4 = ZnSO_4 + H_2$$
$$Zn + 2HCl = ZnCl_2 + H_2$$

On peut mêler la grenaille de zinc et l'acide dans un flacon à tubulures ou bien, si l'on veut un appareil à fonctionnement intermittent ne donnant de l'hydrogène qu'au moment du besoin, on met le métal et la liqueur acide dans deux flacons distincts reliés à leur partie inférieure par un tube flexible, ce qui permet de provoquer ou de supprimer à volonté le contact de l'acide avec le métal par l'élévation ou l'abaissement d'un des flacons.

L'hydrogène ainsi préparé est d'ordinaire souillé par les combinaisons qu'il forme avec le soufre, le phosphore, le carbone et plus généralement avec divers éléments associés au métal attaqué. Si ces impuretés ne gênent pas, on se contente d'une purification sommaire en faisant barboter le gaz à travers un flacon laveur. Si l'on veut au contraire de l'hydrogène pur, il faut les absorber par des réactifs appropriés, par exemple en faisant passer le gaz à travers une solution d'acide sulfurique et de permanganate de potasse qui oxyde les hydrures, puis à travers une solution de potasse caustique qui arrête les vapeurs acides mécaniquement entraînées. L'hydrogène est d'ordinaire recueilli sur la cuve à eau; s'il le faut sec, on emploie la cuve à mercure.

Propriétés physiques. — L'hydrogène est un gaz incolore, inodore et insipide, quand il est rigoureusement pur; l'odeur qu'il présente parfois est due aux hydrures gazeux qui le souillent. Il est le plus léger de tous les corps actuellement connus : sa densité normale par rapport à l'air moyen de Paris est de 0.06948 (Leduc), ce qui donne pour le poids du litre normal 0 gr. 08985, nombre approché à 1/20 de milligramme. Cette extrême légèreté est utilisée pour le gonflement des aérostats. Elle fait aussi de l'hydrogène le plus diffusible de tous les gaz.

L'hydrogène est le gaz le plus difficilement liquéfiable. Sa

température critique est de — 243° à — 241° C. (30° à 32°
absolus) et sa pression critique de 20 atmosphères; ce qui
veut dire qu'à toute température supérieure à — 243° ou
— 241° C, l'hydrogène ne peut être liquéfié et garde toujours
l'état gazeux, si forte que soit la pression à laquelle on le
soumet; que vers — 243° ou — 241° C, il se liquéfie sous
une pression de 20 atmosphères; et qu'à des températures
inférieures, il se liquéfie sous des pressions de plus en
plus faibles. Ainsi, sous la pression atmosphérique, il se
liquéfie à — 252° C (21° absolus) et par conséquent l'hydrogène liquide bout sous cette pression à la même température. Solidifié, il fond à — 257° ou — 256° C (16° à 17°
absolus). L'évaporation de l'hydrogène solide permet
d'atteindre une température de — 259° à — 258° C (14°
à 15° absolus), la plus basse qui ait été réalisée jusqu'ici
dans les laboratoires (Dewar).

Les premières expériences ayant amené la liquéfaction de
l'hydrogène furent réalisées en 1884 par Wroblewski. Il trouva
que le gaz, refroidi dans un tube capillaire au point d'ébullition
de l'oxygène et rapidement détendu de 100 à 1 atmosphère,
présentait une apparence d'ébullition soudaine. Olzewsky obtint
le même résultat en 1891 en détendant de 190 atmosphères de
l'hydrogène préalablement refroidi à la température que donne
l'évaporation de l'oxygène ou de l'azote liquides sous pression
réduite. Ici encore il se forme une mousse instantanée révélant
l'ébullition d'une masse liquide. Mais aucun de ces deux savants
ne put préparer de l'hydrogène liquide séparé par une surface
libre de l'atmosphère gazeuse supérieure, comme les liquides
que nous manions habituellement. En d'autres termes, ils
obtinrent l'hydrogène liquide à l'état *dynamique*, mais non à
l'état *statique*.

Ce fut en mai 1898 que l'hydrogène liquide fut obtenu à l'état
statique par Dewar. Il refroidit l'hydrogène à —205° et le com-
prima à 180 atmosphères, puis il le détendit à travers un serpentin
refroidi dont l'extrémité libre s'ouvrait dans un de ces vases
isolants que l'on construit aujourd'hui pour conserver les gaz
liquéfiés et qui comportent deux parois en verre argenté,
séparées par un espace annulaire dans lequel on a fait le vide

de **Crookes** [fig. 14]. L'hydrogène liquéfié coule dans un de ces récipients, refroidi également vers — 200°, s'y rassemble comme l'eau dans un verre ordinaire et s'y conserve assez longtemps à l'air libre grâce à sa très lente évaporation, en condensant cet air à sa surface sous forme de neige. Cet hydrogène liquide, très réfringent et très dispersif, possède une densité qui est seulement les sept centièmes de celle de l'eau.

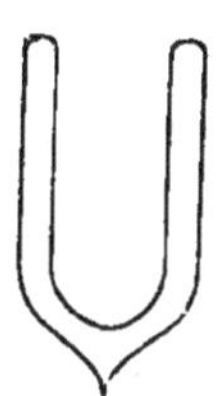

Fig. 14

L'hydrogène a pu être également solidifié par **Dewar** (1899), en utilisant le froid produit par l'évaporation de l'hydrogène liquide dans le vide. Cette évaporation refroidit un tube étroit *AB* [fig. 15], immergé dans cet hydrogène bouillant et communiquant avec un ballon *C* plein de gaz hydrogène pur et sec. On voit se former dans l'intérieur de *AB* une glace transparente d'hydrogène solide, tandis que dans l'espace annulaire extérieur à *AB*, l'hydrogène liquide en voie d'évaporation finit par se solidifier, mais sous la forme d'une écume.

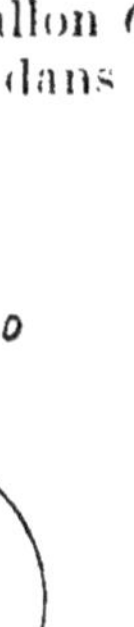
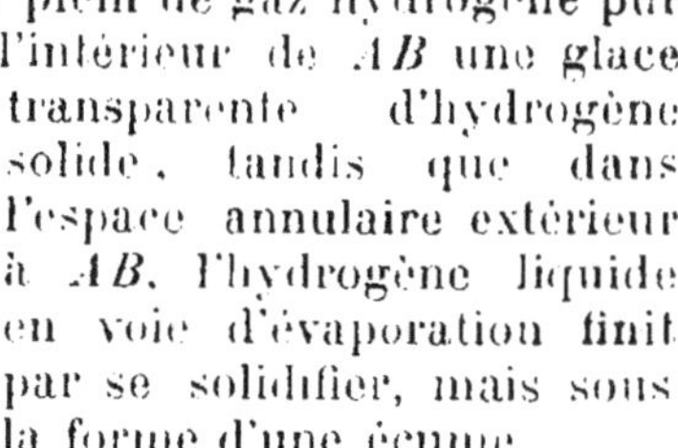

Fig. 15

Propriétés chimiques. — L'hydrogène se combine à un grand nombre d'éléments pour former des hydrures. Il s'unit en particulier à tous les métalloïdes; et, si l'on se borne à envisager les combinaisons hydrogénées qui permettent précisément de définir la valence de ces métalloïdes, on constate que la quantité de chaleur, mise en jeu dans la formation des hydrures *d'une même famille naturelle*, diminue à mesure que s'élève le poids atomique du métalloïde; si bien que la formation de l'hydrure, généralement exothermique pour les métalloïdes à atomes légers, peut devenir endothermique pour les métalloïdes à atomes lourds.

Bien moins nombreuses sont les combinaisons hydrogénées des métaux. Certains de ces hydrures se forment par l'union directe de l'hydrogène et du métal à une température convenable : au rouge sombre pour l'hydrure de calcium CaH^2, à la température ordinaire pour l'hydrure de palladium Pd^3H^2, qui prend naissance en exposant dans une atmosphère d'hydrogène du palladium à l'état de noir ou d'éponge, formes essentiellement propices aux actions chimiques. Sous ces formes, en effet, le métal absorbe 800 à 1.100 fois son volume d'hydrogène, phénomène désigné sous le nom d'*occlusion* et qu'on peut encore produire en employant une lame de palladium comme cathode dans l'électrolyse d'une solution acidulée. Cette occlusion de l'hydrogène par le palladium (et aussi par le platine), d'une interprétation longtemps douteuse, consiste vraisemblablement, pour la plus grande part, dans la formation d'un hydrure métallique Pd^3H^2 et, pour une moindre part, dans la combinaison d'une partie de l'hydrogène avec de l'oxygène également occlus par le métal (RAMSAY et SHIELDS).

Cette combinaison de l'hydrogène et de l'oxygène donne naissance au plus important des hydrures : l'eau. Nous venons de voir qu'elle peut s'effectuer à la température ordinaire, quand les deux gaz sont condensés dans les pores du palladium. La mousse de platine peut, par sa simple présence, enflammer un mélange d'hydrogène et d'air, et on a basé sur ce principe un briquet à hydrogène. Mais, en dehors de l'action de ces métaux, l'union directe de H et de O pour former de l'eau commence vers + 180°. Elle est explosive, si on laisse se produire une élévation rapide de température, fût-ce dans une petite région du mélange, comme cela a lieu par le passage d'une étincelle électrique. Mais on peut réaliser une combinaison limitée et non explosive si, par un dispositif expérimental, on empêche la température de s'élever par le fait même de la réaction. De 180° à 1000° environ, cette combinaison exothermique, qui croît avec la température, est irréversible; mais au-dessus de 1000°, elle est réversible et l'on peut, à partir de cette température, observer au contraire une dissociation endothermique de la vapeur d'eau, croissant avec la température, conformément à la loi de VAN T'HOFF.

Le caractère fortement exothermique de la combinaison de H et de O est utilisé dans le *chalumeau oxhydrique* (SAINTE-CLAIRE-DEVILLE), où l'inflammation du mélange des deux gaz, arrivant l'un par un tube central, l'autre par un espace annulaire concentrique au premier, donne une flamme très chaude, dont la température atteint 2000°, bien que l'union des deux gaz soit loin d'être totale, à cause de l'équilibre qui tend à s'établir entre H_2O et H^2O et qui limite la combinaison. Cette flamme est pâle, mais si l'on dirige le dard du chalumeau sur un bâton de chaux ou de magnésie, elle se charge à ce contact de particules solides dont la présence lui donne un éclat éblouissant (lumière DRUMMOND).

D'une façon générale, la combinaison de l'hydrogène avec les divers éléments de la chimie peut être *directe* ou *indirecte*.

Elle est *directe* par exemple avec les métalloïdes univalents (fluor, chlore, brome, iode), qui paraissent s'unir à l'hydrogène à partir de températures d'autant plus basses que leur poids atomique est plus faible. Ainsi le fluor dont l'atome est le plus léger, se combine à l'hydrogène, avec une flamme chaude, dès la température ordinaire (MOISSAN). Le chlore et l'hydrogène, *dans l'obscurité*, ne réagissent pas à la température ordinaire. Il faut, dans ces conditions, le

concours de la lumière qui, ici comme dans beaucoup
d'autres cas, abaisse le point de réaction du système et
donne lieu à une combinaison totale, explosive dans les
conditions ordinaires, mais qui peut s'effectuer en un
temps plus ou moins long, si l'on empêche l'élévation de la
température en enlevant, par un dispositif expérimental,
au fur et à mesure de sa production, la chaleur engendrée
par la réaction (A. GAUTIER et HÉLIER). La présence d'une
petite quantité de vapeur d'eau active du reste singulièrement la combinaison des deux éléments ; et même cette
combinaison peut devenir explosive *dans l'obscurité*, si le
chlore humide a été préalablement insolé (E. BECQUEREL).

L'hydrogène se combine directement aux vapeurs de
brome et d'iode, à des températures suffisamment élevées,
et donne les gaz bromhydrique HBr, et iodhydrique HI.

L'hydrogène s'unit aussi directement à l'oxygène dans les
conditions que nous venons d'étudier un peu plus haut.
Il s'unit également aux vapeurs de soufre et de sélénium
pour former les gaz hydrogène sulfuré H_2S et hydrogène
sélénié H_2Se.

Avec les métalloïdes tri ou quadrivalents, l'union directe
de l'hydrogène devient plus difficile, ou même impossible.
Avec l'azote, la combinaison a encore lieu sous l'influence
de la très haute température de l'étincelle électrique et
donne naissance à du gaz ammoniac AzH^3. Il en est de même
pour le carbone, dont la vapeur, formée par la température
extrêmement élevée (3500° environ) de l'arc électrique,
s'unit dans ces conditions à l'hydrogène sous forme de gaz
acétylène C_2H^2 (BERTHELOT). Mais, pour les autres métalloïdes
de ces dernières familles, à savoir : le phosphore, l'arsenic,
l'antimoine, le bore, le silicium, il faut, pour obtenir les
composés hydrogénés, recourir à une voie *indirecte* ; et le
plus ordinaire de ces moyens détournés consiste à incorporer
le métalloïde (ou un de ses composés) à un système qui,

réagissant isolément, donnerait de l'hydrogène libre. On peut alors imaginer que cet hydrogène est capté, *à sa naissance même*, par le métalloïde présent dans le système et l'expérience montre que cet hydrogène *naissant* jouit d'une activité chimique singulière et réalise des réactions, contracte des combinaisons auxquelles échoue l'hydrogène ordinaire ou qu'il ne réussit du moins que plus difficilement.

Cette activité de l'hydrogène naissant (et plus généralement de tous les corps à l'état naissant) serait due, d'après BERTHELOT, à l'apport d'énergie que représente, dans le système considéré, la réaction exothermique génératrice du corps naissant. D'autres chimistes expliquent ces faits par l'hypothèse que l'élément naissant, l'hydrogène par exemple, serait pour ainsi dire incomplet, car il se dégagerait de son système générateur à l'état d'atome isolé H qui, dans les conditions ordinaires, se compléterait immédiatement avec d'autres atomes identiques pour donner des molécules d'hydrogène libre H^2 (l'hydrogène étant un gaz diatomique), mais qui pourrait aussi se compléter à l'aide des éléments étrangers qu'il trouverait à sa portée au moment de sa naissance. — Quoi qu'il en soit de ces deux explications, qui du reste ne sont nullement exclusives l'une de l'autre, l'hydrogène naissant est particulièrement actif; il se combine par exemple, comme nous le verrons plus tard, au phosphore, à l'arsenic, à l'antimoine pour donner les gaz PH^3, AsH^3, SbH^3.

Les réactions qu'on emploie le plus souvent comme sources d'hydrogène naissant sont d'abord l'action des métaux sur les acides, comme le fer sur l'acide acétique, l'étain sur l'acide chlorhydrique, et plus généralement les procédés de préparation indiqués plus haut. On utilise aussi l'action décomposante de l'eau sur les amalgames alcalins, qui agissent comme le feraient les métaux alcalins eux-mêmes :

$$Me + HOH = MeOH + H$$

mais dans de meilleures conditions de commodité pratique.
On a aussi parfois recours à l'action du sodium sur l'alcool
(LADENBURG) :

$$Na + C^2H^5.OH = C^2H^5.ONa + H$$

Enfin, on peut encore considérer comme sources
d'hydrogène naissant maintes espèces de microbes anaérobies dont les fermentations dégagent d'ordinaire de
l'hydrogène libre; mais ce dernier peut aussi apparaître
combiné sous forme de gaz sulfhydrique H^2S en présence
des matières albuminoïdes sulfurées, sous forme de
méthane CH^4 en présence des hydrates de carbone, peut-
être aussi sous forme d'hydrogènes phosphorés (MIQUEL,
A. GAUTIER) en présence des matières organiques phosphorées.

L'énergique affinité de l'hydrogène pour certains métalloïdes, tels que l'oxygène et le chlore, lui confère souvent
le pouvoir d'enlever ces éléments aux composés **qui** en
contiennent : ce qu'on exprime en disant que l'hydrogène
possède un pouvoir *réducteur* vis-à-vis des composés
oxygénés et chlorés.

Ainsi l'hydrogène libre réduit un grand nombre d'oxydes
métalliques, surtout ceux des métaux lourds. C'est là un
procédé fréquemment employé pour la préparation de ces
métaux, que l'on obtient ainsi souvent dans un très grand
état de division : tel est le cas du fer préparé en réduisant
par l'hydrogène l'oxyde ferrique. Cette réaction a aussi
servi dans la détermination des poids atomiques de divers
métaux.

Ici encore l'action de l'hydrogène naissant est plus
efficace que celle de l'hydrogène libre. Ainsi l'hydrogène ne
réduit le gaz sulfureux SO^2 qu'à une température voisine
du rouge, en s'unissant aux deux éléments de ce gaz pour

donner H²O et H²S. Mais la même réaction s'accomplit aisément, si l'on introduit de l'acide sulfureux dans un appareil producteur d'hydrogène.

L'hydrogène libre réduit, dès la température ordinaire, l'acide sulfurique *concentré*, suivant l'équation :

$$SO^2(OH)^2 + H^2 = 2\,H^2O + SO^2$$

Sans doute cette réduction est inappréciable au bout d'un temps très court, une heure par exemple ; mais, au bout de deux mois, les trois quarts de l'hydrogène ont disparu. Cette réaction tend à se limiter, parce que la formation d'eau dilue l'acide sulfurique et que ce dernier, *etendu et froid*, n'est pas attaqué par l'hydrogène. Il n'en est plus de même à chaud : à 250°, dans un tube scellé, l'hydrogène est absorbé en six heures par l'acide sulfurique concentré (BERTHELOT).

L'hydrogène libre est sans action sur l'acide nitrique HAzO³, concentré ou étendu, froid ou chaud ; mais en présence de la mousse de platine, il le réduit à l'état d'ammoniaque AzH³.

COLSON a montré que l'hydrogène peut, dans des conditions convenables de température et de pression, déplacer les métaux de leurs sels, réalisant ainsi une substitution inverse de celle par laquelle les métaux déplacent l'hydrogène des acides. Cette dernière réaction, source ordinaire de l'hydrogène, apparait donc comme susceptible de réversibilité dans des conditions appropriées.

LIVRE DEUXIÈME

Métalloïdes

CHAPITRE PREMIER

GÉNÉRALITÉS SUR LES MÉTALLOÏDES

Nous avons vu (p. 101) que les éléments de la chimie pouvaient être divisés en deux groupes, d'après leur allure habituelle dans les phénomènes d'électrolyse. Les uns, appelés métalloïdes, sont électro-négatifs : ce sont ceux qui, dans l'électrolyse des composés binaires, apparaissent à l'électrode positive ou anode ; les autres, métaux et hydrogène, sont électro-positifs et se montrent à l'électrode négative ou cathode. A cette opposition de propriétés électriques est liée une opposition de propriétés chimiques. Les métalloïdes, en effet, par leur présence dans une molécule, tendent manifestement à lui conférer un caractère acide, qui s'accentue par leur accumulation. Au contraire, les métaux et l'hydrogène développent le caractère basique.

Considérons, par exemple, l'oxygène et comparons entre

eux des composés qui ne diffèrent que par le nombre d'atomes de cet élément, tels que :

$$L'acide\ hydrosulfureux\ \dots\dots\dots\ SO^2H^2$$
$$—\quad sulfureux \dots\dots\dots\ \dots\ SO^3H^2$$
$$—\quad sulfurique \dots\dots\dots\dots\ SO^4H^2$$

Non seulement ces trois composés sont acides, mais encore l'énergie de leur acidité s'accroît nettement avec le nombre des atomes d'oxygène. Des observations analogues peuvent être faites pour les acides hypoazoteux $(AzOH)^2$, azoteux AzO^2H et azotique AzO^3H. Donc l'accumulation de l'oxygène dans une molécule en accentue le caractère acide ; par suite, l'oxygène est un métalloïde.

Considérons maintenant deux combinaisons oxygénées de formules comparables, telles que l'acide sulfurique SO^4H^2, et l'acide chromique CrO^4H^2. Le premier est un acide plus énergique que le second, qu'il déplace de ses combinaisons. Donc l'atome de soufre confère à une molécule un caractère acide plus accusé que l'atome de chrome ; ce qui revient à dire, d'après notre définition, que le soufre est plus métalloïdique que le chrome.

En répétant pour tous les éléments la comparaison que nous venons de faire entre le soufre et le chrome, par le rapprochement des combinaisons oxygénées de même type, on pourra constituer des groupes, au sein desquels les éléments seront rangés dans un ordre tel que chacun d'eux, par exemple, soit plus métalloïdique que le suivant. En traçant arbitrairement une ligne de démarcation dans une de ces séries, on aura d'un côté des éléments qu'on pourra appeler métalloïdes, de l'autre des éléments qu'on pourra appeler métaux, sans qu'on puisse cependant fixer avec certitude le niveau où doit être tirée la ligne de séparation, et cela en raison de la modification progressive des propriétés d'un élément au suivant. Le partage des éléments en métalloïdes et métaux est donc destiné, par la nature même des choses, à demeurer affecté d'une certaine incertitude. Mais comme il a une base manifestement rationnelle, il mérite d'être pratiquement conservé. On s'accorde généralement à ranger parmi les métalloïdes les éléments dont toutes les combinaisons oxygénées sont neutres ou acides, tandis qu'on classe parmi les métaux ceux dont les combinaisons oxygénées sont basiques quand elles contiennent peu d'oxygène et ne prennent un caractère acide que par l'accumulation de ce dernier élément, la fonction acide demeurant du reste toujours plus faible que chez les composés métalloïdiques du même type.

Le principe de classification tiré de la fonction des combinaisons oxygénées est en tout cas bien supérieur à celui qui résulterait des propriétés physiques, bien que dans ce domaine aussi, comme dans les domaines électrolytique et chimique, on trouve une certaine opposition entre la plupart des métalloïdes d'une part, et la plupart des métaux d'autre part. Ainsi, les métaux, qui sont solides dans les conditions ordinaires, sauf le mercure, possèdent tous un éclat spécial dit *métallique*, lequel fait défaut à la plupart des métalloïdes ou ne se trouve du moins que chez ceux qui sont à la limite des deux groupes. Tous les métaux sont bons conducteurs de la chaleur et de l'électricité, propriété qui manque aux métalloïdes les mieux caractérisés, si ce n'est sous certains états spéciaux comme certaines formes du carbone. Enfin, un grand nombre de métaux jouissent de propriétés mécaniques, qui sont le principe de leur application industrielle et qu'on ne retrouve pas chez les vrais métalloïdes.

Une fois effectué le partage plus ou moins arbitraire des éléments en métalloïdes et métaux, il reste à établir une classification au sein de ces deux groupes, dont chacun est assez étendu.

La classification des métalloïdes, due à Dumas dans ses

traits généraux, est fondée sur le type de leurs combinaisons hydrogénées : ce principe se confond par conséquent avec celui qu'on pourrait tirer de la valence. On peut ainsi former six familles de métalloïdes :

1º La famille des métalloïdes univalents (Fl. Cl. Br, I), dont les combinaisons hydrogénées sont du type MH. Tous ces métalloïdes se trouvent, alternant avec des métaux, dans la septième colonne verticale du tableau de Mendelejeff.

2º La famille des métalloïdes bivalents (O, S, Se, Te), dont les combinaisons hydrogénées sont du type MH^2. Tous ces métalloïdes occupent la sixième colonne verticale du tableau de Mendelejeff.

3º La famille des métalloïdes trivalents-quintivalents (Az, P, As, Sb), qui forment des combinaisons hydrogénées du type MH^3, mais qui peuvent aussi former des combinaisons variées du type MX^5. On les trouve tous dans la sixième colonne du tableau de Mendelejeff.

4º La famille des métalloïdes purement trivalents, du moins dans leurs combinaisons minérales. Cette famille ne comprend que le bore, qui ouvre la troisième colonne du tableau de Mendelejeff. Cette colonne ne comprend guère en effet que des éléments métalliques.

5º La famille des métalloïdes quadrivalents, qui forment des combinaisons du type MH^4 et où l'on range le carbone C et le silicium Si, éléments qui ouvrent la sixième colonne du tableau de Mendelejeff.

6º A ces deux familles semble devoir s'ajouter celle des gaz récemment découverts dans l'atmosphère (hélium, argon, etc.), dont on ignore la valence à cause de leur inertie chimique, car on n'a pu les engager dans des combinaisons définies susceptibles d'analyse. Ces éléments passifs devront former une nouvelle colonne à la gauche du tableau de Mendelejeff, mais nous les étudierons, au moins à titre provisoire, avec l'air atmosphérique.

CHAPITRE II

MÉTALLOÏDES UNIVALENTS

La famille des métalloïdes univalents comprend quatre éléments qui, rangés dans l'ordre croissant des poids atomiques, sont : le fluor Fl = 19 ; le chlore Cl = 35,5 ; le brome Br = 80 ; l'iode I = 127. Ils sont univalents dans l'immense majorité de leurs combinaisons ; cependant on voit apparaître chez le plus lourd d'entre eux, l'iode, une tendance à la trivalence (même à la quintivalence), comme le montre l'existence du trichlorure d'iode ICl^3 et des hydrates organiques d'iodonium IR^2,OH, où R représente un radical alcoolique univalent.

Les propriétés de ces éléments se modifient régulièrement avec leur poids atomique. Leur couleur se fonce, leurs points de fusion et d'ébullition s'élèvent, leur solubilité dans l'eau diminue, à mesure que s'accroît leur poids atomique. Mêmes variations régulières pour les propriétés chimiques. Leur chaleur de combinaison avec l'hydrogène décroît à mesure que s'élève leur poids atomique, comme le montre le tableau suivant :

```
H + Fl      = HFl gaz ( 20 grammes) . . .   + 38.6  Calories
H + Cl      = HCl gaz ( 36 gr. 5)    . . .   + 22      —
H + Br gaz  = HBr gaz ( 81 grammes) . . .   + 13.5     —
H + I  gaz  = HI  gaz (128 grammes) . . .   + 0.35     —
```

Ces composés hydrogénés, appelés *hydracides*, qu'on trouve associés dans les fumerolles volcaniques, se dissocient en leurs éléments à partir d'une température d'autant plus élevée que leur poids moléculaire est plus faible : ainsi leur dissociation commence au delà de 1500° pour HCl, vers 1000° pour HBr, vers 200° pour HI. Cette dissociation croît avec la température, puisque tous ces composés sont exothermiques ; et elle est indépendante de la pression, puisqu'ils sont formés sans variation de volume.

Il résulte du tableau précédent que l'affinité de ces quatre métalloïdes pour l'hydrogène doit être à peu près en sens inverse de leur poids atomique. C'est ce qui a lieu en effet et ce que vérifie en particulier leur action vis-à-vis de l'eau. Le fluor décompose l'eau rapidement dès la température ordinaire. Le chlore ne l'attaque que lentement dans ces conditions. Le brome décompose aussi faiblement l'eau à froid. L'iode ne décompose l'eau ni sous l'influence de la chaleur, ni sous celle de la lumière (BERTHELOT).

Les métalloïdes univalents forment avec les métaux, souvent par union directe, des combinaisons binaires dites *haloïdes*, parce qu'elles possèdent toutes les allures des sels ; d'où aussi le nom d'*halogènes* donné à ces métalloïdes. L'affinité de ces derniers pour un métal donné varie, en général, dans le même sens que pour l'hydrogène : elle diminue du fluor à l'iode, si bien que chacun de ces éléments déplace de ses combinaisons métalliques ceux de ses congénères dont le poids atomique est supérieur au sien.

Dans cette famille si homogène, le fluor présente cependant des allures un peu spéciales. C'est ainsi que le fluorure de calcium est insoluble dans l'eau, tandis que les autres haloïdes de calcium sont solubles dans ce véhicule. Cette insolubilité de $CaFl^2$, rapprochée de la faible solubilité de la chaux CaO, établit une certaine analogie entre le fluor et l'oxygène, et par suite entre le fluor et les métalloïdes bivalents. Le fluor est encore comparable à l'oxygène par ses différences d'action vis-à-vis des trois variétés allotropiques du carbone (MOISSAN).

FLUOR

ÉTAT NATUREL. — Le fluor est très répandu dans la nature, où il semble avoir joué un rôle minéralisateur important, c'est-à-dire avoir contribué, par la formation de combinaisons transitoires, à la genèse de maintes espèces minérales. Cependant on le trouve rarement aggloméré en masses un peu importantes : si l'on excepte les gisements de spath-fluor ou fluorure de calcium, de cryolithe ou fluorure double d'aluminium et de sodium, d'apatite ou fluo-phosphate de chaux, de topaze ou fluo-silicate d'alumine, cet élément n'existe qu'à l'état de diffusion extrême dans le monde minéral comme dans le monde organique. Le squelette osseux des vertébrés, actuels ou fossiles, en contient des traces, qu'on retrouve naturellement dans les gisements de phosphate de chaux d'origine animale.

PRÉPARATION. — Le fluor a été isolé pour la première fois, en 1886, par MOISSAN, grâce à l'électrolyse de l'acide fluorhydrique anhydre rendu conducteur par l'addition de 1/10 à 1/5 de fluorhydrate de fluorure de potassium HFl. KFl. L'électrolyseur est un tube AB deux fois recourbé à angle droit (fig. 16), en platine ou plus économiquement en cuivre (1), fermé par des bouchons en fluorine (spath-

---

(1) Si l'appareil est en cuivre, il se forme sur sa surface intérieure une couche protectrice de fluorure de cuivre.

fluor) que traversent des électrodes en platine. Il est plongé
dans un bain de chlorure de méthyle liquide, qu'évapore un
courant d'air produit par l'appel d'une trompe, ce qui
permet d'atteindre au besoin des températures de — 50°, où
l'activité chimique du fluor est assez affaiblie pour qu'on
n'ait pas à redouter une attaque profonde des parties
métalliques de l'électrolyseur. Le gaz fluor s'échappe par

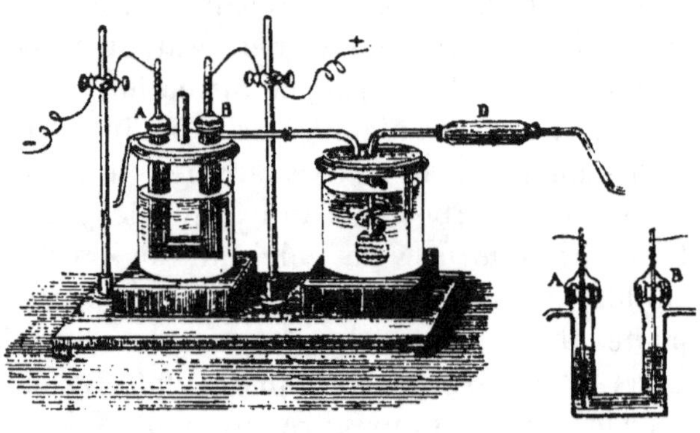

Fig. 16

Appareil de Moissan pour la préparation du fluor

un tube de dégagement latéral voisin de l'anode *B*. Pour le
débarrasser du gaz fluorhydrique mécaniquement entraîné,
on le fait passer dans un petit serpentin de cuivre *C* maintenu à — 23°, puis sur du fluorure de sodium bien sec placé
en *D*. Enfin on enlève, s'il y a lieu, les dernières traces de
gaz fluorhydrique en condensant ce dernier, bien plus
aisément liquéfiable que le fluor, par refroidissement à
l'aide de l'air liquide ou à l'aide d'un mélange d'acide
carbonique solide et d'acétone donnant aisément une température de — 85°.

PROPRIÉTÉS. — Le fluor est un gaz incolore sous une faible épaisseur ; mais, si celle-ci augmente, il présente une couleur jaune verdâtre plus faible que celle du chlore. Son odeur pénétrante rappelle celle des oxydes du chlore. Il se liquéfie à — 187° par immersion dans l'oxygène liquide bouillant sous pression réduite (MOISSAN et DEWAR) : on obtient ainsi un liquide jaune clair, très réfringent, de densité 1.14.

A ces très basses températures, le fluor ne jouit que d'une assez faible activité chimique ; cependant il décompose avec incandescence certains carbures d'hydrogène, tels que la benzine et l'essence de térébenthine, aussitôt que la température dépasse — 180°. Mais, aux températures ordinaires, ses affinités chimiques deviennent très puissantes. Il se combine, le plus souvent avec incandescence, à l'hydrogène, à tous les métalloïdes sauf l'oxygène, à tous les métaux ; seulement l'or et le platine ne sont pas attaqués à froid, mais vers 300° à 400°. Il attaque l'eau et les composés hydrogénés, en particulier les matières organiques, pour former de l'acide fluorhydrique HFl. Il corrode rapidement le verre, grâce aux petites quantités de HFl qu'il contient d'ordinaire, ne fût-ce que par suite de son action sur l'eau et les matières organiques ; mais le verre et le cristal demeurent inattaqués à la température ordinaire, et même à 100°, par le fluor rigoureusement dépouillé de toute trace de HFl (MOISSAN). C'est l'extrême activité chimique du fluor qui a fait longtemps échouer toutes les tentatives faites en vue de son isolement.

ACIDE FLUORHYDRIQUE HFl

C'est la seule combinaison pratiquement importante du fluor. Cet élément se combine directement à l'hydrogène, dès la température ordinaire, en produisant une flamme très chaude. Mais, dans la pratique, au lieu de préparer l'acide fluorhydrique en partant du fluor, on suit, nous l'avons vu, la marche inverse; et l'acide fluorhydrique lui-même est obtenu par la vieille méthode de Scheele (1771), laquelle consiste à attaquer par l'acide sulfurique le spath-fluor ou fluorine (fluorure de calcium $CaFl^2$) de la nature :

$$H^2SO^4 + CaFl^2 = CaSO^4 + 2HFl$$

Préparation. — L'opération se fait dans une cornue en plomb ou en platine formée de deux pièces superposées. Après avoir introduit dans la pièce inférieure un mélange formé de 1 partie de spath-fluor pulvérisé et de 3 parties d'acide sulfurique monohydraté, on laisse se dégager à froid le gaz fluorure de silicium $SiFl^4$, qui se produit quand le spath-fluor contient de la silice ; puis on ajuste la pièce supérieure ou dôme de la cornue et l'on chauffe celle-ci sans dépasser 300°, pour éviter la distillation de H^2SO^4. Le gaz fluorhydrique est recueilli dans un tube en U en plomb contenant un peu d'eau et entouré d'un mélange réfrigérant. On obtient ainsi une solution aqueuse d'acide fluorhydrique.

Pour avoir l'acide HFl pur et anhydre, Frémy a employé la décomposition pyrogénée du fluorhydrate de fluorure de potassium :

$$HFl.KFl = HFl + KFl$$

Le fluorhydrate HFl.KFl se prépare lui-même en saturant de potasse une solution d'acide fluorhydrique, puis ajoutant au fluorure KFl ainsi formé une nouvelle quantité d'acide fluorhydrique égale à la première. Le fluorhydrate HFl.KFl, peu soluble, cristallise immédiatement. On le purifie par de nouvelles cristallisations, on le dessèche dans le vide. Enfin, on le distille dans un petit alambic en platine pour en dégager HFl anhydre que l'on condense par le froid.

Propriétés. — L'acide fluorhydrique anhydre et pur est un liquide qui bout à $+19°5$ et se solidifie à $-92°$ (Wroblewski). Il répand à l'air des fumées blanches dues à sa grande affinité pour l'eau. Son odeur est forte et piquante, sa saveur brûlante.

Il n'attaque pas les métalloïdes, sauf le bore et le silicium. Il attaque tous les métaux, sauf l'argent, l'or, le mercure et le platine, en formant des fluorures.

Sa propriété principale, celle qui le distingue des autres acides, est son aptitude à attaquer la silice et les silicates, même lorsqu'il est rigoureusement anhydre ; son action sur l'acide silicique donne naissance au gaz acide hydro-fluosilicique, conformément à l'équation :

$$SiO^2 + 6HFl = SiFl^2.2HFl + 2H^2O$$

C'est le principe de la gravure sur verre, les verres étant des silicates. Cette propriété de l'acide fluorhydrique ne permet pas sa préparation et sa conservation dans des ustensiles de verre. On le conserve souvent dans des récipients en gutta-percha, qui est, avec la paraffine, une des rares matières organiques épargnées par cet acide.

L'acide fluorhydrique corrode énergiquement les tissus.

CHLORE

ÉTAT NATUREL. — Le chlore se rencontre dans la nature principalement à l'état de chlorure sodique. C'est sous cette forme qu'il se trouve, soit dissous dans l'eau de mer (*sel marin*) et certaines eaux minérales, soit dans des dépôts abandonnés par les anciennes mers. Dans ces divers cas, il est accompagné de quantités moindres de bromures et de quantités moindres encore d'iodures.

PRÉPARATION. — Le chlore s'obtient dans les laboratoires à l'aide de l'acide chlorhydrique, préparé lui-même industriellement avec le sel marin. Le principe de la méthode, due à Scheele, consiste à brûler l'hydrogène de HCl par l'oxygène contenu dans le bioxyde de manganèse MnO^2 :

$$MnO^2 + 4\,HCl = MnCl^2 + 2\,H^2O + 2\,Cl$$

Le bioxyde naturel MnO^2 est introduit (1) en petits fragments dans un ballon de verre ou une bonbonne de grès, arrosé d'une solution de HCl et chauffé doucement au bain-marie. Il se forme d'abord un composé brun $MnCl^4$, que la chaleur dissocie en $MnCl^2 + Cl^2$. Le gaz est lavé par son passage à travers de l'eau, puis desséché sur du chlorure de calcium. Il faut éviter de le recevoir sur le mercure auquel il se combine.

L'acide HCl, employé dans cette préparation, est lui-même produit par l'action de l'acide sulfurique H^2SO^4 sur le sel marin. Or, on pourrait extraire directement le chlore du sel marin par une opération unique, en faisant agir sur le bioxyde de manganèse le mélange de H^2SO^4 et de NaCl générateur de HCl :

$$MnO^2 + 2\,NaCl + 2\,H^2SO^4 = MnSO^4 + Na^2SO^4 + 2\,H^2O + Cl^2$$

Mais ce procédé, qui a l'avantage d'extraire tout le chlore du sel marin, tandis que le précédent en laissait la moitié sous forme de $MnCl^2$, n'est pourtant guère employé.

L'industrie obvie du reste à l'inconvénient, qui résulte de la fixation d'une moitié du chlore sous forme de $MnCl^2$, par un procédé dû à Weldon et qui consiste à transformer le $MnCl^2$ formé de façon à en utiliser les deux éléments, en engageant son chlore dans un produit commercial et en ramenant son manganèse à l'état de bioxyde. En traitant

---

(1) On obtient du chlore plus pur en remplaçant le bioxyde naturel par le précipité obtenu en décomposant, par l'acide nitrique étendu, une solution de bichlorure $MnCl^2$ (Hélier).

en effet MnCl² par un lait de chaux, on forme du chlorure de calcium CaCl² et du protoxyde de manganèse MnO ; et ce dernier oxydé dans de grands cylindres, dits *oxydeurs*, par un courant d'air, passe à l'état de bioxyde MnO², qui forme avec l'excès de chaux un manganite instable (MnO²)². CaO.H²O. Le bioxyde ainsi régénéré peut servir à une nouvelle opération.

Un autre procédé industriel, dû à DEACON, permet de dégager à l'état de liberté tout le chlore contenu dans l'acide chlorhydrique. Il est théoriquement très simple, puisqu'il consiste à brûler l'hydrogène de HCl à l'aide de l'oxygène atmosphérique :

$$2HCl + O = H^2O + Cl^2$$

Cette réaction, qui est réversible, ne s'effectue qu'au rouge : elle est facilitée par la présence d'un chlorure métallique susceptible de se transformer momentanément en un oxychlorure, qui se détruit aussitôt et dont le seul rôle paraît être de transporter l'oxygène de l'air sur HCl ; en sorte qu'une quantité finie de chlorure métallique peut théoriquement servir à répéter indéfiniment la même opération. Pratiquement, on fait passer du gaz chlorhydrique dans des fours contenant des briques poreuses chauffées à 440° et imprégnées d'un sel de cuivre, lequel est amené par HCl à l'état de chlorure et entre alors dans le cycle des réactions.

Enfin, depuis quelques années, l'industrie prépare du chlore par l'électrolyse des chlorures alcalins. Le gaz se dégage à l'anode, tandis que le métal alcalin Me attaque l'eau H²O pour donner un alcali caustique MeOH, en dégageant de l'hydrogène à la cathode. Comme il faut empêcher la réaction ultérieure du chlore sur l'alcali caustique, laquelle donnerait naissance à un hypochlorite ou à un chlorate, on sépare par un diaphragme perméable au courant électrique, mais imperméable à la matière, le compartiment anodique, où se dégage le chlore, du compartiment cathodique, où se forme l'alcali. Ou bien encore on constitue une cathode en mercure, qui fixe le métal alcalin à sa naissance même sous forme d'amalgame et empêche ainsi la formation d'alcali caustique dans la cuve à électrolyse. Cet amalgame est ensuite décomposé à part par l'eau, ce qui régénère le mercure et donne en même temps de l'alcali caustique, produit industriel. Cette préparation électrolytique du chlore est aujourd'hui très développée en Allemagne et en voie de développement en France.

PROPRIÉTÉS. — Le chlore est un gaz jaune verdâtre, d'une odeur spéciale, irritante. Il est environ deux fois et demi plus lourd que l'air, ce qui permet de le recueillir, par déplacement de l'air, dans un récipient. Sa température critique est de $+ 141°$ et sa pression critique de 83 atm. 9 : sous la pression ordinaire, il bout à $- 34°$ et se solidifie à $- 102°$. Il est donc assez aisément liquéfiable ; FARADAY l'a liquéfié en enfermant dans l'une des branches d'un tube en verre en forme de V, à parois épaisses et scellé, un hydrate de formule $Cl^2 + 6 H^2O$, que l'on dissocie en plongeant dans l'eau chaude la branche qui le contient, tandis que l'autre branche, entourée d'un mélange réfrigérant, voit se condenser le chlore liquéfié à cette température par sa propre pression. L'industrie livre du reste aujourd'hui le chlore liquide dans des récipients en fer. C'est un liquide jaune brun plus lourd que l'eau.

Le chlore est soluble dans l'eau et cette solution laisse déposer vers 0° un hydrate dont la formule probable est $Cl^2 + 6 H^2O$ (VILLARD) (1).

(1) Un grand nombre de gaz et de liquides volatils, peut-être tous, sont susceptibles de former des hydrates dissociables, parmi lesquels il en est qui ne peuvent exister qu'à l'état solide. Or, ces derniers (ceux de chlore, de brome, de protoxyde d'azote par exemple) sont tous isomorphes, cristallisent dans le système cubique et possèdent une constitution exprimée par la formule générale $M + 6 H^2O$, où M représente une molécule du gaz ou du liquide considérés (VILLARD).

Le chlore est chimiquement très actif, quoique moins que le fluor. Il se combine lentement à froid à l'hydrogène sous l'action de la lumière diffuse ; mais en présence de la lumière directe, la combinaison est explosive. Il s'unit directement à tous les métalloïdes, sauf l'oxygène, l'azote et le carbone. Il s'unit à tous les métaux : une lame d'or, plongée dans de l'eau de chlore, s'y dissout aussitôt.

L'affinité du chlore pour l'hydrogène est telle qu'il enlève cet élément à un très grand nombre de composés, tant organiques que minéraux. Ainsi le chlore décompose l'eau en solution aqueuse, à la température ordinaire et à la lumière, même diffuse, en donnant d'abord de l'acide hypochloreux :

$$Cl^2 + H^2O = HClO + HCL$$

Cet acide hypochloreux se décompose ensuite en donnant de l'acide chlorique $HClO^3$ = et de l'acide chlorhydrique :

$$3\ HClO = 2\ HCl + HClO^3$$

et l'acide chlorhydrique réagit à son tour sur l'acide hyperchloreux :

$$HClO + HCl = Cl^2 + H^2O$$

reconstituant ainsi le système primitif, en sorte que par la répétition du même cycle, le chlore finira par être totalement transformé en un mélange d'acides chlorhydrique et chlorique suivant l'équation :

$$3\ (Cl^2 + H^2O) = 5\ HCl + HClO^3 \qquad \text{(Klimenko)}$$

Au rouge, l'action du chlore sur la vapeur d'eau a lieu suivant l'équation :

$$Cl^2 + 2\ H^2O = 2\ HCl + O$$

Le chlore, en présence de l'eau et de la lumière, peut donc être considéré comme une source d'oxygène, ce qui explique ses propriétés oxydantes. C'est ainsi qu'il transforme l'acide sulfureux en acide sulfurique :

$$SO^2 + 2\ H^2O + 2Cl = SO^3.H^2O + 2\ HCl$$

Ces propriétés du chlore expliquent l'action décolorante qu'il exerce sur un grand nombre de matières : il transforme en effet leur molécule, soit par les phénomènes d'oxydation qu'il provoque, soit par la soustraction directe d'hydrogène.

L'affinité du chlore pour l'hydrogène explique encore l'action désinfectante qu'exerce cet élément, en détruisant les molécules de gaz hydrogénés à odeur désagréable, tels que l'hydrogène sulfuré et l'ammoniaque :

$$H^2S + Cl^2 = 2HCl + S$$
$$8AzH^3 + 3Cl^2 = Az^2 + 6AzH^4Cl$$

A cette action désinfectante, d'ordre purement chimique, s'ajoute une certaine action antiseptique ou microbicide due à l'acide chlorhydrique formé.

Le chlore est absorbé par les bases alcalines et alcalino-terreuses, en donnant des produits variables suivant la température et la concentration. Ainsi, dans une solution de soude caustique, le chlore forme, à la température ordinaire et pour une concentration inférieure à 7 %, un mélange d'hypochlorite et de chlorure suivant la réaction :

$$2Cl + 2NaOH = NaClO + NaCl + H^2O \quad (1)$$

qui paraît réversible et limitée dans certaines conditions.

Mais si l'on fait arriver dans la liqueur un excès de chlore c'est-à-dire une quantité de ce gaz supérieure à celle qu'exige l'équation précédente (1), alors on voit se former du chlorate alcalin (GAY-LUSSAC, LUNGE et LANDOLT). Cela tient à ce que l'excès de chlore produit de l'acide hypochloreux libre, soit par son action sur l'eau :

$$Cl^2 + H^2O = HCl + HClO \quad (2)$$

soit par son action sur l'hypochlorite déjà formé :

$$NaClO + Cl^2 + H^2O = NaCl + 2HClO \quad (3)$$

mais l'acide hypochloreux libre réagit aussitôt sur l'hypochlorite (FŒRSTER et JORRE) pour l'oxyder et le transformer en chlorate conformément à l'équation :

$$2\,NaClO + 2\,HClO = NaCl + NaClO^3 + Cl^2 + H^2O \quad (4)$$

Le chlore ainsi régénéré pourra reproduire à nouveau les réactions (2) ou (3) ; et ainsi de suite indéfiniment. On voit donc que le moindre excès de chlore pourra suffire en théorie à transformer tout l'hypochlorite en chlorate, grâce à la production intermédiaire et transitoire d'acide hypochloreux libre. Cette transformation s'accomplit à la *température ordinaire*, mais elle est favorisée par un chauffage modéré.

Telles sont donc les meilleures conditions de formation des chlorates : elles consistent à faire arriver au contact de la base un léger excès de chlore à une température modérée. On peut cependant obtenir des chlorates en laissant subsister un excès de base, à la condition d'opérer en liqueur concentrée et chaude ; car la chaleur, et aussi la lumière, transforment l'hypochlorite en chlorate, sans doute conformément à l'équation :

$$3\,NaClO = NaClO^3 + 2\,NaCl$$

Mais, dans ces dernières conditions, la transformation est pénible et incomplète ; de plus elle s'accompagne fatalement d'une perte d'oxygène. En effet, indépendamment de sa transformation en chlorate, l'hypochlorite peut subir parallèlement un autre mode de décomposition :

$$2\,NaClO = 2\,NaCl + O^2$$

qui s'accentue à mesure que grandit dans la liqueur la proportion de chlorate. Cette seconde transformation est active à chaud, mais elle se produit à froid, même dans l'obscurité, mais surtout sous l'influence de la lumière (BHADURI).

Acide chlorhydrique

L'acide chlorhydrique est fourni abondamment par l'industrie comme produit secondaire obtenu dans la première étape de la préparation de la soude par le procédé LEBLANC. Cette étape consiste en une préparation de sulfate de soude par l'action de l'acide sulfurique sur le sel marin. La réaction mutuelle de ces deux derniers corps commence dès la température ordinaire, conformément à l'équation :

$$H^2SO^4 + NaCl = HNaSO^4 + HCl$$

mais elle se complète au rouge, en donnant une nouvelle quantité d'acide chlorhydrique égale à la première :

$$NaCl + HNaSO^4 = HCl + Na^2SO^4$$

L'opération s'effectue dans des cylindres horizontaux en fonte, chauffés dans des fours. Le gaz chlorhydrique passe à travers une série de bonbonnes en grès, contenant de l'eau où il se dissout presque totalement : le gaz échappé à la dissolution passe dans des tours en poterie remplies de coke mouillé où il se dissout.

Ces solutions d'acide commercial sont jaunâtres, à cause de leurs impuretés : chlorure ferrique formé aux dépens des cylindres de fonte, chlorure d'arsenic provenant de l'acide sulfurique préparé ordinairement avec des pyrites arsenicales. On peut précipiter cet arsenic par l'hydrogène sulfuré en laissant reposer vingt-quatre heures ; on filtre sur l'amiante, on chasse par ébullition l'excès de gaz H^2S, puis on distille la liqueur en rejetant les dernières portions, qui sont ferrugineuses.

PROPRIÉTÉS. — Le composé HCl est un gaz incolore, dont la température critique est de + 52° et la pression critique de 83 atmosphères. Il se condense assez facilement en un

liquide incolore, qui bout à   80° et se solidifie à - 113°
sous la pression ordinaire. Il est très avide d'eau et donne
des fumées blanches au contact de l'humidité atmosphérique. L'eau en dissout de 450 à 500 fois son volume aux
températures ordinaires. Cette dissolution aqueuse, qui
porte le nom d'acide chlorhydrique, constitue un acide
univalent énergique.

Il se dissocie en ses éléments à partir de 1300°. Les métalloïdes sont sans action sur lui à la température ordinaire :
le phosphore le décompose vers 200° et l'oxygène au rouge.
Il est au contraire attaqué par la plupart des métaux, sauf
l'or et le platine qui sont sans action ; l'argent et le
mercure ne décomposent HCl qu'au rouge'; les autres
métaux sont attaqués à la température ordinaire, surtout
par la solution d'acide chlorhydrique, en donnant des
chlorures métalliques. Ces composés binaires sont généralement fusibles et volatils : la plupart sont solubles dans
l'eau, sauf les chlorures mercureux, de plomb et d'argent.
Ce sont des électrolytes, comme l'acide chlorhydrique
dissous lui-même, le chlore se dégageant à l'anode. Toutes
ces liqueurs, du sein desquelles l'électrolyse peut dégager
le chlore à l'état d'ion isolé, voient leur chlore précipité
par le nitrate d'argent sous la forme de chlorure d'argent
blanc, insoluble dans l'acide nitrique, soluble dans l'ammoniaque, le cyanure de potassium, l'hyposulfite sodique.

Les chlorures métalliques, chauffés avec l'acide sulfurique, donnent de l'acide chlorhydrique, propriété utilisée,
nous venons de le voir, pour la préparation de ce dernier
corps. Si l'on ajoute à l'acide sulfurique un corps
susceptible de former avec lui un mélange oxydant énergique, comme le permanganate de potasse, alors l'acide
chlorhydrique lui-même est décomposé: son hydrogène est
brûlé sous forme d'eau, tandis que son chlore est libéré.
C'est en effet une propriété de HCl de dégager du chlore

libre sous l'influence des oxydants énergiques, tels que MnO^2, PbO^2 et plus généralement les composés métalliques suroxygénés. Cependant, avec le mélange oxydant d'acide sulfurique et de bichromate de potasse, le chlore se combine au radical chromyle CrO^2 pour donner des vapeurs jaunes de chlorure de chromyle ou acide chlorochromique CrO^2Cl^2.

Composés oxygénés du chlore

Le chlore forme avec l'oxygène trois composés, qui sont les anhydrides hypochloreux Cl^2O, chloreux Cl^2O^3 et hypochlorique ClO^2. Les deux premiers forment avec l'eau des acides : les acides hypochloreux $HClO$ et chloreux $HClO^2$. On connaît, en outre, les acides chlorique $HClO^3$ et perchlorique $HClO^4$, qui, avec les deux premiers, forment une suite régulière de composés progressivement enrichis en oxygène.

Ces composés sont, en général, de formation endothermique à partir de leurs éléments. Ils sont plus ou moins instables dans les conditions ordinaires. Cependant les plus oxygénés d'entre eux sont stables en solution aqueuse.

Les trois acides hypochloreux, chlorique et perchlorique peuvent être obtenus, à l'état de sels alcalins ou alcalino terreux, par l'électrolyse des chlorures correspondants ; et cette réaction est utilisée pour la préparation industrielle des hypochlorites et chlorates. En effet l'électrolyse d'un chlorure alcalin MeCl le dédouble en les deux ions Me et Cl ; et le métal alcalin décompose immédiatement l'eau au sein de laquelle il prend naissance en donnant $MeOH + H$. Nous avons vu que cette réaction est utilisée pour la préparation électrolytique du chlore et des alcalis caustiques. Mais, si l'on se place dans des conditions où le chlore ne puisse s'échapper librement à l'anode et demeure au contact de l'alcali formé, alors l'action du chlore sur l'alcali peut engendrer, nous le savons (p. 148), soit de l'hypochlorite, soit du chlorate. Œttel a déterminé les conditions qui règlent, en pareil cas, le rapport entre l'hypochlorite et le chlorate formés. Il a reconnu que la formation du chlorate prédomine de plus en plus sur celle de

l'hypochlorite : 1° par l'élévation de la température ; 2° par
l'augmentation de l'alcalinité du bain ; 3° par la diminution
de la densité du courant à l'anode. Et il existe entre les trois
facteurs de l'électrolyse, — température, alcalinité, densité du
courant — une relation telle que, deux de ces facteurs étant
donnés, on peut toujours, en réglant convenablement le troisième, obtenir tel rapport qu'on voudra entre l'hypochlorite et
le chlorate. Veut-on obtenir du chlorate de potasse en opérant
à la température ordinaire et avec une densité de courant
élevée ? Il faudra rendre la solution fortement alcaline. Veut-
on obtenir de l'hypochlorite à chaud et en liqueur alcaline ? On
y arrivera en augmentant la densité du courant à l'anode. Et
ainsi de suite.

Si l'on prolonge suffisamment l'électrolyse des chlorures
alcalins ou alcalino-terreux en solution aqueuse, *en ayant soin
d'employer des électrodes en platine ou en peroxydes métalliques*, alors on voit apparaître les perchlorates. WINTELER a
reconnu que, quand tout le chlorure a été transformé en
chlorate, les meilleures conditions pour l'oxydation de ce
dernier et sa transformation en perchlorate sont : 1° l'acidité de
la solution au voisinage de l'anode ; 2° une basse température
d'environ + 10° à l'anode ; 3° une densité de courant de 4 à
12 ampères par décimètre carré ; 4° l'état de saturation de la
liqueur. Les mêmes conditions favorisent aussi la formation
d'acide perchlorique dans l'électrolyse prolongée d'une solution
aqueuse d'acide chlorhydrique avec des électrodes de platine,
phénomène observé pour la première fois par RICHE.

ANHYDRIDE Cl^2O ET ACIDE HYPOCHLOREUX HClO. — L'anhydride hypochloreux Cl^2O se prépare en faisant passer un
courant de chlore sec, dans un tube entouré de glace, sur
de l'oxyde mercurique fraîchement précipité et séché à 300°.

$$2\ HgO + 4\ Cl = HgO.HgCl^2 + Cl^2O$$

Le gaz Cl^2O est conduit dans un récipient entouré d'un
mélange réfrigérant ; il s'y condense sous la forme d'un
liquide rouge brun, ayant l'odeur du chlore, bouillant
à + 20°, en donnant une vapeur jaune rougeâtre qui
détone aisément. Une faible élévation de température, un

ébranlement léger suffisent à provoquer la brusque explosion de Cl^2O liquide ou gazeux. La lumière le dissocie lentement en chlore et oxygène.

L'eau dissout environ 200 fois son volume de gaz Cl^2O en formant un hydrate $Cl^2O.H^2O$ ou $ClOH$. Cette solution jouit de propriétés oxydantes énergiques : à son contact, la plupart des métalloïdes donnent des composés oxygénés : le sulfure de plomb est transformé en sulfate ; les sels de manganèse et de plomb, traités par l'acide hypochloreux, précipitent leurs bases sous forme de peroxydes.

C'est à cette action oxydante de l'acide hypochloreux que sont dues les propriétés des chlorures décolorants, mélanges d'hypochlorite et de chlorure formés par l'action du chlore sur une base alcaline ou alcalino-terreuse :

$$2\,Cl + 2\,KOH = KCl + KClO + H^2O$$

L'hypochlorite que contiennent ces solutions est, en effet, décomposé par les acides les plus faibles, même par l'acide carbonique de l'atmosphère, qui en dégage l'acide hypochloreux. Ce dernier, en présence d'une molécule organique, la détruit en lui enlevant de l'hydrogène à la fois par son chlore et par son oxygène :

$$Cl^2O + H^4 = 2\,HCl + H^2O$$

Une molécule de Cl^2O enlève donc quatre atomes d'hydrogène et agit, par conséquent, comme quatre atomes de chlore, c'est-à-dire comme le ferait le double du poids de chlore qu'elle contient. Par là se trouve racheté le désavantage apparent qui semble résulter, pour les chlorures décolorants, de ce que la moitié du chlore nécessaire à leur formation passe à l'état de chlorure métallique inactif. Cette perte est exactement compensée par ce fait que l'hypochlorite est deux fois plus actif que ne le serait à l'état de liberté le chlore qu'il contient. On ne perd donc rien à employer le chlore sous la forme maniable de chlorures décolorants.

PÉROXYDE DE CHLORE OU ANHYDRIDE HYPOCHLORIQUE Cl^2O. — Le peroxyde de chlore s'obtient en décomposant le chlorate de potasse par l'acide sulfurique, en prenant des précautions pour empêcher une élévation de température qui amènerait la décomposition explosive du composé Cl^2O. Le gaz qui se dégage peut être recueilli dans l'eau, où il est soluble, ou conduit dans un tube entouré d'un mélange réfringérant de glace et de sel, qui le liquéfie (DAVY, STADION, MILLON).

Le peroxyde de chlore liquide est rouge : il bout à 20°. Sa vapeur est d'un vert fauve : son odeur est suffocante, avec cependant un certain caractère aromatique à l'état de dilution. Cette vapeur détone au voisinage de + 60° et est aussi décomposée par la lumière et les matières organiques. Cette instabilité en fait un oxydant énergique.

L'eau en dissout environ vingt fois son volume en donnant une liqueur jaune, qui se décolore assez vite, surtout à la lumière. Elle dégage une odeur spéciale, rappelant un peu celle de l'eau de Javel, odeur qui disparaît au bout de quelque temps.

Le peroxyde de chlore paraît inoffensif pour les organismes supérieurs ; mais il tue les végétaux microscopiques, sans doute par oxydation et destruction de leurs molécules organiques. Aussi l'a-t-on proposé pour la stérilisation des eaux (procédé BERGÉ).

ACIDE CHLORIQUE $HClO^3$. — On le retire du chlorate de potasse, produit industriel. Une solution de ce sel est précipitée par l'acide hydrofluosilicique, $SiFl^6.2HFl$ qui donne un sel de potasse insoluble $SiFl^6.2KFl$. La solution de l'acide chlorique libre est séparée par filtration et saturée par de la baryte ; après nouvelle filtration, pour séparer un peu d'hydrofluosilicate de baryte, on fait cristalliser le chlorate de baryte. Ce sel, traité par la quantité d'acide sulfurique exactement nécessaire pour précipiter la baryte, donne une solution d'acide chlorique qu'on sépare par filtration du sulfate barytique. On concentre dans le vide et on obtient un liquide huileux contenant environ 10 °/₀ de $HClO^3$.

Cette solution est très oxydante et ses oxydations peuvent même s'accompagner d'inflammation, comme cela a lieu avec le soufre, le phosphore, l'alcool, le papier. Dès la température de 40°, l'acide chlorique se décompose en donnant de l'acide perchlorique $HClO^4$ plus stable :

$$3\,HClO^3 = HClO^4 + 4O + 2Cl + H^2O$$

L'acide chlorique est un acide univalent qui forme des sels obtenus généralement en faisant agir le chlore à chaud sur les bases. Ces chlorates conservent, jusqu'à un certain point, les propriétés oxydantes de leur acide : ce sont des comburants énergiques, qui forment avec le soufre, le sucre, etc., des mélanges détonants. Ils fusent sur les charbons ardents, comme les azotates qui possèdent une formule analogue.

Les chlorates chauffés perdent le tiers de leur oxygène en se transformant en un mélange de perchlorate et de chlorure :

$$2\,KClO^3 = KClO^4 + KCl + O^2$$

A une température plus élevée, les perchlorates se détruisent à leur tour en dégageant la totalité de leur oxygène et donnent un chlorure :

$$KClO^4 = KCl + 4O$$

Acide perchlorique $HClO^4$. — L'acide perchlorique se prépare à l'aide du perchlorate de potasse obtenu, comme nous venons de le voir, par la calcination ménagée du chlorate. En traitant le résidu de cette calcination par l'eau tiède, qui ne dissout que le chlorure, puis décomposant l'excès de chlorate par un peu d'acide chlorhydrique, il reste le perchlorate qu'on fait cristalliser dans l'eau bouillante. Distillé dans une cornue avec quatre fois son poids d'acide sulfurique concentré, ce sel donne l'acide perchlorique, qui cristallise dans le récipient.

L'acide $HClO^4$ pur est un liquide incolore, mobile, d'odeur chlorée. Il se coagule à basse température et les cristaux formés fondent à + 15°; il distille à 110°. Il se décompose spontanément, même dans l'obscurité, et, au bout d'une semaine ou deux, il fait explosion. Il est très avide d'eau, répand à l'air des fumées blanches; projeté en gouttes dans l'eau, il fait entendre le même bruit que l'immersion d'un fer rouge. Sa solution aqueuse est très stable, en particulier celle qui correspond à la composition d'un hydrate $HClO^4, 2 H^2O$, liquide semblable à l'acide sulfurique, bouillant sans décomposition à 208°. Cet hydrate ne possède pas les énergiques propriétés oxydantes de l'acide $HClO^4$, lequel se détruit, avec explosion lumineuse, au contact de plusieurs corps oxydables.

BROME

État naturel. — Le brome accompagne le chlore dans la nature. Ainsi il est contenu dans l'eau de mer, quoique en moindres quantités que le chlore, sous la forme de bromures alcalins et surtout de bromure de magnésium : la proportion de cet élément devient assez forte dans certaines mers intérieures, comme la mer Morte. Les bromures accompagnent aussi naturellement les chlorures dans les mines de sel gemme et sont assez abondants dans celles de l'Allemagne.

Préparation. — Le principe de la préparation du brome consiste à décomposer les bromures par un mélange oxydant d'acide sulfurique et de bioxyde de manganèse, procédé qui permettrait aussi, nous l'avons vu, d'extraire le chlore des chlorures.

$$2 NaBr + MnO^2 + 2 H^2SO^4 = MnSO^4 + Na^2SO^4 + 2 H^2O + Br^2$$

L'opération se fait surtout dans l'industrie. On amène les eaux-mères des marais salants, concentrées jusqu'à 45° B dans un vase en pierre siliceuse à trois tubulures. Par la première, on introduit le mélange de H^2SO^4 et MnO^2; par la seconde, on fait arriver un courant de vapeur d'eau dont la condensation échauffe la masse; par la troisième s'échappent les vapeurs de brome, qui vont se condenser dans un serpentin entouré d'eau froide. On le recueille sous l'eau dans des récipients de verre ou de grès. On le rectifie ensuite par une distillation à la cornue.

Le brome jouit, comme l'iode, de la propriété de s'accumuler dans les cellules des algues marines appelées varechs. dont les cendres sont riches en bromures et iodures. Les solutions de ces cendres, débarrassées de certains sels par cristallisation, dépouillées de leur iode par un courant de chlore, se prêtent au traitement de leurs bromures par la méthode précédente. On peut aussi déplacer le brome de ses bromures par un courant de chlore.

PROPRIÉTÉS. — Le brome est liquide à la température ordinaire. Sa couleur est d'un rouge brun opaque en couches épaisses, rouge hyacinthe en couches minces. Sa saveur est âcre et brûlante. Son odeur, forte et irritante. rappelle celle du chlore. Comme il possède une tension de vapeur notable à la température ordinaire, il faut, pour éviter l'inhalation de ces vapeurs, le manipuler dans des entonnoirs à robinets spéciaux, fermés à leur partie supérieure. Ses données critiques sont 302°,2 et 58,4 atmosphères. Il se solidifie à — 24°,5 et bout à + 63° sous la pression normale. Il est très toxique.

Il est un peu soluble dans l'eau (3.2 pour 100 à + 15°), un peu plus soluble dans l'alcool et l'éther. Toutes ces solutions s'altèrent à la longue, en raison de l'affinité du brome pour l'hydrogène du dissolvant. Le brome forme, en outre, avec l'eau et l'éther, des combinaisons cristallisables à basse température, notamment un hydrate correspondant à celui du chlore.

L'histoire chimique du brome n'est du reste qu'une répétition assez fidèle de celle du chlore. Il s'unit directement à l'hydrogène à chaud ; mais la lumière est impuissante à produire cette action à froid. Il se combine aussi directement à l'iode, au soufre, à l'arsenic, à l'antimoine, au phosphore, au bore, au silicium, aux métaux.

Le brome décompose très faiblement l'eau à la température ordinaire, sous l'influence de la lumière (BERTHELOT), plus complètement au rouge.

$$Br^2 + H^2O = 2\,HBr + O$$

Cette réaction, qui est réversible, donne lieu à un équilibre qui la limite. Mais si l'on ajoute au système un corps susceptible d'être oxydé, tel que SO^2 ou As^2O^3, alors la limite de la transformation se trouve notablement reculée, même à la température ordinaire, et il se produit des réactions telles que : $4\,Br + As^2O^3 + 2\,H^2O = As^2O^5 + 4\,HBr$.

Le brome agit sur les lessives alcalines de la même manière que le chlore. A froid, il donne un mélange de bromure et d'hypobromite ; à chaud, un mélange de bromure et de bromate.

$$Br^2 + 2\,KOH = KBr + KBrO + H^2O$$
$$Br^3 + 6\,KOH = 5\,KBr + KBrO^3 + 3\,H^2O$$

Acide bromhydrique

Préparation. — On peut, avec certaines précautions, préparer l'acide bromhydrique par une méthode calquée sur celle qui donne les hydracides HFl et HCl, c'est-à-dire par l'action de l'acide sulfurique sur un bromure :

$$2\,KBr + H^2SO^4 = 2\,HBr + K^2SO^4$$

Mais il y a un inconvénient résultant de ce que HBr formé réagit sur l'excès de H^2SO^4 pour donner du brome et de l'acide sulfureux. On atténue cette réaction secondaire en ne versant H^2SO^4 que goutte à goutte sur le bromure et distillant rapidement l'acide HBr formé. On purifie du reste ce dernier en le débarrassant du gaz SO^2 par passage à travers une solution aqueuse saturée de HBr contenant un grand excès de brome qui l'oxyde :

$$SO^2 + 2\,Br + 2\,H^2O = H^2SO^4 + 2\,HBr$$

et en le débarrassant du brome par passage à travers une solution aqueuse saturée de HBr contenant du phosphore rouge en poudre (Léger).

Pour éviter ces complications, on prépare d'ordinaire HBr en décomposant le tribromure de phosphore par l'eau :

$$PBr^3 + 3\,H.OH = 3\,HBr + P(OH)^3$$

On voit nettement dans cette réaction comment les éléments d'une molécule d'eau se divisent en deux portions : d'une part un atome d'hydrogène, qui va se fixer sur le brome de PBr^3 pour former de l'acide HBr, et d'autre part un groupe OH, qui va s'unir au phosphore. Le groupe OH, qui se montre ici indivisible comme un corps simple, est le type de ce qu'on appelle un *radical*. Comme ce radical reparaît fréquemment, avec son individualité propre, dans les réactions chimiques, on lui a donné un nom spécial pour la commodité du langage : c'est l'*hydroxyle*, quelquefois aussi appelé *oxhydrile*.

Pratiquement, on peut former le tribromure PBr^3 au contact même de l'eau qui doit le décomposer, en faisant tomber goutte à goutte du brome sur de la pierre ponce imprégnée de phosphore rouge et d'eau. Le gaz bromhydrique se dégage et peut être recueilli sur la cuve à mercure (fig. 17).

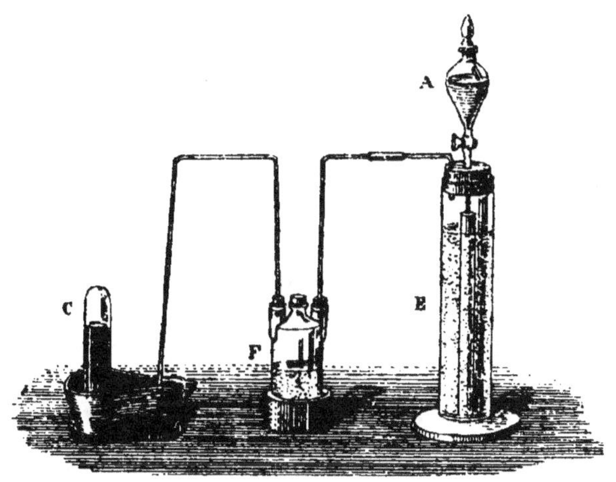

FIG. 17

Appareil pour la préparation de l'acide bromhydrique

PROPRIÉTÉS. — L'acide bromhydrique est un gaz incolore, fumant, d'odeur et de saveur très acides. Il se liquéfie à — 69° et se solidifie à — 73° sous la pression normale.

L'eau en dissout 600 volumes à 0°, en donnant une solution incolore sirupeuse qui, vers — 20°, laisse déposer l'hydrate cristallisé $HBr.2H^2O$.

L'acide bromhydrique est décomposé à froid par l'oxygène sous l'influence de la lumière, s'il est en solution concentrée :

$$2HBr + O = H^2O + Br^2$$

Mais si la solution est étendue seulement au cinquième, la décomposition est à peine sensible. A haute température, la décomposition est facile. En tout cas, la réaction est limitée et réversible (BERTHELOT).

L'acide bromhydrique exerce sur les métalloïdes et les métaux une action analogue à celle de l'acide chlorhydrique; cependant il attaque les métaux plus facilement que ce dernier et, en particulier, agit lentement sur l'argent et le mercure, qui résistent à l'action de HCl. Il forme ainsi des haloïdes, les bromures métalliques, analogues aux chlorures, en lesquels ils se transforment du reste par l'action du chlore. Ils sont généralement moins solubles que les chlorures correspondants; leurs solutions donnent avec le nitrate d'argent un précipité jaunâtre de bromure d'argent, moins soluble dans l'ammoniaque que le chlorure.

Composés oxygénés du brome

On en a signalé trois, qui sont les acides hypobromeux $HBrO$, bromique $HBrO^3$ et perbromique $HBrO^4$. Leur histoire n'est que la répétition de celle des composés correspondants du chlore.

IODE

ÉTAT NATUREL. — L'iode accompagne le chlore et le brome dans l'eau de mer, mais il s'y trouve en proportions infiniment moindres: environ trois dixièmes de milligramme par litre. Dans les profondeurs, cet iode est à peu près exclusivement sous forme de combinaisons minérales; mais, à mesure qu'on approche de la surface, il passe peu à peu à l'état d'iode organique, dont une partie est même incorporée aux végétaux qui vivent dans les couches superficielles : ainsi l'iode est un élément constant du protoplasma des

algues à chlorophylle (A. GAUTIER). Il semble donc nécessaire
à la vie de certains êtres; et cela est sans doute vrai des
organismes les plus élevés chez lesquels un organe essentiel, la glande thyroïde, contient un composé riche en iode,
la thyro-iodine de BAUMANN. De même, certaines familles
de végétaux supérieurs possèdent la même propriété élective
de puiser dans le sol de petites quantités d'iode (BOURCET).

PRÉPARATION. — La propriété que possèdent beaucoup
d'algues marines d'accumuler de l'iode dans leurs cellules
permet à l'industrie d'extraire cet élément de leurs cendres,
alors que l'extraction directe de l'eau de mer serait économiquement impossible. Les cendres de varech sont lessivées
et les eaux provenant du lessivage sont concentrées pour
séparer par cristallisation les chlorures et les sulfates. On
acidule ensuite à l'acide sulfurique pour décomposer les
sulfures et les carbonates. Puis on fait passer un courant
de chlore, tant qu'il se précipite de l'iode :

$$KI + Cl = KCl + I$$

en évitant d'aller plus loin pour ne pas décomposer les
bromures.

Depuis un certain nombre d'années, on extrait beaucoup
d'iode des nitres (nitrates de soude) du Pérou et du Chili,
qui en contiennent de 1 à 1 1/2 $^0/_0$, à l'état d'iodure et surtout
d'iodate. Les eaux-mères de ces nitres sont soumises à la
double décomposition avec le sulfate de cuivre en présence
d'un corps réducteur, tel que l'acide sulfureux ou le sulfate
ferreux : il se forme alors de l'iodure cuivreux CuI.

$$2CuSO^4 + 2NaIO^3 + 7SO^2 + 8H^2O = Na^2SO^4 + 8H^2SO^4 + 2CuI$$

Cet iodure cuivreux est ensuite traité par la méthode
générale, c'est-à-dire chauffé avec un mélange de H^2SO^4 et
MnO^2, qui en précipite l'iode à l'état de liberté.

Dans toutes ces méthodes, l'iode est purifié par sublimation.

PROPRIÉTÉS. — On obtient ainsi de grandes tables dérivées d'octaèdres rhomboïdaux, d'un gris d'acier, d'un éclat semi-métallique, d'une odeur safranée très spéciale, d'un goût amer. L'iode émet des vapeurs violettes même à la température ordinaire. Il fond à 115° et se volatilise à 186°.

L'iode se dissout seulement dans 6.000 p. d'eau, en colorant ce liquide en jaune ; il se dissout plus abondamment à la faveur de l'acide iodhydrique ou des iodures alcalins, en formant sans doute des composés HI^3 et MeI^3 (Me étant un métal alcalin). L'eau iodée est très stable, car l'iode ne décompose l'eau ni sous l'influence de la chaleur, ni sous celle de la lumière.

L'iode se dissout en brun dans l'alcool et l'éther, en violet dans le chloroforme et le sulfure de carbone. Ces différences de coloration tiennent à des différences d'atomicité de la molécule iodée, qui, par exemple, est tétratomique en solution éthérée.

Les propriétés chimiques de l'iode sont celles du chlore et du brome, mais son affinité pour l'hydrogène et les métaux est moindre que celle de ces deux derniers éléments, qui déplacent l'iode de ses combinaisons métalliques.

L'iode s'unit directement à la plupart des métalloïdes, sauf l'oxygène, l'azote et le carbone : cependant l'oxygène ozonisé donne avec la vapeur d'iode de l'anhydride iodeux I^2O^3 et, d'autre part, l'action de l'effluve électrique sur un mélange d'oxygène et de vapeur d'iode donne *simultanément* toute la série des composés oxygénés de l'iode (OGIER).

Bien qu'incapable de décomposer l'eau, l'iode possède cependant, en présence de ce liquide, une action oxydante analogue à celle du chlore et du brome : comme eux, il oxyde les acides sulfureux, arsénieux, etc. :

$$As^2O^3 + 2H^2O + 4I = As^2O^5 + 4HI$$

Il attaque l'ammoniaque et forme avec elle un corps

de composition probable AzH^3I^2 (Chataway), très explosif, appelé iodure d'azote, que l'eau décompose en AzH^3 et iode.

L'iode libre colore en bleu l'amidon, peut-être par une sorte de phénomène de teinture plutôt que par la formation d'une véritable combinaison chimique (Duclaux).

Acide iodhydrique

Préparation. — L'iode et l'hydrogène se combinent directement à partir de 350°; mais cette réaction réversible est limitée et donne lieu à un équilibre entre les trois gaz H, I et HI.

Cette réaction n'est jamais utilisée comme moyen pratique de préparation de l'acide iodhydrique. On peut obtenir des solutions étendues de ce gaz en faisant arriver un courant d'hydrogène sulfuré dans de l'eau tenant en suspension de l'iode :

$$H^2S + 2I = 2HI + S$$

On sépare le soufre par filtration et on obtient une solution de HI qui contient au maximum 50 °/₀ de ce composé car la réaction est aussi réversible et limitée et donne lieu à un équilibre entre les quatre corps du système.

Pour avoir les solutions très concentrées employées comme agent de réduction en chimie organique, il faut s'adresser à une réaction illimitée et irréversible : on emploie, par analogie avec ce qui se fait pour l'acide bromhydrique, la décomposition du triiodure de phosphore par l'eau.

$$PI^3 + 3H.OH = 3HI + PO^3H^3$$

Ici encore on forme l'iodure de phosphore au contact même de l'eau qui doit le décomposer, par union directe de l'iode et du phosphore rouge. On introduit dans une cornue tubulée 150 p. d'eau, 1 p. de phosphore rouge et 15 p. d'iode ; on chauffe doucement : le gaz HI distille et est recueilli dans l'eau. Il est bon de souder directement entre elles les parties de l'appareil en verre, car la matière organique des bouchons de liège ou de caoutchouc serait attaquée par l'acide iodhydrique.

PROPRIÉTÉS. — Le gaz iodhydrique est un gaz incolore, répandant à l'air d'épaisses fumées, décomposé par le mercure. L'eau en dissout environ 400 fois son volume à la température ordinaire. Le gaz iodhydrique est facilement liquéfiable : une pression de 4 atmosphères le liquéfie à 0° ; il se solidifie à — 55°.

Il est le plus instable des hydracides : la chaleur commence à le dissocier en ses éléments dès 200° : cette décomposition est réversible et limitée.

La lumière décompose aussi HI, même à la température ordinaire. Il se forme tout d'abord sur les parois du vase un enduit brun, constitué sans doute par un périodure d'hydrogène de formule probable HI^3 (BERTHELOT) ; puis ce dernier se décompose en ses éléments et on voit alors apparaître les cristaux d'iode. Cette décomposition de HI par la lumière est irréversible et peut être illimitée. Elle ne se produit que chez le gaz, et nullement chez ses solutions aqueuses.

Le gaz HI, mélangé d'air ou d'oxygène, s'altère même dans l'obscurité :

$$2HI + O = H^2O + 2I$$

De même, l'acide iodhydrique dissous absorbe lentement l'oxygène sous l'influence de la lumière et la réaction est totale à froid, même avec l'acide étendu de quatre parties d'eau (BERTHELOT). Elle est irréversible, car l'iode ne décompose l'eau, ni sous l'influence de la chaleur, ni sous celle de la lumière.

Le soufre, le sélénium, le phosphore décomposent à chaud les solutions concentrées de HI. Les métaux sont aussi attaqués par lui avec formation d'iodures métalliques, qui se produisent également dans l'action de l'acide iodhydrique sur les chlorures et bromures métalliques. Inversement, le chlore et le brome déplacent l'iode des iodures. Les iodures jouissent en outre de cette propriété que ceux d'entre eux qui sont solubles (iodures alcalins, alcalino-terreux) donnent avec le nitrate d'argent un précipité jaune verdâtre d'iodure d'argent, à peu près insoluble dans l'ammoniaque.

Les iodures des métaux lourds, comme du reste les chlorures et bromures correspondants, forment aisément des sels doubles avec ceux des métaux légers, alcalins et alcalino-terreux notamment. Aussi certains composés haloïdes, insolubles dans l'eau, deviennent solubles à la faveur de la formation de ces sels doubles.

Composés oxygénés de l'iode

Si l'affinité de l'iode pour l'hydrogène et les métaux est inférieure à celle du chlore et du brome, en revanche elle est supérieure pour l'oxygène : l'iode déplace en effet le chlore et le brome de leurs combinaisons oxygénées.

Il faut cependant remarquer que l'union directe de l'iode et de l'oxygène, quoique exothermique, est impossible, même à chaud, à moins que l'on ne fasse intervenir l'effluve électrique ou que l'oxygène ne soit transformé en ozone.

Quand on dissout l'iode dans la potasse ou la soude en excès, on obtient une dissolution jaunâtre, d'odeur safranée, douée de propriétés oxydantes. L'analogie conduit à admettre qu'il se produit la réaction :

$$2I + 2NaOH = NaIO + NaI + H^2O$$

Cette réaction paraît limitée et réversible et donne lieu à un équilibre entre les divers corps du système, car il reste toujours de l'iode libre dans la liqueur (PÉCHARD). Mais, lentement à froid, plus rapidement à chaud, l'hypoiodite se transforme en un mélange d'iodate et d'iodure par une réaction irréversible :

$$3\,NaIO = NaIO^3 + 2\,NaI$$

en sorte qu'à chaud la réaction est représentée par l'équation :

$$6\,I + 6\,NaOH = NaIO^3 + 5\,NaI + 3\,H^2O$$

L'analogie semble donc complète avec le chlore et le brome, du moins pour ces réactions. Mais les acides iodique et periodique présentent aussi, comme nous allons le voir, des allures particulières qu'on ne retrouve pas chez les composés correspondants du chlore et du brome.

ANHYDRIDE IODIQUE I^2O^5 ET ACIDE IODIQUE HIO^3. — L'acide iodique se prépare le mieux en faisant agir l'iode sur l'acide chlorique naissant (MILLON), ce qui produit une substitution de l'iode au chlore. A cet effet, on porte à l'ébullition une solution concentrée de chlorate de potasse, additionnée d'un poids équivalent d'iode et de quelques gouttes d'acide nitrique ; ce dernier corps sert à amorcer la réaction en libérant un peu d'acide chlorique : l'acide iodique formé se substitue progressivement à l'acide chlorique dans son sel de potasse. Quand tout l'iode a disparu, on neutralise la liqueur par de l'eau de baryte et on la précipite par un excès de nitrate de baryte. L'iodate de baryte peu soluble se dépose ; on le décompose à l'ébullition par une quantité exactement suffisante d'acide sulfurique. On sépare par filtration le sulfate de baryte insoluble de l'acide iodique soluble et on fait cristalliser ce dernier.

L'acide iodique forme des prismes transparents, solubles dans l'eau, peu solubles dans l'alcool. La conductibilité électrique de la solution aqueuse montre que l'acide iodique est bivalent et que sa formule brute doit être par conséquent $H^2I^2O^6$, et non pas HIO^3 (Rosenheim et Liebknecht). Il forme en effet des biiodates de formule $MeHI^2O^6$ (Me représentant un métal univalent) et des iodates normaux. Les iodates sont réputés toxiques. Ils sont décomposés par de nombreux acides tant minéraux qu'organiques ; l'acide iodique déplacé peut lui-même se décomposer dans ces conditions avec mise en liberté d'iode.

Chauffé vers 170°-200°, l'acide iodique se transforme en anhydride iodique I^2O^5, poudre blanche très soluble dans l'eau et même dans l'alcool. Ce corps n'a pas d'analogue dans la série des composés oxygénés du chlore et du brome : il se rapproche plutôt de l'anhydride azotique Az^2O^5. Tous deux seraient formés exothermiquement à partir de leurs éléments, si l'union directe était possible. Tous deux sont décomposés par la chaleur : seulement I^2O^5 est décomposé en ses éléments vers 300°, tandis que Az^2O^5 donne $Az^2O^4 + O$. Enfin les deux anhydrides I^2O^5 et Az^2O^5, aussi bien du reste que les acides correspondants, sont décomposés par la lumière dès la température ordinaire. Cette décomposition de l'acide iodique ne se fait pas à la lumière diffuse, mais seulement à la lumière directe, ce qui prouve qu'elle exige une certaine intensité lumineuse. Elle est du reste très lente et c'est seulement au bout de vingt jours que l'acide iodique commence à se teinter par la mise en liberté d'iode. Enfin les solutions *étendues* d'acide iodique, comme celles d'acide azotique, ne sont pas décomposées par la lumière (Berthelot).

Il suit de cette communauté de propriétés que l'anhydride et l'acide iodiques jouissent, comme les combinaisons correspondantes de l'azote, de propriétés oxydantes. En particulier l'oxyde de carbone, même très étendu d'air, est totalement oxydé à + 65° par l'anhydride iodique (A. Gautier, Nicloux).

La réduction de l'acide iodique se montre encore dans l'action de l'acide sulfurique. A 200°, ce dernier acide dissout une quantité appréciable d'acide iodique et laisse déposer par refroidissement des cristaux qui sont de l'anhydride iodique si l'acide sulfurique était concentré, de l'hydrate $2\,I^2O^5,H^2O$ si l'acide sulfurique était étendu. Mais si l'on porte la température à 250°, on voit d'abord se produire un dégagement d'oxygène, révélateur d'une réduction ; et l'on obtient par refroidissement divers composés jaunes cristallisés qui contiennent tous dans leur molécule du peroxyde d'iode I^2O^4. Enfin, à cette phase de dégagement d'oxygène succède une phase marquée par un dégagement de vapeurs d'iode : une partie de ce dernier élément réduit encore de l'acide iodique et forme de l'anhydride iodeux I^2O^3 qui se combine à l'acide sulfurique pour donner un composé cristallisé jaune (Chrétien).

L'acide iodique est susceptible de se combiner à d'autres acides, généralement riches en oxygène comme lui-même, pour former des acides complexes qui semblent résulter non pas d'une simple juxtaposition moléculaire mais d'une pénétration plus intime. Parmi les acides ainsi susceptibles de s'unir à l'acide iodique nous citerons : l'acide chromique qui forme un acide chromo-iodique dont la composition correspond à la formule $I^2O^5.2CrO^3.5H^2O$ (Berg); les acides vanadique (Ditte) et phosphorique (Chrétien); les acides molybdique et tungstique (Blomstrand, Chrétien). La constitution des iodo-molybdates en solution aqueuse a été étudiée par Rosenheim et Liebknecht : d'après leur conductibilité électrique et l'action des alcalis, cette constitution semble être identique à celle des biiodates dans les mêmes conditions. Les iodo-molybdates (et sans doute aussi

lès iodo-tungstates, semblent donc devoir être représentés
par des schémas analogues à ceux des biiodates. Ces
schémas seraient, d'après Blomstrand et d'après Rosenheim
et Liebknecht, les suivants :

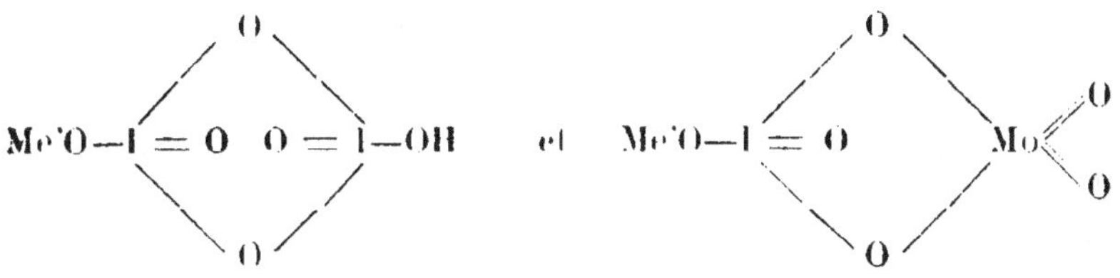

$$
\begin{array}{ccc}
& O & \\
& \diagup \quad \diagdown & \\
Me'O{-}I = O \quad O = I{-}OH & & Me'O{-}I = O \qquad Mo\begin{array}{c} O \\ O \end{array} \\
& \diagdown \quad \diagup & \\
& O & \\
\text{Biiodates} & & \text{Iodo-molybdates}
\end{array}
$$

On voit que dans ces composés l'iode fonctionnerait
comme élément septivalent.

Acide périodique (HO)⁷IO. — Il se forme en oxydant par
un courant de chlore une solution très alcaline d'un iodate.
Si l'alcali est de la soude, il se forme un précipité cristallin
très peu soluble de periodate bisodique $(Na^2H^3O)^3IO$. En
dissolvant ce précipité dans l'acide azotique et précipitant
par l'azotate de plomb, on obtient un periodate triplombique
insoluble, qu'on décompose par une quantité exactement
suffisante d'acide sulfurique étendu.

L'acide periodique cristallise en prismes rhomboïdaux
déliquescents. Il fond à 130°, puis se décompose en oxygène
et iode. C'est un oxydant énergique.

En solution aqueuse, il constitue un acide quintivalent
(Blomstrand, Rosenheim et Liebknecht), répondant à la formule $I^2O^7.5\,H^2O$ ou $IO(OH)^5$, dans lequel par conséquent
l'iode fonctionne comme élément septivalent. De cet acide,
qu'on peut appeler l'acide *ortho*, dérivent des sels tels que
le sel argentique normal $(Ag^5O^5)IO$, les sels bimétalliques
$(Ag^2H^3O^5)IO$ et $(Na^2H^3O^5)IO$, les sels tri — et monométalliques.

Il y a donc certainement dans l'acide periodique cinq hydroxyles OH et par suite un radical IO comparable aux radicaux PO et AsO que nous rencontrerons plus tard dans les acides phosphorique et arsénique. L'analogie ne s'arrête pas là (BLOMSTRAND), car de l'acide ortho quintivalent, $I^2O^7 . 5 H^2O$, on peut imaginer la dérivation, par voie de déshydratation, d'acides correspondant à ceux que l'on dérive de la même façon des acides ortho-phosphorique et ortho-arsénique : acides qui auraient respectivement les formules $I^2O^7 . 4 H^2O$; $I^2O^7 . 3 H^2O$; $I^2O^7 . 2 H^2O$; $I^2O^7 . H^2O$. Ces acides sont en effet généralement connus à l'état de sels, que l'on obtient en portant à des températures convenables les sels ortho, absolument comme cela a lieu pour les phosphates et les arséniates. Mais les acides correspondants ne peuvent être obtenus à l'état de liberté, car en solution aqueuse l'acide ortho seul est capable de subsister, comme cela a lieu pour l'acide arsénique.

L'acide periodique en solution aqueuse, traité par une base forte, donne par déshydratation (ROSENHEIM et LIEB-KNECHT) le sel correspondant à l'acide hypothétique $I^2O^7 . H^4O$ ou $(HO) - IO \equiv O^2$, acide que l'on distingue par la désignation de *méta*.

En définitive, l'étude des composés oxygénés de l'iode révèle de multiples analogies entre l'iode multivalent et les métalloïdes de la famille de l'azote, notamment l'arsenic.

CHAPITRE III

MÉTALLOÏDES BIVALENTS

La famille des métalloïdes bivalents comprend les éléments suivants, rangés dans l'ordre croissant de leurs poids atomiques :

$$
\begin{aligned}
\text{Oxygène} & \ldots \quad O = 15.88 \\
\text{Soufre} & \ldots \quad S = 32 \\
\text{Sélénium} & \ldots \quad Se = 79 \\
\text{Tellure} & \ldots \quad Te = 127
\end{aligned}
$$

Ces métalloïdes sont caractérisés par cette propriété qu'un volume de leurs vapeurs s'unit à deux volumes de gaz hydrogène pour donner deux volumes d'hydrure gazeux. La quantité de chaleur mise en jeu dans cette combinaison décroît à mesure que s'élève le poids moléculaire, comme l'indique le tableau suivant :

$$
\begin{aligned}
H^2 \text{ gaz} + O \text{ gaz} &= H^2O \text{ gaz} \ldots & +\ 58 \text{ C. } 1 \\
H^2 \text{ gaz} + S \text{ cristal.} &= H^2S \text{ gaz} \ldots & +\ 4 \text{ C. } 8 \\
H^2 \text{ gaz} + Se \text{ métal.} &= H^2Se \text{ gaz} \ldots & -\ 25 \text{ C. } 1 \\
H^2 \text{ gaz} + Te \text{ crist.} &= H^2Te \text{ gaz} \ldots & -\ 34 \text{ C. } 9
\end{aligned}
$$

Il suit de là que les deux premiers composés, exothermiques, présentent, dans la zone de leurs transformations réversibles et sous l'influence des variations de température, une allure absolument opposée à celle des deux derniers, qui sont endothermiques. L'expérience a montré en effet que dans cette zone, conformément à la loi de Van t'Hoff, une élévation de température produit une dissociation croissante de H^2O et de H^2S, une formation croissante de H^2Se. Les deux hydrures endothermiques sont peu stables aux températures ordinaires, surtout H^2Te qui se décompose spontanément.

On voit apparaître dans cette famille une propriété que nous n'avions pas rencontrée chez les métalloïdes univalents, à savoir l'aptitude de chaque élément à se manifester sous des états allotropiques distincts, qui se correspondent du reste assez bien d'un élément à l'autre.

Le tellure semble s'écarter assez notablement des autres éléments de la famille (Metzner). Ainsi, tandis que le soufre et le sélénium sont certainement des métalloïdes, puisque leurs produits d'oxydation du type SO^2 et SO, donnent avec l'eau des composés nettement acides, au contraire le tellure se rapproche des métaux, car le composé TeO^2 n'est que faiblement acide et est, au contraire, assez fortement basique, puisqu'il forme avec l'acide sulfurique une combinaison stable $SO^3.2\,TeO^2$.

OXYGÈNE

ÉTAT NATUREL. — L'oxygène existe à l'état libre dans notre atmosphère, dont il constitue environ le cinquième, et dans les eaux, où il se trouve dissous en assez faible proportion ; il entre, en outre, à l'état combiné dans la composition de la plupart des matériaux constitutifs de la surface de notre globe. Il paraît, au contraire, totalement absent de l'atmosphère solaire (Janssen) ; en sorte que sa distribution dans l'univers semble inverse de celle de l'hydrogène.

PRÉPARATION. — C'est de l'atmosphère que l'industrie, extrait l'oxygène. Il faut pour cela le séparer des corps qui l'accompagnent. On ne peut songer à absorber tous les corps autres que l'oxygène, car l'opération serait irréalisable, soit pour des raisons chimiques, soit pour des raisons économiques. Il faut donc absorber l'oxygène lui-même et pour cela l'engager dans une combinaison d'où on puisse le dégager ensuite. Le type d'une pareille méthode d'extraction est fourni par l'expérience classique de LAVOISIER sur la composition de l'air, expérience qui consiste à faire agir à 350° l'oxygène atmosphérique sur du mercure pour fixer un oxyde mercurique HgO, que la température du rouge décompose en ses éléments :

$$Hg + O = HgO$$
$$HgO = Hg + O$$

On voit que le même poids de mercure peut servir à fixer, puis à dégager une quantité illimitée d'oxygène : en d'autres termes, on constitue ainsi un cycle d'opérations qui peut se répéter indéfiniment. Ce sont de pareils cycles que l'industrie s'efforce de réaliser pour l'extraction de l'oxygène atmosphérique. On en a proposé d'assez nombreux ; mais celui qui donne les meilleurs résultats est le cycle de BOUSSINGAULT, où le protoxyde de baryum joue le rôle du mercure dans le cycle de LAVOISIER.

En effet, au rouge sombre, vers 500°, le protoxyde BaO absorbe l'oxygène atmosphérique pour se transformer en bioxyde BaO^2 par une réaction exothermique.

$$BaO + O = BaO^2$$

Mais, au rouge vif, vers 800°, le bioxyde se dissocie en protoxyde et oxygène :

$$BaO^2 = BaO + O$$

On pourrait donc, par une alternance de température, extraire de l'atmosphère une quantité illimitée d'oxygène à l'aide d'un poids donné de baryte. Aujourd'hui, on remplace, dans une certaine mesure, cette alternance de température par une alternance de pression. Grâce à un jeu de pompes aspirantes et foulantes, la fixation de l'oxygène, qui s'accompagne d'une diminution de volume, est facilitée par une compression d'environ 1 atm. 2/3 ; tandis que le dégagement d'oxygène, qui s'accompagne d'une augmentation de volume, est favorisé par une décompression d'environ 1/4 d'atmosphère.

Il est essentiel que l'air soit au préalable bien dépouillé de son acide carbonique et de sa vapeur d'eau par passage sur de la soude caustique et de la chaux vive. Sans cette précaution, le protoxyde BaO, absorbant CO_2 et H_2O, se changerait en carbonate $BaCO_3$ et hydrate $Ba(OH)_2$, stables aux plus hautes températures de l'opération et incapables par conséquent de régénérer BaO ; si bien que la baryte finirait par sortir tout entière du cycle des réactions et devrait être renouvelée. Le protoxyde BaO doit lui-même être préparé par calcination du nitrate, opération qui le donne dans un état poreux propice à l'absorption de l'oxygène.

L'oxygène ainsi préparé est livré dans des récipients solides en acier, où il est comprimé à 120 atmosphères.

Dans les laboratoires, on prépare l'oxygène par la décomposition pyrogénée du chlorate de potasse $KClO_3$.

$$KClO_3 = KCl + 3\,O$$

La décomposition s'effectue en deux temps : il y a d'abord transformation du chlorate en perchlorate avec dégagement du tiers d'oxygène, puis, à une température plus élevée.

transformation du perchlorate en chlorure avec dégagement des deux autres tiers :

$$2 KClO^3 = KClO^4 + KCl + O^2$$
$$KClO^4 = KCl + O^4$$

On ajoute d'ordinaire au chlorate de potasse du bioxyde de manganèse MnO^2 qui à première vue semble ne pas participer à la réaction, mais qui, en réalité, se transforme, sans doute sous l'influence oxydante du chlorate, en un acide suroxygéné de manganèse, lequel se détruit ensuite par la chaleur en repassant à l'état de MnO^2, décrivant ainsi un cycle de réactions.

L'opération se fait dans une marmite de fonte, dont le couvercle, simplement luté en plâtre, peut se soulever sous le moindre excès de pression (fig. 18).

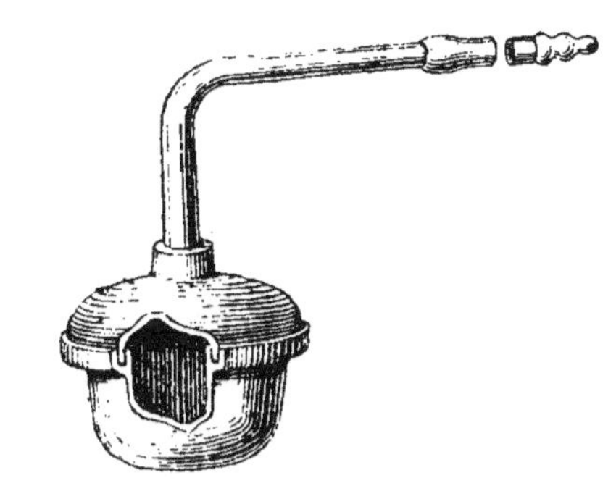

Fig. 18

Cornue SALLERON en fer pour la préparation de l'oxygène.

L'oxygène ainsi préparé contient de petites quantités de produits chlorés. Le meilleur procédé pour avoir de l'oxygène rigoureusement pur est l'électrolyse de l'eau, qui donne à l'anode de l'oxygène mêlé d'un peu d'ozone, ce dernier pouvant être ramené à l'état d'oxygène par une température de 300°.

PROPRIÉTÉS PHYSIQUES. — L'oxygène est un gaz incolore, sans odeur ni saveur. Sa densité normale par rapport à l'air moyen de Paris est de 1,10523, nombre probablement approché à moins de 1/20000. Il n'est pas très soluble dans l'eau et il est difficilement liquéfiable, car ses données critiques sont — 112° et 50 atmosphères. Aussi n'a-t-il été liquéfié qu'en 1878 par Pictet, d'une part, et par Cailletet de l'autre.

Dans l'appareil Pictet, l'abaissement de température nécessaire est obtenu par cascades, c'est-à-dire par des chutes

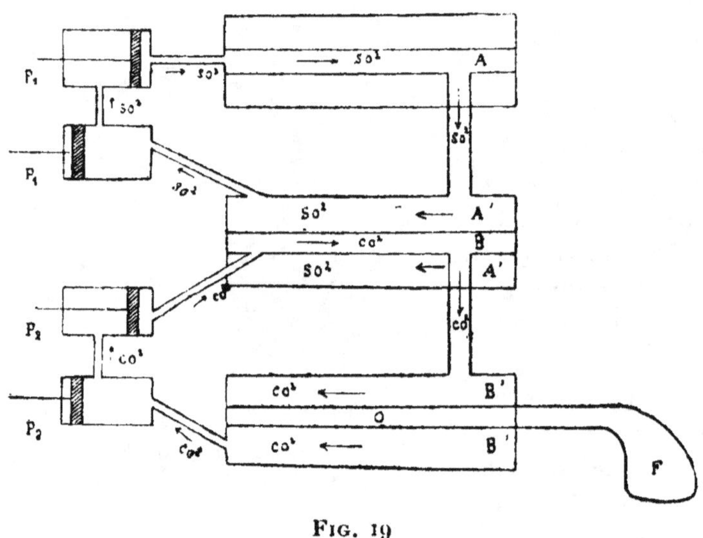

Fig. 19

Appareil de Pictet pour la liquéfaction des gaz (*schématique*).

successives; chacune de ces chutes est réalisée en faisant parcourir à une masse donnée d'un gaz convenablement choisi un cycle de transformations, qui consistent à le liquéfier d'abord par compression à une température inférieure à sa température critique, puis à le ramener à son état primitif par une évaporation sous pression réduite, laquelle a lieu, comme on sait, à une température inférieure à la précédente. Le premier cycle est décrit par du gaz sulfureux SO^2, qu'une pompe P_1 [fig. 19] refoule dans un tube *A* entouré d'eau froide, où le gaz se liquéfie aisément et d'où il tombe dans un espace annulaire *A'*; là, le liquide s'évapore sous l'action du vide causé par l'appel d'une pompe *P'₁*, qui aspire SO^2 et le refoule à nouveau en *P₁*. On obtient ainsi en *A'* une température d'environ — 70°. Un second cycle tout pareil est décrit par l'acide carbonique. Comprimé dans le tube *B* par une pompe *P₂* sous une pression de 4 à 6 atmosphères, il y est liquéfié par le froid d'environ — 70° qui règne dans cette enceinte, puis il s'écoule dans un espace annulaire *B'*, où il se volatilise sous l'action du vide causé par l'aspiration de la pompe *P'₂*. Il en résulte une température d'environ — 140°, bien inférieure à la température critique de l'oxygène et suffisante pour liquéfier ce dernier gaz sous une pression de quelques atmosphères. Cette pression est obtenue en décomposant par la chaleur du chlorate de potasse $KClO^3$ dans un obus en fer forgé *F*, qui communique avec un tube résistant *O* plongé dans le liquide carbonique bouillant.

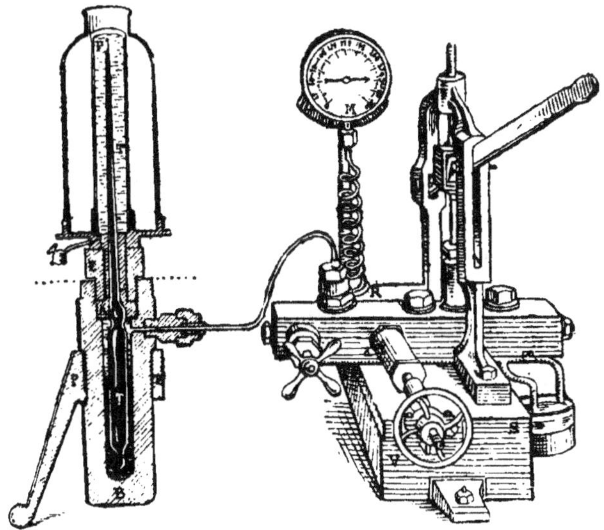

FIG. 20

Appareil de CAILLETET pour la liquéfaction des gaz.

L'appareil de CAILLETET repose sur un principe tout différent, à savoir qu'un gaz quelconque qui se détend en effectuant un

travail extérieur se refroidit, parce qu'il se dépouille d'une
quantité de chaleur équivalente au travail accompli. Le gaz est
contenu dans un *tube-laboratoire* [fig. 20], tube capillaire à
parois épaisses, où le comprime du mercure refoulé par une
presse hydraulique ; ce tube peut du reste être entouré d'un
mélange réfrigérant. En supprimant brusquement la pression,
le gaz comprimé se détend et chasse devant lui le mercure ;
c'est ce travail de refoulement qui absorbe assez de chaleur
pour refroidir fortement le gaz.
Avec l'oxygène, CAILLETET vit
apparaître un brouillard fugitif,
révélateur de l'ébullition de
l'oxygène liquide.

Les expériences précédentes
ne montraient l'oxygène liquide
qu'en voie d'ébullition, ou,
comme on dit, à l'état *dynamique* ; l'oxygène liquide à l'état
statique a été préparé en 1883
par WROBLEWSKI et OLZEWSKI, qui
modifièrent l'appareil de CAIL-
LETET, de façon à ce que le gaz
à liquéfier fût plongé dans un
milieu extrêmement froid. A cet
effet, le tube-laboratoire *q*
[fig. 21] contenant le gaz à liquéfier, se recourbe en dehors du
réservoir de compression, de
sorte que son extrémité fermée
plonge dans une éprouvette *s*,
où arrive de l'éthylène liquide
préalablement refroidi et dont
on abaisse encore la température
en faisant le vide dans l'éprouvette, reliée à une machine
pneumatique par le tube de

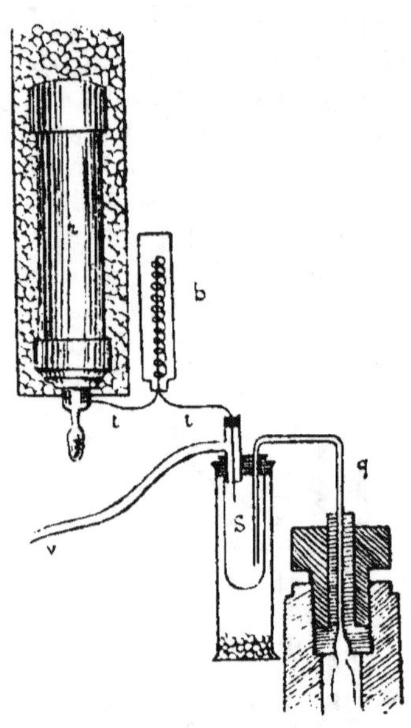

FIG. 21

Appareil de WROBLEWSKI et
OLZEWSKI pour la liquéfaction des gaz.

plomb *r*. L'éthylène liquide est préparé dans un réservoir *r* entouré d'un mélange réfrigérant de glace et de sel : il
s'écoule de *r* en *s* par un tube capillaire de cuivre *t*, dont une
portion est enroulée en serpentin dans un vase *b* rempli d'une
pâte d'acide carbonique solide et d'éther. L'éthylène liquide s'y
refroidit à — 100° et son ébullition sous pression réduite en *s*

l'amène à — 136° ; il suffit alors de produire dans le tube-laboratoire *q* une pression d'une vingtaine d'atmosphères pour amener la liquéfaction de l'oxygène.

L'oxygène liquide est plus léger que l'eau ($D = 0,899$). Il bout à —184° sous la pression atmosphérique ; son ébullition dans le vide donne une température inférieure à —200°.

Propriétés chimiques. — L'oxygène peut être combiné directement ou indirectement à tous les éléments. Lorsque cette combinaison est à la fois directe et fortement exothermique, deux cas peuvent se présenter : ou bien la combinaison marche très rapidement, en sorte qu'une grande quantité de chaleur se trouve dégagée dans un temps très court, ce qui élève rapidement la température et produit une incandescence, une flamme, pâle si le système est entièrement gazeux, brillante si des particules solides sont suspendues dans la flamme : c'est ce qu'on appelle une *combustion vive*. Dans d'autres cas, la vitesse de combinaison est infiniment moindre ; la quantité de chaleur, quoique toujours la même, est répartie sur une durée plus longue, en sorte que cette chaleur se dissipe à mesure de sa production et qu'il n'y a plus ni échauffement, ni incandescence : on est alors en présence d'une *combustion lente*. Le phosphore, le fer peuvent, suivant les cas, présenter ces deux modes d'oxydation.

C'est sans doute à une oxydation lente qu'il faut rattacher l'absorption spontanée à froid ou, comme on dit, l'*occlusion* de l'oxygène par certains métaux à l'état poreux, tel que l'état de *noir* ; car la chaleur dégagée dans l'occlusion est tout à fait comparable à celle que dégage la formation des oxydes métalliques correspondants. Ainsi, avec le noir de platine, il se forme vraisemblablement l'hydroxyde $Pt(OH)^2$; et avec le noir de palladium, probablement un mélange d'hydroxydes palladeux et palladique (Ramsay).

Cette combinaison de l'oxygène, à la température ordinaire, avec le platine et le palladium à l'état poreux est d'autant plus remarquable, que ces métaux sont avec les autres métaux nobles (argent, or) parmi ceux, assez rares, qui ne s'unissent pas directement à l'oxygène et forment avec lui, par voie indirecte seulement, des oxydes facilement détruits par la chaleur. Ces faits montrent bien l'influence de l'état physique des corps sur leur aptitude à la combinaison. On en voit un autre exemple dans la combustion vive que peuvent subir certains corps dits *pyrophoriques*, que leur état d'extrême division rend particulièrement aptes à se combiner, en raison sans doute de la multiplication des surfaces de contact. La contrepartie de ce phénomène est réalisée par certains corps qui, comme l'aluminium, ne s'oxydent à l'air que superficiellement, même à de hautes températures, parce que leur oxydation s'arrête tout de suite grâce à la formation d'un oxyde infusible qui, enveloppant toute leur surface, supprime le contact du métal avec l'oxygène. Si au contraire l'oxyde formé est fusible ou volatil, il peut s'éliminer à mesure de sa formation et la combustion vive du métal se poursuit jusqu'à épuisement. Ainsi un fil de fer, ayant seulement un point porté à l'incandescence, continue de brûler dans une atmosphère d'oxygène, parce que l'oxyde formé Fe^3O^4 est fusible à la température développée par la combustion et que, s'échappant de toutes parts en gouttelettes fondues comme un feu d'artifice, il découvre ainsi au fur et à mesure les parties du métal non encore brûlées.

Les points de combustion des métaux, pris dans un état physique comparable, sont très diversement situés le long de l'échelle thermométrique. Ceux qui s'oxydent le plus aisément sont les métaux alcalins, qui se combinent à l'oxygène dès la température ordinaire et doivent être, en conséquence, conservés à l'abri de l'air. L'oxydation est, au contraire, beaucoup plus difficile pour les métaux lourds et même impossible pour les métaux nobles. Un même métal peut en général former avec l'oxygène divers composés : mais il en est d'ordinaire un qui se montre plus stable que les autres et capable de subsister entre des limites très étendues de l'échelle thermométrique. Les oxydes stables sont précieux pour la classification des métaux, car leur type est d'ordinaire le même pour tous les éléments contenus dans une même colonne du tableau de MENDELEJEFF, mais varie d'une colonne à l'autre. Ainsi, ils ont respectivement pour types : Me^2O chez les métaux alcalins, MeO chez les alcalino-terreux, Me^2O^3 chez les métaux de la famille de l'aluminium, etc.

L'oxygène brûle aussi, dans des conditions convenables, toutes les matières organiques : il rallume une allumette présentant encore quelques points en ignition. L'oxygène sous pression réalise les combustions plus aisément et plus promptement, aussi BERTHELOT l'emploie-t-il dans la *bombe calorimétrique*, appareil destiné à la mesure des chaleurs de combustion.

Indépendamment de la combustion vive, les matières organiques sont encore susceptibles de subir, chez les êtres vivants, une combustion lente, qui présente une importance capitale dans les phénomènes de la vie, dont elle détruit les déchets. Cette combustion ne provient probablement pas, comme on l'a cru longtemps, d'une réaction directe de l'oxygène sur la matière organique; mais il semble que l'oxygène se fixe d'abord provisoirement sur certaines molécules (hémoglobine du sang, oxydases), qui lui servent de support momentané et s'en déchargent ensuite sur les matières qui doivent être oxydées.

Les combustions, vives aussi bien que lentes, s'accompagnent (ELSTER et GEITEL) d'une transformation partielle, généralement très faible, de l'excès d'oxygène en une modification allotropique (1), l'ozone, que nous allons étudier maintenant.

OZONE

Il existe une modification allotropique de l'oxygène, appelée *ozone*. Comme la transformation de l'oxygène en ozone est endothermique, la loi de Van t'Hoff permet de prévoir que la zone de stabilité de l'ozone doit être située plus haut sur l'échelle des températures que celle de l'oxygène. Et en effet Troost et Hautefeuille ont pu constater la transformation de l'oxygène en ozone à des températures de 1300° à 1400°. Il se forme aussi de l'ozone au contact des flammes et des corps incandescents (Elster et Geitel).

Mais nous savons qu'une modification allotropique peut être obtenue *à l'état d'équilibre instable*, même en dehors de sa zone de stabilité. Et, de fait, on peut obtenir de l'ozone aux températures ordinaires, mais il est instable et aisément transformable en oxygène, qui est la forme stable dans ces conditions. Les circonstances dans lesquelles se produit l'ozone aux températures ordinaires sont diverses. Citons d'abord les actions qui, atténuant habituellement les résistances passives, abaissent les limites de température où commencent les transformations d'un système : c'est ainsi que l'oxygène se transforme en ozone, dès la température ordinaire, sous l'influence des radiations spéciales

---

(1) Villard suppose que la transformation de l'oxygène en ozone dans les combustions serait due à l'émission concomitante de radiations analogues ou identiques aux rayons cathodiques.

émises par un corps radio-actif (1) hypothétique, le *radium*
(DEMARÇAY), ou encore sous l'influence de l'effluve électrique. De plus, l'ozone apparaît encore, soit dans les
combustions lentes, telles que celle du phosphore humide
à l'air, soit dans les réactions susceptibles de produire de
l'oxygène à froid, comme l'électrolyse de l'eau, la décomposition de l'eau par le fluor, etc. C'est sans doute à ces
diverses causes qu'il faut rapporter l'origine des très petites
quantités d'ozone signalées dans l'atmosphère : au plus
250 milligrammes par 100 mètres cubes.

PRÉPARATION. — C'est à l'action de l'effluve que l'on
s'adresse pour transformer pratiquement l'oxygène en
ozone. Le principe consiste à faire circuler de l'air entre
les deux armatures d'un condensateur présentant une
certaine différence de potentiel, différence qui ne doit
cependant pas se traduire par l'éclatement d'étincelles
électriques, car celles-ci provoqueraient la combinaison de
l'oxygène et de l'azote atmosphériques.

Un bon appareil de laboratoire est celui de BERTHELOT
[fig. 22], dans lequel l'air (ou l'oxygène) arrive par le tube C
dans un espace annulaire étroit compris entre deux tubes
de verre cylindriques. C'est dans cet espace que l'oxygène
se transforme partiellement en ozone, sous l'influence de
la différence de potentiel ou *tension* établie entre de l'eau
acidulée contenue dans le tube intérieur A et de l'eau

---

(1) La radio-activité est cette propriété que possèdent certains
corps, à poids atomique paraissant toujours élevé, d'émettre
spontanément et d'une manière continue, par eux-mêmes ou par
leurs composés, des radiations analogues aux rayons cathodiques.
Les corps radio-actifs actuellement connus sont l'uranium et le
thorium, auxquels il faut joindre certains corps hypothétiques,
non encore isolés de leurs mélanges, tels que le radium et le polo-
nium de Mme CURIE.

acidulée contenue dans une éprouvette extérieure *F*, les liquides de *A* et de *F* étant en communication avec les pôles d'une bobine de Ruhmkorff. L'oxygène ozonisé s'échappe ensuite par les tubes *D* et *E*, reliés l'un à l'autre par une fermeture hydraulique.

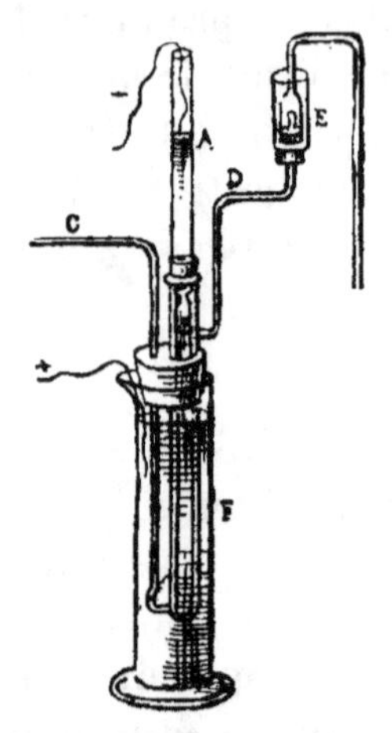

Fig. 22

Appareil de Berthelot pour la production de l'ozone.

Propriétés. — L'ozone est un gaz qui possède, même très dilué, une odeur pénétrante et suffocante, rappelant naturellement celle du phosphore abandonné à l'air, analogue aussi à celle du chlore dilué. A la dose de quelques centièmes, il irrite fortement les muqueuses. Il est antiseptique ; et l'on a proposé d'utiliser cette propriété dans un but thérapeutique et hygiénique. Il est à peu près insoluble dans l'eau.

Même à l'état de dilution, il présente, sous une épaisseur de 2 à 3 mètres, une couleur bleu de ciel. Si on le comprime *lentement*, cette coloration s'accentue et tourne au bleu indigo. En employant un dispositif analogue à celui de Wroblewski pour la liquéfaction de l'oxygène, Troost a pu, par la détente, condenser l'oxygène ozonisé en un liquide bleu. On peut obtenir plus simplement le même liquide bleu en faisant simplement arriver de l'oxygène ozonisé dans un bain d'air liquide. Par évaporation, ce liquide émet d'abord de l'oxygène presque pur et s'enrichit par conséquent progressivement en ozone. Finalement, il reste un liquide opaque, presque noir, qui bout à — 125°, mais ne tarde pas à produire une explosion (LADENBURG).

La densité de l'ozone ne peut être mesurée directement par les méthodes ordinaires, car il est toujours obtenu dilué dans de l'oxygène ou de l'air, et par conséquent, on se trouve en présence de deux inconnues : 1° la densité de l'ozone pur; 2° sa proportion dans le mélange. Il faudra donc, pour ces deux inconnues, établir deux équations, ce qui ne pourra être fait qu'à l'aide de deux opérations distinctes. Le problème a été résolu d'une manière rigoureuse par LADENBURG. Une première équation est obtenue par la mesure de la densité du mélange gazeux d'oxygène et d'ozone. L'autre équation s'obtient en dosant par les méthodes ordinaires, à l'aide d'une solution titrée d'hyposulfite sodique, l'iode mis en liberté d'une solution d'iodure de potassium par l'arrivée d'un certain volume du même mélange gazeux : l'iode est en effet libéré de l'iodure alcalin par la seule action de l'ozone, l'oxygène demeurant inactif.

LADENBURG a ainsi trouvé que la densité de l'ozone était 1,469 fois celle de l'oxygène, dans les conditions ordinaires de température et de pression. Cela veut dire que le poids d'ozone qui occupe un certain volume est au poids d'oxygène qui occuperait le même volume comme 1,469 est à 1, ou sensiblement comme 3 est à 2, ou encore, en d'autres termes, que dans tout volume capable de contenir *deux* unités de poids d'oxygène, il y aurait place pour *trois* unités de poids d'ozone. Donc en particulier, dans le volume uniforme occupé par toute molécule gazeuse, volume qui contient *deux atomes* d'oxygène (puisque ce gaz est biatomique) il doit y avoir *trois atomes* d'oxygène condensés en ozone. La molécule d'ozone peut donc être représentée par le symbole O^3, celle de l'oxygène étant représentée par O^2.

L'ozone est donc de l'oxygène condensé. D'autre part il constitue, nous l'avons dit, dans les conditions ordinaires, un état d'équilibre *instable*, vis-à-vis de l'oxygène qui est *stable* dans ces conditions. Et, en effet, une compression *brusque* le transforme en oxygène, et cela avec explosion ; la seule ébullition de l'ozone liquide devient pareillement explosive (LADENBURG). Une élévation de température produit aussi une transformation *irréversible* de l'ozone en oxygène, transformation d'autant plus étendue que la température est plus élevée et qui s'achève vers 250°-300°, d'où la nécessité d'éviter l'échauffement dans les ozoneurs pour améliorer le rendement (OTTO). A des températures beaucoup plus hautes, au contraire, il se produit, nous l'avons vu, une transformation, certainement *réversible*, de l'oxygène en ozone.

Ce fait que l'ozone est de l'oxygène condensé à l'état d'équilibre instable résume toute l'histoire chimique de ce corps, car il permet de comprendre la facilité et la puissance des oxydations qu'il provoque. L'ozone oxyde, en effet, à froid nombre de corps que l'oxygène ne brûle souvent qu'à des températures plus ou moins élevées. L'ozone porte même plusieurs éléments à leur maximum d'oxydation. Il transforme l'eau en bioxyde d'hydrogène *en présence de l'essence de térébenthine* (ANDRÉOLI), sans doute par l'intermédiaire d'un composé oxygéné transitoire de cette essence. L'ozone oxyde en effet à froid quantité de matières organiques et décolore certaines d'entre elles, comme l'indigo.

USAGES. — Cette aptitude à oxyder les matières organiques constitue la principale application industrielle de l'ozone. Ainsi il est employé pour la fabrication de certains parfums artificiels (OTTO). SIEMENS et HALSKE l'emploient à Greifenberg (Silésie) au blanchiment des toiles et à Kyritz au blanchiment de l'amidon, en alternant dans les deux cas l'action de l'ozone avec celle du chlorure de chaux, car l'ozone seul serait insuffisant.

On a aussi essayé récemment le pouvoir microbicide et germicide de l'ozone pour la stérilisation de l'eau.

Le principe de la préparation industrielle de l'ozone est le même que celui qui est mis en œuvre dans l'appareil, ci-dessus décrit, de Berthelot, à savoir l'action de l'effluve électrique sur un courant d'air. Mais la forme des ozoneurs varie à l'infini. En général, les armatures ou électrodes sont reliées aux pôles d'un alternateur de grande fréquence, et le courant d'air est assez rapide pour éviter son échauffement par l'effluve, qui n'est jamais entièrement froide.

Composés hydrogénés de l'oxygène

L'oxygène forme avec l'hydrogène deux combinaisons bien définies : le protoxyde H^2O, qui n'est autre que l'eau, et le bioxyde H^2O^2, appelé encore eau oxygénée. Il existe peut-être encore un trioxyde très instable, dont l'existence semble nécessaire pour interpréter certaines réactions (Berthelot).

Eau ou protoxyde d'hydrogène. — En 1783, Lavoisier et Laplace montrèrent que l'hydrogène sec, brûlant dans l'oxygène pur et sec, donne comme unique produit de l'eau. L'année suivante, Lavoisier et Meusnier firent la contre-épreuve et montrèrent que, réciproquement, l'eau en vapeur, passant sur du fer chauffé au rouge, se décompose en hydrogène qui se dégage et en oxygène qui reste fixé sur le fer sous forme d'oxyde magnétique, la somme des poids d'hydrogène et d'oxygène formés étant sensiblement égale au poids d'eau décomposée. Ces expériences fixaient la composition qualitative de l'eau et même, avec une assez grande approximation, sa composition quantitative en poids.

Les deux méthodes, analytique et synthétique, employées par Lavoisier, sont le type de toutes les expériences faites depuis cette époque pour déterminer, avec la précision croissante des mesures modernes, la composition quantitative de l'eau. Cette dernière détermination peut être faite au point de vue de la composition en volumes ou au point de vue de la composition en poids. De là une division naturelle des méthodes d'étude de la composition quantitative de l'eau en méthodes pondérales et méthodes volumétriques, les premières plus précises que les secondes.

I. Méthodes pondérales. — a) *Par analyse.* — On peut employer la méthode déjà citée de Lavoisier et Meusnier, c'est-à-dire la décomposition de la vapeur d'eau par le fer chauffé au rouge. L'augmentation du poids du fer donne avec exactitude le poids de l'oxygène, mais la mesure du poids de l'hydrogène n'est pas susceptible de la même précision.

b) *Par synthèse.* — C'est la méthode la plus précise (Dumas, 1843) : elle consiste à réduire au rouge sombre l'oxyde cuivrique par l'hydrogène :

$$CuO + H^2 = H^2O + Cu$$

L'hydrogène [fig. 23], produit dans un appareil à dégagement ordinaire Z, est purifié par son passage à travers une série de tubes t, t', t'', contenant respectivement de la ponce imprégnée d'azotate de plomb, de sulfate d'argent, de potasse caustique pour enlever les hydrures gazeux qu'il contient; puis il est desséché dans un tube T contenant de

l'anhydride phosphorique entouré de glace. La réduction de
l'oxyde de cuivre par l'hydrogène a lieu dans un ballon C,
préalablement taré ; la condensation de l'eau formée se fait
dans un ballon E et dans une série de tubes desséchants

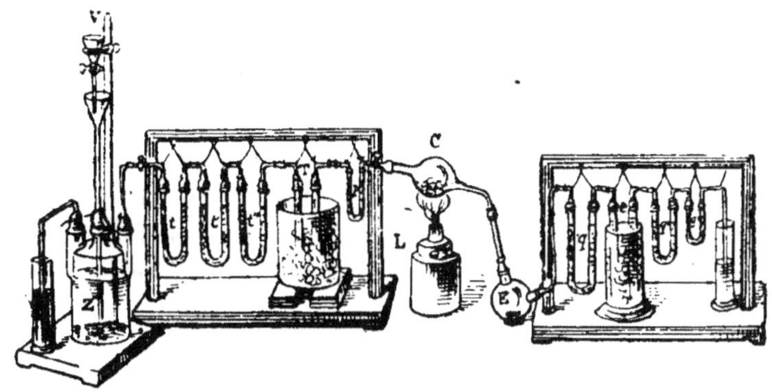

FIG. 23

Appareil de DUMAS pour déterminer la composition pondérale
de l'eau.

q, Q, q', remplis de ponce sulfurique. Cet appareil condensateur ayant aussi été préalablement taré, l'augmentation de son poids dans le cours de l'expérience donne le
poids de l'eau formée ; la diminution de poids du ballon C
donne le poids de l'oxygène contenu dans cette eau ; la
différence entre ces deux poids fait connaître le poids de
l'hydrogène.

Les mesures les plus récentes donnent pour la composition pondérale de l'eau 2 d'hydrogène et 15,88 d'oxygène,
soit à peu près 1 à 8.

II. MÉTHODES VOLUMÉTRIQUES. — a) *Par analyse*. — La
méthode est fondée sur l'électrolyse de l'eau, rendue con-

ductrice par un peu d'acide ou de base. On emploie le
voltamètre : c'est un verre dont la partie inférieure livre
passage à deux fils conducteurs, électrodes permettant de
faire passer à travers l'eau un courant continu. Les gaz
dégagés à ces électrodes sont recueillis dans de petits tubes
gradués. On constate que le gaz recueilli à la cathode
(hydrogène) occupe un volume à peu près double de
celui du gaz recueilli à l'anode (oxygène).

b) *Par synthèse.* — C'est la méthode *eudiométrique.*

L'eudiomètre est un tube barométrique, dans la chambre
duquel on introduit un mélange gazeux. On fait éclater
dans le tube des étincelles électriques jusqu'à achèvement
de la réaction qu'on veut produire. Si par exemple on introduit 100 volumes d'hydrogène et 100 d'oxygène, on constate
qu'à la fin il ne reste plus que 50 volumes d'oxygène pur.
Donc 100 volumes d'hydrogène et 50 d'oxygène ont disparu
pour former de l'eau, ce qui indique pour l'eau une composition de 2 volumes d'hydrogène et 1 d'oxygène.

Mais ce résultat n'est qu'approché, car la méthode eudiométrique n'est pas très précise. Elle a cependant subi certains
perfectionnements, notamment de la part de Regnault et
Reiset. Entre les mains de Scott (1893), elle a donné 2,0026
à 1 comme rapport des volumes d'hydrogène et d'oxygène
mesurés à 0° et 760 millimètres.

Propriétés. — L'eau existe sur la terre sous les trois états,
solide, liquide et gazeux, lesquels se transforment incessamment l'un dans l'autre, grâce aux conditions de température et de pression de notre globe. Les données critiques
de l'eau sont 370° et 195,5 atm.

Au point de vue chimique, l'eau se dissocie en ses éléments
aux températures élevées (Sainte-Claire-Deville).

L'eau est susceptible d'être décomposée par divers

éléments, qui s'emparent de son oxygène et mettent son hydrogène en liberté. Cette décomposition est effectuée à la température ordinaire par les métaux alcalins et alcalino-terreux, au rouge par le fer, au-dessus de 1000° par le charbon.

En particulier la décomposition de l'eau par le charbon :

$$C + H^2O = CO + H^2$$

donne naissance à un mélange de deux gaz combustibles CO et H, qui est connu sous le nom de *gaz à l'eau* et dont l'industrie peut utiliser la combustion susceptible de donner une température bien supérieure à celle qui fond le platine. La préparation du gaz à l'eau est maintenant très économique grâce au procédé de DELWICK, perfectionné par FLEISCHER. L'opération comprend deux phases. La première (*phase de soufflage*) consiste en une injection d'air sous pression à travers une colonne de coke chauffée de façon à ce que la formation exothermique du gaz carbonique élève la température du charbon non brûlé jusqu'à 1100°-1200°. Puis vient une seconde phase, dite de *gazéification*, parce qu'elle consiste en une injection de vapeur d'eau à travers le coke surchauffé, laquelle produit le gaz d'eau conformément à l'équation ci-dessus. Comme cette réaction est endothermique, le coke abandonne progressivement la chaleur dont il s'est chargé dans la première phase ; et, quand la température est descendue au voisinage de 1000°, où cesse la décomposition de l'eau, on recommence un nouveau cycle d'opérations.

L'eau jouit de la propriété de s'unir aisément dans les conditions ordinaires à un certain nombre de corps, tels que l'acide sulfurique, l'anhydride phosphorique, le chlorure de calcium, qui absorbent sa vapeur dans l'atmosphère et sont, pour cela, employés comme substances desséchantes. Elle forme, du reste, avec un grand nombre de corps, même de ceux qui paraissent chimiquement saturés, des hydrates que l'on range dans la catégorie des combinaisons dites moléculaires, comme par exemple $CaCl^2 + 6 H^2O$ ou

SAMBUC.   13

$CuSO^4 + 5H^2O$, etc. Le mode d'écriture adopté, exprimant qu'il s'agit d'une sorte de juxtaposition de deux molécules qui semble faite en dehors des règles de la valence, se justifie par ce fait que cette eau, dite de *cristallisation* ou d'hydratation, se détache et se volatilise d'ordinaire au voisinage de 100°, presque comme le ferait de l'eau libre. Cependant, il n'en est pas toujours ainsi ; et bien des molécules d'eau, écrites dans les formules comme eau de cristallisation, s'échappent à des températures bien supérieures à 100°, ce qui indique une combinaison plus intime et assimile ces molécules à celles de l'eau dite de *constitution*, laquelle est supposée incorporée à une molécule dont tous les atomes sont enchaînés conformément aux lois de la valence. Ainsi apparaît le caractère assez arbitraire de la dictinction imaginée entre l'eau de cristallisation et l'eau de constitution.

Quoi qu'il en soit, cette aptitude de l'eau à se combine à nombre de corps, ainsi que la valeur de certaines de ses constantes physiques, ont suggéré l'hypothèse que l'eau serait un composé chimiquement incomplet, non saturé, comme le montre le schéma

$$H - \overset{\displaystyle |}{\underset{\displaystyle |}{O}} - H,$$

dans lequel l'oxygène est quadrivalent (Bruhl).

Eau oxygénée ou bioxyde d'hydrogène H^2O^2. — Le bioxyde d'hydrogène porte le nom d'eau oxygénée, parce que sa formule brute H^2O^2 permet de le considérer comme formé de $H^2O + O$. De fait, cette union directe de l'eau et de l'oxygène, qui est endothermique, semble se réaliser à haute température, car Salet a décelé la présence du bioxyde d'hydrogène dans la flamme du gaz d'éclairage. Mais à la température ordinaire, ce composé est en équilibre instable, se décompose aisément en $H^2O + O$ par une réaction irréversible et ne peut être préparé que par voie détournée.

Sans doute l'électrolyse de l'eau, qui donne naissance à de petites quantités d'eau oxygénée, semble un moyen de réaliser, à la température ordinaire, l'union directe de l'eau et de l'oxygène. Mais il n'y a là qu'une apparence. TRAUBE a montré en effet que, si l'on interpose un diaphragme entre les deux électrodes dans la cuve à électrolyse, il ne se produit plus la moindre trace de H^2O^2, pas même à l'anode, où se dégage l'oxygène naissant ; et même si l'on introduit du bioxyde H^2O^2 tout formé dans le compartiment anodique, il y est instantanément détruit. Au contraire, l'eau oxygénée se forme en grandes quantités si l'on insuffle de l'air dans le compartiment cathodique, où se produit le dégagement d'hydrogène : il y a donc ici une combinaison directe de ce dernier avec l'oxygène atmosphérique. Ces faits prouvent que les petites quantités de bioxyde d'hydrogène formées dans l'électrolyse de l'eau sans diaphragme sont dues à la combinaison de l'hydrogène naissant avec l'oxygène dissous.

Cette formation de H^2O^2 par l'union de l'hydrogène naissant et de l'oxygène libre se réalise aussi (TRAUBE) dans diverses combustions lentes à l'air humide, notamment dans l'oxydation spontanée de certains métaux :

$$Me'' + \begin{matrix} HO\ H \\ HO\ H \end{matrix} + O^2 = Me''(OH)^2 + H^2O^2$$

PRÉPARATION. — Mais le procédé pratique de préparation du bioxyde d'hydrogène est toujours, avec des variantes de détail, celui par lequel THÉNARD a découvert ce composé. Il repose sur ce fait que maints composés suroxygénés se transforment en H^2O^2 par l'action des acides minéraux *étendus*. C'est ainsi que l'acide sulfurique *étendu* donne H^2O^2

avec les bioxydes alcalins tels que Na^2O^2, le bioxyde de baryum BaO^2, les acides peruranique UO^4 et permolybdique MoO^4, le perborate de soude $NaBoO^3 + 4H^2O$, l'acide persulfurique $H^2S^2O^8$, l'acide percarbonique $H^2C^2O^6$. Comme ces acides étendus sont des agents d'hydratation, la réaction peut être rapportée au type suivant :

$$\underset{Ba}{\overset{O-O}{\diagdown\diagup}} + H-O-H = HO-OH + BaO$$

Du reste, une pareille réaction s'accomplit sous la seule influence de l'eau avec certains sels de ces acides suroxygénés (SCHŒNE) :

$$NaBoO^3 + H^2O \rightleftarrows H^2O^2 + NaBoO^2$$

Pratiquement on s'adresse au bioxyde de baryum et comme acide on emploie l'acide chlorhydrique, ou mieux encore un acide susceptible de former un sel de baryte insoluble (acides phosphorique, sulfurique, etc.). On fait réagir les deux corps en liqueur étendue, car les acides minéraux concentrés changent le bioxyde d'hydrogène en ozone. De plus on introduit par petites quantités successives le bioxyde dans l'acide, qui donne par sa présence, constamment en excès, de la stabilité à H^2O^2 : on évite tout échauffement. On obtient ainsi une solution très diluée de H^2O^2. Par la congélation, on en sépare des cristaux de glace et le bioxyde se concentre dans les eaux-mères. Le bioxyde presque anhydre est obtenu par distillation fractionnée dans le vide, ce qui donne une solution aqueuse contenant jusqu'à 99 °/₀ de H^2O^2 (WOLFFENSTEIN).

PROPRIÉTÉS. — Le bioxyde d'hydrogène le plus complètement anhydre que l'on puisse préparer est un liquide incolore, sirupeux, d'une densité de 1,458, d'une saveur métallique analogue à celle de l'émétique, d'une odeur nitreuse, d'une réaction acide. Il est soluble dans l'eau et plus encore dans l'éther. Il bout à $+$ 69°2 sous la pression de 26 millimètres (BRUHL). La détermination de son poids moléculaire lui assigne la formule H^2O^2 (CARRARA, TAMMAN).

Les solutions diluées de H^2O^2 sont assez stables, surtout si elles sont acidulées. Les solutions concentrées sont instables et se décomposent facilement sous des influences diverses en donnant de l'oxygène. Le bioxyde pur dégage, en se décomposant, 480 fois son volume d'oxygène mesuré à 0° et 760 millimètres. Cependant il est possible de concentrer par distillation les solutions de H^2O^2, à la condition d'opérer sous pression très réduite et d'éviter la présence de matières alcalines, de composés des métaux lourds, de tout fragment de corps solide.

Cette instabilité du bioxyde d'hydrogène, cette facilité à se décomposer en $H^2O + O$, c'est-à-dire en dégageant un atome d'oxygène, comme le fait l'ozone, assigne à ce corps le rôle d'un oxydant. Et, de fait, sous son action, un grand nombre de corps simples sont oxydés, tels que le zinc. Plusieurs composés déjà oxygénés le sont encore davantage : c'est ainsi que l'eau de chaux donne des cristaux soyeux du bioxyde CaO^2 (BERTHELOT). Le sulfure de plomb noir est transformé en sulfate blanc, propriété qui a été utilisée pour blanchir un tableau fait avec une peinture à base de céruse (carbonate de plomb), peinture qui avait été noircie par le sulfure de plomb formé sous l'influence d'émanations d'hydrogène sulfuré.

Cependant certains corps, comme les métaux nobles en poudre fine, le charbon de bois, le bioxyde de manganèse, l'oxyde ferrique, le massicot, la litharge, etc., décomposent le bioxyde d'hydrogène *sans s'oxyder eux-mêmes*, ni subir aucun changement chimique, comme s'ils n'intervenaient que par leur présence. Mais leur intervention est probablement plus active ; et ils agissent sans doute en formant des composés oxydés transitoires qui se détruisent à mesure de leur formation.

C'est par un mécanisme analogue qu'il faut expliquer ce fait, à première vue plus surprenant encore que le précédent, que certains composés oxygénés, tels que le bioxyde de plomb, les acides manganique et permanganique, les oxydes des métaux nobles, décomposent le bioxyde d'hydrogène en se réduisant eux-mêmes ; en sorte qu'on observe ce résultat paradoxal de deux corps oxydants qui se réduisent par leur action mutuelle. Des quantités illimités de H^2O^2 peuvent être ainsi décomposées en $H^2O + O$ par une quantité finie d'un composé tel que Ag^2O, qui sert de pivot à la transformation par l'intermédiaire de quelque composé suroxygéné instable (BERTHELOT). Pareillement, le bioxyde d'hydrogène et l'acide chromique se réduisent mutuellement à froid avec dégagement d'oxygène grâce à la production transitoire d'un acide perchromique bleu instable.

CONSTITUTION. — Le bioxyde d'hydrogène est changé par l'acide chlorhydrique en acide hypochloreux (SCHŒNE) :

$$H^2O^2 + HCl = 2\,Cl.OH$$

Cette réaction ne peut s'interpréter qu'en admettant que la molécule H^2O^2 se compose de deux moitiés symétriques OH : la formule de constitution du bioxyde d'hydrogène est donc HO — OH ou HO ≡ OH, suivant qu'on y considère l'oxygène comme bi = ou quadrivalent.

BRUHL admet la formule H — O ≡ O — H comme seule compatible avec les réactions réductrices de ce composé et aussi avec son pouvoir réfringent, qui y révèle l'existence d'une liaison multiple (1).

(1) Cf. *Précis de physique pharmaceutique* de SIGALAS, p. 337.

Il suit de là que le bioxydé de baryum, transformable par

simple hydratation en bioxyde d'hydrogène, doit s'écrire $\overset{O - O}{\underset{Ba}{\diagdown\diagup}}$

un atome de baryum bivalent remplaçant les deux atomes d'hydrogène de HO — OH. Et de même les autres composés suroxygénés, également transformables par hydratation en bioxyde d'hydrogèn e, devront recevoir des formules de constitution construites sur le même type. Enfin, comme le bioxyde d'hydrogène se change en ozone sous l'influence de l'acide sulfurique concentré, on pourrait attribuer à l'ozone la consti-

tution $\overset{O - O}{\underset{O}{\diagdown\diagup}}$ (BRUHL).

USAGES. — L'eau oxygénée a été proposée (RANSON) pour remplacer le noir animal dans le raffinage des sucres. Elle sert aussi dans le blanchiment de la laine, de la soie, des farines, des plumes, de l'ivoire, des os, de la paille destinée à la chapellerie. L'industrie la prépare par les mêmes procédés et avec les mêmes précautions que le laboratoire.

SOUFRE

Le soufre se rencontre à l'état natif dans les terrains volcaniques, accompagné du gypse (sulfate de chaux), de la célestine (sulfate de strontiane) et d'autres espèces minérales. Comme cet élément est aisément fusible et volatil, il est facile de le séparer de sa gangue. C'est ainsi qu'on opère en Italie, notamment en Sicile.

Procédé par fusion. — Le minerai concassé est entassé sur des aires (*calcarone*) sous forme de meules traversées par des cheminées de tirage et recouvertes de terre. On enflamme le minerai ; la chaleur de combustion d'une petite partie du soufre suffit à fondre le reste de la masse, qui s'écoule par un caniveau ménagé dans le sol et va se solidifier à l'extérieur dans un peu d'eau. Le procédé perd du soufre, mais économise le combustible.

Procédé par distillation. — On l'emploie là où le combustible n'est pas coûteux. Un des dispositifs consiste à fondre le minerai de soufre dans une chambre D par la chaleur perdue d'un foyer placé sous une chaudière A, où s'écoule le soufre fondu et d'où il se volatilise en B par une tubulure latérale [fig. 24].

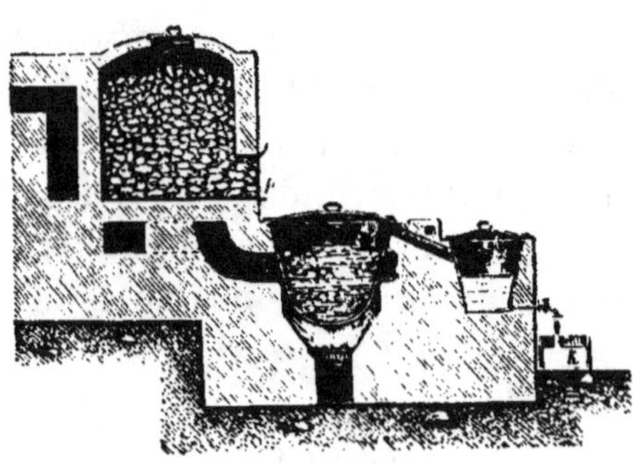

FIG. 24

Appareil pour l'extraction du soufre par distillation.

On peut encore retirer chimiquement du soufre des *charrées de soude*, résidus de la fabrication de la soude par le procédé LEBLANC. C'est un mélange de sulfure et d'oxysulfure de calcium que l'oxydation à l'air transforme en un mélange de sulfure et d'hyposulfite; les acides en précipitent alors du soufre.

$$2\,CaS + S^2O^3Ca + 6\,HCl = 3\,CaCl^2 + 3\,H^2O + 4\,S$$

On pourrait aussi obtenir des vapeurs de soufre en
chauffant au rouge les pyrites ferrugineuses (sulfure de fer)
dans un espace clos :

$$3 FeS^2 = S^2 + Fe^3S^4$$

RAFFINAGE. — On purifie le soufre en le distillant (fig. 25)
dans des cylindres de fonte B, où s'écoule le soufre préala-

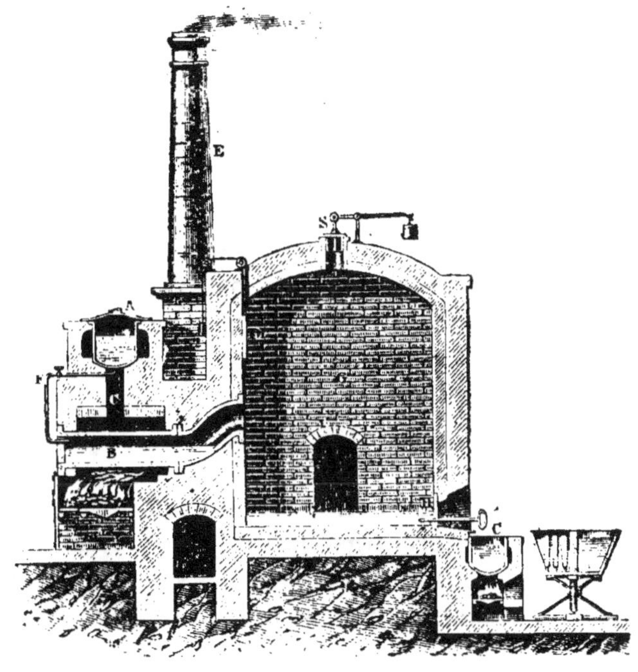

FIG. 25

Appareil pour le raffinage du soufre.

blement fondu en A par la chaleur perdue du foyer et d'où
ses vapeurs se rendent dans une grande chambre en
maçonnerie. Ces vapeurs s'y condensent sous forme d'une

poudre fine qui constitue la *fleur de soufre*. Mais si l'opération se prolonge, ou se répète à intervalles rapprochés, les parois de la chambre s'échauffent et la condensation du soufre a lieu alors à l'état liquide : ce dernier s'écoule par un orifice inférieur dans des formes cylindriques où il se solidifie et constitue le *soufre en canons*.

ÉTATS ALLOTROPIQUES. — Le soufre est susceptible de revêtir un grand nombre de formes distinctes ; les unes amorphes, les autres cristallisées ; les unes solubles, les autres insolubles dans un dissolvant déterminé tel que le sulfure de carbone. Il semble cependant qu'on puisse ramener ces formes si variées à deux types (BERTHELOT) :

Premier type : Soufre électro-négatif S^{t} soluble dans le sulfure de carbone. — Il se précipite à l'anode, sous la forme d'une masse molle amorphe, dans l'électrolyse de l'hydrogène sulfuré et des sulfures métalliques. Il se précipite aussi sous la même forme, quand on décompose les polysulfures métalliques par un acide :

$$K^2 S^n + 2\,HCl = 2\,KCl + H^2S + S^{n-1}$$

Dans ces sulfures, le soufre, combiné à un métal, est électro-négatif; ce soufre ainsi précipité est soluble dans le sulfure de carbone. Mais il ne garde pas son état amorphe et se transforme progressivement en une variété cristallisée, le *soufre octaédrique*, de couleur jaune clair très légèrement verdâtre, transparent, de densité 2,07, fusible à 114°,5, toujours soluble dans CS^2. Ce soufre octaédrique, identique au soufre natif, constitue une forme d'équilibre particulièrement stable dans les conditions ordinaires de température et de pression. C'est ce que montre bien sa comparaison avec une autre forme cristalline du soufre, le *soufre prismatique*, en aiguilles de couleur jaune brun, transparent, de densité 1,97, fusible à 117°,4. Les deux variétés cristallines, S octaédrique et S prismatique, ont leur point de transformation réversible situé à environ $+$ 95° sous la pression atmosphérique, et comme la transformation de S octaédrique en S prismatique est endothermique, il résulte de la loi de Van t'Hoff (p. 62) que le S prismatique sera stable au-dessus de 95°, instable an-dessous et que le S octaédrique sera, au contraire, instable à chaud et stable à froid. On conçoit donc que la cristallisation du soufre du sein d'une solution *chaude*, ou encore la solidification du soufre fondu donneront la forme prismatique, tandis que la cristallisation du sein d'une solution *froide* donnera du S octaédrique; à moins cependant que la cristallisation ne se fasse au contact d'une amorce cristalline de forme déterminée, laquelle impose toujours sa forme à la masse qui cristallise, même lorsqu'on est dans la zone d'instabilité de cette forme. Mais, en ce dernier cas, la forme instable ainsi produite artificiellement ne persiste pas, en général, indéfiniment et repasse peu à peu à la forme stable correspondant aux conditions actuelles de température et de pression. C'est ainsi que des cristaux octaédriques, maintenus quelque temps au-dessus de 95°, se changent en cristaux prismatiques, avec une vitesse d'autant plus grande que la température est plus élevée. Et inversement les cristaux prismatiques, refroidis au-dessous de 95°, se transforment en cristaux octaédriques avec une vitesse qui, du moins au-dessous de 60°, décroît rapidement avec la température, devient très faible à la température ordinaire et même complètement nulle à — 30°; si bien que du S prismatique, brusquement refroidi au-dessous de — 30°, pourra se maintenir *indéfiniment* à cet état d'équilibre instable (p. 10).

Deuxième type. Soufre électro-positif S_n, *insoluble dans le sulfure de carbone.* — Aux variétés précédentes, toutes solubles dans CS^2, s'opposent d'autres variétés insolubles dans ce dissolvant. On obtient un pareil soufre par la décomposition chimique de composés où le soufre joue le rôle d'élément électro-positif : par exemple dans la décomposition du chlorure de soufre par l'eau, dans la décomposition des hyposulfites par un acide :

$$S^2O^2H^2O = SO^2H^2O + S$$

On obtient ainsi une masse blanchâtre, molle, amorphe. Cependant, en effectuant la décomposition des hyposulfites dans des conditions spéciales, en versant un volume d'une solution saturée d'hyposulfite sodique dans deux volumes d'une solution saturée de HCl refroidie à $+ 10°$, on obtient un soufre jaune, un peu soluble dans l'eau, cristallisant en rhomboédres du sein d'une solution chloroformique, mais repassant progressivement à l'état de soufre amorphe insoluble.

Le soufre insoluble S_{μ} peut encore se produire aux dépens de S_λ par l'action de la chaleur. Si l'on coule dans l'eau du soufre fondu, cette sorte de trempe donne une masse molle, élastique, qui est un mélange de soufre insoluble et de soufre soluble. Le même mélange se trouve dans le soufre en fleur et en canons. D'une façon générale, a transformation de S_λ en S_μ est d'autant plus avancée que la température est plus haute, et il faut, pour empêcher la transformation inverse dans le refroidissement, que ce dernier soit aussi brusque que possible. Ces faits rappellent ceux qui se passent dans la transformation de l'oxygène en ozone aux températures élevées dans l'expérience de Troost et Hautefeuille. Et de même que l'émission propre aux corps radio-actifs ou l'effluve électrique permettent d'abaisser jusqu'aux températures ordinaires la transformation de l'oxygène en ozone; de même la lumière qui joue un rôle analogue dans l'atténuation des résistances passives, provoque un dépôt de soufre insoluble par son action sur une solution sulfo-carbonique. Ajoutons enfin que S_{II} est instable dans les conditions ordinaires, comme l'ozone, et tend à repasser à S_I. Tout tend donc à démontrer que le soufre ordinaire S_I correspond à l'oxygène et le soufre insoluble S_{II} à l'ozone et que, par conséquent, la différence entre S_I et S_{II} réside dans le nombre des atomes constitutifs de la molécule (KÜSTER, SCHAUM).

L'atomicité du soufre est en effet très variable sous ses divers états. De même que l'iode, il montre dans ses dissolutions une atomicité qui dépend de la nature du dissolvant; son poids moléculaire est S^9 dans les solutions de sulfure de carbone et de benzène, S^8 dans les solutions de phénol et de naphtaline, S^2 dans une solution de chlorure de soufre (ORNDORFF et TERRASSÉ). De même, à l'état de fusion ignée, le soufre présente des changements de propriétés qui sont certainement liés à des variations de sa constitution moléculaire. Ainsi, un peu au-dessus de son point de fusion, il constitue un liquide jaune clair, mobile, qui vers 150° commence à s'épaissir et à prendre une couleur rouge brun ; de 180° à 200°, il devient presque noir et si visqueux qu'il peut à peine couler. A des températures supérieures, il conserve sa coloration foncée, mais redevient peu à peu fluide.

A 447°,5, il se volatilise en donnant une vapeur rouge brun, qui est hexatomique vers 500° et devient biatomique au delà de 1000°.

PROPRIÉTÉS CHIMIQUES. — Le soufre s'unit directement à l'oxygène dès la température de 100°, par combustion lente accompagnée de phosphorescence ; cette combustion devient vive à 250° avec une flamme bleue, en donnant naissance à un gaz d'odeur piquante et suffocante, l'anhydride sulfureux SO^2.

Le soufre se combine du reste à tous les métalloïdes, l'azote excepté, soit à froid, comme c'est le cas du **chlore**, du brome, soit au rouge, comme c'est le cas du carbone.

Il s'unit aussi directement aux métaux, sauf l'or, le platine, l'iridium et le glucinium. Il se forme ainsi des sulfures comparables aux oxydes : ceux des métaux alcalins et alcalino-terreux sont des *sulfo-bases*, qui s'unissent à ceux des métaux lourds ou *sulfacides*, pour donner des sulfures doubles ou *sulfosels*.

Le soufre, bouilli avec les solutions alcalines ou alcalino-terreuses, donne généralement des mélanges complexes de sulfures et d'hyposulfites, quelquefois d'oxysulfures. Fondu avec les alcalis libres et carbonatés, il donne des mélanges de polysulfures et de sulfates.

Usages. — Les principaux usages du soufre sont le soufrage de la vigne pour combattre l'oïdium, la fabrication du sulfure de carbone, de la poudre noire de guerre, des allumettes, la vulcanisation du caoutchouc, la fabrication de l'acide sulfurique exempt d'arsenic, destiné aux accumulateurs. La vulcanisation a pour but de rendre permanente, entre — 2° et + 180°, l'élasticité naturelle du caoutchouc, tout en lui permettant de résister sans altération à des températures qui, sans cela, le rendraient poisseux, de ne plus durcir par le froid, de ne plus se souder avec lui-même. Cette modification de propriétés est obtenue par l'incorporation de 1 à 2 % de soufre qui se fait à une température d'environ 140° dans des chaudières en fonte chauffées par de la vapeur sous pression et fermées par des couvercles, qui contraignent à s'échapper par des cheminées les vapeurs de soufre et d'acide sulfureux formées pendant l'opération (Bapst et Hamet).

Composés hydrogénés du soufre

Le soufre forme avec l'hydrogène deux combinaisons : l'hydrogène sulfuré H^2S et le bisulfure d'hydrogène H^2S^2 correspondant respectivement à H^2O et H^2O^2.

HYDROGÈNE SULFURÉ H^2S. — L'hydrogène sulfuré correspond à l'eau par le mode de condensation de ses éléments comme par la nature des combinaisons qui en dérivent. De même que la substitution d'un métal à l'hydrogène de l'eau H^2O donne successivement les hydroxydes $MeHO$ et les oxydes métalliques Me^2O, de même cette substitution dans H^2S donne les sulfhydrates de sulfures $MeHS$ et les sulfures métalliques Me^2S. La même correspondance se retrouve en chimie organique, où l'on peut considérer comme dérivés de H^2O par substitution d'un radical alcoolique R les alcools RHO et les éthers mixtes (oxydes de radicaux alcooliques) R^2O et comme dérivés alcoylés de H^2S les mercaptans RHS et les sulfures de radicaux alcooliques R^2S.

L'hydrogène sulfuré est incessamment produit dans la nature, mais il y est aussi incessamment détruit. Une des causes les plus actives de sa production réside dans les fermentations putrides. Les microorganismes de la putréfaction, généralement anaérobies et réducteurs, transforment en H^2S le soufre presque toujours incorporé en petite quantité aux matières albuminoïdes : tel est le *bacillus sulfhydrogenus* de MIQUEL, qui donne de l'hydrogène sulfuré avec le blanc d'œuf et même avec le caoutchouc vulcanisé. Indépendamment de cette biogenèse pour ainsi dire directe de H^2S, il peut en exister une indirecte. La putréfaction des hydrates de carbone, tels que les celluloses végétales, par exemple, donne du méthane (gaz des marais) CH^4 suivant l'équation :

$$(C^6H^{10}O^5)^n + n\,H^2O = 3\,n\,CO^2 + 3\,n\,CH^4$$

mais ce méthane, s'il se trouve au contact d'un sol gypseux.
comme cela arrive dans certains cas (Enghien, par exemple),
réduit le sulfate de chaux suivant l'équation :

$$CH^4 + SO^3CaO = CO^2CaO + H^2S + H^2O$$

Enfin l'hydrogène sulfuré semble pouvoir être produit sur
notre globe indépendamment de tout être vivant : tel est celui
que l'on trouve dans les émanations volcaniques et dans les
eaux sulfureuses jaillissant de terrains granitiques profonds.
A. GAUTIER explique son origine par l'hypothèse d'une réaction
entre des composés sulfurés, oxydés et carbonés du fer, réaction
qui donnerait naissance à de l'oxysulfure de carbone COS suivant une réaction telle que :

$$3\,FeS + Fe^2O^3 + 3\,FeC = 8\,Fe + 3\,COS$$

et cet oxysulfure se décomposerait ensuite au contact des eaux
souterraines suivant la réaction connue :

$$COS + H^2O = CO^2 + H^2S$$

Quoi qu'il en soit, l'hydrogène sulfuré tendrait à s'accumuler
dans l'atmosphère et les eaux, si des causes antagonistes
n'étaient à l'œuvre pour le détruire. D'abord les solutions
aqueuses d'hydrogène sulfuré s'oxydent lentement en donnant
un dépôt de soufre qu'une oxydation plus avancée change en
acide sulfurique :

$$\begin{cases} H^2S + O = H^2O + S \\ S + O^3 + Aq = SO^3Aq \end{cases}$$

cette formation d'acide sulfurique est la cause de l'usure du
linge au voisinage des eaux sulfureuses. Ces dernières réactions
sont lentes, elles se produisent avec plus d'énergie dans le
protoplasma de certaines algues filamenteuses, qui forment autour
des sources sulfureuses des amas désignés sous le nom de
glairine ou *barégine*, algues dont l'ensemble est connu sous
l'appellation de *sulfuraires* ou *sulfo-bactéries* et qui appartiennent principalement au genre *Beggiatoa*. Ces organismes
semblent trouver dans l'hydrogène sulfuré, toxique pour les
êtres supérieurs, un aliment de choix : ils le brûlent d'abord
en produisant du soufre qui se dépose dans leur protoplasma
sous forme de granulations, lesquelles disparaissent ensuite

dans l'eau aérée pour donner peut-être de l'acide sulfurique, qui serait l'équivalent énergétique de la production d'acide carbonique chez les autres êtres.

PRÉPARATION. — Dans les laboratoires on prépare l'hydrogène sulfuré en attaquant à la température ordinaire le sulfure de fer par l'acide chlorhydrique, dans des appareils identiques à ceux qui servent à la préparation de l'hydrogène.

$$FeS + 2\,HCl = FeCl^2 + H^2S$$

Le gaz ainsi obtenu contient de l'hydrogène provenant de l'attaque d'un excès de fer libre. — On peutobtenir du gaz H^2S plus pur en attaquant à chaud la stibine ou sulfure d'antimoine Sb^2S^3 par l'acide chlorhydrique et opérant par conséquent dans un ballon :

$$Sb^2S^3 + 6\,HCl = 2\,SbCl^3 + 3\,H^2S$$

La réaction précédente ne réussit qu'avec de l'acide chlorhydrique suffisamment concentré ; la réaction se renverse, en effet, quand la liqueur contient moins de 34 p. d'acide HCl contre 100 d'eau. Cette concentration limite correspond à la composition $HCl + 6\,H^2O$ (BERTHELOT).

PROPRIÉTÉS. — L'hydrogène sulfuré est un gaz incolore, d'une saveur douce, d'une odeur d'œufs pourris. Ses données critiques sont $+ 100°$ et 90 atmosphères (LEDUC). Il est donc assez facilement liquéfiable, ce qu'on réalise en décomposant du bisulfure d'hydrogène H^2S^2 dans un tube enV de FARADAY. Ses points d'ébullition et de congélation sont à $- 61°8$ et $- 85°$ sous la pression atmosphérique.

L'eau dissout trois à quatre fois son volume de ce gaz, en donnant une solution acide, l'acide sulfhydrique, acide bivalent faible. Nous avons vu que cette solution s'altère à la longue par oxydation.

Le gaz H_2S brûle dans l'air avec une flamme bleuâtre en donnant H_2O et SO_2; mais en vase clos, il se produit, à cause de l'insuffisance d'oxygène, une combustion incomplète qui donne lieu à un dépôt de soufre sur les parois.

Les métalloïdes halogènes décomposent H_2S en s'emparant de son hydrogène et mettant en liberté le soufre :

$$H_2S + Cl_2 = 2\,HCl + S$$

Cette réaction est le principe de l'emploi des inhalations de chlore comme antidote de H_2S, auquel on attribue une part de l'asphyxie foudroyante subie parfois dans les fosses d'aisance et désignée sous le nom de *plomb des vidangeurs*.

Avec l'iode, la réaction correspondante :

$$H_2S + I_2 = 2\,HI + S$$

qui est le principe de la méthode sulfhydrométrique de Dupasquier, n'a lieu qu'en solution aqueuse; elle s'arrête lorsque la teneur en acide iodhydrique atteint 52 parties d'hydracide pour 100 parties d'eau, ce qui correspond à une composition de la liqueur représentée par $HI + 7\,H_2O$. Dans les liqueurs plus acides, c'est la réaction inverse qui a lieu.

L'hydrogène sulfuré attaque un grand nombre de métaux en formant des sulfures métalliques: c'est pour cette raison qu'il noircit l'argent.

Conduit dans les solutions alcalines et alcalino-terreuses, il y forme des sulfhydrates de sulfures par une réaction limitée et réversible.

Au contact des oxydes et des sels des métaux lourds, dissous ou même solides, l'hydrogène sulfuré forme des sulfures métalliques. Cette propriété est importante en analyse.

BISULFURE D'HYDROGÈNE. — Il se prépare en attaquant un polysulfure de calcium par l'acide chlorhydrique, procédé calqué sur celui par lequel THÉNARD obtient le bioxyde d'hydrogène par l'action du même acide sur le bioxyde de baryum. Comme pour la préparation du bioxyde d'hydrogène, il faut verser le polysulfure dans l'acide, si l'on veut que le produit obtenu soit stable.

$$CaS^3 + 2\,HCl = CaCl^2 + H^2S^2 + S^3$$

On obtient ainsi une huile jaune, plus lourde que l'eau, qui contient, en vertu même de l'équation précédente, un excès de soufre par rapport à la formule H^2S^2, si bien que l'analyse élémentaire ne peut fixer la composition exacte du produit obtenu. On y arrive par un détour. SCHMIDT a reconnu en effet que la strychnine, en présence de l'oxygène, s'unit à l'hydrogène sulfuré en donnant une combinaison, placée ci-dessous entre parenthèses :

$$2\,St + 6\,H^2S + O^3 = (2\,St + 3\,H^2S^2) + 3\,H^2O$$

et cette combinaison, dont la formule ci-dessus a été exactement établie par l'analyse, se détruit par les acides avec séparation d'un persulfure d'hydrogène, dont la formule est nécessairement H^2S^2 et qui possède toutes les propriétés de celui qu'on prépare par la méthode de THÉNARD.

Cependant HOFMANN croit avoir isolé, par une méthode analogue, un persulfure de composition H^2S^3.

Le bisulfure d'hydrogène se décompose, lentement à la température ordinaire, plus rapidement à chaud, en $H^2S + S$. Il est insoluble dans la benzine et le chloroforme, peu soluble dans l'alcool, mais aisément soluble dans le sulfure de carbone. Il détruit les couleurs organiques et décompose, comme H^2O^2, les oxydes d'or et d'argent.

Composés oxygénés du soufre

Le soufre forme avec l'oxygène trois combinaisons, qui sont les anhydrides sulfureux SO^2, sulfurique SO^3 et persulfurique S^2O^7. A ces trois anhydrides correspondent des hydrates, et il existe en outre un assez grand nombre d'hydrates, connus à l'état libre ou à l'état de sels et dont on ignore les anhydrides. Voici comment on peut concevoir la dérivation de tous ces composés à partir du soufre.

L'oxydation *directe* du soufre, brûlant au contact de l'air, donne du gaz anhydride sulfureux :

$$S + O^2 = SO^2$$

Et l'oxydation *indirecte* du soufre, réalisée par l'ébullition de cet élément avec une liqueur alcaline ou alcalino-terreuse, donne un hyposulfite :

$$4\,S + 3\,CaO = S^2O^2CaO + 2\,CaS$$

Cet hyposulfite est le sel d'un acide hyposulfureux hypothétique $S^2O^2H^2O$, qui n'a jamais été isolé, car, lorsqu'on essaie de le déplacer de ses sels par un acide, il se dédouble en soufre et acide sulfureux.

$$S^2O^2 . Aq = S + SO^2 . Aq$$

Et inversement, le soufre, bouilli avec la solution d'un sulfite, régénère un hyposulfite.

$$S + SO^2Na^2O = S^2O^2 . Na^2O$$

Or, les anhydrides sulfureux SO^2 et hyposulfureux S^2O^2, formés respectivement par oxydation directe et indirecte du soufre, et transformables du reste immédiatement l'un dans l'autre, peuvent engendrer tous les autres acides oxygénés du soufre par des procès réguliers de réduction, d'oxydation et de condensation.

I. *Réduction*. — En réduisant l'acide sulfureux, ou mieux un sulfite, en solution aqueuse, par le zinc, on obtient un sel, l'hydrosulfite de zinc :

$$SO^2 + Zn + Aq = SOZnO + Aq$$

qui correspond à un acide SOH^2O et à un anhydride SO, non isolables en raison de leur instabilité, et dont le dernier SO est le monomère de l'anhydride hyposulfureux S^2O^2; l'hydrosulfite se transforme du reste en hyposulfite à l'abri de l'air, tandis qu'au contact de l'oxygène il repasse à l'état de sulfite, ou plutôt de bisulfite. Cette dernière propriété rend les hydrosulfites précieux pour le dosage de l'oxygène dissous.

II. *Oxydation*. — 1° L'oxydation de l'anhydride sulfureux sous l'influence de l'effluve électrique donne de l'anhydride persulfurique :

$$2 SO^2 + O^3 = S^2O^7$$

2° L'oxydation du même SO^2 par un oxydant énergique tel que l'acide azotique, ou par l'oxygène vers 300° en présence de la mousse de platine, donne de l'acide ou de l'anhydride sulfurique :

$$SO^2 + O = SO^3$$

3° L'oxydation du même SO^2 par un oxydant faible, tel que MnO^2 agissant à froid, donne de l'acide hyposulfurique :

$$2 SO^2 + O + Aq = S^2O^5Aq$$

L'acide hyposulfurique $S^2O^5H^2O$ ou $H^2S^2O^6$ s'appelle encore acide dithionique, pour rappeler qu'il renferme deux atomes de soufre. Il est le premier terme d'une série, dite *thionique*.

d'acides qui ne diffèrent que par l'accumulation croissante du soufre dans leur molécule, comme le montre le tableau suivant :

$$
\begin{aligned}
&\text{Acide dithionique.} \ldots\ldots\ldots\ldots & H^2S^2O^6 \\
&\quad\text{—}\quad \text{trithionique.} \ldots\ldots\ldots\ldots & H^2S^3O^6 \\
&\quad\text{—}\quad \text{tétrathionique} \ldots\ldots\ldots & H^2S^4O^6 \\
&\quad\text{—}\quad \text{pentathionique.} \ldots\ldots\ldots & H^2S^5O^6
\end{aligned}
$$

III. *Condensation*. — Or, ces acides thioniques peuvent être considérés (BERTHELOT) comme engendrés par *condensation*, procès fréquent tant en chimie minérale qu'organique, par lequel deux ou plusieurs molécules se soudent en une molécule unique avec élimination d'une ou plusieurs molécules d'eau. Ce sont, en effet, des acides condensés mixtes qu'on peut considérer comme formés par l'union de cinq molécules d'acide sulfureux ou hyposulfureux avec élimination de trois molécules d'eau, ce qui donne les acides suivants :

$$
\begin{aligned}
&(S^2O^2)\ (SO^2)^4\ (H^2O)^2 &&\text{acide trithionique} \\
&(S^2O^2)^2\ (SO^2)^3\ (H^2O)^2 && \\
&(S^2O^2)^3\ (SO^2)^2\ (H^2O)^2 &&\text{acide tétrathionique.} \\
&(S^2O^2)^4\ (SO^2)\ (H^2O)^2 &&\text{obtenu sous forme de sel potassique.} \\
&(S^2O^2)^5\ (H^2O)^2 &&\text{acide pentathionique.}
\end{aligned}
$$

Ces vues sur la constitution des acides thioniques se trouvent justifiées par ce fait que ces acides apparaissent en liqueur aqueuse là où de l'acide hyposulfureux naissant se forme en présence d'acide sulfureux ; et que, d'autre part, ils se dédoublent en acides sulfureux et hyposulfureux par ébullition avec les alcalis, ce qui est, en chimie, un procès général d'*hydrolyse*, c'est-à-dire d'une opération, inverse de la condensation, par laquelle une molécule se scinde en deux ou plusieurs molécules nouvelles avec fixation des éléments de l'eau sur les fragments de la molécule primitive.

Un procès analogue de condensation peut être aussi. réalisé sur des molécules d'acide sulfureux : deux d'entr'elles par exemple, se soudant avec élimination d'une molécule d'eau, donnent une molécule d'acide méta-sulfureux :

$$SO^2H^2O + SO^2H^2O - H^2O = (SO^2)^2(H^2O)$$

Telle est la façon dont on peut concevoir la genèse des divers anhydrides et acides oxygénés du soufre. Nous étudierons d'une façon particulière les plus importants seulement de ces composés.

ACIDE HYDRO-SULFUREUX $SO.H^2O$ OU H^2SO^2. — Il n'est connu qu'à l'état de sel, car il se détruit aussitôt qu'on essaie de le dégager de ses combinaisons salines par l'action d'un acide.

C'est le sel sodique qui est à peu près seul usité : on l'obtient en réduisant le bisulfite correspondant.

Le procédé des laboratoires est celui de SCHUTZENBERGER.

Il consiste à faire agir des copeaux de zinc sur une solution concentrée de bisulfite sodique $NaHSO^3$, marquant 35° B., récemment préparée et bien saturée d'acide sulfureux ; on opère dans un flacon bien bouché et plongé dans l'eau froide. Au bout de 15 à 20 minutes, le zinc est entièrement dissous, le liquide incolore a perdu toute odeur sulfureuse et a acquis un pouvoir décolorant intense vis-à-vis de l'indigo et du tournesol. Il s'est formé de l'hydrosulfite acide de soude $NaHSO^2$, accompagné de sulfites neutres de soude Na^2SO^3 et de zinc $ZnSO^3$ qui ne tardent pas à se déposer sous la forme d'un sel double cristallisé :

$$3\,NaHSO^3 + Zn = NaHSO^2 + Na^2SO^3 + ZnSO^3 + H^2O$$

On obtient ainsi une solution aqueuse d'hydrosulfite sodique.

Si l'on veut obtenir ce sel cristallisé, on verse cette solution dans de l'alcool concentré, ce qui donne immédiatement un précipité cristallin composé en grande partie de sulfite double de zinc et de soude. On décante rapidement la solution claire dans des flacons qu'on remplit entièrement, qu'on bouche et qu'on laisse refroidir. En peu de temps, le liquide se prend presque en masse par suite d'un dépôt de fines et longues aiguilles feutrées. On lave à l'alcool absolu, on sèche dans le vide. Le sel sec est un peu moins altérable que lorsqu'il est humide.

L'hydrosulfite de soude prend encore naissance par l'électrolyse d'une solution de bisulfite, grâce à la réduction produite par l'hydrogène naissant. VILLON prépare ainsi une solution d'hydrosulfite destinée au blanchiment de la laine. La cuve à électrolyse, en sapin, est divisée en deux compartiments par un diaphragme poreux. La solution de bisulfite sodique à 35° B. est introduite dans le compartiment cathodique, tandis que le compartiment anodique reçoit de l'acide sulfurique à 10 $^o/_o$. Le passage du courant dégage à la cathode, qui est en charbon, de l'hydrogène, lequel réduit le bisulfite et le transforme en hydrosulfite. La solution de ce dernier, après avoir été employée au blanchiment peut être régénérée un certain nombre de fois par le passage du courant.

L'affinité énergique de l'hydrosulfite pour l'oxygène lui confère des propriétés réductrices, qui permettent de l'employer pour transformer l'indigo bleu en indigo blanc, pour doser l'oxygène gazeux ou dissous, etc.

ANHYDRIDE ET ACIDE SULFUREUX SO_2 et H_2SO_3. — Le gaz anhydride sulfureux se produit aisément par la simple inflammation du soufre ; et ce mode de préparation est employé dans les opérations de désinfection, de stérilisation, de décoloration effectuées à l'aide de ce gaz.

PRÉPARATION. — L'industrie le produit d'ordinaire par le grillage des sulfures métalliques naturels et le transforme le plus souvent aussitôt en acide sulfurique. Dans les laboratoires on réduit l'acide sulfurique par un élément approprié :

$$H^2SO^4 + M = SO^2 + MO + H^2O$$

L'élément M est généralement un métal tel que le mercure, le cuivre, l'argent ; ce peut être aussi un métalloïde tel que le soufre ou le carbone. Ainsi, on chauffe dans un ballon de l'acide sulfurique concentré et des copeaux de cuivre ; on retire le feu, pendant que se produit la mousse du début ; on lave le gaz, on le dessèche et on le reçoit, soit sur la cuve à mercure si on le veut à l'état gazeux, soit dans un matras entouré d'un mélange de glace et de sel si on le veut à l'état liquide.

PROPRIÉTÉS. — L'anhydride sulfureux SO^2 est un gaz incolore, d'une odeur piquante et suffocante. Ses données critiques sont + 155° 4 et 78 atm. 9. Il est donc très facilement liquéfiable ; et une température de — 15° suffit en effet à le liquéfier sous la pression ordinaire. Il se congèle à — 76°. L'industrie le livre à l'état liquide dans des siphons de verre résistants : comme il absorbe beaucoup de chaleur pour se vaporiser, il sert pour la production industrielle du froid, dans le système PICTET.

L'eau dissout environ cinquante fois son volume de gaz sulfureux. Il se forme ainsi un acide bivalent SO^2H^2O ou H^2SO^3, d'où dérivent les bisulfites $M\acute{e}HSO^3$ ou sulfites acides et les sulfites neutres $M\acute{e}^2SO^3$. La solution d'acide sulfureux s'oxyde à la longue à l'air, même si elle est préparée avec de l'eau bouillie et donne de l'acide sulfurique ; aussi toute atmosphère où se dégage du gaz sulfureux se charge nécessairement d'acide sulfurique.

Le gaz SO^2 s'oxyde également au contact des composés riches en oxygène, tels que les bioxydes de plomb ou de manganèse, et donne les sulfates métalliques correspondants. Il est aussi changé en acide sulfurique par les halogènes en solution aqueuse :

$$SO^2 + 2\,H^2O + 2\,Cl = 2\,HCl + H^2SO^4$$

C'est à cette affinité pour l'oxygène que SO^2 doit la propriété de décolorer le permanganate de potasse et sans doute aussi celle de détruire un grand nombre de couleurs organiques (fleurs, laine, soie).

Dans les réactions précédentes, nous avons vu SO^2 s'oxyder aux dépens d'autres corps et fonctionner par conséquent comme réducteur. Nous allons le voir maintenant céder de l'oxygène à certains corps et fonctionner par conséquent comme oxydant.

Le gaz sulfureux oxyde en effet l'étain à chaud ; sa solution oxyde le zinc à froid en donnant de l'hydrosulfite de zinc. Au rouge, le gaz sulfureux oxyde complètement l'hydrogène :

$$SO^2 + 4\,H = 2\,H^2O + S$$

A froid, dans un appareil à dégagement d'hydrogène, une partie seulement de ce dernier est oxydé :

$$SO^2 + 6\,H = H^2S + 2\,H^2O$$

et l'on voit en outre apparaître des acides pentathioniques et hydrosulfureux, engendrés par une réaction secondaire de H^2S sur SO^2.

Constitution. — Ce rôle, tantôt réducteur, tantôt oxydant de l'acide sulfureux le rapproche de l'eau oxygénée et de l'ozone et tend à lui faire attribuer une formule analogue. L'anhydride sulfureux est donc vraisemblablement représenté par le schéma $\overset{\displaystyle O - O}{\underset{\displaystyle S}{\bigvee}}$, dans lequel, du reste, existent probablement, comme dans les schémas correspondants du bioxyde d'hydrogène et de l'ozone, des liaisons multiples permettant d'expliquer le caractère incomplet de SO^2 et en particulier son aptitude à fixer de l'oxygène pour donner SO^3. — Quant à l'acide sulfureux H^2SO^3, on discute encore la question de savoir s'il possède deux hydroxyles OH ou un seul, ce qui laisse hésiter entre les deux schémas :

$$O = S\diagdown_{OH}^{OH} \qquad ou \qquad {O \atop O}\diagdown S\diagdown_{OH}^{H}$$

ANHYDRIDE ET ACIDE SULFURIQUES SO^3 ET H^2SO^4. — L'anhydride sulfureux fixe dans certaines conditions l'oxygène atmosphérique pour donner l'anhydride SO^3 ; et en présence de l'eau, il se forme l'hydrate SO^3H^2O ou H^2SO^4, qui n'est autre que l'acide sulfurique, d'une importance industrielle si considérable.

La préparation de cet acide, réduite à sa plus simple expression, peut être en effet représentée par l'équation :

$$SO^2 + O + H^2O = SO^3.H^2O$$

et le simple contact des trois corps indiqués dans le premier membre suffit, dans les conditions ordinaires, à engendrer de l'acide sulfurique, comme le montre la transformation progressive des solutions sulfureuses. Mais une pareille action est inutilisable à cause de son extrême lenteur ; et elle ne devient pratique que si elle est activée par des moyens auxiliaires convenablement choisis.

L'industrie dispose aujourd'hui de deux procédés rendant possible l'utilisation de la réaction précédente. L'un de ces procédés consiste à combiner les gaz SO^2 et O au voisinage de 300°, grâce à l'action de présence ou action *catalytique* exercée par certaines substances appropriées, au premier rang desquelles il faut placer l'amiante platinée. Le composé de platine qui imprègne l'amiante semble ne point participer à la réaction : il doit cependant agir par la formation de quelque composé oxygéné transitoire qui se produit aux dépens de l'oxygène libre et se décompose aussitôt en fixant ce dernier sur l'anhydride sulfureux. Cette action catalytique de l'amiante platinée, signalée pour la première fois par PHILIPS en 1831, serait donc analogue, dans son mécanisme intime, à l'action exercée par certains composés oxygénés de l'azote, action que met en œuvre le procédé le plus ancien et le plus répandu, celui des chambres de plomb (1).

Nous décrirons dans l'ordre historique les deux procédés industriels de fabrication de l'acide sulfurique.

I. *Procédé des chambres de plomb.* — Il existe plusieurs théories de la formation de l'acide sulfurique dans les chambres de plomb. Celles de LUNGE et de SOREL ont cependant leurs points essentiels communs. Le fait à expliquer est le suivant : une quantité *finie* d'acide azotique, introduite à l'origine dans l'appareil, peut, dans des conditions convenables de marche, transformer en acide sulfurique une quantité *indéfinie* de gaz sulfureux, d'oxygène et de vapeur d'eau. Donc, d'après toutes les analogies, on peut affirmer que l'acide azotique agit ici en donnant naissance à un ou plusieurs corps d'existence transitoire, dont la formation et la destruction alternatives se succèdent incessamment, de façon à reproduire à l'infini un cycle de réactions ayant pour effet de transformer le système $SO^2 + O + H^2O$ en SO^3H^2O.

Or, LUNGE et SOREL sont d'accord sur ce point que le corps intermédiaire et transitoire, qui est comme le pivot autour duquel tourne le cycle sans cesse répété des réactions, est un composé appelé *acide nitroso-sulfurique*

(1) La production annuelle d'acide sulfurique à 66° B. est d'environ un million de tonnes, sur lesquelles 600.000 pour l'Angleterre, 200.000 pour la France, un peu plus de 100.000 pour l'Allemagne.

ou *sulfate de nitrosyle* OH — SO² — O.AzO, que l'on peut considérer comme dérivé de l'acide sulfurique OH—SO²—OH par substitution du *nitrosyle* AzO à H. C'est ce corps qui se dépose sur les parois des chambres de plomb (*cristaux des chambres de plomb*) lorsque vient à manquer la vapeur d'eau, qui le détruit dans la marche normale de l'opération.

Les conditions de formation et de destruction de cet acide nitroso-sulfurique paraissent être multiples. La plus simple probablement des réactions qui l'engendrent paraît être celle du gaz sulfureux sur l'acide nitrique concentré, laquelle s'accomplit en deux phases représentées par les équations suivantes (LUNGE) :

$$AzO^2 — OH + SO^2 + OH — AzO^2 = OH—SO^2—OH + AzO^2—AzO^2 \quad (1)$$

Acide azotique	Acide azotique	Acide sulfurique	Hypoazotide

$$OH—SO^2—O\,H + AzO^3 —AzO = HAzO^3 + OH—SO^2—O.AzO \quad (2)$$

Acide sulfurique	Hypoazotide	Acide azotique	Acide nitroso-sulfurique

Et d'autre part, la plus simple des réactions qui détruisent l'acide nitroso-sulfurique est l'action de l'eau (LUNGE, SOREL).

$$OH\text{-}SO^2\text{-}O\,AzO + O + AzO\,O\text{-}SO^2\text{-}OH = Az^2O^3 + 2\,(OH\text{-}SO^2\text{-}OH) \quad (3)$$
$$\overset{\displaystyle \|}{H^2}$$

Acide nitroso-sulfurique	Eau	Acide nitroso-sulfurique	Anhydride azoteux	Acide sulfurique

Mais d'autres réactions concourent aussi certainement, en même temps que les précédentes, à la formation et à la destruction successives de l'acide nitroso-sulfurique. Ainsi l'anhydride azoteux Az^2O^3, qui prend naissance dans la réaction précédente, ou plutôt son hydrate $Az^2O^3.H^2O$ ou $H — AzO^2$, peut réagir sur le mélange de gaz sulfureux SO^2 et d'oxygène pour donner deux molécules d'acide nitroso-sulfurique, conformément à l'équation suivante (Lunge, Sorel) :

$$AzO^2H + O + SO^2 + SO^2 + O + HAzO^2 = 2(AzO.O—SO^2—OH) \quad (4)$$

Acide   Acide   Acide
azoteux   azoteux   nitroso-sulfurique

Et cette dernière équation met bien en évidence le mécanisme intime des réactions qui s'accomplissent dans la chambre de plomb, car elle montre comment, sous l'influence de l'acide azoteux, l'oxygène libre est incorporé au gaz sulfureux sous forme d'acide nitroso-sulfurique : incorporation définitive du reste, car la décomposition ultérieure de cet acide nitroso-sulfurique par l'eau, faite conformément à l'équation (3), laisse cet oxygène fixé sur l'acide sulfurique, tandis que se régénère l'acide azoteux prêt à accomplir une nouvelle oxydation du gaz sulfureux. On voit ainsi que l'acide azoteux, sans cesse renaissant, ne fait qu'emprunter l'oxygène à l'atmosphère de la chambre pour le rétrocéder immédiatement au gaz sulfureux et l'y fixer en fin de compte sous la forme d'acide sulfurique.

Or, l'acide azoteux n'est certainement pas seul à remplir ce rôle de transmetteur d'oxygène. D'autres composés oxygénés de l'azote, le bioxyde AzO et l'hypoazotide Az^2O^4, s'y prêtent également. Ainsi, d'après Sorel, l'acide azoteux, même dans les régions où l'atmosphère serait dépourvue d'oxygène, serait cependant capable d'oxyder le gaz sulfureux à l'état d'acide nitroso-sulfurique en lui cédant une partie de l'oxygène de sa propre molécule et descendant alors à un degré inférieur d'oxydation, à l'état d'oxyde azotique (bioxyde d'azote) AzO, comme le montre l'équation suivante :

$$+ \; \text{HO} - \text{AzO}$$

$$\text{AzO} - \text{OH} + \text{SO}^2 + \text{H O} - \text{AzO}$$

$$\text{AzO} - \text{OH} + \text{SO}^2 + \text{H O} - \text{AzO}$$

$$+ \; \text{HO} - \text{AzO}$$

$$= 2\,\text{HOH} + 4\,\text{AzO} + 2\,(\text{OH} - \text{SO}^2 - \text{O.AzO}) \quad (5)$$

Acide nitroso-sulfurique

Mais l'oxyde azotique AzO, aussitôt qu'il se trouvera en contact avec de l'oxygène libre, le fixera, en vertu d'une propriété bien connue, pour se transformer en un mélange d'anhydride azoteux Az^2O^3 et d'hypoazotide Az^2O^4; et nous venons de voir que ces deux composés oxygénés de l'azote sont aptes à engendrer de l'acide nitroso-sulfurique, l'acide azoteux en vertu des équations (4) et (5), l'hypoazotide en vertu de l'équation (2).

Donc, en résumé, les composés AzO, Az^2O^3, Az^2O^4 et $HAzO^3$ peuvent agir efficacement dans la production de l'acide sulfurique; et, par conséquent, l'ensemble des réactions chimiques qui s'accomplissent dans cette fabrication peut se mouvoir dans les limites d'oxydation et de réduction alternatives qui donnent naissance à ces composés; mais il importe que ces limites ne soient pas franchies, car si, par exemple, la réduction des composés oxygénés de l'azote descendait jusqu'à la production de protoxyde Az^2O et *a fortiori* d'azote libre, ces deux corps, n'étant pas capables de s'oxyder dans les conditions de l'opération, sortiraient sans retour du cycle des réactions ; et leur départ constituerait une perte, que les progrès de la fabrication ont tendu à éviter ou tout ou moins à réduire au minimum.

Il y a donc, en définitive, dans la fabrication de l'acide sulfurique, plusieurs cycles de réactions systématiquement enchaînées, sur le détail desquelles on n'est peut-être pas encore fixé avec certitude, mais qui semblent posséder ce caractère commun qu'elles tournent toutes pour ainsi dire autour de l'acide nitroso-sulfurique comme autour d'un centre commun. La prédominance de tel ou tel de ces systèmes de réactions sera évidemment assurée par les conditions de température, de concentration, de composition du milieu réagissant. C'est dire que les réactions varieront en général suivant les diverses parties de l'appareil et pourront même changer avec le temps dans une même région. De là la complexité des problèmes à résoudre pour une bonne marche de la fabrication et la suite de tâtonnements et de modifications qui ont amené peu à peu les appareils à leur forme présente, que nous allons maintenant décrire sommairement.

La première pièce de l'appareil, représentée en *A* dans la figure schématique 26, est un four destiné à produire du gaz sulfureux SO^2, soit par combustion du soufre (dans les cas assez rares où l'on veut obtenir de l'acide sulfurique très pur), soit quelquefois par combustion de l'hydrogène sulfuré retiré des marcs de soude par le procédé CHANCE et CLAUS, soit surtout (et c'est le cas le plus ordinaire) par le grillage de certains sulfures métalliques. Tout d'abord les seuls sulfures utilisés dans ce but ont été les pyrites ferrugineuses et cuivreuses. En France, on exploite les gisements de pyrites de Saint-Julien-de-Valgagnes dans le Gard, de Soyons dans l'Ardèche et surtout de Sain-Bel dans le Rhône (sur la rive droite de la Brévenne, affluent de la Saône). En Belgique, on utilise surtout les gisements de Liège et de Namur; en Allemagne, ceux de Meggin (Westphalie); en Suède, ceux de Fahlun ; en Norwège, ceux de Wigsnaes ; en Italie, ceux du Val d'Aoste. Mais les gisements les plus riches de l'Europe se trouvent dans la péninsule ibérique, qui fournit de pyrites les usines anglaises. Ces pyrites se trouvent surtout dans le district métallifère de Huelva : là sont les mines célèbres du Rio-Tinto, dont les sulfures sont grillés à l'usine de l'Estaque, près de Marseille, les résidus étant ensuite traités pour l'extraction du cuivre et de l'argent.

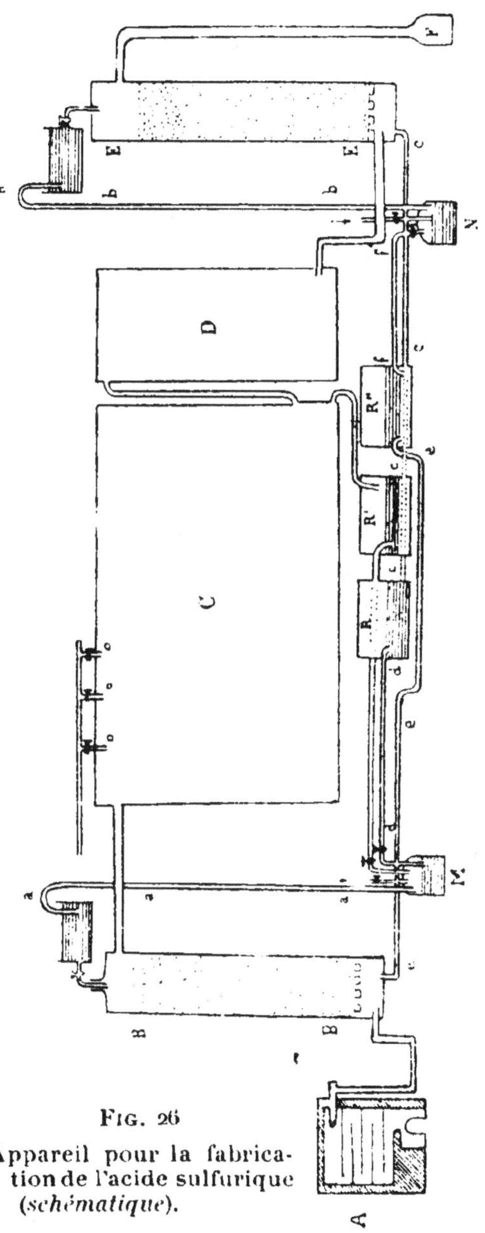

FIG. 26

Appareil pour la fabrication de l'acide sulfurique (*schématique*).

Il existe aussi des gisements exploités de pyrites aux États-Unis et en Portugal, à Pomaron.

Aujourd'hui on utilise aussi le grillage de la blende ou sulfure de zinc ZnS, pour donner du gaz sulfureux en même temps que du zinc.

Les fours employés pour le grillage des sulfures métalliques offrent des dispositions variables. Il faut seulement que l'accès de l'air nécessaire à la combustion du sulfure se fasse librement. Dans certains fours, on facilite du reste le contact de l'oxygène et du sulfure en brassant ce dernier à l'aide d'agitateurs.

Au sortir du four à grillage A, le gaz sulfureux, après avoir traversé une chambre à poussières, est conduit à la partie inférieure d'une *tour de Glover* B, appareil appelé encore *dénitrificateur*, parce qu'il reçoit à sa partie supérieure de l'acide sulfurique nitreux, c'est-à-dire de l'acide sulfurique tenant en dissolution une certaine quantité d'acide nitroso-sulfurique provenant des dernières parties de l'appareil, c'est-à-dire de la tour de Gay-Lussac. L'acide provenant de cette dernière tour, étendu du reste par son mélange dans le monte-jus M avec de l'acide provenant des chambres de plomb, est refoulé de M par l'air comprimé et amené par l'intermédiaire du tube *a* à la partie supérieure du Glover. Là il rencontre le gaz sulfureux chaud qui monte en sens inverse et le contact intime de ces corps produit la réaction.

$$OH—SO^2—O—AzO + HOH$$
$$+ SO^2 = 2AzO + 3(OH—SO^2—OH)$$
$$OH—SO^2—O—AzO + HOH$$

Dix à douze pour cent du gaz sulfureux sont ainsi transformés en acide sulfurique; le reste va avec le bioxyde d'azote AzO, achever sa transformation dans les chambres de plomb. Donc, dans le Glover, l'acide sulfurique est dénitrifié, puisque l'azote dont il était chargé rentre dans le cycle des réactions sous la forme de AzO ; il est, en outre, concentré à la fois par la formation d'une nouvelle quantité d'acide H^2SO^4 et par la perte d'eau que lui fait subir le contact du gaz sulfureux chaud. On utilise encore le Glover pour introduire dans la fabrication la quantité d'acide nitrique nécessaire, mêlé à l'acide sulfurique qui doit être envoyé dans cette tour.

Au sortir du Glover, les produits gazeux passent dans une succession de grandes chambres appelées *chambres de plomb* à cause de la nature de leurs parois, dont chacune possède en général une capacité de trois à quatre mille mètres cubes et où l'on injecte par des orifices multiples de la vapeur d'eau, ou mieux de l'eau liquide pour atténuer l'élévation de température. Cet apport d'eau doit être convenablement réglé, car une insuffisance amènerait le dépôt d'acide nitroso-sulfurique (cristaux des chambres de plomb), tandis qu'un excès réduirait les composés azotés à l'état de protoxyde ou d'azote libre et diluerait l'acide sulfurique formé. De même, la proportion d'oxygène doit être convenablement réglée dans le mélange gazeux : on y arrive à l'aide du tirage produit par la cheminée d'évacuation des gaz *F* placée à la fin de l'appareil, et le réglage est obtenu par deux registres placés respectivement en tête et en queue. On s'assure du reste de la marche normale de la fabrication par l'analyse de prises d'essai, ce qui permet de remédier aussitôt aux perturbations possibles en réglant convenablement la marche des réactions. La température des chambres, qui est déterminée par l'afflux des gaz chauds, les réactions chimiques, la condensation des produits, le rayonnement des parois, doit être, pour une marche favorable, comprise entre certaines limites. Cette température n'est pas du reste la même dans les diverses parties d'une chambre, ce qui influe sur la nature des réactions produites. D'après Sorel, les réactions qui transforment le gaz sulfureux en acide nitroso-sulfurique domineraient au centre des chambres, tandis qu'à la périphérie se produiraient de préférence les réactions qui transforment l'acide nitroso-sulfurique en acide sulfurique.

Entre deux chambres de plomb consécutives, le mélange gazeux traverse souvent des tourelles, dont l'emploi permet de diminuer la capacité des chambres de plomb. Ce sont des sortes de tours de Glover qui reçoivent par en bas le courant gazeux provenant de la chambre antérieure, par en haut de l'acide sulfurique nitreux provenant de la tour de Gay-Lussac. Ici encore la rencontre et le contact intime et prolongé des deux courants liquide et gazeux circulant en sens inverse produit une dénitrification de l'acide sulfurique. Et l'oxydation du gaz sulfureux se trouve accélérée par ce fait que les composés nitreux oxydants lui sont présentés plus abondants sous un même volume. Ces tourelles présentent du reste des types différents, suivant qu'elles sont construites d'après Sorel ou d'après Lunge.

En queue des chambres se trouve un tambour D dont l'atmosphère est rougeâtre par suite de l'accumulation des gaz nitreux en excès venus des chambres, où l'on est obligé d'introduire, pour rendre leur production intensive, plus de composés nitreux que n'en exigent les réactions qui s'accomplissent. Or, il est économique de récupérer ces composés nitreux et de les faire rentrer dans la fabrication. C'est le rôle de la *tour de Gay-Lussac E*, placée au terme de toute la série des appareils et qui doit absorber les vapeurs nitreuses, grâce à la propriété qu'elles ont de se dissoudre dans l'acide sulfurique à concentration voisine de 60° B. L'acide nitreux ainsi que le bioxyde d'azote en présence de l'oxygène donnent aisément dans ces conditions des solutions très stables d'acide nitroso-sulfurique dans l'acide sulfurique. L'hypoazotide donne aussi le même composé d'après la réaction :

$$OH-SO^2-O\,H + AzO^3-AzO = HAzO^3 + OH-SO^2-O.AzO$$

mais cette réaction étant limitée et réversible, on ne pourrait faire absorber par l'acide sulfurique qu'une assez faible quantité d'hypoazotide ; aussi est-il bon de transformer ce dernier au préalable en acide azoteux, ce qu'on réalise en injectant une petite quantité de gaz sulfureux en queue des chambres de plomb.

Pratiquement, la dissolution des gaz nitreux dans le Gay-Lussac s'obtient en y faisant circuler en sens inverse d'une part le courant des gaz nitreux qui monte de bas en haut, d'autre part un courant d'acide sulfurique à 60°-62° B., versé à la partie supérieure sous forme d'une pluie que divisent encore, dans toute la hauteur de la tour, des fragments de coke, ou mieux encore (car le coke amène une perte de vapeurs nitreuses) des boules de verre, des fragments de grès, des cylindres de grès vernissé à surface cannelée, etc. L'acide sulfurique absorbe ainsi les gaz nitreux : arrivé au bas de la tour, on l'envoie dans le Glover (et dans les tourelles, s'il en existe) par l'intermédiaire du tube c, du réservoir R, du tube d, du monte-jus M et du tube a. Là il se dénitrifie et se concentre, nous l'avons vu ; et parvenu au bas du Glover, il peut être renvoyé à la partie supérieure du Gay-Lussac par l'intermédiaire du tube e, du réservoir R'', du tube f, du monte-jus N et du tube b. Une quantité donnée d'acide sulfurique peut être ainsi envoyée alternativement d'une tour à l'autre.

L'acide sulfurique, retiré des chambres et recueilli dans le réservoir R', marque 52° à 53° B. et contient 70 % d'acide monohydraté H^2SO^4. L'acide sortant du Glover marque 62° B. Mais ces concentrations ne suffisent pas à tous les usages industriels. Il faut donc concentrer davantage l'acide obtenu.

Par distillation ou évaporation, on lui enlève assez d'eau pour lui faire marquer 66° B. (densité $= 1.84$), ce qui correspond à 97-98 % de H^2SO^4. L'acide monohydraté lui-même H^2SO^4 peut être alors obtenu en faisant cristalliser par un froid d'environ — 20° le liquide concentré jusqu'à ce point.

La concentration de l'acide des chambres a lieu généralement en deux phases : de 52°-53° B. à 60° B., elle se fait dans le plomb ; puis, comme, au delà de ce degré de concentration, le plomb serait attaqué par l'acide, on termine la concentration dans le platine, le verre ou la fonte. Cette seconde phase est naturellement la seule pour l'acide, déjà concentré à 62° B., qui provient du Glover.

La concentration dans le plomb se fait dans des cuvettes chauffées soit en dessous par les gaz provenant d'un gazogène, soit en dessus par des gaz chauds circulant à la surface de l'acide (usine KESSLER, à Clermont-Ferrand). Un dispositif de plus en plus employé consiste à immerger, dans l'acide des cuvettes, un serpentin en plomb dans l'intérieur duquel circule un courant de vapeur d'eau.

Quand l'acide sulfurique a été ainsi amené à 60°, on abandonne les récipients en plomb et on transvase dans des appareils en matières moins attaquables, où l'on procède soit par distillation, soit par évaporation. La distillation s'opère souvent dans des alambics en platine ; mais, comme ce métal est sensiblement attaqué par l'acide sulfurique très concentré, on prolonge de beaucoup la durée des appareils en le recouvrant intérieurement d'une couche d'or rendue adhérente par des procédés spéciaux ayant pour effet de former une couche superficielle constituée par un alliage des deux métaux (HERÆUS).

La distillation peut encore se faire dans des cornues en verre. Le chauffage est ici plus coûteux qu'avec les appareils en platine : aussi ce procédé n'est-il guère employé que dans les pays, tels que l'Angleterre, où le prix du combustible est relativement bas.

D'autres appareils pour la concentration de l'acide sulfurique sont en fonte, en porcelaine. Bref, les procédés de concentration sont très nombreux.

II. *Procédé catalytique*. — Le principe de ce procédé consiste à préparer d'abord de l'anhydride sulfurique SO^3, susceptible d'être ensuite transformé en acide sulfurique par combinaison avec l'eau, grâce à l'union directe du gaz sulfureux et de l'oxygène par l'action catalytique de l'amiante platiné.

Cette réaction $SO^2 + O = SO^3$ a lieu vers 300° et, dans ces conditions, elle paraît être totale. Mais, à une température un peu supérieure, elle devient réversible et la dissociation de SO^3 en SO^2 et O, étant endothermique, croît avec la température, conformément à la loi de VAN T'HOFF. Si donc on veut obtenir un bon rendement en SO^3, il faut maintenir la température du système réagissant dans les limites, assez étroites, de sa zone d'irréversibilité. Et comme la combinaison exothermique de SO^2 et de O tend à élever sans cesse la température du système, il faudra soustraire au fur et à mesure la chaleur produite par cette combinaison ; le meilleur usage qu'on en pourra faire sera de l'employer à chauffer le mélange de SO^2 et de O jusqu'au voisinage de son point de réaction, c'est-à-dire jusque vers 300°. Tout l'artifice de l'opération consistera donc en un réglage convenable de la température. qui devra être maintenue constamment voisine de 300°. La figure 27 représente un des dispositifs imaginés dans ce but par la *Badische Anilin und Soda Fabrik*. La combinaison des gaz

SO^2 et O se fait dans le tube **A** contenant l'amiante platiné.
Ce mélange a été préalablement réchauffé par sa circulation
dans un manchon concentrique extérieur **B**, grâce à la
chaleur même dégagée par la réaction exothermique accomplie en **A**. Avant de pénétrer dans le tube **A**, le mélange gazeux à travailler est rassemblé dans l'enceinte **M** dont des thermomètres indiquent la température et qui est comme un carrefour où se réunissent divers courants gazeux amenés par les conduits **I, J, K**. Ces courants ont du reste tous une origine commune, car ils ont été introduits dans l'appareil par *O*; mais le courant primitif unique a été divisé, par le jeu des soupapes V_1, V_2, V_3, V_4, en courants secondaires suivant des trajets distincts, indiqués par les

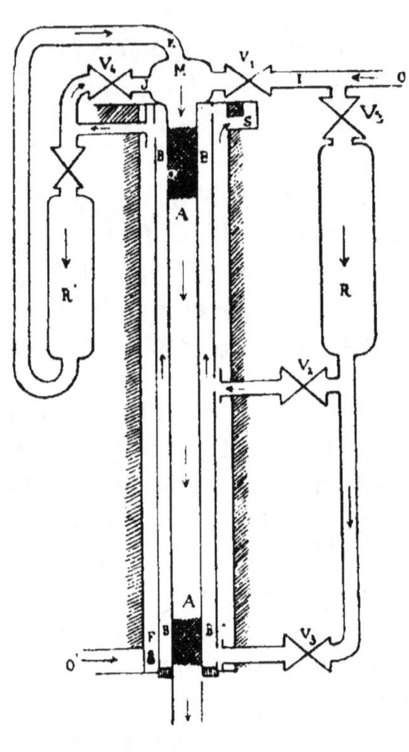

Fig. 27

Appareil pour la fabrication de
l'anhydride sulfurique (*schématique*)

flèches de la figure ; sur certains de ces trajets sont disposés
des appareils de chauffage et de réfrigération *R* et *R'*. On
amorce l'opération au début en chauffant vers 300°, à l'aide
d'un appareil de chauffage placé en **F**, un courant gazeux
qui entre par *O'* et sort par *S*.

La *Badische Fabrik* a, depuis 1898, substitué ce dernier procédé à celui des chambres de plomb pour la préparation de l'acide sulfurique. Le nouveau procédé serait au moins aussi économique que l'ancien pour les acides au-dessous de 50°B°, et le serait davantage pour les acides plus concentrés ; il serait d'autant plus avantageux que la concentration serait plus grande. En outre, les produits obtenus par la méthode catalytique sont extrêmement purs et sont, en particulier, totalement exempts d'arsenic.

PROPRIÉTÉS. — L'acide sulfurique *concentré*, obtenu par distillation ou évaporation, retient toujours 1,5 °/₀ d'eau, ce qui correspond à la formule $SO^4H^2 + 1/12\ H^2O$. Sa densité à 0° est 1.84 (66° B). C'est un liquide sirupeux, qui distille à 330° et se congèle par refroidissement en donnant des cristaux fusibles à + 10°,5 et dont la formule est exactement H^2SO^4. Cet acide pur H^2SO^4 émet, à partir de + 40°, des vapeurs d'anhydride SO^3, et, si l'on continue à chauffer, il distille de nouveau à 330° un liquide renfermant 1,5 °/₀ d'eau, c'est-à-dire de l'acide sulfurique concentré.

Il existe encore un hydrate cristallisé $H^2SO^4 + H^2O$, fusible à + 8°,5. L'acide sulfurique est, du reste, très hygroscopique, d'où son emploi comme desséchant. Sa combinaison avec l'eau est fortement exothermique, d'où la nécessité de verser peu à peu l'acide dans l'eau pour éviter des projections dangereuses. Il enlève les éléments de l'eau incorporés aux matières organiques, qu'il carbonise.

Au rouge, les vapeurs d'acide sulfurique sont détruites suivant l'équation :

$$SO^3H^2O = SO^2 + O + H^2O$$

inverse de celle qui résume sa préparation industrielle. L'ensemble de ces deux transformations constitue un cycle

qui permet d'emprunter à l'atmosphère son oxygène (DEVILLE
et DEBRAY).

L'hydrogène réduit, même à froid, plus ou moins rapidement, l'acide sulfurique concentré, mais non l'acide étendu,
en eau et acide sulfureux (BERTHELOT).

Le soufre réduit de même l'acide sulfurique concentré
à une température qui surpasse à peine 150° (BERTHELOT).

L'action de l'acide sulfurique sur les métaux est très
diverse. La réaction la plus simple consiste en une substitution du métal à l'hydrogène de l'acide :

$$SO^4H^2 + Me'' = SO^4Me'' + H^2$$

(équation où Me'' représente un métal bivalent). Elle se
réalise à la température ordinaire, où elle est exothermique,
pour le zinc, le fer, le cadmium. Au contraire, une pareille
substitution n'a pas lieu avec le mercure, le cuivre,
l'argent, pour lesquels elle serait endothermique; et ce
second groupe de métaux donne une réaction plus compliquée, qui consiste en une réduction de l'acide sulfurique
avec oxydation complémentaire du métal. Suivant la nature
du produit de réduction de H^2SO^4, cette réaction exige de
un à cinq atomes de métal :

$$H^2SO^4 + Me = SO^2 + MeO + H^2O$$
$$H^2SO^4 + 2\,Me = \tfrac{1}{2}\,(S^2O^2.H^2O) + 2\,MeO + \tfrac{1}{2}\,H^2O$$
$$H^2SO^4 + 2\,Me = \tfrac{1}{3}\,(S^3O^3.H^2O) + 2\,MeO + \tfrac{1}{3}\,H^2O$$
$$H^2SO^4 + 3\,Me = S + 3\,MeO + H^2O$$
$$H^2SO^4 + 4\,Me = H^2S + 4\,MeO$$
$$H^2SO^4 + 5\,Me = MeS + 4\,MeO + H^2$$

Toutefois ces réactions sont purement théoriques et
se compliquent par ce fait que l'oxyde métallique formé
MeO se trouvant, dès sa naissance, en présence d'un excès
d'acide, s'y combine pour former un sulfate. Il faut donc,
pour avoir les équations vraies des réactions, ajouter à
chacune d'elles un nombre de molécules d'acide sulfurique

égal au nombre de molécules d'oxyde MeO formées, ce qui donne :

$$2\,H^2SO^4 + \quad Me = SO^2 + SO^4Me + 2\,H^2O$$
$$3\,H^2SO^4 + 2\,Me = \tfrac{1}{2}(S^2O^2.H^2O) + 2\,SO^4Me + 2 \times \tfrac{1}{2}\,H^2O$$
$$3\,H^2SO^4 + 2\,Me = \tfrac{1}{3}(S^3O^5.H^2O) + 2\,SO^4Me + 2 \times \tfrac{1}{3}\,H^2O$$
$$4\,H^2SO^4 + 3\,Me = S + 3\,SO^4Me + 4\,H^2O$$
$$5\,H^2SO^4 + 4\,Me = H^2S + 4\,SO^4Me + 4\,H^2O$$
$$5\,H^2SO^4 + 5\,Me = 4\,SO^4Me + MeS + 4\,H^2O + H^2$$

Ajoutons que des réactions secondaires ont souvent lieu entre les corps indiqués dans les équations précédentes, surtout à une température un peu élevée et en présence d'un excès d'acide sulfurique. Beaucoup de ces réactions donnent naissance à de l'acide sulfureux, qui apparaît ainsi comme un des termes les plus constants de l'action des métaux sur l'acide sulfurique.

L'acide sulfurique est un acide bivalent fort énergique ; aussi déplace-t-il les autres acides de leurs combinaisons salines, au moins au-dessous de 300°. Une première substitution métallique donne les bisulfates ou sulfates acides $HMeSO^4$ ou $2\,SO^3.Me^2O.H^2O$ (Me étant supposé un métal univalent), dissociables par la chaleur en acide $SO^3.H^2O$ et sulfate neutre $SO^3.Me^2O$. Ces derniers proviennent de deux substitutions métalliques. Ils sont très stables, en général, sous l'action de la chaleur ; cependant les sulfates de métaux lourds autres que le plomb se décomposent en général plus aisément que les autres par une élévation de température en acide et base. Tous sont insolubles dans l'alcool. Beaucoup sont au contraire solubles dans l'eau : le sulfate de baryte est le plus complètement insoluble. Tous sont réduits à chaud par le charbon à l'état de sulfures.

Constitution. — L'acide sulfurique H^2SO^4 contient certainement dans sa molécule deux hydroxyles OH, car on peut préparer deux composés possédant respectivement les formules brutes SO^2Cl^2 et SO^3HCl qui par leurs réactions se comportent comme des chlorures d'acides dérivés de l'acide sulfurique et qui, par conséquent, doivent être considérés comme engendrés par la substitution successive de deux atomes de chlore à deux hydroxyles de cet acide (Cf. *Chimie organique*). On doit donc écrire l'acide sulfurique $SO^2\begin{cases}OH\\OH\end{cases}$. Il ne reste plus alors qu'à choisir entre les deux schémas :

$$\begin{matrix}O\\|\\O\end{matrix}\!\!>\!\!S\!\!<\!\!\begin{matrix}OH\\OH\end{matrix} \qquad \text{et} \qquad \begin{matrix}O\\O\end{matrix}\!\!>\!\!S\!\!<\!\!\begin{matrix}OH\\OH\end{matrix}$$

Or, le premier schéma doit être exclu, car la présence de deux atomes d'oxygène $O-O$, directement liés l'un à l'autre comme dans le bioxyde d'hydrogène, entraînerait pour l'acide sulfurique la possibilité d'engendrer ce bioxyde dans certaines conditions, ce qui n'a pas été observé jusqu'ici. On est donc amené à adopter par exclusion le second schéma, dans lequel le soufre est sexvalent.

ACIDE DISULFURIQUE OU PYROSULFURIQUE. — On peut concevoir la possibilité de la condensation de deux ou plusieurs molécules d'acide sulfurique. La plus simple de ces condensations serait représentée par l'équation :

$$OH-SO^2-O\,H + OH-SO^2-OH = HOH + OH-SO^2-O-SO^2-OH$$

Or, l'acide bivalent ainsi engendré, qui serait un acide disulfurique et qu'on pourrait écrire $2\,SO^3.H^2O$, existe. C'est lui qui fait la base du produit commercial appelé *acide fumant de Nordhausen*, du nom de la localité qui avait jadis le monopole de sa fabrication.

Le principe de cette préparation consiste à recevoir dans de l'acide sulfurique ou de l'eau une quantité suffisante d'anhydride provenant de la décomposition pyrogénée du sulfate ferrique.

$$2\,SO^3 + H^2O = 2\,(SO^3).H^2O$$
$$SO^3 + SO^3H^2O = 2\,(SO^3).H^2O$$

La matière première est un schiste pyriteux qui se trouve à Przibram, en Bohême. Le sulfure de fer, contenu dans ce schiste, est transformé en sulfate par une exposition de deux à trois ans à l'air et à l'humidité. La masse est ensuite lessivée et la solution de sulfate de fer obtenue est concentrée par évaporation de 20° à 50° B. Par le refroidissement, on obtient des cristaux de sulfate de fer, qui sont livrés au commerce, tandis que les eaux-mères, concentrées à consistance sirupeuse, sont écoulées sur le sol où la masse se solidifie sous la forme d'un produit de couleur jaune verdâtre, qui est un mélange de sulfates ferreux et ferrique et qu'on appelle *pierre de vitriol*. Cette dernière est alors chauffée dans un four à réverbère pour transformer par oxydation le sulfate ferreux en sulfate ferrique. Ce dernier est en effet seul avantageux pour le but qu'on se propose, car la chaleur lui enlève la totalité de son anhydride SO^3, tandis qu'elle ne dégagerait que la moitié de celui du sulfate ferreux, l'autre moitié étant changée en anhydride sulfureux.

La distillation du sulfate ferrique se fait dans des cornues en terre réfractaire rangées dans un four de galère. Aussitôt qu'apparaissent les vapeurs blanches d'anhydride SO^3, on adapte aux cornues des condenseurs contenant de l'eau ou de l'acide sulfurique ordinaire. L'obtention de l'acide fumant sera naturellement plus longue si la condensation se fait dans l'eau que si elle se fait dans l'acide sulfurique. Il reste comme résidu dans les cornues de l'oxyde ferrique Fe^2O^3 (*colcotar*) à peu près pur, qui est livré au commerce.

Aujourd'hui on produit, dans les usines de produits chimiques, les vapeurs d'anhydride SO^3, nécessaires à la préparation de l'acide sulfurique fumant, par l'union catalytique des gaz sulfureux et oxygène, comme dans le procédé de la *Badische Fabrick* décrit un peu plus haut.

L'acide sulfurique fumant est un liquide oléagineux, d'une couleur brun clair, d'où le refroidissement vers 0° fait cristalliser, après surfusion, l'acide disulfurique $2(SO^3,H^2O)$, fusible à $+35°$. Cet acide entre en dissociation rapide au-dessous de 100°, en donnant des vapeurs SO^3 et laissant comme résidu l'acide SO^3,H^2O.

Il est utilisé dans les usines qui fabriquent des matières

colorantes pour la préparation de dérivés sulfo-conjugués.
On l'emploie aussi dans les raffineries de pétrole.

ANHYDRIDE SULFURIQUE. — Ce composé peut être aussi
considéré comme un produit de condensation de l'acide
sulfurique formé suivant l'équation :

$$H\,O\!-\!SO^2\!-\!OH$$
$$+ \qquad = 2\,HOH + 2\,SO^3$$
$$HO\!-\!SO^2\!-\!O\,H$$

Il se forme aussi dans l'action du chlorure de sulfuryle
SO^2Cl^2 sur le sulfate d'argent Ag^2SO^4 (ODLING et ABEL.)

$$SO^2\,Cl^2 + Ag^2\,SO^4 = 2\,AgCl + (SO^2)SO^4$$

Cette réaction permet de le considérer comme un sulfate
de sulfuryle, c'est-à-dire comme de l'acide sulfurique H^2SO^4,
dans lequel deux atomes H^2 auraient été remplacés par le
radical bivalent sulfuryle SO^2, qui est le radical même de
l'acide.

Nous avons vu comment l'industrie prépare aujourd'hui
cet anhydride par l'union catalytique de SO^2 et de O. Il est
livré dans des récipients en fer-blanc, soudés à l'étain.

Il se présente sous la forme de longues aiguilles blanches,
soyeuses, condensant l'humidité de l'air avec production
d'épaisses fumées. On en connaît deux modifications: l'une
fusible à + 15° et bouillant à + 46°; l'autre fusible vers
100° seulement, en repassant à la première modification.

ANHYDRIDE ET ACIDE PERSULFURIQUES S^2O^7 et $H^2S^2O^8$. —
L'anhydride persulfurique S^2O^7 prend naissance quand on

fait agir l'effluve (BERTHELOT) sur un mélange sec, fait
en proportions convenables, d'anhydride sulfureux et
d'oxygène :

$$2\,SO^2 + O^3 = S^2O^7$$

ou d'anhydride sulfurique et d'oxygène :

$$2\,SO^3 + O = S^2O^7$$

Il se forme ainsi un liquide huileux, qui se prend à basse
température en une masse cristalline blanche. Il peut être
volatilisé à une température modérée ; mais au bout de
quelques jours, il se décompose spontanément en donnant
de l'anhydride sulfurique et de l'oxygène.

L'anhydride persulfurique se dissout dans l'eau en donnant une liqueur acide, que BERTHELOT obtint directement
en électrolysant une solution d'acide sulfurique dont la
concentration doit être comprise entre certaines limites
déterminées, définies par les densités extrêmes 1,3 et 1,5.
L'acide ainsi formé répond à la formule $H^2S^2O^8$, comme le
montre la détermination cryoscopique du poids moléculaire de ses sels (BREDIG, MARSHALL). Dès lors, on peut
interpréter de la façon suivante la formation électrolytique
de cet acide. La nécessité d'employer un acide sulfurique
moyennement concentré tiendrait à ce que, dans ces conditions, cet acide H^2SO^4 serait dissocié en ions H et HSO^4 ; et,
sous l'action du courant, deux anions HSO^4 se souderaient
en une molécule d'acide persulfurique (ELBS) :

$$HSO^4 + HSO^4 = H^2S^2O^8$$

Il est bon de diaphragmer la cuve à électrolyse par une
cloison poreuse, afin d'éviter la réduction de l'acide persulfurique par l'hydrogène naissant dégagé à la cathode.

L'acide persulfurique libre est assez instable en solution
aqueuse. Sous l'action de la chaleur, il se décompose :

$$H^2S^2O^8 + H^2O = 2\,H^2SO^4 + O$$

Au contact de l'acide sulfurique convenablement concentré, il peut se décomposer, soit conformément à l'équation précédente, soit conformément à l'équation suivante avec formation d'eau oxygénée.

$$H^2S^2O^8 + 2H^2O = 2H^2SO^4 + H^2O^2$$

C'est la concentration de l'acide sulfurique qui détermine la prédominance de l'une ou de l'autre de ces réactions.

L'acide persulfurique forme des sels assez stables, tous solubles dans l'eau ; cependant le persulfate de potasse est assez peu soluble dans ce liquide et se précipite sous la forme d'un dépôt cristallin très dense, lorsqu'on mêle deux solutions concentrées de carbonate de potasse et de persulfate d'ammoniaque.

Le plus important de ces sels est le persulfate d'ammoniaque, qui forme des cristaux blancs solubles dans le double de leur poids d'eau froide. Il est stable à l'état sec, même à la température de 100°. Mais l'humidité le décompose même à la température ordinaire, avec production d'oxygène fortement ozonisé :

$$(AzH^4)^2S^2O^8 + H^2O = 2\left[(AzH^4)HSO^4\right] + O$$

Aussi possède-t-il, comme l'acide persulfurique du reste, des propriétés oxydantes énergiques, que l'on peut utiliser dans maintes réactions chimiques et dont l'industrie cherche à tirer parti dans le blanchiment. On l'emploie aussi en photographie. L'industrie obtient ce sel en électrolysant une solution saturée de sulfate d'ammoniaque. Le mécanisme de la formation du persulfate est probablement analogue à celui qui a été indiqué plus haut pour la préparation électrolytique de l'acide persulfurique.

Pratiquement, on opère l'électrolyse dans une cuve

partagée en deux compartiments par un diaphragme. Le
compartiment positif, où plonge une anode en platine,
contient la solution saturée de sulfate d'ammoniaque
destinée à se transformer en persulfate; le compartiment
négatif, muni d'une cathode en plomb, contient une solution d'acide sulfurique à 50 %. Le transport des ions
négatifs AzH⁴ change cet acide en sulfate d'ammoniaque,
que l'on transvase dans le compartiment anodique et qu'on
remplace par une nouvelle quantité d'acide. Le persulfate
d'ammoniaque formé est enlevé de temps à autre; et,
comme le liquide du compartiment anodique où il se forme
s'enrichit progressivement en acide sulfurique, on sature
de temps à autre ce dernier à l'aide d'une solution ammoniacale de sulfate d'ammoniaque, ajoutée avec ménagement
pour éviter une élévation notable de température, qui
détruirait du persulfate. Il faut, en effet, que la température
du compartiment anodique se maintienne entre $+ 10°$ et
$+ 20°$. On marche avec une grande densité de courant à
l'anode.

CONSTITUTION. — Si l'on admet, avec ELBS, que l'acide persulfurique est formé par l'union de deux ions HSO⁴, dont la structure
est déterminée par celle même de l'acide sulfurique

$$O{>}S{<}^{OH}_{OH} \quad\text{avec deux } O \text{ doublement liés}$$

(p. 236), on voit que cette formation peut être exprimée de la
façon suivante :

$$O{>}S{<}^{O-}_{OH} \;+\; {}^{-O}_{HO}{>}S{<}^{O}_{O} \;=\; O{>}S{<}^{O - O}_{OH} \quad {}_{HO}{>}S{<}^{O}_{O}$$

Cette formule de constitution de l'acide persulfurique est
d'accord avec ce fait que cet acide donne de l'eau oxygénée dans
certaines conditions; ce qui prouve qu'il contient deux atomes
d'oxygène $O - O$ liés entre eux comme dans l'eau oxygénée
$H - O - O - H$ (ou $H - O \equiv O - H$).

Bach, admettant, d'après certaines expériences de Traube sur la constitution de l'acide persulfurique, que ce dernier doit être formé par l'union de l'ion SO^4, ou

$$O{=}S{\big\langle}^{O}_{O}{\big|}^{O}$$

, avec H^2SO^4, est conduit en conséquence à adopter le schéma dissymétrique.

$$O{=}S{\big\langle}^{-O-}_{O-O}{\big\rangle}S{\big\langle}^{O}_{OH}^{OH}$$

CHAPITRE III

MÉTALLOÏDES TRIVALENTS-QUINTIVALENTS

Les métalloïdes de la troisième famille, où nous rangerons l'azote, le phosphore, l'arsenic et l'antimoine, fonctionnent, dans la plupart de leurs combinaisons, tantôt comme trivalents, tantôt comme quintivalents. Ainsi ils forment les deux types de composés suivants :

Type trivalent	AzH^3	PCl^3	$AzCl^3$	$SbCl^3$
Type quintivalent. . .	AzH^4Cl	PCl^5		$SbCl^5$

Ces deux types de combinaisons subsistent en général également aux températures ordinaires. mais une élévation de température a le plus souvent pour effet de détruire les composés du type quintivalent pour les ramener au type trivalent C'est ainsi que, dans ces conditions. AzH^4Cl se dissocie en AzH^3 et HCl; PCl^5 se dissocie en PCl^3 et Cl^2.

Les métalloïdes de cette famille forment tous avec l'hydrogène au moins une combinaison du type trivalent AzH^3, PH^3, AsH^3, SbH^3. formules qui rappellent l'aptitude de ces composés à remplacer successivement chaque tiers de leur hydrogène par des radicaux alcooliques ou acides. La substitution alcoylée semble avoir pour effet, du moins si le radical appartient à la série grasse, de renforcer le caractère basique, commun à ces quatre composés, mais d'autant moins prononcé chez eux que leur poids moléculaire est plus élevé. Leur chaleur de formation diminue aussi, comme dans les deux premières familles, à mesure que le poids moléculaire s'élève, ainsi qu'il résulte du tableau suivant :

$$
\begin{aligned}
Az + H^3 = AzH^3 &\qquad = 17 \text{ grammes} \ldots + 12 \text{ c. } 2 \\
P \text{ (blanc)} + H^3 = PH^3 &\qquad = 34 \qquad - \ldots + 4 \text{ c. } 9 \\
As \text{ (cristallisé)} + H^3 = AsH^3 &= 78 \qquad - \ldots - 44 \text{ c. } 2 \\
Sb + H^3 = SbH^3 &\qquad = 123 \qquad - \ldots - 86 \text{ c. } 8
\end{aligned}
$$

Les deux premiers, exothermiques, sont stables aux températures ordinaires et se décomposent aux températures élevées. Les deux derniers, endothermiques, sont instables, surtout SbH^3, aux températures ordinaires et se décomposent aisément en leurs éléments.

AZOTE

ÉTAT NATUREL. — L'azote, qui forme à l'état libre environ les 4/5 de la masse de notre atmosphère, a été longtemps considéré comme ne prenant aucune part directe aux phénomènes de la vie à la surface du globe. Cette conception est aujourd'hui renversée ; et l'on sait maintenant que l'azote atmosphérique entre, comme l'oxygène, dans le cycle des échanges continus de matière qui s'effectuent entre le milieu inorganique et les êtres vivants. Il existe dans le sol des bactéries, qui vivent généralement associées à une plante verte (algue ou légumineuse) et qui jouissent de la propriété de capter l'azote libre de l'atmosphère et de l'incorporer à leur protoplasma sous la forme de molécules organiques. BERTHELOT pense, en outre, que les faibles différences de potentiel électrique qui existent entre les divers points de l'atmosphère peuvent suffire à fixer sur les tissus des plantes certaines quantités d'azote atmosphérique.

Enfin les décharges électriques des orages forment par
union directe de Az et O atmosphériques, de petites quantités
de AzO², que la vapeur d'eau atmosphérique décompose
immédiatement en acides AzO²H et AzO³H, solubles dans les
eaux de pluie, soit qu'ils demeurent libres, soit qu'ils se
combinent aux petites quantités d'ammoniaque de l'atmosphère. Or, les nitrates ainsi formés peuvent être absorbés par
les racines des plantes et transformés en molécules organiques par leur protoplasma.

Mais à ces causes d'appauvrissement de l'atmosphère en
azote, s'opposent des actions antagonistes qui les compensent plus ou moins exactement, en versant dans l'atmosphère de l'azote provenant de la désagrégation des molécules
organiques. Un certain nombre de cellules vivantes, tant
animales que végétales, dégagent de l'azote libre : c'est ce qui
se passe dans la maturation des fruits (CAHOURS), dans la
vie du muscle (A. GAUTIER et LANDI) ; il s'en dégage aussi à
la surface du poumon, de la peau, de l'intestin (REGNAULT et
REISET, BOUSSINGAULT, MULLER). Nombre d'espèces bacté-
riennes, constituant les ferments appelés *dénitrificateurs*,
dégagent l'azote des nitrates du sol en grande partie à
l'état libre (SCHLŒSING, BRÉAL, DEHÉRAIN).

PRÉPARATION. — Dans les laboratoires, l'azote se prépare
en décomposant par la chaleur l'azotite d'ammoniaque, en
solution aqueuse moyennement concentrée :

$$AzO^2.AzH^4 = 2\,H^2O + Az^2$$

On peut remplacer, dans cette préparation, l'azotite
d'ammoniaque par un mélange équivalent d'azotite de
potasse et de chlorhydrate d'ammoniaque.

L'azote peut être aussi dégagé de l'ammoniaque AzH^3 et
de ses sels par l'action du chlore, ou des hypochlorites, etc.
toutes actions qui, par oxydation ou chloruration, enlèvent

à AzH³ ses trois atomes de H. Il faut seulement, dans le cas où l'on emploie un agent chlorurant, éviter un excès de chlore qui, par substitution à H, produirait du chlorure d'azote AzCl³ violemment explosif.

PROPRIÉTÉS PHYSIQUES. — L'azote est un gaz incolore, inodore, insipide. Sa densité normale est 0.967. Il est peu soluble dans l'eau, et par suite difficilement liquéfiable. Ses données critiques sont en effet $\pi = 35$ atmosphères ; $\theta = 146°$. Il bout à — 194° sous la pression atmosphérique et — 213° dans le vide.

PROPRIÉTÉS CHIMIQUES. — L'azote est caractérisé par une grande inertie chimique à la température ordinaire, à laquelle il ne s'unit directement à aucun élément. Les points de réaction, à partir et au-dessus desquels se forment ses divers composés binaires, sont en effet situés assez haut sur l'échelle des températures. Ces points de réaction semblent en général plus bas pour les métaux que pour les métalloïdes.

L'union directe de Az avec H pour former AzH³, de Az avec O pour former vraisemblablement AzO qui se transforme en AzO² au contact de l'air plus froid, ne s'effectuent qu'à la très haute température fournie par l'étincelle électrique. L'union directe de l'azote avec le bore *pur* ne commence qu'à 1200° (MOISSAN).

L'azote s'unit au lithium au rouge sombre avec incandescence en formant AzLi³ (OUVRARD). Il s'unit au calcium pur déjà sous l'effet d'une assez faible élévation de température, avec incandescence au rouge naissant, en donnant un azoture jaune Az²Ca³ (MOISSAN).

On obtient aussi les azotures Az²Ba³ et Az²Sr³ en chauffant les amalgames correspondants dans un courant d'azote au rouge sombre.   MAQUENNE .

L'azote se combine aussi au rouge avec le magnésium en copeaux ou en limaille. Il s'unit au silicium à partir de 1000°. Il se combine enfin avec incandescence, vers 800°, au titane en donnant un azoture jaune capable d'user lentement le diamant. Les azotures métalliques ainsi formés sont en général décomposables par l'eau, conformément à une réaction du type suivant :

$$Az^2Ca^3 + 3\ HOH = 2\ AzH^3 + 3\ Ca(OH)^2$$

Chauffés au rouge avec du charbon, ils donnent en général un cyanure métallique, mélangé d'un carbure métallique du type de l'acétylène C^2H^2.

D'une façon générale, l'azote n'entre donc en réaction, dans les systèmes matériels auxquels il est associé, que sous l'influence d'une température assez élevée, comme si sa présence introduisait dans ces systèmes de fortes résistances passives. Mais l'effluve électrique, qui atténue ces résistances, abaisse jusqu'à la température ordinaire les limites de formation de maintes combinaisons azotées.

Dans ces conditions, comme l'a montré BERTHELOT, l'azote se fixe sur l'eau, pour donner l'azotite ammoniacal suivant une réaction $Az^2 + 2\ H^2O = AzO^2.AzH^4$, inverse de celle qui permet de le préparer. Il se fixe sur les hydrocarbures, les alcools, les aldéhydes, les acides, les hydrates de carbone, en donnant des molécules condensées de l'ordre des polyamines. Il se fixe même sur beaucoup de molécules organiques déjà azotées, en particulier sur les matières albuminoïdes. Enfin, un mélange d'azote et d'hydrogène se combine aussi, sous les mêmes influences, aux composés oxygénés du carbone pour former des molécules condensées, dont la formule répond à celle des polymères de l'acide cyanhydrique et de leurs hydrates, et plus spécialement à des corps des séries urique et xanthique. Des synthèses, analogues sans doute à celles que provoque l'effluve, se

produisent aussi. nous l'avons vu, aux dépens de l'azote
atmosphérique au sein du protoplasma vivant, aidées peut-
être en certain cas par l'électricité atmosphérique.

L'air atmosphérique

L'air atmosphérique est un gaz qui, dans les conditions
ordinaires de température et de pression, n'est pas très
éloigné de l'état parfait. Il est difficilement liquéfiable et a
été obtenu pour la pre-
mière fois à l'état de
liquide statique par
OLZEWSKI. Sa pression
critique est de 39 atmos-
phères et sa tempéra-
ture critique de —140°;
sa température d'ébul-
lition est de — 191°4
sous la pression atmos-
phérique et de — 205°
dans le vide. A son
tour, cet air liquide peut
être solidifié par immer-
sion dans un bain
d'hydrogène liquide, ce
qui permet d'obtenir le
vide de CROOKES dans
un vase clos, par congé-
lation de l'air intérieur.

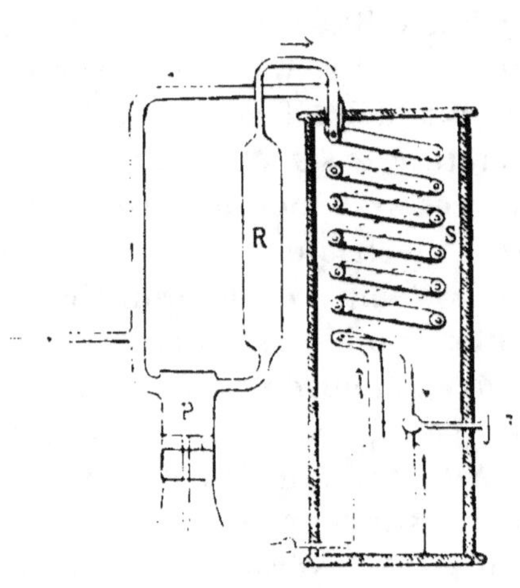

FIG. 28

Appareil de LINDE pour la liquéfaction de l'air (*schématique*).

Mais, comme en somme l'air n'est pas un gaz rigoureusement parfait, on a tiré de ce caractère un ingénieux moyen
de liquéfaction. En effet, tout gaz imparfait se refroidit par
le seul fait de sa détente, *même lorsque cette détente ne pro-*

duit aucun travail extérieur, car il doit absorber de la chaleur pour produire le travail *intérieur* concomitant de la détente, travail qui serait nul chez un gaz parfait. C'est ce que réalise la machine de LINDE, qui permet de fabriquer industriellement l'air liquide (fig. 28). L'air, comprimé dans un réservoir R par une pompe P à une pression de 220 atm., circule dans un serpentin S, à la partie inférieure duquel il se détend à 20 atmosphères par son passage à travers un robinet r. Cette décompression de 200 atmosphères abaisse sa température de 50°. L'air froid revient vers la pompe P par un serpentin extérieurement concentrique au premier et refroidit ainsi par son contact l'air comprimé du serpentin intérieur. La température initiale de cet air avant la détente s'abaisse ainsi d'une façon continue ; et par suite il en est de même de la température après la détente. Cette dernière température finit par tomber assez bas pour entraîner la liquéfaction de l'air.

L'air liquide, soumis à une distillation fractionnée convenablement conduite, pourrait être séparé en les divers individus chimiques qui le constituent par leur mélange ; et ce serait là une véritable méthode d'analyse qualitative. RAMSAY a pu en effet isoler par cette méthode certains éléments inconnus de l'air. Mais ce n'est point ainsi qu'ont été reconnus et dosés la plupart de ces éléments.

Au point de vue purement chimique, abstraction faite des poussières et organismes qu'il tient en suspension, l'air comprend de très petites quantités d'hydrogène, d'ammoniaque, de composés nitreux. Il contient de l'acide carbonique et de la vapeur d'eau, qu'on peut doser simultanément par la méthode de BOUSSINGAULT.

DOSAGE DE L'ACIDE CARBONIQUE ET DE LA VAPEUR D'EAU. — L'appareil de BOUSSINGAULT est représenté par la figure 29. La méthode consiste à faire passer de l'air, par l'appel d'un aspirateur, à travers une série de tubes absorbants, qui contiennent, les uns de l'acide sulfurique pour absorber la vapeur d'eau, les autres de la potasse caustique pour absorber le gaz carbonique. L'augmentation de poids subie par ces deux séries de tubes donne les poids respectifs de H_2O et CO_2 contenus dans le volume d'air employé, volume qui est lui-même donné par la capacité de l'aspirateur. LÉVY et HENRIET ont signalé dans cette méthode une cause d'erreur par excès dans le dosage du gaz carbonique, tenant à ce que l'air contient des composés carbonés susceptibles de se transformer lentement en CO_2 au contact de l'oxygène et des alcalis, ce qui augmente le poids de CO_2 d'une quantité d'autant plus grande que le courant

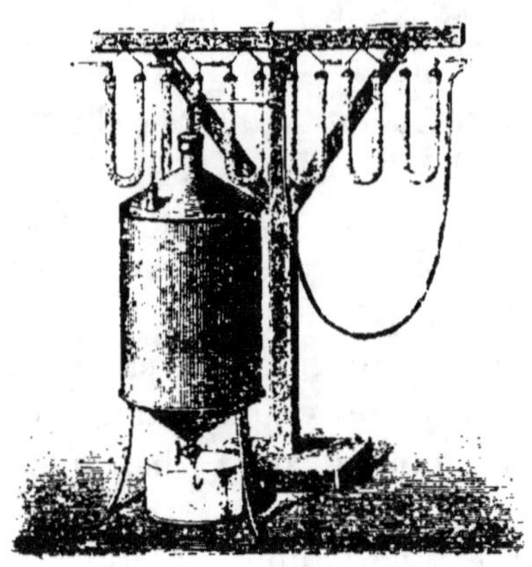

Fig. 29

Appareil pour le dosage de l'acide carbonique et de la vapeur d'eau dans l'air.

d'air aura été plus lent et plus prolongé. Ainsi s'expliquent peut-être les résultats si divergents obtenus par les chimistes qui ont trouvé dans l'air des proportions de CO_2 variant de 2,5 à 4 dix-millièmes en volume, soit de 25 à 40 litres par cent mètres cubes. Il est donc impossible de savoir actuellement si le gaz CO_2 est uniformément réparti dans l'atmosphère de notre globe, et encore moins de savoir s'il y varie avec le temps. Les combustions effectuées à la surface de la terre et enfin la respiration des êtres vivants, qui est une combustion lente, déversent sans cesse du gaz CO_2 dans l'atmosphère, mais une action antagoniste est

exercée par la fonction chlorophyllienne des plantes vertes.
qui fixe CO^2 et dégage de l'oxygène.

Quant à la vapeur d'eau, sa proportion dans l'atmosphère varie constamment dans l'espace et le temps : ces
variations sont mesurées dans les observatoires météoro-
logiques à l'aide d'appareils spéciaux.

DOSAGE DE L'OXYGÈNE. — Le premier dosage rigoureux
de l'oxygène atmosphérique a été effectué par DUMAS et
BOUSSINGAULT (1840) à l'aide d'une méthode pondérale, qui
repose sur l'absorption de cet oxygène par le cuivre
chauffé au rouge. Le poids total d'air P sur lequel on opère
est donné par la différence entre deux pesées de l'appareil.
une de cet appareil vide d'air faite avant le commencement
de l'expérience, une autre faite à la fin après l'introduction
complète de l'air. Le poids p d'oxygène contenu dans cet
air est donné par l'augmentation de poids du cuivre qui l'a
fixé. Le rapport $p : P$ donne la proportion d'oxygène atmosphérique. DUMAS et BOUSSINGAULT trouvèrent que cette
proportion etait comprise entre 229 et 231 pour 1000. Mais
leur méthode comportait une erreur systématique moyenne
de deux millièmes, due à ce que le cuivre dégage dans
l'opération un peu d'hydrogène. d'où résulte un poids trop
faible pour l'oxygène.

LEDUC a obtenu des résultats plus précis en employant
une autre méthode pondérale, consistant à faire absorber
l'oxygène par le phosphore à froid. Il a trouvé ainsi que
l'air moyen de Paris contient 232.3 d'oxygène pour 1000
d'air. A Londres, plus voisine de la mer, la proportion peut,
surtout en hiver, s'abaisser à 231 millièmes ; l'eau dissout
en effet, indépendamment l'un de l'autre, chacun des
éléments constitutifs de l'air et l'oxygène y est plus soluble
que l'azote.

Connaissant la proportion *pondérale* de l'oxygène dans

l'air, on peut en calculer la proportion *volumétrique*. Ainsi 1000 volumes d'air normal, c'est-à-dire à 0° et 760^{mm}, doivent contenir en moyenne à Paris un volume d'oxygène égal à 232.3 $\times \dfrac{1}{Do}$, Do étant la densité normale de l'oxygène qui est 1.10523, à la condition de supposer, ce qui est exact dans le cas actuel, que l'oxygène dilué dans l'air y possède la même densité que s'il était seul. On trouve ainsi 210 volumes pour 1000.

On peut mesurer directement la proportion volumétrique de l'oxygène dans l'atmosphère par la méthode eudiométrique, qui consiste à combiner l'oxygène atmosphérique à de l'hydrogène sous l'influence de l'étincelle électrique et à mesurer le volume d'eau formée et condensée ; on en déduit le volume d'oxygène en admettant que 2 volumes de vapeur d'eau contiennent exactement 1 volume d'oxygène. Avec leur eudiomètre perfectionné, REGNAULT et REISET ont trouvé 209,4 volumes d'oxygène dans 1000 volumes d'air normal. Mais leur méthode, même améliorée par LEDUC, comporte encore de nombreuses causes d'erreur : l'étincelle électrique provoque la formation d'une petite quantité de composés nitreux ; d'autre part il n'est pas exact que 2 volumes de vapeur d'eau soient formés rigoureusement de 2 volumes d'hydrogène et 1 volume d'oxygène. Il est vrai que ces causes d'erreur se compensent à peu près par un hasard heureux, car SCHLŒSING fils a trouvé 209,6 volumes pour 1000, nombre presque identique au nombre plus exact que l'on déduit des méthodes pondérales.

DOSAGE DE L'AZOTE. — Jusqu'à ces dernières années, on calculait la proportion pondérale ou volumétrique de l'azote dans l'atmosphère en prenant le complément de la proportion d'oxygène déterminée par les méthodes précédentes. On croyait en effet que l'air, dépouillé d'acide carbonique et de vapeur d'eau était uniquement constitué par un mélange d'oxygène et d'azote. Mais lord RAYLEIGH, ayant reconnu que l'azote retiré de l'atmosphère par absorption de l'oxygène se montrait constamment un peu plus léger que l'azote retiré de ses combinaisons chimiques, fut amené à soupçonner, puis à démontrer, à partir de 1895, en collaboration avec W. RAMSAY, la présence dans l'atmosphère d'une série de nouveaux gaz, dont le plus abondant et le premier découvert reçut le nom d'*argon*. L'ensemble de ces nouveaux gaz demeure comme résidu, lorsque, après avoir dépouillé l'air de son acide carbonique et de sa vapeur d'eau, on absorbe son oxygène par du cuivre chauffé au rouge et son azote par du magnésium au rouge. En mesurant ce résidu comme l'a fait SCHLŒSING fils, on en déduit par différence la proportion totale d'oxygène et d'azote et par suite celle de l'azote. On trouve ainsi, pour exprimer la composition moyenne de l'air les nombres suivants (LEDUC) :

	Oxygène	Azote	Argon et autres gaz
En poids (pour 1000) . .	232	755	13
En volumes — . . .	210	780.5	9.5

Indépendamment de la méthode précédente, on peut encore isoler les nouveaux gaz de l'atmosphère, en faisant éclater des étincelles électriques dans l'air additionné d'un excès d'oxygène, de façon à transformer son oxygène et son azote en composés nitreux, qu'on absorbe au fur et à mesure par une solution de soude caustique ; l'excès d'oxygène est enlevé, par exemple à l'aide de phosphore humide (fig. 30).

Le mélange de nouveaux gaz ainsi isolé se montre difficilement liquéfiable. Sa température critique est de — 121° et sa pression critique de 50 atmosphères. Il se liquéfie à — 187° sous la pression normale et se prend à — 189° en une masse cristalline. En soumettant le liquide ainsi obtenu

à une suite de distillations fractionnées, convenablement
multipliées, Ramsay a pu séparer un certain nombre de gaz
qui sont l'*hélium*, le *néon*, l'*argon*, le *métargon*, le *xénon*
et le *krypton*. Ces gaz forment une famille naturelle : ils
sont probablement monoatomiques, voisins de l'état parfait
dans les conditions ordinaires,
doués d'une inertie chimique
à peu près absolue, car il a
été jusqu'ici impossible de les
engager dans une combinaison bien définie. Cependant
l'effluve électrique, qui abaisse
les points de réaction, semble
les combiner, en même temps
que la vapeur mercurielle, aux
vapeurs de benzine et plus
généralement aux vapeurs des
composés aromatiques (Berthelot), en donnant une
luminescence verte.

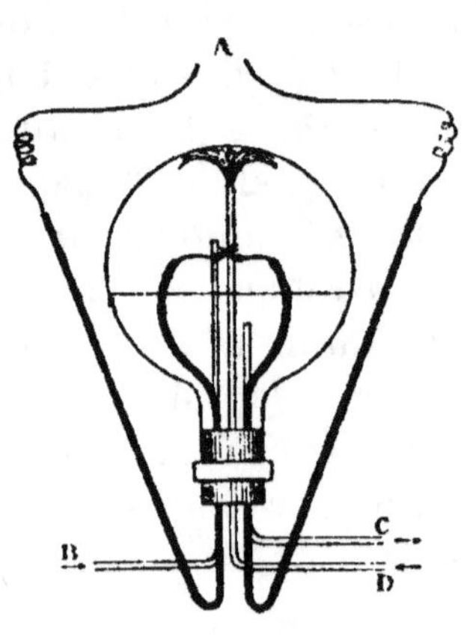

Fig. 30

Appareil de lord Rayleigh
pour l'isolement des nou-
veaux gaz de l'atmosphère
par l'étincelle électrique.

L'argon et l'hélium s'accompagnent non seulement dans
l'atmosphère, mais encore
dans un grand nombre d'eaux
minérales naturelles, comme les sources sulfureuses des
Pyrénées. Ils se dégagent aussi ensemble, associés à
d'autres gaz tels que H, CO, CO^2, quand on traite certains
minéraux soit par la chaleur seule, soit par l'acide sulfurique chaud à 30 $^0/_0$, soit par fusion avec le bisulfate de
potasse. L'hélium se dégage en particulier de certaines
espèces minérales qui contiennent des métaux rares, tels
que l'uranium, l'yttrium, le niobium, le tantale, etc., et
quelquefois le dégagement d'hélium ne se fait qu'en deux
moitiés successives, comme dans le cas de la *cléveite* et de

la *fergusonite*, d'où la chaleur seule ne dégage que la moitié de l'hélium, l'autre moitié n'étant libérée que par l'action de l'acide sulfurique ou du bisulfate de potasse. TRAVERS en conclut qu'il doit y avoir dans ces minéraux un composé de l'hélium se détruisant suivant les deux réactions successives :

$$XHe^2 = XHe + He$$
$$XHe = X + He$$

Comme la production de l'hélium aux dépens de la fergusonite s'accompagne d'un dégagement de chaleur et d'une diminution de densité, il s'ensuit que ce composé hypothétique de l'hélium se formerait par voie endothermique et avec condensation ; ce qui d'après les lois de VAN T'HOFF et de LE CHATELIER, indiquerait les hautetempératures et les fortes pressions comme conditions favorables à sa production.

L'hélium est très répandu dans le soleil et dans certaines étoiles ; une des raies caractéristiques de cet élément avait été signalée dans le spectre solaire, longtemps avant qu'il ne fût découvert sur notre globe par le traitement de la cléveïte. La distribution de l'hélium dans l'univers semble corrélative de celle de l'hydrogène : très abondants dans le soleil et les étoiles, ils n'existent qu'en proportion infime dans notre atmosphère. Ces deux gaz sont, de tous les éléments, ceux qui ont le plus petit poids atomique : 4 pour l'hélium, si l'on prend $H = 1$. Leurs points d'ébullition sous la pression atmosphérique semblent peu différents, comme l'a constaté DEWAR, qui les a liquéfiés tous deux.

Composés hydrogénés de l'azote

L'azote forme avec l'hydrogène plusieurs combinaisons, dont la plus anciennement connue est l'ammoniaque AzH^3. Ce fut seulement en 1888 que CURTIUS inaugura la découverte de nouvelles combinaisons hydrogénées de l'azote. Il découvrit, par voie organique, l'*hydrazine* Az^2H^4, dont la constitution, exprimée par la formule $H^2Az - AzH^2$, est celle d'un dérivé amidé de l'ammoniaque, c'est-à-dire d'un dérivé formé par substitution d'un amidogène AzH^2 à un atome d'hydrogène dans AzH^3. Duden obtint cette hydrazine par une voie purement minérale, en réduisant vers 0° l'hyponitroso-sulfate de potassium par l'hydrogène naissant que donne l'amalgame de sodium :

$$KO - Az = Az - O - SO^3K + H^6 = SO^4K^2 + H^2O + H^2Az - AzH^2$$

On pourrait se demander si une nouvelle substitution amidée ne serait pas possible dans l'hydrogène, de façon à donner le composé $H^2Az - AzH - AzH^2$; mais jusqu'ici on n'a pu préparer une pareille chaîne ouverte à trois atomes d'azote ; on ne connaît qu'une chaîne fermée, l'acide azothydrique ou azo-imide de Curtius, de formule

$$\begin{array}{c} Az = Az \\ \diagdown\ \diagup \\ AzH \end{array}$$

qui se rattache par sa constitution, comme l'indique la présence du groupe $Az = Az$, aux composés azoïques de la chimie organique. Il peut être obtenu par voie minérale à l'aide d'une réaction dont le principe rappelle la préparation de l'azote par le nitrite d'ammoniaque. Il se forme en effet en introduisant, avec certaines précautions déterminées, un courant d'acide azoteux dans une solution aqueuse d'hydrate d'hydrazine :

$$HAzO^2 + \begin{array}{c} H^2Az \\ | \\ H^2Az \end{array} = 2H^2O + HAz\begin{array}{c} \diagup Az \\ \ \| \\ \diagdown Az \end{array}$$

absolument comme, dans la décomposition pyrogénée du nitrite d'ammoniaque, il se forme de l'azote par une sorte de réaction interne entre l'acide azoteux et l'ammoniaque :

$$Az\,O^2H + H^3Az = 2\,H^2O + Az^2$$

Et de même que, dans la préparation de l'azote, on peut remplacer le nitrite d'ammoniaque par un mélange de nitrite alcalin et de chlorhydrate d'ammoniaque, de même on peut obtenir l'acide azothydrique par l'action d'un nitrite alcalin sur le chlorhydrate d'hydrazine (ANGELO ANGELI).

$$AzH^4Cl + Na\,AzO^2 = NaCl + 2\,H^2O + Az^2$$

$$\begin{matrix} AzH^2 \\ | \\ AzH^2 \end{matrix}, H\,Cl + Na\,AzO^2 = NaCl + 2\,H^2O + \begin{matrix} Az \\ \| \\ Az \end{matrix}\!\!\!> AzH$$

Un procédé d'un meilleur rendement est celui de TANATAR qui consiste à traiter l'hydrazine à l'état de sel, ou mieux à l'état libre, par une solution benzénique étendue de trichlorure d'azote : $AzH^2 - AzH^2 + AzCl^3 = 3\,HCl + Az^3H$.

L'acide azothydrique est fortement acide, à cause de l'accumulation de l'azote électro-négatif dans sa molécule. Aussi l'atome d'hydrogène y est-il remplaçable, soit par des métaux, soit par des groupements analogues aux métaux comme l'ammonium AzH^4, le diammonium Az^2H^5. On obtient ainsi des dérivés appelés *azines* : tels sont l'azine d'ammonium $\begin{matrix} Az \\ \| \\ Az \end{matrix}\!\!\!> Az(AzH^4)$ ou Az^4H^4, solide volatil, formé par l'union directe de $Az^3H + AzH^3$, et l'azine de diammonium $\begin{matrix} Az \\ \| \\ Az \end{matrix}\Big\rangle Az(Az^2H^5)$ ou Az^5H^5, solide fusible à 65°, formé par l'union directe de l'acide azothydrique Az^3H et de l'hydrazine Az^4H^4. Ces deux azines constituent deux nouvelles combinaisons hydrogénées de l'azote.

Ammoniaque AzH³

ÉTAT NATUREL. — De tous les composés hydrogénés de l'azote, l'ammoniaque a seul une importance pratique.

Il s'en produit constamment dans la nature, et cela par deux mécanismes principaux : 1° l'hydrolyse des dérivés organiques amidés, tels que l'urée $CO(AzH^2)^2$, les albuminoïdes d'origine animale ou végétale, lesquels dégagent ainsi leurs groupements amidés AzH^2 sous forme de AzH^3. Cette hydrolyse est surtout due à des actions microbiennes ; 2° Certaines espèces de microbes, comme le *Bacillus subtilis*, jouissent de la propriété de réduire les nitrates du sol à l'état d'ammoniaque. Ces deux causes provoquent un dégagement continu d'ammoniaque à la surface du sol, ce qui explique la diffusion de ce corps dans l'air et dans l'eau, démontrée par SCHLŒSING. Mais la proportion en demeure très faible, parce que des causes antagonistes sont constamment à l'œuvre pour détruire ce composé : telle est par exemple l'action oxydante des organismes de la nitrification, qui transforment successivement l'ammoniaque en acide nitreux, puis en acide nitrique (WINOGRADSKY).

PRÉPARATION DANS L'INDUSTRIE. — C'est aux dérivés organiques amidés que l'industrie emprunte l'ammoniaque. Ce composé est ainsi préparé, soit à l'état libre, soit à l'état de sel, principalement de sulfate, d'où l'ammoniaque libre peut être ensuite dégagée aisément par l'action de la chaux, soit dans l'industrie même, soit dans les laboratoires. Nous passerons successivement en revue les principales sources industrielles de l'ammoniaque.

I. — *Fabrication de l'ammoniaque avec la houille et d'autres combustibles.* — La houille renferme de 1 à 1 1/2 pour cent d'azote qui se dégage sous forme d'ammoniaque : *a)* lorsqu'on la *distille*, comme dans la production du gaz d'éclairage ; *b)* lorsqu'on la *carbonise*, comme dans la fabrication du coke métallurgique : *c)* lorsqu'on la *brûle*, comme dans les hauts-fourneaux et les gazogènes.

a). Dans la distillation de la houille pour l'obtention du gaz d'éclairage, ce dernier est lavé par son passage dans l'eau. L'eau de lavage ainsi obtenue, ordinairement appelée *eau de gaz*, retient de l'ammoniaque libre ou carbonatée, et peut être traitée en vue d'obtenir, soit du sulfate d'ammoniaque, soit des eaux ammoniacales concentrées, c'est-à-dire une solution concentrée d'ammoniaque libre et combinée pouvant peser de 15° à 20° B., soit enfin de l'alcali volatil, solution à peu près pure d'ammoniaque libre dans l'eau.

Les appareils employés dans ces divers buts varient à l'infini, mais reposent tous sur le même principe, à savoir le chauffage de l'eau de gaz, généralement additionnée de chaux au préalable, pour amener la distillation de l'ammoniaque, que l'on recueille dans des condenseurs contenant de l'eau ou de l'acide sulfurique.

Ainsi l'appareil MALLET (fig. 31), employé par la *Compagnie parisienne d'éclairage au gaz* amène l'eau de gaz du réservoir *R* jusque dans les chaudières *A* et *B*, directement chauffées par le foyer, après lui avoir fait traverser successivement les récipients *E*, *D*, *C*, où cette eau s'échauffe peu à peu par le calorique qu'abandonnent les vapeurs ammoniacales circulant en sens inverse. Celles-ci en effet, distillant des chaudières *A* et *B*,

barbotent à travers les laveurs *C* et *D*, munis, comme les chaudières, d'agitateurs *M*, puis passent dans l'intérieur du serpentin
contenu dans *E*, où elles achèvent de céder leur calorique à
l'eau de gaz extérieure. Au sortir de ce serpentin, les vapeurs
refroidies passent dans le réservoir *T*, où la vapeur d'eau se
condense en dissolvant une partie des gaz ammoniacaux pour

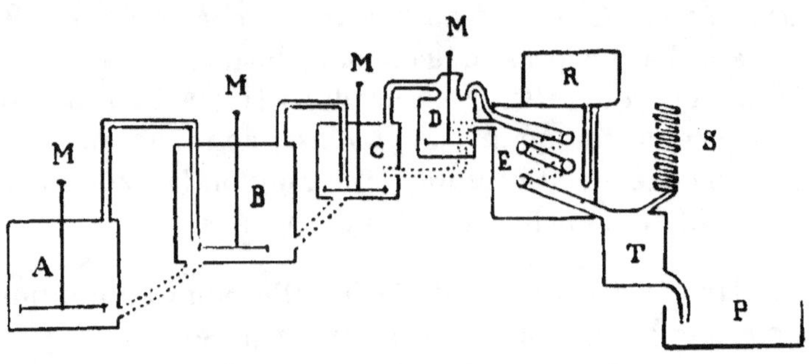

. Fig. 31

Appareil **Mallet** pour extraire l'ammoniaque des eaux du gaz
d'éclairage (*schématique*).

tomber ensuite dans le collecteur *P*, tandis que les vapeurs non
condensées vont dans le serpentin *S*, où une nouvelle portion
se condense et tombe dans le collecteur *P* : les gaz non condensés sont conduits dans une auge contenant de l'eau ou de
l'acide sulfurique, qui achèvent la fixation des produits ammoniacaux.

On retire de 2 à 2,5 kilogrammes de AzH^3 par tonne de houille
traitée.

b. L'industrie recueille aujourd'hui les produits qui
distillent, lorsqu'on carbonise la houille pour la transformer
en coke métallurgique. Ici encore, comme dans la fabrication du gaz d'éclairage, on obtient du goudron et des eaux
ammoniacales. Celles-ci sont traitées comme celles des
usines à gaz. Le rendement en ammoniaque est à peu près
le même.

La distillation sèche des lignites et des tourbes, celle des schistes, des bitumes, du boghead pour la fabrication des huiles minérales artificielles, donnent aussi des eaux ammoniacales analogues à celles des usines à gaz. On peut aussi rapprocher des procédés précédents la distillation de maintes matières azotées d'origine animale, telles que les os, la corne, les rognures de peaux et de cuirs, les poils des animaux provenant du dépilage des peaux en tannerie, les déchets de laine, le sang, la chair des animaux morts, etc. Cette distillation de la matière animale se fait d'ordinaire après un mélange préalable, soit avec de la chaux, soit avec de la chaux sodée, soit avec du carbonate de potasse.

c) L'ammoniaque se trouvant mêlée aux produits gazeux de la combustion des charbons naturels, peut en être extraite. Le procédé industriel de Mond consiste à brûler le charbon au moyen d'un mélange d'air et de vapeur d'eau. La présence de la vapeur d'eau a pour effet d'abaisser jusqu'à 500° la température de combustion du charbon, ce qui porte au maximum le rendement en ammoniaque : on obtient sous cette dernière forme la moitié environ de l'azote contenu dans la houille. L'ammoniaque est condensée dans une chambre et dans des tours à l'aide d'eau pure ou contenant de l'acide sulfurique, tandis que les gaz combustibles sont ensuite conduits, comme dans les gazogènes ordinaires, aux appareils où leur combustion doit fournir une source de chaleur.

Les gaz qui se dégagent à l'orifice supérieur (gueulard) des hauts-fourneaux sont aussi, notamment en Grande-Bretagne, une source importante de sulfate d'ammoniaque, bien que le gaz AzH^3 y soit dix fois plus dilué que dans le gaz d'éclairage. Aussi les appareils condenseurs doivent-ils avoir un plus grand développement. Le rendement en sulfate ammoniacal est d'environ 8 kilos 1 2 par tonne de houille.

II. — *Fabrication de l'ammoniaque avec les eaux-vannes des vidanges.* — Les eaux-vannes des vidanges des villes sont une source importante d'ammoniaque : l'urée qu'elles contiennent s'y transforme, en effet, en carbonate d'ammoniaque par une fermentation hydratante due à un très grand nombre d'espèces de microbes dits *urophages* (MIQUEL). Les vidanges, amenées aux usines, sont déversées dans de grands bassins couverts ou *dépotoirs*, où on les abandonne pendant un mois environ. Il se sépare deux couches : une inférieure, boueuse, qui sert à faire la poudrette ou qui est livrée telle quelle aux agriculteurs ; l'autre supérieure, liquide, trouble, appelée *eau-vanne*, contenant le carbonate d'ammoniaque formé pendant la fermentation. Le traitement de cette eau-vanne repose sur les mêmes principes que celui des eaux des usines à gaz, à savoir la distillation des liquides mélangés à de la chaux pour en dégager AzH^3. Ici encore la circulation du liquide à traiter et celle des vapeurs ammoniacales dégagées se font en sens inverse, de façon que ces dernières puissent céder leur calorique au premier.

C'est ce qu'on réalise de la façon suivante dans l'appareil CHEVALET [fig. 32]. L'eau-vanne, provenant du dépotoir, est conduite dans un réservoir *A*, d'où une pompe la refoule, par le tube *a*, dans une bâche *B* : de là elle s'écoule, par son propre poids, dans le tube *b*, qui la conduit au serpentin *S*, immergé dans une cuve *C*, où elle est échauffée par l'eau venue de la chaudière *G* par le tube *u*. Au sortir du serpentin, l'eau-vanne est remontée par le tube *c*, grâce au jeu d'une pompe, dans la bâche *D*, où sa température est encore élevée presque vers 80° par les vapeurs ammoniacales chaudes circulant dans l'intérieur du serpentin *s'* ; elle passe ensuite, par le tuyau *d*, à la partie supérieure d'une colonne distillatoire à plateaux *E*, où elle descend d'étage en étage par les tubes latéraux *e* : à la partie inférieure de la colonne, l'eau se rend, par le tube *f*, dans la bâche *F*, où un agitateur *M* la mêle intimement à un lait de chaux pour assurer le dégagement de l'ammoniaque combinée. De là, elle passe, par le tube *g*, dans une chaudière *G*, chauffée par un foyer *H*, où elle achève

de se dépouiller de son ammoniaque. Les vapeurs dégagées distillent par le tube *i*, barbotent dans la bâche à chaux *F*, passent
ensuite, par le tube *j* à la partie inférieure de la colonne à
plateaux *E*, s'échappent à la partie supérieure de celle-ci par
un tube *K*, qui les conduit dans le serpentin *S'*, où elles cèdent
une partie de leur calorique à l'eau-vanne et commencent à se
condenser. Le tout descend ensuite dans un *analyseur L*, appa-

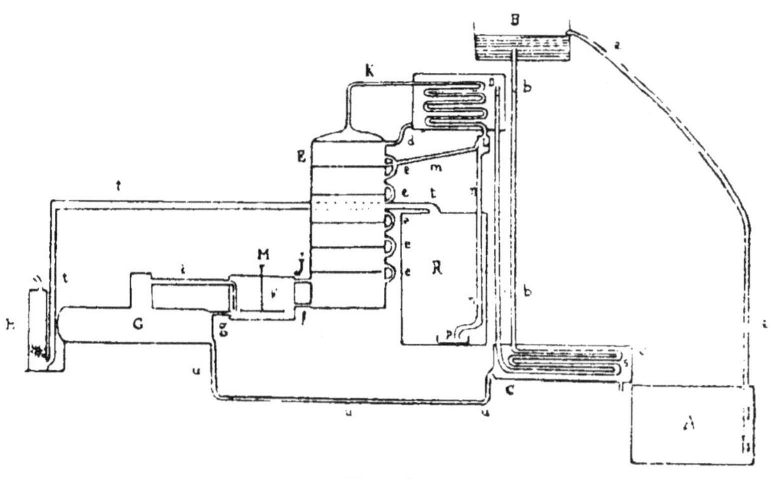

Fig. 32

Appareil de Chevalet pour l'extraction de l'ammoniaque des
eaux-vannes de vidanges (*schématique*).

reil disposé de façon à ramener les liquides à la colonne
distillatoire par l'intermédiaire du tube *m*, tandis que les gaz
descendent, par le tube *n*, jusque dans le bac *P* contenant de
l'acide sulfurique des chambres à 52° B. C'est dans ce bac que
se forme et se dépose le sulfate d'ammoniaque, tandis que
les gaz non combustibles, d'odeur désagréable, se dégagent dans
la chambre close *R*, d'où un ventilateur les chasse, par la voie
du tube *t*, dans le foyer *H*, où ils sont brûlés d'une manière
malheureusement incomplète.

**III. — *Fabrication de l'ammoniaque dans l'industrie du
sucre*. — Les** usines où l'on extrait le sucre de canne

ou de betterave peuvent encore fournir, comme produit secondaire, de l'ammoniaque, qui a ici pour origine la bétaïne et l'acide aspartique, dérivés organiques amidés. Ainsi, pendant l'évaporation des jus, il se dégage de l'ammoniaque, que l'on peut recueillir et condenser. Mais la source la plus importante de ce composé réside dans les vinasses, qui dégagent de l'ammoniaque par l'action de la chaleur. Ici encore, on améliore le rendement en ammoniaque par le mélange préalable des vinasses avec une base telle que la chaux, la chaux sodée ou la potasse.

PRÉPARATION DANS LES LABORATOIRES. — On mélange intimement un sel ammoniacal, le chlorhydrate en particulier, avec une fois et demie son poids de chaux éteinte presque sèche. On introduit ce mélange dans un ballon, dont il occupe les deux tiers, le tiers supérieur étant rempli avec des fragments de chaux vive. Il suffit de chauffer doucement pour amener un dégagement de gaz AzH^3, conformément à l'équation :

$$2\,(AzH^3.HCl) + Ca(OH)^2 = CaCl^2 + 2\,AzH^3 + 2\,HOH$$

Le gaz est conduit dans une éprouvette placée sur la cuve à mercure, après avoir traversé une colonne de chaux vive, si on veut recueillir le gaz sec. Il est au contraire conduit dans une série de flacons de Woulf à moitié pleins d'eau, si on veut préparer une solution ammoniacale.

PROPRIÉTÉS PHYSIQUES. — Le gaz ammoniac est incolore, d'une odeur suffocante caractéristique, d'une saveur caustique. Sa densité normale par rapport à l'air est 0.588. Il est très soluble dans l'eau, qui en dissout environ 700 fois son volume à $+ 15°$; il est aussi fortement soluble dans l'alcool et dans l'éther.

Comme tous les gaz très solubles dans l'eau, il est aisément liquéfiable : ses données critiques sont en effet $+131°$ et 113 atmosphères. L'ammoniaque liquéfiée bout à $-38°5$ et se solidifie à $-75°$ sous la pression atmosphérique. Aussi est-il facile de liquéfier ce gaz à des températures voisines de la température ordinaire, en le dégageant dans un espace limité en quantité suffisante pour qu'il atteigne, par son accumulation même, la pression peu considérable nécessaire à sa liquéfaction aux températures ordinaires. C'est ce qu'on réalise dans le tube en V de FARADAY en dissociant par la chaleur, dans une des branches, le chlorure d'argent ammoniacal $AgCl, 3AzH^3$ et liquéfiant dans l'autre branche

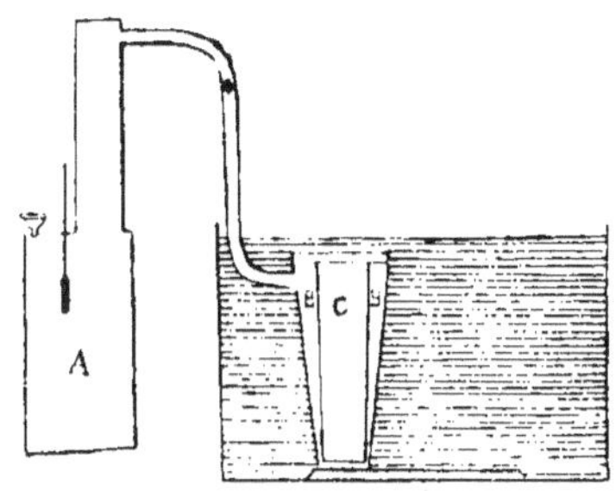

FIG. 33

Appareil CARRÉ à ammoniaque pour la fabrication de la glace (*schématique*).

refroidie à $0°$ le gaz AzH^3 ainsi dégagé. C'est ce qu'on réalise encore dans la machine CARRÉ à ammoniaque [fig. 33] pour la fabrication de la glace ; AzH^3, dégagé de sa solution aqueuse en A par chauffage, se condense, par l'effet de sa propre pression, dans une autre région de l'appareil B, refroidie par son immersion dans l'eau à la température ordinaire : il suffira de provoquer la distillation de cette ammoniaque liquéfiée, en refroidissant la partie A primitivement chauffée, pour avoir un froid capable de congeler l'eau contenue dans un récipient C.

Du reste, la fabrication industrielle de l'ammoniaque liquéfiée pour la production du froid a pris une grande extension. Le gaz AzH^3, préparé par l'action de la chaux sur le sulfate ou par la distillation d'une solution ammoniacale suffisamment concentrée est purifié et desséché par son passage à travers des colonnes remplies de charbon de bois et des caisses pleines de chaux vive. Le gaz sec est ensuite envoyé dans un gazomètre à huile minérale, d'où une pompe le comprime à 30 atmosphères dans un serpentin en fer forgé, refroidi extérieurement par une circulation d'eau.

L'ammoniaque liquéfiée est, de tous les liquides, celui qui se rapproche le plus de l'eau par ses propriétés dissolvantes. Son pouvoir dissolvant est un peu moins étendu que celui de l'eau vis-à-vis des sels métalliques, mais il est supérieur à celui de tous les autres liquides. Elle dissout, au contraire, plus facilement que l'eau, un grand nombre de substances organiques.

Les électrolytes, en dissolution dans l'ammoniaque liquéfiée, y sont bons conducteurs de l'électricité, comme ils le sont en solution aqueuse ; ce qui indiquerait, d'après la théorie de la dissociation électrolytique (p. 54) que l'ammoniaque liquéfiée posséderait un pouvoir d'*ionisation*, c'est-à-dire de dédoublement des électrolytes en leurs ions, comparable à celui de l'eau.

Propriétés chimiques. — Au point de vue de son rôle chimique, l'ammoniaque présente aussi d'étroites analogies avec l'eau. Elle forme, en effet, avec nombre de sels métalliques des combinaisons moléculaires absolument comparables aux sels hydratés, car l'ammoniaque et l'eau de cristallisation s'y correspondent parfois exactement, comme dans les composés $CuSO^4, 5\ AzH^3$ et $CuSO^4, 5\ H^2O$. Même cette correspondance est rendue plus frappante encore par ce fait que les molécules d'ammoniaque et d'eau peuvent se remplacer, comme dans le composé $CuSO^4, 4\ AzH^3, H^2O$. Souvent aussi l'incorporation de l'ammoniaque au sel métallique paraît, comme cela arrive du reste pour l'eau, plus intime que dans les combinaisons dites moléculaires.

C'est ce qui arrive par exemple dans les composés, de structure parfois assez complexe, que l'ammoniaque forme avec certains sels des métaux occupant les deux dernières colonnes verticales du tableau de MENDELEJEFF (p. 79), composés auxquels WERNER donne le nom générique d'*ammines*; ici encore, du reste, les molécules d'ammoniaque peuvent être remplacées par un nombre égal de molécules d'eau.

L'ammoniaque se décompose par la chaleur à partir de 1000°, et plus complètement encore par la température plus élevée que donne l'étincelle électrique; cette décomposition est réversible.

Les métalloïdes halogènes décomposent le gaz ammoniac et ses solutions, soit en en détachant seulement l'hydrogène, soit en s'y substituant.

L'ammoniaque brûle dans l'oxygène et les deux gaz peuvent même former un mélange détonant. Cette combustion de l'ammoniaque peut s'accomplir à la température ordinaire sous l'influence de la mousse de platine et des organismes de la nitrification : le terme en est la formation d'acide nitrique $HAzO^3$.

Le soufre se dissout en vase clos à 100° dans une solution concentrée d'ammoniaque, en formant des polysulfures et de l'hyposulfite ammoniacaux.

Le charbon, en présence du gaz ammoniac au rouge, donne du cyanure d'ammonium $CAz(AzH^4)$ et de l'hydrogène.

Les métaux alcalins forment à chaud des dérivés de substitution de AzH^3, tels que les amidures AzH^2K, AzH^2Na.

L'ammoniaque est une base forte, dégageant presque autant de chaleur que la potasse, par son union avec les acides. Cette base est univalente, et par conséquent les sels normaux qu'elle forme avec les acides contiennent, pour une molécule d'acide, un nombre de molécules de

AzH³ égal à la valence de l'acide : tels sont le chlorhydrate d'ammoniaque, formé de HCl + AzH³ et le sulfate neutre d'ammoniaque, formé de H²SO⁴ + 2 AzH³. Ces sels ammoniacaux sont en général isomorphes des sels alcalins correspondants : ainsi le chlorhydrate d'ammoniaque, AzH³,HCl est isomorphe du chlorure de potassium KCl. Cette analogie des deux sels pourrait se traduire aisément dans l'écriture, si l'on donnait au chlorhydrate d'ammoniaque la formule (AzH⁴)Cl, comparable à la formule KCl. Cela revient à supposer dans le chlorhydrate d'ammoniaque et plus généralement dans tous les sels ammoniacaux, comme l'a fait AMPÈRE, l'existence d'un radical AzH⁴ comparable aux métaux alcalins. Le radical AzH⁴, auquel on a donné le nom d'*ammonium* et qui posséderait à l'état de liberté la formule double H⁴ ≡ Az — Az ≡ H⁴, n'a pu être isolé jusqu'ici. Peut-être faut-il voir des dérivés de substitution de ce corps dans les *ammoniums métalliques* (JOANNIS, MOISSAN) que les métaux alcalins et alcalino-terreux forment en se dissolvant dans l'ammoniaque liquéfiée et qui ne subsistent qu'à basse température, le sodammonium au-dessous de — 20°, le potassammonium au-dessous de — 2°, le lithium-ammonium au-dessous de + 70°. Ce seraient des composés dont les formules brutes les plus simples seraient respectivement AzH³Na, AzH³K, AzH³Li et qui, par le doublement de ces formules, pourraient être envisagés comme des dérivés de substitution métallique de H⁴Az — AzH⁴. Mais leur vraie nature est encore inconnue.

HYDROXYLAMINE

Ce composé AzH³O se forme par l'addition de H à l'oxyde azotique (bioxyde d'azote) AzO, dont nous doublerons la formule :

$$\text{OAz} - \text{AzO} + \text{H}^6 = 2\,(\text{AzH}^2.\text{OH})$$

A cet effet Ludwig et Hein (1869) faisaient passer un courant d'oxyde azotique sur un mélange chauffé d'étain et d'acide chlorhydrique, mélange générateur d'hydrogène. Jouve a reconnu (1899) que l'on peut unir directement H à AzO, en présence de la mousse de platine, en élevant lentement la température du mélange gazeux jusqu'à 115°-120°. Il faut éviter un excès d'hydrogène qui décompose l'hydroxylamine à chaud suivant l'équation :

$$AzH^2.OH + H^2 = AzH^3 + HOH$$

C'est aussi à l'union de AzO et de H que l'on peut en définitive ramener le procédé par lequel Lossen a découvert l'hydroxylamine et qui consiste à faire agir sur le nitrate d'éthyle un mélange réducteur d'étain et d'acide chlorhydrique. Il y a d'abord saponification de l'éther :

$$AzO^3.C^2H^5 + HO.H = AzO^3H + C^2H^5.OH$$

puis réduction de AzO^3H à l'état de AzO par l'étain, et enfin action sur AzO de H naissant.

La formule de l'hydroxylamine $AzH^2.OH$ est du même type que la formule $AzO.OH$ souvent attribuée à l'acide azoteux, et de fait, l'action de l'oxygène atmosphérique peut changer, surtout en présence des alcalis, $AzH^2.OH$ en $AzO.OH$ (Lobry de Bruyn). On peut donc se demander s'il ne serait pas possible de transformer inversement $AzO.OH$ en $AzH^2.OH$. On y parvient effectivement par un détour. Pour cela, Divers fait arriver un courant de gaz sulfureux, jusqu'à réaction tout juste acide, dans une solution de nitrite et de carbonate sodiques, maintenue à — 2° ou — 3° : à cette température, le nitrite se convertit en oximido-sulfonate alcalin :

$$NaO\,H + OAz-ONa \begin{array}{c} + SO^2 \\ + SO^2 \end{array} = OH-Az\begin{array}{c} SO^2.ONa \\ SO^2.ONa \end{array}$$

Soude   Nitrite sodique   Oximido-sulfonate

Chauffé doucement avec quelques gouttes d'acide sulfurique, l'oximido-sulfonate s'hydrolyse rapidement, en donnant l'oxamido-sulfonate et le sulfate acide :

$$\text{OH}-\text{Az}\Big\langle {}^{\text{SO}^3\text{Na}}_{\text{SO}^3\text{Na}} + {}^{\text{H}}_{\text{OH}} = \text{SO}^4\text{NaH} + \text{OH}-\text{AzH}-\text{SO}^3\text{Na}$$

Oxamido-sulfonate

La solution contenant ce mélange est maintenue deux jours à 90°-95° : tout l'oxamido-sulfonate est hydrolysé et converti en sulfate d'hydroxylamine et sulfate acide de sodium :

$$\text{OH}-\text{AzH}-\text{SO}^3\text{Na} + \text{HO H} = \text{SO}^4\text{NaH} + \text{OH}-\text{AzH}^2$$

On libère l'hydroxylamine de son sulfate, en traitant ce dernier par la baryte, qui donne du sulfate barytique insoluble. On ne peut effectuer ce déplacement par les alcalis, qui décomposeraient l'hydroxylamine.

L'hydroxylamine cristallise en aiguilles ou lamelles dures, fusibles à +33°. Elle est inodore, incolore, soluble dans l'eau à laquelle elle donne une réaction alcaline : c'est une base univalente, moins énergique que l'ammoniaque. Elle se comporte parfois comme un acide faible et se combine à la chaux ; ses solutions *pures*, même concentrées, sont assez stables, mais la moindre trace d'alcali, comme celles qui se trouvent souvent à la surface des flacons de verre, suffit à la décomposer lentement. Cette décomposition s'effectue aussi d'une façon plus ou moins complète dans la distillation de ses solutions, d'autant plus que la température de l'ébullition est plus élevée, c'est-à-dire la pression plus forte. La décomposition peut même devenir explosive au-dessus de 100° : elle a lieu suivant l'équation :

$$\left. \begin{array}{l} \text{AzH}^3\text{O} \\[1em] \text{Az H}^3\text{O} \\[1em] \text{Az H}^3\text{O} \end{array} \right\} = \text{AzH}^3 + 3\,\text{H}^2\text{O} + \text{Az}^2$$

L'hydroxylamine est tantôt réductrice, tantôt oxydante, ce qui la rapproche du bioxyde d'hydrogène. Elle réduit la liqueur de Fehling, en donnant d'abord de l'acide hyponitreux :

$$\begin{matrix} O \\ | \\ O \end{matrix} \quad + \quad \begin{matrix} H^2 Az\!-\!OH \\ H^2 Az\!-\!OH \end{matrix} \quad = \quad \begin{matrix} H^2O \\ H^2O \end{matrix} \quad + \quad \begin{matrix} Az\!-\!OH \\ \| \\ Az\!-\!OH \end{matrix}$$

L'hydroxylamine réduit aussi l'eau oxygénée, en passant elle-même par oxydation à l'état d'azote et d'acide azotique.

Comme actions oxydantes de l'hydroxylamine, nous citerons la transformation d'une émulsion alcaline d'hydrate ferreux en hydrate ferrique (HABER), d'une solution d'acide sulfureux en acide sulfurique (S. TANATAR).

CONSTITUTION. — La formation de ce composé à partir d'un oximido et d'un oxamido-sulfonate conduit à lui attribuer, comme nous l'avons fait, la formule d'une hydroxylamine. c'est-à-dire d'un dérivé de substitution hydroxylée de l'ammoniaque AzH^2OH ou :

$$\begin{matrix} H\!\diagdown \\ \quad\;\; Az\!-\!OH \\ H\!\diagup \end{matrix}$$

Cette vue est confirmée par ce fait que les trois atomes d'hydrogène de ce composé ne sont pas chimiquement équivalents car deux d'entre eux s'éliminent avec l'oxygène du groupe COH des aldéhydes ou du groupe CO des cétones pour former des *oximes*, tandis que le troisième atome d'hydrogène demeure dans le résidu $Az - OH$.

Cependant BERTHELOT se refuse à admettre l'existence d'un hydroxyle dans ce composé. parce que la substitution de OH à H dans AzH^3 est endothermique, tandis que les substitutions hydroxyllées, celles qui transforment par exemple les hydrocarbures en alcools, sont exothermiques. Il faudrait donc par exclusion adopter pour le composé en question la constitution d'une oxyammoniaque, exprimée par le schéma :

$$\begin{matrix} H\!\diagdown \\ H\!-\!Az = O \\ H\!\diagup \end{matrix}$$

L'objection de Berthelot ne paraît pas cependant décisive, car les substitutions hydroxylées génératrices des alcools se font au voisinage du carbone, et non au voisinage de l'azote.

Haber concilie ces deux conceptions en admettant que le composé qui nous occupe peut, suivant les cas, présenter la structure d'une oxyammoniaque ou celle d'une hydroxylamine. Il se comporterait comme une oxyammoniaque $H^3 \equiv Az = O$ dans ses actions oxydantes, actions qui ramènent en effet ce composé à l'état d'ammoniaque par perte d'oxygène ; et il se comporterait comme une hydroxylamine $H^2 = Az - OH$ dans ses actions réductrices, de beaucoup les plus fréquentes du reste. En d'autres termes, ce composé pourrait suivant l'expression consacrée, exister sous deux formes *tautomères*. Cette théorie paraît plausible. En effet, l'azote, si difficile à engager dans une combinaison chimique, semble conférer aux molécules qui le contiennent une sorte de mobilité interne qui permet à leurs éléments constitutifs de jouer, pour ainsi dire, aisément les uns sur les autres et de présenter ainsi, au contact des divers réactifs, cette diversité de structure qui est la caractéristique de la tautomérie.

Quoi qu'il en soit, la formule d'une hydroxylamine est celle qui répond le mieux à la plupart des réactions du composé étudié. Ce composé est donc un dérivé hydroxylé de l'ammoniaque, absolument comme l'eau oxygénée est un dérivé hydroxylé de l'eau. Et dès lors on conçoit que l'analogie qui existe entre l'ammoniaque et l'eau se retrouve dans leurs dérivés hydroxylés respectifs, comme le montre l'expérience. Il est donc permis de comparer l'hydroxylamine au bioxyde d'hydrogène ; et si ce dernier reçoit, comme le veut Bruhl (p. 198), la formule d'un composé incomplet $HO \equiv OH$, on devra aussi attribuer par analogie à l'hydroxylamine la formule $H^2Az \equiv OH$, qui, en lui donnant aussi le caractère d'un composé non saturé, semble rendre très bien compte d'un grand nombre de ses propriétés.

Composés oxygénés de l'azote

L'azote forme avec l'oxygène une série régulière de combinaisons, où, pour un même poids d'azote, les poids d'oxygène croissent comme la suite des nombres entiers de 1 à 6. Voici la liste de ces composés avec leurs hydrates :

Composés binaires		Hydrates	
Oxyde azoteux	Az^2O	Acide hypoazoteux	$Az^2O^2H^2$
Oxyde azotique	AzO		
Anhydride azoteux	Az^2O^3	Acide azoteux	AzO^2H
Hypoazotide	AzO^2		
Anhydride azotique	Az^2O^5	Acide azotique	AzO^3H
Anhydride perazotique	AzO^3		

La formation de ces composés binaires est en général endothermique ; aussi est-ce dans des conditions de température élevée qu'il y a chance de combiner directement l'azote et l'oxygène. C'est ce qui se produit sur le passage de l'étincelle électrique, où les deux gaz s'unissent probablement en formant d'abord l'oxyde azotique AzO. qui, aussitôt arrivé dans les régions où la température est inférieure à 620°, se combine à l'oxygène libre pour former les vapeurs nitreuses Az^2O^3 et Az^2O^4. Ces vapeurs nitreuses se forment aussi dans toutes les combustions effectuées à l'air, avec d'autant plus d'abondance que la température de la combustion est plus élevée.

L'effluve électrique réalise à la température ordinaire la combinaison de Az et O ou de AzO^2 et O en un anhydride perazotique mal connu.

Par l'hypoazotide Az^2O^4, on peut obtenir tous les autres composés oxygénés, binaires ou ternaires, par une suite de transformations régulières. Ainsi la seule action de l'eau le transforme en un mélange d'acides nitreux et nitrique :

$$\begin{matrix} AzO^2 \\ | \\ AzO^2 \end{matrix} \ + \ \begin{matrix} H \\ | \\ OH \end{matrix} \ = \ AzO^2H + AzO^3H$$

Or, l'acide nitrique peut être ramené à un degré inférieur d'oxydation quelconque, et même à l'état d'azote libre, en faisant agir un réducteur approprié dans des conditions convenables de température et de concentration. Inversement, les composés oxygénés de l'azote peuvent être amenés à un degré supérieur d'oxydation.

Des espèces microbiennes peuvent aussi réaliser des processus analogues d'oxydation ou de réduction. Ainsi la nitro-monade de Winogradsky transforme l'acide nitreux en acide nitrique ; et inversement d'autres espèces réduisent les nitrates à l'état de nitrites (*B. coli*, B. Eberth), à l'état d'oxyde azoteux (ferments dénitrificateurs du sol) et même à l'état d'azote libre (ferments dénitrificateurs du sol, B. pyocyanique).

Oxyde azoteux ou protoxyde d'azote Az^2O

Préparation. — Il se prépare en décomposant par la chaleur le nitrate d'ammoniaque.

Il faut éviter d'atteindre la température de 300°, à partir de laquelle la décomposition devient explosive. Le gaz est recueilli sur la cuve à mercure ou sur l'eau chauffée vers 35° pour diminuer sa solubilité.

Il peut contenir des composés moins oxygénés, dont on le débarrasse par un passage à travers de la soude caustique et du sulfate ferreux en solution. Il faut employer du nitrate d'ammoniaque exempt de chlorures, si l'on veut éviter la présence de chlore, nuisible à l'emploi anesthésique du protoxyde d'azote. La réaction génératrice de ce gaz est la suivante :

$$AzO^3.AzH^4 = 2\,H^2O + Az^2O$$

Elle rappelle la production d'azote par décomposition du nitrite d'ammoniaque.

Propriétés. — Le protoxyde d'azote est un gaz incolore, inodore, d'une saveur sucrée. Il est assez soluble dans l'eau et assez facilement liquéfiable ; sa température critique est de $+ 36°4$ et sa pression critique de 73 atm. (LEDUC).

Il bout à $- 87°9$ et se solidifie à $- 100°$ sous la pression atmosphérique. Sa densité normale est de 1,527.

Le protoxyde d'azote se décompose en ses éléments à partir du rouge sombre, ce qui lui donne des propriétés comburantes analogues à celles de l'oxygène. Dissous, il est réduit lentement à l'état d'azote par le fer et le zinc. Au contraire il exerce vis-à-vis du bioxyde de sodium ou de baryum une action réductrice par laquelle il passe à l'état d'acide azoteux (SABATIER).

Le protoxyde d'azote, agissant sur l'ammoniaque, ou plutôt sur son dérivé monosodé AzH^2Na, donne l'azine sodique (WISLICENUS) :

$$Az^2O + H^2AzNa = H^2O + \begin{matrix} Az \\ \| \\ Az \end{matrix} \Big\rangle AzNa$$

ce qui montre que ce gaz a la constitution d'un azoïque :

$$\begin{matrix} Az \\ \| \\ Az \end{matrix} \Big\rangle O$$

ACIDE HYPOAZOTEUX $Az^2O^2H^2$. — Il a été découvert par DIVERS, en réduisant les nitrites ou les nitrates par l'amalgame de sodium. La même action réductrice peut être exercée par l'hydrate ferreux (ZORN).

$$2 AzO^2K + H^4 = 2 H^2O + Az^2O^2K^2$$
$$2 AzO^3K + H^8 = 4 H^2O + Az^2O^2K^2$$

Après réduction, on neutralise la liqueur par l'acide acétique, et l'on précipite par le nitrate d'argent l'hypoazotite alcalin formé. On obtient ainsi une poudre jaune pâle d'hypoazotite d'argent, que l'on suspend dans l'eau et qu'on traite par l'acide chlorhydrique pour précipiter l'argent et mettre en liberté l'acide hypoazoteux. Cet acide, auquel la détermination cryoscopique de son poids moléculaire assigne la formule $Az^2O^2H^2$, est instable et sa solution se décompose spontanément en donnant du protoxyde d'azote, qui apparaît ainsi comme son anhydride :

$$Az^2O^2H^2 = H^2O + Az^2O$$

Comme le protoxyde d'azote est un azoïque de constitution $\overset{\displaystyle Az = Az}{\underset{\displaystyle O}{\diagdown\diagup}}$, cette décomposition suggère pour l'acide hyponitreux la constitution $OH—Az = Az - OH$. Cette vue est confirmée par la possibilité d'obtenir cet acide en faisant agir quatre molécules d'alcali sur deux molécules d'un oxamido-sulfonate alcalin :

$$Na—OH \qquad OH—Na$$
$$H\,O—Az\,H \quad —SO^3Na$$

$$H\,O—Az\,H \quad —SO^3Na$$
$$Na—OH \qquad OH—Na$$

$$= 4\,H^2O + 2\,NaSO^3Na + NaO—Az = Az—NaO$$

Cette réaction montre que l'acide hyponitreux doit contenir les deux hydroxyles OH provenant respectivement des deux molécules d'oxamido-sulfonate; par suite, la formule brute $Az^2O^2H^2$, ne comporte d'autre forme développée que $HO—Az=Az—OH$.

Si l'on se rappelle qu'une action hydratante exercée, non plus sur deux molécules d'oxamido-sulfonate, mais sur *une seule*, donne de l'hydroxylamine et non plus de l'acide hyponitreux p. 270, on doit concevoir la possibilité de relations de transformation entre l'hydroxylamine et l'acide hyponitreux. Et, de fait, on obtient de l'acide hyponitreux en faisant arriver de l'acide azoteux dans une solution aqueuse, ou mieux méthyl-alcoolique d'hydroxylamine :

$$OH - Az = O + H^2 = Az—OH = H^2O + OH - Az = Az—OH$$

Acide nitreux $\qquad\qquad$ Hydroxylamine $\qquad\qquad\qquad$ Acide hyponitreux

Comme l'acide azoteux peut provenir lui-même, ainsi que nous l'avons vu (p. 269), d'une oxydation de l'hydroxylamine, on conçoit la possibilité d'une transformation de l'hydroxylamine en acide hyponitreux sous de simples influences oxydantes. C'est ce qui arrive en effet, quand on oxyde l'hydroxylamine par l'hypobromite de soude (Kolotow), par les oxydes mercurique, argentique, cuivrique (Thum), par certains réactifs organiques (Piloty).

L'acide hyponitreux est un acide bivalent faible, comparable de tous points à l'acide carbonique. Certains de ses éthers neutres (éthylique, benzylique) se décomposent parfois spontanément, en donnant de l'azote libre, de l'alcool et de l'aldéhyde :

$$C^2H^5 - O - Az = Az - O.C^2H^5 = Az^2 + C^2H^5.OH + C^2H^4O$$

Cette dernière réaction, avec son dégagement d'azote confirme la présence d'un groupement azoïque dans la molécule hyponitreuse.

Oxyde azotique ou bioxyde d'azote AzO

Préparation. — I. — On peut le préparer en réduisant l'acide azotique à froid par certains métaux, tels que le cuivre l'argent, le mercure. On peut séparer par la pensée cette réaction en deux phases successives : 1° une substitution du cuivre à l'hydrogène de l'acide nitrique :

$$2\,AzO^3H + Cu = (AzO^3)^2Cu + H^2$$

2° une réduction de l'excès d'acide nitrique par l'hydrogène naissant :

$$AzO^3H + H^3 = 2\,H^2O + AzO$$

En réunissant ces deux équations en une seule, ce qui se fait en multipliant la première par 3, la seconde par 2, et ajoutant membre à membre, on a l'équation suivante, qui résume la réaction :

$$8\ \text{HAzO}^3 + 3\ \text{Cu} = 3\ \text{Cu(AzO}^3)^2 + 4\ \text{H}^2\text{O} + 2\ \text{AzO}$$

II. — On peut encore préparer l'oxyde azotique en réduisant l'acide nitrique par le chlorure ferreux (A. Gautier). A cet effet, dans un ballon A contenant une solution bouillante de chlorure ferreux, on fait tomber goutte à goutte de l'acide nitrique par le tube à entonnoir B. Le gaz dégagé est recueilli dans l'éprouvette C sur la cuve à eau [fig. 34]. Ici encore, la réaction peut être décomposée par la pensée en deux phases successives, représentées par les deux équations suivantes :

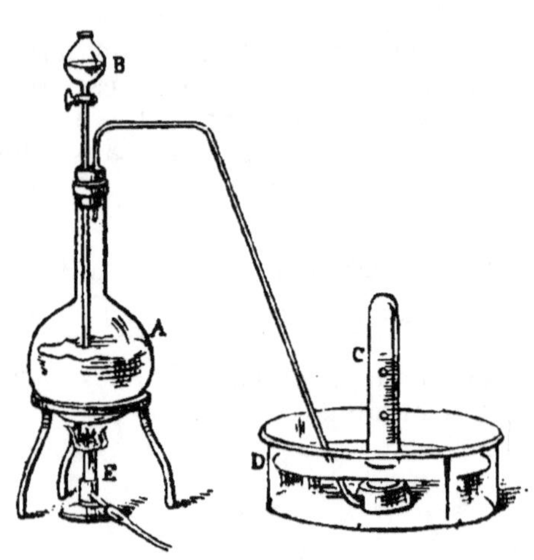

Fig. 34

Appareil pour la préparation du bioxyde d'azote.

$$2\ \text{FeCl}^2 + 2\ \text{HCl} = \text{Fe}^2\text{Cl}^6 + \text{H}^2$$
$$\text{HAzO}^3 + \text{H}^3 = \text{AzO} + 2\ \text{H}^2\text{O}$$

qui, réunies, comme précédemment, en une équation unique, donnent :

$$6\ \text{FeCl}^2 + 6\ \text{HCl} + 2\ \text{HAzO}^3 = 3\ \text{Fe}^2\text{Cl}^6 + 2\ \text{AzO} + 4\ \text{H}^2\text{O}$$

Propriétés. — Le bioxyde d'azote est un gaz incolore, difficilement liquéfiable, car sa température critique est de — 93°,5 et sa pression critique de 71 atm. 2 (LEDUC). Il se liquéfie à — 153°,6 sous la pression atmosphérique.

Son poids moléculaire, déduit de sa densité gazeuse, 1,039, répond à la formule AzO, qui est celle d'un composé non saturé — $Az = O$. Aussi se comporte-t-il comme un corps incomplet, qui tend sans cesse à compléter sa molécule par l'addition d'éléments étrangers. C'est ainsi qu'il ne peut pas subsister au contact de l'oxygène atmosphérique et que, par fixation de ce dernier, il se transforme immédiatement en hypoazotide AzO^2; cette transformation se produit toutes les fois qu'on dégage le bioxyde d'azote dans un appareil plein d'air, et cela jusqu'à épuisement de l'oxygène atmosphérique.

Le bioxyde d'azote se combine aussi directement au chlore pour former le chlorure d'azotyle AzOCl. Il se combine aussi à un grand nombre de sels métalliques. C'est ainsi que ce gaz est absorbé par le chlorure ferrique en donnant à la température ordinaire le composé jaune brun $Fe^2Cl^6.AzO$ et à 60° le composé rouge $2 Fe^2Cl^6.AzO$, tandis qu'à la température de volatilisation du chlorure ferrique, celui-ci est réduit, avec formation de chlorure d'azotyle, à l'état de chlorure ferreux qui se combine au bioxyde d'azote pour donner un composé brun jaunâtre $2 FeCl^2.AzO$.

$$Fe^2Cl^6 + 3 AzO = Fe^2Cl^2.AzO + 2 AzOCl$$

Le chlorure et le bromure ferreux *solides* fixent aussi à 300° de petites quantités de AzO pour donner des composés de formule incertaine. Mais, en général, les sels ferreux *solides*, et notamment le sulfate, n'absorbent par le gaz bioxyde d'azote, tandis que ces mêmes sels ferreux à l'état *dissous* (dans l'eau ou dans tout autre solvant absorbent tous ce gaz (THOMAS), en formant des combinaisons de formules diverses suivant le genre du sel ferreux dissous.

la nature du solvant, la température et la pression. Ces composés sont généralement bruns. En outre, le bioxyde d'azote, agissant sur une solution sulfurique de sulfate ferreux, donne rapidement une coloration rose violacée due à la formation d'un nitroso-disulfonate ferrique accompagné de sulfate ferrique (Sabatier) :

$$3AzO + 6FeSO^4 + 6H^2SO^4 = Fe^2\left[AzO(SO^3)^2\right]^3 + 2Fe^2(SO^4)^3 + 6H^2O$$

Ce sel rose dérive d'un acide nitroso-disulfonique $AzO(SO^3H)^2$ qu'on peut obtenir, en solution aqueuse d'un bleu foncé, en faisant arriver un mélange d'oxyde azotique et d'air dans de l'acide sulfurique dilué préalablement, saturé de gaz anhydride sulfureux et maintenu à 0°. La réaction s'accomplit vraisemblablement en deux phases :

$$2\,AzO + O + 2\,SO^2 + H^2O = 2\left[AzO(SO^3H)\right]$$

$$2\left[AzO(SO^3H)\right] = AzO + AzO(SO^3H)^2$$

Toutes ces réactions de AzO sur les sels ferreux sont utilisées dans l'analyse qualitative pour la diagnose de l'acide azotique, qui est précisément réduit par les sels ferreux à l'état de bioxyde d'azote, lequel produit à son tour les réactions précédentes sur l'excès de sel ferreux.

Avec une solution de sulfate ferrique ou de sulfate cuivrique, le bioxyde d'azote forme, comme avec le sulfate ferreux, un nitroso-disulfonate métallique accompagné d'acide nitro-sulfurique $AzO^2.SO^3H$ (Sabatier) :

$$3\,AzO + CuSO^4 + 3\,H^2SO^4$$

$$= Cu\left[AzO(SO^3)^2\right] + 2\,(AzO^2.SO^3H) + 2\,H^2O$$

L'oxyde azotique est absorbé par les sels chromeux dissous, avec lesquels il forme des combinaisons contenant trois molécules de sel pour une de AzO : la solution bleue de chlorure chromeux par exemple prend alors une teinte d'un beau rouge foncé. Cette teinte vire progressivement au brun verdâtre par suite de la destruction de la combinaison, l'azote de AzO passant à l'état d'hydroxylamine, tandis que son oxygène se fixe sur le sel chromeux (CHESNEAU).

L'oxyde azotique est aussi absorbé par les stannites et les sulfites alcalins (DIVERS). Pour interpréter cette réaction, il convient d'admettre que le bioxyde agit, non sous la forme de OAz, mais sous la forme du corps saturé de formule double AzO — AzO. Il se forme, en effet, en particulier dans le cas d'un sulfite, un hyponitroso-sulfate, qui peut être considéré comme un dérivé sulfoné de l'acide hyponitreux et qui se produit suivant l'équation :

$$O = Az-Az = O + Me\,SO^3Me = MeO-Az = Az-O-SO^3Me$$

Cet hyponitroso-sulfate se transforme en effet en acide hyponitreux sous l'influence de l'hydrogène naissant :

$$MeO-Az = Az-O-SO^3Me + H^2 = MeO-Az = Az-OH + HSO^3Me$$

de même qu'il peut aussi, comme nous l'avons vu, donner de l'hydrazine sous la même influence :

$$\begin{array}{c} Az-O-SO^3Me \\ \| \\ Az\text{———}MeO \end{array} + H^6 = Me^2SO^4 + H^2O + \begin{array}{c} AzH^2 \\ | \\ AzH^2 \end{array}$$

Ces dernières équations montrent les relations qui existent entre le bioxyde d'azote $O = Az - Az = O$, l'hydrazine $H^2Az - AzH^2$ et l'acide hyponitreux $HO - Az = Az - OH$.

Occupant une position intermédiaire sur l'échelle des combinaisons oxygénées de l'azote, l'oxyde azotique peut, suivant les cas, passer soit à un état inférieur, soit à un degré supérieur d'oxydation. Le plus souvent son action est oxydante, et l'est quelquefois même plus que celle du protoxyde : ainsi il oxyde lentement le fer et le zinc humides en se réduisant à l'état de protoxyde d'azote, ou même d'azote libre. Mais il peut aussi exercer vis-à-vis de certains oxydes métalliques une action réductrice (SABATIER et SENDERENS).

ANHYDRIDE AZOTEUX Az^2O^3 ET ACIDE AZOTEUX AzO^2H

PRÉPARATION. — I. — L'anhydride azoteux Az^2O^3 se forme si l'on fait arriver, dans un tube en U refroidi vers — 50°, un mélange d'un volume d'oxygène et de 6 à 8 volumes de bioxyde d'azote AzO également bien desséchés : (FRITZSCHE, BIRHANS) :

$$2\,AzO + O = Az^2O^3$$

L'excès de AzO a pour but d'éviter la formation d'hypoazotide Az^2O^4.

L'anhydride azoteux, formé dans ces conditions, se condense sous la forme d'un liquide d'un bleu foncé, mobile, solidifiable à — 82°.

II. — Le bioxyde d'azote et l'hypoazotide se combinent, très faiblement à basse température (PÉLIGOT), beaucoup plus complètement à température élevée (HASENBACH) en donnant l'anhydride azoteux :

$$AzO + AzO^2 = Az^2O^3$$

HASENBACH fait passer un mélange d'oxyde azotique et de vapeurs d'hypoazotide dans un tube à combustion chauffé sur un fourneau à gaz. On condense l'anhydride formé sous la forme d'un liquide bleu.

III. — Dans la pratique, et en particulier pour ses emplois en chimie organique, on n'a nul besoin d'obtenir l'anhydride azoteux, ni même son hydrate l'acide azoteux AzO^2H.

à l'état de pureté chimique. Aussi se borne-t-on à réduire l'acide azotique AzO^3H par l'anhydride arsénieux à chaud, ce qui donne des vapeurs rutilantes. Si l'acide azotique est concentré, il ne se forme que de l'hypoazotide Az^2O^4, tandis que si l'acide azotique est dilué, il se forme un mélange d'hypoazotide et d'acide azoteux (Lunge). On peut opérer dans l'appareil de la figure 35 (A. Gautier et

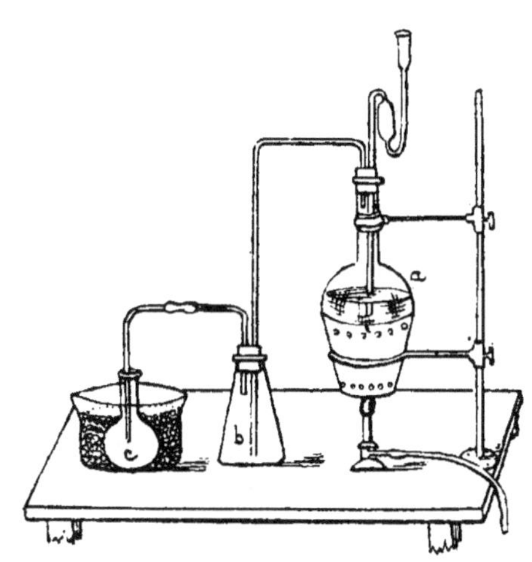

Fig. 35

Appareil pour la préparation de l'acide azoteux.

Albahary). On fait arriver directement les vapeurs rutilantes au contact du corps sur lequel on veut faire réagir l'acide azoteux. En présence de l'eau, l'hypoazotide Az^2O^4 se décompose du reste en un mélange d'acides azoteux et azotique :

$$Az^2O^4 + H^2O = HAzO^2 + HAzO^3$$

IV. — On peut du reste employer cette dernière réaction directement (Fritzsche) à l'effet d'obtenir de l'acide azoteux assez pur. Ainsi, comme le fait A. Gautier, on verse peu à peu par un tube semi-capillaire un volume d'un mélange glacé d'un tiers d'eau et deux tiers d'acide nitrique ordinaire, dans une éprouvette contenant un volume d'hypoazotide refroidi dans la glace et le sel. L'hypoazotide se décompose aussitôt suivant l'équation précédente et il se forme deux couches : la supérieure, vert pré, est une solution de vapeurs nitreuses dans l'acide azotique ; l'inférieure, bleu verdâtre foncé, est formée surtout d'acide azoteux. On la sépare, on la distille à 0° et on condense le produit de la distillation, presque entièrement composé de Az^2O^3.

L'anhydride azoteux est un liquide bleu aux basses températures où il peut subsister sans décomposition. Mais, dès la température de — 2°, il commence à se décomposer en un mélange de gaz AzO, qui se dégage, et d'hypoazotide, qui se dissout dans le liquide bleu et le colore en vert, et cela jusqu'à + 22°, température d'ébullition de l'hypoazotide, où tout le liquide passe à l'état gazeux. Cette décomposition $Az^2O^3 = AzO + AzO^2$, inverse du procédé de préparation de HASENBACH, paraît être une véritable dissociation, s'accentuant avec l'élévation thermique, qui serait déjà complète, d'après LUCK, à basse température, mais, qui d'après LUNGE, ne serait pas encore terminée à 150°.

L'anhydride azoteux se dissout dans l'eau glacée, en donnant un liquide également bleu, qui contient l'hydrate correspondant, c'est-à-dire l'acide azoteux AzO^2H :

$$Az^2O^3 + H^2O = 2\,AzO^2H$$

Mais cet hydrate n'a pas été isolé à l'état de pureté. Cette solution aqueuse commence aussi à se décomposer un peu au-dessus de 0° suivant l'équation :

$$\begin{array}{|c|c|} \hline AzO.OH & \\ \hline AzO & O\ H \\ \hline AzO & OH \\ \hline \end{array} = AzO^2.OH + 2\,AzO + HOH$$

Cependant cette solution est d'autant plus stable qu'elle est plus étendue et plus froide. Elle forme avec les bases des sels très stables, les nitrites, qui peuvent se produire directement, soit par réduction d'un nitrate chauffé avec du plomb ou du cuivre :

$$KAzO^3 = KAzO^2 + O$$

soit par oxydation de l'ammoniaque, comme cela a lieu dans la combustion du gaz d'éclairage contenant du gaz ammoniac, laquelle donne de l'azotite ammoniacal $(AzH^4)AzO^2$. Des transformations analogues s'accomplissent sous l'influence de certains micro-organismes : c'est ainsi que les nitrates paraissent réduits à l'état de nitrites sous l'influence de certains microbes et aussi sous celle de ferments solubles existant dans les organes des animaux supérieurs, surtout dans le foie et les reins (ABELOUS et GÉRARD). D'autre part, l'ammoniaque du sol est convertie en nitrites par l'action oxydante des organismes de la nitrification, les *nitrosococci* et les *nitrosomonas* de WINOGRADSKY.

La constitution de l'acide azoteux et des azotites demeure douteuse. On peut considérer l'acide azoteux comme un acide hydroxylé $O = Az — OH$; mais on peut aussi lui attribuer la forme $H—Az\displaystyle{<}^O_O$. Peut-être les deux schémas sont-ils admissibles, en vertu d'un de ces phénomènes de tautomérie si communs chez les composés azotés.

PÉROXYDE D'AZOTE OU HYPOAZOTIDE Az^2O^4

FORMATION ET PRÉPARATION. — I. — L'hypoazotide se forme lorsqu'on met en présence un mélange de 2 volumes d'oxyde azotique et 1 volume d'oxygène.

$$2 AzO + O^2 = Az^2O^4$$

Il faut un excès d'oxygène et non de bioxyde d'azote, pour éviter la formation de Az^2O^3. Pratiquement, on peut faire passer le mélange gazeux à travers un tube en U rempli de fragments de porcelaine, puis conduire l'hypoazotide formé dans un autre tube en U refroidi à — 20° ; en l'absence de toute trace d'eau il se forme des cristaux incolores, mais en présence de l'eau, ceux-ci se décomposent en un liquide vert (PÉLIGOT).

II. — Au lieu d'oxyder un composé moins oxygéné de l'azote, on peut réduire un composé plus oxygéné, à savoir l'acide nitrique :

$$\begin{array}{c} AzO^2.OH \\ AzO^2.OH \end{array} = \begin{array}{c} AzO^2 \\ | \\ AzO^2 \end{array} + O + HOH$$

Cette réaction s'effectue sous l'influence de la chaleur, quand on distille l'acide nitrique. Elle s'effectue aussi, dès la température ordinaire, sous la seule influence de la lumière ; et la dissolution de l'hypoazotide formé dans l'excès d'acide nitrique indécomposé colore ce dernier en jaune rougeâtre. En distillant ce dernier à température aussi basse que possible et condensant le distillat par un mélange réfrigérant, il se forme deux couches liquides, dont l'inférieure est un mélange de $HAzO^3$ et Az^2O^4, la supérieure est Az^2O^4 mêlé d'un peu de $HAzO^3$. En séparant cette dernière et distillant à nouveau, on obtient Az^2O^4.

III. — Mais dans la pratique, on emploie la décomposition de l'acide nitrique par une opération équivalente, qui consiste à détruire par la chaleur un azotate métallique, de préférence celui de plomb.

$$\begin{array}{c} AzO^2{-}O \\ AzO^2{-}O \end{array}\!\!\!\Big\rangle Pb = PbO + O + \begin{array}{c} AzO^2 \\ | \\ AzO^2 \end{array}$$

Il faut avoir soin de dessécher au préalable l'azotate, pour éviter la décomposition de l'hypoazotide par l'eau, en le calcinant dans une capsule de fer jusqu'à commencement de production de vapeurs rouges. On introduit alors ce sel dans une cornue de grès, et l'on chauffe vers 450°. On reçoit le produit distillé dans un matras entouré de glace et de sel, où se condense l'hypoazotide.

PROPRIÉTÉS. — L'hypoazotide est un liquide qui bout à $+22°$ et cristallise au-dessous de 0°, à une température encore mal déterminée. Sa température critique est de $+171°$ et sa pression critique de 130 atmosphères environ. Incolore à une très basse température, ce liquide se colore en rouge de plus en plus foncé, à mesure que la température s'élève.

La vapeur d'hypoazotide est à peine jaune à $-10°$, rouge brun à la température ordinaire et se fonce encore aux températures supérieures. Ces changements de coloration sont liés, comme le montre la mesure des densités gazeuses, à une dissociation qui dédouble progressivement Az^2O^4 en deux molécules AzO^2. Cette dissociation est complète vers 150°. Mais une autre dissociation succède à la première, comme le montre encore la mesure des densités de vapeur (RICHARDSON), dissociation qui s'accompagne d'une décoloration progressive de la vapeur et qui décompose AzO^2 en $AzO + O$. Cette seconde dissociation est complète vers 620°. — Un abaissement de pression favorise la dissociation de Az^2O^4 en $2 AzO^2$, absolument comme le fait une élévation de température.

L'étincelle électrique produit une décomposition réversible de AzO^2 en $Az + O^2$.

L'hypoazotide est soluble dans le chloroforme, au sein duquel il subit une dissociation partielle de la molécule Az^2O^4 en deux molécules AzO^2 (TUDOR-CUNDALL).

L'hypoazotide se comporte, dans beaucoup de cas, comme

un composé incomplet AzO^2 ou $-Az\!\!<^O_O$. C'est un radical fréquemment rencontré en chimie organique. Le
chlore n'agit pas sur l'hypoazotide à basse température, où
sa formule est Az^2O^4, mais à plus haute température, où
existe AzO^2, il se forme, par union directe, du chlorure
d'azotyle AzO^2Cl. Plusieurs métaux (cuivre, nickel, cobalt),
dans l'état de grande division où les donne la réduction
par l'hydrogène, fixent à froid l'hypoazotide en formant les
métaux nitrés de Sabatier, tels que $Cu^2(AzO^2)$. L'hypoazotide
peut aussi exercer sur certains métaux et oxydes métalliques
une action oxydante.

Mêlé au sulfure de carbone, l'hypoazotide constitue un
explosif puissant, dont on atténue les effets par l'addition
d'hydrocarbures (*panclastite*).

L'eau décompose Az^2O^4, suivant les cas, d'après l'une ou
l'autre des équations suivantes :

$$Az^2O^4 + H^2O = HAzO^2 + HAzO^3$$
$$3\,Az^2O^4 + 2\,H^2O = 2\,AzO + 4\,HAzO^3$$

La première réaction prédomine quand la température
est basse et l'eau en quantité suffisamment grande.

Constitution. — La décomposition de l'hypoazotide par l'eau
en acides nitreux et nitrique tend à faire envisager Az^2O^4
comme le résultat de la condensation de $HAzO^2$ et $HAzO^3$. Ceci
revient à dire que la soudure des restes des deux acides
nitreux et nitrique doit se faire, comme dans tous les phénomènes de condensation, par l'intermédiaire d'un atome d'oxygène. On peut donc admettre, dans l'hypoazotide, l'existence
d'un groupement $Az - O - Az$. Les trois atomes d'oxygène
doivent être naturellement liés aux deux atomes d'azote de la
même façon qu'ils le sont respectivement dans les acides
nitreux et nitrique. Suivant donc que nous admettrons pour
l'acide nitrique l'un ou l'autre des schémas :

$$^O_O\!\!>\!Az-OH \qquad \text{ou} \qquad {^O_O}\!\!>\!Az-OH$$

il en résultera pour l'hypoazotide l'une ou l'autre des formules
de constitution :

$$\begin{array}{c} O \\ \diagdown \\ O \diagup \end{array}\!\!Az-O-Az = O \qquad \text{ou} \qquad \begin{array}{c} O \\ \diagdown \\ O \diagup \end{array}\!\!Az-O-Az = O$$

qui font toutes deux de l'hypoazotide un nitrate de nitrosyle,
qu'on peut écrire abréviativement AzO^3 (AzO), comme les
nitrates métalliques AzO^3Me ou alcoylés AzO^3R.

Cette vue est confirmée par la possibilité d'obtenir de l'hypoazotide grâce à une double décomposition entre le chlorure de
nitrosyle $AzO - Cl$ et l'azotate de potasse $KAzO^3$ (Girard et
Pabst) :

$$AzO^2 - Cl + KAzO^3 = KCl + AzO^3.AzO$$

La formule $AzO^3.AzO$ rend aussi compte aisément de l'action
exercée par l'hypoazotide sur les amines aromatiques de la
chimie organique, telles que la phénylamine $C^6H^5.AzH^2$ par
exemple, laquelle se trouve transformée en nitrate de diazobenzol conformément à l'équation :

$$C^6H^5.AzH^2 + OAz.AzO^3 = H^2O + C^6H^5.Az = Az.AzO^3$$

Phénylamine   Hypoazotide   Nitrate de diazobenzol

Cependant certains chimistes, pour expliquer la dissociation
de Az^2O^4 en deux molécules identiques AzO^2, préfèrent, à la
formule dissymétrique que nous venons de donner, une formule
symétrique, telle que $O^2Az - Az^2O$ (Gunssberg) ou telle que
$O = Az - O - O - Az = O$ (Scrborough). Il se pourrait en effet
qu'en sa qualité de composé azoté, l'hypoazotide soit susceptible d'exister sous diverses formes tautomères.

Anhydride azotique Az²O⁵ et acide azotique HAzO³

PRÉPARATION. — L'anhydride azotique Az^2O^5 a été obtenu par SAINTE-CLAIRE-DEVILLE en faisant passer un courant lent de chlore sur de l'azotate d'argent $AzO^2.OAg$ sec :

$$\begin{array}{c} AzO^2.O\,Ag \\ AzO^2.O\,Ag \end{array} + \begin{array}{c} Cl \\ | \\ Cl \end{array} = 2\,AgCl + AzO^2{-}O{-}AzO^2$$

ODET et VIGNON ont obtenu le même composé par l'action du chlorure d'azotyle AzO^2Cl sur le nitrate de soude $AzO^3.ONa$:

$$AzO^2\,Cl + Na\,O.AzO^2 = NaCl + AzO^2{-}O{-}AzO^2$$

Ces deux réactions fixent la constitution du composé Az^2O^5 et montrent qu'il provient de la condensation de deux molécules de l'acide azotique $AzO^2.OH$:

$$AzO^2.O\,H + HO\,{-}AzO^2 = HOH + AzO^2{-}O{-}AzO^2$$

et qu'il est bien par conséquent l'anhydride de cet acide. On peut du reste l'obtenir encore par déshydratation directe de l'acide azotique à l'aide de l'anhydride phosphorique.

L'anhydride azotique se présente sous la forme d'aiguilles rhombiques incolores, se colorant en jaune de $+ 15°$ à $20°$, fondant à $29°$ ou $30°$, bouillant à $45°$ en dégageant des vapeurs colorées, puis commençant à se décomposer à une température un peu supérieure.

Il se combine à l'eau, avec un grand dégagement de chaleur, en donnant l'acide azotique :

$$Az^2O^5 + H^2O = 2\,(AzO^3H)$$

FORMATION. — L'acide nitrique $HAzO^3$ se forme dans des circonstances diverses.

I. — En combinant directement l'azote et l'oxygène sous l'influence de l'étincelle électrique, on obtient de l'hypoazotide Az^2O^4 qui, sous l'influence de l'eau, donne, nous l'avons vu, de l'acide azotique.

II. — Ce n'est pas seulement l'hypoazotide qu'on peut ainsi transformer en $HAzO^3$, mais encore tous les composés moins oxygénés de l'azote. Ainsi nous savons que le bioxyde AzO et le trioxyde Az^2O^3, sont transformés par l'oxygène atmosphérique en Az^2O^4, que l'eau convertit ensuite en AzO^3H. L'acide azoteux $HAzO^2$, en solution aqueuse, donne de l'acide $HAzO^3$ par une décomposition spontanée qui commence un peu au-dessus de $0°$ (p. 284) ; et les nitrites sont transformés en nitrates par plusieurs réactifs oxydants, notamment par le permanganate de potasse en solution acide. Enfin le protoxyde d'azote est amené par les bioxydes de sodium et de baryum (p. 275) à l'état de nitrites, qu'une oxydation ultérieure peut convertir en nitrates.

III. — L'oxydation de l'ammoniaque est aussi une source d'acide nitrique :

$$AzH^3 + O^4 = AzO^3H + H^2O$$

Le gaz ammoniac brûle en effet dans l'oxygène et le mélange des deux gaz, fait en proportion convenable, peut même être explosif. La présence de la mousse de platine abaisse jusqu'à la température ordinaire le point de réaction du système gazeux. De même les organismes de la nitrification oxydent l'ammoniaque et les sels ammoniacaux : ils se partagent en deux équipes de travailleurs : les nitrosomonades et les nitrosococci transforment l'ammoniaque en acide azoteux AzO^2H, et les nitromonades convertissent ce dernier en acide azotique AzO^3H. Cette action microbienne est très importante au point de vue de la chimie agricole, car elle transforme en nitrates l'ammoniaque provenant des décompositions organiques ; et ces nitrates solubles sont ensuite absorbés par les racines des plantes et assimilés par leurs cellules à chlorophylle.

Préparation dans les laboratoires. — Dans les laboratoires, on peut obtenir de l'acide nitrique pur en distillant dans une cornue de verre poids égaux de nitrate de potasse et d'acide sulfurique concentré :

$$H^2SO^4 + KAzO^3 = HAzO^3 + KHSO^4$$

Au commencement et à la fin de l'opération, on voit apparaître des vapeurs rutilantes, provenant d'une réduction partielle de l'acide $HAzO^3$, due, au début, à l'action de l'acide sulfurique en excès, à la fin à l'action de la chaleur.

Préparation industrielle. — La production industrielle de l'acide azotique s'est grandement développée dans ces dernières années, en raison de son emploi dans la fabrication des nouveaux explosifs à grande puissance. Le principe de cette préparation est le même que celui qui vient d'être indiqué, à savoir l'action de l'acide sulfurique sur un azotate alcalin. On emploie ici l'azotate de soude fourni par les gisements naturels du Chili et purifié. On ajoute à ce mélange de l'acide arsénieux, lorsqu'on veut préparer de *l'acide azotique fumant*, c'est-à-dire de l'acide azotique coloré en rouge par la dissolution d'hypoazotide, formé en ce cas par la réduction de $HAzO^3$ par As^2O^3.

Si l'on veut obtenir ce qu'on appelle de l'acide azotique *ordinaire*, c'est-à-dire marquant de 36° à 40° B., on emploie de l'acide sulfurique à 60° B. Si l'on veut obtenir de l'acide azotique *concentré*, marquant 48° B., on emploie de l'acide sulfurique à 66° B. ; de plus, dans ce dernier cas, on ne met pas d'eau dans les appareils de condensation.

L'appareil complet comprend nécessairement deux parties :

1° Le générateur, où se produit l'action de l'acide sulfurique sur le nitrate de soude et d'où partent les vapeurs de $HAzO^3$, mélangées de vapeurs nitreuses provenant de la décomposition de $HAzO^3$ par la chaleur ;

2° Le condensateur, où l'acide nitrique refroidi prend l'état liquide.

Les générateurs sont en fonte : ce sont des cylindres, des marmites ou des chaudières. Ainsi on introduit le mélange de nitrate sodique et d'acide sulfurique dans une chaudière *A*, que recouvre ensuite un plateau de grès *B* (fig. 36) et que chauffe un foyer *F*, dont les gaz serpentent autour de la chaudière dans les carneaux *C*. Un tube en grès *D* donne issue aux vapeurs acides et les conduit, par l'allonge en verre *E* et par une série de tuyaux de grès *G*, jusque dans l'appareil de condensation.

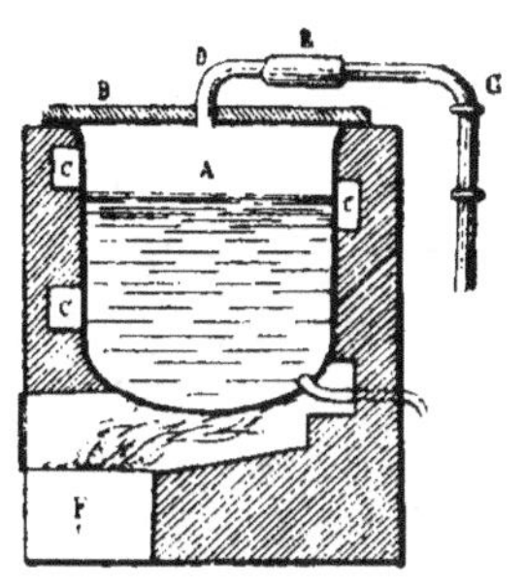

Fig. 36

Chaudière pour la fabrication de l'acide nitrique.

Les appareils de condensation ont été grandement perfectionnés dans ces dernières années. Les plus anciens se composaient d'une série de bonbonnes (30 et davantage), placées sur un même plan ou mieux en cascade, contenant de l'eau au sein de laquelle se condensaient les vapeurs acides. Les dernières bonbonnes de la série étaient naturellement celles qui étaient le moins chargées d'acide et leur contenu devait être progressivement transvasé dans les premières. Cet appareil encombrant et compliqué peut être avantageusement remplacé par des

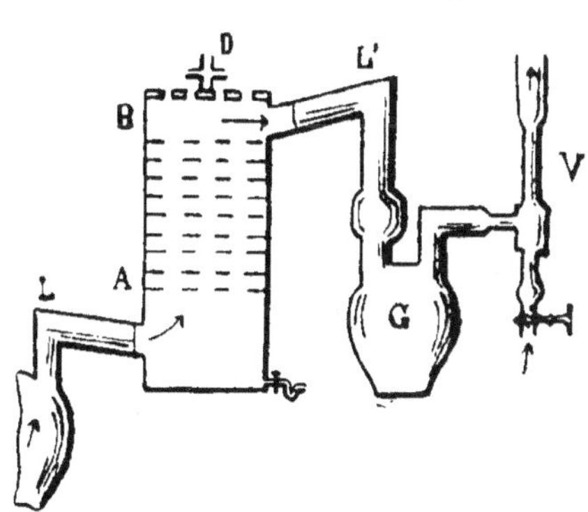

Fig. 37

Four de Lunge et Rohrmann.

colonnes de Lunge et Rohrmann. Chaque colonne AB, en grès [fig. 37], comporte un étagement de seize plateaux percés de trous. Chacun de ces orifices o est d'ordinaire surmonté [fig. 38] d'une petite cloche en grès c, échancrée à sa partie inférieure qui repose dans des rainures r. Une pluie d'eau introduite par le tube D tombe de haut en bas de la colonne, tandis que les vapeurs nitriques remontent de bas en haut et sont obligées de barboter à travers la couche liquide e qui recouvre la surface des plateaux. L'ascension des gaz est assurée par l'appel que produit un aspirateur à

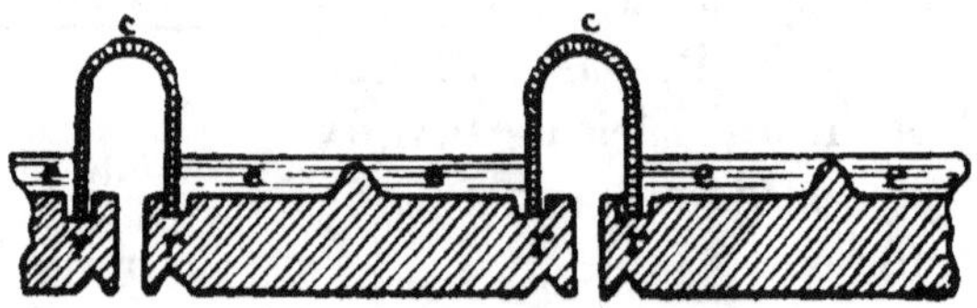

Fig. 38

Détail d'un plateau de la tour de Lunge et Rohrmann.

jet de vapeur placé en V. Les vapeurs nitriques, après avoir traversé six à huit bonbonnes seulement, arrivent à la partie inférieure de la colonne par le tube en grès L et achèvent leur condensation dans la tourie G, à moitié remplie d'eau.

Les condensateurs précédents donnent de l'acide nitrique dilué dans une assez grande quantité d'eau. On peut obtenir de l'acide azotique presque anhydre (à 94 % de $HAzO^3$) à l'aide de l'appareil à condensation de Guttmann [fig. 39]. Les vapeurs nitriques, nées dans une cornue C, circulent à travers une série de tubes verticaux en poterie T, réunies à leurs parties supérieures et inférieures de façon à former une sorte de serpentin. Les courbures inférieures communiquent avec un tube D, par où l'acide nitrique condensé dans les tubes *T* s'écoule dans un récipient *R*. Le récipient *R* communique par un tube vertical *H*, avec une conduite *M*, dans laquelle s'ouvre aussi le dernier tube *I* de la batterie. Cette conduite *M* rassemble ainsi toutes les vapeurs non condensées et les amène à la partie inférieure d'une tour de condensation *LL*, où se produit une nouvelle absorption de vapeurs. Les derniers gaz sortent à la partie supérieure de la tour par le tuyau *N*, passent à travers une bonbonne *K* et enfin s'échappent par la cheminée.

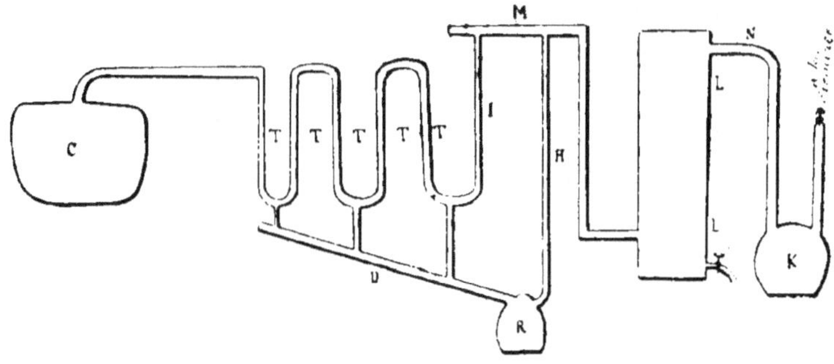

FIG. 39

Appareil de GUTTMANN pour la fabrication de l'acide nitrique
(*schématique*).

L'acide azotique *ordinaire* peut être transformé en acide azotique *concentré* en le mêlant à une quantité convenable d'acide sulfurique concentré, qui s'empare de son eau, puis en distillant dans des appareils analogues à ceux qui servent pour la concentration de l'acide sulfurique. Il y a avantage à faire cette distillation sous pression très réduite, comme on le réalise dans le procédé VALENTINER, susceptible d'être aussi employé à la préparation de l'acide nitrique par la méthode ordinaire. Cette diminution de pression permet d'abaisser la température au voisinage de 100° et de réaliser ainsi une économie notable de combustible. Aussi ce procédé est-il employé dans un nombre sans cesse croissant d'usines.

BLANCHIMENT DE L'ACIDE AZOTIQUE. — L'acide azotique, tel qu'il sort des appareils de fabrication, est coloré en jaune ou en jaune rougeâtre par l'hypoazotide Az^2O^4 provenant d'une décomposition partielle de l'acide lui-même, principalement sous l'influence de la chaleur. On le blanchit en chassant cet hypoazotide par une température de 85°, obtenue en chauffant par un courant de vapeur d'eau un bain-marie où plongent soit des bonbonnes, soit un serpentin, dans lesquels circule l'acide à blanchir. Le départ des vapeurs nitreuses est activé en faisant circuler, en sens inverse du courant d'acide, un courant d'air provoqué par l'appel d'un aspirateur. L'air entraîne ainsi les vapeurs nitreuses dans une tour de condensation, telle que la colonne de LUNGE et ROHRMANN [fig. 37 et 38], où, au contact de l'eau et de l'oxygène atmosphérique, la plus grande partie de Az^2O^4 repasse à l'état d'acide azotique. En effet, l'acide hypoazotique, en présence de l'eau, donne l'une ou l'autre des deux réactions suivantes, suivant les proportions respectives des deux corps :

$$3\,Az^2O^4 + 2\,H^2O = 2\,AzO + 4\,HAzO^3 \quad (1)$$
$$Az^2O^4 + H^2O = HAzO^2 + HAzO^3 \quad (2)$$

Si c'est la première réaction qui s'accomplit, le bioxyde d'azote formé AzO se transforme, au contact de l'air, en hypoazotide Az^2O^4, qui subit à nouveau la réaction (1); en sorte que, par la répétition indéfinie du même cycle, on tend vers une limite où la totalité de Az^2O^4 serait transformée en $HAzO^3$. — Si c'est la seconde réaction qui a lieu, l'acide azoteux formé $HAzO^2$ se transforme lentement au contact de l'air en acide azotique $HAzO^3$. Donc, en tout état de cause, l'azote des vapeurs nitreuses peut être théoriquement ramené à l'état d'acide azotique. — Cette transformation est effectuée par l'industrie dans toutes les opérations où l'acide nitrique subit une réduction qui donne naissance à un dégagement abondant de vapeurs nitreuses. On récupère ainsi une fraction notable de l'acide nitrique.

PROPRIÉTÉS. — L'acide azotique répondant à la formule $HAzO^3$ et rigoureusement pur est incolore; il bout à $+ 86°$ et se congèle à $- 47°$. Mais il ne tarde pas à jaunir par suite d'une décomposition que lui font subir, dès la température ordinaire, les radiations chimiques de la lumière. réaction effectuée suivant l'équation :

$$2\,HAzO^3 = Az^2O^4 + O + H^2O$$

et ayant pour effet de le charger progressivement d'hypoazotide Az^2O^4; ce qui donne l'*acide azotique fumant*. Cependant, la réaction précédente, bien qu'irréversible dans ces conditions, est limitée par la formation même de l'eau, car l'acide azotique étendu n'éprouve aucune décomposition notable sous l'influence de la lumière.

Dans l'obscurité, la décomposition précédente de $HAzO^3$ ne s'accomplit aucunement à la température ordinaire. Mais à partir de 100°, et probablement à une température plus basse, la chaleur produit une décomposition identique à celle de la lumière. Ici encore la décomposition demeure incomplète, et à 100° il n'y a, au bout de vingt heures, qu'un cinquième environ de l'acide décomposé : en effet, la formation d'eau limite la décomposition, car l'acide nitrique étendu n'éprouve qu'une décomposition insignifiante à 100° (BERTHELOT).

L'hydrogène n'exerce aucune action sur l'acide nitrique, concentré ou étendu, ni à froid, ni à 100° : il est donc inactif même dans des conditions où cet acide se décompose spontanément en donnant de l'oxygène. Mais, en présence de la mousse de platine, l'hydrogène réduit l'acide nitrique à l'état d'ammoniaque. C'est une action analogue qu'exerce dans le sol le *Bacillus subtilis*.

Cette inactivité de l'hydrogène seul à l'égard de l'acide nitrique contraste avec l'activité que montre, vis-à-vis de ce même acide, l'hydrogène naissant provenant de la décomposition de l'eau par certains métaux et métalloïdes, tels que l'étain, l'arsenic, l'antimoine, le phosphore. En présence de l'acide nitrique *très dilué*, ces éléments décomposent l'eau, dont l'hydrogène réduit l'acide nitrique à l'état d'ammoniaque qui forme avec l'excès d'acide nitrique du nitrate ammoniacal. Des réactions secondaires accompagnent en outre la première. — La réduction de l'acide nitrique par H naissant forme aussi, nous le savons, de l'acide hyponitreux, qui apparaîtra ici sous forme de sel ammoniacal. De plus, le corps réducteur pourra, comme c'est le cas du zinc, former un nitrate.

Mais d'autres métaux agissent de façons différentes. Ainsi :

A. Si le métal est susceptible de former un oxyde à fonction basique, comme c'est le cas du cuivre, du mercure, de l'argent, du bismuth, il se forme un nitrate. De plus, avec les trois premiers métaux, une réduction de l'acide nitrique donne, nous l'avons vu, du bioxyde d'azote (p.277).

B. Si le métal est susceptible de former un oxyde à fonction acide, comme c'est le cas de l'étain et de l'antimoine, ce dernier demeure à l'état insoluble sous forme d'acide stannique ou d'acide antimonique.

C. Le fer, soluble dans l'acide nitrique étendu, n'est pas attaqué par l'acide fumant. Et même l'immersion dans ce dernier liquide lui fait perdre la propriété d'être attaqué par l'acide étendu : c'est ce qu'on exprime en disant que le fer est devenu *passif*. Même il peut arriver que le fer, plongé dans de l'acide à 36° ou 40° B., devienne inattaquable par un acide plus dilué. SENDERENS attribue cette passivité à une modification allotropique du métal survenue sous l'influence de l'immersion dans l'acide.

D. Les métaux tels que l'or, le platine et les congénères de ce dernier, ne subissent aucune action de la part de l'acide nitrique. Il faut, pour les attaquer, associer à ce dernier l'acide chlorhydrique et constituer ainsi le mélange connu sous le nom d'*eau régale*. Cette eau contient, par suite de la réaction mutuelle des deux acides HCl et HAzO³, deux composés ternaires gazeux, les chlorures de nitrosyle AzOCl et d'azotyle AzO²Cl.

L'acide azotique, même isolé, est du reste un oxydant d'une grande puissance et il est souvent employé comme tel. En outre, il sert, surtout en chimie organique, à engendrer des dérivés *nitrés*, provenant de la substitution du radical univalent AzO² à l'hydrogène.

Le gaz sulfureux SO² exerce sur l'acide azotique concentré une action qui comprend deux phases successives, exprimées respectivement par les deux équations suivantes :

$$\text{SO}^2 + 2\,(\text{HO}-\text{AzO}^2) = \text{SO}^2(\text{OH})^2 + \text{Az}^2\text{O}^4$$

Acide nitrique	Acide sulfurique	Hypoazotide

$$\text{OH}-\text{SO}^2-\text{OH} + \text{AzO}-\text{AzO}^3 = \text{OH}-\text{SO}^2-\text{O}.\text{AzO} + \text{HAzO}^3$$

Acide sulfurique	Hypoazotide	Acide nitroso-sulfurique

Au début, c'est la première réaction qui l'emporte et la liqueur se colore fortement en jaune rougeâtre par suite de la formation d'hypoazotide. Puis, la seconde réaction entre de plus en plus activement en jeu (Lunge); l'acide nitroso-sulfurique formé peut cristalliser (*cristaux des chambres de plomb*) par un refroidissement suffisant de la liqueur.

Constitution. — L'acide azotique $HAzO^3$ renferme certaine-ment un hydroxyle OH, remplaçable par du chlore notamment. On peut donc l'écrire $AzO^2 - OH$; et il ne reste plus alors qu'à déterminer la structure du groupe AzO^2. Suivant qu'on y consi-dère l'azote comme tri — ou quintivalent, on peut imaginer *a priori* les deux schémas :

$$\left.\begin{array}{c} O \\ | \\ O \end{array}\right\rangle Az{-}OH \quad \text{et} \quad \left.\begin{array}{c} O \\ O \end{array}\right\rangle Az{-}OH$$

La première formule comporte un couple d'atomes d'oxygène $O - O$ directement liés entre eux, ce qui semblerait entraîner la possibilité d'une transformation de l'acide azotique en eau oxygénée. Or, cette transformation n'a jamais été observée. On est donc amené à adopter par exclusion la seconde formule.

PHOSPHORE

État naturel. — Le phosphore est abondamment répandu dans la nature à l'état de combinaison, principalement à l'état de phosphate de chaux. Le plus ancien de ces composés naturels paraît être l'*apatite*, espèce minérale cristallisée que l'on trouve en filons dans les terrains primitifs et qui est constituée par du phosphate de chaux uni à des proportions variables de fluorure et de chlorure de calcium. De bonne heure du reste, les phosphates durent être diffusés dans le sol, car ils sont nécessaires à l'alimentation des plantes, dont les racines puisent dans la terre le phosphate de chaux qui, à peu près insoluble sous sa forme ordinaire de sel trimétallique $P^2O^5.3\ CaO$, est transformé en sel monométal-lique soluble $P^2O^5.CaO.2H^2O$ par les liqueurs acides, soit que ces acides préexistent dans le sol, comme l'acide carbonique des eaux naturelles, l'acide acétique des landes, soit qu'il y soit déversé par les plantes mêmes, dont les radicelles excréteraient de l'acide citrique, d'après DYER. Des plantes, le phosphore passe ensuite chez les animaux. Chez ces derniers, il peut s'accumuler, sous la forme de phosphate tricalcique insoluble $P^2O^5.3CaO$, dans certains tissus, tels que le tissu osseux des vertébrés; et il contribue ainsi à former, avec le carbonate de chaux, la partie résistante du squelette de ces animaux. En outre, il y a encore une petite quantité de phosphates métalliques dans le protoplasma cellulaire et dans les liquides qui baignent les tissus (JOLY). Enfin, le phosphore se trouve aussi, tant dans l'organisme végétal que dans l'organisme animal, à l'état de molécules organiques, telles que les lécithines et les nucléines.

Le phosphore des êtres vivants retourne, suivant la règle commune, au monde minéral. En particulier, le phosphate tricalcique des os semble avoir formé, dans certaines circonstances, ces puissants gisements naturels que l'on exploite principalement pour les besoins de l'agriculture : tel paraît être le cas de ceux qu'on trouve dans le sud de la province de Constantine et de la Tunisie. On rencontre aussi d'abondants dépôts de phosphate de chaux en Floride. La France en possède des gisements moins importants dans la Somme, dans le Pas-de-Calais, dans le Lot, dans les Ardennes, etc. Presque toujours, le phosphate de chaux naturel est sous la forme de sel trimétallique $P^2O^5.3CaO$; cependant, on trouve parfois du phosphate bicalcique ou *brushite* $P^2O^5.2CaO.H^2O$, comme dans les grottes de Minerve (Aude), dans les montagnes limitrophes de l'Espagne et du Portugal, dans le guano des îles Aves et Sombrero (A. GAUTIER).

PRÉPARATION. — C'est au phosphate tricalcique des os et des gisements naturels que l'industrie emprunte le phosphore. Depuis quelques années, plusieurs mines extraient cet élément en chauffant à une très haute température un mélange de phosphate tricalcique, d'alumine et de charbon. L'alumine déplace l'anhydride phosphorique P^2O^5 contenu dans $P^2O^5.3\,CaO$, et cet anhydride est aussitôt réduit par le charbon.

L'opération se fait au four électrique. Ce four, très employé depuis un certain nombre d'années, utilise l'énorme quantité de chaleur que produit la décharge

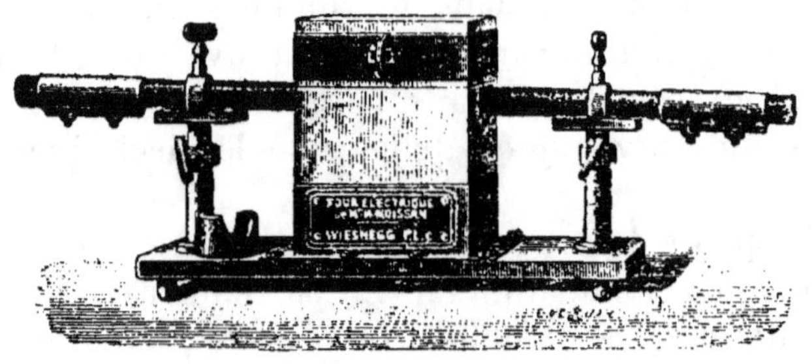

FIG. 40
Four électrique de MOISSAN.

électrique éclatant entre deux électrodes de charbon réunies aux pôles d'une dynamo susceptible d'engendrer des courants de grande intensité. La température produite, qui croît naturellement avec la quantité d'énergie dépensée dans l'unité de temps entre les électrodes, a comme limite supérieure la température de volatilisation du charbon, évaluée par VIOLLE à 3500° environ. Les substances à travailler au four électrique sont introduites dans des sortes de creusets constitués par des matériaux aussi réfractaires que possible à l'action de la chaleur, la chaux vive par exemple, comme cela a lieu dans le four électrique de MOISSAN représenté par la figure 40, ou encore le graphite.

Les dispositions pratiques varient du reste d'un appareil à l'autre. Le four électrique destiné à la préparation du phosphore libre est hermétiquement clos, sauf un orifice par lequel les vapeurs de phosphore s'échappent et vont se condenser dans un récipient contenant de l'eau.

On pourrait, dans cette opération, remplacer théoriquement l'alumine par la silice SiO^2, laquelle s'emparerait aussi de la chaux du phosphate pour former un laitier fusible de silicate de chaux. Mais la silice aurait l'inconvénient d'attaquer les appareils.

Le procédé primitif d'extraction du phosphore, encore de beaucoup le plus usité aujourd'hui, l'emprunte au phosphate tricalcique contenu dans le squelette des vertébrés. À cet effet, les os sont d'abord calcinés pour détruire les matières organiques (osséine et corps gras) qu'ils contiennent. Il reste alors un mélange de phosphate tricalcique $P^2O^5.3\,CaO$ et de carbonate calcique $CO^2.CaO$. Ce mélange est traité par l'acide sulfurique, qui décompose le carbonate calcique avec dégagement de gaz carbonique et formation de sulfate de chaux et qui attaque le phosphate tricalcique en lui enlevant deux molécules de chaux sous forme de sulfate calcique et le changeant en phosphate monocalcique :

$$P^2O^5.3\,CaO + 2\,(SO^3.H^2O) = 2\,(SO^3.CaO) + P^2O^5.CaO\ 2H^2O$$

Phosphate
tricalcique

Phosphate
monocalcique

Le sulfate de chaux, très peu soluble, se précipite en grande partie, tandis que le phosphate monocalcique demeure en solution. On décante celle-ci et on la concentre dans des chaudières en plomb, jusqu'à ce que sa densité soit égale à 1.45, ce qui achève de précipiter le sulfate de chaux. On sépare la solution acide sirupeuse de phosphate monocalcique, on la mêle à 26-27 % de son poids de poudre de charbon de bois et on évapore à siccité dans des chaudières de fonte. Le mélange qui ne retient plus que 5 %, d'eau environ est alors introduit dans des cornues à gaz en terre réfractaire, que l'on chauffe à la température du rouge. Le phosphate monocalcique est ainsi transformé d'abord par déshydratation en métaphosphate :

$$P^2O^5.CaO.2H^2O = 2H^2O + P^2O^5.CaO$$

Phosphate monocalcique　　　　　　Métaphosphate

puis, ce dernier est réduit par le charbon à l'état de phosphore libre et de pyrophosphate de chaux :

$$5C + \begin{cases} P^2O^5.CaO \\ P^2O^5.CaO \end{cases} = P^2O^5.2CaO + 5CO + P^2$$

Pyrophosphate

Le phosphore libre, très volatil, distille de la cornue dans un récipient à trois étages, remplis chacun d'eau, au sein de laquelle il se condense.

On ne recueille dans ce procédé qu'une partie du phosphore des os, puisque le reste demeure à l'état de pyrophosphate. Pour extraire la totalité du phosphore, il eût fallu recourir au procédé indiqué en premier lieu, c'est-à-dire ajouter au mélange de phosphate monocalcique et de charbon soit de la silice, soit mieux encore de l'alumine.

Le phosphore brut est purifié aujourd'hui par distillation. Autrefois on le faisait filtrer, fondu dans l'eau chaude, à travers une pierre poreuse ou une couche de noir animal ou même une peau de chamois. On termine la préparation en le faisant fondre sous l'eau pour le couler, par un tube muni d'un robinet, dans des moules qui lui donnent la forme de bâtons.

PHOSPHORE BLANC OU ORDINAIRE P_1. — Le phosphore ainsi obtenu, dit *phosphore ordinaire*, est incolore ou blanc jau-

nâtre, d'une saveur repoussante. Il fond à + 44° et bout
à 290°. Il cristallise de l'état fondu ou du sein de ses solutions dans le sulfure de carbone et les huiles sous la forme
d'octaèdres ou de dodécaèdres. Il appartient donc au
système cubique ou régulier, d'où le nom de *phosphore
régulier*, que l'on donne aussi quelquefois à cette forme de
phosphore.

Le phosphore ordinaire est aisément oxydable et sa com
bustion lente est accompagnée d'une luminescence visible
dans l'obscurité et à laquelle on a donné précisément le
nom de *phosphorescence*. Comme la luminescence et l'oxydation sont corrélatives, la première ne peut apparaître
qu'au-dessus du point de réaction du système P ordinaire
+ O, lequel est situé à — 20° sous la pression atmosphérique et à des températures plus élevées sous des pressions
plus fortes. Les points de réaction du système phosphore
ordinaire et ozone étant, pour une même pression, situés
plus bas sur l'échelle thermométrique que ceux du système
phosphore ordinaire et oxygène, il en résulte que la présence d'un peu d'ozone peut provoquer la phosphorescence
à des températures trop basses pour que l'oxygène agisse.

Les produits de cette combustion lente paraissent être
un mélange d'acides phosphoreux et hypophosphorique.
Par entraînement, il se forme aussi à l'air de l'azotite
ammoniacal et peut-être de l'ozone. La combustion lente
du phosphore se change assez facilement en une combustion vive, si l'on ne prend pas la précaution de conserver
ce corps sous l'eau. Il s'enflamme aisément à l'air à la
température du corps humain, par le simple séjour dans
la main, et cause des brûlures profondes. Les produits de
la combustion vive du phosphore sont, dans l'air sec, les
anhydrides phosphoreux et phosphorique.

Le phosphore ordinaire est violemment toxique. Une
dose de 2 à 5 décigrammes suffit à produire chez un adulte

une intoxication aiguë mortelle; le séjour prolongé dans une atmosphère contenant des vapeurs de phosphore produit une intoxication chronique, que l'on observe surtout chez les ouvriers des fabriques d'allumettes.

L'activité chimique et physiologique du phosphore ordinaire se trouve fort atténuée dans une variété allotropique de cet élément désignée sous le nom de *phosphore rouge*.

PHOSPHORE ROUGE P_{II}. — Le phosphore ordinaire P_I subit en effet une transformation exothermique en phosphore rouge P_{II}, lorsqu'on le chauffe à $250°$ à l'abri de l'air. La présence d'une petite quantité d'iode abaisse au voisinage de $100°$ la température minima de transformation. Enfin, la lumière favorise cette transformation par ses radiations chimiques. Inversement la variété P_{II} repasse à la variété P_I, si l'on sublime du phosphore rouge, ce qui a lieu à partir de $350°$ ou si on le fond sous pression. Ces derniers faits montrent que le phosphore ordinaire P_I est stable à chaud et le phosphore rouge P_{II} stable à froid.

Le phosphore rouge P_{II} est d'ordinaire amorphe : cependant il peut être obtenu cristallisé par chauffage dans un tube scellé purgé d'air et condensation de la vapeur de phosphore sur une paroi maintenue à $450°$; les cristaux sont rhomboédriques et d'un noir violacé. On peut aussi obtenir les mêmes rhomboèdres, par cristallisation du sein du plomb fondu sous pression. Ce phosphore, dit *métallique*, n'est qu'une forme cristallisée de P_{II} (CHAPMAN).

Le phosphore P_{II} est inodore, insoluble dans tous les dissolvants, bien moins volatil et bien moins oxydable que le phosphore ordinaire P_I. On peut, du reste, résumer son histoire chimique en disant qu'il présente les réactions du phosphore ordinaire, mais sans en offrir la dangereuse violence. Cette atténuation tient à diverses causes. Ainsi la quantité de chaleur dégagée dans la réaction d'un système contenant du phosphore rouge est toujours inférieure, toutes choses égales, à celle qui est dégagée dans la réaction du même système contenant du phosphore ordinaire, parce qu'elle se trouve diminuée, en vertu du principe de l'état initial et de l'état final, de toute la quantité de chaleur perdue dans la transformation exothermique du phosphore ordinaire en phosphore rouge. De plus, les réactions sont moins faciles avec P_{II} qu'avec P_I, parce que les points de réaction d'un système contenant P_{II} sont, sous la pression atmosphérique, beaucoup plus élevés sur l'échelle thermométrique que les points de réaction d'un système contenant P_I. Ainsi le phosphore rouge et l'oxygène ne réagissent qu'au-dessus de 260°. Le soufre s'unit au phosphore ordinaire à basse température, au phosphore rouge au-dessus de 230° seulement. Les métalloïdes halogènes s'unissent directement et vivement au phosphore ordinaire à basse température; leur union directe avec le phosphore rouge est beaucoup moins aisée.

Le phosphore ordinaire réduit énergiquement beaucoup de composés oxygénés, comme l'acide azotique, et le mélange de phosphore ordinaire et de chlorate de potasse réagit même avec explosion sous la seule influence du choc ou du frottement; l'action du phosphore rouge est beaucoup moins vive. Enfin, le phosphore rouge n'est pas toxique et cette innocuité est certainement corrélative de sa moindre activité chimique. Elle doit le faire préférer au phosphore ordinaire dans la préparation des allumettes chimiques, bien qu'il soit plus difficilement inflammable.

La vapeur de phosphore, passant sur des métaux chauffés à une température convenable dans un courant de gaz inerte, tel que l'azote, peut former des phosphures métalliques. Le potassium, le sodium, le magnésium, le zinc, le cadmium, le cuivre, l'étain, le platine, le chrome, le manganèse, le fer, le nickel et le cobalt donnent dans ces conditions des phosphures d'une certaine stabilité, surtout ceux qui correspondent au groupe du fer. L'or et l'argent peuvent aussi fixer directement le phosphore en donnant, dans des conditions spéciales, des phosphures facilement décomposables par la chaleur. En outre, l'argent dissout une notable quantité de phosphore au-dessus de 1000°; et au point exact où ce métal passe par refroidissement de l'état liquide à l'état solide, on voit la vapeur de phosphore se dégager en abondance en produisant à la surface du métal le même phénomène de *rochage* que l'oxygène (HAUTEFEUILLE et PERREY). Enfin l'aluminium, le plomb, le bismuth et le mercure ne s'unissent pas directement au phosphore. Certains de ces phosphures métalliques peuvent aussi être obtenus par l'action de la vapeur de phosphore sur les chlorures correspondants (GRANGER).

Le phosphore, oxydé par l'acide nitrique, se transforme en acide orthophosphorique H^3PO^4. Pratiquement, on emploie le phosphore rouge pour éviter une action trop violente : c'est par ce procédé qu'on prépare l'acide phosphorique officinal.

L'oxydation du phosphore par les alcalis comporte différents cas. Si l'on opère en solution aqueuse, il se forme un hypophosphite PO^3MeH^2, tandis qu'il se dégage un mélange de gaz PH^3 et P^2H^4. Si l'on opère en solution hydro-alcoolique, l'action présenterait, d'après MICHAELIS, deux phases successives : 1° à froid, le phosphore se dissout, comme ferait le zinc, en donnant un oxyde rouge et en dégageant de l'hydrogène :

$$P^4 + H^2O = P^4O + H^2$$

lequel se reporte à l'état naissant sur le phosphore pour donner un peu de PH^3 ; 2° lentement à froid, rapidement à chaud, la solution précédente se transforme, perd sa coloration rouge primitive et, par une nouvelle oxydation, l'oxyde P^4O se change en hypophosphite :

$$P^4O + 7 H^2O = 4 PO^2H^3 + H^2$$

Une partie de l'hydrogène naissant forme encore une proportion, cette fois notable, de gaz PH^3. Cette seconde phase s'accomplit immédiatement et masque la première, si l'on applique d'emblée la chaleur au mélange de phosphore et d'alcali hydro-alcoolique. Disons cependant que ces résultats de MICHAELIS ont été récemment contestés par CHAPMAN et LIDBURY, qui nient la formation de l'oxydule P^4O.

Composés hydrogénés du phosphore

Il existe trois combinaisons définies du phosphore avec l'hydrogène. Ce sont : 1° l'hydrogène phosphoré gazeux PH^3, correspondant à l'ammoniaque AzH^3; 2° l'hydrogène phosphoré liquide P^2H^4, dont la formule brute répond à celle de l'hydrazine Az^2H^4; 3° l'hydrogène phosphoré solide P^2H^4, sans analogue parmi les dérivés de l'azote : il se dépose sous la forme d'une poudre jaune sur les parois des récipients contenant le composé P^2H^4, ce dernier subissant, sous la seule influence de la lumière, une décomposition en hydrures gazeux et solide conformément à l'équation :

$$5 P^2H^4 = 6 PH^3 + P^4H^2$$

MIQUEL affirme qu'il existe des espèces microbiennes susceptibles de donner des hydrogènes phosphorés aux dépens du phosphore ordinaire ou rouge.

Nous nous bornerons à l'étude des phosphures d'hydrogène gazeux et liquide.

Hydrogène phosphoré gazeux PH^3

PRÉPARATION. — 1° On prépare ce corps à l'état impur en faisant bouillir du phosphore avec une solution aqueuse concentrée de potasse ou un lait épais de chaux ou de baryte. La réaction est la suivante, en ne tenant compte que des produits principaux :

$$4 P + 3 KOH + 3 H^2O = PH^3 + 3 KH^2PO^2$$

Une partie de l'hypophosphite KH^2PO^2 se détruit du reste au contact de l'eau, par une réaction secondaire. Le gaz PH^3 ainsi obtenu possède la propriété de s'enflammer spontanément à l'air, propriété due à la présence d'une petite quantité de vapeurs du phosphure P^2H^4 produit simultanément. Ce qui le prouve, c'est qu'on peut faire perdre au gaz son inflammabilité spontanée en condensant par le froid les vapeurs de P^2H^4 (THÉNARD) ; et du reste cette inflammabilité disparaît à la longue par suite de la décomposition de P^2H^4 en PH^3 et P^4H^4 sous l'influence de la lumière solaire.

2° On peut obtenir de l'hydrogène phosphoré PH^3 par la décomposition des phosphures alcalins et alcalino-terreux sous l'action de l'eau, absolument comme on obtient de l'ammoniaque en décomposant dans les mêmes conditions les azotures des mêmes métaux. Cependant ici une partie du phosphore passe quelquefois à l'état de phosphate (GRANGER). Avec les phosphures de potassium et de sodium la réaction est particulièrement violente : il y a explosion et projection de la masse enflammée. Elle est plus modérée avec les phosphures alcalino-terreux ; et c'est pourquoi on emploie le phosphure de calcium. Avec le composé nettement défini P^2Ca^3, que l'on obtient en combinant directement le phosphore et le calcium dans le vide et au rouge sombre, ou encore en réduisant au four électrique le phosphate tricalcique par le charbon, la réaction serait :

$$P^2Ca^3 + 6\ H.OH = 3\ Ca(OH)^2 + 2\ PH^3$$

et l'hydrogène phosphoré ainsi obtenu ne serait pas spontanément inflammable (MOISSAN). Même réaction avec P^2Sr^3, P^2Ba^3 (JABOIN) et P^2Mg^3 (MOISSAN). Mais, dans la pratique, on remplace d'ordinaire le phosphure P^2Ca^3 par un composé que THÉNARD appelait le phosphure de chaux, composé qui répond à la formule P^2CaO et qu'on obtient en faisant réagir les vapeurs de phosphore sur de la chaux portée au rouge. En ce cas, l'hydrure formé est spontanément inflammable, par suite de la production simultanée de P^2H^4. Si la décomposition du phosphure de chaux était faite par l'acide chlorhydrique et non par l'eau, le gaz ne serait pas spontanément inflammable, car le phosphure P^2H^4 se détruit au seul contact de cet acide.

On peut, du reste, obtenir encore du gaz non spontanément inflammable par la décomposition pyrogénée de l'acide phosphoreux (DAVY) :

$$4\ H^3PO^3 = PH^3 + 3\ H^3PO^4$$

ou de l'acide hypophosphoreux (DULONG) :

$$2\ H^3PO^2 = PH^3 + H^3PO^4$$

Ces deux décompositions donnent un gaz souillé d'hydrogène.

Pour purifier le gaz PH^3 obtenu par l'une quelconque des méthodes précédentes, RIBAN le fait passer d'abord dans une solution concentrée d'acide chlorhydrique, qui détruit les phosphures liquide et solide, puis il le fait absorber par une solution chlorhydrique de chlorure cuivreux. Le gaz PH^3 se combine avec ce chlorure, comme il se combine du reste avec d'autres chlorures métalliques à l'instar de l'ammoniaque. La combinaison formée, cristalline, de formule $2PH_3.Cu_2Cl_2$ est dissociable à une température modérée, ce qui permet de régénérer le gaz PH_3 sans s'exposer à le détruire par la chaleur.

Propriétés physiques. — L'hydrogène phosphoré est un gaz incolore, d'une odeur rappelant à la fois l'ail et les œufs pourris. Il est assez soluble dans l'eau, un peu plus dans l'alcool et l'éther. Ses données critiques sont $+52°,8$ et 64 atmosphères (Leduc). Il se liquéfie à $-90°$ et se solidifie à $-133°,5$ sous la pression atmosphérique. Sa densité normale est 1,18.

Propriétés chimiques. — La chaleur et l'étincelle électrique le décomposent en ses éléments : la décomposition est déjà notable à 500°. Il en résulte que, à partir de cette température, l'action de l'hydrogène phosphoré équivaut en réalité à l'action de la vapeur de phosphore. C'est ce qui arrive, par exemple, quand on fait agir de l'hydrogène phosphoré sur les métaux chauffés (Granger).

Quand il est pur, le gaz PH_3 ne s'enflamme pas spontanément à l'air, du moins à la température ordinaire, et n'acquiert cette propriété qu'au voisinage de 100° sous la pression atmosphérique. Cependant une diminution de pression abaisse la température d'inflammation spontanée du gaz pur, ce qui revient à dire qu'elle abaisse le point de réaction du système PH_3 et air : ce point de réaction se trouve en effet situé d'autant plus bas sur l'échelle des températures que la pression est plus faible (Labillardière). Mais pareil abaissement est aussi produit par la présence de certains gaz ou vapeurs, tels que P_2H_4, Az_2O_3, AzO_2, Cl, même en petites quantités. C'est ainsi que le gaz PH_3, préparé par les méthodes qui le donnent mélangé de P_2H_4, produit, aussitôt que ses bulles arrivent au contact de l'air, des anneaux blancs d'acide phosphorique, et cela même à la température de — 15°.

Les métalloïdes halogènes enlèvent à PH^3 son hydrogène. La réaction est surtout violente avec le chlore, qui donne PCl^3 et HCl. Le brome donne HBr et P ; l'iode donne PI^2, HI et H.

Le gaz PH^3 se combine aux hydracides, comme l'ammoniaque, à molécules égales, pour donner des combinaisons salines qu'on peut considérer comme des haloïdes de phosphonium PH^4Cl, PH^4Br, PH^4I, isomorphes des sels correspondants d'ammonium. À la température ordinaire, l'union directe de PH^3 avec HBr et HI se fait sous la pression atmosphérique ; mais l'union avec HCl n'a lieu que sous une pression d'une vingtaine d'atmosphères ; et le composé $PH^3.HCl$ est complètement dissocié en PH^3 et HCl dans les conditions ordinaires de température et de pression (OGIER). Ces combinaisons sont décomposées par l'eau en PH^3 et hydracide, ce dernier étant absorbé au fur et à mesure de sa production, si l'eau est alcaline. Cette réaction peut être utilisée pour obtenir PH^3 pur.

L'hydrogène phosphoré gazeux précipite certaines solutions aqueuses de sels métalliques : c'est ainsi que, dans une solution de sulfate de cuivre, il donne un précipité contenant à la fois du cuivre et du phosphore et dans lequel se trouve un phosphure défini PCu^3. Mais les réactions produites paraissent très complexes et les résultats se montrent variables même dans des conditions de température et de dilution identiques. Le précipité renferme toujours une certaine quantité de métal à l'état de liberté, mélangé à du phosphure et quelquefois aussi à du phosphore (GRANGER).

Le gaz PH^3 est très toxique : il rend veineux le sang artériel, qui en absorbe une certaine quantité.

HYDROGÈNE PHOSPHORÉ LIQUIDE P^2H^4.

On l'obtient en refroidissant vers — 15° à — 20° le gaz hydrogène phosphoré spontanément inflammable, obtenu par exemple en décomposant par l'eau le phosphure de chaux, de façon à condenser sous forme liquide les

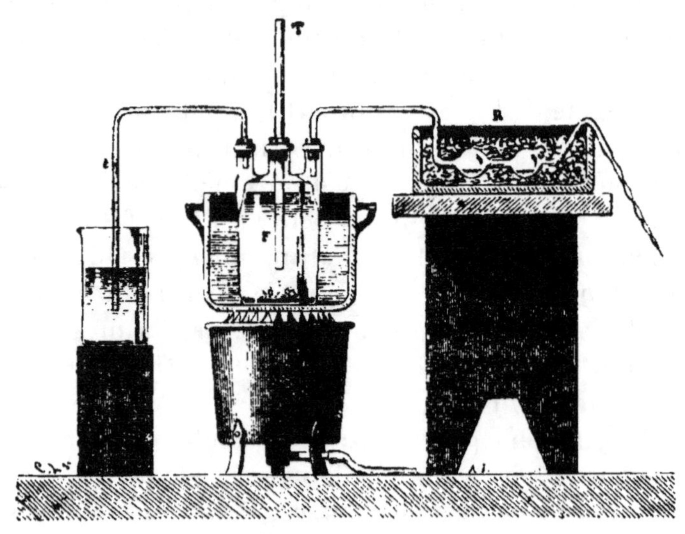

FIG. 41

vapeurs de P^2H^4 qui accompagnent le gaz PH^3 (THÉNARD). L'appareil à condensation est un tube de verre portant deux renflements, le premier où se condense l'eau, le second où se condense P^2H^4; l'agent de réfrigération est une mélange de glace et de sel marin [fig. 41].

C'est un liquide incolore, fortement réfringent, insoluble dans l'eau, décomposable dès la température ordinaire en

phosphures gazeux et solide sous l'influence de la lumière
ou par le seul contact de certains corps, tels que l'acide
chlorhydrique ou l'essence de térébenthine. Ses vapeurs
s'enflamment à l'air, même aux basses températures, et
communiquent l'inflammabilité spontanée à PH^3 et plus
généralement aux gaz combustibles.

Composés halogénés du phosphore

Le phosphore forme avec les métalloïdes halogènes des
combinaisons appartenant les unes au type trivalent PCl^3,
PBr^3, PI^3, les autres au type quintivalent PCl^5, PBr^5, et
peut-être aussi PI^5 qui ne semble exister qu'à basse température. On trouve aussi des composés mixtes, tels que
PCl^3Br^2. Les composés quintivalents se dissocient par la
chaleur en repassant au type trivalent.

On connaît un iodure de phosphore, de formule PI^2 ou
mieux P^2I^4, répondant par conséquent à celle du phosphure
liquide P^2H^4, mais sans analogie dans la série des dérivés
chlorés ou bromés du phosphore. C'est un réducteur
énergique.

Nous étudierons seulement les deux chlorures de phosphore PCl^3 et PCl^5, ainsi que l'oxychlorure PCl^3O dérivé de
PCl^5 par substitution de O à Cl^2; ces trois composés sont
employés pour substituer le chlore à l'hydroxyle dans un
grand nombre de molécules.

TRICHLORURE DE PHOSPHORE PCl^3

On l'obtient en conduisant un courant de chlore sec dans
une cornue contenant du phosphore fondu par une température modérée; le trichlorure distille, à mesure de sa

formation, dans un récipient refroidi. On laisse le liquide distillé séjourner pendant quelques jours sur du phosphore, puis on fractionne.

C'est un liquide incolore, mobile, réfringent, d'une odeur pénétrante qui provoque le larmoiement. Il bout vers 74° sous la pression atmosphérique. Il est soluble dans le sulfure de carbone et la benzine. Il fume à l'air, dont la vapeur d'eau le décompose d'abord suivant la réaction :

$$PCl^3 + H^2O = 2 HCl + POCl$$

tandis qu'un excès d'eau donnerait la réaction :

$$P Cl^3 + 3 H OH = 3 HCl + PO^3H^3$$

Acide
phosphoreux

Il s'unit à l'oxygène lentement à la température ordinaire, plus rapidement à chaud pour donner l'oxychlorure $POCl^3$. Sa vapeur est combustible.

PENTACHLORURE DE PHOSPHORE PCl^5

On le prépare soit en faisant arriver un courant de chlore en excès dans une solution sulfo-carbonique de phosphore, soit en faisant arriver du gaz chlore sur du trichlorure PCl^3 contenu dans un ballon refroidi et agité. Quand le chlore cesse d'être absorbé, on le chasse par un courant de gaz carbonique.

Le perchlorure PCl^5 se présente sous la forme de cristaux blancs. Il fume à l'air, dont la vapeur d'eau le transforme en oxychlorure :

$$PCl^5 + H^2O = 2 HCl + PCl^3O$$

tandis qu'un excès d'eau liquide le transforme en acide orthophosphorique :

$$PCl^5 \quad \begin{matrix} + & 3\,H\,OH \\ \\ + & H^2O \end{matrix} \quad = \quad 5\,HCl + PO(OH)^3$$

La chaleur le dissocie en PCl^3 et Cl^2 et dans la plupart de ses réactions il se comporte comme un mélange de ces deux corps.

Chauffé avec du chlorhydrate d'ammoniaque, il donne du chlorazoture de phosphore $AzP = Cl^2$ et du phospham $(AzP = AzH)^3$.

OXYCHLORURE DE PHOSPHORE $POCl^3$

Cet oxychlorure, qui n'est pas le seul existant, peut se préparer : 1° par fixation d'oxygène sur le trichlorure PCl^3 ; 2° par substitution de O à Cl^2 dans PCl^5.

A la première catégorie de procédés appartiennent le chauffage du trichlorure de phosphore à l'air, l'action de l'ozone sur ce trichlorure à la température ordinaire, l'action du chlorate de potasse.

A la seconde catégorie appartient l'action des acides oxalique ou borique sur le perchlorure de phosphore.

$$PCl^3.Cl^2 + \begin{matrix} H\,CO^2 \\ | \\ H\,CO^2 \end{matrix} = 2\,HCl + CO^2 + CO + PCl^3O$$

C'est le procédé pratique. On distille le perchlorure avec la moitié de son poids d'acide oxalique bien sec et on purifie le produit par fractionnement.

Citons encore le procédé de Riban, qui consiste à faire passer un mélange d'oxyde de carbone et de chlore (lequel équivaut à de l'oxychlorure de carbone) sur du noir animal, c'est-à-dire sur du phosphate tricalcique. L'acide phosphorique PO^4H^3 ou $PO(OH)^3$ remplace, sous l'action de l'oxychlorure de carbone $COCl^2$, ses trois hydroxyles OH par trois atomes de chlore et se trouve ainsi transformé en $POCl^3$. Cette réaction tient à ce que $POCl^3$ est le chlorure de l'acide phosphorique $PO(OH)^3$. La réaction commence à 180° et s'accomplit le mieux vers 330°-340°.

L'oxychlorure de phosphore est un liquide incolore, fortement réfringent, d'une odeur suffocante analogue à celle du trichlorure. Il bout vers 110° et se solidifie après surfusion vers — 10°.

Il fume à l'air, grâce à l'action décomposante de la vapeur d'eau atmosphérique. En effet, l'action ménagée de l'eau sur $POCl^3$ fournit en proportions variables, suivant les conditions de l'expérience (BESSON), le chlorure de pyrophosphoryle $P^2O^3Cl^4$, le chlorure de métaphosphoryle PO^2Cl et l'acide orthophosphorique $PO(OH)^3$, conformément aux trois réactions suivantes :

$$2\ POCl^3 + H^2O = 2\ HCl + P^2O^3Cl^4$$
$$POCl^3 + H^2O = 2\ HCl + PO^2Cl$$
$$POCl^3 + 3\ H^2O = 3\ HCl + PO(OH)^3$$

La dernière équation montre qu'entre l'acide orthophosphorique $PO(OH)^3$ et l'oxychlorure $POCl^3$ existe la même relation qu'entre les acides carboxylés R — CO.OH de la chimie organique et leurs chlorures R — CO.Cl. On est donc amené à considérer le composé $POCl^3$ comme le chlorure correspondant à l'acide orthophosphorique $PO(OH)^3$. Cette vue est confirmée par ce fait que le composé $POCl^3$ donne avec l'ammoniaque la réaction générale par laquelle les chlorures d'acides organiques engendrent les amides :

$$PO\,Cl^3 + 3\ H\,AzH^2 = 3\ HCl + PO(AzH^2)^3$$

Composés oxygénés du phosphore

Le phosphore forme avec l'oxygène des combinaisons qui correspondent assez exactement à celles de l'azote. Si l'on excepte en effet un oxydule P^4O, d'existence douteuse du reste, qui correspondrait au phosphure solide d'hydrogène P^4H^2, mais auquel on ne connaît aucun analogue parmi les composés azotés, il existe quatre composés oxygénés du phosphore, qui tous correspondent à des composés oxygénés de l'azote : l'oxyde phosphoreux P^2O correspondant à l'oxyde azoteux Az^2O ; l'anhydride phosphoreux P^2O^3 correspondant à l'anhydride azoteux Az^2O^3 ; le tétroxyde de phosphore P^2O^4 correspondant à l'hypoazotide Az^2O^4 ; l'anhydride phosphorique P^2O^5 correspondant à l'anhydride azotique Az^2O^5.

Certains de ces oxydes sont susceptibles, comme les oxydes correspondants de l'azote, de s'unir à l'eau pour former des acides. Seulement, tandis que les anhydrides azoteux et azotique se combinent à une seule molécule d'eau pour donner les acides $HAzO^2$ et $HAzO^3$, les anhydrides phosphoreux et phosphorique peuvent fixer jusqu'à trois molécules d'eau pour donner les acides phosphoreux et orthophosphorique :

$$P^2O^3 + 3\,H^2O = 2\,(PO^3H^3)$$
$$P^2O^5 + 3\,H^2O = 2\,(PO^4H^3)$$

La fixation de trois molécules d'eau sur une molécule d'oxyde phosphoreux P^2O donnerait le composé PO^2H^3 :

$$P^2O + 3\,H^2O = 2\,(PO^2H^3)$$

Or, il existe un corps répondant à cette formule PO^2H^3 : c'est l'acide hypophosphoreux. Mais jusqu'ici on ne connaît pas le moyen de transformer directement l'un dans l'autre les deux composés P^2O et PO^2H^3. Non seulement en effet l'oxyde phosphoreux P^2O ne se change pas en acide hypophosphoreux PO^2H^3, même au contact prolongé de l'eau à 100° (BESSON), pas plus du reste que l'oxyde azoteux Az^2O ne se transforme par hydratation directe en acide hypoazoteux $Az^2O^2H^2$; mais encore l'acide hypophosphoreux ne donne pas d'oxyde phosphoreux par déshydratation, tandis que l'acide hypoazoteux se transforme spontanément dans les conditions ordinaires en $Az^2O + H^2O$. Les rapports que la comparaison de leurs formules permet de supposer entre l'oxyde phosphoreux et l'acide hypophosphoreux sont donc jusqu'ici purement théoriques et attendent la consécration de l'expérience.

On pourrait aussi imaginer des rapports analogues entre le tétroxyde de phosphore P^2O^4 et un composé, l'acide hypophosphorique dont la formule $P^2O^6H^4$ ne diffère de P^2O^4 que par deux molécules d'eau :

$$P^2O^4 + 2\,H^2O = P^2O^6H^4$$

Ici cette relation semble justifiée par ce fait que les composés P^2O^4 et $P^2O^6H^4$ apparaissent, par leurs réactions, comme étant tous deux des produits de condensation des acides phosphoreux PO^4H^3 et orthophosphorique PO^4H^3, c'est-à-dire comme engendrés par l'union des acides phosphoreux et orthophosphorique avec élimination d'eau :

$$PO^3H^3 + PO^4H^3 - H^2O = P^2O^6H^4$$
$$PO^4H^3 + PO^4H^3 - 3\,H^2O = P^2O^4$$

Les phénomènes de condensation ne sont du reste pas rares chez les acides oxygénés du phosphore. C'est ainsi que la condensation de deux molécules d'acide orthophosphorique PO^4H^3 ou $P^2O^5.3\,H^2O$ peut, suivant le nombre de molécules d'eau éliminées, donner naissance aux trois réactions suivantes :

$$P^2O^5.3\,H^2O + P^2O^5.3\,H^2O - 2\,H^2O = 2\,(P^2O^5.2\,H^2O) = 2\,(P^2O^7H^4)$$

Acide pyrophosphorique

$$P^2O^5.3\,H^2O + P^2O^5.3\,H^2O - 4\,H^2O = 2\,(P^2O^5.H^2O) = 4\,(PO^3H)$$

Acide méta-phosphorique

$$P^2O^5.3\,H^2O + P^2O^5.3\,H^2O - 6\,H^2O = 2\,P^2O^5$$

Anhydride
phosphorique

Il existe en outre des acides condensés peu importants, formés par l'union de n molécules d'acide ortho-phosphorique PO^4H^3 avec élimination d'eau.

Des condensations analogues se réalisent entre les molécules d'acide phosphoreux. Ainsi deux molécules de cet acide se condensent avec élimination d'une molécule d'eau en donnant une molécule d'acide pyrophosphoreux :

$$PO^3H^3 + PO^3H^3 - H^2O = P^2O^5H^4$$

Ce nom d'acide pyrophosphoreux rappelle la formation de cet acide par une réaction pyrogénée : on l'obtient, en effet, en décomposant par la chaleur un phosphite acide (AMAT) :

$$HPO(OH)(OMe) + HPO(OH)(OMe) = H^2O + H^2P^2O^3(OMe)^2$$

La constitution des acides condensés énumérés ci-dessus s'établit par la méthode générale, c'est-à-dire par la cuisson avec les acides minéraux étendus ou même par la simple action prolongée de l'eau à la température ordinaire : en pareil cas, ils s'hydrolysent et régénèrent les acides primitifs dont ils dérivent.

SAMBUC. 21

Oxydule de phosphore P^4O. — On l'obtient (1) en versant sur du phosphore finement divisé un mélange de 1 volume d'une lessive alcaline à 10 % et de 2 volumes d'alcool. Le phosphore se dissout en donnant une coloration d'un rouge foncé intense, en même temps qu'il se dégage de l'hydrogène :

$$P^4 + H^2O = P^4O + H^2$$

Cet hydrogène est accompagné d'une petite quantité de PH^3, formé sans doute par son action à l'état naissant sur le phosphore. En traitant la liqueur par l'acide chlorhydrique étendu, on en précipite l'oxydule P^4O sous la forme d'une poudre jaune verdâtre, qui, desséchée dans le vide, devient rouge (MICHAELIS).

Cet oxydule est insoluble dans tous les dissolvants, si ce n'est dans la dissolution hydro-alcoolique d'un alcali, à laquelle il communique la coloration rouge signalée tout à l'heure.

Oxyde phosphoreux P^2O

Préparation. — L'oxyde phosphoreux P^2O, étudié par Besson, prend naissance par oxydation directe du phosphore dans les circonstances suivantes :

1° On fait passer lentement un courant d'air bien sec à travers une solution de phosphore dans le tétrachlorure de carbone CCl^4, solution maintenue à l'abri de la lumière. On opère à froid ou au bain-marie tiède. Il apparaît bientôt un dévôt floconneux blanc jaunâtre, qui ne tarde pas à former une bouillie épaisse. On chasse alors le dissolvant au bain-marie dans un courant de gaz CO^2; on lave le résidu avec du sulfure de carbone chaud, puis de l'eau; on jette sur un filtre, qui retient une matière jaune qu'on dessèche dans le vide. C'est l'oxyde phosphoreux.

(1) L'existence de cet oxydule de phosphore a été récemment contestée par CHAPMAN et LIDBURY. Ce prétendu oxydule serait en réalité du phosphore rouge souillé par diverses impuretés, notamment par des composés oxygénés du phosphore.

2° Si l'on chauffe au bain-marie vers 100°, dans un ballon muni d'un réfrigérant ascendant, une solution concentrée d'acide phosphoreux PO^3H^3, que surnage un excès de trichlorure de phosphore PCl^3, il y a dégagement continu de gaz HCl et formation, au sein de la liqueur, d'un corps solide, jaune clair en petite masse, jaune rougeâtre en grande masse, qui est l'oxyde phosphoreux. Il se forme aussi un corps solide blanc, pulvérulent, qui est probablement de l'anhydride phosphorique P^2O^5. La réaction paraît s'accomplir en deux phases, représentées respectivement par les deux équations suivantes :

$$PCl^3 + PO^3H^3 = 3\,HCl + P^2O^3$$
$$2\,P^2O^3 = P^2O + P^2O^5$$

3° L'hydrogène phosphoré gazeux PH^3 réagit sur le chlorure de phosphoryle $POCl^3$, à la seule condition qu'une petite quantité d'acide bromhydrique soit présente dans le système pour servir sans doute de pivot à un cycle de transformations. La réaction s'établit au voisinage de $+50°$ et donne naissance à un précipité jaune rougeâtre d'oxyde phosphoreux, en même temps qu'à un dégagement de gaz chlorhydrique :

$$POCl^3 + PH^3 = P^2O + 3\,HCl$$

PROPRIÉTÉS. — L'oxyde phosphoreux P^2O est un corps solide, pulvérulent, jaune rougeâtre, très léger, stable sous l'action de la chaleur jusqu'au delà de 100°. Il perd de l'oxygène dans le vide à 135°. Il est combustible, quand on l'enflamme à l'air.

ACIDE HYPOPHOSPHOREUX PO^3H^3

Nous avons vu qu'il se forme un hypophosphite, lorsqu'on chauffe doucement le phosphore avec une base alcaline ou alcalino-terreuse. En préparant ainsi l'hypophosphite de baryte, qui est soluble dans l'eau, puis le décomposant par la quantité d'acide sulfurique exactement nécessaire pour précipiter la baryte, on sépare par filtration une solution d'acide hypophosphoreux. On l'évapore jusqu'à ce que le thermomètre s'élève à 130°-138° environ, puis on abandonne à la cristallisation au voisinage de 0°. Il se forme de gros feuillets cristallins, blancs, fusibles à $+$ 17°,4.

L'acide hypophosphoreux libre se décompose complètement par la chaleur, nous l'avons vu, en PH^3 et PO^4H^3.

Il est très avide d'oxygène et s'oxyde spontanément à l'air. Aussi est-il doué de propriétés réductrices énergiques ; il décolore en effet le permanganate de potasse, réduit les sels d'or, d'argent, de mercure, toutes propriétés qu'il partage du reste avec l'acide phosphoreux ; mais, plus réducteur encore que ce dernier, il détruit à chaud l'acide sulfurique, dont il dégage le soufre, et décompose le sulfate de cuivre dès 60° ; dans cette dernière réaction, il se produirait un hydrure brun de cuivre Cu^2H^2.

L'acide hypophosphoreux est univalent, car un seul de ses trois atomes d'hydrogène est remplaçable par des métaux pour donner une série de sels, les hypophosphites. Si l'on suppose que cet hydrogène acide fait partie d'un hydroxyle OH, la constitution de l'acide hypophosphoreux sera représentée par la formule $H^2 = PO - OH$.

ANHYDRIDE PHOSPHOREUX P^2O^3 ET ACIDE PHOSPHOREUX PO^3H^3

On prépare l'anhydride phosphoreux en brûlant du phosphore dans un très rapide courant d'air sec, qui entraîne l'oxyde formé sans lui laisser le temps de s'échauffer par son séjour au lieu même de la combustion, échauffement qui, au delà de 100°, le ferait passer à l'état d'anhydride phosphorique (THORPE). L'anhydride phosphoreux est ainsi

entraîné dans un appareil condensateur, où il se dépose
sous la forme d'une neige blanche cristalline fusible à $+ 22°$
en un liquide mobile et limpide qui entre en ébullition
à $+ 173°$. Il possède l'odeur spéciale qu'on attribue au phosphore. Son poids moléculaire lui assigne la formule P^4O^6.
Il rougit sous l'influence de la lumière solaire par suite
de sa décomposition avec mise en liberté de phosphore
rouge, du moins quand il n'est pas rigoureusement pur.
Il s'oxyde en présence de l'oxygène avec une belle luminescence en se transformant en anhydride phosphorique.

L'acide phosphoreux PO^3H^3 se produit, nous l'avons vu,
dans la décomposition du trichlorure de phosphore par l'eau
en excès :

$$P\,Cl^3 + 3\,H.OH = 3\,HCl + PO^3H^3$$

On verse en agitant le trichlorure dans l'eau froide, aussi
longtemps qu'il se produit une réaction ; on concentre par
évaporation pour chasser l'acide chlorhydrique formé et,
après un chauffage à $180°$, on fait cristalliser par refroidissement. La solution, comme du reste celle d'acide hypophosphoreux, présente aisément le phénomène de la
sursaturation.

On peut encore faire agir sur une molécule de trichlorure
de phosphore trois molécules d'acide oxalique :

$$P\,Cl^3 + 3\,(H\,O.CO - CO\,OH) = 3\,HCl + 3\,CO^2 + 3\,CO + PO^3H^3$$

La réaction, qui commence déjà vivement à la température ordinaire, est achevée par un chauffage modéré au bain-
marie, jusqu'à ce qu'on ait obtenu un liquide clair qui se
prend par refroidissement.

L'acide phosphoreux forme des cristaux incolores, déliquescents à l'air, fondant vers 70°-74°, puis se décomposant à une température plus élevée suivant l'équation :

$$4 \, PO^3H^3 = PH^3 + 3 \, PO^4H^3$$

Il est réduit par l'hydrogène naissant à l'état de PH^3. Il s'oxyde lentement à l'air et réduit nombre de sels métalliques en passant lui-même à l'état d'acide phosphorique.

L'acide phosphoreux est un acide bivalent, car deux seulement de ses trois atomes d'hydrogène peuvent être remplacés par des métaux pour former deux séries de sels, les phosphites acides et les phosphites neutres ou normaux. Cependant les trois atomes d'hydrogène peuvent être remplacés par des radicaux organiques, tels que l'éthyle C^2H^5 ou le phényle C^6H^5. Si l'on admet que les deux hydrogènes acides font seuls partie de deux hydroxyles, la formule de constitution de l'acide phosphoreux sera $H{-}PO = (OH)^2$.

TÉTROXYDE DE PHOSPHORE P^2O^4

Il se forme par la combustion lente du phosphore dans l'air sec, à côté de l'oxydule rouge P^4O (?) et de l'anhydride P^2O^3. En chauffant le mélange dans le vide vers 300°, il forme un sublimé blanc, qui se dissout dans l'eau en donnant un mélange d'acides phosphoreux et phosphorique, comme l'hypoazotide de formule correspondante Az^2O^4 donne un mélange d'acides azoteux et azotique.

ACIDE HYPOPHOSPHORIQUE (ACIDE PHOSPHATIQUE) $P^2O^6H^4$

Par sa formule brute, qui peut s'écrire $P^2O^4 . 2\,H^2O$, cet acide peut être considéré comme un hydrate du tétroxyde ci-dessus. Comme lui, il est certainement un produit de condensation des acides phosphoreux et phosphorique, car la cuisson avec les acides étendus le décompose par hydrolyse en un mélange de ces deux acides.

L'acide hypophosphorique se forme par oxydation du phosphore dans certaines conditions déterminées, par exemple à l'aide d'un mélange d'acide nitrique et de nitrate d'argent ou au contact de l'air humide. Ainsi, si l'on abandonne des bâtons de phosphore à l'air sur un entonnoir en les isolant, ils laissent égoutter peu à peu une liqueur sirupeuse, qui contient un peu d'acide phosphoreux, beaucoup d'acide phosphorique et un peu d'acide hypophosphorique. On sépare ce dernier acide des deux autres en le transformant par l'acétate sodique en un sel de soude peu soluble. Cet hypophosphate de soude est purifié par sa transformation, à l'aide de l'acétate neutre de plomb, en hypophosphate plombique que l'on décompose par H_2S.

En concentrant l'acide hypophosphorique ainsi isolé, il cristallise. Les cristaux déposés de la solution aqueuse répondent à la formule $P^2O^6H^4 + 2\,H^2O$. Mais, dans le vide, ils perdent leurs deux molécules d'eau de cristallisation et, après liquéfaction, se transforment en une poudre cristalline de formule $P^2O^6H^4$. Vers 70°, ce corps se dédouble en un mélange d'acides phosphoreux et métaphosphorique.

$$P^2O^6H^4 = PO^3H^3 + PO^3H$$

L'acide hypophosphorique est quadrivalent.

ANHYDRIDE PHOSPHORIQUE P^2O^5 ET ACIDES PHOSPHORIQUES

L'anhydride phosphorique se produit dans la combustion vive du phosphore au contact d'un excès d'oxygène ou d'air. Sous la pression ordinaire, la combustion du phosphore blanc commence vers $+60°$; mais le point de réaction s'abaisse en même temps que la pression et peut être amené à la température ordinaire par une raréfaction convenable.

C'est un corps blanc neigeux, qui existerait sous trois formes : une cristallisée, une amorphe pulvérulente, une amorphe vitreuse. Il est inodore. Son poids moléculaire lui assigne la formule double P^4O^{10} (TILDEN et BARNET). Il fond et se volatilise au rouge. Il est très avide d'eau, à laquelle il se combine avec un grand dégagement de chaleur. Il enlève même les éléments de l'eau aux composés qui la contiennent en puissance, propriété qui lui vaut d'être employé comme agent de déshydratation.

Dans sa combinaison avec l'eau, où son immersion produit le bruit d'un fer rouge, l'anhydride phosphorique se comporte comme l'anhydride azotique, c'est-à-dire qu'il se combine à une molécule d'eau pour donner un acide dont la formule HPO^3 correspond à celle de l'acide azotique $HAzO^3$ et qui a reçu le nom d'acide *métaphosphorique* :

$$Az^2O^5 + H^2O = Az^2O^5.H^2O = 2\,(AzO^3H)$$
$$P^2O^5 + H^2O = P^2O^5.H^2O = 2\,(PO^3H)$$

L'acide métaphosphorique ainsi formé possède bien la formule HPO^3, car sa solution neutralisée par le carbonate sodique et précipitée par le nitrate d'argent, donne un sel argentique *blanc* insoluble, dont la composition répond à la formule $AgPO^3$.

Mais cette solution d'acide métaphosphorique, abandonnée à elle-même, présente des modifications spontanées, dont on ne trouve pas les analogues dans les solutions d'acide azotique. Ainsi, elle perd progressivement et totalement le pouvoir, qu'elle avait tout d'abord, de coaguler l'albumine ; son acidité, déterminée à l'aide de la phénolphtaléine comme réactif indicateur, augmente peu à peu. Et quand la limite de ces changements est atteinte, au bout

d'un temps d'autant plus court que la température est
plus élevée et la concentration plus forte, la liqueur
acide, neutralisée au tournesol par le carbonate sodique,
donne par évaporation un sel, qui séché un peu au-dessus
de 100°, répond par sa composition à la formule Na^2HPO^4 ou
$1/2\,(P^2O^5.2Na^2O.H^2O)$. La solution de ce sel sodique précipite
par le nitrate d'argent *en jaune*, en donnant un sel insoluble
dont la composition répond à la formule brute Ag^3PO^4 ou
$1/2\,(P^2O^5.\,3\,Ag^2O)$; en même temps, la liqueur, primitivement
neutre au tournesol, devient acide par suite de la mise en
liberté d'une molécule d'acide azotique, comme le montre
l'équation suivante :

$$P^2O^5.2\,Na^2O.H^2O \; + \; 3\,(Az^2O^5.Ag^2O)$$
$$= \; P^2O^5.3\,Ag^2O \; + \; 2\,(Az^2O^5.Na^2O) \; + \; Az^2O^5.H^2O$$

La solution primitive d'acide métaphosphorique s'est
donc transformée complètement et contient maintenant un
nouvel acide dont le sel sodique neutre au tournesol a pour
formule $P^2O^5.2\,Na^2O.H^2O$, auquel correspond aussi un sel
argentique de formule $P^2O^5.\,3\,Ag^2O$ et à qui il faut par conséquent attribuer la formule $P^2O^5.3\,H^2O$ ou $2\,(H^3PO^4)$, si
l'on veut pouvoir exprimer, comme d'ordinaire, la formation
des sels sodique et argentique à partir de cet acide par la
substitution de molécules de bases univalentes à des
molécules d'eau, ou, ce qui revient au même, par la substitution de métaux univalents à l'hydrogène dans la molécule
H^3PO^4. Il est, du reste, possible d'isoler le composé H^3PO^4, en
traitant le sel triargentique $P^2O^5.3\,Ag^2O$ par l'hydrogène
sulfuré pour précipiter l'argent, filtrant, concentrant et
faisant cristalliser. On obtient ainsi de gros cristaux prismatiques, déliquescents, fusibles à $+ 38°6$ et répondant bien
par leur composition élémentaire à la formule H^3PO^4.

C'est donc bien un véritable acide nouveau qui s'est
ainsi formé progressivement au sein de la solution aqueuse

par fixation de deux molécules d'eau sur la molécule
primitive d'acide métaphosphorique :

$$P^2O^5.H^2O + 2H^2O = P^2O^5.3H^2O$$

Aussi lui a-t-on donné un nom spécial, celui d'acide
orthophosphorique ou d'acide phosphorique proprement dit.
La différence essentielle entre les acides méta et ortho, indépendamment de toutes les autres distinctions de propriétés,
c'est que l'acide méta est univalent et forme une seule
série de sels, les métaphosphates de formule $MePO^3$ ou
$P^2O^5.Me^2O$, tandis que l'acide ortho est un acide trivalent qui
forme trois séries de sels, à savoir :

Les orthophosphates monométalliques, acides au tournesol
MeH^2PO^4 ou $P^2O^5.Me^2O.2H^2O$;

Les orthophosphates bimétalliques, neutres au tournesol Me^2HPO^4 ou $P^2O^5.2MeO.H^2O$.

Les orthophosphates trimétalliques, basiques au tournesol
Me^3PO^4 ou $P^2O^5.3Me^2O$.

Mais ce n'est pas tout. Si l'on prend un orthophosphate
bimétallique, tel que $P^2O^5.2Na^2O.H^2O$, par exemple, et si on
le calcine à une température suffisamment élevée, il perd
une molécule d'eau et se transforme en un sel $P^2O^5.2Na^2O$.
Or, ce dernier sel, dissous dans l'eau, précipite par le nitrate
d'argent, non plus en jaune, mais en blanc ; et la liqueur
demeure neutre au tournesol dans cette double décomposition. Le sel calciné $P^2O^5.2Na^2O$ n'a donc plus du tout les
propriétés du sel primitif $P^2O^5.2Na^2O.H^2O$: c'est qu'il correspond à un nouvel acide $P^2O^5.2H^2O$ ou $H^4P^2O^7$, qu'on
appelle *acide pyrophosphorique* pour rappeler son origine et
qu'on peut du reste obtenir cristallisé en décomposant son
sel argentique blanc ci-dessus par l'acide chlorhydrique et
évaporant dans le vide, à la température ordinaire, la liqueur
filtrée. L'acide pyro diffère essentiellement des acides méta
et ortho par sa valence : il est en effet bivalent (ou plus

probablement quadrivalent) et forme deux séries de sels, les pyrophosphates acides $Me^2H^2P^2O^7$ ou $P^2O^5.Me^2O.H^2O$ et les pyrophosphates neutres Me^4P^2O ou $P^2O^5.2Me^2O$.

Ainsi donc, on peut dériver de l'anhydride phosphorique trois acides de valences différentes : l'acide métaphosphorique $P^2O^5.H^2O$ univalent, l'acide pyrophosphorique $P^2O^5.2H^2O$ bivalent et l'acide orthophosphorique $P^2O^5.3H^2O$ trivalent. La mesure des chaleurs de neutralisation par la soude montre que : 1° l'unique fonction acide de l'acide méta est comparable par sa force à celle des acides minéraux les plus énergiques, tels que HCl; 2° des deux fonctions acides de l'acide pyrophosphorique, la première est comparable à celle des acides forts, tels que HCl, l'autre à celle des acides faibles tels que l'acide acétique ; 3° des trois fonctions acides de l'acide ortho, la première est comparable à celle de l'acide HCl, la seconde comparable à celle de l'acide acétique, la troisième comparable à celle des phénols.

Ces différences dans la force des diverses fonctions acides réunies sur une même molécule se traduisent par des différences dans le moment où se fait le virage des divers réactifs colorants que l'on peut employer comme indicateurs dans le dosage acidimétrique à l'aide d'une liqueur alcaline titrée. Soit, par exemple, une solution aqueuse d'acide pyrophosphorique : l'expérience apprend qu'un titrage acidimétrique, fait en employant la phénol-phtaléine comme réactif indicateur, donne une valeur double du titrage opéré en présence de la tropéoline. Cela tient à ce que la tropéoline vire après saturation de la première fonction acide, tandis que la phtaléine ne vire qu'après saturation des deux fonctions acides. De même, dans l'acide ortho, la saturation de la première fonction acide fait virer la tropéoline, la saturation de la deuxième fonction acide fait virer la phtaléine, tout comme dans le cas de l'acide pyro; mais la saturation de la troisième fonction acide fait seule virer le bleu soluble Poirrier.

On conçoit le parti qu'on peut tirer de ces faits pour l'étude des transformations mutuelles des trois acides méta, pyro et

ortho en solution aqueuse. Ainsi, dans la transformation de
l'acide méta en acide ortho, le titre acide, déterminé en
employant la tropéoline qui caractérise l'univalence, ne varie
pas, tandis que le titre déterminé en employant le bleu soluble
qui caractérise la trivalence augmente progressivement jusqu'à
une certaine limite, qui doit être théoriquement triple de la
première valeur.

L'acide pyro, en solution aqueuse, se transforme peu à peu en
acide ortho, tout comme le fait l'acide méta, mais avec beaucoup
plus de lenteur. Il ne forme pas trace d'acide méta. (BERTHELOT).

Il résulte de ce qui précède que, en solution aqueuse,
l'acide ortho est la forme d'équilibre stable des acides
phosphoriques. Il n'en est pas de même à sec et à chaud.
En effet, à sec, l'action de la chaleur sur les acides pyro et
ortho, comme sur les sels correspondants, a pour résultat
de leur enlever 1 ou 2 molécules d'eau pour les transformer
en acide ou sel méta. Ainsi, si l'on chauffe dans une capsule
de platine (et non de porcelaine ou de verre, substances
attaquables) des cristaux d'acide ortho, il se forme d'abord
un équilibre en vertu duquel les trois acides coexistent. Cet
équilibre peut même se compliquer par la polymérisation
partielle de l'acide méta, laquelle donne lieu à des
acides $(PO^3H)^n$. L'équilibre final dépend, comme d'ordinaire, de la température et tend vers la production exclusive du métaphosphate. Mais le métaphosphate de soude
obtenu par déshydratation de P^2O^5. $3\,Na^2O$ à la température
la plus basse possible, c'est-à-dire à 280°, n'est nullement
identique au métaphosphate de soude vitreux obtenu par
fusion ignée du même sel ortho. De même, il existe des
différences dans les échantillons d'acide méta libre préparés
par déshydratation des cristaux d'acide ortho à des températures différentes. Ces divergences de propriétés tiennent
sans doute aux proportions différentes des divers polymères $(PO^3H)^n$ formés suivant les conditions de l'expérience
(BERTHELOT).

Préparation de l'acide orthophosphorique. — L'acide phosphorique se prépare dans les laboratoires en oxydant le phosphore rouge par l'acide nitrique dans un appareil distillatoire. L'industrie en prépare de grandes quantités, soit par l'action de l'acide chlorhydrique sur les os, soit par l'action de l'acide sulfurique sur les phosphates naturels. Parmi ces derniers, on choisit de préférence ceux qui ne peuvent pas être transformés directement en superphosphates, soit à cause de la présence du fer qui provoquerait ce qu'on appelle la *rétrogradation* des superphosphates, soit à cause de la présence de l'alumine, qui leur donnerait un état colloïdal et compact incommode pour l'usage. On attaque donc ces phosphates impurs par une quantité convenable d'acide sulfurique faible à 5 ou 10 %, qui enlève au phosphate de chaux toute sa chaux et ne dissout au contraire que des traces de phosphates de fer et d'alumine.

A cet effet, le phosphate, réduit en poudre fine, est délayé dans un malaxeur avec une quantité d'eau suffisante pour ramener à 15°B. l'acide sulfurique introduit. Ce dernier s'écoule d'un bac en plomb, où sa quantité a été mesurée à l'avance; puis on fait fonctionner le malaxeur jusqu'à ce qu'une prise d'essai ne précipite plus par une solution acide de chlorure de baryum, ce qui indique que tout l'acide sulfurique est fixé sur la chaux. Le contenu du malaxeur est alors envoyé dans des filtres-presses, qui retiennent le sulfate de chaux et les impuretés insolubles, tandis qu'il coule une solution claire d'acide phosphorique, contenant de 10 à 11 % d'acide. On concentre cette solution étendue jusqu'à la température de 113° dans des chaudières analogues aux chaudières en plomb employées dans les fabriques d'acide sulfurique. On obtient ainsi un produit très sirupeux, qui peut contenir jusqu'à 50 % d'anhydride P^2O^5. C'est sous cette forme de solution sirupeuse que l'acide phosphorique est livré au commerce.

On peut remplacer, dans cette préparation, l'acide sulfurique par les acides fluorhydrique ou hydrofluosilicique. Au lieu de sulfate de chaux, produit sans valeur, on obtient alors, comme résidu insoluble, du fluorure ou du fluosilicate de calcium, dont les acides peuvent être aisément récupérés.

CONSTITUTION. — Nous avons vu (p. 318) que l'oxy-chlorure de phosphore $POCl^3$ a tous les caractères d'un chlorure acide correspondant à POH^3, c'est-à-dire dérivé de ce dernier par substitution de 3 Cl à 3 OH. Il faut donc admettre, dans l'acide phosphorique ortho, l'existence de trois hydroxyles OH, ce qui lui assigne la formule de constitution :

$$O = P{\Large\langle}{\small\begin{array}{l} OH \\ OH \\ OH \end{array}}$$

L'acide pyro, étant formé par la condensation de deux molécules d'acide ortho, doit avoir une constitution qui découle immédiatement de ce mode de génération, exprimé par l'équation suivante :

$$O = P{\langle}^{OH}_{OH}{-}O{\,}H + HO{-}P{\rangle}^{HO}_{HO} = O \; = \; H^2O + O = \overset{OH}{\underset{OH}{P}}{-}O{-}\overset{HO}{\underset{HO}{P}} = O$$

Enfin l'acide méta, formé par déshydratation de l'acide pyro, doit avoir une structure donnée par l'équation ci-dessous :

$$O = \overset{OH}{\underset{O\,H}{P}}{-}O{-}\overset{HO}{\underset{H\,O}{P}} = O \; = \; H^2O + 2(O = \overset{OH}{P} = O)$$

Les formules données ci-dessus pour les acides pyro et méta laissent prévoir l'existence de chlorures acides provenant, suivant la règle générale, de la substitution de Cl à OH. On connaît en effet un chlorure de pyrophosphoryle $P^2O^3Cl^4$ correspondant à l'acide pyrophosphorique $P^2O^3(OH)^4$ et un chlorure de métaphosphoryle PO^2Cl correspondant à l'acide métaphosphorique $PO^2(OH)$.

ARSENIC

État naturel. — L'arsenic à l'état natif est rare : il forme en ce cas de petites masses fibreuses, qu'accompagnent souvent des sulfures d'argent et d'étain (Sainte-Marie aux Mines en Alsace, Freyberg en Saxe). On le trouve un peu plus fréquemment à l'état de sulfures, tels que le *réalgar* et l'*orpiment*, plus souvent encore à l'état d'arséniures et d'arsénio-sulfures de fer (*mispickel*), de nickel, de cobalt, qui forment les minerais exploités.

Indépendamment de ces espèces minérales, qui forment des amas plus ou moins puissants, l'arsenic se montre encore à l'état de diffusion aussi bien dans le monde minéral que dans le monde vivant. Il y est d'ordinaire accompagné par l'iode : association qui s'explique peut-être par les analogies signalées (p. 172) entre l'iode multivalent et l'arsenic. Ainsi, ces deux éléments se rencontrent, en général, dans les mêmes eaux minérales. A. Gautier a signalé leur juxtaposition dans les algues, Stein chez un grand nombre de végétaux supérieurs. A. Gautier a également décelé, dans la glande thyroïde des carnivores, des herbivores et de l'homme, organe qui contient de l'iode (p. 163), de très petites quantités d'arsenic, environ 1/127000 du poids de la glande fraîche chez l'homme. Le thymus et le cerveau contiennent aussi de l'arsenic, mais en quantités bien moindres ; la peau en renferme des traces. C'est dans les noyaux cellulaires que l'arsenic et l'iode semblent localisés de préférence, comme du reste le phosphore organique. — Ces faits permettent de soupçonner que l'arsenic est, comme d'autres éléments minéraux sans doute, nécessaire à la vie normale de certaines cellules.

Préparation. — L'arsenic s'obtient par la calcination d'un minerai, le *mispickel*, qui est un arsénio-sulfure de fer FeSAs et qui, à une température suffisamment élevée, se décompose en arsenic qui distille et sulfure de fer qui est fixe. L'opération se pratique industriellement dans des cylindres en argile réfractaire disposés horizontalement dans des fourneaux à galère et communiquant avec des tubes en tôle où vient se condenser la vapeur d'arsenic.

On peut aussi l'obtenir pur dans les laboratoires en réduisant l'anhydride arsénieux par le charbon.

Propriétés physiques et états allotropiques. — L'arsenic présente trois modifications allotropiques :

I. *Arsenic régulier* As_I. — C'est la forme qui correspond au phosphore ordinaire ou régulier P_I. Il prend naissance quand on distille l'arsenic ordinaire, obtenu comme il vient d'être dit, dans une enceinte dont une paroi est refroidie à $0°$ ou au-dessous, à la condition de se mettre à l'abri de toute oxydation en opérant dans le vide (Mac Leod) ou dans une atmosphère de gaz carbonique (Linck). La vapeur se condense sur cette paroi froide sous la forme d'une poudre jaune, semblable à de la fleur de soufre, d'odeur alliacée, soluble dans le sulfure de carbone, la benzine et les huiles grasses, se déposant de ces solutions en cristaux jaunes transparents du *système régulier*, se transformant par la chaleur en une autre variété allotropique, *l'arsenic miroitant* As_{II}, et subissant même rapidement cette transformation à la température ordinaire sous l'influence des radiations chimiques de la lumière. Ce sont exactement les propriétés du phosphore ordinaire régulier P_I, avec cette seule différence que As_I est encore plus instable que P_I dans les conditions ordinaires de température et de pression et se transforme plus aisément en la variété II.

II. *Arsenic miroitant* As_{II}. — C'est la forme qui correspond au phosphore rouge P_{II}. Il apparaît sous forme de cristaux rhomboédriques, d'un rouge sombre par transparence en lames minces, opaques, noirs, métalliques en lames épaisses, lesquels se produisent par une transformation spontanée des cristaux de As_I sous l'influence de la lumière. Il se forme à l'état amorphe, lorsque la vapeur d'arsenic se dépose sur une paroi suffisamment chaude (210°-220°). Il se produit aussi à l'état de poudre amorphe noire, quand on réduit à $+50^\circ$ par l'acide hypophosphoreux une solution chlorhydrique d'acide arsénieux. Amorphe ou cristallisé, il possède une densité égale à 4,7. Comme le phosphore rouge P_{II}, il est insoluble dans tous les dissolvants, difficilement oxydable, se volatilise sans fusion préalable vers 280° et sa vapeur condensée sur une paroi suffisamment froide donne, comme nous venons de le voir, l'arsenic régulier As_I, dans des conditions analogues, par conséquent, à celles qui font repasser P_{II} à l'état de P_I. Au contraire, sur une paroi portée à 360°, la vapeur se condense sous la troisième forme allotropique As_{III}.

III. *Arsenic métallique* As_{III}. — Cette forme n'a pas d'analogue actuellement connu chez le phosphore. C'est l'arsenic ordinaire que l'on obtient dans la préparation métallurgique. Sa densité est 5,7. Il cristallise confusément en rhomboèdres. Il est opaque, à éclat métallique, de couleur blanc grisâtre. Il se volatilise vers 450° sans fusion préalable, à moins qu'il ne soit soumis à une pression supérieure à celle de l'atmosphère. Sa vapeur pure est, en réalité, incolore et inodore ; mais elle possède d'ordinaire une couleur jaune citron et une odeur alliacée, dues à la présence d'une fine poussière de la variété As_I (LINCK).

PROPRIÉTÉS CHIMIQUES. — Tandis que la variété As_I est oxydable dans les conditions ordinaires et la variété As_{II} plus difficilement, l'arsenic métallique As_{III} demeure inaltéré dans l'air sec à la température ordinaire. Mais il s'oxyde lentement au contact de l'air humide ou de l'oxygène dissous dans l'eau. Dans l'air ou l'oxygène, il s'enflamme au-dessous du rouge sombre et brûle avec une flamme livide blanche en développant une odeur alliacée et produisant de l'anhydride arsénieux.

L'arsenic se combine facilement aux métalloïdes uni- et bivalents, ainsi qu'à la plupart des métaux. Ainsi sa vapeur, passant sur du calcium chauffé au rouge dans un appareil vide d'air, s'y combine avec une belle incandescence.

L'acide chlorhydrique est sans action sur l'arsenic à l'abri de l'air; en présence de l'oxygène, il se forme d'abord de l'anhydride arsénieux, puis du chlorure d'arsenic $AsCl^3$. L'acide azotique étendu transforme l'arsenic en acide arsénieux, tandis que l'acide azotique concentré le transforme en acide arsénique.

Composés hydrogénés de l'arsenic

Il existe deux hydrures d'arsenic : l'un, sans importance, est solide et se forme notamment dans l'électrolyse de l'eau avec une cathode en arsenic; l'autre gazeux, important en toxicologie, correspond par sa formule AsH^3 à AzH^3 et PH^3.

Ce dernier prend naissance notamment dans l'action de l'eau sur les arséniures alcalins :

$$AsK^3 + 3\,H.OH = AsH^3 + 3\,KOH$$

mais il est alors souillé d'hydrogène et il se forme aussi en même temps un produit brun floconneux qui est probablement un hydrure solide. On obtient, au contraire, de l'hydrogène arsénié très pur en décomposant par l'eau froide un des trois arséniures alcalino-terreux, composés analogues aux azotures et phosphures correspondants, qu'on obtient en réduisant par le charbon au four électrique les arséniates alcalino-terreux (LEBEAU). Ainsi l'arséniure de calcium, composé rouge brun de formule As^2Ca^3, donne la réaction suivante :

$$As^2Ca^3 + 6\,H.OH = 2\,AsH^3 + 3\,Ca(OH)^2$$

L'hydrogène arsénié peut encore se préparer par l'action des acides chlorhydrique ou sulfurique sur les arséniures d'étain, de zinc, de fer, obtenus eux-mêmes par l'union directe de leurs éléments :

$$As^2Zn^3 + 3\ H^2SO^4 = 3\ ZnSO^4 + 2\ AsH^3$$

Enfin, il se produit encore dans l'action de l'hydrogène naissant sur un composé oxygéné ou chloré de l'arsenic : c'est le principe de la recherche toxicologique de cet élément par l'appareil de MARSH.

L'hydrogène arsénié est un gaz incolore, d'une odeur alliacée, dont les inhalations sont dangereuses à cause de sa toxicité. Il est liquéfiable à — 40° et solidifiable à — 119° sous la pression atmosphérique.

Il possède deux propriétés chimiques importantes, qui sont utilisées dans l'appareil de MARSH :

1° La chaleur le décompose en ses éléments As et H : c'est le principe de la formation des anneaux d'arsenic ;

2° Il brûle en présence de l'oxygène ; et, si cette combustion est incomplète, elle donne de l'arsenic libre .

$$2\ AsH^3 + 3\ O = 3\ H^2O + As^2$$

si bien qu'en écrasant la flamme avec un corps froid, tel que la porcelaine, il s'y dépose une *tache* d'arsenic. Si au contraire le gaz AsH^3 brûlait mélangé à un grand excès d'air, la combustion serait plus complète et donnerait des fumées blanches d'anhydride arsénieux As^2O^3.

Composés halogénés de l'arsenic

L'arsenic forme avec les quatre métalloïdes halogènes des composés, dont les propriétés varient régulièrement avec leur poids moléculaire : c'est ainsi que l'augmentation de ce dernier semble entraîner une élévation correspondante des points de fusion et d'ébullition. Par exemple, le fluorure $AsFl^3$ est un liquide bouillant à $+ 63°$; le chlorure $AsCl^3$, un liquide bouillant à $128°$; le bromure $AsBr^3$, un solide fondant à $+ 20°-25°$ et bouillant à $220°$; l'iodure AsI^3, un solide fondant et bouillant à des températures qui n'ont pas été mesurées, mais sont certainement plus élevées encore.

Le procédé le plus général de préparation de ces composés consiste dans l'union directe de l'arsenic avec le métalloïde halogène : c'est ainsi qu'on prépare le trichlorure $AsCl^3$ en faisant arriver un courant de chlore dans une cornue tubulée contenant de l'arsenic chauffé et en recueillant le chlorure qui distille dans un ballon refroidi par un courant d'eau.

On peut aussi former ces composés halogénés en traitant l'anhydride arsénieux As^2O^3 par l'hydracide correspondant HM, ou par un mélange générateur de cet hydracide :

$$As^2O^3 + 6HM = 3H^2O + 2AsM^3$$

Mais cette réaction est réversible et limitée.
Nous étudierons seulement l'iodure d'arsenic.

IODURE D'ARSENIC AsI^3

On le prépare d'ordinaire par l'union directe de l'iode et de l'arsenic, effectuée soit par voie sèche, soit par voie humide.

Par voie sèche, on chauffe dans une cornue un mélange d'une partie d'arsenic pulvérisé et de cinq parties d'iode. On condense les vapeurs de AsI^3 qui distillent dans un ballon refroidi. On obtient de l'iodure anhydre.

Par voie humide, on fait bouillir dans l'eau, jusqu'à dissolution, un mélange de 1 partie d'arsenic et de 2,5 parties d'iode ; on fait cristalliser. L'iodure est alors hydraté et souillé d'oxyiodure.

Cette formation d'oxyiodure paraît fatale, si l'on opère en présence de l'eau, car l'iodure d'arsenic se dissout dans l'eau en se décomposant conformément à l'équation :

$$2\,AsI^3 + 3\,H^2O = As^2O^3 + 6\,HI$$

Mais nous savons que cette réaction est réversible et limitée et qu'il se produira par conséquent au sein de l'eau un équilibre défini par les masses relatives des quatre corps de l'équation précédente. Or, dans le cas actuel, l'iodure AsI^3 et l'oxyde As^2O^3, qui doivent coexister dans la liqueur, réagissent mutuellement pour former un oxyiodure. Les méthodes par voie sèche semblent donc préférables pour l'obtention de l'iodure d'arsenic pur.

L'iodure d'arsenic est un solide rouge brique, cristallisé en lamelles brillantes, fusible et volatil, soluble dans le sulfure de carbone, le chloroforme, l'alcool, l'éther, la benzine.

Composés oxygénés de l'arsenic

On en connaît sûrement deux, fort importants, qui sont :

1° L'anhydride arsénieux As^2O^3, ou mieux As^4O^6, correspondant à l'anhydride phosphoreux PO^3 ou mieux P^4O^6 ;

2° L'anhydride arsénique As^2O^5, correspondant à l'anhydride phosphorique P^2O^5.

ANHYDRIDE ARSÉNIEUX As^2O^3 OU As^4O^6

PRÉPARATION. — La préparation de l'anhydride arsénieux, industrie insalubre en raison de la toxicité de ses vapeurs, est fondée sur le grillage des minerais arsenicaux. Ces minerais peuvent être des arséniures de nickel, de cobalt, d'étain : en pareil cas, l'anhydride arsénieux n'est qu'un produit secondaire de l'extraction de ces métaux. Ou bien les minerais ne sont utilisés que pour leur arsenic : c'est le cas du mispickel (1), cet arsénio-sulfure de fer FeAsS déjà cité, dont le grillage libère l'arsenic sous forme d'anhydride arsénieux en vertu de la réaction :

$$2\,FeSAs + 3\,O = 2\,FeS + As^2O^3$$

Le mispickel, trié en trois variétés au sortir de la mine, est réduit par bocardage à l'état de poudre, appelée *schlich*.

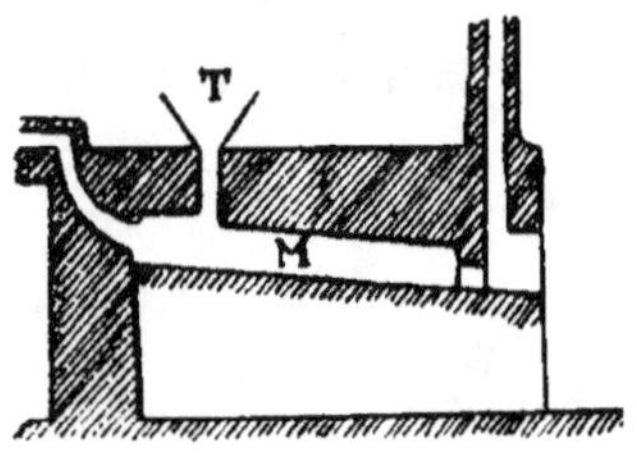

FIG. 42

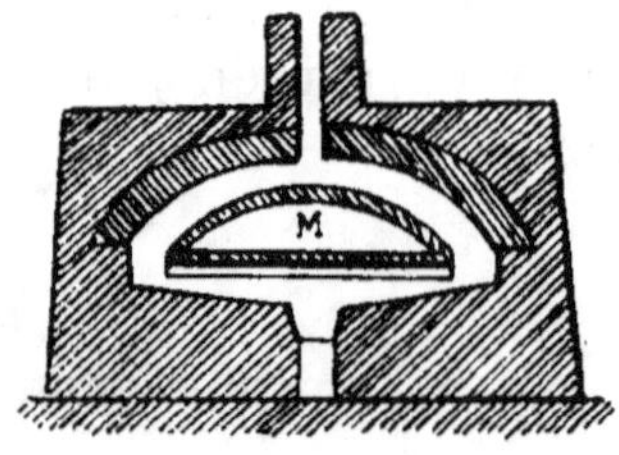

FIG. 43

Le schlich, préalablement desséché, est introduit par une trémie T dans un four à moufle M, à sole légèrement inclinée d'arrière en avant [fig. 42 et 43]. Sous l'action du

---

(1) Le traitement industriel du mispickel a lieu notamment à Reichenstein (Silésie) et à Altenberg (Saxe).

courant d'air qui traverse lentement le moufle, l'arséniure
s'oxyde et dégage de l'anhydride arsénieux sous la forme
de vapeurs blanches appelées *fleurs
d'arsenic, farine d'arsenic*. Ces
vapeurs s'échappent par dés canaux
placés au fond du moufle et vont se
condenser dans des chambres, où
elles décrivent un circuit qui les fait
passer successivement à travers les
compartiments *a, b, c, d, e, f*, comme
l'indique la flèche de la figure 44. Les
gaz non condensés se dégagent par la
cheminée *H*. Des portes *p* permettent
de retirer l'anhydride arsénieux tous

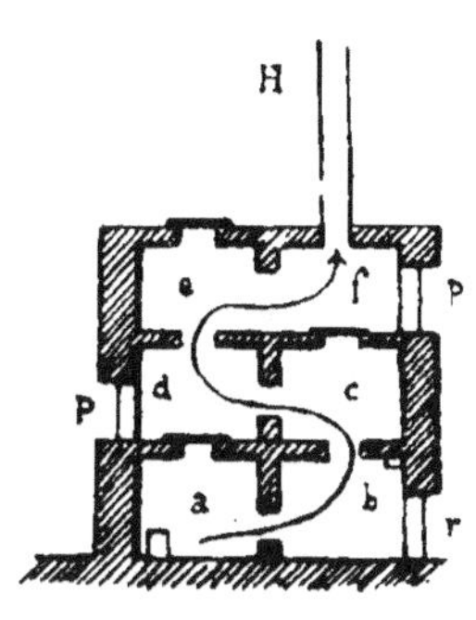

Fig. 44

les trois mois environ, en prenant des précautions spéciales.

On obtient ainsi l'acide arsénieux brut, qui est ensuite
raffiné par sublimation. Cette opération
s'effectue dans des pots en fonte *A*, que
l'on charge d'acide brut et que l'on
coiffe de cylindres *B* également en fonte
[fig. 45]. Chaque cylindre est surmonté
d'un chapiteau conique *C*, luté avec
soin et terminé par un tuyau en tôle
qui s'ouvre dans une chambre de condensation *D*. On chauffe les pots *A* à
l'aide du foyer *F*; l'anhydride arsénieux,
volatilisé, vient se condenser sur les
parois intérieures du cylindre *B*. Il forme
un verre blanc, transparent, suffisamment pur, sur le tiers inférieur du
cylindre, tandis que, sur les deux tiers

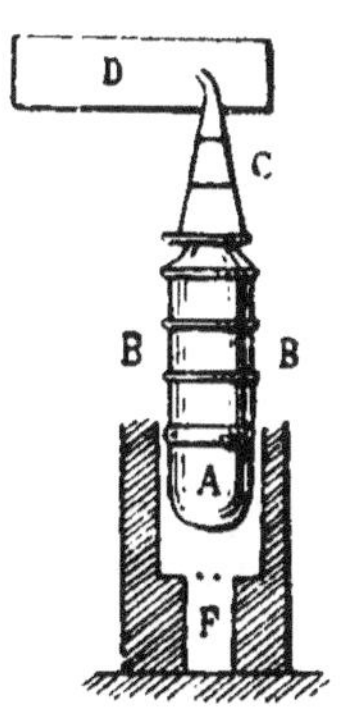

Fig. 45

Appareil pour le
raffinage de l'acide
arsénieux.

supérieurs, le dépôt est brun et doit être soumis à un
nouveau raffinage.

PROPRIÉTÉS. — L'anhydride arsénieux ainsi purifié par sublimation se présente donc, à la partie inférieure des cylindres *B* sous la forme d'une masse *vitreuse*, amorphe, transparente, incolore ou rendue légèrement jaunâtre par des traces d'impuretés.

Mais ces plaques vitreuses ne tardent pas à subir, du dehors au dedans, une altération lente et progressive qui les convertit en masses opaques, blanches, ressemblant à de la porcelaine ; d'où le nom d'acide *porcelanique* que l'on donne à cette modification. Cette transformation est le résultat d'un travail interne, exothermique, de cristallisation, qui change la masse vitreuse en une masse porcelanique formée par la juxtaposition d'une multitude de petits octaèdres.

Réciproquement, l'acide opaque, porcelanique ou octaédrique, maintenu pendant longtemps à une température voisine du point de sublimation, ou chauffé en vase clos au-dessus de ce point, se convertit en acide vitreux.

On voit donc que la modification vitreuse est stable aux températures élevées, et la modification porcelanique stable aux températures ordinaires ; ce qui est conforme aux lois générales, puisque le passage de la forme porcelanique à la forme vitreuse est endothermique.

Indépendamment de ces deux modifications allotropiques, l'anhydride arsénieux présente encore le phénomène du dimorphisme. Nous venons de voir qu'il cristallise en octaèdres à la température ordinaire ; mais, vers 200°-250°, il cristallise en prismes dans certaines conditions déterminées (*claudétite* naturelle). La transformation de l'acide octaédrique en acide prismatique est endothermique ; et, par conséquent, il est naturel que la zone de stabilité de l'acide prismatique soit située plus haut, sur l'échelle des températures, que celle de l'acide octaédrique.

L'anhydride arsénieux a une saveur d'abord faible, puis

âcre et nauséabonde. Il rougit faiblement le tournesol à la façon d'un acide faible, mais il peut exercer sur les tissus une action caustique comparable à celle des acides minéraux énergiques.

Dans un tube ouvert, il se volatilise au-dessus de 200°. L'anhydride amorphe fond au préalable, mais l'anhydride cristallisé se sublime directement. Les vapeurs sont incolores, inodores, très toxiques; leur densité répond à la formule As^4O^6.

L'anhydride arsénieux peut être facilement désoxydé au rouge sombre par l'hydrogène, le charbon, le cyanure de potassium et un certain nombre de métaux; l'hydrosulfite de soude, les acides phosphoreux et hypophosphoreux, le zinc, l'étain, le cadmium réduisent à froid, ou à une température peu élevée, les solutions arsénieuses et en précipitent l'arsenic libre.

L'anhydride arsénieux se dissout dans les solutions d'acide chlorhydrique plus abondamment que dans l'eau pure, et cet accroissement de solubilité est utilisé notamment dans la préparation des liqueurs arsénieuses titrées pour la chlorométrie. Il se produit, en effet, du chlorure et de l'oxychlorure d'arsenic suivant la réaction :

$$2 AsO^3 + 8 HCl = 2 AsCl^3 + 2 AsOCl + 4 H^2O$$

Mais, comme cette réaction est réversible, il s'établit un équilibre entre les divers corps des deux membres de l'équation. La réaction ne peut donc être totale, dans un sens ou dans l'autre, que si l'on soustrait d'une façon continue l'un des corps en présence, par exemple si l'on volatilise le trichlorure d'arsenic $AsCl^3$ ou si l'on transforme par oxydation l'acide arsénieux, comme cela a lieu dans la chlorométrie.

L'acide arsénieux se convertit en effet aisément en acide arsénique H^3AsO^4 sous l'action de maints agents d'oxydation tels que le chlore, le brome, l'iode en présence de l'eau, les acides oxygénés du chlore, les acides chromique, permanganique, azotique.

L'anhydride arsénieux se dissout dans les lessives alcalines, avec un faible dégagement de chaleur, mais la liqueur conserve une réaction alcaline prononcée et dépose peu à peu l'anhydride cristallisé As^2O^3, lorsqu'on l'abandonne au contact de l'air chargé d'acide carbonique. Ces faits prouvent que l'acide arsénieux est un acide faible déplaçable de ses sels alcalins par l'acide carbonique. Et inversement, il est impuissant à déplacer l'acide carbonique des carbonates alcalins, bien qu'il se dissolve plus abondamment dans les solutions de ces carbonates que dans l'eau pure (propriété utilisée dans la préparation de la liqueur de Fowler).

Toutes ces liqueurs abandonnent par évaporation l'anhydride As^2O^3; on ne connait en effet aucun hydrate de As^2O^3 à l'état de liberté. La mesure des quantités de chaleur dégagée dans le contact d'une lessive alcaline avec l'anhydride arsénieux montre que ce dernier forme deux séries de sels, la première correspondant à l'union de $2\,NaOH$ avec As^2O^3, et la seconde correspondant à l'union de $4\,NaOH$ avec As^2O^3. Les premiers sont les arsénites acides et les seconds les arsénites neutres. Ils précipitent en vert les sels de cuivre, en donnant une matière colorante, le *vert de Scheele*, à laquelle on attribue la formule $CuHAsO^3$. En présence de l'acide acétique, il se formerait du *vert de Schweinfurt* $Cu^3As^2O^6 + Cu(C^2H^3O^2)^2$.

ANHYDRIDE ARSÉNIQUE As^2O^5 ET ACIDE ARSÉNIQUE H^3AsO^4

PRÉPARATION. — L'acide arsénique se prépare en oxydant l'acide arsénieux par l'acide nitrique ou par l'eau régale à une température voisine de $60°\text{-}65°$.

Dans les laboratoires, on chauffe au bain de sable une cornue tubulée, dans laquelle on introduit par exemple le mélange suivant :

Anhydride arsénieux	14 grammes
Acide chlorhydrique ($D = 1.20$).	11 —
Acide azotique ($D = 1,25$) . . .	112 —

La cornue est réunie par une allonge à un ballon tubulé, placé sous une hotte et portant un tube de dégagement par où s'échappe l'excès des vapeurs nitreuses provenant de la réduction de l'acide azotique.

L'opération est terminée quand l'anhydride arsénieux est dissous. On recueille le contenu de la cornue et on le concentre s'il y a lieu.

Dans l'industrie, on emploie de grandes bonbonnes A, disposées dans un bain-marie B que chauffe un serpentin S amenant de la vapeur d'eau (fig. 46). Chaque bonbonne porte trois ouvertures ; une médiane O sert à l'introduction de l'acide arsénieux dans un tube de grès C percé de trous

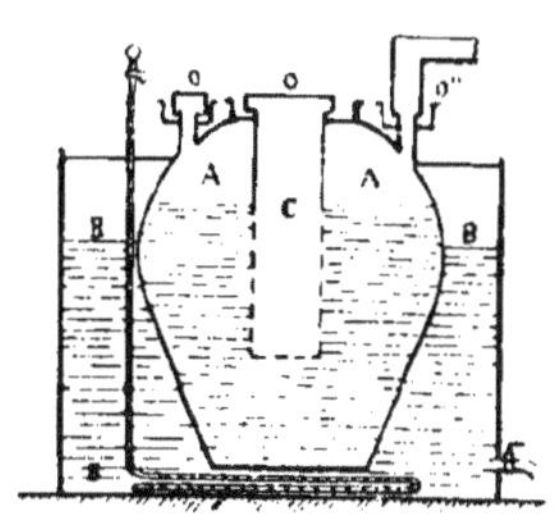

Fig. 46

Appareil pour la fabrication de l'acide arsénique.

à sa partie inférieure pour permettre la pénétration de l'acide azotique. Ce dernier est introduit dans la bonbonne par l'orifice latéral O', tandis que le troisième orifice latéral O'' porte le tube de dégagement des vapeurs nitreuses. L'acide arsénieux n'est ajouté que par portions successives, pour que la réaction ne devienne pas trop vive. Vers la fin de l'opération, on pousse la température à 90°-100° ; quand la dissolution de l'acide arsénieux est achevée, on siphonne le liquide des bonbonnes dans une chaudière en fonte émaillée. Puis on concentre par évaporation, jusqu'à ce qu'on ait obtenu un liquide sirupeux, marquant 75° B, qui est livré au commerce.

L'industrie récupère les vapeurs nitreuses produites par la réduction de l'acide azotique, en les conduisant dans des appareils de condensation où ces vapeurs, soumises à l'action de l'eau et de l'air, régénèrent de l'acide azotique. Nous avons vu (p. 296) la théorie de cette transformation à propos du blanchiment de l'acide azotique ; nous savons qu'elle permet en principe de ramener à l'état d'acide nitrique la totalité de l'azote contenu dans les vapeurs nitreuses.

Dans la pratique, on récupère les 75 à 80 % de l'acide nitrique employé. Les appareils sont analogues à ceux qui servent à la condensation de l'acide azotique (p. 293). On peut employer, soit une succession de bonbonnes contenant de l'eau, soit une colonne de LUNGE et ROHRMANN [fig. 37 et 38], soit des colonnes d'un autre type où l'on injecte de la vapeur d'eau et de l'air, dont on a soin de multiplier les contacts avec les vapeurs nitreuses à l'aide de dispositifs forçant les masses gazeuses à se diviser dans leur trajet.

PROPRIÉTÉS. — Les solutions d'acide arsénique, ainsi préparées, peuvent donner des cristaux blancs déliquescents, répondant à la formule $HAsO^4 + H^2O$: il y a, en effet, une molécule d'eau d'hydratation, qui se dégage au voisinage de 100°, en laissant des aiguilles de formule H^3AsO^4, ou $1/2\,(As^2O^5 . 3\,H^2O)$, correspondant par conséquent à l'acide ortho-phosphorique H^4PO^3 ou $1/2\,(P^2O^5 . 3\,H^2O)$.

Entre 140° et 180°, cet acide *ortho-arsénique* subit une condensation analogue à celle par laquelle l'acide ortho-phosphorique donne naissance à l'acide pyro-phosphorique.

$$As^2O^5 . 3\,H^2O + As^2O^5 . 3\,H^2O - 2\,H^2O = 2\,(As^2O^5 . 2\,H^2O)$$

L'acide *pyro-arsénique* $As^2O^5 . 2H^2O$ ou $H^4As^2O^7$, ainsi produit, perd une nouvelle molécule d'eau un peu au-dessus de 200° pour donner un acide *méta-arsénique*, correspondant à l'acide méta-phosphorique.

$$As^2O^5 . 2H^2O = H^2O + As^2O^5 . H^2O$$

Enfin, vers le rouge, l'acide méta-arsénique perd la dernière molécule d'eau pour se transformer en *anhydride arsénique* As^2O^5, corps blanc, amorphe, fusible au rouge. décomposable au rouge blanc en $As^2O^3 + O^2$.

On retrouve donc ici, par l'élévation croissante de la température, une série de composés répondant exactement par leurs formules aux divers acides phosphoriques. Il existe cependant une différence essentielle entre les acides phosphoriques et les acides arséniques. Tandis, en effet, que les trois acides phosphoriques, ortho, pyro et méta, sont susceptibles de conserver en solution aqueuse, au moins pendant un certain temps, leur individualité propre. manifestée, comme nous l'avons vu, par des réactions spéciales, au contraire, les trois acides arséniques, ortho-pyro et méta, se convertissent instantanément, par le seul fait de leur dissolution dans l'eau, en acide ortho H^3AsO^4. En effet, la solution aqueuse d'un quelconque des trois acides arséniques présente toujours les mêmes propriétés : et sa saturation par les bases donne uniquement des sels dérivés de H^3AsO^4 et qui peuvent être : 1° des ortho-arséniates monométalliques de formule générale MeH^2AsO^4 ; 2° des ortho-arséniates bimétalliques, de formule générale Me^2HAsO^4 ; 3° des ortho-arséniates trimétalliques de formule générale Me^3AsO^4. L'acide ortho-arsénique est donc un acide trivalent, comme l'acide ortho-phosphorique. Plusieurs de ces ortho-arséniates existent dans la nature : telles sont la *haidingérite* $CaHAsO^4 + H^2O$, la *pharmacolite* $CaHAsO^4 + 2H^2O$. etc.

Il résulte de ce qui précède qu'on ne peut pas obtenir de pyro- ni de méta-arséniates, en saturant par une base, *à la température ordinaire*, une solution aqueuse d'acide arsénique. On connaît cependant des pyro- et des méta-arséniates, dont plusieurs ont été étudiés par Goguel, mais ils s'obtiennent en décomposant les sels ortho à des températures suffisamment élevées, procédé applicable aussi, nous l'avons vu, à l'obtention des pyro- et des méta-phosphates.

La propriété caractéristique de l'acide arsénique est son pouvoir oxydant : il abandonne ainsi tout ou partie de son oxygène pour repasser à l'état d'anhydride arsénieux ou d'arsenic. Ainsi, chauffé avec du charbon, du cyanure de potassium, certains métaux aisément oxydables, l'acide arsénique est réduit, comme le serait du reste l'anhydride arsénieux lui-même, en donnant un sublimé d'arsenic. A l'ébullition, l'acide arsénique transforme l'acide sulfureux en acide sulfurique, en repassant lui-même à l'état d'acide arsénieux. L'hydrogène sulfuré, lentement à la température ordinaire, rapidement à 70°, réduit l'acide arsénique dissous à l'état d'acide arsénieux en donnant du soufre :

$$As^2O^5 + 2\,H^2S + Aq = 2\,H^2O + As^2O^3 + S^2$$

L'acide arsénieux formé est du reste précipité par l'excès de H^2S à l'état de trisulfure As^2S^3.

Enfin, l'hydrogène naissant réduit l'acide arsénique à l'état d'hydrogène arsénié, comme on peut le constater à l'aide de l'appareil de Marsh.

Composés sulfurés de l'arsenic

On peut fondre ensemble en toutes proportions le soufre et l'arsenic : on obtient ainsi une masse, qui est peut-être une solution solide, au sein de laquelle peuvent se former des combinaisons définies, sur le nombre desquelles les chimistes ne sont pas d'accord. Nous n'étudierons ici que les deux composés répondant aux formules As^2S^2 et As^2S^3, dont l'individualité chimique est attestée par leur existence sous forme de cristaux.

BISULFURE D'ARSENIC As^2S^2

Il existe dans la nature, où il constitue l'espèce minéralogique désignée sous le nom de *réalgar*, lequel se présente sous la forme de prismes obliques d'un rouge orangé. On le prépare artificiellement : 1° par sulfuration de l'arsenic ou de l'anhydride arsénieux ; 2° par désulfuration du trisulfure As^2S^3.

1° La sulfuration de As ou de As^2O^3 se réalise en chauffant dans un matras 75 parties d'arsenic et 32 parties de soufre, ou en distillant un mélange de S et As^2O^3 formé dans les proportions indiquées par l'équation :

$$As^4O^6 + 7\,S = 2\,As^2S^2 + 3\,SO^2$$

en évitant un excès d'acide arsénieux qui brûlerait, sous forme de SO^2, le soufre du bisulfure As^2S^3 et le réduirait à l'état d'arsenic.

2° La désulfuration du trisulfure As^2S^3 et sa réduction à l'état de bisulfure se réalisent en le faisant fondre avec de l'arsenic (THÉNARD), ou en le chauffant avec une solution de carbonate acide de soude en tube scellé à 150° (SÉNARMONT).

Le bisulfure As^2S^2 se purifie par sublimation dans une atmosphère de gaz carbonique.

C'est un corps cristallisé, rouge, aisément fusible, réduit à l'état d'arsenic par l'hydrogène à chaud. L'air chaud le transforme d'abord suivant l'équation :

$$6\,As^2S^2 + 6\,O = 4\,As^2S^3 + As^4O^6$$

mais à une température plus élevée il s'enflamme et brûle avec une flamme bleue en donnant un mélange d'acides sulfureux et arsénieux.

TRISULFURE D'ARSENIC As^2S^3

Il existe aussi dans la nature, où il forme les cristaux jaunes, monocliniques, d'*orpiment*. On peut le préparer artificiellement en sublimant, dans un matras à long col, un mélange en proportions convenables de soufre et d'arsenic. C'est aussi du trisulfure qui se précipite sous la forme d'une poudre jaune amorphe, lorsqu'on fait arriver un courant de H^2S dans une solution chlorhydrique d'acide arsénieux ou d'un arsénite. Ce précipité, dissous jusqu'à saturation dans du carbonate sodique neutre et chauffé longtemps vers 70°-80°, se sépare sous forme cristalline.

C'est un corps jaune, cristallisé ou amorphe, aisément fusible en un liquide rouge rubis. Il brûle à l'air, comme le bisulfure, en donnant des acides sulfureux et arsénieux.

Il possède la propriété de se combiner aux sulfures métalliques pour former des composés qu'on appelle les sulfarsénites, parce qu'ils sont, par leur formule, des arsénites où l'oxygène a été remplacé par du soufre. Les sulfarsénites sont donc de véritables sels, dans la formation desquels le sulfure métallique est assimilable aux bases métalliques ordinaires, d'où son nom de *sulfobase*, tandis que le sulfure métalloïdique est assimilable à un acide, tel que l'acide sulfhydrique, d'où son nom de *sulfacide*.

Ces sulfarsénites se forment de diverses manières.

I. — La dissolution de As^2S^3 dans un alcali ou un carbonate alcalin donne un sulfure alcalin qui s'unit à l'excès de As^2S^3 pour donner un sulfosel.

II. — Le trisulfure As^2S^3 peut s'unir directement aux sulfures métalliques par voie humide ou par voie sèche. Par voie humide, on l'introduit dans la solution d'un sulfure ou d'un sulfhydrate soluble (alcalin ou alcalino-terreux), auquel il se combine pour former des sulfarsénites de formules diverses. Mais cette méthode n'est pas applicable à la préparation des sulfarsénites de métaux lourds dont les sulfures sont insolubles. On peut les obtenir par voie humide en faisant la double décomposition entre une solution d'un sulfarsénite alcalin ou alcalino-terreux et une solution d'un sel du métal lourd ; ou bien par voie sèche en fondant ensemble, dans une atmosphère de H^2S pour empêcher toute oxydation, des proportions convenables des deux sulfures pour former le sulfosel $m\,As^2S^3\,n\,Me^2S$, (FOURNET, SOMMERLAD). C'est par cette méthode que SOMMERLAD a reproduit plusieurs sulfarsénites naturels, tels que la *proustite* $As^2S^3.3\,Ag^2S$, la *jordanite* $As^2S^3.4\,PbS$. Mais cette méthode n'est pas toujours applicable, beaucoup de sulfarsénites étant décomposables à chaud. On en peut dire autant de la méthode suivante.

III. — Elle consiste à faire agir à chaud sur le trisulfure d'arsenic le chlorure du métal lourd (DUROCHER, SOMMERLAD). Il se fait par double décomposition le sulfure du métal lourd, qui s'unit à l'excès de sulfure d'arsenic pour former le sulfosel, tandis que du trichlorure d'arsenic $AsCl^3$ passe à la distillation. En chauffant ainsi des proportions convenables des deux sulfures, SOMMERLAD a pu reproduire certaines espèces minéralogiques de sulfarsénites, telles que la *proustite*.

ANTIMOINE

ÉTAT NATUTEL. — L'antimoine se rencontre soit à l'état d'oxyde (*valentinite* et *sénarmontite* du département de Constantine), soit à l'état de sulfure (*stibine*), soit à l'état d'oxysulfure (*antimonite*). Le plus important de ces minerais est la stibine Sb^2S^3, d'où l'on extrait la majeure partie de l'antimoine métallique.

La stibine se rencontre en abondance dans différents pays : en France, dans le Puy-de-Dôme, le Cantal, la

Haute-Loire, l'Ardèche, l'Ariège, la Corrèze, le Gard, la Vendée, la Lozère, la Corse ; en Portugal, près Oporto ; en Espagne, dans l'Estramadure ; en Italie, dans la Toscane ; dans diverses localités de l'Allemagne, de l'Autriche-Hongrie, de l'Angleterre ; aux États-Unis, dans la région située à l'ouest du Mississipi ; au Canada ; en Australie ; en Nouvelle-Calédonie ; au Japon.

PRÉPARATION INDUSTRIELLE. — On peut ranger en deux catégories les procédés d'extraction de l'antimoine, d'après le principe de l'opération.

A. *Méthode anglaise.* — Elle consiste à traiter au rouge la stibine par le fer, de façon à déplacer, par ce dernier métal, l'antimoine de son sulfure :

$$Sb^2S^3 + 3\,Fe = 3\,FeS + Sb^2$$

Le minerai, réduit en poudre, est introduit dans des creusets avec des riblons de fer, une petite quantité de sel marin et une notable quantité de scories provenant d'une opération antérieure. Les creusets sont chauffés dans des fours, pendant trois heures environ, jusqu'à fusion complète ; ils sont alors retirés et leur contenu est versé dans des lingotières coniques en fonte, pourvues d'un couvercle également en fonte. L'antimoine se rassemble au fond de la lingotière et se sépare de la scorie : la présence de sel marin facilite cette séparation.

Le lingot d'antimoine de première fusion retient environ 7 % de fer. Pour l'en débarrasser, on le soumet à une seconde fusion au creuset, après avoir mêlé ses fragments à une nouvelle quantité de sulfure d'antimoine et à une petite quantité de sel marin. La même réaction que précédemment se produit. Lorsque la fusion est complète, on écume la masse avec un cuiller en fonte, puis on coule dans une lingotière.

Les lingots de seconde fusion contiennent 99,5 % d'antimoine. Ils renferment une très petite quantité (0,10 %) de
soufre, dont on peut les débarrasser par une troisième
fusion, opérée cette fois avec le *flux d'antimoine*. On
appelle ainsi un produit obtenu en fondant au creuset un
mélange de 3 parties de potasse caustique et de 2 parties de
sulfure d'antimoine broyé. Les lingots d'antimoine de
seconde fusion, débarrassés de leurs scories et broyés, sont
chargés dans des creusets avec une proportion convenable
de flux et chauffés dans les mêmes fours que les creusets
des deux premières fusions, mais plus près des foyers. Dès
que la fusion est complète, on brasse le mélange avec une
tige de fer et on coule le métal dans des lingotières. Après
refroidissement, le flux s'est réuni à la partie supérieure, d'où
on le détache à coups de marteau. Les lingots de métal
sont plats et étoilés ; un lavage à l'eau chaude, avec l'aide
d'un peu de sable fin, enlève les dernières traces de flux.

B. *Méthode par réduction.* — Elle consiste à griller le
sulfure Sb^2S^3 pour le transformer en oxyde Sb^2O^3, que l'on
réduit ensuite par le charbon
à l'état d'antimoine métallique.

On commence d'abord par
séparer le sulfure Sb^2S^3 de sa
gangue, en chauffant le minerai dans des vases convenables.
Le sulfure, très fusible, se
liquéfie et s'écoule dans des
récipients, tandis que la gangue reste dans les vases.

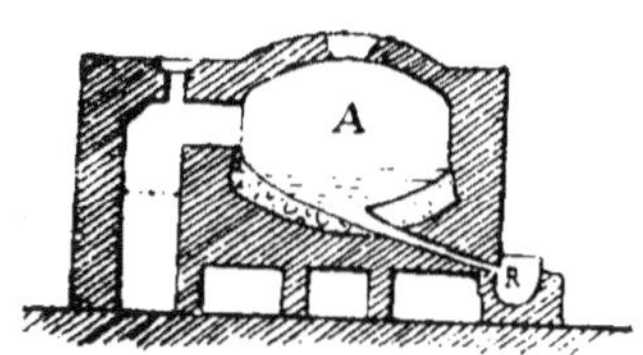

Fig. 47.

Appareil pour la liquation de
la stibine.

Cette opération, appelée *liquation*, comporte des dispositifs
variés. A Ramée, dans la Vendée, elle s'effectue dans un
four à réverbère A (fig. 47), dont la sole, circulaire et

concave, est recouverte d'une brasque d'argile et de charbon. Le sulfure fondu s'écoule, par le conduit *c*, dans le
récipient *R*, placé en dehors du four. Pendant la fusion,
l'orifice inférieur du conduit *c* est bouché à l'aide d'un
tampon d'argile. Le sulfure d'antimoine liquaté porte le
nom d'*antimoine cru*.

L'antimoine cru est broyé, puis grillé de façon à chasser
la majeure partie du soufre qu'il renferme. Ce grillage
s'exécute sur la sole d'un four à reverbère, au-dessous du
rouge sombre; il se dégage du gaz sulfureux SO^2 et des
fumées d'oxyde d'antimoine Sb^2O^3, que l'on recueille dans
des enceintes froides : on favorise parfois leur dépôt par
des injections de vapeur d'eau. Cet oxyde ainsi recueilli est
alors réduit à l'état d'antimoine en le chauffant avec du
charbon dans des creusets; et c'est ainsi qu'on extrait
l'antimoine des minerais pauvres. Si au contraire le
minerai est riche, il reste, dans les appareils de grillage, un
produit appelé *cendres* ou *scories d'antimoine*, contenant
assez d'oxyde Sb^2O^3 pour pouvoir être traité. On mêle
alors ces cendres d'antimoine avec du charbon en poudre,
on arrose le mélange avec une solution concentrée de
carbonate sodique, on l'introduit dans des creusets couverts
placés dans un four de galère. Quand la fusion est terminée,
il y a dans le creuset un culot d'antimoine et une scorie
formée d'un sulfure double d'antimoine et de sodium. On
coule le métal dans des lingotières.

Ces lingots d'antimoine sont raffinés en les fondant à
nouveau dans des creusets avec une certaine quantité de
scories provenant de la première fusion, auxquelles on
ajoute un mélange oxydant de carbonate de soude et de
salpêtre. Ce raffinage a pour but d'éliminer le soufre, le
fer, le zinc et quelques autres métaux encore. La scorie
qui se forme dans cette seconde fusion, et qui est d'un
rouge vif, est désignée sous le nom de *rubine* et sert en

peinture. Les scories de première fusion portent le nom de *crocus d'antimoine* et sont employées en médecine vétérinaire.

PROPRIÉTÉS PHYSIQUES. — L'antimoine ainsi préparé est un métal blanc d'argent, avec un vif éclat métallique que l'air ternit à la longue. Sa densité est d'environ 6,8. Il fond à 450° et se volatilise entre 1300° et 1600°. Solidifié après fusion, il présente une structure cristalline et offre à sa surface l'apparence de feuilles de fougère. Il est dur et cassant, facile à pulvériser : il communique d'ordinaire ces propriétés aux métaux auxquels on l'allie. Ceux-ci deviennent en effet, d'une façon générale, plus durs, plus cassants, plus brillants.

C'est, du reste, sous la forme d'alliages que l'antimoine est presque exclusivement employé. Il durcit le plomb, et, parmi les alliages de plomb et d'antimoine, il convient de citer celui avec lequel on confectionne les caractères d'imprimerie et qui contient 80 °/₀ de plomb et 20 °/₀ d'antimoine.

Les alliages de l'antimoine avec l'étain sont aussi très importants : le *métal anglais* contient 90 °/₀ d'étain et 10 °/₀ d'antimoine ; le *métal argentan*, 85 °/₀ d'étain et 15 °/₀ d'antimoine.

Enfin l'antimoine, allié principalement au plomb et à l'étain, plus rarement au cuivre, entre dans la formule d'un grand nombre de ces *alliages anti-friction*, que l'on emploie pour servir de support aux tourillons ou à l'axe d'une pièce rotative.

L'antimoine que nous venons de décrire correspond à la variété As_{III} de l'arsenic ; on ne connaît pas de formes correspondant aux variétés As_I et As_{II}. Cependant la couleur verte de la vapeur d'antimoine est peut-être due à une fine poussière d'une variété Sb_I (LINCK).

PROPRIÉTÉS CHIMIQUES. — L'antimoine finement divisé s'oxyde, même à froid, au contact de l'air, et se recouvre de petites aiguilles blanches d'oxyde antimonieux Sb^2O^3. L'oxydationa lieu aussi dans l'eau aérée, froide ou chaude, et si l'on vient à laver de l'antimoine pur avec de l'eau distillée, on trouve toujours de l'oxyde dans la liqueur. En faisant bouillir de l'antimoine divisé dans de l'eau, celle-ci, après filtration et refroidissement, dépose des aiguilles d'oxyde, et l'on peut arriver ainsi à dissoudre totalement le métal employé (DITTE).

Mais l'antimoine massif est inoxydable à l'air sec à la température ordinaire. Au rouge sombre, il donne des fumées blanches d'oxyde antimonieux : ce sont les *fleurs argentines d'antimoine*.

L'antimoine s'unit directement aux halogènes et au soufre, ainsi qu'à nombre de métaux.

Il décompose l'eau au rouge.

Il est oxydé par l'acide nitrique, avec formation d'un résidu insoluble d'acide antimonique Sb^2O^5. Il réduit l'acide sulfurique concentré et chaud à l'état d'acide sulfureux. Il n'est attaqué par l'acide chlorhydrique qu'en présence de l'oxygène :

$$2\,Sb + 3\,O + 6\,HCl = 2\,SbCl^3 + 3\,H^2O$$

Ainsi une solution concentrée d'acide chlorhydrique, préparée avec de l'eau *désaérée*, ne dissout une tache d'antimoine, produite par l'appareil de MARSH, qu'au bout d'un certain temps, nécessaire à la dissolution de l'oxygène atmosphérique dans la liqueur (DITTE).

HYDROGÈNE ANTIMONIÉ SbH^3

Il se produit dans les mêmes conditions que l'hydrogène arsénié, c'est-à-dire toutes les fois qu'on introduit, dans un appareil producteur d'hydrogène, un composé oxygéné ou chloré de l'antimoine, ou encore quand on met au contact de l'eau un antimoniure alcalin ou alcalino-terreux, ou enfin quand on décompose par l'acide chlorhydrique certains antimoniures métalliques convenablement choisis, comme l'antimoniure de zinc (BERTHELOT) :

$$Sb^2Zn^5 + 10\ HCl = 5\ ZnCl^2 + 2\ SbH^3 + 4\ H$$

L'équation précédente montre que l'hydrogène antimonié sera accompagné d'hydrogène. La difficulté d'obtenir ce gaz pur, jointe à son extrême instabilité, rend très imparfaite la connaissance de ses propriétés. On sait seulement que c'est un gaz incolore, d'odeur nauséeuse. aisément décomposable en ses éléments à partir de 150° et susceptible de donner ainsi un anneau d'antimoine dans l'appareil de MARSH ; il brûle à l'extrémité d'un tube effilé en donnant aussi de l'antimoine libre qui forme une tache noire sur un corps froid, tandis que la combustion complète par mélange avec une grande quantité d'air donnerait de l'anhydride antimonieux.

Composés halogénés de l'antimoine

L'antimoine forme avec les métalloïdes halogènes des combinaisons du type SbM^3, telles que $SbFl^3$, $SbCl^3$, $SbBr^3$, SbI^3, et des combinaisons du type SbM^5, telles que $SbFl^5$, $SbCl^5$, SbI^5. Ces combinaisons sont, conformément à la règle générale, dissociables par la chaleur en $SbM^3 + M^2$.

Les composés du type SbM^3 sont, à l'exception du fluorure, décomposables par l'eau, avec substitution d'oxygène à l'élément halogène, lequel s'unit à l'hydrogène de l'eau pour former un hydracide.

Ces mêmes composés SbM^3 donnent aussi, avec les phénols contenant deux hydroxyles OH en position ortho.

des dérivés cristallisés de formule R″ = Sb—M, provenant de la substitution du radical phénolique bivalent R″ à deux atomes de l'halogène M, dérivés dans lesquels le dernier atome d'halogène peut être remplacé (et *vice versa*) par un hydroxyle OH, ce qui donne un composé basique R″ = Sb—OH (CAUSSE).

TRICHLORURE D'ANTIMOINE $SbCl^3$

PRÉPARATION. — On le prépare en traitant par l'acide chlorhydrique la stibine Sb^2S^3.

$$Sb^2S^3 + 6\ HCl = 2\ SbCl^3 + 3\ H^2S$$

Il faut seulement que l'acide chlorhydrique présente un degré suffisant de concentration, supérieur à une certaine limite qui correspond à peu près à la composition $HCl + 6\ H^2O$ (BERTHELOT); en liqueur étendue, c'est la réaction inverse qui est seule possible. Or, comme la concentration de la liqueur en HCl diminue par le fait même de la réaction, il arrivera un moment où la liqueur atteindra la dilution à partir de laquelle se renverse la réaction, à moins qu'on ne maintienne la concentration nécessaire.

Pratiquement, on attaque à chaud la stibine par l'acide chlorhydrique concentré en excès. On concentre la liqueur dans une capsule de porcelaine, jusqu'à ce qu'une prise d'essai se solidifie par refroidissement sur une lame de verre. Puis on distille au bain de sable dans une cornue de verre. On recueille le trichlorure $SbCl^3$ cristallisé dans le récipient, en rejetant le liquide acide qui le surnage. On fond de nouveau le chlorure et on le coule dans des flacons.

PROPRIÉTÉS. — Le trichlorure $SbCl^3$, ou *beurre d'antimoine*, forme des masses cristallines, blanches, demi-transparentes, onctueuses et déliquescentes, fusibles à + 73° et volatiles à 223°, solubles dans le sulfure de carbone et l'éther.

Il possède la propriété de s'unir aux chlorures alcalins pour former des chlorures doubles, qu'on appelle parfois des *chlorosels*, car cette combinaison d'un chlorure métalloïdique avec un chlorure métallique peut être comparée à la combinaissn d'un acide avec une base.

Le passage d'un courant de chlore sec sur $SbCl^3$ le transforme en pentachlorure $SbCl^5$, liquide jaune cristallisable à — 20°, dissociable par volatilisation en chlore et trichlorure, comme le pentachlorure de phosphore; aussi peut-il exercer des actions chlorurantes analogues à celles de ce dernier corps, notamment sur les molécules organiques.

Le trichlorure $SbCl^3$ est décomposable par l'eau et ne se dissout que dans l'eau chargée d'acide chlorhydrique ou tartrique. Sa décomposition par l'eau donne, dans le cas général, un mélange des oxychlorures insolubles $SbOCl$ et $Sb^4O^5Cl^2$, désigné autrefois sous le nom de *poudre d'Algaroth*, dans lequel la masse relative des deux oxychlorures dépend de la proportion d'eau employée et de la température. En présence d'une faible quantité d'eau, comme sous l'action de l'humidité atmosphérique, c'est le composé $SbOCl$ qui prédomine ; en présence d'une grande quantité d'eau, c'est le composé $Sb^4O^5Cl^2$ qui l'emporte, et la formation de ce dernier est encore favorisée, toutes choses égales, par une élévation de température (SABANEJEFF).

Composés oxygénés de l'antimoine

L'antimoine forme avec l'oxygène une série de combinaisons moins riche que celle du phosphore et surtout de l'azote. On ne connaît en effet aucun composé de cet

élément répondant aux oxydes azoteux et azotique ; il existe
seulement un radical, l'antimonyle SbO, correspondant à
AzO et PO, mais qui n'a pas été obtenu à l'état de liberté
comme AzO et entre seulement dans la constitution d'un
certain nombre de composés, tels que l'émétique. L'analogie ne reparaît complète que pour les termes supérieurs
d'oxydation. A l'anhydride azoteux Az^2O^3 ou Az^4O^6 correspond l'anhydride antimonieux Sb^2O^3 ou Sb^4O^6 ; à l'anhydride
azotique Az^2O^5 correspond l'anhydride antimonique Sb^2O^5 ;
enfin à l'hypoazotide Az^2O^4 correspond un oxyde Sb^2O^4, qui,
par fusion avec un alcali, forme un mélange de deux sels,
dont l'un est dérivé d'un hydrate de Sb^2O^3 et l'autre d'un
hydrate de Sb^2O^5, absolument comme l'hypoazotide s'hydrolyse en acides azoteux et azotique.

Anhydride antimonieux Sb^2O^3 ou Sb^4O^6

Préparation. — Il se forme lorsqu'on chauffe l'antimoine
ou son sulfure Sb^2S^3 dans un creuset mal fermé : l'oxyde
produit se sublime sur les parois les moins chaudes sous
forme d'aiguilles cristallines (*fleurs argentines d'antimoine*).
On peut aussi oxyder l'antimoine par fusion avec la
litharge.

Un autre mode de formation, inverse du précédent,
consiste à réduire les oxydes supérieurs Sb^2O^4 et Sb^2O^5. Une
élévation suffisante de température suffit à ramener ces deux
derniers composés à l'état de Sb^2O^3, qui apparaît comme le
plus stable à chaud des composés oxygénés de l'antimoine.
Ainsi l'anhydride antimonique Sb^2O^5 se transforme en
Sb^2O^4 à partir de 400° environ, et ce dernier à son tour,
entre les températures de fusion de l'argent et de l'or, se
décompose en $Sb^2O^3 + O$ (Baubigny). On peut du reste
réaliser encore la réduction des oxydes Sb^2O^5 et Sb^2O^4 à

l'état de Sb^2O^3, en les chauffant avec le vingtième de leur poids de sulfure Sb^2S^3 (BERZÉLIUS).

PROPRIÉTÉS. — L'anhydride antimonieux est blanc à froid, jaune à chaud, fusible au rouge sombre, volatil à une température plus élevée, présentant à 1560° une densité de vapeur qui répond à la formule Sb^4O^6.

Au-dessus de 100° environ, sa forme d'équilibre stable est celle de prismes orthorhombiques, de densité 5,6, identiques aux cristaux de valentinite naturelle. Au-dessous de 100°, sa forme d'équilibre stable est celle d'octaèdres du système régulier, de densité 5,3, identiques aux cristaux de sénarmontite naturelle. Ces deux formes cristallines se retrouvent, nous l'avons vu, chez l'anhydride arsénieux, qui est par conséquent *isodimorphe* avec l'anhydride antimonieux.

Calciné à l'air, l'anhydride antimonieux brûle comme de l'amadou, en donnant l'oxyde immédiatement supérieur Sb^2O^4. Il est oxydé par l'acide iodique, qui le fait passer à l'état d'acide antimonique (CAUSSE).

$$5\,Sb^2O^3 + 2\,I^2O^5 = 5\,Sb^2O^5 + 2\,I^2$$

L'hydrogène réduit aisément Sb^2O^3 à l'état d'antimoine.

L'oxyde Sb^2O^3 peut fonctionner comme une base et forme avec les acides des sels, tels que le sulfate d'antimoine $Sb^2(SO^4)^3$ dérivé de $3\,H^2SO^4$ par substitution de $2\,SbO$ à $6\,H$, ou encore tels que $(SbO)^2SO^4$ dérivé de H^2SO^4 par substitution de $2\,SbO$ à $2\,H$. Mais il peut aussi fonctionner comme acide faible, car il déplace l'acide carbonique des carbonates alcalins; seulement les sels ainsi formés sont très instables.

On connaît l'hydrate antimonieux normal $Sb\,(OH)^3$ ou $Sb^2O^3 . 3\,H^2O$, dont on peut dériver par condensation les deux acides suivants :

1° L'acide pyro-antimonieux $Sb^2O^3.2H^2O$, correspondant à l'acide pyro-phosphoreux et formé suivant l'équation :

$$(HO)^2 = Sb—O\ H + HO—Sb = (OH)^2$$

$$= H^2O + (HO)^2 = Sb—O—Sb = (OH)^2$$

2° L'acide méta-antimonieux $Sb^2O^3.H^2O$, connu seulement sous forme de sels et engendré suivant l'équation :

$$HO—Sb\diagup^{O\ H}_{OH}\quad +\quad ^{HO}_{H\ O}\diagdown Sb—OH = 2\,H^2O + 2(HO—Sb = O)$$

A ces trois acides $Sb(OH)^3$, $Sb^2O(OH)^4$ et $SbO(OH)$ ou encore $Sb^2O^3.3H^2O$, $Sb^2O^3.2H^2O$ et $Sb^2O^3.H^2O$, correspondent des sels appelés *antimonites*, dont les formules seront du type $Sb^2O^3.3Me^2O$ ou $Sb^2O^3.2Me^2O$ ou $Sb^2O^3.Me^2O$. Il existe aussi des *sulfantimonites*, différant des antimonites par substitution de S à O et réalisant par conséquent les types $Sb^2S^3.3Me^2S$; $Sb^2S^3.2Me^2S$ et $Sb^2S^3.Me^2S$.

ANHYDRIDE ANTIMONIQUE Sb^2O^5 ET ACIDES ANTIMONIQUES

PRÉPARATION. — L'anhydride antimonique Sb^2O^5 se forme quand on oxyde l'antimoine au maximum. L'agent d'oxydation est l'acide nitrique, quelquefois l'eau régale contenant un excès d'acide nitrique. On attaque donc l'antimoine par un excès d'acide nitrique concentré, puis on évapore de façon à chasser toutes les parties volatiles. Le résidu est de l'anhydride antimonique Sb^2O^5 ; il est bon, d'après BAUBIGNY, de ne pas atteindre la température de 400°, à partir de laquelle commencerait à se former l'oxyde Sb^2O^4.

L'industrie opère dans des capsules en grès ou en fonte émaillée, placées sur un disque horizontal en fonte, qui peut tourner autour d'un axe vertical et qui est logé dans un four à moufle chauffé extérieurement. Chaque capsule, chargée avec 3 kilos d'antimoine, est placée sur le disque par une porte du four. On y verse alors, par portions successives d'un kilo, environ 14 kilos 1/2 d'acide azotique fumant ($D = 1.44$). Lorsqu'une ou deux capsules ont reçu la dose d'acide nécessaire, on fait tourner le disque d'un angle suffisant pour amener devant la porte du four deux nouvelles capsules, et ainsi de suite. Toutes les capsules reviennent ainsi périodiquement devant la porte du four, où elles sont déchargées de leur anhydride antimonique et rechargées d'antimoine et d'acide.

Les vapeurs nitreuses qui se dégagent par suite de la réduction de l'acide nitrique sont aspirées dans l'intérieur du four et conduites dans des appareils à récupération, comme il a été déjà indiqué dans des cas analogues (p. 296).

L'acide antimonique retiré des capsules est introduit, soit dans des cornues en fer, soit dans de petits fours à moufle, où on le calcine, pendant une heure ou deux, à la température du rouge sombre, afin de lui enlever son excès d'humidité et d'acide nitrique. Au sortir de la calcination, l'acide est refroidi dans un étouffoir à l'abri de l'air.

Propriétés. — L'anhydride antimonique Sb^2O^5 est une poudre d'un jaune clair se fonçant par la chaleur, insoluble dans l'eau et les acides, sauf dans l'acide chlorhydrique. Il est peu soluble dans les lessives alcalines concentrées ; mais, fondu avec les carbonates alcalins, il en chasse l'acide carbonique et donne des antimoniates. En dissolvant ces antimoniates dans l'eau et les traitant par l'acide nitrique, on forme un précipité qui, desséché sur l'acide sulfurique, répond à la formule d'un acide ortho-antimonique H^3SbO^4 ou $Sb^2O^5 . 3 H^2O$. On obtient aussi le même acide ortho en décomposant par l'eau le pentachlorure d'antimoine (Daubrawa, Conrad) :

$$SbCl^5 + 4 HOH = 5 HCl + SbO(OH)^3$$

C'est une poudre fine, blanche, peu soluble dans l'eau, soluble dans la potasse, insoluble dans la soude. Comme l'acide ortho-phosphorique, il perd successivement ses molécules d'eau par une élévation croissante de la température : vers 100° il donne l'acide pyro $Sb^2O^5.2H^2O$ ou $H^4Sb^2O^7$; vers 175°, il donne l'acide méta $Sb^2O^5.H^2O$ ou $HSbO^3$; vers 300°, il donne l'anhydride Sb^2O^5, ne retenant plus que 2 à 3 % d'eau (DAUBRAWA, CONRAD). Vers 400°, l'anhydride Sb^2O^5 commence à se décomposer en $Sb^2O^4 + O$ (BAUBIGNY).

Jusqu'ici nous retrouvons des faits analogues à ceux qui ont été déjà signalés dans l'histoire des acides phosphoriques et arséniques. Mais il existe aussi des différences notables.

D'abord on pourrait s'attendre à ce que l'acide ortho $Sb^2O^5.3H^2O$ fût trivalent, comme les acides correspondants du phosphore et de l'arsenic, et donnât trois séries de sels ; or, il n'en est rien et cet acide se montre univalent, car on n'a pu préparer par voie humide que des ortho-antimoniates monométalliques de formule $Sb^2O^5.2H^2O.Me^2O$ (BEILSTEIN et BLAESE), qu'on obtient par double décomposition en partant du pyro-antimoniate acide de potasse dont il sera question tout à l'heure : trois d'entre eux, ceux de magnésie, de cobalt et de nickel, sont cristallisés (GOGUEL).

De même, pour ce qui concerne l'acide pyro $Sb^2O^5.2H^2O$, il paraît former des pyro-antimoniates acides $Sb^2O^5.H^2O.Me^2O$ mais on ne lui connaît pas avec certitude de pyro-antimoniates neutres $Sb^2O^5.2Me^2O$; en sorte qu'il semble aussi univalent. En fait de pyro-antimoniates acides, on ne connaît guère que ceux de potasse et de soude. Celui de potasse peut être préparé par divers procédés, par exemple celui de REYNOSO, qui consiste à oxyder vers 70°-80°, par le permanganate de potasse, une solution concentrée d'oxyde antimonieux dans la potasse caustique ; après concentration au bain-marie et vingt-quatre heures de repos, il se sépare un sel blanc grenu (antimoniate grenu de potasse de FRÉMY).

Ce sel contient plusieurs molécules d'eau ; mais en étudiant la loi suivant laquelle cette eau s'élimine par le fait d'une élévation progressive de la température, KNORRE et OLSCHEWSKY ont été amenés à admettre qu'il possède une molécule d'eau de constitution et à lui attribuer la formule $Sb^2O^5.H^2O.K^2O$.

Cet antimoniate grenu de potasse, qui est donc un pyro-antimoniate acide, est difficilement soluble dans l'eau froide. Sa solution possède la propriété remarquable de donner un précipité cristallin dans les liqueurs contenant de la soude. Le sel insoluble de soude ainsi obtenu serait aussi, d'après KNORRE et OLSCHEWSKY, un pyroantimoniate acide de formule $Sb^2O^5.H^2O.Na^2O$; c'est du moins ce qui résulte encore de la loi du départ de l'eau en fonction de la température, laquelle semble révéler la présence d'une molécule d'eau de constitution.

Si l'on prépare une solution saturée à chaud d'antimoniate grenu de potasse et si on l'évapore au bain-marie jusqu'à siccité, il reste un produit auquel FRÉMY avait donné, en raison de son aspect, le nom d'antimoniate *gommeux* de potasse et qu'il avait obtenu du reste en chauffant au creuset rougi 1 partie d'antimoine pulvérisé avec 4 parties de nitrate de potasse, puis épuisant la masse par l'eau bouillante et évaporant le liquide filtré au bain-marie jusqu'à siccité. Cet antimoniate gommeux contient aussi plusieurs molécules d'eau ; mais il a été impossible de reconnaître si c'était de l'eau de constitution ou de l'eau d'hydratation, en sorte que la formule de ce composé demeure incertaine. Peut-être faut-il voir, dans cet antimo-niate *gommeux*, une simple modification physique de l'antimoniate *grenu*, car sa solution aqueuse jouit aussi de l'aptitude à précipiter la soude. Or, cette dernière propriété appartient bien au pyro-antimoniate acide de potasse, car l'alcool donne, dans la solution aqueuse d'un réactif de la soude, un précipité qui paraît répondre à la constitu-tion $Sb^2O^5.H^2O.K^2O$.

En tout cas, le réactif de la soude est assez infidèle et n'agit qu'à la condition de n'être pas trop ancien ; cela tient peut-être à ce que le pyro-antimoniate acide $Sb^2O^5.H^2O.K^2O$ se transforme à la longue par hydratation au sein de sa solution aqueuse en ortho-antimoniate monobasique $Sb^2O^5.2H^2O.K^2O$, qui est probablement la forme stable dans ces conditions.

Le réactif de la soude peut être obtenu, comme nous venons de le voir, par divers procédés. Le meilleur, au dire de BEILSTEIN et BLAESE, est celui de DEXTER. Il consiste à introduire par petites portions dans un creuset rougi un mélange intime de 1 partie d'émétique et de 1 partie de nitrate de potasse, puis à ajouter peu à peu à la masse fondue 1/2 partie de potasse caustique. On maintient la masse encore une demi-heure en fusion tranquille, puis on la coule sur une plaque métallique. Ce produit est souillé de sels divers : K^2CO^3, $KAzO^2$, $KAzO^3$, qu'on peut enlever par un lavage avec une petite quantité d'eau froide. BEILSTEIN et BLAESE le laissent ensuite séjourner un jour ou deux au contact d'une solution aqueuse concentrée d'ammoniaque ; puis ils chassent AzH^3 par la chaleur, en remplaçant de temps à autre l'eau évaporée. Il arrive un moment où une grande partie du sel se dissout. Cette solution précipite très bien la soude.

Les méta-antimoniates paraissent encore plus instables que les pyro. On ne les connaît pas avec certitude en solution aqueuse. Peut-être se forment-ils exclusivement par voie sèche : ainsi, d'après BERZELIUS, il se produirait une combi-naison moléculaire de méta-antimoniate $KSbO^3$ et d'acide méta-antimonique $HSbO^3$, de formule $KSbO^3, HSbO^3, 2H^2O$, dans la préparation du médicament désigné sous le nom impropre d'*oxyde blanc d'antimoine* (autrefois *antimoine diaphorétique lavé*), que l'on obtient en chauffant dans un creuset rougi 1 partie d'antimoine en poudre et 2 parties de nitrate de potasse, puis lavant à l'eau froide la masse porphyrisée pour enlever les impuretés solubles.

On voit que l'étude des antimoniates est encore pleine d'obscurités et de lacunes. D'une manière générale, on peut dire que ces sels s'obtiennent par voie sèche soit en fondant l'antimoine (ou un oxyde ou un sulfure) avec un alcali ou un carbonate alcalin, soit en le faisant déflagrer avec un azotate alcalin. Mais, en pareil cas, il paraît se former tantôt un sel ortho, tantôt un sel pyro, tantôt un sel méta, tantôt sans doute un mélange de ces divers sels, sans qu'on ait bien élucidé les conditions qui président à ces genèses. En outre, l'étude des antimoniates par voie humide se heurte à deux obstacles : l'instabilité des sels pyro et méta en présence de l'eau et la difficulté de distinguer chez tous entre l'eau de constitution et l'eau d'hydratation. Pour toutes ces raisons, l'histoire chimique des antimoniates est loin d'avoir la netteté de celle des phosphates (1).

Composés sulfurés de l'antimoine

Aux anhydrides Sb^2O^3 et Sb^2O^5 correspondent les sulfures Sb^2S^3 et Sb^2S^5. Ils possèdent tous deux le caractère de sulfacides, car ils s'unissent aux sulfures métalliques pour former des sulfantimonites et des sulfantimoniates, dont beaucoup correspondent par leur constitution aux antimonites et aux antimoniates définis précédemment.

TRISULFURE D'ANTIMOINE Sb^2S^3

PRÉPARATION. — Il existe, nous le savons, sous forme cristallisée, dans la nature, où il constitue la stibine.

(1) D'après un travail récent de DELACROIX, il y aurait deux catégories d'antimoniates : les uns, de formule générale $(Sb^2O^5)^3$ $n\,Me^2O$, dériveraient d'un acide tri-antimonique et les autres, de formule $(Sb^2O^5)^4$, $n\,Me^2O$, dériveraient d'un acide tétra-antimonique.

Celle-ci peut être, comme il a été dit, aisément séparée de sa gangue, en raison de sa grande fusibilité. Mais la purification de ce minerai est difficile. Aussi vaut-il mieux préparer artificiellement le trisulfure Sb^2S^3, en fondant au creuset, sous une couche de sel marin, un mélange intime de 13 parties d'antimoine pur finement pulvérisé et de 5 parties de soufre pur.

On peut aussi obtenir le trisulfure Sb^2S^3 par voie humide : ainsi un acide minéral donne, dans une solution aqueuse d'un sulfantimonite alcalin, une poudre amorphe d'un rouge brun ; un courant d'hydrogène sulfuré donne, dans une solution acide étendue d'un sel d'antimoine, un précipité orangé de trisulfure hydraté.

Propriétés.—L'aspect du trisulfure d'antimoine varie absolument suivant son origine. Ainsi les cristaux gris de plomb de la stibine ne rappellent en rien les précipités amorphes, rouges ou orangés, obtenus par voie humide. Mais les autres propriétés sont identiques, en particulier la facilité de la fusion : la stibine par exemple fond à la flamme d'une bougie.

L'hydrogène réduit au rouge Sb^2S^3 en donnant Sb et H^2S. — Un courant de gaz chlore le transforme à chaud en $SbCl^3$ et S^2Cl^2. — Chauffé à l'air libre, il brûle en donnant d'une part du gaz sulfureux SO^2, d'autre part un oxyde tel que Sb^2O^3 ou Sb^2O^4 suivant les conditions.

Plusieurs métaux tels que K, Na, Cu, Fe, Sn, lui enlèvent son soufre et forment ainsi des sulfures qui peuvent s'unir à l'excès de Sb^2S^3 indécomposé pour donner des sulfosels, tandis que l'antimoine réduit peut s'allier à une partie du métal réducteur.

La cuisson avec l'eau, aussi bien que le passage d'un courant de vapeur d'eau sur le trisulfure chauffé, le transforment suivant l'équation :

$$2\,Sb^2S^3 + 6\,H^2O = 6\,H^2S + Sb^4O^6$$

L'acide chlorhydrique gazeux ou en solution concentrée transforme, nous l'avons vu, le trisulfure Sb^2S^3 en trichlorure $SbCl^3$ avec dégagement de H^2S.

L'acide sulfurique étendu n'agit pas, tandis que l'acide sulfurique concentré donne SO^2 et $Sb^2(SO^4)^3$.

Mais la propriété la plus importante peut-être du trisulfure d'antimoine est son caractère de sulfacide, c'est-à-dire son aptitude à s'unir à des sulfures métalliques pour donner des sulfosels, que l'on désigne sous le nom de *sulfantimonites*. Ces composés, qui répondent à la formule générale $m\,Sb^2S^3 . n\,Me^2S$, où m et n sont des nombres entiers, ont une grande importance en pharmacie et forment aussi d'assez nombreuses espèces minéralogiques, chez lesquelles m et n peuvent prendre les valeurs les plus diverses, comme on le voit par exemple dans la série des sulfantimonites de plomb naturels.

Les sulfantimonites se préparent par diverses méthodes.

I. La plus simple en théorie consiste à combiner directement le trisulfure d'antimoine au sulfure métallique, dans les proportions indiquées par l'équation :

$$m\,Sb^2S^3 + n\,Me^2S = m\,Sb^2S^3 . n\,Me^2S$$

Cette combinaison peut s'accomplir par voie humide ou par voie sèche. La voie humide s'applique aux sulfures métalliques solubles, comme les sulfures alcalins, qui dissolvent en général le trisulfure d'antimoine, au moins jusqu'à une certaine limite. C'est ainsi qu'une solution concentrée de sulfure de potassium dissout Sb^2S^3 et abandonne ensuite de gros cristaux octaédriques de pyro-sulfantimonite potassique $Sb^2S^3 . 2\,K^2S$.

La voie sèche est plus générale et peut servir à la préparation de tous les sulfantimonites, ceux des métaux alcalins aussi bien que ceux des métaux lourds. Il suffit de fondre ensemble les deux sulfures mêlés dans des proportions convenables, en opérant dans une atmosphère d'hydrogène sulfuré pour empêcher l'oxydation. C'est par ce procédé que SOMMERLAD a reproduit plusieurs espèces minéralogiques : la *wolfsbergite* $Sb^2S^3.Cu^2S$;

la *boulangérite* $Sb^2S^3.3\,PbS$; la *ménéghinite* $Sb^2S^3.4\,PbS$; la *géokronite* $Sb^2S^3.5\,PbS$. C'est aussi par ce procédé que Fournet et Woehler ont reproduit la *zinckénite* $Sb^2S^3.PbS$.

II. Une seconde méthode de préparation des sulfantimonites consiste à faire agir le trisulfure Sb^2S^3 sur les alcalis ou les carbonates alcalins, de façon à transformer ces derniers en sulfures alcalins, qui s'unissent alors à l'excès de sulfure d'antimoine. C'est notamment ce qui se passe, au moins en partie, dans la préparation du kermès. En effet les alcalis ou leurs carbonates, par fusion ou par cuisson en solution aqueuse avec du trisulfure Sb^2S^3, donnent *en général* un mélange de sulfantimonite et d'antimonite alcalins :

$$4\,Sb^2S^3 + 8\,NaOH = 3\,(Sb^2S^3.Na^2S) + Sb^2O^3.Na^2O + 4\,H^2O$$

Cependant, dans des conditions convenables de température et de concentration, on n'obtient que le seul sulfantimonite : c'est ainsi qu'en chauffant à $30°$ du trisulfure cristallisé Sb^2S^3 avec une solution concentrée de soude caustique, il se forme un sulfantimonite de couleur cuivreuse répondant à la formule $Sb^2S^3.Na^2S + H^2O$.

III. Une troisième méthode de préparation des sulfantimonites, mise en œuvre par Durocher, puis par Sommerlad, consiste à faire réagir le chlorure métallique sur le trisulfure d'antimoine ; cette méthode est donc analogue à celle que nous avons déjà indiquée pour la préparation des sulfarsénites. Voici l'équation de la réaction dans le cas d'un métal univalent Me, tel que l'argent :

$$2n\,MeCl + \left(m + \frac{n}{3}\right)Sb^2S^3 = m\,Sb^2S^3.n\,Me^2S + \frac{2n}{3}\,SbCl^3$$

Sommerlad fait fondre le chlorure métallique et le trisulfure d'antimoine dans les proportions indiquées par cette équation : le trichlorure d'antimoine distille et le sulfantimonite reste. Cette méthode paraît réussir pour tous les métaux lourds, comme Sommerlad l'a vérifié pour l'argent, le mercure, le cuivre, le plomb et le fer. Il a ainsi reproduit maintes espèces minéralogiques, notamment la *miargyrite* $Sb^2S^3.Ag^2S$; la *pyrargyrite* $Sb^2S^3.Ag^2S$; la *stéphanite* $Sb^2S^3.5\,Ag^2S$; la *wolfsbergite* $Sb^2S^3.Cu^2S$; la *guéjarite* $2\,Sb^2S^3.Cu^2S$; la *zinckénite* $Sb^2S^3.PbS$; la *jameso-*

nite $Sb^2S^3.2\,PbS$; la *boulangérite* $Sb^2S^3.3\,PbS$. D'une façon générale, la méthode de SOMMERLAD paraît réussir, quand les entiers *m* et *n* ne sont pas trop grands.

Les sulfantimonites des métaux lourds sont tous insolubles dans l'eau ; ceux des métaux alcalins sont également insolubles, si le trisulfure d'antimoine insoluble prédomine dans leur molécule, tandis qu'ils sont, en général, solubles si c'est le sulfure alcalin qui l'emporte. Il faut noter aussi que la dissolution d'un sulfantimonite alcalin dans l'eau peut être accompagnée d'une décomposition ; et même il semble qu'un sulfantimonite puisse se dissoudre sans décomposition à une certaine température et se décompose à une autre. C'est ce qui paraît se produire dans la préparation du kermès par voie humide. L'action du trisulfure Sb^2S^3 sur le carbonate sodique, en présence de l'eau bouillante, donne un sulfantimonite soluble $Sb^2S^3.Na^2S$ (en même temps, du reste, qu'un antimonite soluble $Sb^2O^3.Na^2O$) ; mais ce sulfantimonite se dédouble, dans le refroidissement de la liqueur (comme aussi l'antimonite correspondant), en deux sels, dont l'un $3\,Sb^2S^3.Na^2S$ est insoluble en raison de son excès de Sb^2S^3 et l'autre $Sb^2S^3.3\,Na^2S$ est soluble en raison de son excès de Na^2S. L'équation suivante rend compte de la formation de ces deux sulfantimonites soluble et insoluble aux dépens de quatre molécules du sulfantimonite primitif $Sb^2S^3.Na^2S$:

$$\left.\begin{array}{l} Sb^2S^3.Na^2S \\ Sb^2S^3.Na^2S \\ Sb^2S^3.Na^2S \\ Sb^2S^3.Na^2S \end{array}\right\} = \underset{\substack{\text{Sel acide}\\\text{insoluble}}}{3\,Sb^2S^3.Na^2S} + \underset{\substack{\text{Sel basique}\\\text{soluble}}}{Sb^2S^3.3\,Na^2S}$$

Les sulfantimonites alcalins solubles, par double décomposition avec les sels solubles des métaux lourds, donnent les sulfantimonites insolubles de ces métaux lourds. Cependant, en partant d'un sulfantimonite potassique, Pouget n'a obtenu ainsi que des sulfantimonites de formules $Sb^2S^3.3Me^2S$ et $Sb^2S^3.2Me^2S.K^2S$, mais jamais de composés $Sb^2S^3.Me^2S.2K^2S$.

OXYSULFURES. — A l'étude des sulfantimonites se rattacherait sans doute celle des oxysulfures, auxquels on pourrait attribuer la formule générale $m\,Sb^2S^3.n\,Sb^2O^3$, qui en ferait des sortes de sels où Sb^2O^3 jouerait le rôle de base. Voici dans quelles circonstances ils se produisent. Nous avons vu que la combustion de Sb^2S^3 donne Sb^2O^3. Si donc cette combustion est incomplète, on aura des proportions variables de Sb^2S^3 et Sb^2O^3. Il en sera de même si l'on pratique une oxydation incomplète de Sb^2S^3 à l'aide du nitre. Les deux composés Sb^2S^3 et Sb^2O^3 pourront alors, soit s'unir en proportions définies pour former des combinaisons chimiques, soit peut-être former un mélange homogène en proportions quelconques qui serait une véritable solution solide. Tel est le mécanisme suivant lequel prennent naissance ces produits de composition variable, souvent utilisés par l'ancienne thérapeutique sous les noms de *verre*, *foie*, *rubine d'antimoine*.

PENTASULFURE D'ANTIMOINE Sb^2S^5

Le pentasulfure d'antimoine se forme quand on précipite par l'hydrogène sulfuré une solution tartrique de pentachlorure $SbCl^5$, ou plus généralement un composé de l'antimoine quintivalent en solution acide. Au contraire en liqueur fortement alcaline, on obtiendrait un mélange de $Sb^2S^3 + 2S$. En liqueur faiblement alcaline, on aurait un mélange de Sb^2S^5, de Sb^2S^3 et de $2S$. C'est ce dernier mélange qu'on obtient quand on décompose par l'acide sulfurique étendu le sel de Schlippe, composé de formule $Sb^2S^5.3Na^2S + 18H^2O$ (Klenker).

Le pentasulfure Sb^3S^5 est une poudre amorphe, d'un orangé foncé, appelée autrefois *soufre doré d'antimoine*. Ce composé se comporte comme un mélange de $Sb^2S^3 + S^2$. Il suffit en effet de le chauffer *à l'abri de l'air*, à la température d'ébullition du soufre, pour qu'il se décompose en soufre et trisulfure. Chauffé à l'air libre, il brûle comme le trisulfure ; du reste, même à la température ordinaire, l'action prolongée de l'air le transforme, au moins partiellement, en Sb^4O^6.

C'est un sulfacide, au même titre que le trisulfure. Nous avons déjà cité le sel de Schlippe, qui est un sulfantimoniate de formule $Sb^2S^3.3Na^2S + 18H^2O$ ou $Na^3SbS^4 + 9H^2O$, correspondant par conséquent aux antimoniates ortho. On l'obtient en fondant au creuset un mélange, en proportions convenables, de sulfure d'antimoine, de fleur de soufre, de carbonate sodique sec et de charbon végétal ; on épuise ensuite la masse par la quantité minima d'eau chaude, on filtre la liqueur et on la fait cristalliser. On obtient ainsi de gros tétraèdres jaunes de sel de Schlippe.

Ce sel permet à son tour de préparer par double décomposition les sulfantimoniates des métaux lourds. Ainsi, en ajoutant à sa solution du sulfate cuivrique, on obtient un précipité de formule $Sb^2S^5.3CuS$ (Rammelsberg).

CHAPITRE IV

BORE

Le bore est un élément qui demeure isolé parmi les métalloïdes. Sans doute, sa trivalence paraît le rapprocher de la famille de l'azote ; mais il ne forme pas, comme les éléments de ce dernier, de combinaisons appartenant au type quintivalent, du moins dans la chimie minérale ; et même les combinaisons organiques que l'on a cru pouvoir rattacher à ce dernier type sont d'une interprétation douteuse. En fait, c'est parmi les métaux qu'il faut chercher les affinités du bore. Par sa place dans le tableau de MENDELEJEFF, il appartient à la famille de l'aluminium. L'anhydride borique Bo^2O^3 correspond à l'alumine ; le chlorure de bore $BoCl^3$ correspond au chlorure d'aluminium dont la vapeur possède au-dessus de 800° la formule $AlCl^3$; du reste, ces deux chlorures, tous deux doués de propriétés acides, forment avec l'ammoniaque et les chlorures alcalins des combinaisons comparables.

ÉTAT NATUREL. — Le bore se rencontre sur notre globe à l'état d'acide borique et de borates divers. Ceux-ci forment en certaines régions des amas d'une certaine importance, exploités par l'industrie. Il est, en outre, répandu à l'état de diffusion dans tous les terrains, où les plantes le puisent, car on en a trouvé des traces chez les végétaux (JAY). Jusqu'ici cet élément n'a pas été signalé chez les animaux.

PRÉPARATION. — Le bore le plus pur se prépare en réduisant au four Perrot l'anhydride borique bien sec par du magnésium (MOISSAN) :

$$Bo^2O^3 + 3 Mg = 3 MgO + Bo^2$$

D'après cette équation, il faudrait des poids à peu près égaux d'anhydride borique et de magnésium ; mais MOISSAN n'emploie que le tiers de la proportion de métal indiquée, de façon à opérer en présence d'un grand excès d'anhydride. On diminue ainsi la quantité des combinaisons magnésiennes du bore simultanément formées et qui sont : 1° du borate de magnésie, insoluble dans l'eau, mais soluble dans l'acide chlorhydrique ; 2° des borures de magnésium, dont l'un est décomposable par l'eau et par conséquent éliminable par les lavages, tandis que l'autre, insoluble dans l'eau et les acides, ne pourra être éliminé qu'en l'oxydant par une nouvelle fusion avec l'anhydride borique.

On chauffe donc au four Perrot dans un creuset, pendant une quinzaine de minutes, le mélange de Bo^2O^3 et de Mg. Après refroidissement du creuset, on détache le culot, on en rejette les parties extérieures, noires, qui contiennent du carbone et du carbure de bore noir cristallisé provenant de la réduction de l'oxyde de carbone du foyer par le bore. On ne conserve que la partie centrale du culot, caverneuse, de couleur marron. Par des lavages successifs à l'eau et à l'acide chlorhydrique, puis par une digestion avec l'acide fluorhydrique à 50 % à la température d'ébullition, on élimine l'excès d'acide borique, le borate et la majeure partie des borures de magnésium. En reprenant à nouveau par l'anhydride borique en fusion, on oxyde ce qui reste de borure et, en soumettant le culot à la même série de lavages que précédemment, on obtient du bore amorphe ne contenant plus qu'une très faible quantité d'azoture de bore noir provenant de la combinaison du bore avec l'azote atmosphérique. On peut éviter la formation de ce dernier en brasquant les creusets à l'acide titanique et au charbon, ce qui a pour résultat d'arrêter l'azote atmosphérique par sa fixation sur le titane réduit. Le bore ainsi préparé ne contient guère plus de huit millièmes d'impuretés au maximum, constituées surtout par des traces de silicium, de fer et de magnésium.

Propriétés. — Le bore amorphe est une poudre de couleur marron clair tachant les doigts et pouvant être agglomérée par une forte pression. Sa densité est 2,45. il est infusible à la température de l'arc électrique.

Dans l'air, le bore prend feu à la température de 700°. Dans un courant d'oxygène, il brûle avec une lumière éblouissante, riche en radiations vertes, mais pauvre en radiations chimiques.

La combinaison avec le soufre se produit avec une très belle incandescence à la température de 610° : il se fait du sulfure de bore décomposable par l'eau avec production d'hydrogène sulfuré.

Le bore prend feu dans une atmosphère de chlore sec à la température de 410°, en donnant du chlorure $BoCl^3$, liquide volatil à $+$ 17°. Le brome se combine avec incandescence au bore amorphe vers 700° en donnant du bromure $BoBr^3$. Mais l'iode ne s'unit pas directement au bore, même à 1250°.

L'union directe du bore et de l'azote commence à peine vers 900° et se produit facilement vers 1200°. La vapeur de phosphore ne réagit pas à 750° sur le bore amorphe. Il en est de même de l'arsenic. L'antimoine, maintenu à son point de fusion, ne s'y combine pas.

Le carbone et le silicium fortement chauffés ne paraissent pas s'unir au bore. Cependant, à la température très élevée de l'arc électrique, et notamment en opérant au four électrique, le bore peut se combiner au carbone et donner deux borures de carbone : l'un détruit par le mélange oxydant de chlorate de potasse et d'acide nitrique ; l'autre de formule Bo^6C, beaucoup plus stable, très résistant aux agents d'oxydation, d'une grande dureté, supérieure même à celle du carborundum (siliciure de carbone), mais légèrement inférieure à celle du diamant, qui peut cependant être taillé à l'aide de sa poussière. Ce borure Bo^6C est, avec divers borures d'aluminium, l'un des constituants de ce mélange cristallin que DEVILLE et WŒHLER avaient obtenu en réduisant l'acide borique par l'aluminium à haute température et qu'ils avaient considéré à tort comme un état allotropique du bore analogue au diamant, d'où le nom impropre de *bore adamantin* donné à ce mélange.

Le bore s'unit directement à certains métaux tels que le fer et l'aluminium, mais en général moins aisément qu'aux métalloïdes. C'est surtout aux températures très élevées du four électrique que MOISSAN a pu obtenir de nombreux borures métalliques, généralement cristallisés, le plus souvent uniques et de formules simples telles que $BoFe$, $BoNi$, $BoCo$.

En résumé, les éléments pour lesquels le bore montre le plus d'affinité sont le fluor, le chlore, l'oxygène et le soufre ; ce qui permet de prévoir dans une large mesure son action sur les corps composés. Ainsi, son affinité pour l'oxygène en fait un réducteur énergique, supérieur même au carbone et au silicium, car il déplace au rouge l'oxygène de la silice et celui de l'oxyde de carbone. Il réduit, plus facilement que le carbone, maints oxydes métalliques. A 250°, l'acide sulfurique est ramené à l'état d'acide sulfureux. L'acide azotique monohydraté, en présence d'un excès de bore, réagit avec incandescence. L'anhydride phosphorique est réduit à la température de 800° avec dégagement de phosphore. Les acides arsénieux et arsénique sont de même réduits au rouge sombre, avec formation d'un anneau d'arsenic. L'acide iodique, cristallisé ou dissous, est réduit à l'état d'iode. Une solution de permanganate de potasse est décolorée, pour peu qu'on élève la température. Une solution de nitrate d'argent est réduite avec production de très beaux cristaux d'argent métallique.

HYDROGÈNE BORÉ

On le prépare en décomposant par l'eau ou l'acide chlorhydrique le borure de magnésium, obtenu lui-même en chauffant au rouge vif dans des nacelles de fer, au sein d'une atmosphère d'hydrogène, un mélange d'anhydride borique et de poudre de magnésium en excès. Le gaz ainsi produit est en réalité de l'hydrogène mêlé d'une petite quantité d'hydrure de bore ; ce dernier n'a donc pu être isolé à l'état de pureté. On sait seulement que c'est un gaz extrêmement fétide, brûlant avec une magnifique flamme verte, comme les composés du bore, détruit en ses éléments par la chaleur rouge et les étincelles électriques, attaquant le mercure et immédiatement décomposé par la potasse avec accroissement de volume (SABATIER).

ANHYDRIDE BORIQUE Bo^2O^3 ET ACIDE BORIQUE $Bo(OH)^3$

FABRICATION. — L'acide borique se dégage, avec la vapeur d'eau, de certaines fissures du sol ou *suffioni*, qui sont particulièrement abondantes en certaines régions de la Toscane, où l'industrie de l'homme en a aussi créé d'artificielles. La vapeur d'eau, qui se dégage de ces suffioni à une température voisine de 100°, se condense par son arrivée à l'air libre et entraine avec elle l'acide borique et les autres produits solubles qu'elle contient. On recueille ces eaux de condensation dans des bassins en maçonnerie construits autour des suffioni ; et de là on les fait couler lentement, en nappes très minces, sur des planchers de plomb cannelés chauffés inférieurement par les émanations mêmes des suffioni. Les liqueurs se concentrent ainsi jusqu'à 10° B., concentration à laquelle elles laissent déposer par refroidissement l'acide borique brut.

On retire surtout aujourd'hui l'acide borique de divers borates naturels. Le premier borate employé dans ce but fut primitivement le *tincal* du Tibet, qui est un borate sodique. Une petite quantité est aussi fournie par la *boracite* des gisements salins de Stassfurt (Allemagne), qui est surtout constituée par du borate de magnésie. Une quantité plus importante provient des dépôts de *borocalcite* du désert d'Atacama (Bolivie), constitués par un borate calcique de formule $CaBo^4O^7 + 6 H^2O$ et des gisements de *boronatrocalcite* de diverses régions américaines, notamment des hauts plateaux des Cordillères dans le nord du Chili, laquelle est un borate sodique et calcique dont la formule, d'ailleurs incertaine, serait $Ca^2Bo^6O^{11}.Na^2Bo^4O^7 + 16 H^2O$. Mais les principaux borates naturels, au point de vue de l'abondance, sont la *pandermite* du gouvernement de Brousse (Turquie d'Asie), constituée par un biborate de chaux auquel SCHEUER attribue la formule $Ca^2Bo^6O^{11} + 4 H^2O$; et ceux de la Nevada (États-Unis de l'Amérique du Nord), contenant divers borates parmi lesquels une espèce, la *colemanite*, est très analogue à la pandermite. Tous ces borates, traités par les acides chlorhydrique ou sulfurique, mettent en liberté leur acide borique. Celui-ci est généralement isolé par cristallisation du sein de ses solutions aqueuses.

PURIFICATION DE L'ACIDE BORIQUE BRUT. — Dans une cuve en bois, on met une certaine quantité d'eau, que l'on porte à l'ébullition à l'aide d'un serpentin de vapeur. On y fait dissoudre des cristaux de soude (carbonate sodique), puis de l'acide borique brut. Du gaz carbonique se dégage et il se forme du borate de soude. On a soin de laisser la liqueur légèrement alcaline, afin d'éliminer la majeure partie des métaux étrangers à l'état de carbonates ou d'oxydes. La solution filtrée est alors décomposée avec précaution par l'acide chlorhydrique à 22° B, jusqu'à ce que la liqueur colore le tournesol en rouge pelure d'oignon. L'acide borique cristallise par refroidissement. Les cristaux sont turbinés et lavés à l'eau froide.

PROPRIÉTÉS. — L'acide borique ainsi préparé cristallise en paillettes nacrées, douces au toucher, répondant à la formule $Bo^2O^3 . 3 H^2O$ ou $Bo(OH)^3$, qui est celle d'un acide ortho-borique. Il est soluble dans l'eau et dans l'alcool ; cette solubilité est utilisée pour la préparation de ses solutions antiseptiques. La solution alcoolique brûle avec une flamme verte ; sa solution aqueuse, de saveur faiblement acide, rougit à peine le tournesol. Chauffé, l'acide ortho-borique $Bo(OH)^3$ perd à 100° les éléments de l'eau et donne de l'acide *méta-borique* $HBoO^2$ ou $Bo^2O^3 . H^2O$, conformément à l'équation :

$$Bo(OH)^3 - H^2O = HBoO^2$$

ou

$$Bo^2O^3 . 3 H^2O - 2 H^2O = Bo^2O^3 . H^2O$$

Un peu au-dessus de 100°, BERZELIUS obtint le composé $H^6Bo^4O^9$, et à 140°, MERZ obtint un résidu de formule $H^2Bo^4O^7$. Enfin, au rouge faible, l'acide borique fond et donne un verre qui a la composition de l'anhydride Bo^2O^3. Cet anhydride, ainsi que les anhydrides partiels énumérés ci-dessus se dissolvent dans l'eau avec dégagement de chaleur: et la solution aqueuse renferme le seul acide ortho-borique $Bo(OH)^3$, ainsi que le démontre la détermination cryoscopique du poids moléculaire, détermination qui peut être faite ici sans difficulté comme pour une matière organique, parce que l'acide borique n'est pour ainsi dire pas un électrolyte (KAHLENBERG et SCHREINER).

On connaît un certain nombre de sels normaux (ortho-borates trimétalliques $Bo(OMe)^3$) correspondant à l'acide borique. On les obtient par voie sèche, parce qu'ils sont en général décomposables par l'eau ; à cet effet, sur un mélange équimoléculaire d'anhydride borique et de fluorhydrate de fluorure de potassium, fondu dans un creuset de platine, on fait agir, suivant les cas, soit l'oxyde, soit le chlorure du métal (OUVRARD).

On peut dériver théoriquement de l'acide ortho-borique $Bo^2O^3 . 3 H^2O$ un nombre indéfini d'acides condensés formés, suivant la règle générale, par la réunion de plusieurs molécules d'acide ortho en une molécule unique avec élimination d'eau. A chacun de ces acides condensés correspondront des sels.

Ainsi l'acide méta-borique, dont nous avons déjà parlé, et qui s'obtient en chauffant à 100° l'acide ortho, peut être envisagé comme formé d'après le mode suivant de condensation :

$$Bo^2O^3 . 3 H^2O + Bo^2O^3 . 3 H^2O - 4 H^2O = 2 (Bo^2O^3 . H^2O)$$

A cet acide méta-borique se rattachent un méta-borate de chaux $Bo^2O^3 . CaO$, préparé par DITTE, ainsi que la *rhodicite* de l'Ouest africain $Bo^2O^3 . CaO + 2 H^2O$.

De même, le produit de formule $H^2Bo^4O^7$, obtenu par MERZ à la suite d'un chauffage prolongé à 140°, peut être conçu comme formé suivant l'équation :

$$Bo^2O^3 . 3 H^2O + Bo^2O^3 . 3 H^2O - 5 H^2O = (Bo^2O^3)^2 . H^2O = H^2Bo^4O^7$$

qui lui donne la constitution d'un acide biborique $(Bo^2O^3)^2 . H^2O$. C'est à ce dernier acide qu'on rattache le borax $(Bo^2O^3)^2 . Na^2O$ et la *borocalcite* naturelle $(Bo^2O^4)^2 . CaO + 6 H^2O$.

En outre, certains borates naturels dérivent d'acides polyboriques qui n'ont pas été préparés à l'état de liberté. Telles sont la *pandermite* et probablement aussi la *colemanite* $(Bo^2O^3)^3.2\,CaO$, l'*hydroboracite* de Stassfurt $(Bo^2O^3)^3.CaO.MgO + 6\,H^2O$, lesquelles peuvent être rattachées à un acide triborique hypothétique de formule $(Bo^2O^3)^3.2H^2O$. Telles sont enfin la *boracite* et la *stassfurtite*, qui ne diffèrent que par une molécule d'eau de cristallisation et qui sont constituées toutes deux par l'union de deux molécules du polyborate $(Bo^2O^3)^4.3\,MgO$ avec une molécule de chlorure de magnésium $MgCl^2$.

Il importe cependant de ne pas se faire illusion sur la valeur de la plupart des formules de polyborates que nous venons de donner. Elles ne doivent être accueillies qu'avec réserve (DITTE), en raison de la difficulté que l'on éprouve, ici encore, à distinguer entre l'eau d'hydratation et l'eau de constitution. Ainsi on admet que toute l'eau révélée par l'analyse dans le borax est de l'eau d'hydratation et on attribue en conséquence à ce sel la formule d'un biborate $(Bo^2O^3)^2.Na^2O$. Rien n'est moins certain, si l'on songe que les cristaux de borax n'achèvent de perdre leurs dernières molécules d'eau qu'entre 200° et 300°. Cependant KAHLENBERG et SCHREINER admettent pour le borax, conformément à l'opinion classique, la constitution d'un biborate sodique $(Bo^2O^3)^2.Na^2O$, en se fondant sur ce fait qu'une solution aqueuse préparée avec *deux* molécules d'acide borique et *une* molécule de soude présente, par sa conductibilité électrique et par son retard à la congélation, la même constitution qu'une solution préparée avec un poids équivalent de borax. Quoi qu'il en soit, la question de la constitution des polyborates demeure fort obscure ; et, d'après LE CHATELIER, il n'y aurait d'indiscutables que les formules des ortho et des méta-borates.

L'anhydride borique Bo^2O^3, qui forme un verre incolore

et transparent, ne se volatilise qu'à des températures supérieures à 1000° ; bien différent en cela de l'acide ortho, qui
se dégage en même temps que la vapeur d'eau dans l'ébullition de ses solutions aqueuses. Cette fixité de Bo^2O^3 lui
permet de déplacer au rouge de leurs sels un grand nombre
d'acides plus volatils, notamment l'acide sulfurique, et de
se combiner à leur place aux bases métalliques, avec
lesquelles il forme par refroidissement des verres diversement colorés.

Usages. — L'acide borique, en raison de ses propriétés
antiseptiques, est employé en médecine ; l'industrie l'utilise
pour la conservation des matières animales, notamment
pour la salaison des viandes. Il sert aussi pour le vernissage
de certaines poteries, pour le décapage du fer et de l'acier,
pour la fabrication des pierres précieuses artificielles, pour
imprégner les mèches de bougies, etc.

Perborates $MeBoO^3$

Les perborates alcalins se forment à l'anode dans l'électrolyse
d'une solution concentrée d'orthoborate alcalin, c'est-à-dire
d'une solution contenant les proportions d'acide borique et
d'alcali correspondant à la composition d'un orthoborate. Mais
cette formation est limitée par l'action inverse, décomposante,
que le courant exerce sur les perborates. Mieux vaut les obtenir
en oxydant par l'eau oxygénée les solutions aqueuses d'ortho-
borates (S. Tanatar) : ainsi si l'on dissout dans un peu d'eau
20 grammes de borax et 4 grammes de soude caustique et si
l'on y ajoute 120 c.c. de peroxyde d'hydrogène à 3 °/₀, il se
dépose au bout de quelque temps de petits cristaux difficilement
solubles d'un sel de formule $NaBoO^3 + 4\,H^2O$. On obtient de la
même manière le perborate d'ammoniaque $(AzH^4)BoO^3 + H^2O$,
mais, comme il est notablement soluble dans l'eau, il faut le
précipiter par l'alcool de sa solution aqueuse.
En solution aqueuse, les perborates dégagent peu à peu de
l'oxygène et ce dégagement est d'autant plus rapide que la

température est plus élevée. Cette instabilité en fait des agents d'oxydation énergiques. Une solution de permanganate de potasse acidulée par l'acide sulfurique est rapidement décolorée par les perborates avec un dégagement d'oxygène. Les hypochlorites alcalins réagissent aussi vivement à froid sur les perborates, en dégageant également de l'oxygène. L'oxyde de cobalt agit aussi catalytiquement sur les perborates et les décompose, toujours avec dégagement d'oxygène.

A l'état sec, les perborates se conservent beaucoup plus longtemps qu'en solution aqueuse. Cependant ils finissent aussi par se décomposer : ainsi au bout d'un an, un échantillon de perborate d'ammoniaque était presque complètement décomposé ; le résidu contenait du nitrite et du nitrate d'ammoniaque, formés par une sorte d'oxydation intérieure (S. TANATAR).

Les perborates sont décomposés par l'acide sulfurique étendu, fonctionnant comme agent d'hydratation, avec production d'eau oxygénée. Cette réaction prouve qu'ils possèdent dans leur molécule deux atomes d'oxygène directement liés comme dans la molécule du bioxyde d'hydrogène. Dès lors, en tenant compte de la trivalence habituelle du bore, on est amené à adopter, pour l'acide perborique hypothétique HBoO³, la formule de

constitution $\begin{matrix} O \\ | \\ O \end{matrix}\!\!>\!Bo\!-\!OH$.

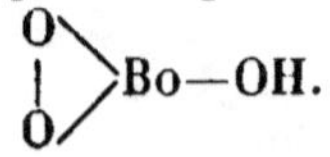

CHAPITRE V

MÉTALLOÏDES QUADRIVALENTS

La famille des métalloïdes quadrivalents comprend le carbone et le silicium. La quadrivalence du carbone résulte notamment de ce fait qu'il forme avec l'hydrogène une combinaison saturée, le méthane, qui contient *quatre* atomes d'hydrogène, puisque ce dernier élément y est remplaçable par *quarts*. Et toutes les combinaisons saturées de carbone et d'hydrogène possèdent des formules où le carbone est encore quadrivalent, à la seule condition d'admettre la possibilité de la saturation mutuelle des atomes de cet élément. On peut dire du reste que toute la chimie organique est une vérification de la quadrivalence du carbone.

La quadrivalence du silicium résulte de ce fait qu'il forme avec un radical univalent, l'oxéthyle OC^2H^5 une combinaison, l'éther silicique d'ÉBELMEN, qui renferme *quatre* oxéthyles, car ce radical y est remplaçable par *quarts* à l'aide de chlore.

Grâce à cette identité de valence, il existe un parallélisme complet entre certaines combinaisons du carbone et du silicium, comme le montre le tableau suivant :

CH^4 méthane	SiH^4 hydrogène silicié
CO^2 anhydride carbonique	SiO^2 silice
CS^2 sulfure de carbone	SiS^2 sulfure de silicium
CCl^4 tétrachlorure de carbone	$SiCl^4$ tétrachlorure de silicium

Cette analogie des deux éléments se poursuit même assez avant dans le domaine de la chimie organique, comme l'ont prouvé les expériences de Friedel et de ses collaborateurs Crafts et Ladenburg. Ainsi au chloroforme $CHCl^3$ correspond un chloroforme silicié $SiHCl^3$; et, dans l'un comme dans l'autre, les trois atomes de chlore peuvent être remplacés par trois oxéthyles. A l'iodoforme CHI^3 correspond un iodoforme silicié $SiHI^3$. Enfin, de même que les atomes de carbone peuvent se souder entre eux pour former les chaînes ouvertes ou fermées de la chimie organique, de même Friedel a pu, bien qu'à un moindre degré, réaliser quelque chose d'analogue avec le silicium en soudant entre eux deux atomes de cet élément. Ainsi à l'éthane $H^3C—CH^3$ et aux composés $Cl^3C—CCl^3$ et $Br^3C—CBr^3$ correspondent les composés $Cl^3Si—SiCl^3$; $Br^3Si—SiBr^3$ et $I^3Si—SiI^3$; ce dernier, traité par l'eau, donne un acide silicioxalique $OH—OSi—SiO—OH$, correspondant à l'acide oxalique $OH—OC—CO—OH$.

Dans cette famille, comme dans les précédentes, on remarque que la chaleur de formation des combinaisons hydrogénées de même type diminue, à mesure que s'élève leur poids moléculaire :

C diamant $+ H^4 = CH^4$ (méthane gazeux) $+ 18$ C,9
Si cristallisé $+ H^4 = SiH^4$ (hydrogène silicié gazeux) $— 6$ C,7

Le carbone et le silicium jouent un très grand rôle sur notre globe : le premier dans le monde vivant, où il constitue pour ainsi dire le squelette de toutes les molécules organiques ; le second dans le monde minéral, où il fait partie d'un très grand nombre de roches superficielles de notre planète. Mais, malgré l'analogie chimique de ces deux éléments, leurs composés ont une allure bien différente. Les molécules carbonées sont en général fragiles, délicates, détruites par l'action d'une température élevée et des réactifs énergiques; les dérivés du silicium sont au contraire robustes et résistent énergiquement aux agents de destruction. Les composés du carbone se prêtent admirablement, par leur instabilité relative, à ces mutations de matières qu'exige le renouvellement incessant qui s'accomplit au sein de tout être vivant ; les composés du silicium, par leur stabilité, assurent au contraire une certaine permanence à la constitution de l'écorce terrestre.

CARBONE

PROPRIÉTÉS PHYSIQUES ET ÉTATS ALLOTROPIQUES. — Le carbone existe sous trois états allotropiques, qui sont par ordre de densité croissante :

Le carbone amorphe C_I, sans dureté, de densité comprise entre 1,6 et 1,9, mais toujours inférieure à 2 ;

Le carbone graphite C_{II}, de densité comprise entre 2 et 3, voisine en général de 2,2 ;

Le carbone diamant C_{III}, très dur, de densité supérieure à 3, voisine en général de 3,5.

Le passage d'une des formes à la suivante est exothermique : 12 grammes de carbone dégagent 2,84 cal. en passant de C_I à C_{II} et 0,50 cal. en passant de C_{II} à C_{III} ; par suite 2,84 + 0,50 ou 3,34 cal. en passant de C_I à C_{III}. Ces nombres mesurent aussi, d'après le principe de l'état initial et de l'état final (p. 58), la différence des quantités de chaleur dégagées par les diverses formes correspondantes du carbone, quand elles se transforment en un seul et même composé dans des circonstances absolument comparables, par exemple quand elles brûlent dans l'oxygène pour se transformer en gaz carbonique dans des conditions identiques de température et de pression.

Grâce à ces différences thermiques entre des réactions analogues, grâce surtout aux différences d'agrégation des trois variétés du carbone, celles-ci ne sont pas attaquées avec la même facilité par un même agent chimique. Ainsi C_I brûle dans l'oxygène plus facilement que C_{II} et ce dernier plus aisément que C_{III}. Et même au sein de chacune des formes allotropiques, il existe des différences notables dans la température d'inflammation au contact de l'oxygène, un carbone étant d'autant plus difficilement inflammable qu'il a été plus fortement agrégé par une température ou une pression élevées. Ainsi un même échantillon de C_I (noir de fumée) peut s'enflammer à des températures qui s'élèvent de 370° à 500°, à mesure qu'il a été plus fortement et plus longtemps chauffé. Les graphites C_{II} brûlent en moyenne vers 650°. Enfin les diamants C_{III}, qui constituent les formes les plus denses du carbone, ne s'enflamment que vers 900°.

L'attaque par le fluor présente une gamme analogue : le carbone amorphe s'enflamme spontanément au contact du fluor dès la température ordinaire; le graphite ne prend feu qu'au-dessous du rouge sombre; le diamant ne brûle pas dans le fluor, même à 1000° (MOISSAN).

Les mêmes différences de résistance se manifestent à l'égard de réactifs plus complexes. Un de ces réactifs, celui de BRODIE, constitué par un mélange oxydant de chlorate de potasse et d'acide nitrique, a fourni à BERTHELOT un mode pratique de distinction des trois états allotropiques du carbone. En effet, C_I est complètement brûlé par ce réactif et transformé en produits gazeux et solubles qui disparaissent; C_{III} demeure inattaqué; enfin C_{II} est transformé en un composé ternaire, un *oxyde graphitique* de couleur jaune.

Ces différences remarquables de propriétés ont suggéré à BERTHELOT l'hypothèse que les variétés naturelles ou artifi-

cielles de carbone sont des polymères divers C^n de l'atome
élémentaire de carbone C, le degré de condensation, mesuré
par n, étant d'autant plus élevé que le charbon s'est formé
à une température plus haute. L'expérience montre, en effet,
que les diverses formes du carbone sont d'autant plus
denses et d'autant plus difficilement attaquables aux réactifs
qu'elles ont pris naissance, ou ont été portées après coup,
à une température plus élevée ; or, ces réactions pyrogénées,
génératrices des variétés condensées du carbone, portent
la plupart sur des matières organiques, dont les plus
simples sont des hydrocarbures $C^n H^{2p}$. Si l'on étudie l'action
qu'exercent sur ces derniers les températures croissantes
qui finissent par les carboniser, on constate qu'ils présentent à la fois un départ d'hydrogène et un accroissement
de leur poids moléculaire, n et p grandissant tous deux,
mais p devenant de plus en plus petit par rapport à n. En
sorte que le carbone qui se montre au terme de ces déshy-
drogénations et de ces condensations successives, apparaît
comme l'état limite atteint par une molécule d'hydrocarbure, progressivement condensée et dépouillée de son
hydrogène. Ce mécanisme de formation du carbone libre
se montre nettement dans plusieurs des modes de production du carbone amorphe, comme nous allons le voir
maintenant.

I. *Carbone amorphe* C_1. — Ce n'est que dans des cas très
rares qu'on peut libérer le carbone d'une de ses combinaisons à la température et à la pression ordinaires. Citons la
lente décomposition électrolytique du protoiodure de
carbone, en solution sulfocarbonique, par la pile de
Smithson (lame d'étain sur laquelle est enroulée une feuille
d'or) ; l'action très lente, prolongée pendant quatre ans, du
zinc ou du magnésium sur une solution sulfo-carbonique
de tétraiodure de carbone (Moissan). Le carbone ainsi

obtenu constitue une poudre amorphe, impalpable, de couleur marron, très légère, sans dureté, facilement attaquable par les acides azotique ou chromique. Il retient toujours des impuretés, qu'on n'élimine qu'à la condition de le chauffer, ce qui le polymérise sans doute en même temps et le rapproche des formes suivantes.

Les formes usuelles du carbone amorphe proviennent toutes de matières organiques soumises à des conditions qui y détruisent, plus ou moins complètement, tous les éléments autres que le carbone. Ces conditions sont au nombre de deux.

a). Une combustion incomplète par suite d'un accès insuffisant de l'air; c'est ainsi qu'on prépare le noir de fumée par une combustion imparfaite de molécules organiques riches en carbone, telles que des corps gras et résineux, des huiles, des essences, du camphre; le carbone non brûlé flotte dans la flamme et dans l'air sous la forme d'une poudre impalpable, qui se dépose sur des parois froides.

b). Une décomposition pyrogénée des matières organiques en vase clos, par conséquent en l'absence à peu près complète de l'air. Ainsi, dans la préparation du gaz de l'éclairage par distillation de la houille, il reste dans les cornues un charbon impur, le *coke*, contenant à peu près les 9/10 de son poids de carbone, formant une substance grise ou noirâtre, plus ou moins dure, caverneuse. Sur les dômes des cornues se dépose aussi, par l'effet d'une carbonisation subie au contact de ces parois chaudes par des matières carbonées volatiles, un charbon appelé *charbon des cornues*, très dur, d'aspect semi-métallique, bon conducteur de la chaleur et de l'électricité, se rapprochant du graphite par sa densité comme par ses propriétés physiques.

La calcination des os en vase clos donne ce qu'on appelle le charbon d'os ou *noir animal*. C'est un charbon azoté, poreux, qui possède à un haut degré la propriété, répandue à un moindre degré chez les autres variétés de carbone amorphe, d'absorber et de fixer dans ses pores la plupart des matières colorantes dissoutes. On peut en rapprocher, à ce point de vue, le charbon animal obtenu en calcinant le sang coagulé avec le quart de son poids de carbonate potassique. Cette propriété décolorante est utilisée dans les laboratoires et l'industrie ; mais, pour cette application, il importe de ne pas oublier que le noir animal contenant les matières minérales des os (phosphate et carbonate de chaux) dépouillerait une liqueur des acides qu'elle pourrait renfermer, à moins qu'il n'ait été débarrassé au préalable de ces matières minérales par un lavage à l'acide chlorhydrique.

Au carbone amorphe se rattache le charbon de bois, préparé par la décomposition pyrogénée du bois en dehors du libre accès de l'air. Cette décomposition se fait suivant deux procédés : 1° la *carbonisation en meules*, ainsi nommée parce que les bûches sont empilées en meules, de disposition variable suivant les régions ; la combustion d'une partie du bois entraîne la carbonisation du reste, grâce à l'insuffisance de l'accès de l'air ; 2° la *carbonisation en vase clos*, qui est tout simplement une distillation sèche du bois. Le charbon formé reste comme résidu fixe dans les appareils distillatoires, tandis que les produits volatils, tels que l'acide pyroligneux (*vinaigre de bois*), peuvent être recueillis. Le charbon obtenu en vase clos est plus léger que celui des meules. Il lui est supérieur pour beaucoup d'usages ; cependant le charbon des meules est préférable pour les emplois métallurgiques.

Le charbon garde, jusqu'à un certain point, la texture et la porosité du bois qui l'a produit : il est seulement d'autant plus compact, d'autant meilleur conducteur de la chaleur et par suite d'autant plus difficile à enflammer qu'il a été préparé à une température plus haute. Suivant l'usage auquel on destine le charbon, on devra donc préférer pour sa préparation telle ou telle qualité de bois. Ainsi, pour le charbon de poudrerie et de pyrotechnie, qui doit être de combustion facile, on rejette les bois durs et l'on s'adresse aux bois tendres et blancs, tels que ceux de bourdaine, de peuplier, de coudrier, etc. La carbonisation se fait en vase clos ou par l'action de la vapeur d'eau surchauffée.

Le charbon de bois, et plus généralement tout charbon poreux, jouit de la propriété d'absorber les divers gaz, et cela en proportion d'autant plus forte qu'ils sont plus solubles dans l'eau. Cette condensation gazeuse, qui est exothermique, est augmentée par un accroissement de pression ou par une diminution de température.

Le carbone amorphe peut être transformé en les deux autres variétés allotropiques et donne, suivant les conditions dans lesquelles on se place, du graphite ou du diamant.

II. *Carbone graphite* C_{II}. — Il se produit : 1° lorsqu'on porte une variété quelconque de carbone à la température de l'arc électrique, en particulier lorsqu'on condense à l'état solide la vapeur de carbone formée à ces hautes températures, évaluées à 3500° environ ; 2° quand on dissout du carbone dans un métal (ou un carbure métallique) fondu, à une température aussi élevée que possible, par conséquent à la température de l'arc électrique de préférence, puis qu'on laisse refroidir et solidifier la masse à la température et à la pression ordinaires. En éliminant le métal dissolvant par un réactif approprié, le fer par l'acide chlorhydrique par exemple, il reste du graphite : on utilise ainsi la différence de solubilité du carbone dans le métal liquide à très haute et à moins haute température. Si le carbone était combiné chimiquement au métal, on pourrait le déplacer par du bore ou du silicium, à la condition d'opérer à une température inférieure à celle de l'arc électrique, par exemple au four à reverbère, afin d'éviter la combinaison du carbone libéré avec le bore ou le silicium. Dans la fonte de fer en fusion par exemple, ou plus généralement dans un bain de carbure fondu, ces substitutions de corps simples s'effectuent aussi aisément qu'au sein des solutions aqueuses à la température ordinaire (MOISSAN).

Les graphites artificiels peuvent être amorphes ou cristallisés en hexagones, suivant les conditions dans lesquelles ils ont pris naissance. Ils peuvent être aussi, suivant ces conditions, *foisonnants* ou *non foisonnants* : le *foisonnement* consiste en un gonflement, dû à un dégagement gazeux, que présentent certains graphites, quand on les chauffe légèrement en présence d'une trace d'acide azotique. Les graphites obtenus au four électrique, par une simple élévation de température, ne sont pas foisonnants. Au contraire tous ceux qui sont obtenus dans un métal liquide à haute température, soit par différence de solubilité, soit par réaction chimique, foisonnent facilement. Cette différence tient sans doute à ce que les premiers graphites, formés à une température plus élevée, sont plus près d'être du carbone pur, tandis que les seconds, produits à des températures moindres, retiennent encore des impuretés, notamment de l'hydrogène.

Les graphites naturels, comme les artificiels, peuvent être amorphes ou cristallisés, foisonnants ou non foisonnants, suivant sans doute les conditions de leur formation. On les trouve à la surface de la terre et dans les météorites. Le graphite se rencontre surtout dans les plus anciennes formations montagneuses de notre globe; il y en a au Canada, en Californie, à Ceylan et à Irkoutsk en Sibérie. Une variété naturelle porte le nom de *plombagine*.

Le graphite est mou, gris noirâtre, opaque, à éclat semi-métallique; son toucher est gras, il tache les doigts et le papier ; aussi sert-il pour faire les crayons dits à la *mine de plomb* et sa poudre peut-elle être utilisée comme moyen de graissage à peu près indéfini. Il est bon conducteur de la chaleur et de l'électricité ; cette dernière propriété permet de l'employer pour métalliser les moules galvanoplastiques formés de substances non conductrices par elles-mêmes. Enfin, il est infusible, comme toutes les variétés de carbone, qui se subliment directement sous la pression ordinaire à la température de l'arc électrique ; cette infusibilité est utilisée dans les creusets en plombagine.

Au point de vue chimique, le graphite se distingue, nous l'avons vu, des deux autres variétés de carbone par son aptitude à former un composé spécial, l'oxyde graphitique, sous l'influence d'un mélange oxydant de chlorate de potasse et d'acide azotique. STAUDENMEIER a modifié ce réactif en y ajoutant une proportion convenable d'acide sulfurique, d'autant plus grande que l'acide azotique est plus dilué. Dès la température ordinaire, le graphite pulvérisé est transformé très rapidement par le réactif de STAUDENMAIER en un produit vert, qu'une petite quantité d'acide permanganique amène aussitôt à l'état d'oxyde graphitique jaune. Comme il n'y a pas d'échauffement notable de la masse, il n'y a pas à craindre d'explosion. L'oxyde graphitique se décompose brusquement à $250°$ en formant un acide pyrographitique et il donne, par l'action de l'acide iodhydrique à $180°$, source d'hydrogène naissant, un acide hydrographitique. D'après BERTHELOT, chaque variété de graphite donnerait une série propre de ces trois composés, révélant ainsi en elle-même une sorte d'individualité chimique qui se prolongerait jusque dans ces combinaisons.

III. *Carbone-diamant ou carbone régulier* C_{III}. — Nous avons vu que le carbone, se déposant de certains métaux fondus dans les conditions ordinaires de pression, cristallisait sous la forme de graphite, de densité moyenne 2,2. On peut supposer que, sous de très fortes pressions, il cristalliserait sous la forme plus dense de diamant ($D = 3$ à $3,5$). C'est ce qu'a en effet réalisé MOISSAN. Les fortes pressions ont été obtenues par un artifice fondé sur cette propriété qu'a la fonte de fer de se dilater, comme l'eau, par le passage de l'état liquide à l'état solide. Si l'on sature de carbone le fer fondu à la température du four électrique et si l'on refroidit brusquement la masse fondue par son immersion dans l'eau, les parties périphériques se solidifient les premières et forment ainsi une enveloppe inextensible, qui empêche la dilatation des parties profondes quand celles-ci se solidifient à leur tour. Ces efforts contrariés d'expansion développent au sein de la masse centrale d'énergiques pressions, qui font cristalliser le carbone sous son état le plus condensé, c'est-à-dire sous forme de diamant. On obtient, en effet, ainsi des échantillons de carbone possédant tous la dureté et la densité du diamant, brûlant comme lui dans l'oxygène au voisinage de 900°, présentant des aspects différents suivant les conditions de pression qui leur ont donné naissance. Pour les très fortes pressions, on a des diamants transparents, soit sous forme cristalline, soit sous forme arrondie et amorphe. Une impureté, une trace d'un corps du système cubique, peuvent amener facilement une cristallisation régulière ou un enchevêtrement de cristaux tourmentés. Si la pression est un peu plus faible, le diamant est souillé de parcelles de carbone allotropique qui conservent leur couleur noire : on prépare ainsi le diamant dit *à crapauds*. Enfin, si cette pression est moins forte encore, on n'obtient plus que du diamant noir plus ou moins cristallisé, du *carbon*, dont la densité peut être plus faible que celle du diamant. Toutes ces variétés, reproduites artificiellement par MOISSAN, existent dans la nature.

PROPRIÉTÉS CHIMIQUES. — Le carbone s'unit directement à l'hydrogène aux températures élevées. BERTHELOT a réalisé pour la première fois cette combinaison, en faisant éclater l'étincelle électrique, entre deux crayons de charbon, dans une atmosphère d'hydrogène. La vapeur de carbone formée par la haute température de l'arc (3500° environ) se combine à l'hydrogène. BERTHELOT reconnut ainsi la formation de gaz acétylène C_2H_2 ou $HC \equiv CH$; mais en 1897, BONE et JERDAN montrèrent en outre qu'il se forme simultanément du méthane CH_4 et qu'en prolongeant suffisamment la durée de l'arc électrique, on arrive à un équilibre entre les trois gaz hydrogène, acétylène et méthane. Ils ont en outre reconnu que le carbone et l'hydrogène peuvent se combiner directement à partir de 1200° ; mais l'unique produit de cette combinaison est une petite quantité de méthane.

Le carbone s'unit directement, à chaud, à l'oxygène et au soufre. La combinaison avec le soufre a lieu vers 1000° et donne naissance à de la vapeur de sulfure de carbone CS_2. La combinaison avec l'oxygène a lieu, comme nous l'avons vu, à une température variable dans de larges limites suivant le degré d'agrégation du carbone. On admet que le produit de cette combustion est de l'oxyde de carbone CO, si l'oxygène est insuffisant, et du gaz carbonique CO_2, si l'oxygène est en excès. Cependant, pour certains auteurs, le produit de la combustion du carbone dans l'oxygène serait toujours du gaz carbonique CO_2 ; et l'oxyde de carbone n'apparaîtrait que par suite d'un phénomène secondaire, consistant en une réduction du gaz CO_2 primitivement formé par l'excès de charbon.

Quoi qu'il en soit, le charbon est fréquemment employé, notamment par l'industrie métallurgique, pour enlever l'oxygène combiné. Ainsi, il réduit la plupart des oxydes métalliques à des degrés divers de l'échelle thermométrique, en mettant en liberté le métal. Mais, aux températures élevées du four électrique, où les oxydes métalliques les plus stables sont réduits par le charbon, le métal libéré jouit parfois de la propriété de se combiner à l'excès de carbone pour former un carbure métallique défini et cristallisé. C'est ainsi par exemple qu'on prépare le carbure de calcium C^2Ca :

$$CaO + 3C = CaC^2 + CO$$

D'une façon générale, l'action mutuelle du carbone et des métaux au four électrique comprend plusieurs cas (MOISSAN). A ces températures extrêmes, un certain nombre de métaux tels que l'or, le bismuth, l'étain, ne dissolvent pas de carbone ; le cuivre liquide et l'argent à sa température d'ébullition n'en dissolvent que très peu. Mais un grand nombre de métaux peuvent, par leur combinaison directe avec le carbone ou par réduction de leurs oxydes, produire des composés définis cristallisés. Enfin, les carbures alcalins et de magnésium sont détruit au four électrique et ne peuvent se former qu'à des températures inférieures. Ainsi par l'action de l'acétylène sur les métaux alcalins à la température ordinaire, on obtient d'abord des composés C^2KH et C^2NaH, qu'une élévation de température décompose en acétylène et carbure alcalin :

$$2 C^2NaH = C^2H^2 + C^2Na^2$$

Mais les carbures alcalins ainsi formés ne peuvent plus subsister aux températures de l'arc électrique.

Les carbures métalliques peuvent être rangés en deux classes : 1° les carbures indécomposables par l'eau, tels que ceux de molybdène CMo^2, de tungstène CTg^2, de chrome CCr^2 et C^2Cr^3, de titane CTi, de vanadium CVa, de zirconium CZr, auxquels on peut joindre le carbure de silicium CSi ; 2° les carbures décomposables par l'eau à la température ordinaire. A leur tour, ces derniers peuvent être classés d'après la nature de leurs produits de décomposition. Ainsi les carbures alcalins C^2Me', et les carbures alcalino-terreux C^2Me'' donnent, par l'action de l'eau froide, de l'acétylène C^2H^2. Cette réaction est utilisée aujourd'hui pour préparer ce dernier gaz, en attaquant par l'eau le carbure de calcium :

$$\mathrm{Ca\,C^2 + 2\,H.\,OH = C^2H^2 + Ca(OH)^2}$$

Le carbure de glucinium CGl^2 (Lebeau) et le carbure d'aluminium C^3Al^4 sont décomposés par l'eau à la température ordinaire, en donnant du méthane pur CH^4. Le carbure de manganèse CMn^3 donne un mélange à volumes égaux de méthane et d'hydrogène.

Les carbures cristallisés formés par les métaux de la cérite, dont la formule C^2Me est identique à celle des carbures alcalino-terreux (carbure de cérium C^2Ce, de lanthane C^2La, d'yttrium C^2Yt, de thorium C^2Th), fournissent avec l'eau un mélange gazeux riche en acétylène et contenant du méthane. Les carbures de cérium et de lanthane donnent, outre les hydrocarbures gazeux, une petite quantité d'hydrocarbures liquides et solides. Mais la formation de ces derniers est surtout abondante avec le carbure d'uranium C^3Ur^2, qui donne un tiers seulement de son carbone sous forme d'hydrocarbures gazeux (méthane et éthylène principalement), tandis que les deux autres tiers se retrouvent sous la forme d'hydrocarbures liquides et solides. C'est peut-être à la décomposition par l'eau de carbures métalliques formés à haute température dans les premiers âges du globe, qu'il faut attribuer la genèse de certains hydrocarbures naturels tels que les pétroles (Moissan).

Composés oxygénés du carbone

Le carbone forme avec l'oxygène deux combinaisons bien définies et bien connues : l'oxyde de carbone CO et l'anhydride carbonique CO^2.

Oxyde de carbone

Préparation. — Il se forme toutes les fois qu'on réduit par le charbon le gaz carbonique ou certains oxydes métalliques : cette réaction se produit dans maintes opérations métallurgiques. Mais on le prépare dans les laboratoires en attaquant, par l'acide sulfurique concentré et chaud, certaines molécules plus ou moins complexes, telles que l'acide oxalique $(CO^2H)^2$ ou le ferrocyanure de potassium $(FeC^6Az^6)K^4$.

Ainsi, la décomposition de l'acide oxalique par l'acide sulfurique s'effectue conformément à l'équation :

$$\begin{array}{l} CO - O\ H \\ \quad | \\ CO - OH \end{array} = CO^2 + CO + HOH$$

et donne volumes égaux de gaz carbonique et oxyde de carbone : il suffit alors d'absorber CO^2 par une lessive alcaline pour isoler CO. L'opération se fait dans un ballon chauffé ; on peut ajouter à la masse réagissante un peu de paraffine, pour rompre la mousse qui se forme au début.

On pourrait envisager théoriquement cette décomposition de l'acide oxalique comme s'effectuant en deux temps : l'acide se transformerait d'abord en acide formique, comme on en voit des exemples en chimie organique :

$$\begin{array}{l} CO - O\ H \\ \quad | \\ CO - OH \end{array} = CO^2 + H-CO-OH$$

lequel acide formique est décomposable par l'acide sulfurique suivant l'équation :

$$H - CO - OH = CO + HOH$$

Cette hypothèse a cet avantage qu'elle permet de ramener à un mécanisme identique la production d'oxyde de carbone par l'action de l'acide sulfurique concentré et chaud sur le prussiate jaune de potasse. En effet ce sel $(FeC^6Az^6)K^4$, traité par l'acide sulfurique *étendu*, libère sous forme d'acide cyanhydrique HCAz (que nous écrirons plus brièvement HCy), les six groupements CAz (ou Cy) contenus dans sa molécule :

$$2\,(FeCy^6)K^4 + 3\,H^2SO^4 = 3\,K^2SO^4 + (FeCy^6)K^2Fe + 6\,HCy$$

Mais cet acide cyanhydrique est, comme on le voit en chimie organique, le nitrile de l'acide formique : on conçoit donc que l'acide sulfurique *concentré* produise une action plus profonde que l'acide étendu et hydrolyse l'acide cyanhydrique, conformément à une propriété générale des nitriles, pour donner l'acide correspondant, c'est-à-dire l'acide formique :

$$C\,AzH + H^2O + HOH = AzH^3 + H-CO-OH$$

Mais l'acide formique $H-CO-OH$ ne saurait subsister en présence de l'acide sulfurique chaud et se scinde immédiatement en $CO + H^2O$.

Quel que soit le procédé de préparation employé, on peut purifier l'oxyde de carbone on le faisant absorber par une solution acide ou ammoniacale de chlorure cuivreux, avec lequel il forme le composé $Cu^2Cl^2.3\,CO.8\,H^2O$, d'où la chaleur dégage l'oxyde de carbone.

Propriétés. — L'histoire de l'oxyde de carbone est dominée par ce fait que c'est un composé incomplet, soit qu'on y considère l'oxygène comme bivalent et qu'on écrive sa formule $- C = O -$, soit qu'on y admette avec Bruhl la quadrivalence de l'oxygène et qu'on l'écrive $C \equiv O$; car, même dans cette dernière hypothèse, la possibilité de l'ouverture des liaisons multiples suffit à assurer à ce gaz le caractère incomplet. Ce qu'il y a de certain, c'est que l'oxyde de carbone se comporte comme un corps non saturé, qu'il constitue un radical, appelé *carbonyle*, affectant les allures d'un corps simple.

Ce radical est, à beaucoup d'égards, très analogue à la molécule d'azote libre Az^2 ou $-Az = Az-$, *dont il a le poids moléculaire* 28. Tous deux sont des gaz longtemps considérés comme permanents; ils ont en effet sensiblement les mêmes données critiques : — 139°5 et 35 atm. 5 pour l'oxyde de carbone, — 146° et 35 atm. pour l'azote. Tous deux ont à peu près même point d'ébullition sous la pression atmosphérique : — 190° pour l'oxyde de carbone et — 194° pour l'azote. Tous deux sont très peu solubles dans l'alcool et dans l'eau, dont un litre dissout, à $+ 15°$, 25 c.c. d'oxyde de carbone et 15 c.c. d'azote. Tous deux suivent à peu près à la même température, 100° environ, la loi de MARIOTTE (LEDUC).

Cette quasi-identité de propriétés physiques entre les molécules CO et Az^2 permet de rapprocher légitimement les combinaisons qui contiennent le carbonyle $-CO-$ de celles qui contiennent le groupement azoïque $-Az = Az-$. Ainsi à l'acide carbonique hydraté $OH-CO-OH$ correspond l'acide hyponitreux $OH-Az = Az-OH$: tous deux sont des acides bivalents faibles; ils sont très instables dans les conditions ordinaires et se décomposent spontanément en leurs anhydrides CO^2 et Az^2O, lesquels présentent, à leur tour, d'étroites analogies ; ils sont tous deux assez facilement liquéfiables, possèdent sensiblement les mêmes données critiques, à savoir $+ 31°$ et 77 atm. pour l'anhydride carbonique et $+ 36°4$ et 73 atm. pour le protoxyde d'azote ; leurs points d'ébullition sous la pression atmosphérique sont peu différents, à savoir — 78° pour l'anhydride carbonique et — 88° pour le protoxyde d'azote ; tous deux sont

assez solubles dans l'eau et jouissent de propriétés anes-
thésiques.

Aux acides carboxylés et à leurs chlorures R—CO—OH
et R—CO—Cl correspondent encore les dérivés diazoïques
R—Az $=$ Az—OH et R—Az $=$ Az—Cl. Aux acétones R—CO—R'
correspondent les dérivés azoïques R —Az$=$Az — R'.

Mais, malgré toutes ces analogies, il est un caractère par
où l'azote libre et l'oxyde de carbone s'opposent absolument :
c'est leur activité chimique et physiologique. La molécule
élémentaire d'azote se comporte presque comme si elle
était saturée et l'on a, nous l'avons vu, une certaine difficulté à l'unir aux autres corps ; au contraire, la molécule de
CO, grâce à son caractère incomplet, s'unit assez facilement
à beaucoup de corps ; et, comme conséquence, l'azote est
le plus souvent passif dans les phénomènes de la vie, sauf
à l'égard du protoplasme de certains êtres inférieurs, tandis
que l'oxyde de carbone possède une redoutable activité
toxique.

Le caractère incomplet de l'oxyde de carbone se manifeste
dans ses diverses propriétés chimiques. Dès 200°, il
commence à se combiner à l'oxygène pour former du gaz
carbonique CO_2; cette combinaison, très lente jusqu'à 500°,
devient ensuite plus rapide (A. Gautier et Hélier). A partir
de cette dernière température, l'oxyde de carbone présenterait, d'après Berthelot, comme beaucoup de composés
incomplets du reste, des phénomènes de polymérisation,
tels que :

$$n\, CO = C^n O^n$$

accompagnés du reste du dédoublement suivant :

$$C^n O^n = CO_2 + C^{n-1} O^{n-2}$$

qui expliquerait, en dehors de toute oxydation, la production
de gaz carbonique CO_2. Si ces vues sont exactes, l'oxyde de

carbone présenterait, par l'élévation croissante de la température, une succession de phénomènes comparables à ceux
qu'offrent, dans les mêmes conditions, les hydrocarbures,
par le fait de leurs polymérisations et de leurs déshydrogé-
nations progressives. Et, dans le cas de l'oxyde de carbone
comme dans celui des hydrocarbures, on verra apparaître
à partir du rouge, et *a fortiori* à la température de l'étincelle
électrique, un dépôt de charbon, qu'on peut aussi considérer comme la limite de la condensation de composés
oxygénés progressivement appauvris en oxygène.

La combinaison de l'oxyde de carbone et de l'oxygène
peut se faire, dès la température ordinaire, en présence de
la mousse de platine.

La combustion de l'oxyde de carbone a lieu avec une
flamme bleuâtre.

Sous l'influence de la lumière solaire, l'oxyde de carbone
se combine à son volume de chlore pour donner l'oxychlorure de carbone, ou *gaz phosgène*, $COCl^2$. Avec le brome,
dans les mêmes conditions, on obtient le composé $COBr^2$.

La molécule de CO s'unit aussi à plusieurs métaux. C'est
ainsi que CO s'unit au potassium à sa température de fusion
pour former un composé $C^6O^6K^6$, qui n'est autre que le
dérivé hexapotassique de l'hexaphénol $C^6O^6H^6$ ou $C^6(OH)^6$
correspondant au benzène C^6H^6. Ce sont aussi probablement
des composés cycliques que forme le CO en passant sur le
fer ou le nickel très divisés, vers $45°$ pour le fer, vers $30°$
pour le nickel, ce qui donne du fer penta-carbonyle $Fe(CO)^5$
et du nickel tétra-carbonyle $Ni(CO)^4$.

L'oxyde de carbone s'unit aux bases, telles que la baryte,
par un chauffage d'une centaine d'heures en vase scellé,
pour donner le formiate correspondant. C'est donc une
réaction inverse de celle qui sert à la préparation de l'oxyde
de carbone.

Le gaz CO réduit beaucoup d'oxydes métalliques, comme

le ferait l'hydrogène, et se transforme en CO^2. Avec l'acide chromique, l'oxydation se fait déjà à froid, mais très lentement. Avec l'acide iodique, la réduction s'accomplit déjà à 60°, rapidement à 150° (NICLOUX, A. GAUTIER) :

$$5\ CO + 2\ IO^3H = 5\ CO^2 + H^2O + I^2$$

Les oxydes d'argent Ag^2O et de cuivre Cu^2O, chauffés dans un courant d'oxyde de carbone, sont entièrement désoxydés l'un à 60°, le second à 300°, et peuvent par conséquent servir à absorber complètement ce gaz, conformément à l'équation (SCHLAGDENHAUFFEN) :

$$CO + Me^2O = CO^2 + Me^2$$

L'oxyde d'argent est même réduit dès la température ordinaire en solution ammoniacale (BERTHELOT).

Les oxydes ferrique, de nickel, de cobalt sont réduits à des températures élevées par l'oxyde de carbone :

$$Fe^2O^3 + 3\ CO = 2\ Fe + 3\ CO^2$$

A 445°, la réaction est totale ; mais à 650° et à 800° elle est limitée et réversible et s'arrête quand le rapport $\dfrac{CO^2}{CO}$ a atteint une certaine valeur, fonction de la température (BOUDOUARD). Il suit de cette limitation de la réaction que, aux température des hauts-fourneaux, où s'utilise la réaction ci-dessus, on ne saurait, quelle que soit la hauteur du haut-fourneau, employer à la réduction de Fe^2O^3 la totalité du gaz CO produit dans les parties inférieures et qu'un excès de ce gaz doit se dégager à l'orifice supérieur (LE CHATELIER).

L'oxyde de carbone agit sur une solution de ferrocyanure de potassium dès la température ordinaire, plus rapidement à chaud pour donner un carbonyl-ferrocyanure, provenant du remplacement de AzK par O (J.-A. MULLER).

L'oxyde de carbone agit sur l'oxyhémoglobine des globules rouges du sang pour en déplacer l'oxygène et former un composé assez stable, la carboxyhémoglobine, devenu impropre à l'hématose, car il ne peut plus que difficilement reconstituer de l'oxyhémoglobine sous l'influence de l'oxygène inspiré. C'est là un au moins des mécanismes de l'intoxication par l'oxyde de carbone (CL. BERNARD).

ANHYDRIDE CARBONIQUE CO_2

ÉTAT NATUREL. — L'acide carbonique se trouve, comme nous l'avons vu, en petite proportion dans l'atmosphère, où il est sans cesse déversé par les combustions de nos foyers, par la respiration animale et végétale, par les fermentations, et putréfactions. Il tendrait ainsi à s'y accumuler et à rendre l'air irrespirable dans un temps relativement court (250 ans d'après lord KELVIN), si une puissante action antagoniste, la fonction chlorophyllienne des plantes vertes, n'était à l'œuvre pour l'absorber, puis le décomposer sous l'influence de la radiation solaire et incorporer son carbone aux molécules organiques du protoplasma végétal.

PRÉPARATION. — D'énormes quantités d'acide carbonique sont fixées sous forme de carbonates, notamment de carbonate calcaire, dans les roches de l'écorce terrestre. C'est à ces carbonates que l'on s'adresse pour préparer le gaz carbonique. Dans les laboratoires, on attaque, dans un appareil semblable à ceux qui servent à la préparation de l'hydrogène, du marbre, ou, à défaut, de la craie ou tout autre carbonate calcaire, par de l'acide chlorhydrique étendu de 3 à 4 fois son volume d'eau : il se forme ainsi du chlorure de calcium très soluble, tandis que le gaz carbonique se dégage et se dépouille du gaz chlorhydrique entraîné en passant dans un flacon contenant de l'eau. Dans l'industrie, on emploie un mélange d'acide sulfurique et de craie, qu'il faut malaxer incessamment à l'aide d'un agitateur, pour empêcher le sulfate de chaux, peu soluble, de se déposer à la surface de la craie et d'arrêter ainsi l'attaque de l'acide sulfurique.

Certaines industries, telles que celles de la soude à l'ammoniaque et de la céruse, se procurent l'acide carbonique nécessaire en décomposant les calcaires par une température suffisamment élevée ; cette décomposition peut être facilitée par le passage d'un courant de vapeur d'eau, qui entraîne le gaz CO_2 à mesure de sa production et l'empêche ainsi d'atteindre, par son accumulation au-dessus du calcaire, la tension maxima qui arrêterait la décomposition (p. 7).

PROPRIÉTÉS. — Le gaz carbonique CO_2 est incolore, d'une odeur piquante et suffocante, d'une saveur aigrelette. Sa grande densité, une fois 1/2 environ supérieure à celle de l'air, le fait descendre au fond des récipients ou ramper à la surface du sol, comme dans la célèbre grotte du Chien (près de Naples). Nous avons du reste énuméré plus haut, dans la comparaison établie avec le protoxyde d'azote, ses principales propriétés physiques. Ajoutons que l'industrie le livre aujourd'hui à l'état liquide dans des appareils en fer forgé, ce qui permet d'obtenir aisément du gaz carbonique sous pression. D'ARSONVAL a reconnu que le gaz CO_2 à 40 atmosphères jouit d'un pouvoir microbicide absolu.

Une température de 1300° et celle, plus élevée encore, de l'étincelle électrique dissocient le gaz CO_2 en $CO + O$. La décomposition est limitée et réversible.

On admet que l'anhydride carbonique, en se dissolvant dans l'eau, donne naissance à un acide bivalent de formule $CO(OH)_2$, qui n'a pas été isolé jusqu'ici, mais dont on

connaît les dérivés salins, à savoir les carbonates acides ou
bicarbonates CO(OH)(OMe) ou MeHCO³ et les carbonates
neutres CO(OMe)² ou Me²CO³. La chimie organique étudie
aussi de nombreux et importants dérivés, éthérés, amidés, etc., de cet acide carbonique hypothétique.

L'électrolyse de l'acide carbonique en solution aqueuse
alcaline donne des résultats intéressants. D'abord les
produits formés à l'anode diffèrent, suivant que la température du bain est supérieure ou inférieure à — 10°. Au-
dessus de — 10°, on voit apparaître du bicarbonate alcalin MeHCO³, dont on peut interpréter la formation en
admettant que, dans ces conditions, l'acide carbo-
nique H²CO³ est décomposé en ions $\overset{-}{H^2}$ et $\overset{+}{CO^3}$ et que l'ion CO³,
incapable d'existence chimique, décompose l'eau par une
réaction secondaire :

$$CO^3 + H^2O = H^2CO^3 + O$$

en donnant un dégagement d'oxygène et de l'acide carbonique H²CO³ qui, se fixant sur le carbonate neutre
indécomposé, donnerait du bicarbonate.

Mais si l'électrolyse a lieu à une température inférieure
à — 10°, tout dégagement d'oxygène cesse à l'anode et
l'on voit, en outre, apparaître, à la place du bicarbonate, un
nouveau sel, un percarbonate alcalin de formule Me²C²O⁶.

On peut interpréter ces nouveaux phénomènes en
admettant que, dans ces conditions, l'acide carbonique H²CO³
est électrolysé en ions $\overset{-}{H}$ et $\overset{+}{HCO^3}$ et que ce dernier se polymérise aussitôt en donnant l'acide percarbonique H²C²O⁶
ou plutôt son sel alcalin. Quoi qu'il en soit, les percarbonates
alcalins ainsi déposés à l'anode sont des composés du type
de l'eau oxygénée, en laquelle ils se transforment par
l'action des acides minéraux étendus et dont ils partagent
les propriétés à la fois oxydantes et réductrices (CONSTAM et

von Haussen). Il faut donc admettre dans la molécule de l'acide percarbonique, comme dans celle du bioxyde d'hydrogène, l'existence de deux atomes d'oxygène directement liés O—O ; par suite, si on lui attribue une constitution symétrique, comme on le fait généralement pour l'acide persulfurique, l'acide percarbonique devra être représenté par le schéma :

$$\begin{array}{ccc}
OH & & OH \\
| & & | \\
C-O-O-C \\
\| & & \| \\
O & & O
\end{array}$$

qui est, du reste, la conséquence nécessaire de son mode supposé de formation par addition de deux ions.

Mais, comme pour l'acide persulfurique, on a contesté ce mode de formation et assigné à l'acide percarbonique une formule dissymétrique (Bach) :

$$O = C\underset{\diagdown -O-\diagup}{\overset{\diagup O-O\diagdown}{}}C\overset{\diagup OH}{\underset{\diagdown OH}{}}$$

Quoi qu'il en soit, dans l'électrolyse de l'acide carbonique, quel que soit le produit apparu à l'anode, il se forme toujours à la cathode de l'hydrogène. Celui-ci, rencontrant l'excès d'acide carbonique, le réduit à l'état d'acide formique par substitution de H à OH :

$$H-H + OH-CO-OH = HOH + H-CO-OH$$

La saturation de l'acide formique par l'alcali et sa transformation en formiate empêchent seules la réduction de se poursuivre jusqu'à la formation d'aldéhyde formique :

$$H-CO-OH + H-H = HOH + H-CO-H$$

Dans les cellules à chlorophylle, la radiation solaire exerce sur l'acide carbonique une *photolyse* absolument comparable à son électrolyse (BACH), mais qui se poursuit jusqu'au bout, jusqu'à la formation d'aldéhyde formique CH^2O, le plus simple de tous les hydrates de carbone.

Si du reste on étudie à part l'action de l'hydrogène naissant sur l'acide carbonique dissous, on constate que cette action réductrice aboutit à l'acide ou à l'aldéhyde formiques, suivant l'état du milieu. Ainsi une solution aqueuse d'acide carbonique, traitée à la température ordinaire par l'hydrure de palladium, est réduite à fond et passe à l'état d'aldéhyde formique par substitution de 2 H à 2 OH (BACH), tandis qu'en liqueur alcaline la réduction, faite à l'aide d'amalgames alcalins ou de tournure de zinc, s'arrête à mi-chemin et ne donne que de l'acide formique par substitution de H à OH, parce que, dans ce dernier cas, l'acide formique, aussitôt produit, est fixé par l'alcali et soustrait ainsi à toute réduction ultérieure (LIEBEN).

En passant sur le charbon incandescent ou sur le fer chauffé au rouge cerise, le gaz carbonique est réduit à l'état d'oxyde de carbone :

$$CO^2 + C = 2 CO$$
$$3 CO^2 + 2 Fe = Fe^2O^3 + 3 CO$$

Ces réactions sont limitées ; et la valeur limite du rapport $\dfrac{CO^2}{CO}$ est, à une même température, la même que dans la réduction inverse des oxydes métalliques par l'oxyde de carbone (BOUDOUARD).

Le gaz carbonique trouble d'abord l'eau de chaux, où il forme un précipité insoluble de carbonate neutre, mais un excès de gaz redissout le précipité, sans doute par suite de la formation d'un bicarbonate de chaux, qui existerait à l'état de dissociation hydrolytique dans la liqueur (KIPPEN-

BERGER). Même observation pour les carbonates de magnésium et ferreux, qui se dissolvent dans l'eau chargée d'acide carbonique. De même le phosphate de chaux, en l'absence de carbonate, et la silice elle-même se dissolvent dans l'eau chargée d'acide carbonique et se déposent par le départ de ce gaz. Ces faits sont importants pour l'étude du travail chimique des eaux à la surface du globe. A ce point de vue, il est aussi important de noter que, sous une pression de 40 atmophères, l'acide carbonique déplace la silice des carbonates alcalins.

SULFURE DE CARBONE CS^2

PRÉPARATION. — Le sulfure de carbone se prépare par l'union directe du soufre et du carbone à la température du rouge. Cette réaction est réversible et limitée dans les conditions où l'on opère. L'industrie réalise la combinaison dans des cylindres en terre réfractaire portés au rouge vif. Un faux fond les divise intérieurement en deux étages, dont le supérieur contient du charbon de bois et l'inférieur du soufre, qui y est introduit par un tube vertical en terre traversant le couvercle et le faux fond du cylindre. Le sulfure de carbone est recueilli sous l'eau dans des sortes de gazomètres, de façon à empêcher la diffusion dans l'air de ses vapeurs inflammables.

Le CS^2 impur que l'on obtient par cette première opération, et qui contient notamment une certaine proportion de soufre en solution, est purifié par une distillation faite aux environs de 100°. A cet effet, il est chauffé dans un alambic par un courant de vapeur d'eau, condensé dans un serpentin refroidi, d'où le liquide s'écoule dans un récipient contenant de l'eau destinée à former une couche protectrice.

PROPRIÉTÉS. — Le sulfure de carbone du commerce possède une odeur désagréable, due probablement à des mercaptans, car elle disparaît par un contact de vingt-quatre heures avec du bichlorure de mercure en poudre.

Ainsi purifié, il se présente sous la forme d'un liquide incolore, mobile, d'une odeur éthérée assez agréable. Ses données critiques sont $+ 275°,5$ et 76 atm. 4. Il bout à $+ 47°$ et se solidifie à $- 116°$ sous la pression atmosphérique. Il est fortement réfringent et dispersif.

Il se mélange à l'eau dans la proportion de un à deux millièmes seulement, et cependant cette faible proportion suffit à communiquer à ce liquide un remarquable pouvoir antiseptique. Il dissout l'iode, ainsi que certaines formes allotropiques de divers éléments : le soufre S_l. le phosphore P_l, l'arsenic As_l. La solution de S dans CS^2, additionnée d'un peu de chlorure de soufre, sert à *vulcaniser* le caoutchouc.

Le CS^2 dissout aussi les huiles grasses ; et certaines usines utilisent cette propriété pour épuiser les tourteaux des graines oléagineuses. Il dissout enfin les huiles essentielles, ce qui permet d'extraire les parfums les plus fugaces des plantes, puis de les isoler par une évaporation ménagée du dissolvant.

La chaleur dissocie, comme nous l'avons vu, le sulfure de carbone à la température même de sa formation.

La lumière solaire le décompose en donnant du soufre et un protosulfure de formule brute CS ou $(CS)^n$ qui se dédouble à 210° en soufre et charbon.

Des phénomènes analogues se produisent sous l'influence de la lumière solaire *directe*, mais non diffuse, agissant sur un mélange d'air et de vapeur de sulfure de carbone (BERTHELOT). Il y a oxydation d'une partie de CS^2, qui donne de l'acide carbonique, de l'oxyde de carbone, du soufre libre, un oxysulfure de carbone fixe, c'est-à-dire à molécule condensée, enfin des sulfates alcalins formés avec le concours des alcalis du verre. Cette oxydation n'est que partielle et consomme en un an seulement un cinquième de l'oxygène présent, non pas grâce à l'établissement d'un équilibre chimique proprement dit, mais par ce fait que les produits formés constituent à la surface intérieure du verre des ballons une couche susceptible d'arrêter les radiations qui les ont produits, conformément à une loi connue des actions photochimiques, qui se limitent par le fait même de leur exercice (p. 69).

A partir de la température de 150° à 200°, le sulfure de carbone s'enflamme aisément au contact de l'air, ce qui oblige à des précautions dans son emploi. L'inflammation peut être quelquefois explosive. Si l'air est en excès, il se forme des gaz sulfureux et carbonique :

$$CS^2 + 6O = 2SO^2 + CO^2$$

auxquels s'ajoute un dépôt de soufre, si l'air est en defaut.

L'hydrogène, passant avec la vapeur de CS^2 sur la mousse de platine, forme H^2S avec dépôt de carbone. — L'hydrogène naissant, fourni par le zinc et l'acide chlorhydrique, donne le composé CH^2S, thioformaldéhyde correspondant à CH^2O.

L'action de l'effluve électrique sur un mélange d'hydrogène et de sulfure de carbone produit un composé de formule $C^2S^4H^2$, correspondant par conséquent à l'acide oxalique $C^2O^4H^2$: c'est un produit résineux, solide, jaune, d'une odeur analogue à celle du mercaptan, insoluble dans l'éther, un peu soluble dans le sulfure de carbone, décomposable à froid par la potasse concentrée. Pour une tension électrique suffisamment forte, ce composé se forme seul ; mais si la tension est trop faible, la polymérisation du sulfure de carbone se produit plus rapidement que sa combinaison avec l'hydrogène (BERTHELOT).

Le chlore humide agit à froid plus rapidement que s'il était sec et forme divers composés parmi lesquels se trouve le chlorosulfure de carbone $CSCl^2$, qui est un *thio-phosgène* correspondant au phosgène $COCl^2$. — A la température du rouge, le mélange de CS^2 et de Cl forme du tétrachlorure de carbone CCl^4 et du chlorure de soufre SCl^2.

Sous l'influence de l'effluve électrique, la vapeur de sulfure de carbone fixe de l'azote et de l'argon pour donner des composés solides, mal définis (Berthelot).

Les gaz CS^2 et CO se combinent aussi sous l'action de l'effluve. Il se produit une matière solide jaune, qui est un mélange des produits propres de condensation du sulfure de carbone et de l'oxyde de carbone, composés condensables séparément par l'effluve. Cependant, il se forme aussi un acide oxysulfuré, qui ne peut provenir que d'une réaction mutuelle de CS^2 et CO (Berthelot).

A haute température, le sulfure de carbone se comporte dans ses réactions comme un mélange de carbone et de soufre, parce qu'il est dissocié dans ces conditions. Aussi sa vapeur constitue-t-elle au rouge un énergique agent de sulfuration : c'est ainsi que Frémy, faisant passer les vapeurs de CS^2 sur l'alumine, la silice, l'acide borique, a obtenu les sulfures cristallisés correspondants, décomposables par l'eau.

Le sulfure de carbone est un sulfacide. Il est absorbé lentement par les lessives alcalines, en donnant la réaction :

$$3\,CS^2 + 3(K^2O.H^2O) = CO^2.K^2O + 2(CS^2.K^2S) + 3\,H^2O$$

et il s'unit pareillement aux sulfures et sulfhydrates alcalins conformément aux équations :

$$CS^2 + K^2S = CS^2.K^2S$$
$$CS^2 + 2\,KHS = H^2S + CS^2.K^2S$$

Le sulfosel $CS^2.K^2S$ qui se forme dans ces diverses réactions est appelé *sulfocarbonate* ; c'est en effet un carbo-

nate dont l'oxygène a été remplacé par du soufre. Les
sulfocarbonates se disssocient lentement à l'air en dégageant
peu à peu leur sulfure de carbone, propriété que DUMAS a
utilisée pour combattre le phylloxéra de la vigne.

OXYSULFURE DE CARBONE COS

Ce composé gazeux qui, par sa formule COS, est intermédiaire entre CO^2 et CS^2, se trouve dissous en très petites
quantités dans certaines eaux minérales : il se formerait
peut-être dans les profondeurs du sol par le passage d'un
mélange gazeux de H^2S, CO et CO^2, ou encore par le passage
d'un mélange de soufre en vapeurs et de CO^2, sur des
roches alumineuses à la température du rouge naissant
(A. GAUTIER).

Il se forme encore, quand on fait passer un mélange
de CO^2 et CS^2 dans un tube chauffé au rouge, conformément
à l'équation :

$$CO^2 + CS^2 = 2\,COS$$

Il prend enfin naissance par l'action du gaz phosgène $COCl^2$
sur certains sulfures métalliques.

PRÉPARATION. — Mais le procédé le plus pratique de
préparation consiste à hydrolyser, à la température de 0°,
le sulfo-cyanure de potassium, ou sulfo-carbimide potassique CSAzK, par une solution d'acide sulfurique. La réaction
est complexe et donne lieu à divers composés autres
que COS, tels que l'acide formique H—COOH et son nitrile
l'acide cyanhydrique H—CAz, que l'on arrête tous deux en
faisant passer les gaz formés sur de l'oxyde mercurique ;
elle donne aussi naissance à du sulfure de carbone, que
l'on absorbe en le faisant passer à travers de l'aniline. On

lave ensuite le gaz COS à l'eau légèrement chlorhydrique, on le sèche sur du chlorure de calcium et on le recueille sur le mercure.

Débarrassée des réactions parasites, la production de COS par cette méthode peut être interprétée simplement. On voit en chimie organique que l'acide cyanique ou carbimide $CO = AzH$ peut être, comme tous les dérivés imidés, hydrolysé et transformé en acide carbonique et ammoniaque :

$$CO = AzH + 2\,H.OH = CO(OH)^2 + AzH^3 = CO^2 + H^2O + AzH^3$$

ou plus simplement :

$$CO = AzH + H^2O = CO^2 + AzH^3$$

Pareillement l'acide sulfocyanique, ou sulfo-carbimide, peut être hydrolysé suivant la réaction :

$$CS = AzH + H^2O = COS + AzH^3$$

On prévoit aussi la possibilité d'une réaction :

$$CO = AzH + H^2S = COS + AzH^3$$

qui est effectivement réalisée, non avec la carbimide elle-même, mais avec un de ses dérivés alcoylés.

Propriétés. — L'oxysulfure de carbone est un gaz incolore dont l'odeur rappelle à la fois celle de CO^2, de CS^2 et de certaines résines aromatiques. Sa solution dans l'eau, qui en dissout à peu près son volume, possède une saveur d'abord sucrée, puis qui rappelle celle des eaux sulfureuses naturelles. Ces changements de saveur sont probablement dus à la lente décomposition de COS, qui en solution aqueuse se transforme peu à peu en $CO^2 + H^2S$, plus un dépôt de soufre en présence de l'air.

Sa température critique est de $+ 105°$ (DEWAR). Il se liquéfie à $0°$ sous la pression de 12 atm. 5.

Il brûle avec une flamme bleue en donnant des acides carbonique et sulfureux. Il est lentement absorbé par la potasse et l'eau de chaux. Il se combine à l'ammoniaque en donnant un oxysulfo-carbamate.

$$COS + 2\,AzH^3 = CO \Big\langle {}^{AzH^2}_{S-AzH^4}$$

Mis en présence d'une solution chlorhydrique de chlorure cuivreux, il se trouve changé, au bout de quelques semaines, à la température ordinaire, en un volume égal de gaz carbonique, par suite de l'intervention simultanée des éléments de l'eau et du chlorure cuivreux (BERTHELOT).

$$COS + 2\,CuCl + H^2O = CO^2 + Cu^2S + 2\,HCl$$

SILICIUM

ÉTAT NATUREL. — Nous avons déjà fait remarquer l'importance du silicium dans la constitution de l'écorce terrestre. Il ne s'y rencontre jamais à l'état libre, mais toujours à l'état oxydé, sous la forme d'acide silicique SiO^2 et de silicates. Énumérer tous les minéraux constitués, en tout ou en partie, par l'acide silicique, serait passer en revue la minéralogie presque entière.

PROPRIÉTÉS. — Le silicium peut être obtenu à l'état amorphe ou à l'état cristallisé, suivant qu'il prend on non naissance dans les conditions physiques favorables à la cristallisation. Le silicium se présentera à l'état cristallisé, si la température de la réaction dépasse son point de fusion, et *a fortiori* son point de volatilisation, ou encore s'il se dissout, au moment de la mise en liberté, dans un solvant approprié, tel qu'un métal ou un siliciure métallique fondus. Il sera, au contraire, amorphe, quand aucune de ces conditions ne sera réalisée.

Au point de vue chimique, les procédés de préparation du silicium peuvent être rangés en deux classes : 1° ceux où l'on extrait ce métalloïde de la silice (acide silicique SiO^2) ; 2° ceux où on le retire d'un composé halogéné.

1° *Préparation à l'aide de la silice.* — C'est le premier procédé auquel on est amené à songer, en raison de l'énorme diffusion de la silice, libre ou combinée, à la surface de notre globe. Il faudra pour cela réduire la silice SiO^2 à l'aide d'un corps capable de lui enlever son oxygène : suivant les conditions physiques de l'opération, on aura, comme nous l'avons expliqué, soit du silicium amorphe, soit du silicium cristallisé.

La réduction de la silice peut se faire assez aisément, soit à l'aide de la poudre d'aluminium, qui agit vers 800°, soit surtout à l'aide de la poudre de magnésium, plus facile à obtenir pure et qui agit dès 540° :

$$SiO^2 + 2\,Mg = 2\,MgO + Si$$

En réduisant la silice par le magnésium, Vigouroux a obtenu du silicium très pur (99 1/2 %). Ce silicium est amorphe. En effet, bien que la réduction de SiO^2 par Al ou par Mg donne lieu à une réaction fortement exothermique, capable en général de produire une température dépassant le point de fusion du silicium, néanmoins l'alumine ou la magnésie formées, étant infusibles aux températures de l'expérience, empêchent la fluidification totale de la masse et ne permettent pas aux globules de silicium fondu de gagner le fond du creuset et de s'y souder en un culot : ils restent isolés, absolument comme de petits globules de mercure disséminés au sein d'une poudre. Il faut donc, pour obtenir du silicium cristallisé, assurer la fluidité totale de la masse et l'on peut y parvenir de deux manières : soit par l'emploi des températures élevées du four électrique, soit par l'addition d'un fondant qui permet d'opérer aux températures moindres d'un four à vent.

Ainsi, si l'on emploie comme réducteur le charbon, qui n'attaque la silice qu'au four électrique (Moissan), on obtient du silicium cristallisé, mêlé à du siliciure de carbone que l'on élimine par des lavages à l'acide chlorhydrique. La présence de certains oxydes (calcium, fer, manganèse) facilite cette réduction (de Chalmot). On peut aussi, en employant l'aluminium comme réducteur de la silice au four électrique, obtenir du silicium cristallisé : *a*) soit par le fait de sa dissolution dans l'aluminium ; *b*) soit par le fait de la fusion ignée de la masse ; *c*) soit par le fait de la sublimation du silicium (Vigouroux).

a) Ainsi, pour obtenir du silicium cristallisé par dissolution dans l'aluminium, on traite dans un creuset de charbon du quartz en poudre (silice) par un excès d'aluminium qui sert à la fois de réducteur et de dissolvant ; on fait passer le courant électrique pendant un temps assez court pour ne pas tout volatiliser ; et on trouve finalement dans le creuset, bien séparé de sa scorie, un culot d'aluminium très cassant, dont la section laisse apercevoir de nombreuses lames cristallines de silicium.

b) Pour préparer le silicium cristallisé par fusion, on chauffe au four électrique le mélange de quartz et d'aluminium, fait dans des proportions telles que ce dernier soit en quantité insuffisante pour réduire la totalité de la silice. Le silicium, mis en liberté, subit la fusion ignée et se sépare très facilement des scories (alumine, silice), que le four rend fusibles. Après refroidissement, on trouve un culot de silicium fondu possédant une belle cassure cristalline.

c) Enfin, pour préparer le silicium cristallisé par sublimation, on introduit le même mélange au fond d'un tube en charbon, dont l'une des extrémités, fermée, est chauffée au four électrique, tandis que l'autre extrémité, ouverte, est en dehors du four. Le silicium distille et vient se condenser vers l'extrémité froide, où l'on trouve de nombreuses lamelles qui forment un feutrage plus ou moins épais de cristaux.

Il n'est pas nécessaire d'employer les températures extrêmes du four électrique pour réduire la silice par l'aluminium, puisque cette réduction s'accomplit, nous l'avons vu, à 800°; on peut se servir des foyers ordinaires de nos laboratoires; mais, si l'on veut obtenir dans ces dernières conditions du silicium *cristallisé*, alors il est absolument nécessaire d'ajouter à la masse réagissante un fondant capable de l'amener dans sa totalité à l'état liquide. Ce fondant sera du fluorure de calcium ou encore du fluorure double de silicium et de potassium (VIGOUROUX). Mais l'emploi de ce dernier corps, qui peut servir, non seulement comme fondant, mais encore comme source de silicium, nous amène à la seconde classe de procédés de préparation.

2° Préparation à l'aide d'un composé halogéné du silicium. — La méthode consiste simplement à réduire un composé halogéné du silicium par un métal approprié, qui se substitue au silicium. Le composé halogéné employé est le fluorure double de silicium et de potassium $SiFl. 2KFl$, qui a sur les haloïdes simples l'avantage d'être stable en présence de la vapeur d'eau. La partie $SiFl$ de la molécule entre seule en réaction, tandis que la partie $2KFl$ semble être chimiquement indifférente et n'intervenir que pour donner de la stabilité à son associé. Le métal réducteur était primitivement alcalin : c'était du potassium (BERZELIUS) ou mieux du sodium (DEVILLE et CARON). Mais VIGOUROUX les remplace avantageusement par l'aluminium, déjà indiqué par WŒHLER, dont le maniement est plus commode que celui des métaux alcalins :

$$3 \,(\mathrm{SiFl^4}.\,2\,\mathrm{KFl}) + 4\,\mathrm{Al} = 3\,\mathrm{Si} + 2\,\mathrm{Al^2Fl^6} + 6\,\mathrm{KFl}$$

Si la température reste au-dessous du rouge, il se forme du silicium *amorphe*, lorsqu'on traite 6 parties de fluorure double de silicium et de potassium par 1 partie d'aluminium (VIGOUROUX); ce qui n'est autre chose qu'un ancien procédé de BERZELIUS, dans lequel le potassium a été remplacé par l'aluminium. Néanmoins ce procédé ne se prête pas à l'obtention d'un silicium amorphe *pur ;* car le fluorure double, en raison de son énergie chimique, ronge les parois des creusets ; et, comme la chaleur le rend aisément fluide, tout ce qui résulte de son attaque se diffuse constamment dans la masse et y augmente sans cesse la proportion des matières étrangères.

Cet inconvénient n'existe pas dans la préparation du silicium *cristallisé*, que l'on obtient en dissolvant le silicium naissant dans un métal fondu, aluminium ou zinc. Les matières étrangères sont en effet rejetées par le métal dissolvant, qui n'entraîne que le silicium. De plus, la fluidité du fluorure double employé et des fluorures formés permet la séparation du métal d'avec la scorie. Aussi la réduction du fluorure double SiFl⁴. 2 KFl par l'aluminium convient-elle parfaitement à l'obtention du silicium cristallisé, si l'on se place dans les conditions de température convenables.

L'opération comprend en définitive deux phases : 1º réduction du fluorure double par l'aluminium ; 2º dissolution du silicium naissant dans un métal fondu, qui l'abandonnera sous forme cristalline par refroidissement.

Le métal dissolvant peut être identique au métal réducteur ou en être différent ; de là deux procédés distincts.

a) *Procédé de* Wœhler, *modifié par* Vigouroux. — Dans ce procédé le métal dissolvant est le même que le métal réducteur : c'est l'aluminium qui joue ce double rôle. La phase de réduction s'accomplit au-dessous du rouge ; la phase consécutive de dissolution exige une température égale ou supérieure à 1000°, si l'on veut dissoudre dans l'aluminium une proportion suffisante de silicium (il en dissout son propre volume à 1000°), tout en maintenant fondu cet alliage d'aluminium et de silicium dont le point de fusion s'élève avec sa richesse en silicium. Pratiquement, on fait un mélange de 3 parties de fluorure double et de 1 partie d'aluminium en tournure, on le tasse fortement dans un creuset en terre à parois épaisses et on le chauffe au four Perrot, maintenu à une température n'atteignant pas le rouge cerise. La réaction se produit ainsi tout doucement, avec une perte moindre de fluorure de silicium. On charge à diverses reprises le creuset du même mélange. Finalement on obtient une masse pâteuse occupant la totalité du creuset, qu'il suffit de porter, au moins une demi-heure, à la température maxima du four pour produire la séparation du métal et de la scorie (fluorure d'aluminium et de potassium) facilement fusible qui se forme.

b) *Procédé* Deville *et* Caron, *modifié par* Vigouroux. — Dans ce procédé, le métal dissolvant est distinct du métal réducteur : on réduit en effet le fluorure double $SiFl^4. 2 KFl$, par l'aluminium et on dissout le silicium naissant dans le zinc en fusion. Dans ce but, on mélange le fluorure double avec l'aluminium en tournure fine, en quantité strictement nécessaire pour mettre le silicium en liberté, soit environ 40 grammes de métal pour 200 grammes de sel double. La masse est introduite dans des creusets et portée au four

Perrot, maintenue à une température inférieure au rouge
cerise. Finalement, on verse sur cette masse pâteuse 350 à
400 grammes de zinc pur en grenaille, qui fond, pénètre
peu à peu dans l'intérieur, dissout le silicium et l'entraîne
au fond du creuset A la fin de l'opération, on trouve un
culot de zinc contenant de nombreuses et belles aiguilles
de silicium cristallisé, qu'on isole en dissolvant le zinc par
des acides.

Il faut avoir soin dans cette expérience de ne pas atteindre
la température d'ébullition du zinc : voilà pourquoi on ne
doit jamais introduire le zinc en même temps que le mélange
d'aluminium et de fluorure double, car la chaleur dégagée
pendant la réduction serait suffisante pour volatiliser une
certaine quantité de zinc et projeter le tout hors du creuset.

PROPRIÉTÉS PHYSIQUES. — a) *Silicium amorphe.* Tel qu'il a
été obtenu par VIGOUROUX, c'est un corps pulvérulent,
s'attachant à toute substance humide ou rugueuse, d'une
couleur marron un peu plus claire que celle du bore, d'une
densité égale à 2,35 à $+ 15°$. Il absorbe très rapidement
l'humidité et la retient jusqu'au rouge. Il fond très facilement à la forge et même dans un four à reverbère muni
d'un bon tirage: sa température de fusion paraît supérieure
à 1200°. Il se volatilise très rapidement au four électrique;
si l'on opère dans un tube, le silicium cristallisé vient se
condenser sur les parois froides.

Comme le carbone, il est soluble dans un grand nombre
de métaux en fusion. Il s'agit, dans beaucoup de cas, d'une
simple dissolution, sans aucune combinaison chimique :
ainsi, il suffit d'agiter du silicium amorphe avec de l'aluminium liquéfié par la chaleur, pour obtenir un culot qui,
traité par les acides, abandonne du silicium cristallisé.

b) *Silicium cristallisé.* — Il se présente en *lames*, s'il a
cristallisé du sein de l'aluminium ; en *aiguilles*, s'il a cris-

tallisé du sein du zinc. Les cristaux volumineux ont l'aspect brillant, métallique. Mais, obtenu ou amené à l'état de poudre fine, le silicium cristallisé prend la couleur marron du silicium amorphe. Au microscope cependant, les grains, même les plus petits, quelle que soit leur origine, ont tous l'aspect nettement métallique et cristallin. Certains d'entre eux présentent une face hexagonale nettement dessinée. Ils sont généralement opaques : cependant, sous une très faible épaisseur, ils laissent filtrer une lumière d'un jaune orangé foncé. Ils n'agissent pas sur la lumière polarisée.

PROPRIÉTÉS CHIMIQUES. — Si le silicium amorphe et le silicium cristallisé présentent quelques légères différences dans leurs propriétés physiques, il n'y a rien qui permette de les différencier au point de vue chimique. Il semble seulement que les températures auxquelles commence l'incandescence dans un même élément ne soient pas identiques pour chacun d'eux; mais les différences, si elles existent, sont faibles (VIGOUROUX).

Le point de réaction des métalloïdes halogènes sur le silicium est situé d'autant plus bas que le métalloïde a un poids atomique plus faible. Ainsi le fluor attaque le silicium avec incandescence dès la température ordinaire, en produisant des fumées blanches dues à la formation du fluorure $SiFl^4$. Dans le chlore, le silicium s'enflamme vers 450° et dans la vapeur de brome sa combustion ne commence que vers 500°. La vapeur d'iode seule ne produit aucune incandescence.

Le silicium amorphe, chauffé au contact de l'air, s'oxyde superficiellement; il n'y a incandescence brusque et passagère que si l'échauffement est instantané. La combustion n'a lieu qu'à la surface des particules, parce que la silice formée infusible enveloppe chaque grain d'un revêtement, qui empêche son contact avec le gaz comburant. Mais si l'on chauffe le silicium, tant amorphe que cristallisé, dans l'oxygène pur, il prend feu vers 400° et continue à brûler en produisant un éclat éblouissant. La chaleur dégagée est telle en effet que la silice fond.

Le soufre se combine au silicium avec incandescence vers 600°; il se forme un sulfure blanc et amorphe qui, en présence de l'humidité de l'air, se décompose rapidement en répandant l'odeur de l'hydrogène sulfuré.

L'azote agit à partir de 1000° sur le silicium et donne un azoture amorphe; il suffit de faire passer le gaz pur et sec dans un tube en porcelaine chauffé au four à reverbère et contenant une nacelle chargée de silicium.

Le phosphore et l'arsenic, chauffés avec le silicium, ne l'attaquent pas.

Le bore réagit sur le silicium à la température du four électrique, en donnant du borure de silicium.

Le carbone s'unit au silicium à la forge ou mieux au four électrique, pour donner un siliciure de carbone SiC, connu dans l'industrie sous le nom de *carborundum*. A la température maxima du four électrique, les vapeurs des deux éléments C et Si se combinent directement, en donnant des aiguilles prismatiques très peu colorées, très dures et très cassantes de SiC (Moissan).

Parmi les métaux, certains ne se combinent pas avec le silicium, d'une façon stable tout au moins, quelle que soit la température à laquelle on les porte : dans ce cas se trouvent les métaux alcalins, le zinc, l'aluminium, le plomb, l'étain, l'antimoine, le bismuth, l'argent et l'or. Ils le dissolvent cependant presque tous plus ou moins et l'abandonnent ensuite sous forme de cristaux.

Les métaux capables de s'unir directement au silicium pour former des siliciures sont, parmi les plus usuels, le magnésium, le chrome, le fer, le nickel, le cobalt, le manganèse, le platine, le cuivre. Cependant le cuivre n'a qu'une faible affinité pour le silicium, car le soufre suffit à déplacer le silicium de $SiCu^2$ (VIGOUROUX, DE CHALMOT).

Certains siliciures métalliques peuvent se former dans les foyers ordinaires des laboratoires ; mais quelques-uns exigent le four électrique, qui les donne alors cristallisés et répondant généralement à la formule $SiMe^4$, où Me représente un métal univalent. Un certain nombre de ces siliciures métalliques, tels que ceux de cuivre et de platine, dissolvent le silicium, comme le font les métaux eux-mêmes. Les acides, en les attaquant, séparent à nouveau les deux corps, de sorte que le silicium libre est mis en liberté sous forme de cristaux, tandis que le silicium combiné passe à l'état de silice (VIGOUROUX). Il se passe donc ici quelque chose d'analogue à cette propriété qu'ont certains carbures métalliques, tels que celui de fer, de dissoudre le carbone comme le fait le fer lui-même. Décomposés par les acides, ces carbures métalliques contenant du carbone dissous abandonnent ce dernier sous forme de graphite, tandis que le carbone combiné se dégage sous forme de composé hydrogéné (et non de composé oxygéné, comme dans le cas du silicium).

L'acide fluorhydrique, gazeux et sec, attaque facilement le silicium. L'acide chlorhydrique gazeux et sec l'attaque au rouge naissant ; l'action est plus lente. Il se forme un gaz qui, amené sur la cuve à eau, se décompose en donnant de la silice et de l'hydrogène. Les acides bromhydrique et iodhydrique, gazeux et secs, ont fourni les mêmes résultats.

L'hydrogène sulfuré bien desséché n'attaque pas le silicium, même à 400°-500°.

L'ammoniaque sèche est décomposée très lentement au rouge ; tandis que l'hydrogène se dégage, l'azote se fixe sur le silicium pour donner un azoture.

L'eau en vapeur, passant sur le silicium contenu dans

un tube de porcelaine, est décomposée au rouge cerise, conformément à l'équation :

$$Si + 2 H^2O = SiO^2 + 2 H^2$$

L'anhydride carbonique est réduit à l'état d'oxyde de carbone entre 800° et 1000°.

L'anhydride borique n'est pas réduit au rouge vif.

Aucun acide dissous ou liquide, agissant isolément, n'attaque le silicium : ni l'acide chlorhydrique bouillant, ni l'acide azotique fumant porté à l'ébullition, ni l'acide sulfurique concentré et bouillant, ni l'eau régale à chaud, ni l'acide fluorhydrique concentré maintenu à 100°. Mais l'action combinée de deux acides, ou bien d'un acide et d'un autre corps, est souvent effi ace. Ainsi un mélange d'acide azotique et d'acide fluorhydrique agit sur le silicium dès la température ordinaire, avec un grand dégagement de chaleur, production de vapeurs rutilantes et de fluorure de silicium volatil $SiFl^4$; en sorte que, si l'on évapore à siccité le contenu de la capsule de platine où l'on a opéré, il ne reste rien dans cette dernière. L'acide fluorhydrique, mélangé à un autre oxydant tel que le nitrate ou le chlorate de potasse, agit de même avec violence; l'acide azotique, additionné d'un composé fluoré, tel que le fluorure de potassium, produit un effet analogue.

La plupart des oxydes métalliques sont réduits par le silicium, un grand nombre avec incandescence et à des températures relativement basses. Tels sont, par exemple, les oxydes de mercure, de cuivre, de plomb, de bismuth, d'étain, de fer, de manganèse, etc. Il suffit de chauffer le mélange des deux corps au bec Bunsen dans un tube à essais.

Un certain nombre de sulfures métalliques subissent une décomposition analogue.

Les hydrates alcalins sont attaqués avec énergie : il suffit de chauffer à peine le mélange des deux corps solides, pour qu'il y ait incandescence. Il y a formation de silicate alcalin et d'hydrogène qui prend feu :

$$Si + 4\,NaOH = Na^4SiO^4 + 2\,H^2$$

Si l'alcali est en solution, il y a attaque énergique, même à froid, avec dégagement du même gaz hydrogène. — La liqueur ammoniacale ne produit aucun effet.

Les carbonates alcalins secs, fondus avec le silicium, sont réduits avec incandescence : il y a production d'oxyde de carbone, qui brûle avec une flamme bleue, et de silice, qui se combine avec l'alcali pour former un silicate alcalin fusible :

$$Si + 2\,Na^2CO^3 = Na^4SiO^4 + 2\,CO$$

Leur solution agit aussi sur le silicium et le fait disparaître peu à peu à l'état de silicate alcalin.

Le mélange d'acide azotique et de chlorate potassique n'a pas d'effet sensible, tandis que le carbone amorphe et le graphite sont attaqués, nous le savons, par ce réactif.

ANHYDRIDE SILICIQUE SiO^2 ET ACIDES SILICIQUES

La silice SiO^2, libre ou combinée, caractérise par sa présence les roches dites *acides*, qui dominent dans la constitution des couches superficielles de notre globe. L'étude de ces formes naturelles de silice, extrêmement variées, est du domaine de la minéralogie. Les formes cristallisées, telles que le quartz, sont les plus pures et peuvent servir dans les laboratoires pour les préparations qui n'exigent pas une pureté chimique absolue : cependant les cristaux de quartz les plus purs retiennent encore de petites quantités d'oxydes d'aluminium et de fer. Aussi la silice absolument pure doit-elle être préparée par la décomposition d'une des combinaisons du silicium : on décompose par exemple le fluorure de silicium par l'eau, les siliciures ou les silicates métalliques par un acide minéral.

PRÉPARATION. — Le plus souvent on décompose par un acide minéral fort un silicate alcalin en solution aqueuse. Une partie de la silice se sépare à l'état de précipité gélatineux, tandis qu'une autre fraction demeure à l'état de solution, fraction d'autant plus abondante que la liqueur est plus étendue.

On peut séparer cette silice soluble en opérant dans un dialyseur, où l'on introduit une solution aqueuse de silicate sodique et de l'acide chlorhydrique étendu. Le chlorure de sodium formé, qui est un cristalloïde (1), passe à travers la membrane du dialyseur et se diffuse dans l'eau extérieure incessamment renouvelée, tandis que la silice libérée, qui présente l'état colloïdal, demeure dans le dialyseur à l'état de solution ou plutôt de pseudo-solution. On obtient ainsi la *silice soluble* de GRAHAM. On peut aussi obtenir une silice soluble en saponifiant le silicate de méthyle par cuisson avec l'eau (GRIMAUX.)

PROPRIÉTÉS. — L'état colloïdal de la silice semble représenter un équilibre particulièrement instable, bien que la silice de GRIMAUX soit plus stable que celle de GRAHAM. Ainsi cette dernière se prend immédiatement en une masse solide par l'addition de très petites quantités de certains corps, tels que les hydrates et les carbonates alcalino-terreux; au contraire, celle de GRIMAUX exige, pour une coagulation immédiate, des doses plus fortes de matières et l'action de la chaleur: mais toutes deux se coagulent spontanément

(1) Cf. SIGALAS, *Précis de physique pharmaceutique*, p. 109. Storck et Cⁱᵉ, éditeurs, Lyon. 1896.

au bout de quelques semaines. Ces faits rappellent la coagulation des albuminoïdes et sont dus vraisemblablement au même mécanisme (DUCLAUX). Dans l'un comme dans l'autre cas, rien n'oblige d'attribuer à une différence de constitution chimique les différences de stabilité à l'égard des agents coagulants ; quant au mécanisme même de la coagulation, il est également mystérieux dans les deux cas.

Les précipités de silice gélatineuse obtenus directement par voie chimique présentent, suivant leur origine et les conditions de leur dessiccation, des teneurs différentes en silice et en eau. Ainsi, la silice gélatineuse obtenue en décomposant un silicate alcalin par un acide minéral ou le fluorure de silicium par l'eau, présente, si on la dessèche à la température ordinaire dans le vide, la composition d'un hydrate $3\,SiO^2.\,2\,H^2O$ et, si on la dessèche à 100°, la composition d'un hydrate $3\,SiO^2.\,H^2O$. Le précipité obtenu en décomposant par l'eau le sulfure SiS^2 présente, suivant les cas, la composition $3\,SiO^2.\,H^2O$ ou $6\,SiO^2.\,H^2O$, etc. D'une façon générale, ces hydrates s'appauvrissent en eau par le fait d'une élévation de température, comme il est naturel. On peut supposer qu'il se forme ainsi des acides de plus en plus condensés, suivant un mécanisme que nous avons maintes fois décrit : ainsi s'expliquerait l'extrême variété de formules des hydrates siliciques et des silicates métalliques qu'on rencontre dans la nature. Le plus simple de tous les hydrates siliciques, celui qui par sa condensation progressive engendrerait tous les autres, serait, comme toujours, l'acide ortho, lequel aurait, en raison de la quadrivalence du silicium, la formule $Si(OH)^4$. Il se prépare sous forme d'une poudre blanche et amorphe, en lavant à l'éther absolu et à la benzine le précipité de silice obtenu dans la décomposition aqueuse du fluorure de silicium. Cet hydrate est instable et perd spontanément de l'eau à l'air (NORTON et ROTH). On connaît aussi un certain nombre d'ortho-silicates naturels ou artificiels : ainsi ODDO a préparé au four électrique l'ortho-silicate de chaux, sous forme de cristaux qui se désagrègent en une poudre amorphe à la température ordinaire.

Quoi qu'il en soit de cette hypothèse, difficilement vérifiable, car la composition des hydrates siliciques naturels ou artificiels est variable et leur teneur en eau oscille entre des limites assez étendues, il est certain que vers 370° toute l'eau est chassée : il ne reste alors plus que l'anhydride SiO^2.

Ce dernier existe dans la nature sous diverses formes, tant amorphes que cristallisées, que ROSE rapporte à deux états allotropiques : le *quartz*, de densité 2,6 et la *tridymite* de densité 2.2. Chacune de ces formes aurait, du reste, comme d'ordinaire, sa zone propre de stabilité : la tridymite serait stable aux températures élevées, le quartz aux températures ordinaires ; et le point de transformation réversible entre ces deux formes, encore mal déterminé, serait vraisemblablement situé au voisinage de 800° à 900° sous la pression atmosphérique Les fortes pressions doivent, d'après la loi de LE CHATELIER, favoriser la formation du quartz, qui est la plus dense des deux formes. Ces données fournissent des renseignements sur les conditions naturelles de formation des diverses espèces de silice. Ainsi l'expérience a montré que la silice, séparée des silicates fondus, cristallise sous forme de tridymite au voisinage de 900"-1000°, sous forme de quartz au voisinage de 750° ; et si on fait osciller la température entre 800° et 950°, on obtient un mélange de quartz et de tridymite (HAUTEFEUILLE).

Toutes les variétés de silice sont éminemment réfractaires à l'action de la chaleur. Cependant MOISSAN a pu fondre et volatiliser ce composé au four électrique. A cet effet, des fragments de quartz bien pur (*cristal de roche*), placés dans un creuset de charbon, sont soumis à l'action de l'arc produit par un courant de 350 ampères et 70 volts. La silice entre en fusion au bout de quelques instants; puis, sept à huit minutes après, l'ébullition commence. On voit alors sortir du four, par les ouvertures qui livrent passage aux électrodes, une fumée abondante de couleur bleutée. En condensant ces vapeurs, on obtient une couche légère de substance peu transparente, d'un blanc légèrement bleuté, qui, à un faible grossissement, se montre formée de petites sphères opalescentes de silice, accompagnées de nombreusss parcelles de silice amorphe. C'est surtout à la volatilisation de la silice, provenant des impuretés des charbons électriques, que les globes de verre des lampes à arc doivent leur opalescence après quelque temps de fonctionnement.

L'acide silicique est réduit, nous le savons, dans des conditions convenables de température, par les métaux alcalins, le magnésium, l'aluminium. C'est le principe de la préparation du silicium.

Le platine attaque la silice au rouge naissant et forme un siliciure de platine. Aussi est-il imprudent de chauffer directement un creuset de platine sur des charbons ardents, toujours siliceux, car le siliciure de platine formé est fusible au contact des silicates et phosphates des cendres.

La silice n'est réduite par le charbon qu'à des températures très élevées, telles que celles que donne le four électrique. On obtient dans ces conditions un siliciure de carbone cristallisé SiC, le *carborundum* de l'industrie (Moissan).

Mais si on fait passer un courant de gaz chlore sur un mélange de silice et de charbon, la réduction s'effectue au rouge, la silice cédant son silicium au chlore et son oxygène au charbon.

$$SiO^2 + 2C + 4Cl = 2CO + SiCl^4$$

Chauffée avec les hydrates et les carbonates alcalins ou alcalino-terreux, la silice, même calcinée, forme les silicates correspondants. Elle chasse au rouge de leurs sels tous les acides volatils.

La silice hydratée se dissout aisément, même à froid, dans les acides étendus et forme avec certains d'entre eux, comme l'acide phosphorique, des combinaisons définies ; mais il suffit de la maintenir quelque temps à 100° ou de la calciner légèrement pour lui faire perdre cette propriété.

La silice anhydre n'est attaquée que par l'acide fluorhydrique, comme le sont aussi du reste les silicates. Il se produit du fluorure de silicium volatil :

$$SiO^2 + 4\,HFl = SiFl^4 + 2\,H^2O$$

Ce fluorure $SiFl^4$ est un gaz incolore, fumant à l'air, dont l'humidité le décompose. Il se détruit en effet au contact de l'eau en régénérant de la silice, tandis que l'acide HFl formé s'unit à l'excès de $SiFl^4$ indécomposé pour donner le corps $SiFl^4.\,2\,HFl$, appelé acide hydrofluosilicique, dont nous allons faire maintenant une étude spéciale, en raison de ses applications dans les laboratoires et l'industrie.

ACIDE HYDROFLUOSILICIQUE $SiFl^4.\,2\,HFl$

PRÉPARATION. — I. *Dans les laboratoires.* — On place dans un ballon un mélange à parties égales de fluorure de calcium et de sable siliceux (ou de grès bien pilé). On arrose le tout d'un excès d'acide sulfurique et on chauffe modérément. L'action de l'acide sulfurique sur le fluorure de calcium produit, comme on sait, de l'acide fluorhydrique qui, se trouvant aussitôt en contact avec la silice, l'attaque en donnant du fluorure de silicium. Ce dernier gaz est conduit au fond d'une large éprouvette, contenant à sa partie inférieure une couche de mercure peu épaisse ; le reste de l'éprouvette contient de l'eau. Le tube adducteur

de SiFl⁴ débouche sous le mercure ; et le gaz, remontant au
sein de l'eau, s'y décompose en donnant de l'acide hydrofluosilicique, qui reste en solution, et de la silice gélatineuse, qui se dépose en partie à la surface du mercure :

$$3\,SiFl^4 + 2\,H^2O = SiO^2 + 2\,(SiFl^4.2\,HFl)$$

Grâce à ce dispositif, on évite l'obstruction du tube de
dégagement par le dépôt de silice. Il ne reste plus qu'à
décanter la liqueur aqueuse, à la chauffer pour achever
d'insolubiliser la silice et à filtrer. On obtient ainsi une
solution d'acide hydrofluosilicique.

II. *Dans l'industrie.* — Il existe plusieurs procédés de
préparation industrielle de l'acide hydrofluosilicique, qui
reposent sur des principes un peu différents. Ils ont tous
ceci de commun, qu'on y décompose le fluorure de silicium
par l'eau, liquide ou en vapeur ; mais ce qui diffère d'un
procédé à l'autre, c'est la façon de produire ce fluorure de
silicium.

A. — Le premier procédé est identique dans son principe
au procédé des laboratoires. Dans une chaudière en fonte *A*
[fig. 48], chauffée par un foyer *F*, on introduit 280 parties
d'acide sulfurique à 60° B. puis, peu à peu, un mélange de
70 parties de sable et 200 parties de spath-fluor $CaFl^2$. On
lute le couvercle, on met en mouvement un agitateur *M*
actionné par l'engrenage *E* et la poulie *P*, on porte la masse
à la température de 200° au début, de 300° à la fin de
l'opération. Le fluorure $SiFl^4$ se dégage par le tube *B* et
arrive dans la caisse rectangulaire *C*, en bois doublé de
plomb, où un pulvérisateur *D* injecte obliquement une
pluie fine d'eau. Le gaz $SiFl^4$ se décompose en traversant
cette pluie. La liqueur aqueuse rassemblée au fond de la
caisse, et qui contient l'acide hydrofluosilicique en solution
et la silice gélatineuse en suspension, est aspirée par *O* à

l'aide d'une pompe et refoulée dans un appareil à filtration qui est, soit un filtre-presse, soit plus simplement une poche en toile grossière. La silice reste sur le filtre et la

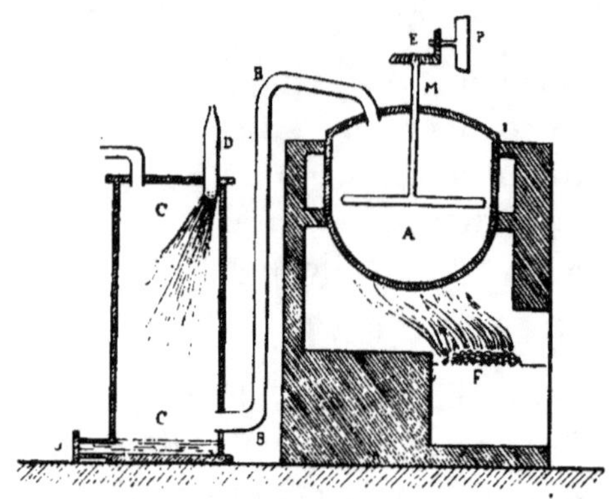

FIG. 48

Appareil pour la fabrication industrielle de l'acide hydrofluosilicique.

solution limpide d'acide hydrofluosilicique est renvoyée, s'il y a lieu, dans la caisse *C* par l'intermédiaire du pulvérisateur *D* jusqu'à complète saturation.

B. — Le deuxième procédé, dû à SAINTE-CLAIRE-DEVILLE, consiste à faire agir la vapeur d'eau sur un mélange de silice et de fluorure de calcium. On peut décomposer par la pensée cette réaction en deux phases : 1° une double décomposition entre la silice et le fluorure de calcium, qui produit du fluorure de silicium ; 2° une décomposition de ce fluorure de silicium par la vapeur d'eau.

La réalisation pratique du procédé est due à VILLON. On agglomère avec de l'eau un mélange de spath-fluor, de colle et de brique pilée, on sèche la pâte ainsi obtenue au

four à reverbère et on la concasse, après refroidissement, en
fragments de la grosseur d'une noix. Ceux-ci sont introduits
dans une cornue en terre semblable à celles qui servent
pour la fabrication du gaz d'éclairage. Dans cette cornue,
chauffée au rouge, on dirige un courant de vapeur d'eau, à
la pression de deux atmosphères, qui s'est surchauffée en
passant dans un serpentin situé sous la cornue, directement au-dessus du foyer. La vapeur, en traversant la
masse de spath et de brique, provoque la formation d'acide
hydrofluosilicique, qui se dégage par un tube en poterie et
va se condenser dans une sorte de jeu d'orgue en grès,
analogue à celui employé par GUTTMANN pour la condensation de l'acide azotique (p. 295).

C. — Le principe du troisième procédé, dû à TESSIÉ DU
MOTAY et KARCHER, repose sur ce fait que le fluorure de
calcium et la silice font la double décomposition en donnant
du fluorure de silicium, quand on les chauffe en présence
du charbon. Ce dernier facilite la réaction en s'unissant à
l'oxygène de SiO^2, dont le silicium se combine au fluor
de $CaFl^2$. Il ne reste plus qu'à décomposer par l'eau le
fluorure de silicium formé.

Le procédé a été rendu pratique par VIVIEN. On mélange
intimement des proportions convenables de sable ordinaire,
de spath-fluor broyé et de poussière de coke. On en fait,
après addition d'argile, des briquettes que l'on sèche. Puis,
dans un cubilot de fonderie, muni d'accessoires permettant
de recueillir les gaz dégagés, on fait fondre ces briquettes,
en éliminant les laitiers au fur et à mesure de leur formation. On recueille le gaz $SiFl^4$ produit et on le décompose
par une pluie d'eau, comme dans le premier procédé.

PROPRIÉTÉS. — L'acide hydrofluosilicique n'est connu qu'à
l'état de dissolution dans l'eau. On peut le concentrer

jusqu'à consistance sirupeuse ; mais, au delà, il se dissocie en émettant du fluorure de silicium gazeux. La solution commerciale marque 40° B. et renferme 65 °/₀ d'acide pur.

C'est un acide énergique, qui déplace à chaud les acides volatils de leurs sels, l'acide sulfurique excepté. Il donne avec la potasse un sel gélatineux peu soluble et avec la baryte un précipité blanc cristallin. Il attaque le verre et doit être conservé dans des récipients en bois, en grès ou en plomb.

Usages. — On l'emploie en teinture pour la fabrication des mordants de chrome et d'antimoine et pour l'avivage ; en sucrerie, pour l'épuration des jus sucrés. Il sert aussi à obtenir le durcissement des pierres par l'opération appelée *fluatation ;* en effet, cet acide forme avec les oxydes d'aluminium, de zinc, de magnésium, de cuivre, de fer et de chrome des sels solubles ; et ces solutions, déposées à la surface des pierres calcaires, y forment un enduit inattaquable aux agents atmosphériques et qui prend par le polissage l'aspect et la dureté du marbre (Kessler).

Siliciure de carbone SiC

Préparation. — Ce composé a été obtenu par Schutzen-berger en chauffant au rouge vif un mélange de silicium et de silice pulvérisés dans un petit creuset en charbon de cornue, lui-même contenu dans deux creusets plus grands en terre réfractaire, les vides entre les creusets étant remplis par du noir de fumée.

Le produit obtenu, débarrassé de ses impuretés par un lavage à l'acide fluorhydrique bouillant, est constitué presque entièrement par un carbure de silicium de formule SiC, qui se présente sous la forme d'une poudre de couleur vert clair, infusible et fixe, inattaquable par la potasse en solution bouillante et par l'acide fluorhydrique.

Le siliciure de carbone ainsi obtenu est amorphe, parce qu'il est infusible à la température où l'on opère. Il est, au contraire, cristallisé si, comme l'a fait Moissan, on le prépare en réduisant la silice par le charbon au four électrique, parce que le siliciure fond dans ces conditions.

La réaction est :

$$SiO^2 + 3C = SiC + 2CO$$

C'est par ce procédé qu'Acheson obtient industriellement, depuis 1892, le siliciure de carbone cristallisé ou *carborundum* (1).

On prépare avec soin un mélange de charbon, de sable et de sel marin, que l'on introduit dans un four électrique

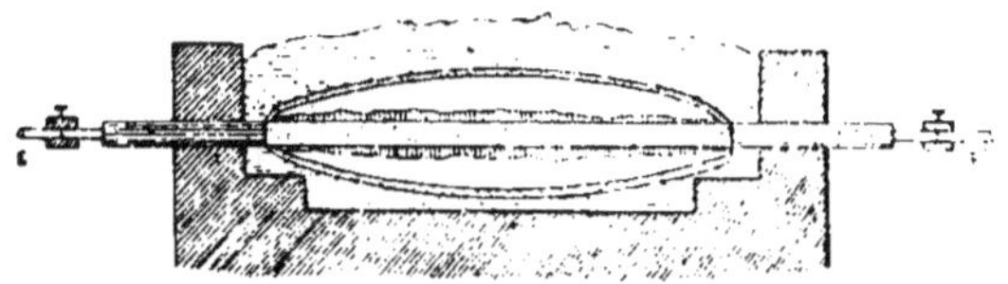

Fig. 49

Four électrique pour la préparation du carborundum.

en briques [fig. 49]. Ce mélange est disposé de telle façon qu'il enveloppe complètement une sorte de noyau cylindrique occupant l'axe du four et constitué par du charbon grossièrement pulvérisé. La paroi du four est traversée par des électrodes E, E' qui sont des tiges en charbon reliées d'une part au noyau central, d'autre part aux pôles d'une dynamo.

(1) Ce nom est un mot composé formé de *carbone* et de *corindon* : le premier rappelle la composition et le second la dureté du corps

L'opération terminée, on démolit le four et on trouve une masse composée de quatre zones concentriques : la zone centrale contient presque uniquement des cristaux de carborundum. Après avoir broyé et désagrégé la masse dans un moulin, on sépare les cristaux au tamis, on les soumet à divers lavages, puis on les trie pour les classer par grosseur. Cette dernière opération peut se faire par lévigation dans une série de bassines que traverse un courant d'eau.

Propriétés. — Les cristaux de carborundum sont d'un vert jaunâtre clair. Ils sont très stables vis-à-vis des agents physiques et chimiques. Le siliciure de carbone ne fond en effet qu'au four électrique et n'est décomposé que par les alcalis et les carbonates alcalins en fusion.

Les cristaux possèdent une dureté presque égale à celle du diamant. C'est là le principe de la principale application du carborundum, dont l'industrie prépare environ 2.000 tonnes par an, sur lesquelles 900 sont fournies par la France. Il peut, en effet, remplacer l'émeri, et même la poudre de diamant, pour polir les corps durs. On le trouve dans le commerce sous forme de poudres de différentes grosseurs, comme l'émeri. Avec ces poudres on prépare des meules de carborundum en mêlant les cristaux avec 30 % d'argile de potier, moulant à la presse hydraulique et cuisant jusqu'à fusion du liant dans un four à potier. Ces meules servent pour le travail des métaux, des marbres, des pierres dures, pour le polissage du verre, du diamant, des pierres précieuses.

LIVRE TROISIÈME

Métaux

—

CHAPITRE PREMIER

GÉNÉRALITÉS SUR LES MÉTAUX

—

Nous avons vu que les métaux sont des éléments électro-positifs, c'est-à-dire susceptibles d'apparaître à la cathode dans l'électrolyse des composés binaires. Leur présence dans les molécules tend à leur imprimer le caractère basique : aussi les oxydes inférieurs des métaux sont-ils des bases, quelquefois très puissantes ; il faut une certaine accumulation de l'oxygène, pour faire apparaître chez les composés métalliques un caractère acide, qui demeure du reste, en général, moins prononcé que chez les composés de même type fournis par les métalloïdes.

De ce qu'un élément qui apparaît isolément à la cathode dans l'électrolyse d'un composé doive être considéré comme un métal, il ne s'ensuit aucunement que tout métal incorporé à la molécule d'un électrolyte doive nécessairement se déposer à la cathode dans l'électrolyse de ce dernier. Car un métal peut faire partie d'un radical complexe, qui, par la prédominance des métalloïdes, prend les allures d'un ion électro-négatif et apparaît en bloc à l'anode; absolument, du reste, comme des métalloïdes peuvent par leur union avec l'hydrogène et les métaux former des ions électro-positifs. Ainsi dans le ferro-cyanure de potassium, le potassium seul se comporte comme un ion électro-positif, tandis que le radical ferro-cyanogène FeC^6Az^6 forme, grâce à la prédominance du carbone et de l'azote sur le fer, un ion électro-négatif.

PRINCIPES DE MÉTALLURGIE. — La propriété même qui permet de définir les métaux, à savoir leur dépôt à la cathode dans l'électrolyse de leurs sels ou des composés analogues, a été depuis le commencement du xixe siècle et est de plus en plus utilisée pour leur isolement, soit dans l'analyse chimique, soit dans l'électro-métallurgie. La découverte des métaux alcalins, réalisée par DAVY en électrolysant les alcalis, peut être considérée comme le premier pas fait dans cette voie. Aujourd'hui, l'électro-métallurgie permet à l'industrie d'extraire de leurs minerais ou d'affiner certains métaux usuels. D'une façon générale, la méthode consiste à engager le métal, s'il ne l'est déjà, dans un électrolyte, ordinairement un sel fondu ou dissous, que décompose le courant continu fourni par une dynamo. Le métal se dépose à la cathode ; mais il est essentiel dans la pratique que ce métal soit pur et en outre qu'il soit compact, et non pas spongieux. Pour que le métal soit pur, il faut qu'il se dépose à l'exclusion des autres métaux qui peuvent l'accompagner dans le bain électrolytique. Pour que le métal soit compact, il faut qu'il soit à peu près exempt d'hydrogène, dont le dégagement simultané à la cathode le rendrait spongieux. Il faut donc se placer dans des conditions qui assurent le dépôt prédominant du métal voulu, à l'exclusion des autres cathions (hydrogène et métaux étrangers).

Or, cette prédominance du dépôt d'un cathion par rapport aux autres, prédominance que l'on attribue hypothétiquement à des différences de vitesse dans le transport des ions au sein du bain électrolytique, est déterminée par certains facteurs que l'expérience a fait connaître et qui sont : la densité du courant, la concentration et la température de l'électrolyte, l'acidité du bain. Ainsi le sulfate de zinc, en solution légèrement acide, donne avec de faibles densités de courant des dépôts de zinc spongieux, par suite d'un abondant dégagement simultané d'hydrogène à la cathode. Si l'on élève la densité, la proportion du zinc augmente par rapport à celle de l'hydrogène et le dépôt devient cohérent. Inversement, le sulfate de cuivre donne, avec de faibles densités de courant, une quantité d'hydrogène faible par rapport à la quantité de cuivre précipité : les dépôts sont donc compacts. Avec de fortes densités de courant, au contraire, la proportion élevée d'hydrogène qui accompagne le cuivre rend les dépôts pulvérulents.

Les dépôts électrolytiques de zinc sont compacts pour d'assez fortes concentrations de la solution, spongieux pour de faibles concentrations.

Dans l'électrolyse des sels de nickel, de cobalt, de cadmium, de zinc, le dépôt de métal à la cathode n'est compact que si l'on opère avec des liqueurs très faiblement acides ; avec une acidité un peu forte, les dépôts manquent de cohésion et, aussitôt que la proportion d'acide atteint 3 à 5 $^0/_0$ en volume, on ne peut plus précipiter de métal et on n'a à la cathode qu'un abondant dégagement d'hydrogène.

La pratique montrera dans chaque cas particulier les meilleures conditions à réaliser pour obtenir à la cathode un dépôt de métal à la fois pur et compact.

Le courant électrique est quelquefois employé, en métallurgie, non plus comme agent d'électrolyse, mais comme source de chaleur, comme il a été déjà exposé à propos du four électrique. C'est ainsi que, pour l'extraction de l'aluminium, ces procédés *électro-thermiques* sont employés concurremment avec les méthodes électrolytiques. Comme ici le courant n'agit que pour porter le système matériel à la température nécessaire à la réaction (1), ces procédés rentrent en fait dans les méthodes de métallurgie purement chimiques, les plus anciennes de toutes, dont nous allons maintenant exposer les principes généraux.

Les opérations chimiques sont d'ordinaire précédées par des opérations purement mécaniques, ayant pour objet de débarrasser le minerai métallique de la gangue rocheuse qui l'accompagne. On y arrive par une trituration grossière qui s'effectue à l'aide d'appareils divers, tels que des cylindres concasseurs, des pilons ou *bocards*, etc. La poudre grossière ainsi obtenue est souvent entraînée ensuite par un courant d'eau, destiné à produire une lévigation qui sépare les parties terreuses légères des parties métalliques lourdes.

Le minerai métallique ainsi isolé peut être quelquefois le métal lui-même à l'état natif : c'est ce qui arrive, par exemple, pour l'or. En pareil cas, le métal est souvent traité par du mercure, avec lequel il forme un *amalgame*, nom sous lequel on désigne le produit de la dissolution d'un métal dans le mercure. Ce métal se trouve ainsi séparé des impuretés qui l'accompagnent et peut être obtenu à l'état pur par distillation de l'amalgame, tandis que le mercure volatilisé est recueilli pour une nouvelle opération.

Si, au contraire, ce qui est le cas le plus fréquent, le métal est engagé dans une combinaison chimique, on s'efforce en général de le transformer en oxyde, qui est

---

(1) C'est ce qui permet d'employer les courants alternatifs aussi bien que les courants continus, tandis que l'électrolyse exige les seuls courants continus.

ensuite réduit par le charbon. Ainsi, si le minerai est un sulfure ou un sulfarséniure, on le grille à l'air libre ou tout au moins dans des fours où l'air circule librement. Le soufre et l'arsenic se volatilisent à l'état d'anhydrides sulfureux et arsénieux, tandis que le métal passe à l'état d'oxyde.

La séparation mécanique du minerai et de la gangue est parfois à peu près impossible, lorsque l'un et l'autre ont une constitution peu différente, par exemple lorsque le minerai est formé par des silicates, des silico-aluminates, des carbonates, espèces minérales de même nature que celles qui constituent la majeure partie des roches de notre globe. Dans ce cas, on chauffe généralement le minerai avec un *fondant :* ce dernier a pour but de s'emparer des corps tels que la silice ou l'alumine pour donner des combinaisons fluides, qui se séparent de la masse métallique en formant ce qu'on appelle des *scories.* La nature chimique du fondant dépend de celle des corps à scorifier. Si ces derniers sont *acides*, comme c'est le cas de la silice par exemple, le fondant doit être *basique ;* et inversement.

PROPRIÉTÉS MÉCANIQUES. — Un grand nombre de métaux, surtout parmi ceux dont le poids atomique est le plus élevé, jouissent de qualités mécaniques qui leur assurent une grande utilité pratique, qualités que l'on retrouve aussi dans les associations, désignées sous le nom d'*alliages*, que les métaux forment entre eux. Définissons quelques-unes de ces qualités.

La *dureté* des métaux, dans le sens minéralogique du mot, est la résistance qu'ils offrent à se laisser rayer. Elle est donc définie, à ce point de vue, par l'échelle de Mohs (1).

La *ténacité* des métaux est la résistance qu'ils offrent à

(1) Cf. JADIN. — *Précis d'hydrologie et de minéralogie.* p. 97. Storck et Cⁱᵉ, éditeurs, Lyon, 1899.

la rupture. On la définit d'ordinaire par le poids maximum que peut supporter, sans se rompre, un fil métallique de section donnée (un millimètre carré).

La *ductilité* est la propriété de se laisser étirer en fils par le passage à la filière, c'est-à-dire à travers une série d'orifices de diamètres décroissants. L'or, l'argent, le fer sont parmi les métaux les plus ductiles.

La *malléabilité* est la propriété de se laisser transformer en plaques et lames minces, sous l'action du marteau ou du laminoir. Le marteau agit par choc local sur une région seulement de la pièce métallique, dont on lui présente successivement les diverses parties, tandis que le laminoir la prend tout entière et la force à passer entre deux rouleaux où elle s'amincit tout en s'allongeant. Le laminage est plus rapide et plus économique, mais il ne s'applique qu'à certaines formes simples, tandis qu'au marteau on arrive à forger toutes les pièces. — De l'action du marteau on peut rapprocher celle de la presse, dont l'action est également locale, mais continue au lieu d'être intermittente, et par suite plus profonde et plus pénétrante.

Les qualités mécaniques d'un métal dépendent de sa structure intime ; or, cette dernière peut varier, non seulement d'un échantillon à l'autre, mais encore au sein d'un même échantillon, avec la température et le mode de travail auxquels il a été soumis ; en sorte que cette structure est jusqu'à un certain point le résultat de toute son histoire. Il est donc essentiel de pouvoir étudier la structure d'un métal : on y arrive aujourd'hui par l'examen microscopique d'une surface bien polie. A cause de l'opacité des métaux, généralement impossibles à obtenir en lames assez minces pour être translucides, il faut éclairer la surface examinée *par dessus*, et non *par dessous*, c'est-à-dire par réflexion et non par transmission. On voit ainsi les dimensions et la forme de chacune de ces particules d'apparence homogène, qui forment ce qu'on appelle le *grain* du métal. Du reste, en s'aidant de réactifs appropriés, tels que les acides étendus, le bichlorure de mercure, etc., on peut dissoudre certaines parties de la surface, tandis que d'autres plus résistantes, notamment les grains, forment un dessin en relief. On reconnait ainsi que les grains ont des formes irrégulières, mais des contours bien définis. Chacun d'eux est un cristal composé d'une multitude de facettes extrêmement petites, cristal dont la croissance a été gênée par la pression des voisins. Aussi trouve-t-on rarement, chez les métaux, ces polyèdres convexes à faces bien nettes que l'on peut voir, par exemple, chez les sels cristallisés du sein de leurs solutions aqueuses. Quand un métal ou un alliage fondus cristallisent en se solidifiant, leurs formes rappellent plutôt les cristaux étoilés de la neige et prennent souvent l'aspect de feuilles de fougère, de plumes barbelées, de dendrites ou arborisations plus ou moins compliquées. Pendant la solidification, à mesure que la cristallisation avance, les branches de ces cristaux épaississent, laissant finalement entre elles un espace vide, dans lequel se figent en dernier lieu, quand il s'agit d'un alliage, les éléments les plus fusibles. L'ensemble de chaque cristal dendritique avec son remplissage constitue ce qu'Osmond a appelé une *cellule*.

En général, une structure nettement cristalline, comme celle qui se produit dans la solidification d'un métal ou d'un alliage fondus, diminue, toutes choses égales, la résistance à la rupture, parce que les surfaces des cristaux forment autant de lignes de fracture. Aussi toute opération ayant pour effet de détruire ou d'empêcher les formations cristallines rend le métal plus résistant et plus dur. C'est ce que réalisent le forgeage et le laminage qui, par un véritable pétrissage mécanique, broient les agglomérations cristallines et rendent ainsi la masse métallique plus homogène, donc plus cohérente et plus résistante. Mais cette cristallisation de fusion peut reparaître par l'action d'une température suffisamment élevée, même sans que celle-ci atteigne le point de fusion. Le métal devient alors cassant et le grain de sa cassure est plus gros : c'est ce qu'on exprime en disant que le métal est *brûlé*. La température capable de produire cet effet varie avec la nature du métal : elle est de 150° à 200° pour le zinc, de 900° pour le cuivre, etc. Elle s'abaisse, quand le métal renferme des impuretés fusibles, telles que le phosphore, quand il est exposé à une atmosphère d'hydrogène, et dans d'autres circonstances encore indéterminées.

Les opérations telles que la *trempe*, refroidissement brusque d'un métal chaud par son immersion dans un liquide beaucoup plus froid, ou le *recuit*, réchauffement d'un métal trempé à une température plus ou moins élevée, influent aussi sur la structure, et par suite sur les propriétés. Bref, on peut dire que les qualités mécaniques d'un échantillon métallique dépendent de toutes les conditions de travail qu'il a traversées et portent pour ainsi dire l'empreinte de tout son passé.

ALLIAGES MÉTALLIQUES. — On voit donc que l'on peut souvent faire varier dans une large mesure les qualités d'un métal ; mais ce qui accroît considérablement l'étendue de ces variations, c'est la possibilité des *alliages* que les métaux peuvent former en s'unissant entre eux. Un alliage est, à vrai dire, un métal nouveau par ses propriétés physiques et mécaniques. Ainsi, il a un point de fusion différent de celui des métaux qui le constituent : par exemple, l'alliage de WOOD, comprenant huit parties de plomb, quinze parties de bismuth, quatre parties d'étain et trois parties de cadmium, fond à + 65°, tandis que ses quatre éléments constitutifs fondent tous au-dessus de 200°.

Les métaux que l'on fond ensemble pour constituer un alliage présentent les mêmes particularités que les liquides mis en contact. Pour un couple de deux métaux par exemple, il paraît exister une température limite au-dessous de laquelle ils ne se dissolvent mutuellement que d'une façon partielle et se superposent alors dans l'ordre de leurs densités, comme l'eau et l'éther à la température ordinaire ; au-dessus de cette température ils se mêlent en toutes proportions, comme l'eau et l'alcool à la température ordinaire. Cette température limite est par exemple un peu supérieure à 800° pour le couple bismuth et zinc, à 900° pour le couple plomb et zinc (SPRING et ROMANOFF). On conçoit donc que l'homogénéité, obtenue par fusion à une température suffisamment élevée, ne se maintienne pas toujours pendant le refroidissement et la solidification. De là une première cause d'hétérogénéité dans la constitution des alliages solides. D'autres causes proviennent encore des lois générales de la solidification. Ainsi, pour nous en tenir toujours au cas d'un alliage binaire, si l'un des métaux est simplement dissous dans l'autre, la solidification présentera tous les phénomènes déjà signalés à propos de la congélation des solutions salines (p. 45). De même que la dissolution d'un sel dans l'eau, par exemple, en abaisse le point de congélation, de même la dissolution d'un métal dans un autre métal ou dans un alliage fondus en abaisse le point de solidification ; et parfois, dans les deux cas, l'abaissement peut obéir sensiblement à la loi de BLAGDEN. De même que, pour toute solution saline, il existe une composition déterminée pour laquelle le point de congélation est minimum et qui donne lieu au dépôt d'un cryosel, de même, pour tout alliage de métaux donnés, il existe une composition déterminée pour laquelle le point de solidification est minimum : un pareil alliage est dit *eutectique* (GUTHRIE) et est par conséquent l'analogue d'un cryosel. De même que le cryosel solide est constitué par un mélange très intime de cristaux de glace et de sel, de même l'alliage eutectique est constitué par un mélange très intime de ses métaux constitutifs.

Un alliage fondu, soumis au refroidissement, laisse déposer tout d'abord celui des métaux qui est en excès par rapport à la composition du mélange eutectique ; et peu à peu la composition du liquide se rapproche ainsi de celle de ce mélange. A un moment donné donc, la partie liquide atteindra cette composition eutectique ; et dès lors le mélange cristallin sera de même composition que le liquide qui le dépose. Il en résulte, d'après les lois générales (1), qu'à partir de ce moment la solidification s'achèvera tout entière à température constante ; ce qui a fait croire parfois à tort à l'existence d'une combinaison définie. Ainsi donc, pour tout alliage qui, à l'état liquide, constitue une solution mutuelle de deux métaux, la solidification se termine toujours à une même température minima, qui est la température de solidification de l'alliage eutectique.

Mais des combinaisons chimiques peuvent aussi se former au sein des alliages fondus, surtout si l'un des métaux est à la limite des métalloïdes : telles sont les combinaisons Cu^3Sn et Cu^2Sb. L'existence de chaque combinaison définie donne lieu à un point de solidification à température constante.

Enfin, certains mélanges isomorphes peuvent encore donner naissance à des points de solidification à température constante.

(1) Comme nous l'avons déjà fait remarquer dans la note de la page II, la constance de la température pendant toute la durée d'un changement d'état n'implique point nécessairement l'individualité chimique du corps qui se transforme. Un mélange changera d'état à température constante, si sa composition n'est pas modifiée par le fait de ce changement.

Si ces divers cas se trouvent réalisés dans un même alliage, on observera, pendant son refroidissement, plusieurs points de solidification à température constante, mais distribués à des degrés différents de l'échelle thermométrique. C'est ce qui explique le phénomène de la *liquation*, présenté souvent par les alliages. Ce phénomène consiste en ce que la solidification d'un alliage fondu s'opère, pour ainsi dire, par poussées successives, le thermomètre s'arrêtant momentanément dans sa descente à des niveaux divers. Quelquefois même, la solidification paraît à première vue avoir été totale et l'alliage semble pris tout entier ; mais il n'en est rien et, dans cette masse en apparence solide, il y a encore parfois çà et là des parties fondues qui donnent lieu, par les progrès du refroidissement, à de nouvelles solidifications partielles, également distribuées en des points divers sur l'échelle des températures et révélées par les arrêts successifs du thermomètre. Ces arrêts peuvent correspondre, d'après ce qui précède, soit à la cristallisation d'un métal pur, soit à celle d'une combinaison chimique définie, soit à celle d'un mélange eutectique, soit enfin à celle d'un mélange isomorphe. Or, ces solidifications partielles et successives empêchent en général l'homogénéité de la masse solide et nuisent à ses usages. C'est ce qui s'observe, par exemple, pour le bronze fait uniquement avec de l'étain et du cuivre. Il donne en se refroidissant, longtemps après qu'il paraît solide, des points d'arrêt du thermomètre, à diverses températures toujours les mêmes. L'addition d'une certaine quantité de zinc prévient dans une large mesure les liquations du bronze et assure, par conséquent, d'une façon plus complète son homogénéité.

Mais, d'une façon générale, on pourra le plus souvent constituer avec des métaux donnés plusieurs alliages sans liquation, et cela sans y introduire de métaux étrangers. Il suffira à cet effet de donner à l'alliage la constitution d'une combinaison définie ou d'un mélange eutectique, par exemple.

Même dans les cas où un alliage présente le phénomène de la liquation, les effets de cette dernière sur l'homogénéité du lingot solide sont quelquefois annulés par une particularité heureuse de cristallisation, qui se rencontre de préférence chez les alliages formés de métaux de densités peu différentes. Le premier corps qui se dépose cristallise parfois en aiguilles ou lamelles si fines qu'elles restent en suspension dans le liquide et forment un feutrage au milieu duquel s'achève la solidification. Dès lors, le mélange est assez uniforme pour que le défaut d'homogénéité n'ait pas d'inconvénient pratique.

On voit donc, d'après tout ce qui précède, que la constitution des alliages solides pourra présenter des formes variées. *A priori*, on peut s'attendre à y rencontrer les trois modes d'union des corps que nous avons signalés à la fin du chapitre premier, à savoir : la solution (qui serait ici une solution solide), le mélange isomorphe, enfin la combinaison chimique. Ces trois formes se rencontrent en effet, mais la solution solide et le mélange isomorphe ne paraissent pas toujours avoir été distingués nettement l'un de l'autre. Quoi qu'il en soit, la constitution des alliages binaires pourrait, d'après CHARPY, se ramener à deux types principaux.

Le premier type présenterait des cristaux d'un individu chimique (métal pur ou composé défini de deux métaux), englobé dans un deuxième constituant qui serait en général un mélange eutectique, formé lui-même par la juxtaposition de ses deux éléments très divisés. Dans ce type, il faudrait comprendre les limites, correspondant soit à un mélange eutectique pur, soit à un composé défini pur.

Le deuxième type serait celui des mélanges isomorphes,

formés d'une seule espèce de cristaux occupant toute la masse. Ce type serait assez fréquent, car s'il est peu de métaux susceptibles de former entre eux des mélanges isomorphes, il semble qu'il y ait plusieurs exemples de composés définis de deux métaux isomorphes avec l'un d'eux.

CLASSIFICATION DES MÉTAUX. — Nous classerons, autant que possible, les métaux, comme les métalloïdes, d'après leur valence. Ainsi la première famille sera celle des métaux univalents, tous compris dans la colonne I du tableau de MENDELEJEFF (p. 79) et que nous diviserons en deux groupes : *a*) les métaux alcalins (lithium, sodium, potassium, rubidium, césium); *b*) les métaux monétaires (cuivre, argent, or).

La deuxième famille sera celle des métaux bivalents, qui occupent tous la colonne II du même tableau et que nous partagerons en trois groupes : *a*) les métaux alcalino-terreux (calcium, strontium, baryum); *b*) les métaux terreux (magnésium, zinc, cadmium); *c*) le mercure.

La troisième famille sera formée de métaux trivalents, situés tous dans la colonne III du tableau de MENDELEJEFF, et dont le plus important de beaucoup est l'aluminium.

La quatrième famille comprendra les métaux quadrivalents de la colonne IV du tableau de MENDELEJEFF, parmi lesquels nous étudierons spécialement l'étain et le plomb.

La cinquième famille sera formée de métaux à la fois trivalents et quintivalents, correspondant, par conséquent, aux métalloïdes de la famille de l'azote et situés comme eux dans la colonne V du tableau. Parmi eux, nous nous bornerons à l'étude du vanadium et du bismuth.

La sixième famille comprendra les métaux du groupe du fer (chrome, manganèse, fer, nickel, cobalt). Ces métaux, dont les affinités sont incontestables, occupent, à l'encontre

de ceux qui constituent les familles précédentes, non pas
une même colonne verticale, mais une même ligne horizontale du tableau de MENDELEJEFF.

Enfin, la septième famille sera composée des métaux du
groupe du platine, qui accompagnent ce dernier dans ses
mines et qui sont, indépendamment du platine, le ruthénium, le rhodium, le palladium, l'osmium, l'iridium. Ces
métaux sont rangés par groupes de trois, dans la colonne VII
du tableau de MENDELEJEFF.

CHAPITRE II

La première colonne verticale du tableau de Mendelejeff comprend des métaux qui sont tous susceptibles de fonctionner comme univalents, au moins dans certaines de leurs combinaisons. Ces métaux peuvent être partagés en deux groupes : l'un, fort homogène, comprend ce qu'on appelle les métaux alcalins : lithium, sodium, potassium, rubidium, cœsium ; l'autre, moins homogène, comprend ce qu'on pourrait appeler les métaux monétaires . cuivre, argent et or.

Premier groupe : Métaux alcalins

Les métaux alcalins sont tous solides à la température ordinaire, mais d'autant plus fusibles que leur poids atomique est plus élevé, comme le montre le tableau suivant :

Métaux	Poids atomiques	Températures de fusion
Lithium	Li $= 7$	$+ 180°$
Sodium	Na $= 23$	$95°$
Potassium	K $= 39$	$60°$
Rubidium	Rb $= 85$	$38°,5$
Cœsium	Cs $= 133$	$26°,5$

Leur point de volatilisation semble aussi s'abaisser à mesure que s'élève leur poids atomique. Ainsi, les deux premiers ne distillent qu'au rouge vif, en donnant des vapeurs incolores ; les autres distillent un peu plus bas, en donnant des vapeurs colorées.

Au point de vue chimique, ils offrent les caractères suivants :

1° Ils sont, comme nous l'avons déjà dit, univalents ; cependant chez ceux dont le poids atomique est élevé, semble apparaître une tendance à la trivalence : c'est ainsi que le cœsium forme un composé de formule $CsClBrI$. Cependant, l'interprétation de ces faits est douteuse, car dans le dernier composé, par exemple, la trivalence pourrait fort bien appartenir à l'iode.

2° Ils ont pour l'oxygène une affinité qui paraît croître avec leur poids atomique. L'union d'un métal alcalin avec l'oxygène, toujours fortement exothermique, donne naissance à des protoxydes de formule Me^2O, stables dans une étendue considérable de l'échelle thermométrique ; ce qui permet d'employer les métaux alcalins comme réducteurs des composés oxygénés, et cela tant à chaud qu'à froid.

3° Indépendamment de ces protoxydes Me^2O, les métaux alcalins sont encore susceptibles de former des bioxydes Me^2O^2, qu'on obtient soit en chauffant le métal alcalin sur une coupelle d'argent dans un courant d'oxygène bien sec (VERNON HARCOURT), soit en introduisant le métal alcalin dans son nitrate fondu (CARRINGTON BOLTON). Ces bioxydes appartiennent au type de l'eau oxygénée $OH{-}OH$ qu'ils produisent sous l'influence des agents d'hydratation :

$$Na^2O^2 + 2H^2O = 2NaOH + H^2O^2$$

On doit donc les écrire $MeO{-}OMe$, ce qui permet de les envisager comme des sortes de sels neutres de l'eau oxygénée, laquelle possède du reste un caractère acide bien net, en raison de la présence de deux atomes d'oxygène dans sa molécule (1).

Les bioxydes alcalins sont décomposés déjà faiblement à la température ordinaire par l'eau oxygénée, après avoir probablement formé tout d'abord avec elle une combinaison très instable (SCHŒNE) :

$$Na^2O^2 + H^2O^2 = 2\,NaOH + O^2$$

Ils s'unissent, en outre, aux *peracides*, c'est-à-dire à des acides suroxygénés du type de l'eau oxygénée, tels que les acides peruranique UO^4, pertungstique WO^4, permolybdique MoO^4, pertitanique TiO^3, etc., et forment avec eux des combinaisons en général peu stables, décomposables plus ou moins aisément par l'eau avec dégagement d'oxygène, mais dont la stabilité grandit cependant en même temps que le poids atomique du métal (MELIKOFF et PISSARJEWSKY).

4° Les métaux alcalins décomposent l'eau dès la température ordinaire, par une réaction fortement exothermique conforme à l'équation :

$$Me + HOH = H + MeOH$$

Les composés MeOH, dont les solutions aqueuses constituent ce qu'on appelle les *lessives alcalines*, caustiques, d'odeur et de saveur caractéristiques, sont des composés très stables, que seule une température élevée décompose parfois en $Me + O + H$. La lithine paraît le plus stable des alcalis : elle ne se décompose pas par la chaleur et ne se laisse pas réduire par le charbon.

Les alcalis sont des bases univalentes fortes qui se combinent aisément et directement aux acides. Cependant, au

____

(1) Si les bioxydes alcalins sont des sels neutres de l'eau oxygénée, celle-ci doit comporter également des sels acides de formule générale MeO—OH. TAFEL a en effet préparé un composé sodique qui paraît posséder cette constitution.

contact des peracides cités ci-dessus (UO^4, TiO^3, etc.), ces bases passent d'abord par oxydation à l'état de bioxyde Me^2O^2 et se combinent ensuite à l'excès de peracide indécomposé pour donner les composés instables dont nous venons de parler.

SUBDIVISION DES MÉTAUX ALCALINS. — Dans cette famille si homogène des métaux alcalins, le plus léger de tous, le lithium, a des allures un peu spéciales qui le rapprochent des métaux alcalino-terreux, absolument comme, dans la famille des métalloïdes halogènes, le fluor, qui est aussi celui dont l'atome est le moins pesant, se rapproche des métalloïdes bivalents. Ainsi, tandis que la plupart des sels alcalins, notamment les carbonates et les phosphates, sont solubles dans l'eau, au contraire le lithium forme un carbonate et un phosphate à peu près insolubles, comme ceux des métaux alcalino-terreux. De même, le lithium s'unit à l'azote (OUVRARD), comme le font les métaux alcalino-terreux, et les azotures formés dans les deux cas sont absolument comparables par leurs propriétés, et notamment par leur décomposition au contact de l'eau. L'arséniure de lithium et les arséniures alcalino-terreux sont aussi comparables par leur décomposition sous l'action de l'eau aussi bien que par leur stabilité aux températures élevées du four électrique, qui détruisent les arséniures alcalins (LEBEAU).

En définitive, les propriétés des métaux alcalins semblent, comme dans beaucoup d'autres familles, varier en fonction du poids atomique. Il faut donc s'attendre à ce que les éléments à atomes légers forment, dans leur ensemble, un groupe un peu différent, par ses propriétés, du groupe formé par les éléments à atomes lourds. On peut, en effet, constituer, au sein de cette famille, deux groupes secondaires (DITTE) : le premier, que nous désignerons par la lettre A, comprend le lithium et le sodium : le second, que nous représenterons par la lettre B, comprend le potassium, le rubidium et le césium : il faut en rapprocher en outre l'hypothétique ammonium, en raison des propriétés de ses sels. Voici quelques-unes des différences qui distinguent les groupes A et B :

1° Les composés haloïdes du groupe A peuvent cristalliser hydratés ; ceux du groupe B cristallisent toujours anhydres ;

2° Les chloroplatinates du groupe A cristallisent toujours hydratés et sont très solubles dans l'eau et dans l'alcool. Les chloroplatinates du groupe *B* cristallisent anhydres, sont très peu solubles dans l'eau, insolubles dans l'alcool;

3° Les sulfates du groupe *A* cristallisent hydratés à la température ordinaire et ne deviennent anhydres qu'à + 100° pour le sulfate de lithium, à + 35° pour le sulfate de soude. — Les sulfates du groupe *B* cristallisent habituellement anhydres à la température ordinaire. Ils forment avec les sulfates de chaux et de plomb (ce que ne font pas les premiers) des sels doubles que l'eau décompose;

4° Les azotates du groupe *A* sont plus solubles dans l'eau que dans l'acide azotique monohydraté et ne se combinent pas à cet acide. — Les azotates du groupe *B* sont plus solubles dans $HAzO^3$ que dans l'eau et forment avec cet acide des combinaisons cristallisées, que la chaleur et l'eau décomposent;

5° Les azotates du groupe *A* ne se combinent pas à l'azotate d'argent, tandis que ceux du groupe *B* s'y combinent à molécules égales pour former des sels doubles isomorphes;

6° Les phospho-molybdates du groupe *A* sont solubles dans l'eau; ceux du groupe *B* y sont insolubles.

LITHIUM

ÉTAT NATUREL. — Le lithium existe dans la nature, comme beaucoup d'autres éléments, à la fois sous forme de minerais et à l'état diffus.

On le trouve dans plusieurs eaux minérales, notamment celles de La Bourboule, Bourbonne, Vichy, Royat, Carslbad, Marienbad, Kissingen. Plusieurs espèces minéralogiques contiennent également du lithium : citons parmi elles la *pétalite*, silico-aluminate de lithine, où ce métal fut découvert en 1817, par ARFVERDSON; le *triphane*, silico-aluminate de lithine, de soude et de chaux; le *lépidolithe* ou *mica rose*, silico-aluminate de lithine et de potasse, l'*amblygonite*, phosphate double d'alumine et de lithine. C'est ce dernier minéral, contenant environ 7 °/₀ de lithium, qui constitue aujourd'hui la matière première du lithium et de toutes ses combinaisons. A cet effet, l'amblygonite

pulvérisée est chauffée avec un excès de sulfate de chaux,
ce qui fait passer toute la lithine à l'état de sulfate soluble ;
ce dernier permet ensuite d'obtenir par double décomposition les autres sels de lithium.

PRÉPARATION. — Le lithium métallique s'obtient en électrolysant son chlorure fondu (BUNSEN et MATTHIESSEN, TROOST).
On facilite l'opération en abaissant jusqu'à 450° le point de
fusion du chlorure de lithium par son mélange avec un
poids égal de chlorure de potassium (GUNTZ). On voit alors
le lithium venir nager à la surface du bain électrolytique,
quand on fait passer un courant de 10 ampères sous une
tension de 20 volts.

PROPRIÉTÉS. — C'est un métal blanc, possédant un éclat
voisin de celui de l'argent et le conservant à la température
ordinaire dans l'air sec, mais se ternissant à l'air humide.
Il ne s'enflamme dans l'air qu'au rouge et brûle avec une
flamme blanche éclatante en donnant de la lithine. Dans
l'oxygène sec, il s'enflamme à 200°, en donnant le protoxyde
de lithium Li^2O. Il prend feu également dans le chlore, le
brome, la vapeur d'iode et celle de soufre.

Principaux composés du lithium

LITHINE LiOH

La lithine se prépare en décomposant le sulfate $LiSO^4$, en
solution aqueuse, par une quantité équivalente de baryte,
filtrant la liqueur bouillante pour séparer le sulfate barytique insoluble et évaporant rapidement dans un vase
d'argent la solution alcaline. En calcinant au-dessous du
rouge, on a une masse blanche d'hydrate LiOH, semblable
à la soude, très soluble et déliquescente comme elle.

Sous l'action de la chaleur, la lithine LiOH fond, mais n'est ni volatilisée, ni décomposée au rouge blanc. Fondue, elle n'attaque pas le platine.

Chlorure de lithium LiCl

Il se prépare en faisant la double décomposition entre deux solutions aqueuses de sulfate de lithine et de chlorure de baryum. On sépare par filtration la solution de chlorure de lithium. Comme le sulfate primitif, préparé lui-même en partant d'un minerai naturel, est en réalité formé avec divers métaux alcalins, on obtient un mélange de chlorures alcalins. Pour isoler celui de lithium, on évapore la solution à siccité et on reprend le résidu par un mélange d'alcool absolu et d'éther, qui dissout le seul chlorure de lithium. Celui-ci est recueilli par distillation de la liqueur éthéro-alcoolique.

C'est un sel soluble dans l'eau, l'alcool, l'éther. A $+15°$-$20°$, il cristallise anhydre de ses solutions aqueuses sous la forme d'octaèdres; au-dessous de $+10°$, il cristallise avec $2\,H^2O$ sous la forme de prismes. Il est encore plus déliquescent que le chlorure de calcium, dont il se rapproche du reste par diverses propriétés, notamment par la substitution partielle d'oxygène au chlore avec formation d'oxychlorure à la température du rouge sombre. La vapeur d'eau le décompose rapidement au rouge.

Le bromure et l'iodure de lithium présentent des propriétés analogues à celles du chlorure.

Le bromure se prépare d'ordinaire en décomposant à chaud une solution de bromure de fer par du carbonate de lithium.

L'iodure de lithium se prépare pareillement en traitant par du carbonate de lithine une solution d'acide iodhydrique ou d'iodure ferreux.

Carbonate de lithine LiCO³

Préparation. — Ce sel, l'un des composés les plus usités du lithium, se prépare en faisant la double décomposition entre deux solutions aqueuses de sulfate de lithine et de carbonate sodique, ce qui donne un précipité de carbonate de lithine qu'on sépare par filtration et qu'on purifie par lavage. Ou bien encore, on peut obtenir ce carbonate en calcinant l'acétate correspondant, obtenu lui-même par double décomposition entre le sulfate de lithine et l'acétate de baryte.

Propriétés. — Le carbonate de lithine LiCO³ est un corps blanc, cristallin, très peu soluble dans l'eau (12 grammes par litre) et dans l'alcool. Il est environ quatre fois plus soluble dans l'eau chargée de gaz carbonique que dans l'eau ordinaire. Il fond au rouge en subissant simultanément une dissociation comparable à celle du carbonate de chaux.

La lithine et son carbonate provoquent une dissolution assez facile de l'acide urique (Andrew Ure, Garrod) : cette propriété est le principe de l'emploi thérapeutique des sels de lithium.

SODIUM

État naturel. — Le sodium est très répandu dans le monde minéral sous la forme de sels, les uns dissous dans les eaux, notamment dans l'eau de mer, les autres incorporés à la surface solide de notre globe : ces formes naturelles seront indiquées lors de l'étude des divers sels sodiques. En outre, le sodium entre, en proportion très

faible, il est vrai, dans la constitution des plantes marines
et plus abondamment dans celle des organismes animaux.

PRÉPARATION. — Il existe deux procédés de préparation
industrielle du sodium métallique.

I. *Procédé de* SAINTE-CLAIRE-DEVILLE. — Il consiste à réduire
le carbonate de soude par le charbon :

$$Na^2CO^3 + 2 C = 3 CO + Na^2$$

Le mélange est maintenu pâteux, pour faciliter la
réaction, par l'addition d'une certaine quantité de carbonate de chaux.

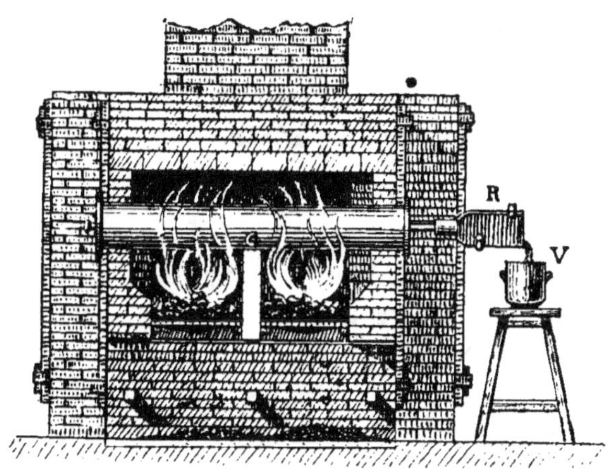

FIG. 50

Appareil de SAINTE-CLAIRE-DEVILLE **pour la fabrication industrielle
du sodium.**

La réaction s'opère dans des cylindres (fig. 50), chauffés
au rouge dans un four en briques. Aussitôt que la flamme
jaune du sodium se montre à l'orifice du cylindre, on y
adapte un récipient R spécial, qui est une boîte aplatie

placée de champ, fermée sur trois côtés de sa tranche, mais ouverte en avant. Cette ouverture livre passage, par sa partie supérieure aux gaz enflammés tels que CO, par sa partie inférieure au sodium condensé à l'état liquide, qui s'écoule dans un vase V contenant du pétrole destiné à préserver le sodium du contact de l'air.

On purifie ensuite le sodium en le fondant sous l'huile de schiste, le coulant dans des lingotières et le conservant en vases bien clos.

II. *Procédé de* Castner. — Il consiste à réduire la soude caustique fondue (1) par un mélange de carbone et de fer unis dans le rapport qui correspond à la formule FeC^2. Ce mélange est obtenu en réduisant au rouge de l'oxyde ferrique par du brai en excès. Le carbure, étant plus lourd que le charbon, reste en suspension dans la soude fondue, que le charbon surnagerait. La réduction de la soude par le carbure se fait dans des creusets en acier.

Propriétés. — Le sodium est un métal d'un blanc d'argent, présentant un vif éclat métallique sur les surfaces fraîches, mais se ternissant à l'air dont il absorbe l'humidité avec formation de soude NaOH, ce qui oblige à le conserver avec les précautions indiquées plus haut.

Il n'est pas altéré à froid dans l'air *sec*, où on peut le laminer entre deux feuilles de papier. Mais il s'enflamme quand on le chauffe au voisinage de son point d'ébullition et brûle avec une flamme jaune en donnant un mélange de soude et de bioxyde de sodium.

Le sodium absorbe l'hydrogène au-dessus de 300° en donnant un hydrure. Il s'unit directement à un grand

(1) L'emploi de la soude caustique, au lieu de carbonate, a l'avantage d'abaisser la température de la réduction, qui se fait entre 800° et 1000° au lieu de 1500°.

nombre de métalloïdes : Cl, S, Se, Te, P, As. Il s'allie à beaucoup de métaux.

Il décompose l'eau froide, suivant la réaction générale des métaux alcalins. Cette réaction, fortement exothermique, peut être explosive.

Il agit sur le gaz acétylène C^2H^2, en donnant le composé C^2NaH, qu'une élévation de température transforme en carbure de sodium C^2Na^2, décomposé à son tour en ses éléments par les températures plus élevées du four électrique.

Combinaisons du sodium avec les métalloïdes bivalents

OXYDES DE SODIUM Na^2O ET Na^2O^2

Les oxydes de sodium sont : 1° le protoxyde Na^2O, dont l'existence n'est pas absolument certaine et qui se formerait par l'action du sodium sur l'hydroxyde NaOH :

$$NaOH + Na = H + Na^2O$$

2° le bioxyde Na^2O^2 ou NaO — ONa, dont l'existence est certaine et qui se forme dans les conditions générales indiquées pour les bioxydes alcalins.

CASTNER a rendu industrielle la préparation de ce bioxyde en soumettant à 300° le sodium, contenu dans des récipients en aluminium (toute autre matière étant attaquée), à l'action progressive d'un mélange d'oxygène et d'azote, le métal pur commençant à être oxydé par de l'air presque privé d'oxygène, puis l'oxydation étant achevée par de l'air contenant tout son oxygène.

Le bioxyde ainsi obtenu se présente sous la forme d'une masse jaunâtre pulvérulente, soluble dans l'eau avec élévation de température et dégagement d'une certaine quantité d'oxygène. Il se forme aussi de l'hydrate NaOH, lequel est susceptible de fixer le gaz carbonique de l'atmosphère. Il y a donc entre cette solution et l'air, un échange gazeux qui est qualitativement de sens opposé à celui des échanges respiratoires et qui pourrait par conséquent en compenser dans une certaine mesure les effets dans un espace confiné (DESGREZ).

On a proposé, pour le blanchiment, l'emploi d'un mélange de bioxyde de sodium et de sulfate de magnésie, qui agit sans doute par l'intermédiaire d'un peroxyde de magnésium formé dans ces conditions. L'emploi direct du bioxyde de sodium serait difficile, en raison de la causticité de la soude produite.

Hydroxyde ou hydrate de sodium NaOH

PRÉPARATION. — L'hydroxyde ou hydrate sodique se prépare en décomposant, dans une bassine de cuivre ou d'argent, une solution bouillante de carbonate sodique par un lait de chaux ajouté peu à peu :

$$CO_2.Na_2O + CaO.H_2O = CO_2.CaO + Na_2O.H_2O$$

On fait bouillir jusqu'à ce qu'une prise de la liqueur ne se trouble plus par l'eau de chaux. On laisse déposer, on siphonne le liquide clair et on l'évapore rapidement dans une bassine d'argent ou de fer, jusqu'à ce que l'hydrate sodique reste en fusion tranquille. On coule en plaques la matière fondue sur un plateau d'argent ou de fonte polie, on la concasse en fragments.

La soude caustique est aujourd'hui fabriquée en grande quantité par l'électrolyse du chlorure de sodium, qui donne en même temps du chlore (1).

---

(1) BORCHERS évalue à 82.000 tonnes la production annuelle de soude, caustique ou carbonatée, par voie électrolytique.

Propriétés. — L'hydrate sodique bien sec se présente sous la forme d'une masse blanche, dure, très soluble dans l'eau : la solution dite *lessive des savonniers* marque 36° B. ($D = 1,334$). Cet hydrate est déliquescent à l'air humide et fixe, en outre, le gaz CO_2 de l'atmosphère, ce qui oblige à le conserver dans des flacons secs et bien bouchés.

Il fond au rouge sombre et se dissocie en ses éléments au rouge blanc.

La soude caustique est une base univalente énergique, qui se combine aux acides forts avec un grand dégagement de chaleur, en donnant des sels bien définis et très stables en présence de l'eau.

Elle constitue, comme beaucoup d'autres bases, un agent d'hydrolyse, fréquemment employé à cet effet dans les laboratoires et utilisé également dans l'industrie pour une réaction de même nature, à savoir la saponification des corps gras dans la fabrication des savons durs.

Elle est enfin très caustique et corrode la peau et les tissus.

SULFURES DE SODIUM

La série des composés sulfurés du sodium est plus riche, comme il arrive d'ordinaire, que la série de ses combinaisons oxygénées. Non seulement en effet aux composés Na_2O, $NaOH$ et Na_2O_2 correspondent les composés Na_2S, $NaSH$ et Na_2S_2, mais encore il existe des polysulfures Na_2S'', sans analogues parmi les oxydes.

Si l'on sature une solution de soude caustique par un courant de gaz hydrogène sulfuré, il se produit la réaction suivante, à la fois limitée et réversible :

$$NaOH + H_2S \rightleftarrows NaHS + H_2O \quad (1)$$

Mais le sulfhydrate de sulfure NaHS peut, à son tour, réagir sur l'hydrate NaOH pour donner une nouvelle réaction limitée et réversible :

$$NaHS + NaOH \rightleftarrows Na^2S + H^2O \quad (2)$$

On voit donc la complexité de l'équilibre qui s'établit en pareil cas, notamment dans les solutions sulfureuses alcalines, telles que les eaux sulfureuses minérales naturelles. Ainsi, le monosulfure Na^2S, étant dissous dans l'eau, est partiellement décomposé par elle en NaHS et NaOH suivant l'équation (2) $\leftarrow$, mais à son tour NaHS est décomposé partiellement en NaOH et H^2S conformément à l'équation (1) $\leftarrow$. La composition du système en équilibre dépendra de la dilution de la liqueur et la dissociation de Na^2S et NaHS sera d'autant plus complète que la dissolution sera plus étendue, si bien que ces sulfures n'existent guère qu'en liqueur concentrée et sont complètement dissociés en liqueur très diluée. Mais l'équilibre ne se maintiendra pas et sera incessamment rompu, si l'un de ses constituants, par exemple le gaz H^2S, est progressivement éliminé par évaporation.

Pratiquement, on prépare le monosulfure Na^2S en faisant passer à refus un courant de gaz H^2S dans une solution de soude caustique, ce qui produit la réaction (1), puis ajoutant à cette dernière liqueur une quantité de soude caustique égale à la première, ce qui produit la réaction (2); on concentre : par refroidissement, il se dépose de beaux cristaux $Na^2S + 9\,H^2O$ qui, chauffés dans un courant de H^2S, donnent le monosulfure Na^2S, de saveur à la fois hépatique, alcaline et amère, très soluble dans l'eau et dans l'alcool.

En saturant de gaz H^2S une solution concentrée de ce monosulfure, puis évaporant dans un courant de ce même gaz, Sabatier a obtenu un sel blanc jaunâtre très hygrométrique qui est le sulfhydrate de sulfure NaSH.

Le soufre se dissout aisément dans les dissolutions de monosulfure de sodium et l'on peut obtenir par cristallisation de ces liqueurs les polysulfures Na^2S^2, Na^2S^3, Na^2S^4. Ces polysulfures, très solubles dans l'eau, donnent avec ce liquide des hydrates parfaitement cristallisés.

Ces dissolutions de polysulfures, abandonnées au contact de l'air, se décomposent en donnant un dépôt de soufre et de l'hyposulfite de soude. D'une façon générale, en effet, une partie du soufre n'est fixée que d'une façon lâche à la molécule : aussi les polysulfures sont-ils des agents de sulfuration. Ainsi, chauffés avec les métaux, il les changent fréquemment en sulfures ; la réaction a lieu surtout quand le sulfure métallique susceptible de se former est un sulfure acide, car, dans ce cas, il se combine au monosulfure alcalin provenant de la décomposition du polysulfure pour former un sulfosel.

Composés haloïdes du sodium

Les composés que forme le sodium avec les métalloïdes halogènes (Fl, Cl, Br, I) ont des propriétés qui se modifient régulièrement avec le poids moléculaire. Tous sont solides à froid, fusibles et volatils aux températures élevées : leur température de volatilisation paraît d'autant plus basse que leur poids moléculaire est plus élevé. — Tous sont solubles dans l'eau et leur solubilité va croissant avec le poids moléculaire. Pour chacun d'eux il paraît exister une certaine température, s'élevant avec le poids moléculaire, au-dessous de laquelle ils cristallisent hydratés et au-dessus de laquelle ils cristallisent en cubes anhydres. Cette température est inférieure à 0° pour le chlorure et le bromure, voisine de + 50° pour l'iodure. Ce dernier sel est déliquescent à la température ordinaire.

Le procédé le plus général de préparation des composés haloïdes de sodium consiste, du moins pour les chlorure, bromure et iodure, à faire agir à température modérée un excès de métalloïde halogène sur une solution de soude caustique. Nous avons exposé à la page 148, d'après les travaux de Fœrster et Jorre, par quel mécanisme il se forme dans ces conditions un chlorate, ou un bromate, ou un iodate, de formule générale NaO^3M, où M représente la métalloïde halogène. Ce sel oxygéné NaO^3M est ensuite transformé par calcination en haloïde NaM :

$$NaO^3M = O^3 + NaM$$

Cette méthode, employée pour la préparation du bromure et de l'iodure sodiques, ne l'est pas dans la pratique pour le chlorure, que l'on trouve tout formé dans la nature.

Fluorure de sodium NaFl

Préparation. — Il se forme quand on sature l'acide fluorhydrique par un poids équivalent de soude caustique ou carbonatée ; mais on le prépare en grand par l'un ou l'autre des procédés suivants :

1° On fait fondre un mélange de charbon, de fluorure de calcium, de carbonate de chaux et de sulfate de soude anhydre ; on reprend la masse par l'eau, qui dissout le fluorure de sodium et laisse un résidu insoluble de chaux et de sulfure de calcium.

2° On décompose par la soude caustique la cryolithe, qui est un fluorure double d'aluminium et de sodium existant dans la nature (au Groenland) :

$$Al^2Fl^6.6\,NaFl + 6\,NaOH = 12\,NaFl + Al^2O^6H^6$$

Si l'on a employé un excès de soude, l'alumine produite $Al(OH)^3$ forme un aluminate sodique soluble qu'on peut éliminer par une quantité convenable d'eau. Le fluorure sodique est ensuite purifié par cristallisation dans l'eau bouillante.

Propriétés. — Le fluorure de sodium cristallise en cubes ou en octaèdres anhydres, blancs, opalescents ou nacrés, à saveur âcre, décrépitant par la chaleur. L'eau, tant à chaud qu'à froid, n'en dissout guère plus de 4 à 5 %. Ses solutions aqueuses attaquent le verre.

Il est décomposé par la vapeur d'eau surchauffée.

Il se combine à l'acide fluorhydrique à molécules égales pour former le fluorhydrate de fluorure NaFl.HFl décomposable par la chaleur.

Comme les autres fluorures alcalins et comme l'acide fluorhydrique lui-même, il nuit au développement des organismes inférieurs, à partir d'une dose propre à chaque espèce. Ainsi, introduit dans un moût destiné à la fermentation alcoolique, à raison de 0,5 à 1 gramme par dix litres, il empêche le développement des organismes autres que la levure, sans diminuer la vitalité de cette dernière, qui ne serait atteinte que par une dose plus forte (1 gr. par litre). Dans ces conditions, la fermentation alcoolique s'accomplit à l'exclusion des fermentations parasites (EFFRONT).

CHLORURE DE SODIUM NaCl

Le chlorure de sodium (*sel marin, sel de cuisine*) existe en dissolution dans l'eau de mer (27 à 29 grammes par litre) et dans certaines eaux minérales. Il forme en outre, en certains points du globe, des gisements de *sel gemme*, tels que ceux de Vic et Dieuze en Alsace-Lorraine, de Dombasle et de Dax en France, de Cardona en Espagne. Ces gisements atteignent une puissance considérable à Wieliczka en

Galicie, à Stassfurt en Allemagne. Quelle que soit son origine, l'extraction du chlorure sodique naturel se ramène toujours à la cristallisation du sein d'une solution suffisamment concentrée.

PRÉPARATION. — A. *Extraction de l'eau de mer*. — Comme cette eau est chargée de différents sels diversement solubles, la cristallisation de NaCl, si on veut l'avoir à peu près pur, doit se faire entre certaines limites convenables de concentration. En effet, en concentrant progressivement l'eau de mer, on fait cristalliser successivement ses différents sels. Cette concentration progressive s'effectue par le fait de l'évaporation spontanée de l'eau étalée sur une large surface dans des bassins plats appelés *marais salants*. Dans une première série de bassins, l'eau de mer se concentre jusqu'à 6° ou 8° B. et laisse déposer son carbonate de chaux. Dans une seconde série de bassins, elle se concentre jusqu'à 18° B et laisse déposer du sulfate de chaux $CaSO^4 + 2H^2O$. Dans une troisième série de bassins, appelés *tables salantes*, elle se concentre jusqu'à 30° B et laisse déposer le sel marin. Les eaux-mères évacuées sont généralement exploitées pour le brome et les sels potassiques et magnésiens qu'elles contiennent encore.

Le sel marin déposé est rassemblé en gros tas prismatiques triangulaires allongés (*camelles*), que la pluie lave et débarrasse d'un peu de chlorure de magnésium qui le rendrait déliquescent.

B. *Extraction des sources salées*. — Leurs eaux sont amenées à un degré de concentration convenable. Cette concentration se faisait primitivement dans les *bâtiments de graduation*, sortes de murs formés par l'entassement de fagots, dans les interstices desquels l'eau salée s'écoulait de haut en bas, ce qui facilitait son évaporation en la divisant

et multipliant ainsi l'étendue de ses surfaces libres. —
Aujourd'hui on concentre en chauffant dans des chaudières.

C. *Extraction des mines de sel gemme.* — On les exploite
généralement par dissolution dans un courant d'eau ; on
attire ensuite au dehors par des pompes l'eau salée, que
l'on concentre jusqu'à cristallisation du chlorure sodique.

PROPRIÉTÉS. — Le chlorure de sodium cristallise en cubes
anhydres à la température ordinaire. Souvent ses cristaux
s'accolent par leurs arêtes et forment des pyramides
quadrangulaires creusées en *trémies*
[fig. 51]. Les cristaux de NaCl
retiennent, interposées entre leurs
lamelles, une petite quantité d'eau
qui, sous l'influence de la chaleur,
brise ces lamelles pour s'échapper à
l'état de vapeur et produit ainsi ce
qu'on appelle la *décrépitation* du sel
marin.

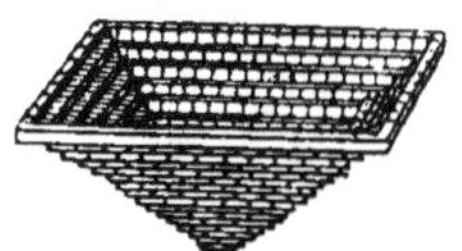

Fig. 51

Trémies de sel marin.

Le chlorure de sodium fond au rouge et se volatilise au
rouge vif. Sa solubilité dans l'eau est à peu près la même
à chaud et à froid : une partie se dissout dans 2,8 d'eau
froide et 2,5 d'eau chaude.

Il réagit au rouge sur la silice en donnant de l'acide
chlorhydrique et du silicate de soude :

$$2\,NaCl + SiO^2 + H^2O = SiO^2Na^2O + 2\,HCl$$

On peut remplacer la silice par de l'argile (silicate
d'alumine). Cette réaction est utilisée pour le vernissage des
poteries communes : il suffit de jeter le sel marin dans le
four où se fait la cuisson des objets en argile, pour que les
vapeurs de chlorure sodique aillent former à leur surface,
par la réaction précédente, le vernis silicaté.

Indépendamment de ses usages thérapeutiques et domestiques, le sel marin sert à la préparation de l'acide chlorhydrique. On l'emploie également comme fondant dans diverses réactions.

BROMURE DE SODIUM NaBr

On le prépare par deux procédés :

1º On fait tomber goutte à goutte du brome dans une lessive de soude caustique, tant qu'il se décolore ; on concentre la liqueur à 55º B ; on fait cristalliser, puis on calcine pour transformer le bromate $NaBrO^3$ en bromure $NaBr$.

2º On fait la double décomposition entre deux solutions de bromure ferreux et de carbonate sodique ; on filtre pour séparer le précipité ferrugineux, on fait cristalliser.

Le bromure de sodium se présente sous la forme de cristaux cubiques blancs, de saveur piquante, moins désagréable que celle du bromure potassique. Ils sont solubles dans leur poids d'eau froide, un peu solubles dans l'alcool. Ce sel fond à 780º environ. Comme tous les sels de sodium, il est moins toxique que le sel correspondant de potassium, ce qui le fait préférer quelquefois en thérapeutique.

IODURE DE SODIUM NaI

On le prépare généralement par double décomposition entre un sel soluble de soude (carbonate ou sulfate) et un iodure soluble (ferreux ou barytique). L'iodure ferreux se prépare par l'union directe de ses éléments ; l'iodure de baryum, en ajoutant de la teinture d'iode à une solution de sulfure de baryum jusqu'à cessation du précipité de soufre.

L'iodure de sodium cristallise à la température ordinaire en cubes anhydres, incolores, déliquescents, altérables à l'air, solubles dans la moitié environ de leur poids d'eau à $+ 15°$ et dans le tiers à $100°$, assez solubles dans l'alcool (8 °/₀). Ce sel fond à $628°$.

Sels oxygénés du sodium

HYPOCHLORITE DE SOUDE NaClO

Il se forme lorsqu'on fait arriver un courant de chlore dans une solution de soude caustique en évitant un excès de gaz. Le produit complexe ainsi obtenu porte le nom de *chlorure de soude*. Mais on le prépare d'ordinaire, accompagné d'autres composés, en faisant la double décomposition entre deux solutions de carbonate sodique et de chlorure de chaux. On obtient ainsi un liquide décolorant désigné sous les noms d'*eau de Javel* ou *eau de Labarraque*. Le carbonate de soude peut être, dans cette double décomposition remplacé par le sulfate.

Le produit commercial appelé *chlorozol* est un liquide décolorant obtenu en faisant arriver un courant de chlore dans une dissolution au dixième de carbonate sodique.

Le *chlorogène* est aussi un liquide décolorant à base d'hypochlorite sodique : on l'obtient en précipitant une solution concentrée de chlorure de chaux par la soude caustique. Il se dépose de la chaux, peu soluble, tandis qu'il reste en solution du chlorure de soude. Cette solution est employée pour dissoudre une nouvelle quantité de chlorure de chaux sec. La liqueur claire est de nouveau précipitée par la soude ; et ainsi de suite deux ou trois fois.

Chlorate de soude $NaClO^3$

Nous avons vu que ce sel se forme lorsqu'on fait arriver un *excès* de chlore dans une solution de soude caustique. Mais l'industrie le prépare d'ordinaire en faisant la double décomposition entre deux solutions de chlorate de chaux et de sulfate de soude.

Le chlorate de chaux se prépare lui-même en faisant arriver un excès de chlore dans un lait de chaux. Mais on obtient ainsi un mélange de chlorate et de chlorure calciques. On se débarrasse du chlorure $CaCl^2$ par deux opérations successives : 1° le refroidissement de la liqueur, préalablement cencentrée à 48° B par ébullition, donne une croûte superficielle de $CaCl^2$, que l'on enlève; 2° l'addition ultérieure d'une proportion convenable de chaux (3 molécules de CaO pour 1 de $CaCl^2$), faite à la température de 80°, donne par refroidissement un oxychlorure insoluble, qui achève de dépouiller la liqueur de son $CaCl^2$. Il ne reste plus qu'à traiter la solution de chlorate de chaux à peu près pur par une solution de sulfate sodique à 40 % de sel anhydre. L'opération se fait dans des bacs en tôle munis d'agitateurs. Le sulfate de chaux qui se dépose est séparé au filtre-presse et la solution obtenue contient du chlorate de soude, mélangé d'une certaine quantité de chlorure NaCl. On sépare ces deux sels grâce à leur différence de solubilité. La liqueur, concentrée par évaporation, laisse en effet déposer en premier lieu le chlorure sodique.

La préparation chimique du chlorate de soude, comme aussi du reste celle de l'hypochlorite, tend de plus en plus à être remplacée par la préparation électrolytique, fondée sur l'électrolyse du chlorure de sodium.

Le chlorate de soude est un sel blanc, anhydre, peu hygroscopique, soluble dans son poids d'eau à + 20°. Il jouit de propriétés oxydantes. Indépendamment de son emploi en thérapeutique, il remplace avantageusement le chlorate de potasse en impression et en teinture, en raison de sa solubilité plus grande dans l'eau.

SULFITES DE SOUDE

Il en existe deux : le sulfite acide $NaHSO^3$ et le sulfite neutre Na^2SO^3, qui se produisent tous deux quand on fait arriver du gaz sulfureux dans une solution de carbonate sodique. Le sulfate neutre cristallise avec $7\,H^2O$ en prismes obliques solubles dans 4 parties d'eau froide, d'une saveur fraiche, puis sulfureuse. Sa solution absorbe l'oxygène de l'air qui le change en sulfate.

Ces sels sont employés dans le blanchiment de la paille et de la laine. Les papeteries les utilisent aussi, sous le nom d'*antichlore*, pour enlever les dernières traces de chlore et d'hypochlorite ayant servi à blanchir la pâte. Ils jouissent de propriétés antifermentescibles qui permettent de les employer à la conservation des matières organiques. Le sulfite neutre entre dans la constitution des bains révélateurs de l'image latente photographique : il agirait en reprenant l'oxygène fixé par le révélateur et se transformant ainsi en sulfate.

HYPOSULFITE DE SOUDE $Na^2S^2O^3$

Ce sel se prépare en faisant bouillir une solution de sulfite neutre avec du soufre en fleurs. Après filtration et évaporation, il cristallise sous la forme de gros prismes rhomboïdaux de formule $S^2O^2.Na^2O + 5\,H^2O$, fusibles à $47°9$ dans leur eau de cristallisation. Il existe une seconde forme isomérique de la première, en laquelle elle se transforme avec dégagement de chaleur; cette seconde forme est constituée par de fines aiguilles fusibles à $+ 32°$.

Soumis à l'action de la chaleur, l'hyposulfite de soude perd son eau peu à peu; puis, une fois anhydre, il résiste sans altération jusque vers $400°$; il commence alors à se décomposer et à $470°$ la décomposition est totale avec formation de sulfate et de polysulfure. A une température plus élevée, le polysulfure se décompose à son tour, avec formation de soufre et de monosulfure.

Une dissolution d'hyposulfite de soude, au contact de l'air, s'oxyde à froid en donnant du soufre et un sulfite, qu'une oxydation ultérieure transforme, nous l'avons vu, en sulfate.

Une dissolution d'hyposulfite, au contact de l'iode, le transforme en iodure, tandis que le sel passe à l'état de tétrathionate (réaction utilisée en titrimétrie) :

$$2 (S^2O^2.Na^2O) + 2 I = 2 NaI + S^4O^5.Na^2O$$

L'hyposulfite de soude dissout les chlorure, bromure, iodure d'argent qui n'ont pas été influencés par la lumière : c'est le principe de son emploi en photographie. D'une façon générale du reste, l'hyposulfite dissout nombre de sels de métaux lourds peu solubles, grâce à la formation d'hyposulfites doubles solubles.

SULFATES DE SOUDE

Il en existe deux : le sulfate neutre $SO^3.2Na^2O$ ou Na^2SO^4 et le sulfate acide $SO^3.Na^2O.H^2O$ ou $NaHSO^4$.

Ce dernier s'obtient en chauffant le sulfate neutre avec un excès d'acide sulfurique jusqu'au rouge sombre et laissant refroidir la masse quand elle est en fusion tranquille.

On reprend la matière par l'eau bouillante et l'on obtient par cristallisation de gros prismes transparents clinorhombiques déliquescents.

Le sulfate neutre existe tout formé dans la nature ; plusieurs lacs du Wyoming lui doivent leur salure ; il constitue la *thénardite* des minéralogistes, qui forme des dépôts dans la vallée de l'Èbre et au Pérou. Mais ces sources sont peu ou pas exploitées ; et c'est par la transformation du sel marin que l'industrie prépare le sulfate sodique.

PRÉPARATION. — On peut d'abord obtenir du sulfate de soude en refroidissant convenablement les eaux-mères des marais salants. Comme le sulfate sodique est peu soluble aux basses températures, il se produit une double décomposition à peu près complète entre le chlorure sodique que ces eaux-mères contiennent encore et leur sulfate de magnésie :

$$2\,NaCl + MgSO^4 = Na^2SO^4 + MgCl^2$$

Le chlorure de magnésium, très soluble, reste dans les eaux-mères.

Un procédé plus employé consiste à attaquer le sel marin par l'acide sulfurique. Cette réaction constitue la première étape du célèbre procédé LEBLANC pour la préparation du carbonate de soude. Aux basses températures, on a d'abord :

$$H^2SO^4 + NaCl = NaHSO^4 + HCl \quad (1)$$

puis, au rouge, le bisulfate NaHSO⁴ est décomposé à son tour par le sel marin :

$$NaHSO^4 + NaCl = Na^2SO^4 + HCl \quad (2)$$

et par ces deux réactions successives tout le sodium du sel marin est finalement transformé en sulfate.

L'industrie fabrique le sulfate de soude dans des appareils comprenant deux parties, dans lesquelles s'effectuent successivement les réactions (1) et (2). La première partie est une

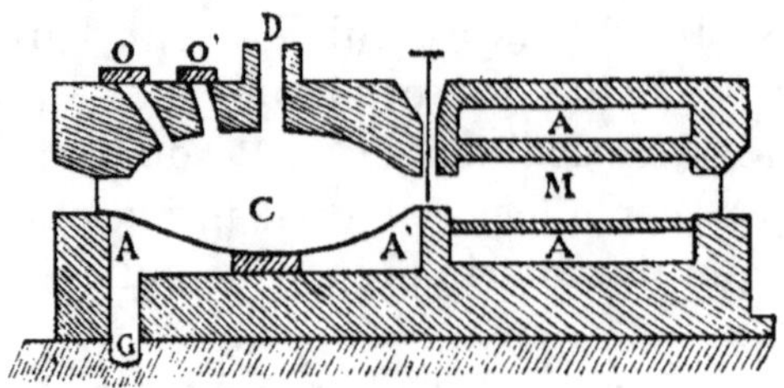

FIG. 52

Appareil pour la fabrication du sulfate de soude
(*coupe longitudinale*).

cuvette *C* [fig. 52], que l'on charge par les orifices *O* et *O* et dans laquelle s'effectue principalement la réaction (1). La masse est ensuite amenée dans la seconde partie, qui

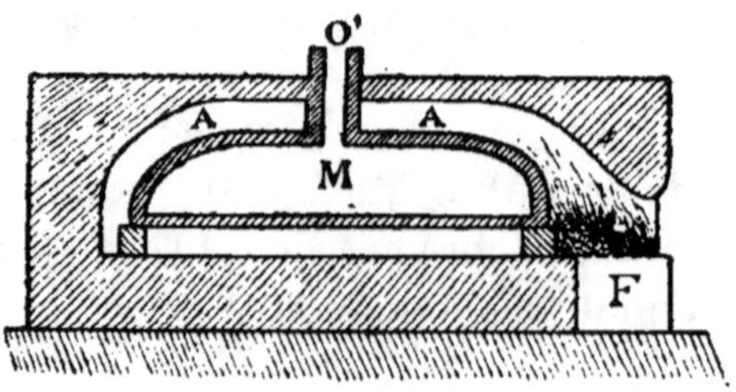

FIG. 53

Four à moufle pour la fabrication du sulfate de soude
(*coupe transversale*).

est un four à moufle *M*, représenté en coupe longitudinale dans la figure 52 et en coupe transversale dans la figure 53. Là s'accomplit la réaction (2), car le moufle est chauffé directement par le foyer *F*, dont les flammes l'enveloppent en *A* et vont ensuite en *A'* chauffer à une température moindre la cuvette *C* avant de s'échapper par la cheminée *G*.

On obtient, comme produit de cette fabrication, en même temps que du sulfate sodique solide, du gaz chlorhydrique HCl, qui se dégage par les cheminées *D* et *D'* et est conduit dans des appareils de condensation, où on le recueille pour le livrer au commerce.

Hargreaves et Robinson ont proposé de remplacer, dans le procédé précédent, l'acide sulfurique H^2SO^4 par un mélange équivalent de $SO^2 + O + H^2O$, que l'on fait arriver sur le chlorure de sodium chauffé au-dessous du rouge :

$$SO^2 + O + H^2O + 2\,NaCl = Na^2SO^4 + 2\,HCl$$

Propriétés. — Le sulfate de soude est un sel d'une saveur salée et amère, qui cristallise à froid du sein d'une solution aqueuse sous la forme de gros prismes incolores, transparents et striés, clinorhombiques, isomorphes avec le séléniate et le chromate de soude, de formule $Na^2SO^4 + 10\,H^2O$ (*sel de* Glauber). Ils sont efflorescents et perdent toute leur eau à l'air libre. La solubilité de ces cristaux dans l'eau croît jusqu'à $+ 33°$; au delà de ce point et jusqu'au point d'ébullition de la liqueur ($103°,4$), l'accroissement de température provoque au contraire un dépôt de sel, mais c'est du sulfate anhydre Na^2SO^4 qui se dépose sous la forme d'octaèdres orthorhombiques, isomorphes avec ceux du sulfate d'argent. Ce dépôt s'accroît par une élévation progressive de la température, car la solubilité du sulfate anhydre diminue de $+ 18°$ jusqu'au point d'ébullition. Enfin, il existe un hydrate $Na^2SO^4 + 7\,H^2O$, qui ne subsiste qu'au-dessous de $+ 18°$ et qu'on obtient en abandonnant vers $+ 6°$ une solution sursaturée sous une couche d'alcool.

Le sulfate sodique fond au rouge vif et se volatilise au rouge blanc.

Azotate de soude NaAzO³

L'azotate de soude (*nitre du Chili*) se rencontre dans le désert d'Atacama (Amérique du Sud), où il forme, presque à la surface du sol, une couche, appelée *caliche*, dans laquelle il est du reste mélangé à d'autres sels, tels que le chlorure. On soumet ce minerai à des lavages avec une solution d'azotate de soude, qui dissout surtout le chlorure, puis on épuise par l'eau, on concentre par évaporation et on fait cristalliser. Les eaux-mères servent au traitement de nouveau minerai, jusqu'à ce qu'elles se soient assez enrichies en iode pour permettre l'exploitation de ce dernier.

L'azotate de soude est un sel de saveur fraîche et salée, très soluble dans l'eau. Il est hygrométrique et tombe en déliquescence dans l'air humide. Au-dessus de zéro, il cristallise en rhomboèdres anhydres et vers — 16° en aiguilles déliées $NaAzO^3 + 7\,H^2O$. Il fond vers 312°; à température plus élevée, il dégage de l'oxygène et se transforme en azotite, qui se décompose à son tour plus tard en oxygène, azote et soude. C'est le principe de son action oxydante, comparable à celle du nitrate de potasse.

Phosphates de soude

Il existe trois phosphates sodiques dérivés de l'acide orthophosphorique H^3PO^4 ou $P^2O^5.3\,H^2O$.

Le plus important pratiquement est le phosphate bibasique Na^2HPO^4 ou $P^2O^5.2\,Na^2O.H^2O$, appelé phosphate neutre à cause de sa réaction presque neutre sur le tournesol. On le prépare en traitant par le carbonate sodique le phosphate acide de chaux provenant des os. C'est un sel incolore, cristallisant en prismes rhomboïdaux obliques de formule

$Na^2HPO^4 + 12 H^2O$. Ces cristaux s'effleurissent à l'air en perdant 5 H^2O ; ils donnent une solution aqueuse de saveur salée, très légèrement alcaline au tournesol. Calciné, il laisse du pyrophosphate $Na^4P^2O^7$, qui entre dans la préparation du pyrophosphate de fer et de soude.

Au type des phosphates bibasiques se rattache le phosphate sodico-ammonique $Na(AzH^4)HPO^4 + 4H^2O$ (*sel microcosmique* des anciens), qu'on rencontre dans les urines et qui sert dans les essais au chalumeau.

Le phosphate trisodique $P^2O^5.3 Na^2O$ ou Na^3PO^4, se prépare en ajoutant une molécule de soude caustique à une molécule de phosphate disodique. Il se présente sous la forme de prismes déliés à six pans de formule $Na^3PO^4 + 12 H^2O$, fusibles à 76,°7, solubles dans 5 parties d'eau à + 15°.

Sa solution bleuit le tournesol, tout comme celle du phosphate disodique; mais elle possède, à l'exclusion du sel disodique, la propriété de colorer en rouge violacé intense la solution alcoolique incolore de phénol-phtaléine; ce qui permet de distinguer les deux phosphates. Cette solution de phosphate trisodique absorbe le gaz CO^2 de l'atmosphère, en donnant du carbonate de soude et du phosphate sodique.

L'alcalinité de ce sel permet de le substituer aux alcalis libres et carbonatés dans la composition des bains révélateurs de l'image latente photographique : il a sur ces derniers l'avantage de ménager la peau des doigts, et, comme sa troisième molécule de soude ne lui est que faiblement unie, il peut remplir la fonction chimique dévolue à l'alcali du bain et qui est de saturer au fur et à mesure l'acide bromhydrique produit par la réduction du bromure d'argent. Ce sel peut ainsi être associé à tous les développateurs susceptibles de fonctionner en milieu alcalin, sauf le paramidophénol; mais il ne saurait être remplacé dans ce rôle par le phosphate disodique (A. et L. LUMIÈRE et SEYEWETZ).

Arséniate de soude Na^2HAsO^4

On l'obtient en fondant au rouge un mélange d'acide arsénieux (116 parties) et d'azotate de soude (200 parties), reprenant par l'eau bouillante et ajoutant à la liqueur du carbonate sodique jusqu'à réaction alcaline. On concentre jusqu'à 36° B. et on fait cristalliser l'arséniate sodique Na^2HAsO^4, dont la richesse en eau d'hydratation dépend de la température de la cristallisation. Si la cristallisation a lieu au-dessous de 15°, il contient $12 H^2O$; si elle a lieu entre 15° et 20°, il contient $7 H^2O$ et est efflorescent; si elle a lieu vers 30°, il ne retient plus que $4 H^2O$.

Borates de soude

Il existe plusieurs borates de soude, formés par l'union de 1 à 5 molécules d'anhydride borique avec une molécule de Na^2O ; mais le seul qui ait un intérêt pratique est le biborate $(Bo^2O^3)^2.Na^2O$ ou $Na^2Bo^4O^7$, vulgairement appelé *borax*.

Préparation. — Le borax existe dans quelques lacs du Thibet, de la Perse (lac d'Ourmiah), de la Chine, de l'île de Ceylan. L'eau de ces lacs, évaporée à la chaleur solaire, donne un borax brut, que l'on importait autrefois en Europe sous le nom de *tinkal*. Mais, en 1856, Veatch découvrit, dans la Californie et les états voisins, des lacs contenant des dépôts énormes de borax. Celui-ci, retiré à l'aide de dragues, est séché au soleil, puis introduit dans de grandes cuves avec une quantité suffisante d'eau, que l'on concentre par ébullition jusqu'à 22°-26° B. On laisse reposer le liquide quelques heures, puis on le fait couler dans de larges bassins doublés de plomb, où il cristallise, dans un délai de dix à trente jours, suivant la saison. Ce borax, souvent très coloré, est expédié aux raffineries de San-Francisco et d'Europe. Un des procédés de raffinage consiste à laver le borax brut avec une solution de carbonate sodique à 5 %; on dissout le produit lavé dans l'eau bouillante, on l'additionne de 12 % de carbonate sodique cristallisé, on filtre la solution, on la concentre à 20° B. et on l'abandonne au refroidissement lent pour opérer sa cristallisation.

Indépendamment de la purification du borax naturel, l'industrie en prépare encore artificiellement de grandes quantités. Ainsi, une bonne partie du borax du commerce s'obtient en saturant l'acide borique par le carbonate de soude à la température de l'ébullition. L'acide borique employé est généralement celui de la Toscane. La fabrication comprend trois parties : 1° la saturation de l'acide borique; 2° la cristallisation du borax; 3° le raffinage des cristaux.

En Allemagne, le borax se fabrique avec la boronatrocalcite, borate double naturel de soude et de chaux. Dans un procédé, on traite le minerai par une solution bouillante de carbonate de soude, pour le transformer en borate de soude, qu'on fait cristalliser et qu'on raffine. Dans un autre procédé, on chauffe le minerai sous pression à 150° avec de l'acide chlorhydrique, ce qui permet de mettre en liberté de l'acide borique, qu'on fait cristalliser. Ce dernier est ensuite transformé en borax par le carbonate de soude.

On prépare aussi du borax à l'aide de la boracite naturelle qui est, nous l'avons vu, un borate calcique de formule $Ca^2Bo^6O^{11}$ ou $(Bo^2O^3)^3 . 2CaO$. Ce minerai broyé est traité dans de grandes cuves par une solution bouillante de carbonate sodique : ce dernier fixe son acide carbonique sur les deux molécules de CaO qu'il transforme en carbonate de chaux insoluble, tandis que les trois molécules de Bo^2O

se partagent la soude pour donner un mélange de biborate et de méta-borate :

$$(Bo^2O^3)^3 . 2\,CaO + 2\,(CO^2 . Na^2O)$$
$$= 2\,(CO^2 . CaO) + (Bo^2O^3)^2 Na^2O + Bo^2O^3 . Na^2O$$

On décante le liquide clair et on l'envoie dans des cuves de carbonatation, où un courant de gaz carbonique transforme le méta-borate $Bo^2O^3 . Na^2O$ en biborate $(Bo^2O^3)^2 . Na^2O$, en s'emparant de la moitié de sa soude :

$$2\,(Bo^2O^3 . Na^2O) + CO^2 = CO^2 . Na^2O + (Bo^2O^3)^2 . Na^2O$$

On n'a plus alors dans la liqueur que du biborate et du carbonate ; en la concentrant à consistance sirupeuse, le borax cristallise, tandis que le carbonate sodique reste en solution.

Propriétés. — Le borax cristallise sous deux formes différentes. Ainsi une solution bouillante concentrée jusqu'à 38° B. commence à déposer dans son refroidissement, à partir de 70° environ, des cristaux octaédriques, de formule $(Bo^2O^3)^2 . Na^2O + 5\,H^2O$, devenant opaques à l'air humide ; mais, à partir et au-dessous de 56°, il se forme des cristaux prismatiques de formule $(Bo^2O^3)^2 . Na^2O + 10\,H^2O$, inaltérables à l'air humide, mais s'effleurissant à l'air sec en devenant opaques.

Les deux variétés de borax, prismatique et octaédrique, se dissolvent dans l'eau en donnant des liqueurs identiques par leurs propriétés, à réaction alcaline. Sous l'action de la chaleur, elles subissent la fusion aqueuse, puis la fusion ignée. Il se forme ainsi du borax anhydre, qui se prend par le refroidissement en une masse incolore, transparente, vitreuse, devenant rapidement opaque à la surface en absorbant l'humidité atmosphérique.

Le borax fondu possède la propriété de dissoudre un

grand nombre de sels et d'oxydes métalliques, par suite de la formation de borates doubles fusibles. On obtient par refroidissement des verres, dont la couleur caractérise souvent le métal qui entre dans leur constitution : cette propriété est utilisée dans l'analyse au chalumeau.

La dissolution des oxydes dans le borax fondu est aussi utilisée dans la brasure des métaux : le borax décape les surfaces métalliques oxydées qu'il s'agit de souder ensemble et les recouvre d'un vernis qui les préserve de l'oxydation par la flamme du chalumeau.

En impression, le borax sert comme fixateur des mordants d'alumine et de fer.

Enfin, il jouit de propriétés antiseptiques, qui peuvent être utilisées pour la conservation des substances alimentaires.

CARBONATES DE SOUDE

Il existe trois carbonates de soude : le carbonate neutre Na^2CO^3 ; le carbonate acide ou bicarbonate $NaHCO^3$; enfin le sesquicarbonate, qui peut être considéré comme une combinaison moléculaire des deux premiers, de formule $Na^2CO^3.NaHCO^3$. Ce dernier se rencontre sous les noms divers de *natron*, *trona*, *urao*, sur les bords ou au fond des lacs de divers pays : Égypte, Perse, Inde, etc. Ce fut longtemps l'unique source de la soude commerciale. Dans ces dernières années, l'exploitation des gisements naturels de soude carbonatée a repris, non plus en Orient cette fois, mais aux États-Unis, où la Californie et l'Orégon principalement renferment de nombreux lacs chargés d'énormes quantités de soude. Leurs eaux abondonnant par évaporation des cristaux possédant sensiblement (CHATARD) la formule de l'urao : $Na^2CO^3.NaHCO^3.H^2O$. Calcinés à 150°, ces cristaux perdent H^2O et CO^2 et donnent du carbonate neutre

Na²CO³. Mais malgré l'exploitation récente de ces produits naturels, la majeure partie du carbonate sodique du commerce est préparée artificiellement par les procédés que nous allons maintenant décrire.

Carbonate neutre de soude Na²CO³

PRÉPARATION. — Sa préparation constitue l'une des plus importantes industries chimiques. Deux procédés sont mis en œuvre dans ce but.

I. *Procédé* LEBLANC. — C'est le plus ancien des deux : il date de la Révolution française. On part du chlorure de sodium naturel, que l'on transforme en sulfate de soude par l'action de l'acide sulfurique, comme il a été expliqué un peu plus haut (p. 480). Le sulfate sodique est ensuite calciné avec du calcaire et du charbon. Ce dernier réduit le sulfate de soude, comme tous les sulfates, à l'état de sulfure :

$$Na^2SO^4 + 4C = 4CO + Na^2S \quad (1)$$

et il réduit en même temps le gaz carbonique provenant de la dissociation du carbonate de chaux (calcaire) :

$$CO^2.CaO + C = CaO + 2CO \quad (2)$$

L'oxyde de carbone formé dans ces deux réactions brûle, tandis que le sulfure de sodium Na²S fait la double décomposition avec le carbonate de chaux en excès suivant la réaction :

$$Na^2S + CaCO^3 = CaS + Na^2CO^3 \quad (3)$$

Ainsi se trouve formé le carbonate neutre de soude ; quant au sulfure de calcium CaS, il s'unit en partie à la chaux pour former un oxysulfure ; ce mélange de sulfure et

d'oxysulfure calciques, qui demeure insoluble lorsque, à la
fin de l'opération, on épuise la masse par l'eau pour
dissoudre le carbonate sodique, constitue ce qu'on appelle
la *charrée de soude* ou encore les *mares de soude*. Nous avons
vu (p. 200) que l'industrie traite aujourd'hui ces résidus
pour en retirer le soufre.

La première phase du procédé Leblanc, à savoir la transformation du chlorure en sulfate, a été déjà décrite et les

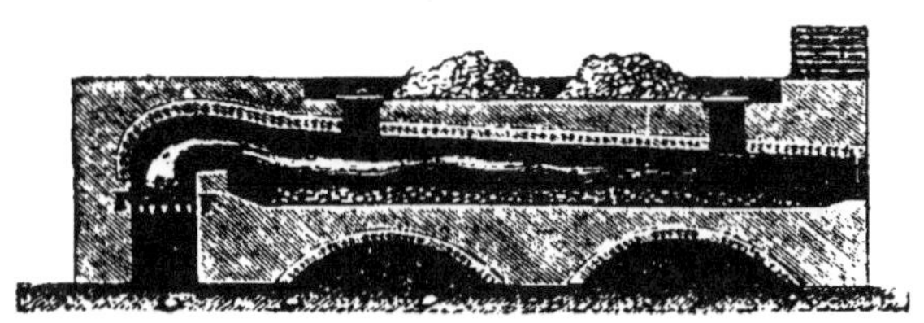

Fig. 54

Four à soude à deux étages du procédé Leblanc.

appareils ont été représentés par les figures 52 et 53. La
seconde phase, c'est-à-dire la transformation du sulfate en
carbonate, a lieu dans des fours à réverbère à deux
étages [fig. 54]. L'opération commence à l'étage supérieur,
où s'accomplissent principalement les réactions (1) et (2) ;
puis l'ouvrier, guidé par la combustion avec petites flammes
bleues de l'oxyde de carbone, fait tomber la masse, par des
orifices appropriés, à l'étage inférieur, où la proximité du
foyer F donne une température plus élevée qui termine la
réaction.

II. *Procédé Solvay.* — Ce procédé beaucoup plus récent
et qui fait au premier une active concurrence, part aussi
du sel marin. Il repose sur ce principe que la double
décomposition du chlorure de sodium par le bicarbonate

d'ammoniaque (ou, ce qui revient au même, par un mélange d'acide carbonique et d'ammoniaque) donne du bicarbonate sodique peu soluble qui se dépose et du chlorhydrate d'ammoniaque plus soluble qui reste dissous.

$$Na\,Cl + AzH^3 + H\,OH + CO^2 = AzH^4Cl + NaHCO^3$$

Le bicarbonate de soude peut être du reste aisément transformé en carbonate neutre par une température suffisamment élevée, qui en détache la moitié de l'acide carbonique :

$$2\,CO^2.Na^2O.H^2O = CO^2 + H^2O + CO^2.Na^2O$$

On prépare donc une saumure salée ammoniacale, que l'on fait circuler de haut en bas dans des *absorbeurs*, tours métalliques portant intérieurement à divers niveaux des diaphragmes percés de trous, où circule de bas en haut un courant de gaz carbonique, produit par la décomposition du calcaire dans un four à chaux. La réaction s'accomplit dans toute la hauteur des absorbeurs. Le bicarbonate sodique se dépose ; on le fait passer dans des appareils à lavage, on le sèche, puis on le chauffe dans des cylindres métalliques horizontaux, dans lesquels il circule d'une extrémité à l'autre en se changeant en carbonate neutre et dégageant la moitié de son acide carbonique. Ce dernier gaz est renvoyé dans les absorbeurs, où il entre à nouveau en réaction. On régénère également l'ammoniaque en faisant bouillir avec de la chaux la solution de chlorhydrate d'ammoniaque qui reste comme résidu.

Propriétés. — Le carbonate neutre de soude est un sel blanc, très soluble dans l'eau, avec laquelle il forme plusieurs hydrates : le plus important a pour formule $Na^2CO^3 + 10 H^2O$. C'est lui qu'on obtient, dans le procédé LEBLANC, quand on fait cristalliser les solutions fournies par l'épuisement de la masse retirée des fours : il constitue ce que dans le commerce on appelle les *cristaux de soude* ou encore le *sel de soude*. Cet hydrate se dépose du sein des solutions concentrées, notamment au voisinage de $+ 30°$, sous la forme de prismes rhomboïdaux ou de pyramides tronquées réunies par la base, appartenant au système clinorhombique. Il s'effleurit rapidement à l'air et dans le vide sec, où il se change en monohydrate $Na^2CO^3 + H^2O$. Il fond à $+ 34°,5$ dans son eau de cristallisation, mais une partie de la masse ne fond pas et passe à l'état de monohydrate. A une température plus élevée, toute l'eau est chassée et il reste du carbonate anhydre, identique à celui qu'on obtient par le procédé SOLVAY, poudre blanche fusible au rouge, se dissociant faiblement à partir du rouge blanc. Cette dissociation est favorisée par un courant de vapeur d'eau qui, balayant le gaz carbonique formé, empêche l'équilibre d'être atteint et donne en même temps de la soude caustique suivant la réaction :

$$CO^2.Na^2O + H^2O = CO^2 + Na^2O.H^2O$$

On obtient ainsi dans l'industrie le *sel de soude caustifié*, usité en savonnerie, qui peut contenir jusqu'à 20 °/₀ de soude caustique :

Bicarbonate de soude $NaHCO^3$

Nous venons de voir que le procédé SOLVAY donne directement ce sel. Mais on peut aisément le préparer en partant du carbonate neutre : il suffit en effet de faire arriver, dans une solution concentrée de ce dernier, un courant de gaz carbonique Le sel acide, moins soluble que le sel neutre, se dépose. Le gaz carbonique nécessaire à cette transformation est préparé artificiellement ou fourni par certaines sources naturelles, telles que les eaux minérales de Vichy et d'Hauterive. Il est conduit sur des cristaux de soude, disposés sur des châssis ou entassés dans des cuves à double fond. Le carbonate neutre, en se transformant en carbonate acide, abandonne ses dix molécules d'eau de cristallisation, qui s'écoulent par la partie inférieure des appareils en entraînant les impuretés du carbonate, telles que le sulfate et le chlorure de sodium.

Le bicarbonate de soude est un sel blanc anhydre, de saveur un peu alcaline et salée. Il n'est pas très soluble dans l'eau, à laquelle il communique une réaction faiblement alcaline. Il est insoluble dans l'alcool. Il cristallise en prismes rectangulaires.

Il s'altère rapidement à l'air humide, en se changeant en sesquicarbonate.

Il se dissocie à l'air sec, déjà rapidement à $+45°$, en gaz carbonique et carbonate neutre. Une dissociation analogue semble se produire au sein de ses solutions aqueuses, car celles-ci perdent du gaz carbonique, quand on les chauffe ou qu'on les fait traverser par un courant gazeux. Mais cette dissociation paraît être assez faible à froid.

SILICATES DE SOUDE

La silice se dissout dans la soude et le carbonate de soude, employés, soit à l'état de dissolutions concentrées et bouillantes, soit à l'état de fusion ignée. Quand on opère à haute température, la composition des produits obtenus varie avec les proportions de silice et de carbonate mises en présence. Il se forme des silicates de formule générale $Na^2O.n\,SiO^2$, dont chacun peut, en outre, retenir un nombre variable de molécules d'eau de cristallisation. Ces silicates se présentent d'ordinaire sous l'aspect de masses vitreuses plus ou moins transparentes. Ils sont solubles dans l'eau, qui les dissocie en général, ce qui donne fréquemment lieu à un dépôt de silice.

On emploie dans l'industrie, sous le nom de *verre soluble*, une dissolution de silicates de soude, qui sert dans la fabrication des savons, le lavage des laines, la silicatisation des pierres tendres, ainsi qu'à fixer les mordants dans l'impression des tissus et à rendre incombustibles les matières organiques. On obtient le verre soluble en fondant au four à reverbère un mélange de quartz et de carbonate de soude dans des proportions telles que le produit soit le moins alcalin possible, l'alcalinité nuisant à certains mordants facilement décomposables, comme ceux d'alumine ; le verre qui sort des fours répond à peu près à la formule $Na^2O.3\,SiO^2$; on le réduit en poudre impalpable, puis on le traite par l'eau bouillante, qui précipite de la silice, et l'on concentre jusqu'à 50° B., ce qui provoque un nouveau dépôt de silice. Il reste alors en dissolution un silicate se rapprochant de la formule $Na^2O.2\,SiO^2$.

On prépare un produit analogue en dissolvant sous pression, dans des autoclaves de fer, certaines variétés de silice naturelle à l'aide de lessives de soude caustique.

POTASSIUM

ÉTAT NATUREL. — Le potassium est abondamment répandu dans la nature sous la forme de combinaisons salines. Les principales sources sont :

1° *L'eau de mer* et les *gisements salins* qui en proviennent. Dans le célèbre gisement de Stassfurt, en Allemagne, les sels de potasse occupent les couches supérieures, car ils s'étaient peu à peu concentrés dans les eaux-mères qui cristallisaient en dernier lieu ;

2° Les *feldspaths* et autres minéraux potassiques désagrégés par les érosions. Ils sont disséminés peu à peu à travers les terres arables où leur potasse est absorbée par les racines des végétaux ;

3° Les *végétaux terrestres*, qui accumulent dans leurs organes la potasse puisée dans le sol.

PRÉPARATION. — Le potassium a été découvert par DAVY, en électrolysant la potasse caustique ; l'électrode négative étant constituée par du mercure, il se forma un amalgame de potassium qui, distillé dans un courant d'hydrogène, laissa un résidu de potassium.

Quelque temps après, GAY-LUSSAC et THÉNARD obtinrent ce métal par voie purement chimique, en faisant couler de l'hydrate potassique fondu sur du fer chauffé au rouge blanc. A cette dernière température, l'hydrate potassique KOH est non seulement volatilisé, mais dissocié en $K + O + H$; le fer fixe l'oxygène sous forme d'oxyde magnétique Fe^3O^4, et le potassium distille avec l'hydrogène, à la condition que le courant gazeux soit assez rapide pour ne pas permettre au métal alcalin de réduire Fe^3O^4 et de repasser à l'état d'oxyde.

Le procédé aujourd'hui employé a été indiqué par CURAUDEAU (1808), perfectionné par BRUNNER (1823) ; il est identique dans son principe à celui que nous avons donné pour le sodium et consiste à réduire au rouge blanc le carbonate de potasse par le charbon :

$$K^2CO^3 + 2C = 3CO + K^2$$

Il faut ajouter à la masse du carbonate de chaux, qui se mêle au carbonate de potasse fondu, l'empêche de couler

et de se séparer du charbon, assurant ainsi le contact intime
des substances réagissantes. De plus, le gaz carbonique,
qui provient de sa dissociation, favorise l'entraînement des
vapeurs. Le mélange des deux carbonates de potasse et de
chaux peut être obtenu en calcinant le tartre *brut* des lies
de vin, qui contient les deux tartrates correspondants.

La préparation du potassium se fait dans une bouteille à
mercure *B* [fig. 55], vernie extérieurement au borax, sur
laquelle on visse un
tube en fer, qui débou-
che dans un récipient
de forme spéciale, dû
à Donny et Mareska ;
c'est une boîte allongée
et aplatie *sd*, dont l'une
des extrémités s'adapte
au tube de la bouteille *B*,
tandis que l'extrémité
opposée s'ouvre dans
l'atmosphère et per-
met le dégagement de
l'oxyde de carbone, dont
la flamme indique la
marche de l'opération.
Le potassium se con-
dense dans ce récipient qu'on refroidit par un linge mouillé,
et dont l'étroitesse ne permet pas le contact de quantités
notables d'oxyde de carbone et de potassium, qui réagiraient
mutuellement en donnant du rhodizonate et du croconate
de potasse. Cette réaction ne semble pas, du reste, pouvoir
être empêchée d'une façon absolue, car le potassium a
besoin d'être purifié par distillation dans un appareil assez
semblable au précédent.

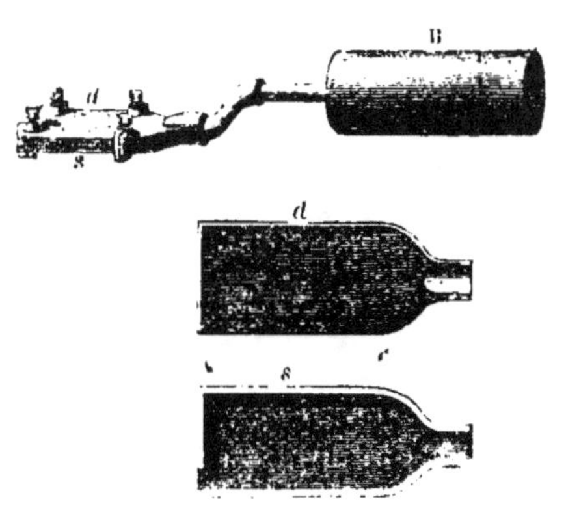

Fig. 55

Récipient de Donny et Mareska pour
la condensation du potassium.

Propriétés. — Le potassium est solide à la température ordinaire, mais mou comme de la cire, tout en étant plus dur que le sodium. Il fond vers 60° et se volatilise vers 725° en donnant des vapeurs vertes.

Le potassium demeure inaltéré dans l'air ou l'oxygène *secs* à la température ordinaire ; il y brûle à chaud. Mais il est attaqué rapidement par l'air humide dès la température ordinaire, ce qui oblige à le conserver sous l'huile de naphte. Il décompose l'eau froide avec une grande violence en enflammant l'hydrogène dégagé.

Il se combine à l'hydrogène à partir de 200°, en donnant un hydrure K_2H inflammable au contact de l'eau.

Il s'unit au chlore, au brome, à l'iode, au soufre, au sélénium, au tellure, au phosphore, à l'arsenic avec **dégagement de chaleur** et souvent de lumière.

Il réduit la plupart des oxydes métalliques.

Combinaisons du potassium avec les métalloïdes bivalents

OXYDES ET HYDROXYDE DE POTASSIUM

Le potassium semble former avec l'oxygène trois composés : 1° le protoxyde K_2O, corps blanc grisâtre qui se produirait en chauffant la potasse caustique KOH avec du potassium :

$$KOH + K = K_2O + H$$

2° Le bioxyde K_2O_2, qui se forme dans l'action réversible de l'eau oxygénée sur la potasse ;

$$2\,KOH + HO{-}OH \rightleftarrows KO{-}OK + 2\,HOH$$

3° Le peroxyde K_2O_4, solide jaune qui se produirait par l'action d'un courant d'oxygène sec sur le potassium ou la potasse fondus.

Ces composés n'ont aucune importance. Il n'en est pas de même de l'hydrate ou hydroxyde KOH.

PRÉPARATION. — La potasse se prépare par deux procédés : l'un chimique, l'autre électrolytique.

I. *Procédé chimique*. — Il fut longtemps seul employé ; il est identique du reste, dans son principe comme dans sa réalisation pratique, à celui que nous avons déjà décrit pour la préparation de la soude caustique. Il consiste à décomposer par un lait de chaux une solution étendue et chaude de carbonate neutre de potasse. On obtient ainsi ce qu'on appelle la *potasse à la chaux*.

On peut purifier partiellement cette dernière en la dissolvant dans l'alcool, qui laisse une partie des impuretés salines. Par évaporation de l'alcool et fusion du résidu dans une capsule d'argent, on obtient la *potasse à l'alcool*, qui ne contient plus qu'un peu de nitrates et de chlorures.

II. *Procédé électrolytique*. — Aujourd'hui on prépare de grandes quantités (1) de potasse caustique par l'électrolyse d'une solution de chlorure potassique, absolument comme on prépare de la soude caustique par électrolyse d'une solution de chlorure sodique. La cuve à électrolyse est divisée en deux compartiments par un diaphragme en parchemin végétal. Le compartiment anodique contient la solution de chlorure de potassium, additionnée d'environ 2 °/₀ de chlorure de calcium ou de magnésium ; le compartiment cathodique est occupé par une lessive alcaline. Dès que passe le courant, il se forme à la surface du parchemin un dépôt d'oxychlorure de calcium ou de magnésium, perméable au courant électrique et aux ions, mais imperméable aux liquides des deux compartiments. La potasse

(1) 17.000 tonnes par an, d'après BORCHERS.

s'accumule du côté de la cathode, tandis qu'à l'anode se dégage le chlore, que l'on recueille et que l'on utilise.

Propriétés. — La potasse à la chaux, ou potasse caustique ordinaire, se présente sous la forme de plaques blanchâtres, à cassure fibreuse. On la met parfois sous la forme de *bâtons*, obtenus en coulant la potasse fondue dans une lingotière de fer ou de bronze, ou sous la forme de *pastilles*, obtenues en versant goutte à goutte la potasse fondue sur une plaque d'argent.

La potasse pure KOH se présente sous la forme d'une masse d'un blanc laiteux, translucide sous une faible épaisseur. Elle fond au-dessous du rouge, puis commence à se volatiliser au rouge sombre. Elle est déliquescente et absorbe l'humidité et l'acide carbonique de l'atmosphère. Elle se dissout dans moins d'une demi-partie d'eau, en donnant, comme la soude, une liqueur alcaline et caustique.

Les propriétés chimiques de la potasse se confondent du reste sensiblement avec celles de la soude. Comme cette dernière, la potasse est une base puissante, univalente. Comme elle, c'est un agent d'hydrolyse énergique, employé dans ce but par les laboratoires aussi bien que par l'industrie. Citons, dans cet ordre d'idées, la saponification des corps gras pour la préparation des savons mous.

SULFURES ET SULFHYDRATE DE POTASSIUM

Le potassium forme, comme le sodium, une série de combinaisons sulfurées, de formule générale K^2S^n, où n semble pouvoir varier de 1 à 5. Ceux de ces composés qui sont riches en soufre perdent aisément de cet élément sous l'action de la chaleur en donnant finalement du monosulfure, ce qui leur confère des propriétés sulfurantes.

Il existe aussi un sulfhydrate de sulfure KHS, qui se forme lorsqu'on sature d'hydrogène sulfuré une solution de potasse caustique.

$$KOH + H^2S \rightleftarrows KSH + H^2O$$

Ici, comme dans le cas du sodium, la réaction est limitée et réversible, en sorte que le système tend vers un état d'équilibre où existent les quatre corps ; de plus, une autre réaction, également limitée et réversible a lieu entre KHS et KOH :

$$KSH + KOH \rightleftarrows K^2S + H^2O$$

En expulsant H^2S du système par l'ébullition ou le passage d'un gaz inerte, l'équilibre ne peut s'établir, la réaction s'accomplit jusqu'au bout et il ne reste finalement que $K^2S + H^2O$, c'est-à-dire une solution de monosulfure. — Pratiquement, on obtient plus rapidement une solution de monosulfure, en divisant une solution de potasse caustique en deux parties égales, saturant la première par H^2S et ajoutant alors la seconde. On obtient, par évaporation dans le vide, des cristaux de l'hydrate $K^2S + 5H^2O$, qui dans le vide ou à 150° deviennent $K^2S + H^2O$.

Aux sulfures de potassium se rattache le produit désigné sous le nom de *foie de soufre* qu'on obtient en fondant ensemble une partie de soufre sublimé et deux parties de carbonate de potasse. C'est une masse de couleur hépatique, soluble dans l'eau, d'une saveur caustique et sulfureuse, répandant à l'air humide l'odeur de H^2S. On peut l'employer à la place du foie de soufre sodique, dans la préparation des bains sulfureux artificiels. C'est un mélange de polysulfures, de sulfate et d'hyposulfite.

Composés haloïdes du potassium

Le potassium donne, par sa combinaison avec les métalloïdes halogènes, des corps dont les propriétés varient régulièrement en fonction du poids moléculaire, comme pour les sels haloïdes du sodium. Tous sont solides à la température ordinaire ; soumis à l'action de la chaleur, ils fondent et se volatilisent sans décomposition à température élevée, la volatilité augmentant avec le poids moléculaire. Tous cristallisent anhydres et en cubes, quelquefois en octaèdres et en cubo-octaèdres.

Tous sont solubles dans l'eau et leur solubilité augmente en général avec leur poids moléculaire. Ils sont moins solubles dans l'alcool.

CHLORURE DE POTASSIUM

Le chlorure de potassium s'extrait industriellement de deux sources différentes : 1º la *carnallite* de Stassfurt; 2º les eaux-mères des marais salants.

I. *Fabrication avec la carnallite.* — La carnallite est un chlorure double de potassium et de magnésium $KCl,MgCl^2 + 6H^2O$, qui se trouve dans les couches superficielles des mines de Stassfurt. Elle y est mélangée avec du sel marin, de la *kiésérite* (sulfate de magnésie $MgSO^4 + H^2O$) et un peu d'anhydrite (sulfate de chaux anhydre $CaSO^4$).

Le principe de l'extraction du KCl est le suivant. La carnallite est plus soluble dans l'eau, surtout dans l'eau chaude, que le sel gemme et le sulfate de magnésie. Donc un premier lessivage à chaud de la masse saline avec une petite quantité d'eau séparera la carnallite de la plus grande partie de ces deux derniers sels. Mais, comme, en même temps, l'eau chaude décompose la carnallite en ses deux sels constitutifs KCl et $MgCl^2$, le refroidissement de la liqueur provoquera un dépôt de KCl, beaucoup moins soluble que $MgCl^2$. On recueillera ce chlorure de potassium.

Mais il reste encore dans les eaux-mères une certaine quantité de KCl, qu'on a intérêt à en extraire. A cet effet, ces eaux-mères sont concentrées dans des chaudières jusqu'à 35° B. Elles laissent alors déposer par refroidissement de la carnallite artificielle $KCl.MgCl^2 + 6H^2O$, qui sera traitée comme la carnallite naturelle. On obtiendra ainsi une nouvelle cristallisation de chlorure potassique et de nouvelles eaux-mères, qui seront concentrées et refroidies comme les premières. Il se formera alors un second dépôt de carnallite artificielle, tandis que les troisièmes eaux-mères ne contiendront plus que du chlorure de magnésium.

II. Fabrication avec les eaux de la mer. — Quand l'eau de mer a abandonné son chlorure sodique sur les tables salantes d'un salin, elle pèse environ 27° à 28° B. On continue de la concentrer à l'air libre jusqu'à ce qu'elle marque 35° B ; elle dépose pendant cette concentration un mélange de sel marin et de sulfate de magnésie, auquel on donne le nom de *sel mixte*. Ainsi concentrée, l'eau, qui porte le nom d'*eau-mère*, est envoyée par des pompes dans des réservoirs bétonnés, où les froids de l'hiver provoquent un dépôt de sulfate de magnésie presque pur. Les eaux, qui ne pèsent plus alors que 32° B., contiennent encore, par mètre cube, 40 à 50 kilos de NaCl, 60 à 70 kilos de $MgSO^4$, 200 à 250 kilos de $MgCl^2$ et 40 à 42 kilos de KCl. On les envoie par des pompes dans un four, où elles sont concentrées à 35° B. à la température de 80°; puis on les mélange, dans un décanteur en forme de V, avec une dissolution concentrée et bouillante de chlorure de magnésium.

Le sel marin et le sulfate de magnésie se séparent aussitôt de la liqueur et tombent au fond du décanteur, d'où on les extrait au fur et à mesure. Du décanteur, le liquide passe dans des cristallisoirs, munis de serpentins dans lesquels circule de l'eau de réfrigération. Il se dépose alors de la carnallite artificielle, que l'on pourra dédoubler en KCl et MgCl^2 par des méthodes analogues à celles qui viennent d'être indiquées précédemment pour la carnallite de Stassfurt. Quant aux solutions de chlorure de magnésium que l'on obtient simultanément, on les fait rentrer dans la fabrication, en en préparant les liqueurs concentrées et bouillantes, dont nous venons d'indiquer plus haut l'emploi dans le décanteur. — On arrive par cette méthode à extraire de l'eau de mer environ les trois quarts du KCl qu'elle contient.

On obtient aussi de petites quantités de chlorure potassique par la lixiviation méthodique des cendres de varechs, qui en renferment 13 % de leur poids, comme aussi par le traitement des vinasses de betteraves.

PROPRIÉTÉS. — Le chlorure de potassium est un sel incolore, d'une saveur salée et amère, nullement déliquescent. Il est soluble dans trois fois son poids d'eau à + 15° et dans moins de deux fois son poids d'eau à 100°. Il fond au rouge sombre et se volatilise au rouge blanc.

USAGES. — Il est utilisé comme engrais. Il sert aussi à fabriquer le salpêtre par double décomposition avec le nitrate de soude. On l'emploie également dans la fabrication du carbonate de potasse, de l'alun, du bichromate de potasse.

Pour la plupart de ces usages, on se sert d'un produit commercial contenant 80 % de KCl ; mais pour certaines fabrications, telles que celle du carbonate de potasse, on emploie un produit plus pur, contenant 90 à 95 %.

BROMURE DE POTASSIUM

PRÉPARATION. — On le prépare par divers procédés :

1° On dissout le brome dans une lessive de potasse caustique, on évapore à siccité et le résidu est calciné au rouge sombre pour transformer le bromate $KBrO^3$ en bromure KBr.

2° On fait la double décomposition entre deux solutions de bromure de fer et de carbonate potassique ; on sépare par filtration la solution de bromure potassique du précipité insoluble. Le bromure de fer employé dans cette préparation s'obtient lui-même dans les laboratoires en faisant bouillir 100 parties d'eau, 10 parties de brome et 5 parties de limaille de fer. On en prépare aussi industriellement à Stassfurt, en faisant passer des vapeurs de brome sur de la tournure de fer, qui les absorbe aisément.

PROPRIÉTÉS. — Le bromure de potassium est un sel blanc, cristallisé en cubes, de saveur salée et piquante. Il est très soluble dans l'eau (65 parties de sel dans 100 parties d'eau à la température de $+ 20°$). Il est peu soluble dans l'alcool, moins encore dans l'éther, mais beaucoup plus soluble dans la glycérine, qui en dissout le quart de son poids.

Il décrépite par la chaleur et fond au rouge.

Indépendamment de ses emplois thérapeutiques, il sert encore en photographie, notamment comme retardateur dans le développement alcalin.

IODURE DE POTASSIUM

PRÉPARATION. — Les deux procédés de préparation de l'iodure de potassium dans les laboratoires correspondent, dans leur principe, à ceux que nous venons d'indiquer pour le bromure.

1° Ainsi le procédé de Turner consiste à dissoudre l'iode dans une solution aqueuse de potasse caustique $(D = 1,16)$, à évaporer à siccité et à chauffer jusqu'à fusion pour transformer l'iodate KIO^3 en iodure KI.

2° On peut aussi faire la double décomposition entre deux solutions d'iodure ferreux et de carbonate de potasse, on sépare par filtration la solution d'iodure potassique du précipité insoluble. L'iodure ferreux peut être remplacé par l'iodure de zinc. On peut aussi faire la double décomposition entre l'iodure de calcium et le sulfate de potasse.

3° Industriellement, on prépare l'iodure de potassium par le procédé suivant. On évapore à 45° B. les eaux-mères, qui constituent le résidu de la fabrication des chlorure et sulfate potassiques des varechs. Les sels provenant de cette évaporation sont soumis, dans le même four, à un grillage ménagé, en présence d'un courant d'air, jusqu'à désulfuration complète. Le salin ainsi obtenu est lessivé à l'eau froide et la lessive amenée à dessiccation par chauffage dans un four. On obtient ainsi un nouveau salin très blanc, pouvant contenir jusqu'à 50 °/₀ d'iodures. Ce salin est introduit dans un grand digesteur, où il subit un lessivage continu à l'alcool chaud (trois-six du commerce), qui dissout seulement les iodures. L'alcool étant récupéré par distillation, on obtient comme résidu un mélange contenant en moyenne un tiers de KI et deux tiers de NaI.

On ajoute alors à la solution aqueuse saturée de ce salin une quantité de carbonate de potasse, en solution concentrée, équivalente au poids d'iodure de sodium contenu dans le mélange. Puis on introduit dans la liqueur un courant de gaz carbonique. Il se précipite du bicarbonate de soude, que l'on sépare par filtration ; la petite quantité de bicarbonate demeurée en solution dans la liqueur est transformée en chlorure sodique par la quantité exactement nécessaire

d'acide chlorhydrique. On sépare ensuite le chlorure de
l'iodure par évaporations et cristallisations successives.

Pour obtenir de l'iodure pur, il suffit de traiter le produit
brut par l'alcool et de faire cristalliser.

Propriétés. — L'iodure de potassium cristallise en trémies
cubiques ; les cristaux sont transparents à l'état de pureté,
mais rendus légèrement opaques par la présence d'un
peu de carbonate de potasse ; leur saveur est salée, piquante.

Ce sel est soluble dans les quatre cinquièmes de son
poids d'eau froide, dans la moitié de son poids d'eau
bouillante, dans dix-huit fois son poids d'alcool à 90° froid,
dans deux fois et demie son poids de glycérine. Il fond à
634° et se volatilise au rouge blanc.

Il s'altère au contact de l'air, avec mise en liberté d'iode
sous la double influence de l'oxygène et de l'humidité :
cette altération est favorisée par la lumière.

La solution aqueuse d'iodure de potassium dissout
l'iode (1).

Sels oxygénés du potassium

Hypochlorite de potasse

Ce sel se forme quand on fait arriver un courant de gaz
chlore dans une solution étendue et froide de potasse
caustique ou de carbonate potassique. Mais comme, ainsi
que nous l'avons vu (p. 148), un excès de chlore transformerait l'hypochlorite en chlorate, il vaut mieux procéder
autrement et faire la double décomposition entre l'hypo-

(1) Pour plus de détails sur le bromure et l'iodure de potassium,
voir *Précis de pharmacie chimique*, par Crolas et Moreau, Storck
et Cⁱᵉ, éditeurs, Lyon, 1897.

chlorite de chaux et le carbonate de potasse. On dissout d'une part 1 kilo de chlorure de chaux à 100 degrés chlorométriques dans 20 kilos d'eau, d'autre part 1 kil. 200 de carbonate potassique dans 3 kilos d'eau, on mêle les deux solutions, on laisse reposer huit à douze heures pour permettre le dépôt du carbonate de chaux, puis on décante la liqueur claire surnageante, qui constitue le *chlorure de potasse* du commerce, appelé encore, à l'état de solution, *eau de Javel.*

On peut aussi obtenir une solution d'hypochlorite de potasse en électrolysant du chlorure de potassium dans les conditions indiquées aux pages 152 et 153. Mais il faut remarquer que ce produit n'a pas grande importance et est presque partout remplacé dans le blanchiment par un autre chlorure décolorant, tel que celui de soude, qui est moins coûteux.

CHLORATE DE POTASSE

PRÉPARATION. — Le chlorate de potasse se forme, quand on fait agir un excès de chlore sur la potasse caustique. Mais cette méthode qui fut la première employée (BERTHOLLET, 1788) a été remplacée industriellement par d'autres procédés : l'un chimique, l'autre électrolytique.

1. *Procédé chimique.* — Il consiste à faire la double décomposition entre le chlorate de chaux et le chlorure de potassium. Le chlorate de chaux est lui-même préparé en faisant arriver un excès de chlore dans un lait de chaux tenant 75 à 80 grammes de chaux par litre. Des agitateurs mécaniques assurent le contact intime des substances réagissantes.

La solution ainsi obtenue, qui pèse de 17° à 23° B. et contient un mélange de chlorate et de chlorure calciques, est amenée dans des bacs, chauffée et additionnée d'un léger excès de chlorure de potassium. Il se fait une double décomposition :

$$Ca(ClO^3)^2 + 2\,KCl = 2\,KClO^3 + CaCl^2$$

Le liquide est évaporé dans des chaudières et concentré jusqu'à 39° B. ; il est alors envoyé dans des cristallisoirs en tôle, où le refroidissement, prolongé pendant toute la durée de l'hiver, amène la cristallisation de la majeure partie du chlorate potassique.

Celui-ci est ensuite raffiné. A cet effet, on fait dissoudre le chlorate brut dans les eaux-mères d'une précédente cristallisation, en se servant de caisses en tôle doublées de plomb et chauffées à la vapeur. On ajoute un peu de carbonate de soude pour précipiter une partie de la chaux, on passe le liquide au filtre-presse et on l'envoie dans des cristallisoirs. La cristallisation dure de huit à quinze jours suivant la saison. Les cristaux sont essorés par centrifugation, puis séchés sur des caisses plates chauffées à la vapeur.

On peut, dans ce procédé, remplacer la chaux par la magnésie; mais les procédés chimiques sont aujourd'hui supplantés par l'électrolyse.

II. *Procédé électrolytique.* — La transformation électrolytique du chlorure de potassium en chlorate a été réalisée industriellement en 1887 par GALL et DE MONTLAUR et mise en œuvre sur une grande échelle à l'usine de Vallorbes (Suisse) (1) où les chutes de l'Orbe fournissent l'énergie nécessaire pour actionner les dynamos génératrices du

---

(1) Le chlorate de potasse électrolytique se fabrique en outre à Saint-Michel de Maurienne et à Chedde en France : à Bitterfeld et à Rheinfelden en Allemagne, à Mausba en Suède, à Niagara-Falls et à Bay-City aux États-Unis.

courant électrique. Depuis, le procédé s'est répandu dans diverses régions pourvues de forces hydrauliques et la production annuelle du chlorate de potasse électrolytique atteint environ 11.000 tonnes, dont 6.000 pour la France (BORCHERS).

On emploie une solution aqueuse de chlorure de potassium à 25 %. On l'introduit dans une cuve à électrolyse isolée du sol de l'atelier au moyen de godets remplis d'huile. Le sol même de l'atelier est à son tour isolé électriquement de la même manière, pour permettre la manipulation des cuves, sans qu'il y ait aucun danger ni aucune perte de courant. Chaque cuve est partagée par un diaphragme en deux compartiments, cathodique et anodique, afin d'empêcher la réduction du chlorate formé à l'anode par l'hydrogène dégagé à la cathode. Les anodes sont des feuilles minces de platine ou d'un alliage de 90 % de platine et 10 % d'iridium ; les cathodes sont en fer, ou mieux en nickel.

Une circulation continue de la solution de KCl se fait à travers une série de cuves ; le chlorate de potasse, peu soluble se dépose au fur et à mesure de sa formation et est enlevé avec une cuillère en fonte émaillée. On marche avec une température de 45° à 55°, une différence de potentiel de 5 volts à chaque cuve et une densité de 50 ampères par mètre carré d'électrode. Un cheval-vapeur électrique produit, en vingt heures, un kilogramme de chlorate potassique.

PROPRIÉTÉS. — Le chlorate de potasse est un sel blanc, anhydre, cristallisé en lames incolores, de saveur fraîche. Il se dissout dans 18 fois son poids d'eau froide et 30 fois son poids de glycérine. Il est insoluble dans l'alcool, l'éther, le chloroforme.

Il fond vers 350° et commence aussitôt à se décomposer en perchlorate $KClO^4$ et oxygène ; au rouge sombre, le perchlorate se décompose à son tour en chlorure KCl et oxygène. C'est le procédé de préparation de l'oxygène dans les laboratoires (p. 176).

Aussi est-ce un corps très oxydant : mêlé à des substances facilement oxydables, telles que le soufre, le charbon, le phosphore, les résines, les métaux en poudre, les sulfures métalliques, il forme des poudres brisantes très dangereuses, détonant par la chaleur, le choc et même spontanément. Les premières *allumettes à friction* (1832) reposaient sur le même principe, puisqu'elles étaient enduites de chlorate de potasse mélangé à une matière oxydable, qui fut d'abord le sulfure d'antimoine, puis plus tard le phosphore.

Les mélanges du chlorate de potasse avec les acides minéraux forts, susceptibles de déplacer l'acide chlorhydrique jouissent aussi de propriétés oxydantes énergiques. C'est sur ce principe que repose l'emploi de l'acide chlorhydrique et du chlorate de potasse dans la méthode de Fresenius et Babo pour la destruction des matières organiques dans la recherche des poisons minéraux.

Usages. — En dehors de son emploi thérapeutique, toutes les applications du chlorate de potasse sont fondées sur son pouvoir oxydant. Il sert dans la fabrication des poudres brisantes, des feux d'artifices, des allumettes, des amorces, des poudres-éclair au magnésium pour la photographie. On l'emploie aussi dans l'industrie des matières colorantes, notamment pour transformer l'anthraquinone en alizarine.

Sulfates de potasse

Le sulfate acide ou bisulfate $KHSO^4$ s'obtient en dissolvant à chaud du sulfate neutre dans de l'acide sulfurique concentré : le sel se dépose par refroidissement en octaèdres orthorhombiques qui fondent vers 200° en une huile claire, en commençant à se dissocier en acide sulfurique et sulfate neutre. Comme cette dissociation n'est pas encore terminée au rouge, elle permet de faire agir à température élevée des vapeurs sulfuriques sur certains corps et de les désagréger, propriété précieuse en analyse. La même dissociation du bisulfate paraît s'accomplir à la température ordinaire au sein de ses solutions aqueuses qui, étendues, laissent déposer du sulfate neutre par refroidissement.

Le sulfate neutre K^2SO^4 existe dans les cendres de varech, les salins de betteraves, les eaux de mer; on le trouve aussi dans le règne minéral, soit seul (*glasérite* du Vésuve) soit associé à d'autres sulfates (*polyhalite* de Stassfurt : $2 SO^4Ca, SO^4Mg, SO^4K^2, H^2O$).

PRÉPARATION. — On le prépare en décomposant à chaud la *kiesérite* de Stassfurt $MgSO^4, H^2O$, par du chlorure de potassium ; seulement le sulfate de potasse se combine, à mesure de sa formation, à l'excès de sulfate de magnésie pour former un sulfate double cristallisé $K^2SO^4, MgSO^4 + 6 H^2O$; on décompose alors ce dernier, en le chauffant sous pression avec une nouvelle quantité de KCl :

$$K^2SO^4.MgSO^4 + 3 KCl = 2 K^2SO^4 + MgCl^2.KCl.aq$$

Le sulfate potassique, bien moins soluble que le chlorure double, se précipite sous la forme de cristaux durs, anhydres, formés de prismes à six faces, peu solubles dans l'eau à la température ordinaire. Ils décrépitent quand on les chauffe, puis fondent et résistent sans se décomposer aux températures élevées.

En calcinant au rouge un mélange de sulfate de potasse et d'un sulfate métallique, ce dernier se décompose et donne un oxyde qui cristallise au sein du sulfate potassique fondu : c'est ainsi que Debray a obtenu des cristaux de glucine, de périclase, d'oxyde de manganèse, etc.

En chauffant des phosphates dans un bain de sulfate de potasse, Grandeau a montré qu'on obtient des produits cristallisés qui, suivant la température, sont, ou bien des phosphates doubles de potasse et du métal considéré, ou des phosphates trimétalliques, ou des oxydes cristallisés.

Azotate de potasse AzO³K

L'azotate de potasse forme des gisements étendus dans certaines régions dépourvues de pluies, notamment dans l'Inde, l'Égypte. Il s'est formé, sans doute par l'oxydation de matières organiques azotées sous l'action des ferments de la nitrification, l'absence de pluies permettant l'accumulation du sel qui, sans cela, serait dissous et entraîné par les eaux. C'est sous la même influence que se forme le *nitre* des caves, des étables, etc., mélange de divers azotates alcalins ou alcalino-terreux. Cette nitrification spontanée fut longtemps imitée dans des *nitrières* artificielles, constituées par des matières organiques (fumier, déchets divers), des cendres et de la chaux, qu'on abandonnait deux ou trois ans en tas suffisamment poreux. Puis une lixiviation enlevait l'azotate de chaux, formé principalement ; et une double décomposition à l'aide de KCO³ le transformait en azotate de potasse.

Aujourd'hui, presque tout le salpêtre provient des gisements de nitrate de soude du Chili. On prépare à chaud des solutions saturées de NaAzO³ et de KCl, et on leur fait subir la double décomposition à l'ébullition : le sel marin, moins soluble dans l'eau que le salpêtre, se précipite presque entièrement. On décante, on laisse refroidir, ce qui amène la cristallisation de KAzO³, moins soluble à froid qu'à chaud.

L'azotate de potasse est un sel incolore, anhydre, soluble dans l'eau, où sa solubilité croît rapidement avec la température, insoluble dans l'alcool absolu. Sa saveur est fraîche, piquante, un peu amère. Il est dimorphe et peut cristalliser en prismes ou en rhomboèdres, les prismes constituant un état d'équilibre stable aux températures voisines du point de fusion.

L'azotate de potasse fond à 339° en donnant un liquide transparent qui, par refroidissement, se prend en une masse blanche opaque à cassure vitreuse (*cristal minéral*). Au rouge vif, il se décompose en perdant d'abord le tiers de son oxygène et donnant de l'azotite de potasse. Ce dernier à son tour se décompose au rouge blanc en donnant de l'azote, de l'oxygène et du peroxyde de potassium.

Ce dégagement d'oxygène à chaud confère au salpêtre, comme au chlorate de potasse, des propriétés oxydantes. Chauffé avec les métaux usuels, il les transforme en oxydes. Il brûle le soufre et le carbone, et par suite leur mélange, ce qui est le principe de l'ancienne poudre de guerre, formée d'un mélange de 75 parties de salpêtre, 12 p. 5 de soufre et 12 p. 5 de charbon, mélange correspondant sensiblement à la composition $2 KAzO^3 + S + 3 C$. Sa combustion se fait suivant la réaction :

$$2 KAzO^3 + S + 3 C = K^2S + Az^2 + 3 CO^2$$

laquelle, grâce à son caractère fortement exothermique, donne lieu à une brusque dilatation de la grande masse de gaz formés $(Az + 3 CO^2)$, d'où résultent les effets balistiques de la poudre.

CARBONATES DE POTASSE

Il en existe deux : le carbonate acide ou bicarbonate de potasse $KHCO^3$ et le carbonate neutre K_2CO^3. Comme cela a lieu pour les carbonates de soude, le sel acide est moins soluble dans l'eau que le sel neutre : aussi obtient-on le bicarbonate en faisant arriver un courant de gaz carbonique dans une dissolution concentrée de carbonate neutre. Il se dépose sous la forme de prismes rhomboïdaux inaltérables à l'air, mais dissociables déjà à $+50°$ en CO_2 et K_2CO_3. Ce sel subit la même dissociation au sein de ses solutions aqueuses.

PRÉPARATION. — Le carbonate neutre K_2CO_3 s'obtient à l'état de pureté dans les laboratoires par la calcination du tartrate ou du bioxalate de potasse. Cette calcination de sels organiques de potasse fut, du reste, longtemps le principe de sa préparation industrielle. Les cendres des végétaux terrestres contiennent en effet du carbonate de potasse mélangé à d'autres sels. En traitant ces cendres par l'eau bouillante, on ne dissout que les sels solubles, parmi lesquels le carbonate potassique, et on obtient par évaporation un résidu dit *potasse brute*, ou *potasse perlasse*, contenant environ 70 % de K_2CO_3. Ce fut par ce procédé que le commerce se procura longtemps, en Amérique ou en Russie, du carbonate de potasse impur, qu'on raffinait en traitant la masse par son poids d'eau ; celle-ci dissolvait le seul carbonate potassique, très soluble, et l'abandonnait par évaporation sous la forme de cristaux presque purs de K_2CO_3, constituant la *potasse raffinée* du commerce.

L'industrie peut aussi se procurer une certaine quantité de K_2CO_3, en lavant la laine brute des moutons (le suint), évaporant et calcinant le résidu. De même, les vinasses (résidu de la distillation de l'alcool) de betteraves, concentrées et calcinées, donnent un produit, le *salin brut* de betteraves, qui contient du carbonate de potasse mélangé à d'autres sels. En reprenant par l'eau, puis soumettant la liqueur à des cristallisations fractionnées, elle laisse déposer en dernier lieu le plus soluble de ses sels, à savoir le carbonate de potasse à peu près pur, désigné ici sous le nom de *potasse raffinée de betteraves.*

Aujourd'hui, une grande partie du carbonate de potasse commercial est préparée à l'aide du chlorure de potassium des gisements de Stassfurt. On transforme ce sel en carbonate par une suite d'opérations calquées sur le procédé LEBLANC pour la conversion du chlorure de sodium en carbonate, à savoir : transformation du chlorure en sulfate par l'action de H^2SO^4, puis du sulfate en carbonate par l'action du charbon et du carbonate de chaux.

PROPRIÉTÉS. — Le carbonate de potasse est un sel blanc, d'une saveur âcre et alcaline, déliquescent, fusible à haute température.

USAGES. — Les potasses raffinées du commerce servent à la fabrication des cristaux, de certains verres (verre de Bohême, crown, flint) et à celle des savons mous, des engrais, etc.

SILICATE DE POTASSE

On obtient ce corps, assez mal défini du reste, car on ne le connaît pas sous forme cristalline, en calcinant du sable siliceux fin et du carbonate de potasse sec, puis reprenant par l'eau. On obtient ainsi une liqueur alcaline et caustique, qui donne par évaporation une masse vitreuse, puis opaque, répondant à peu près à la formule $SiO^2.4\,K^2O$. Cette liqueur peut être amenée jusqu'à la consistance d'un sirop épais qui se laisse tirer en fils. Une solution à 33° B., imprégnant des bandes de mousseline, ne tarde pas à durcir ce qui permet de constituer des bandages inamovibles.

La chaux et le carbonate de chaux, imbibés d'une solution de silicate de potasse, acquièrent une grande dureté et résistent à l'attaque de l'eau, et cela grâce à la formation d'un silicate de chaux. Cette propriété a été utilisée pour durcir la surface de certains calcaires tendres comme la craie : le silicate de chaux reste à la surface, tandis que le carbonate de potasse simultanément formé est enlevé par les eaux de pluie.

Les tissus végétaux, mouillés avec une solution de silicate de potasse, puis desséchés, ne peuvent plus brûler avec production de flamme ; car le silicate, fondant sous l'action de la chaleur, les protège contre l'accès de l'air, ce qui fait que les matières organiques se carbonisent sans brûler. Aussi se sert-on de ce sel pour imprégner le bois et les étoffes qui entrent dans certaines constructions, telles que les décors de théâtre.

AMMONIUM

Nous avons vu (p. 268) que le gaz ammoniac forme avec les acides des sels absolument comparables aux sels alcalins, notamment aux sels de potassium, par leurs propriétés générales, et en particulier par leur isomorphisme. On est donc amené à exprimer, comme toujours, cette analogie de propriétés par l'analogie de formules, ce qui ne peut se faire qu'en imaginant l'existence, dans les sels ammoniacaux, d'un radical AzH^4 correspondant au potassium et aux métaux alcalins. A vrai dire, ce radical, auquel on a donné le nom *d'ammonium*, n'a jamais été isolé. Cependant on l'obtient à l'état d'amalgame en appliquant aux sels ammoniacaux la méthode électrolytique qui a servi à Davy pour isoler les métaux alcalins. On soumet donc à l'électrolyse du chlorhydrate d'ammoniaque, humecté pour le rendre conducteur, l'anode étant au contact du sel humide et la cathode plongeant dans du mercure qui occupe une cavité creusée dans le sel. Il se produit un foisonnement du

mercure, qui révèle la formation d'un amalgame de tout
point semblable à ceux des métaux alcalins, mais très
instable et qui se décompose aussitôt en $AzH^3 + H + Hg$.
Le même amalgame se forme, quand on fait la double
décomposition entre une solution concentrée de chlorhydrate d'ammoniaque et l'amalgame de sodium.

Combinaisons de l'ammonium avec les métalloïdes bivalents

La théorie de l'ammonium nous conduit à supposer
l'existence, au sein des solutions aqueuses du gaz ammoniac,
d'un hydrate d'ammonium $(AzH^4)OH$, comparable aux
hydrates alcalins $MeOH$. On doit aussi s'attendre à l'existence d'un protoxyde $(AzH^4)^2O$, qu'on obtient en effet sous
forme de petites aiguilles blanches contenant $5\,H^2O$, lorsqu'on refroidit à $-100°$ une solution saturée d'ammoniaque. On peut aussi considérer comme probable
l'existence d'un bioxyde $(AzH^4)^2O^2$, correspondant aux
bioxydes alcalins Me^2O^2. Ce composé semble exister en effet
sous la forme d'une combinaison avec l'acide peruranique,
de formule $(AzH^4)^2O^2(UO^4)$, laquelle se détruit par l'action
de l'hydrate d'alumine avec production de bioxyde d'hydrogène H^2O^2, comme le font du reste tous les sels solubles de
l'acide peruranique. On connaît en outre une combinaison
qui semble susceptible de recevoir la formule $(AzH^4)^2O^2 + H^2O^2$
et qui s'obtient en faisant agir vers $-20°$ l'eau oxygénée
sur l'ammoniaque en solution éthérée. Ce composé n'est
stable qu'aux très basses températures : déjà, à $-40°$, il
présente un commencement de dissociation en $AzH^3 + H^2O^2$;
à la température ordinaire, sa décomposition a lieu avec
dégagement d'oxygène conformément à l'équation :

$$(AzH^4)^2O^2 + H^2O^2 = 2\,AzH^4.OH + O^2$$

décomposition qui rappelle absolument celle que subissent, à une température seulement un peu plus élevée, les bioxydes alcalins tels que Na^2O^2 sous l'influence de H^2O^4 (MELIKOFF et PISSARJEWSKY).

Les sulfures d'ammonium correspondent aussi aux sulfures alcalins. Ainsi, il existe un monosulfure $(AzH^4)S^2$, qui se forme quand on fait arriver dans un mélange réfrigérant de glace et de sel, vers — 15°, un mélange de gaz sulfhydrique et de gaz ammoniac, ce dernier étant en excès. Ce sont des cristaux blancs qui se dissocient à la température ordinaire, d'abord en $(AzH^4)HS + AzH^3$, puis en $2 AzH^3 + H^2S$.

Le composé $(AzH^4)HS$ qui se produit dans cette décomposition est le sulfhydrate correspondant à KHS et NaHS. On l'obtient sous forme de cristaux en faisant passer un courant de H^2S dans une solution alcoolique de gaz ammoniac.

Si le gaz sulfhydrique arrive dans une solution aqueuse de gaz ammoniac, la solution, d'abord incolore, jaunit à la longue en se transformant en polysulfure $(AzH^4)^2S''$.

Composés haloïdes de l'ammonium

Ces composés se forment tous par l'union directe du gaz ammoniac avec l'hydracide correspondant par une réaction exothermique.

Sous l'action de la chaleur, le fluorure fond, puis se volatilise; les autres se subliment sans fondre, puis se dissocient en gaz ammoniac et hydracide, cette dissociation croissant avec la température en raison de leur formation exothermique (loi de VAN T'HOFF).

Tous se présentent en cristaux anhydres, cubiques ou appartenant tout au moins au système cubique. Ils sont inaltérables à l'air sec et froid, mais ils attirent tous plus ou moins rapidement l'humidité atmosphérique. Tous sont très solubles dans l'eau et cette solubilité augmente aussi avec le poids moléculaire.

Tous s'unissent aisément, quand ils sont secs, au gaz ammoniac, en donnant des combinaisons de formule générale $AzH^4M, n\,AzH^3$, déjà dissociables à basse température en AzH^4M et AzH^3.

Chlorure d'ammonium AzH^4Cl

Préparation. — Ce corps, vulgairement appelé *sel ammoniac* ou *salmiak*, venait autrefois de l'Égypte, où on le recueillait dans la suie qui résulte de la combustion des fientes de chameau. De nos jours, on le prépare par le mélange de dissolutions ammoniacales impures, quelquefois carbonatées, avec de l'acide chlorhydrique commercial à 18°-20° B. A l'aide de siphons, on fait écouler simultanément les deux liquides dans un grand bac rectangulaire, doublé de plomb, où ils se neutralisent au fur et à mesure de leur arrivée. On évapore le liquide légèrement acide, à l'aide d'un serpentin de plomb. La concentration terminée, on transvase dans des cristallisoirs doublés de plomb.

Mais, comme il est préférable de condenser l'ammoniaque dans l'acide sulfurique plutôt que dans l'acide chlorhydrique, il y a beaucoup d'usines où l'on prépare d'abord du sulfate d'ammoniaque en recevant les vapeurs ammoniacales dans l'acide sulfurique (p. 259 et suivantes), puis on lui fait faire la double décomposition avec le sel marin, soit par voie humide, soit par voie sèche.

A. — Par voie humide, on fait une solution bouillante de sulfate d'ammoniaque à 20° B; on y ajoute peu à peu la quantité de sel marin nécessaire. La solution est filtrée ou décantée, puis évaporée dans des chaudières plates. Elle laisse déposer du sulfate de soude, que l'on enlève au fur et à mesure. Après le dépôt de la majeure partie du sulfate sodique, le liquide est transvasé dans des cristallisoirs doublés de plomb. Au bout de vingt-quatre à trente heures, la cristallisation du sel ammoniac est achevée : on égoutte ou on turbine les cristaux. On les purifie par une seconde cristallisation. On a ainsi le *sel ammoniac brut*. On le raffine par sublimation, comme il va être indiqué.

B. — Par voie sèche, on mêle poids égaux de sulfate d'ammoniaque et de sel marin, tous deux pulvérisés, et on soumet le mélange à la sublimation dans les appareils que nous allons décrire.

La sublimation du sel ammoniac se fait dans des pots (France) ou dans des chaudières (Angleterre).

a) *Sublimation dans les pots.* — On emploie des pots en grès, enduits d'un lut argileux, qui reposent sur la voûte V

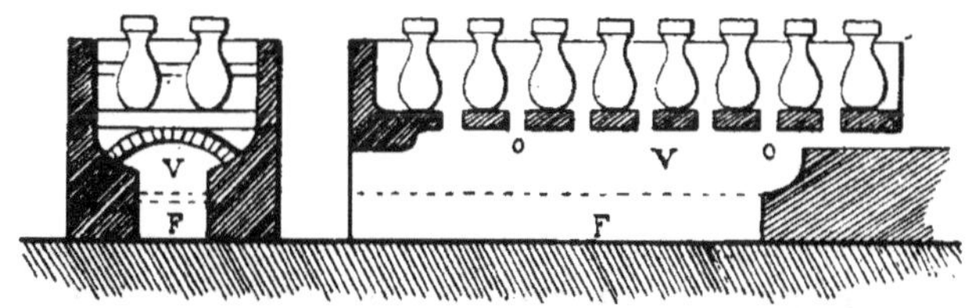

Fig. 56
Sublimation du sel ammoniac dans les pots.

du foyer F (fig. 56). Des orifices *o* permettent à la flamme de traverser cette voûte et de venir lécher la surface extérieure des pots ; ces derniers peuvent être aussi tout simplement enfouis dans un bain de sable. Ils sont enchâssés, à leur partie supérieure, dans des plaques de fonte, qui servent à isoler leur ouverture de la flamme.

b) *Sublimation dans les chaudières.* — On se sert de
chaudières en fonte, hémisphériques, revêtues intérieurement d'un pisé réfractaire et placées à demeure sur un
foyer [fig. 57]. On y tasse le sel ammoniac en poudre, on
chauffe pour chasser l'humidité et, quand les vapeurs
ammoniacales commencent à se dégager, on fixe les couvercles, qu'on lute avec de l'argile. Une ouverture pratiquée
dans chaque couvercle et fermée par une tige de fer qu'on
enlève de temps en temps, permet de donner issue aux

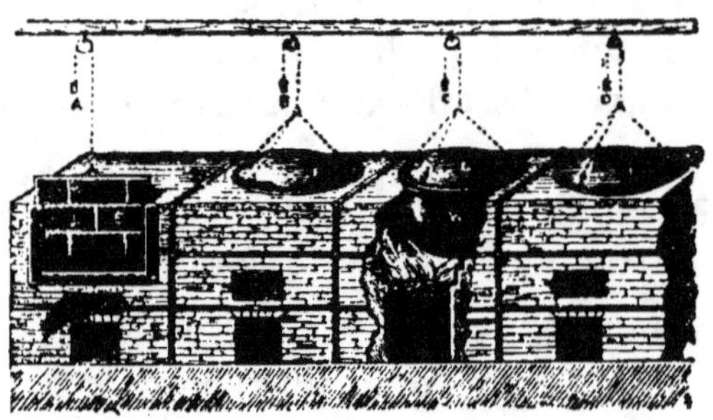

Fig. 57

Sublimation du sel ammoniac dans les chaudières.

vapeurs. Le feu doit être conduit avec soin, car une température trop basse donnerait un sel ammoniac poreux et
une température trop élevée diminuerait la blancheur du
produit. On interrompt la sublimation toutes les semaines,
lorsque les pains de sel ammoniac ont 10 centimètres
d'épaisseur.

Pour avoir un sel ammoniac exempt de fer, on additionne
le sel brut, avant de le sublimer, de 5 % de phosphate acide
de chaux ou de 3 % de phosphate d'ammoniaque.

En faisant cristalliser le sel sublimé, on obtient le *sel
ammoniac pur.*

Propriétés. — Le sel ammoniac sublimé est blanc, fibreux, cristallisé ; il est incolore, d'une saveur amère et piquante, soluble dans trois parties d'eau froide, huit parties d'alcool et cinq parties de glycérine. Le sel se sublime vers 350° et se dissocie à partir de 1000°.

Les oxydes des métaux usuels et le sel ammoniac présentent à chaud la réaction :

$$CuO + 2\,AzH^4Cl = CuCl^2 + 2\,AzH^3 + H^2O$$

dans laquelle c'est l'hydracide qui agit, comme on le voit, sur l'oxyde métallique, grâce sans doute à la dissociation du sel. Là est le principe de l'emploi du sel ammoniac dans l'étamage et la soudure des métaux : l'oxyde métallique étant en effet transformé en chlorure volatil, le métal se trouve décapé et sa surface rendue parfaitement nette.

Le chlorhydrate d'ammoniaque est aussi employé en photographie, où on l'ajoute aux bains renforçateurs de chlorure mercurique.

Bromure d'ammonium AzH^4Br

On le prépare en faisant tomber peu à peu du brome dans une solution ammoniacale jusqu'à coloration persistante. On décolore avec quelques gouttes d'ammoniaque, on concentre jusqu'à 30° B. et on fait cristalliser.

Ce sel se présente en prismes incolores, très hygroscopiques, volatils sans fusion ni décomposition, solubles dans 1 partie 3 d'eau froide, encore plus solubles dans l'eau chaude, peu solubles dans l'alcool et moins encore dans l'éther. Il jaunit à l'air avec dégagement de brome.

Indépendamment de son emploi thérapeutique, le bromure d'ammonium sert encore en photographie pour faire les émulsions au gélatino-bromure.

Iodure d'ammonium AzH⁴I

On le prépare en faisant la double décomposition entre deux solutions aqueuses d'iodure ferreux et de carbonate d'ammoniaque. On filtre pour séparer le précipité, on concentre la solution d'iodure ammonique jusqu'à consistance sirupeuse, on fait cristalliser.

On obtient ainsi des cubes anhydres blancs, de saveur désagréable, déliquescents, solubles dans 0,6 d'eau froide et dans l'alcool. On peut le sublimer à l'abri de l'air; mais, abandonné à l'air, il devient spontanément jaune par mise en liberté d'iode.

Sels oxygénés de l'ammonium

Sulfates d'ammoniaque

Il en existe deux : le sulfate acide $(AzH^4)HSO^4$ et le sulfate neutre $(AzH^4)^2SO^4$.

Le sulfate acide se prépare en ajoutant une molécule d'acide sulfurique à une molécule de sulfate neutre. Il jouit des propriétés générales des bisulfates alcalins et peut servir comme eux à la désagrégation des matières minérales, mais il agit à température moins élevée et a l'avantage de n'introduire que des produits volatils dont l'excès s'élimine aisément.

Le sulfate neutre se prépare industriellement, comme nous l'avons vu (p. 259 et suivantes), en recevant l'ammoniaque, dégagée de ses diverses sources, dans de l'acide sulfurique des chambres de plomb. Les appareils de saturation sont, la plupart du temps, des caisses ouvertes, en bois, doublées en plomb. Quand l'acide sulfurique est près d'être saturé, on en ajoute une nouvelle quantité. La cristallisation du sel s'effectue, sans qu'il soit besoin de chauffer.

C'est un sel blanc, anhydre, très soluble dans l'eau, isomorphe avec le sulfate de potasse.

AZOTATE D'AMMONIAQUE $AzH^4.AzO^3$

Il se prépare par double décomposition entre le sulfate d'ammoniaque et un azotate alcalin ou alcalino-terreux. Dans le procédé CARY, comme dans le procédé HABAY-CHEVALLOT et MAIRE, on emploie le nitrate de baryte. Dans le procédé ROTTS, on se sert du nitrate de soude.

C'est un sel incolore, qui cristallise en prismes anhydres isomorphes avec ceux du salpêtre $AzH^4.AzO^3$. Il est très soluble dans l'eau qui, à la température ordinaire, en dissout le double de son poids et qui à chaud le dissout presque en toute proportion. Cette dissolution est fortement endothermique : aussi est-elle utilisée comme source de froid.

Soumis à l'action de la chaleur, ce sel fond à 132°, se sublime vers 190°-200°: puis, aux environs de 200°, commence à se décomposer en donnant du protoxyde d'azote (p. 274). Au delà de 300°, la décomposition peut devenir explosive, surtout si on laisse la température s'élever rapidement : elle donne lieu à des produits gazeux variables suivant la vitesse de l'échauffement et la température.

Le principal débouché du nitrate d'ammoniaque se trouve dans la fabrication des explosifs. Mélangé avec la chloronitrobenzine, il constitue la *roburite;* avec la nitro-naphtaline, l'*ammonite;* avec la nitro-glycérine, la *nitrolite.*

Phosphates d'ammoniaque

Des trois ortho-phosphates ammoniacaux dont on peut prévoir l'existence, il en est deux, le sel mono-ammonique $(AzH^4)H^2PO^4$ et le sel di-ammonique $(AzH^4)^2HPO^4$, qui se rencontrent dans les urines normales et dans certains échantillons de guano. On y trouve aussi le phosphate sodico-ammonique $(AzH^4)NaHPO^4$, ou *sel de phosphore*. Ce dernier peut être préparé par la double décomposition suivante :

$$Na^2HPO^4 + AzH^4Cl = NaCl + (AzH^4)NaHPO^4$$

En fondant, il se transforme en méta-phosphate de soude ; c'est ce dernier sel qui dissout les oxydes métalliques dans les perles au sel de phosphore formées dans l'analyse au chalumeau.

Carbonates d'ammoniaque

Ces sels, qui se forment dans la distillation sèche des os, seraient au nombre de trois : le carbonate acide ou bicarbonate $(AzH^4)HCO^3$, le carbonate neutre $(AzH^4)^2CO^3$ et le sesquicarbonate, combinaison moléculaire des deux premiers.

C'est le carbonate neutre qui est le moins stable et le carbonate acide qui l'est le plus, dans les conditions ordinaires. En effet tout carbonate ammoniacal exposé à l'air, ou cristallisé dans l'eau chaude, ou précipité par l'alcool du sein d'une solution aqueuse, apparaît ou est amené à l'état de carbonate acide. Par contre, le carbonate neutre est d'une certaine instabilité.

L'histoire des carbonates ammoniacaux se complique, en outre, du fait de leurs relations de transformation avec l'urée et les composés organiques voisins. C'est ainsi que le contact des gaz carbonique et ammoniac *secs* produit, non pas un *carbonate*, mais du *carbamate* d'ammoniaque :

$$CO_2 + 2\,AzH_3 = CO\begin{cases} AzH_2 \\ O.AzH_4 \end{cases}$$

masse blanche qui, au sein de l'eau chaude, se transforme en bicarbonate :

$$CO_2\begin{cases} AzH_2 \\ O.AzH_4 \end{cases} + H\,OH = AzH_3 + CO\begin{cases} OH \\ O.AzH_4 \end{cases}$$

Carbamate Bicarbonate

et qui, chauffée sous pression, se transforme en urée.

$$CO\begin{cases} AzH_2 \\ O.AzH_4 \end{cases} = CO\begin{cases} AzH_2 \\ AzH_2 \end{cases} + H_2O$$

Si, au contraire, le contact de CO_2 et de AzH_3 a lieu en solution aqueuse, il ne saurait se former de carbamate, puisque nous venons de voir que ce dernier est décomposé par l'eau : il se forme alors des carbonates. Si la liqueur est étendue, c'est le carbonate acide qui prédomine; si la liqueur est concentrée, c'est le carbonate neutre, et d'une façon générale, au sein d'une solution donnée, il s'établira un équilibre entre le carbonate acide et le carbonate neutre, qui peuvent se changer l'un dans l'autre en vertu de la transformation réversible :

$$CO\begin{cases} O.AzH_4 \\ O.AzH_4 \end{cases} \rightleftarrows CO\begin{cases} O.AzH_4 \\ OH \end{cases} + AzH_3$$

Carbonate neutre Carbonate acide

PRÉPARATION. — Cette dernière équation nous révèle les conditions de formation des carbonates acide et neutre

en solution aqueuse. Il en résulte, en effet, que l'absence
ou le départ d'ammoniaque libre font évoluer le système
vers la formation prépondérante de carbonate acide et
qu'au contraire la présence d'un excès d'ammoniaque libre
dans la liqueur fera prédominer le carbonate neutre. Par
là se trouvent déterminées les conditions pratiques de
préparation de ces deux sels en liqueur aqueuse. Pour
obtenir le bicarbonate, on devra faire arriver un courant
de gaz carbonique dans une solution étendue d'ammoniaque jusqu'à saturation ; il suffira ensuite de faire cristalliser pour obtenir des prismes orthorhombiques de bicarbonate, mélangés naturellement d'un peu de carbonate
neutre qu'éliminera un lavage à l'alcool. — Au contraire,
le carbonate neutre s'obtiendra en dissolvant du bicarbonate
(ou du sesquicarbonate) dans une solution concentrée et
tiède d'ammoniaque, où l'on aura soin, du reste, de faire
arriver un courant continu de gaz ammoniac, de façon à
maintenir dans la liqueur un excès constant de ce dernier
corps ; il se dépose ensuite par refroidissement des cristaux
transparents de carbonate neutre groupés en épis.

PROPRIÉTÉS. — Le carbonate neutre se décompose rapidement à l'air en perdant de l'ammoniaque et se changeant
en bicarbonate plus stable. Une dissociation analogue
s'effectue aussi, nous l'avons vu, en solution aqueuse, et
cela d'autant plus que la liqueur est plus étendue. Quant
au bicarbonate lui-même, quoique plus stable que le sel
neutre, il ne l'est cependant pas beaucoup. Il se volatilise
spontanément à la température ordinaire et, dès 60°, il se
décompose en eau, acide carbonique et ammoniaque.

Nous n'avons point parlé jusqu'ici du sesquicarbonate
d'ammoniaque, dont l'existence n'est pas absolument certaine. En effet le carbonate d'ammoniaque des pharmacies
et du commerce, auquel on a longtemps attribué la consti-

tution d'un sesquicarbonate, ne serait, d'après certains auteurs, qu'un mélange. Quoi qu'il en soit, ce produit est préparé en chauffant parties égales de sulfate (ou de chlorhydrate) ammoniacal et de craie en poudre. On opère dans une marmite de fer coiffée d'un chapiteau de plomb. Le carbonate ammoniacal formé se condense sur le chapiteau et y forme une croûte blanche, que l'on purifie par une nouvelle sublimation. Il se présente sous la forme de masses translucides, blanches, à odeur ammoniacale, de saveur piquante et caustique, de réaction fortement alcaline, solubles dans trois à six parties d'eau froide, insolubles dans l'alcool concentré. Ce produit ne serait qu'un mélange de bicarbonate et de carbamate.

$$CO\left\langle\begin{matrix} OH \\ O.AzH^4 \end{matrix}\right. \quad + \quad CO\left\langle\begin{matrix} AzH^2 \\ O.AzH^4 \end{matrix}\right.$$

Au contact de l'air, la molécule de carbamate se détruit peu à peu et il ne reste qu'une poudre blanche de bicarbonate qui finalement se volatilise.

Usages. — Le carbonate ammoniacal du commerce est employé en pâtisserie et en boulangerie, pour faire lever la pâte. On s'en sert aussi pour le dégraissage des laines et fibres animales, pour l'épuration des huiles.

Deuxième groupe : Métaux monétaires

Le groupe des métaux monétaires comprend les trois éléments suivants, rangés dans l'ordre croissant de leurs poids atomiques :

Le cuivre	Cu =	63,6
L'argent	Ag =	108
L'or	Au =	197

Ces trois métaux sont univalents, au moins chacun dans une série de combinaisons, ce qui les rapproche des métaux alcalins. Ainsi on connaît les trois chlorures $CuCl$, $AgCl$, $AuCl$, comparables à $NaCl$. Métaux alcalins et métaux monétaires ont, du reste, parfois des sels correspondants isomorphes. Mais, comme il arrive souvent chez les métaux à atome lourd, la valence de chacun de ces éléments n'est pas unique. Ainsi, le cuivre forme une série de combinaisons où il est bivalent et par lesquelles il se rapproche du magnésium ; l'or est trivalent dans ses combinaisons les plus stables, par lesquelles il se rapproche de l'aluminium.

Les trois métaux monétaires comptent parmi les meilleurs conducteurs de la chaleur et de l'électricité. Ils ont peu d'affinité pour l'oxygène, ce qui leur permet d'exister tous trois à l'état natif : cette affinité va en décroissant du cuivre à l'or : le cuivre s'oxyde par chauffage à l'air, l'or ne s'oxyde directement à aucune température. Inversement l'oxyde Au^2O se décompose à 250°, tandis que l'oxyde CuO ne commence à se détruire qu'à partir de 1000°. Tous ces oxydes métalliques se laissent plus ou moins aisément réduire par les corps avides d'oxygène. Ainsi, l'oxyde de carbone réduit Ag^2O à partir de 60° et Cu^2O à partir de 300° (SCHLAGDENHAUFFEN).

Les oxydes d'argent et de cuivre se dissolvent dans les solutions ammoniacales, en formant des bases complexes dont la constitution est encore obscure, mais probablement analogue.

Le cuivre et l'argent se rapprochent encore par leur manière d'être à l'égard de l'acétylène C^2H^2. En effet, non seulement ils forment des acétylures C^2Ag^2 et C^2Cu^2 dérivés de cet hydrocarbure et comparables aux acétylures des métaux alcalins et alcalino-terreux, mais encore ces acétylures métalliques C^2Ag^2 ou C^2Cu^2, par leur action sur les sels de même métal, engendrent des radicaux, tels que l'argentacétyle C^2Ag^4, ou le cuprosacétyle C^2Cu^4, connus sous forme de combinaisons avec les éléments ou radicaux électro-négatifs tels que Cl, I, AzO^2 (BERTHELOT).

Le cuivre et l'argent jouissent de la propriété de permettre l'établissement de liaisons directes entre le carbone et l'azote, comme on en voit des exemples en chimie organique.

CUIVRE

ÉTAT NATUREL. — Le cuivre peut se présenter à l'état natif, soit en blocs, soit en masses filiformes, comme cela se voit au Chili et sur les bords du lac Supérieur (Amérique du Nord). Mais ces minerais, extrêmement précieux, sont rares ; et la plus grande partie du cuivre consommé dans le monde est extraite de minerais sulfurés ; dans les parties supérieures des filons et des amas, les sulfures sont souvent transformés, par l'action lente de l'air et de l'eau, en composés oxydés, tels qu'oxydes, carbonates, silicates, etc. Ces altérations forment ce qu'on appelle le *chapeau* des filons.

Parmi les minerais sulfurés de cuivre, le plus riche est la *chalcosine* Cu^2S, qui renferme 80 % de ce métal et à laquelle est souvent associée la *covelline* CuS ; mais le plus abondant est la *chalcopyrite* ou *pyrite cuivreuse* $CuFeS^2$, parfois accompagnée de *phillipsite* ou *cuivre panaché* Cu^3FeS^3. Certains filons renferment, en même temps que la pyrite cuivreuse, des sulfo-arséniures et sulfo-antimoniures, appelés *cuivres gris*, dont la composition est représentée par la formule générale :

$$4\ (Cu^2,Fe,Zn,Pb)S + (Sb,As)^2S^3$$

Parmi les minerais oxydés qui se trouvent dans les chapeaux des filons, nous citerons surtout la *cuprite* Cu^2O et la *malachite* $CuCO^3 + Cu(OH)^2$, hydrocarbonate de belle couleur verte, auquel se trouve parfois associé un hydrocarbonate bleu, l'azurite $2\,CuCO^3 + Cu(OH)^2$.

MÉTALLURGIE. — La métallurgie du cuivre est théoriquement très simple, lorsqu'il s'agit seulement d'exploiter les gisements de métal natif. Il suffit en effet de provoquer la fusion du cuivre par une température suffisante pour le séparer de sa gangue. Néanmoins, comme le cuivre est généralement accompagné d'autres métaux, il faut que cette fusion soit oxydante, afin qu'elle constitue un véritable affinage destiné à oxyder les métaux étrangers et à les faire passer dans les scories. Comme une partie du cuivre subit aussi l'oxydation, on réduit ensuite par du charbon l'oxyde de cuivre formé.

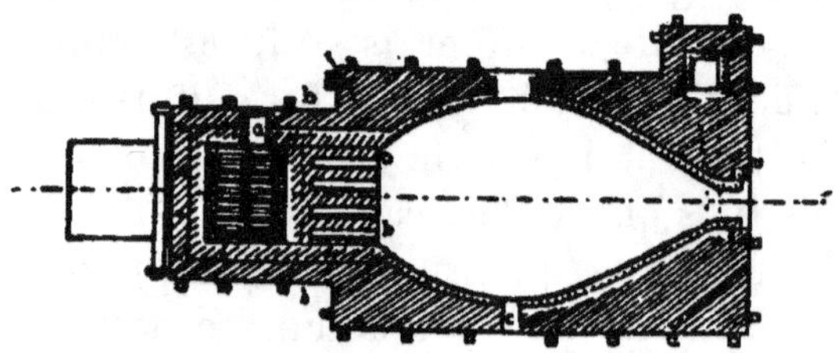

FIG. 58

Four à reverbère pour le traitement des minerais de cuivre natif au Lac Supérieur.

La fusion des minerais se fait dans de grands fours à reverbère, pouvant recevoir des charges de dix tonnes [fig. 58]. L'air nécessaire à la combustion est soufflé à forte pression sous la grille de la chauffe et circule dans des canaux en briques *b*, où il s'échauffe avant d'arriver au contact de la matière travaillée. On charge d'abord des minerais menus qu'on étale sur la sole, puis des minerais en gros morceaux,

enfin des scories destinées à faciliter par leur composition
l'affinage du cuivre. La masse fond peu à peu; au bout de
cinq à six heures, on retire les scories qui se forment, puis
on laisse arriver l'air par deux conduits aménagés dans la
voûte. Les métaux contenus dans le cuivre s'oxydent et
passent dans la scorie. Lorsqu'une prise d'essai montre
que le métal présente une cassure à gros grains, on arrête
l'arrivée de l'air, on enlève toute la scorie et on commence
alors la seconde partie de l'opération, la fusion réductrice,
en jetant dans le four du charbon de bois et en brassant la
masse par l'introduction d'une perche de bois vert. On
coule le cuivre, en le puisant à l'aide de poches en fer
enduites d'argile.

Le cuivre ainsi obtenu est très pur et a une très grande
valeur marchande. Il provient surtout de la presqu'île de
Keweenaw, sur la rive méridionale du lac Supérieur, situé
lui-même entre le Canada et les États-Unis: les diverses
mines de cette région ont donné en 1892 plus de
48.000 tonnes de cuivre. On exploite aussi une certaine
quantité de cuivre natif dans le gîte de Corocoro, en Bolivie,
au sud du lac Titicaca.

Mais l'exploitation du cuivre natif n'est en somme qu'un
cas exceptionnel et la plupart des minerais de ce métal sont
des composés oxydés et sulfurés, généralement combinés
à du sulfure de fer, plus rarement à d'autres sulfures métalliques. On dit que les minerais sont *purs*, lorsqu'ils ne
contiennent comme métaux étrangers que du fer et du
zinc; ils sont *impurs*, lorsqu'ils renferment des combinaisons plus ou moins complexes de soufre, de plomb,
d'arsenic et d'antimoine.

Le traitement de ces minerais repose essentiellement
sur ce fait, qui est comme le point central de toute la
métallurgie du cuivre, que ce métal possède une grande
affinité pour le soufre. Cette affinité est supérieure à celle

des autres métaux qui l'accompagnent généralement et elle est telle qu'en présence du soufre, le cuivre ne saurait subsister à l'état d'oxyde ou de silicate, mais seulement à l'état de sulfure ou de sulfate. Si donc on commence par soumettre les minerais à un grillage partiel, ce sont d'abord les métaux étrangers qui vont perdre leur soufre et se transformer en oxydes, si bien qu'on pourra ensuite par fusion faire passer dans les scories, avec la totalité des gangues terreuses silicatées, une partie notable du fer et du zinc à l'état de silicates, tandis qu'au contraire le cuivre reste presque tout entier à l'état de sulfure ou de sulfate avec une partie seulement des métaux étrangers. On obtient donc ainsi, après enlèvement des scories, une sorte de minerai sulfuré enrichi qu'on appelle la *matte bronze* et qui contient de 15 à 25 % de cuivre sous forme de Cu^2S.

Si maintenant l'on soumet cette matte bronze à un nouveau grillage, complet cette fois, on éliminera en dernier lieu le soufre combiné au cuivre. Mais, comme, en même temps, une partie de ce soufre sera remplacée par de l'oxygène avec formation d'une certaine quantité d'oxyde de cuivre, il faudra pratiquer, après le grillage, une fusion réductrice, destinée à ramener l'oxyde de cuivre à l'état métallique par l'action du charbon; en même temps, les oxydes métalliques étrangers passeront dans la scorie. Le produit de cette deuxième fusion est du cuivre très impur, de couleur noirâtre, appelé pour cela *cuivre noir*.

Lorsque les minerais sont *impurs*, dans le sens donné plus haut à ce mot, on ne peut passer directement par une seule fusion de la matte-bronze au cuivre noir, car tout le plomb, l'étain, le nickel se retrouveraient dans ce dernier avec une partie de l'arsenic et de l'antimoine. Il est alors nécessaire d'intercaler, entre la fusion pour matte et la fusion pour cuivre noir, une série alternée de grillages et de fontes réductives. A chaque grillage, on élimine du soufre, de l'arsenic et de l'antimoine; à chaque fusion, on scorifie une partie des métaux oxydés par le grillage précédent. Après un certain nombre de ces opérations, d'autant plus nombreuses naturellement que le minerai primitif était plus impur, on obtient du cuivre noir.

Enfin, le cuivre, préparé par les méthodes précédentes, n'est pas suffisamment pur. On le purifie, soit par un affinage métallurgique, soit par un affinage électrolytique, qui donnent l'un et l'autre le cuivre rouge marchand.

En résumé, la métallurgie du cuivre comprend les quatre opérations suivantes :

A. — *Grillage des minerais bruts*, pour éliminer une partie de leur soufre. Ce grillage n'est pas nécessaire dans le cas de minerais oxydés ;

B. — *Fabrication de la matte bronze*, ayant pour but la séparation du métal et de la gangue et la formation d'un composé sulfuré contenant tout le cuivre ;

C. — *Fabrication du cuivre noir*, consistant dans l'élimination du soufre et des métaux étrangers de la matte ;

D. — *Affinage du cuivre impur*, par voie métallurgique ou électrolytique.

Reprenons avec quelques détails la description de ces quatre opérations.

A. *Grillage des minerais bruts*. — Le grillage des minerais a pour but de leur enlever leurs éléments volatils et de transformer les combinaisons métalliques qu'ils contiennent en oxydes et en sulfates, destinés à être réduits par le charbon dans des opérations ultérieures. On chauffe donc les minerais en présence d'un excès d'air, à une température inférieure à celle de leur fusion. Le soufre, l'arsenic, l'antimoine se volatilisent en partie; le cuivre, le plomb, le zinc, le fer passent à l'état d'oxydes et de sulfates. On termine le grillage avant que tout le soufre ait disparu, de façon à en laisser une quantité suffisante pour former avec le cuivre le sulfure Cu^2S qui, dans les fusions suivantes, empêchera le métal de passer dans les scories.

Pratiquement, les procédés de grillage sont très variés. Le plus primitif est le grillage en tas, usité au Mansfeld et au Rio-Tinto. Il s'applique surtout aux minerais en gros morceaux, au sein desquels l'air circule aisément, et très riches en soufre, ce qui rend leur combustion aisée.

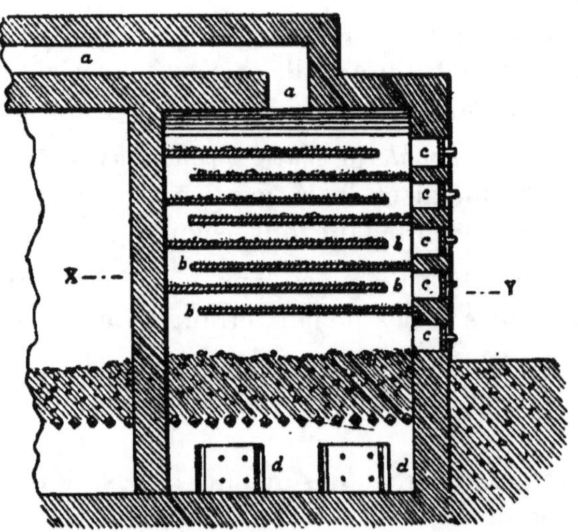

FIG. 59

Four à tablettes pour le grillage des minerais de cuivre.

Le grillage se fait aussi au four à cuve. Ces fours à cuve peuvent être de simples cavités tronc-coniques, évasées vers le haut; mais ils peuvent aussi recevoir des formes plus compliquées et présenter par exemple des étagements de tablettes sur lesquelles on étale le minerai.

Tels sont par exemple les fours OLLIVIER et PERRET, établis
d'abord à Sain-Bel (Rhône) pour le grillage des pyrites et
qui peuvent être utilisés pour toutes les opérations de
grillage analogues. Ces fours sont formés par une cuve
rectangulaire XY (fig. 59), munie à la base d'une grille sur
laquelle on place les gros fragments, tandis que la menue
poussière est étalée sur des tablettes *b*. On chauffe par les
foyers *d* et les gaz produits s'échappent par le carneau *a*.
On renouvelle les surfaces des grains à griller en les faisant
descendre d'une tablette à l'autre à l'aide de rables de fer
introduits par les orifices *c*.

B. *Fabrication de la matte bronze.* — Cette opération
consiste à soumettre les minerais grillés à une fonte réductive, qui produit d'une part des scories silicatées, d'autre
part une *matte bronze* contenant tout le cuivre et une partie
du fer et du zinc des minerais. Cette fonte, qui porte sur un
mélange de minerai grillé et de charbon, donne lieu comme
son nom l'indique, à des actions essentiellement, réductrices, que l'on peut résumer par les équations suivantes :

$$2\,CuSO^4 + 3\,C = Cu^2S + SO^2 + 3\,CO^2$$
$$2\,CuO + FeS + SiO^2 + C = Cu^2S + FeO.SiO^2 + CO$$

On opère soit dans des fours à cuve (*méthode allemande*),
soit dans des fours à reverbère (*méthode anglaise*).

Les fours à cuve, à peu près exclusivement employés sur
les continents européen et américain, sont des fours où le
combustible et la matière minérale se trouvent réunis dans
une même enceinte et réagissent directement l'un sur
l'autre. Ils sont favorables à une bonne utilisation de la
chaleur et se prêtent de préférence, par leur nature même,
aux réactions réductrices. Dans les parties supérieures du
lit de fusion, les sulfates sont transformés en oxydes
libres et gaz sulfureux, les arséniates et les antimoniates

se changent en acide arsénieux et oxyde d'antimoine. Plus bas, dans les régions où la température atteint le rouge, les oxydes réagissent sur les sulfures incomplètement grillés. Ainsi le sulfure de fer, en présence de l'oxyde de cuivre, donne par double décomposition du sulfure de cuivre et de l'oxyde de fer : ce dernier s'unit à la silice de la gangue pour former un silicate de fer fusible, relativement léger, qui surnage et s'élimine avec les scories, tandis que le sulfure de cuivre, combiné peut-être à l'excès de sulfure de fer indécomposé, forme la matte sulfureuse dense qui se rassemble à la partie inférieure.

Lorsqu'on a à traiter un minerai contenant beaucoup d'arsenic et d'antimoine, comme c'est le cas pour les *cuivres gris*, il faut tâcher de les éliminer par volatilisation, et pour ce but, le four à reverbère est préférable au four à cuve, car le premier permet d'éliminer ces éléments sous forme de sulfures volatils qui s'échappent avec les gaz de la combustion, tandis qu'ils sont retenus dans le four à cuve. Mais, en dehors de ce cas particulier, le four à cuve, utilisant mieux la chaleur que le reverbère, est plus économique. Aussi le reverbère n'est-il guère employé que dans les pays comme l'Angleterre, où le combustible est à bon compte. Partout ailleurs le four à cuve prédomine ; et, parmi les types perfectionnés de ce four, nous citerons le *water jacket* des Américains, où la cuve, de section elliptique ou rectangulaire, est formée par deux surfaces métalliques concentriques entre lesquelles circule un courant d'eau froide : le refroidissement ainsi assuré de la paroi métallique a pour résultat d'atténuer sa corrosion par les matières en fusion.

C. *Fabrication du cuivre noir*. — Les mattes bronzes ainsi obtenues contiennent 25 à 35 % de cuivre, selon la pureté des minerais employés. Pour en extraire le cuivre, on le

soumet à un certain nombre de grillages oxydants et de
fusions réductrices, ayant pour but d'éliminer les métaux
étrangers sous forme de scories ou de composés volatils.
Ces opérations peuvent se faire, comme la précédente, soit
au four à cuve, soit au four à reverbère. Mais ici c'est le
four à reverbère qui prend l'avantage sur le four à cuve,
car ce dernier est surtout un appareil de réduction, tandis
que le reverbère se prête admirablement, par la facilité de
sa conduite, aux alternances d'oxydation et de réduction (1).

Dans le cas très fréquent de minerais relativement purs,
la marche du procédé est la suivante. On grille partiellement
la matte bronze, en y laissant assez de soufre pour que le
cuivre, et autant que possible le cuivre seul, puisse rester
sulfuré : puis la matte grillée est soumise à une fusion
réductive, dite *fonte de concentration*, qui a pour but la
production d'une nouvelle matte, appelée *matte blanche* à
cause de sa couleur et dont la composition se rapproche
de celle du sulfure cuivreux Cu^2S. Le zinc, l'étain et le
cobalt contenus dans la matte bronze passent en grande
partie dans les scories ; l'arsenic et l'antimoine s'éliminent
sous forme de sulfures volatils ; le nickel et le plomb
restent dans la matte blanche. Celle-ci est alors soumise
à un grillage oxydant en laissant l'air entrer librement
par les portes du four ; la température s'abaisse peu à peu,
et, au bout de cinq à six heures, la masse commence à se
solidifier ; la surface du bain se couvre de croûtes d'oxyde
de cuivre. A ce moment, le grillage oxydant est terminé et
on commence une période de réduction en fermant les
portes du four et poussant vivement le feu. L'oxyde de
cuivre formé réagit sur le sulfure de cuivre échappé au

---

(1) On conçoit en effet que, dans un four à reverbère, on puisse
produire à volonté une oxydation ou une réduction en permettant ou empêchant l'accès de l'air extérieur par l'ouverture ou la
fermeture des portes du four.

grillage, en dégageant du gaz sulfureux qui s'échappe tumultueusement.

$$2\,CuO + Cu^2S = 4\,Cu + SO^2$$

Le cuivre se rassemble peu à peu à la partie inférieure. d'où on le fait écouler dans des rigoles. On obtient ainsi le *cuivre noir*, rempli de soufflures dues au dégagement du gaz sulfureux pendant sa solidification. Il contient comme impuretés un à deux centièmes de fer et d'autres métaux et quelques millièmes de soufre.

On voit combien est longue la suite d'opérations qui permettent de transformer les minerais de cuivre en cuivre noir. Elles exigent une grande dépense de combustible, qui ne permet à cette industrie de prospérer que dans les pays où la houille et le bois sont à bon compte. C'est le cas de l'Angleterre, qui traite notamment dans ses usines de Swansea (pays de Galles), de grandes quantités de minerais de cuivre presque tous importés, car elle n'en retire de son sol que des quantités insignifiantes. Mais, dans ces dernières années, un grand progrès a été réalisé dans la métallurgie du cuivre, progrès qui, en simplifiant la suite des opérations, a permis d'économiser le combustible et rendu ainsi l'établissement des usines plus indépendant du voisinage des mines de houille. Le principe de ce perfectionnement consiste à appliquer aux mattes cuivreuses le procédé BESSEMER pour la transformation de la fonte de fer en acier. Ce procédé consiste, comme nous le verrons, à insuffler de l'air sous forte pression à travers la fonte en fusion : l'oxygène, traversant la masse liquide, brûle les impuretés diverses et affine le métal. La fonte est maintenue liquide, et par conséquent perméable à l'air, par la forte quantité de chaleur que dégagent les oxydations qui s'effectuent dans son sein, notamment celles du silicium et du carbone. Malheureusement, lorsqu'on traite par la même méthode les mattes cuivreuses, la quantité de chaleur dégagée par l'oxydation du soufre et du fer, qui sont les principales impuretés, n'est pas toujours assez grande pour maintenir pendant un temps suffisant toute la masse liquide. MANHÈS, de Lyon, parvint cependant, par des artifices pratiques, à surmonter les inconvénients de cette solidification ; et plus récemment DAVID a construit un appareil, le *sélecteur*, qui semble résoudre d'une façon satisfaisante le problème du traitement des mattes cuivreuses par la méthode de BESSEMER.

Le sélecteur [fig. 60] est un appareil sphérique, portant sur sa surface intérieure un garnissage de silice destinée à scorifier

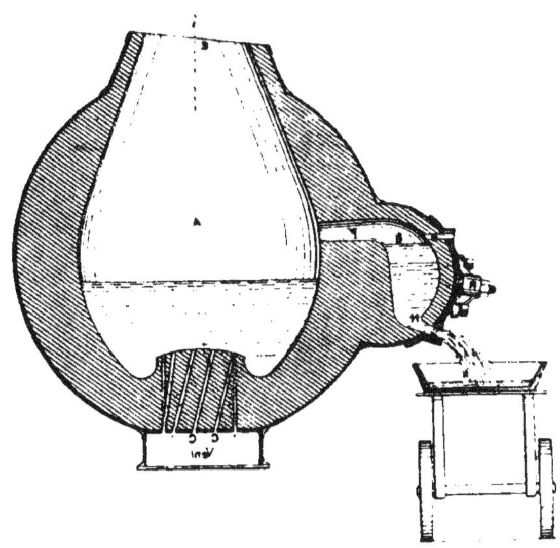

Fig. 60

Sélecteur de DAVID.

le fer sous forme de silicate. Il est mobile autour d'un tourillon creux par où de l'air sous pression arrive dans une boîte à vent, d'où il est injecté par des tuyères dans la masse en fusion. Cet air traverse tout le bain, oxyde les sulfures qu'il contient, et,

par cette réaction exothermique, développe une quantité de
chaleur suffisante pour maintenir la masse à l'état liquide.

Il se produit par combustion du soufre une désulfuration qui
porte d'abord sur la plupart des métaux étrangers et ne
commence à atteindre le cuivre qu'en dernier lieu. Mais aussitôt
qu'une petite quantité de cuivre a été libérée, ce dernier s'écoule
à la partie inférieure de l'appareil et s'y rassemble en un culot
en entraînant avec lui la plupart des autres métaux désulfurés.

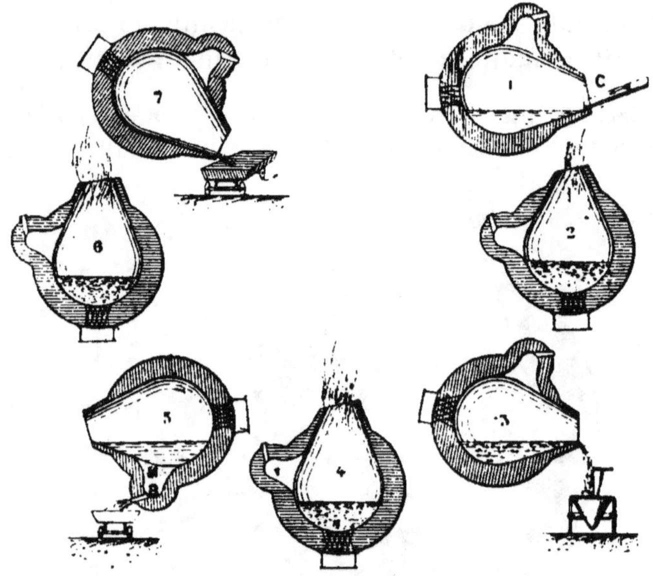

Fig. 61

Schéma des phases d'une opération au sélecteur.

On a donc en définitive : 1° une matte de sulfure de cuivre
presque pur contenant au moins les 9/10 de la masse totale du
cuivre, et qui donnera par une oxydation plus avancée du
cuivre pur : 2° un alliage de cuivre et de métaux étrangers (or,
argent, étain, nickel, etc.), d'où il sera facile de retirer ces derniers : cet alliage forme ce qu'on appelle le *cuivre impur*, ou
fond cuirreux, ou *bottom*.

La figure 61 indique les différentes phases de l'opération au
sélecteur.

Première phase : chargement. — Du creuset où se trouve rassemblée la matte (tenant de 25 à 35 %) obtenue par fusion des minerais de cuivre, on fait écouler cette matte dans le sélecteur.

Deuxième phase : oxydation du fer. — Par le tourillon creux du sélecteur, on fait arriver l'air comprimé et on donne le vent. Le gaz sulfureux se dégage par la hotte : la scorie de silicate de fer, très fluide, surnage la matte. Dès que la flamme, d'abord obscurcie de fumées épaisses, s'éclaircit et devient bleue, la scorification du fer est terminée.

Troisième phase : coulée de la scorie. — On incline le sélecteur et on fait couler la scorie dans des pots placés au-dessous de l'appareil.

Quatrième phase : réduction des métaux étrangers. — On redresse le sélecteur et on donne à nouveau le vent. Il reste à ce moment dans le sélecteur un mélange de sulfure de cuivre et d'autres sulfures métalliques (or, argent, étain, nickel, arsenic, antimoine). Grâce aux réactions indiquées plus haut, les sulfures sont réduits et leurs métaux devenus libres s'unissent à une petite partie de cuivre libre pour former le bottom (1).

Cinquième phase : coulée du bottom. — On incline le sélecteur de façon à lui faire occuper une position inverse de la première phase et à tourner vers le bas la poche latérale *B* qu'il porte. Le bottom fondu, plus lourd que la matte cuivreuse, vient s'y décanter : on fait couler cet alliage dans des lingotières par un trou de coulée que l'on referme à l'arrivée de la matte.

Sixième phase : formation du cuivre pur. — Pour transformer en métal la matte cuivreuse (sulfure de cuivre) qui reste seule dans le sélecteur, on redresse celui-ci, on donne le vent : le soufre brûle : une partie du cuivre s'oxyde : l'oxyde formé réagit sur le sulfure non encore brûlé, au sein de cette masse brassée par le vent : $2 CuO + Cu^2S = 4 Cu + SO^2$. Finalement il reste dans l'appareil un métal contenant 98 à 99,5 % de cuivre. L'opération est terminée, quand les flammes prennent une couleur rouge sombre et entraînent de petits globules de cuivre.

____

(1) C'est à cette séparation, à cette *sélection* des métaux, que l'appareil doit son nom.

Septième phase : coulée du cuivre pur. — Le sélecteur est alors renversé de façon à faire couler le cuivre dans des lingotières.

D. Affinage. — La dernière opération de la métallurgie du cuivre est l'affinage qui peut être métallurgique ou électrolytique.

a) *Affinage métallurgique.* — Il consiste à soumettre le cuivre noir : 1° à une fusion oxydante, qui le transforme en *cuivre rosette*, ainsi nommé parce qu'il est coloré en rouge par la présence d'oxyde cuivreux ; 2° à une fusion réductive, destinée à ramener cet oxyde cuivreux à l'état métallique.

Ces deux opérations successives, appelées affinage et raffinage, s'effectuaient autrefois dans deux fours distincts. Elles se font aujourd'hui en un même four à reverbère, sur la sole duquel on a pratiqué une cavité hémisphérique, où doit se rassembler le cuivre purifié. On dirige d'abord le feu de manière à fondre lentement le métal, ce qui exige de quinze à vingt heures. On remue la masse et on enlève les scories jusqu'au moment où elles commencent à se colorer en rouge, par suite de la formation d'oxyde cuivreux due à ce que l'oxydation, qui a d'abord porté sur certains métaux, tels que le fer ou l'étain, attaque ensuite le cuivre. A partir de ce moment on laisse cette scorie cuivreuse agir pendant quelque temps sur la masse en fusion, à laquelle elle enlève l'arsenic et l'antimoine. On termine la période oxydante lorsque des prises d'essai, faites dans la masse montrent que le métal rosette présente une cassure à gros grains, d'une belle couleur.

Après avoir écumé une dernière fois la scorie, on ferme la porte de la chauffe pour obtenir dans le four une atmosphère réductrice ; puis on y projette un peu de charbon de bois pour réduire l'oxyde cuivreux. On active la réduction

en introduisant, par la porte de travail, une perche de bois
vert, qu'on enfonce dans le bain métallique. Les gaz et la
vapeur d'eau, qui s'échappent du bois, produisent un
violent bouillonnement dans le métal en fusion et favorisent ainsi le contact du charbon et de l'oxyde cuivreux.
Lorsqu'une prise d'essai donne un lingot rosé, nullement
boursouflé, difficile à briser, à cassure d'un éclat soyeux,
on procède à la coulée.

En somme, l'affinage métallurgique du cuivre ressemble
beaucoup à l'extraction du cuivre natif, telle que nous
l'avons exposée plus haut.

b) *Affinage électrolytique*. — Il s'est considérablement
développé dans ces dernières années et est aujourd'hui mis
en œuvre dans plus de quarante usines, qui fournissent
chaque année environ 200.000 tonnes de cuivre affiné par
ce procédé (1), soit près de la moitié de la production totale
de cuivre du globe, évaluée à 434.000 tonnes en 1898. En
voici le principe. Le cuivre impur (cuivre noir ou bottom)
constitue l'anode d'un bain de sulfate de cuivre, tandis que
la cathode est formée par une lame de cuivre pur. Le
passage du courant continu fourni par une dynamo produit
l'électrolyse de $CuSO^4$, dont le cuivre vient se déposer sur
celui de la cathode à l'état de grande pureté, tandis que le
cuivre impur de l'anode est dissous par l'acide sulfurique
résultant d'une action secondaire consécutive à l'électrolyse
et régénère du sulfate de cuivre. Le cuivre de l'anode se
trouve ainsi dégagé de ses impuretés et comme transporté
à la cathode par le courant : il s'y dépose à l'état compact,
si les circonstances de l'électrolyse sont favorables. Les
meilleures conditions de marche sont les suivantes : la

(1) L'électrolyse donne un cuivre très pur, de haute conductibilité, que l'on emploie pour les lignes téléphoniques et les
canalisations électriques.

densité du courant doit être inférieure à une certaine
limite, qui ne dépasse pas 80 à 100 ampères par mètre
carré de cathode ; la température est d'ordinaire de 16° à 20°
mais pourrait être avantageusement portée à 35°-40°,
d'après certains auteurs ; le bain doit contenir 15 à 20 %
de $CuSO^4$ et de 5 à 6 % de H^2SO^4 libre. Dans ces conditions
le cuivre est nettement séparé de ses impuretés. En effet,
les métaux insolubles dans l'acide sulfurique, tels que l'or,
l'argent, le platine tombent à la partie inférieure des cuves
à électrolyse, où se rassemble une matière boueuse. Le
bismuth, l'étain, le plomb sont attaqués par l'acide, mais
se précipitent à l'état de sulfates basiques ; ils offrent
seulement l'inconvénient d'absorber de l'acide sulfurique
et de neutraliser ainsi la liqueur. Les métaux solubles, tels
que le fer, le nickel, le cobalt, le zinc, l'arsenic, passent
dans le bain, dont la composition s'altère ainsi peu à peu
mais ils ne se déposent pas à la cathode, tant qu'ils sont en
quantité limitée et que la liqueur reste acide. Enfin l'antimoine est en partie soluble, en partie insoluble sous
forme de sulfate basique. Ce corps est, avec l'arsenic et
l'étain, un des premiers qui se précipitent en partie à la
cathode et nuisent à la qualité du cuivre, quand la liqueur
devient neutre. D'après ce qui précède, on conçoit qu'on
ne puisse pas traiter des cuivres trop impurs, car les bains
s'altéreraient trop rapidement et devraient être renouvelés
trop fréquemment. Il serait, en outre, difficile d'obtenir à
la cathode du cuivre tout à fait pur.

Comme dispositif pratique, nous décrirons celui qui est
employé à l'affinerie de Goslar. Les conducteurs du courant
sont des barres plates, reposant sur les bords du bac à électrolyse et isolées par des supports en bois goudronné. Le même
conducteur communique avec les cathodes d'un bain et les
anodes du suivant, de manière que le courant circule en
zigzag à travers la série des bains, comme le montre la
figure 62.

Chaque bac à électrolyse est constitué comme le montre la figure 63. A la partie inférieure se trouve une feuille de plomb recourbée S, formant cuvette pour recevoir les boues. Sous cette cuvette passe un tube ventilateur B, par où l'on insuffle de l'air bulle à bulle dans le bain. Cette aération facilite en effet l'attaque du cuivre ; elle provoque aussi la précipitation des sulfates basiques et même d'une partie du fer, qui se peroxyde. Chaque bac peut être rempli ou vidé par un siphon N, communiquant avec une conduite générale R. La rigole G recueille les infiltrations et les pertes.

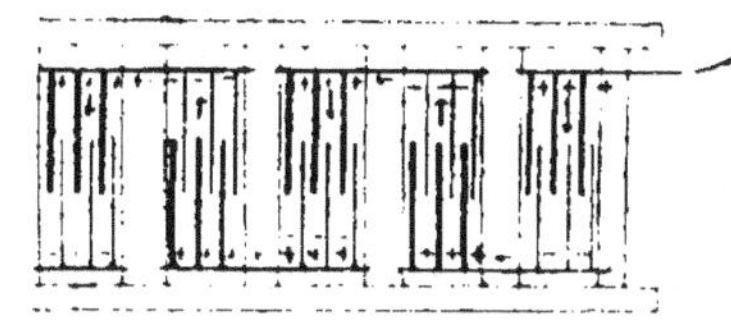

Fig. 62

Appareil employé à Goslar pour l'affinage électrolytique du cuivre (schématique).

On peut rapprocher de l'affinage électrolytique du cuivre le procédé Ellmore, qui consiste à façonner le cuivre en même temps qu'on l'affine. Si l'on veut, par exemple, fabriquer par ce procédé un tube de cuivre, on dépose électrolytiquement le métal sur un mandrin en fer cylindrique, enduit de graphite pour empêcher l'adhérence. Ce dépôt est laminé, au fur et à

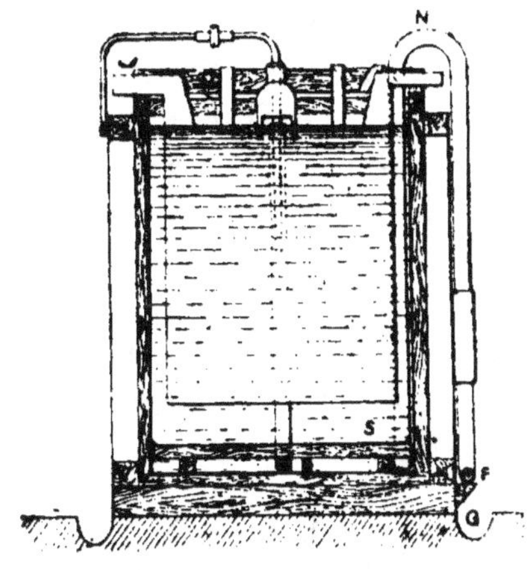

Fig. 63

Bac à électrolyse employé à Goslar.

mesure de sa formation, par de petits frottoirs en agate qui se promènent sur toute sa surface. Ce laminage prévient les défauts que présentent les dépôts galvanoplastiques de cuivre et qui consistent en une structure trop cristalline du grain et un emprisonnement de traces de sulfate au sein du métal, d'où résulte pour ce dernier une tendance à s'exfolier. Par contre, en éliminant ces inconvénients, on garde les avantages du cuivre galvanoplastique, auquel sa grande pureté confère une extrême résistance : il peut, en effet, supporter un travail mécanique presque indéfini sans s'écrouir.

TRAITEMENT DES MINERAIS DE CUIVRE PAR LA VOIE HUMIDE. — Les procédés métallurgiques ne permettent pas de traiter avec avantage économique des minerais tenant moins de 3 à 3,5 pour cent de cuivre. Pour extraire le cuivre des minerais pauvres, on a recours à des procédés par *voie humide*, qui consistent à dissoudre le cuivre dans une solution acide ou saline pour le séparer d'une grande partie des matières qui l'accompagnent, puis le précipiter à l'état libre de cette liqueur. Ces procédés ont pris une grande extension dans ces dernières années et entrent actuellement pour 40 % environ dans la production totale de cuivre. On transforme généralement le cuivre en sulfate ou en chlorure, d'où on le déplace par le fer.

Les combinaisons oxydées du cuivre sont solubles dans les acides dilués, tels que les acides sulfurique et chlorhydrique. Au contraire, les sulfures de cuivre ne sont que peu solubles et doivent être transformés par d'autres voies en sulfates ou en chlorures.

La transformation des sulfures en sulfates se réalise d'ordinaire par un grillage oxydant, effectué soit en tas, soit dans des fours identiques à ceux qui ont été indiqués pour l'opération *A* du traitement métallurgique.

La transformation des sulfures en chlorures s'obtient par ce qu'on appelle un *grillage chlorurant*, c'est-à-dire que, au lieu de laisser l'oxygène agir seul sur les minerais, on les mélange de sel marin, qui détermine leur chloruration.

Les minerais sulfatés ou chlorurés sont ensuite soumis à une lixiviation méthodique, qui leur enlève leurs sels de cuivre solubles. La dissolution obtenue est traitée par de vieilles ferrailles, dont le fer déplace et précipite le cuivre de ses sels. Le précipité de cuivre, appelé *rément*, est ensuite raffiné au four à reverbère.

Ajoutons, pour en finir avec la fabrication du cuivre, qu'on s'est efforcé d'extraire *directement* ce métal de ses minerais par électrolyse. Mais jusqu'à présent cette méthode n'est que fort peu employée.

Centres de production. — Les États-Unis sont le principal pays producteur du cuivre : ils donnent plus de la moitié de la production annuelle (1). Les régions où l'on exploite les minerais sont, par ordre d'importance décroissante, le Montana (75.000 tonnes de cuivre en 1892), le Lac Supérieur (49.000 tonnes), l'Arizona (17.000 tonnes), le Colorado (3.300 tonnes), la Californie (1.450 tonnes), l'Utah (900 tonnes). Citons, dans le Montana, la célèbre mine d'Anaconda, près Butte-City.

La péninsule ibérique vient ensuite, avec une production de 48.000 tonnes environ en 1892 : le principal centre de production est la province d'Huelva et la région contiguë de l'Alemtejo : là se trouvent les mines célèbres du *Rio-Tinto*, de *Tharsis*, etc. La plupart des minerais sont, du reste, traités à l'étranger.

Le Chili et le Japon viennent ensuite par ordre d'importance, chacun avec une production d'environ 20.000 tonnes en 1892. Les plus importantes mines du Chili sont le *Cerro de Tamaya*, *Copiapo*, *Panulcillo*. Celles du Japon sont situées au nord de l'île Nippon.

En Allemagne, la presque totalité de la production (17.000 tonnes en 1892) vient du Mansfeld, où les minerais de cuivre sont en même temps argentifères. Il faut citer encore les mines du Harz.

L'Australie, le Mexique avec sa mine de *Boleo* en Basse-Californie, le Cap de Bonne-Espérance, la Russie viennent ensuite, chaque pays avec une production annuelle de 5.000 à 8.000 tonnes.

La France n'exploite pas de minerais de cuivre et traite seulement ceux qui sont importés.

(1) 223.000 tonnes sur 400.000.

Propriétés physiques. — Le cuivre est un métal rouge rosé, susceptible d'un beau poli. Il est très ductile et se laisse étirer en fils fins, comme ceux des lignes téléphoniques. Il est aussi très malléable et peut être réduit en feuilles minces, qui laissent passer une lumière verte. Il acquiert par le frottement une odeur et une saveur désagréables, qu'il communique à l'eau. Il fond à 1080° et se volatilise aux températures du chalumeau oxhydrique ou du four électrique, en donnant en même temps des fumées jaunes d'oxyde. Le cuivre et ses composés donnent aux flammes une belle couleur verte.

Le cuivre a pu être obtenu à l'état colloïdal, en solution aqueuse, par une méthode très générale qui consiste à réduire un sel métallique par un sel stanneux dans des conditions appropriées (Lottermoser). Dans le cas actuel, on réduit le chlorure cuivrique par le chlorure stanneux. Cette réduction, faite en liqueur acide, donnerait du chlorure cuivreux; mais, en liqueur alcaline, elle va plus loin et donne du cuivre, à l'état colloïdal :

$$CuCl^2 + SnCl^2 = Cu + SnCl^4$$

Pratiquement on mêle des solutions des deux sels alcalinisées par le citrate de soude, en employant un excès du sel stanneux. En chauffant, il se produit un trouble blanc, qui devient rapidement jaune, rouge et finalement noir. Le précipité est un mélange de cuivre et d'acide stannique, tous deux à l'état colloïdal, car, repris par l'eau, il s'y dissout avec une couleur rouge noire. Ces solutions ne tardent pas à se colorer en jaune verdâtre à la surface par suite de l'oxydation du cuivre.

Propriétés chimiques. — A froid, le cuivre est inaltérable dans l'air sec, mais il s'oxyde à chaud aisément en se

changeant en oxyde noir. A l'air humide, il se recouvre peu
à peu d'une couche de carbonate, dite *vert-de-gris*.

Les acides chlorhydrique et sulfurique étendus n'attaquent
pas immédiatement le cuivre à froid, mais favorisent son
oxydation à l'air et le dissolvent ensuite. A chaud, l'attaque
est immédiate : l'acide sulfurique notamment est réduit à
l'état d'acide sulfureux, tandis qu'il se produit une oxydation
complémentaire du métal et que l'oxyde de cuivre formé
se combine à l'excès d'acide sulfurique inattaqué pour
donner du sulfate cuivrique $CuSO^4$ et même aussi certains
sulfates basiques de cuivre (Berthelot).

Le cuivre est attaqué dès la température ordinaire par
l'acide azotique, qu'il ramène partiellement à l'état d'oxyde
azotique AzO, tout en formant un azotate avec le reste de
l'acide.

Le cuivre se dissout dans l'eau ammoniacale, en donnant
un oxyde de cuivre ammoniacal (réactif de Schweizer) et
forme ainsi une liqueur bleue qui dissout la cellulose.

Le cuivre, plongé dans des eaux saumâtres, s'altère à la
longue en formant un oxychlorure qui apparaît par places,
mêlé de carbonate, à l'état d'efflorescences verdâtres
(Berthelot).

Le cuivre forme deux séries de composés : ceux du
cuivre univalent (*cuprosum*), qu'on appelle composés cuivreux ; et ceux du cuivre bivalent (*cupricum*), qu'on appelle
composés cuivriques.

Alliages. — Les principaux alliages du cuivre sont le
laiton (67 °/₀ de cuivre et 33 °/₀ de zinc), jaune et notablement
plus dur que le cuivre, et les *bronzes*, alliages de cuivre et
d'étain parmi lesquels on distingue :

	Cu	Sn
Le bronze des canons. . .	1.000	8 à 11 p.
— des cloches. . .	780	220
Le métal des télescopes. .	770	33 (plus un peu de As).

On appelle *bronze d'aluminium* un alliage de 900 parties de cuivre et 100 parties d'aluminium. Citons encore le *maillechort* ou *argentan*, alliage triple formé de 500 grammes de cuivre, 250 grammes de zinc et 250 grammes de nickel.

I. — Composés du cuivre univalent

OXYDE CUIVREUX OU OXYDULE DE CUIVRE Cu^2O. — Il se forme lorsqu'on réduit un sel cuivrique en liqueur alcaline, par le glucose ou par d'autres agents réducteurs; il se précipite sous la forme d'une poudre rouge cristalline hydratée $(Cu^2O)^8.H^2O$, soluble dans l'ammoniaque en donnant une combinaison qui bleuit à l'air par oxydation. On l'obtient sous forme d'un hydrate jaune $(Cu^2O)^4.H^2O$, en précipitant par la potasse une solution chlorhydrique de chlorure cuivreux.

L'oxydule anhydre Cu^2O se prépare par la calcination de ses hydrates, ou encore par la calcination d'un mélange de chlorure cuivreux et de carbonate sodique, qu'on débarrasse ensuite par l'eau du sel marin formé. Il constitue aussi en partie les *battitures* qui se détachent quand on martèle à l'air le cuivre chauffé au rouge. C'est une poudre rouge qu'on emploie pour communiquer sa couleur aux verres.

SULFURE CUIVREUX Cu^2S. — Il constitue, nous l'avons vu, à l'état cristallisé, la *chalcosine* naturelle. Celle-ci a été reproduite dans les laboratoires à la fois sous sa variété rhombique et sous sa variété cubique : cette dernière se forme par fusion des éléments (MITSCHERLICH).

Les composés sulfurés du cuivre sont, nous le savons, très stables. Cependant le sulfure Cu^2S est complètement

décomposé en ses éléments, lorsqu'on le soumet, dans un
four électrique, à la puissante action calorifique d'un courant
de 1000 ampères sous 60 volts (MOURLOT).

CHLORURE CUIVREUX CuCl. — On le prépare d'ordinaire
par réduction du chlorure cuivrique $CuCl^2$. On peut, par
exemple, faire bouillir une solution de ce dernier avec un
excès de cuivre. On peut encore faire arriver un courant
de gaz sulfureux dans une solution de sulfate cuivrique et
de sel marin; le gaz SO^2 réduit, en effet, le chlorure
cuivrique formé par double décomposition :

$$2\,CuCl^2 + 2\,H\,OH + SO^2 = SO^2(OH)^2 + 2\,HCl + 2\,CuCl$$

Le chlorure cuivreux se précipite sous la forme d'une
poudre blanche, fusible à 430°, volatile au rouge vif. En solution dans la pyridine, son poids moléculaire répond à la
formule CuCl (WERNER), tandis qu'à l'état gazeux il répond à
la formule Cu^2Cl^2. Il est insoluble dans l'eau; l'eau aérée le
jaunit en le changeant en un hydrate cuivreux. Il est très
altérable à la lumière, qui le colore en bleu foncé, et à
l'air, qui le transforme rapidement en un oxychlorure vert.
Il forme des sels doubles avec les chlorures alcalins. Il se
dissout dans l'acide chlorhydrique et dans l'ammoniaque;
ses solutions acides dissolvent l'oxyde de carbone et ses
solutions ammoniacales l'hydrogène phosphoré, l'acétylène
et d'autres hydrocarbures non saturés.

II. — Composés du cuivre bivalent

OXYDE ET HYDROXYDE CUIVRIQUES CuO ET $Cu(OH)^2$. — L'oxyde
cuivrique CuO se produit, lorsqu'on chauffe des copeaux de
cuivre à l'air, à partir de 350°; mais on le prépare d'ordi-

naire par calcination du nitrate. C'est une poudre noire amorphe, que la chaleur commence à dissocier vers 1000° en $Cu^2O + O$, mais qui est réduite, dès la température du rouge, par l'hydrogène, par le carbone et par les composés organiques, dont il brûle le carbone et l'hydrogène sous la forme de CO^2 et de H^2O. Cette propriété est utilisée dans l'analyse élémentaire des substances organiques.

L'hydroxyde $Cu(OH)^2$ se produit sous la forme d'un précipité bleu quand on traite un sel cuivrique par un alcali; l'ébullition de la liqueur le déshydrate au sein de l'eau et le transforme en oxyde noir anhydre CuO.

L'oxyde et l'hydroxyde cuivriques se dissolvent dans l'ammoniaque en donnant le liquide bleu déjà désigné sous le nom de liqueur de Schweizer.

Sulfure cuivrique CuS. — C'est le précipité noir, insoluble dans les acides étendus, qui se forme par l'action de l'hydrogène sulfuré sur les sels de cuivre. Il se produit aussi par l'union directe de ses éléments dès la température ordinaire sous la pression de 7.000 atmosphères ou en chauffant au rouge un mélange de cuivre et de soufre. Il forme la *covelline* naturelle.

Chlorure cuivrique $CuCl^2$. — On le prépare en dissolvant le cuivre dans l'eau régale, ou bien l'oxyde ou le carbonate cuivriques dans l'acide chlorhydrique. La solution de $CuCl^2$, d'un brun foncé quand elle est concentrée, devient vert émeraude, puis bleu pâle par une dilution progressive. Elle dépose à la température ordinaire de beaux prismes orthorhombiques d'un vert bleuâtre, de formule $CuCl^2 + 2H^2O$; mais, si la solution est saturée au préalable de gaz HCl, elle devient jaune et laisse déposer des cristaux, jaunes eux-mêmes, ne renfermant plus que H^2O. Le chlorure anhydre est également jaune.

Le chlorure cuivrique se décompose par la chaleur en
perdant la moitié de son chlore et donnant du chlorure
cuivreux. Il se combine à l'oxyde cuivrique, comme le font
les autres haloïdes cuivriques, en donnant des oxychlorures, dont un, le *vert de Brunswick* $CuCl^2.3CuO$, est
employé dans la peinture et s'obtient en abandonnant à
l'air des rognures de cuivre humectées d'acide chlorhydrique ou de sel ammoniac; cet oxychlorure existe aussi
sous forme d'hydrates, appelés *atacamites*, du nom du
désert d'Atacama (Amérique du Sud), où l'on rencontre
surtout ces minéraux.

SULFATE DE CUIVRE $CuSO^4$. — On le prépare par le grillage
des sulfures de cuivre. On peut employer soit les minerais
sulfurés de ce métal, soit les vieilles plaques de doublage
qu'on chauffe au rouge dans un four à reverbère, sur la
sole duquel on projette du soufre pour les transformer en
sulfure. En ouvrant les prises d'air, on transforme le
sulfure en sulfate. La matière est ensuite épuisée par des
lavages méthodiques, qui dissolvent le sulfate de cuivre
mêlé de sulfate de fer. On peroxyde la solution pour transformer la majeure partie du sulfate ferreux en sous-sels
ferriques insolubles, puis on achève d'éliminer le fer par
une ébullition avec un peu d'oxyde de cuivre.

On prépare aussi industriellement le sulfate de cuivre en
partant du métal lui-même, qui est d'abord oxydé, puis
attaqué par l'acide sulfurique. Cette oxydation préliminaire
est rendue nécessaire par des raisons économiques, car
la dissolution directe du métal dans l'acide entraîne,
nous le savons, un dégagement de gaz sulfureux. On emploie
souvent comme matière première le cuivre sous la forme
de cément, c'est-à-dire sous la forme de ce précipité que·
donne l'extraction métallurgique par voie humide (p. 547)·
Son état d'extrême division rend aisée son oxydation, qui

s'effectue en étalant le cément sur la sole d'un four à moufle chauffé au rouge. Lorsqu'on utilise comme matière première du vieux cuivre, il faut amener d'abord le métal à un état convenable de division, pour que son oxydation soit complète. On y arrive par le *grenaillage*, opération qui consiste à couler le métal fondu dans l'eau froide. Mais il faut employer des tours de main spéciaux, tenus secrets par les usines, afin que les grenailles obtenues soient creuses, et non pas pleines, et qu'ainsi aucune partie n'échappe à l'oxydation.

Le sulfate de cuivre cristallise à la température ordinaire en beaux prismes bleus doublement obliques, de formule $CuSO^4 + 5\,H^2O$. Ces cristaux s'effleurissent à l'air sec en perdant $2\,H^2O$, ils perdent encore $2\,H^2O$ à 100° et enfin ils deviennent anhydres à 230°. Le sulfate anhydre est un sel blanc, qui repasse à l'état de sel hydraté bleu en présence de la plus petite quantité d'eau. Au rouge sombre, il perd la moitié de son anhydride sulfurique; au rouge vif, il se décompose totalement en $O + SO^2 + CuO$.

Dans le sulfate $CuSO^4, 5\,H^2O$, les cinq molécules d'eau de cristallisation semblent pouvoir être remplacées successivement par des molécules d'ammoniaque; ainsi, on connaît les composés $CuSO^4, 4\,AzH^3, H^2O$ (ANDRÉ) et $CuSO^4, 5\,AzH^3$ (ROSE). Le premier, qui s'obtient en précipitant par de l'alcool à 90° une solution de sulfate de cuivre dans l'ammoniaque, est un sel d'un bleu violet foncé.

L'addition de potasse à une dissolution de sulfate de cuivre donne toute une série de sulfates basiques, parmi lesquels se trouve une espèce minérale américaine, la *brochantite*, en cristaux d'un vert émeraude dérivant d'un prisme rhomboïdal droit.

Le sulfate de cuivre donne des sulfates doubles avec un grand nombre d'autres sulfates : avec les sulfates alcalins du groupe du potassium, ces sels ont pour formule générale $CuSO^4 + K^2SO^4 + 6 H^2O$, et cristallisent en prismes clinorhombiques; de pareils composés se rattachent à ce qu'on appelle les sulfates doubles de la série magnésienne.

Le sulfate de cuivre qui est un puissant microbicide et parasiticide, sert en agriculture pour *chauler* les grains, c'est-à-dire les protéger des parasites. On l'emploie aussi, mêlé à de la chaux (*bouillie bordelaise*), pour détruire certains champignons parasites des plantes, tels que le mildew de la vigne.

ARGENT

ÉTAT NATUREL. — L'argent et ses composés forment dans la nature diverses espèces minéralogiques. Citons d'abord l'*argent natif*, qui constitue un élément important de certains filons, tels que ceux de Kongsberg en Norwège et du Lac Supérieur dans l'Amérique du Nord; il est souvent en filaments capillaires enroulés les uns sur les autres, quelquefois en plaques minces ou en petits grains disséminés dans la gangue. Il peut être allié à l'or (*electrum*) ou amalgamé au mercure (*mercure argental*). L'argent existe aussi sous forme de sulfure Ag^2S, lequel forme deux espèces l'*argyrose* ou *argentite*, cristallisée dans le système cubique, et l'*acanthite* rhombique; le sulfure Ag^2S forme aussi avec Cu^2S des combinaisons appelées *stromeyérite* et *jalpaïte*. On trouve également des séléniures, tellurures, arséniures et antimoniures d'argent.

Indépendamment de ces composés binaires, il existe des combinaisons complexes de l'argent avec le soufre, l'arsenic et l'antimoine. C'est la série des minerais riches que les Allemands appellent *gültigerze*, série analogue à celle des cuivres gris et qui comprend deux groupes : les *argents noirs* et les *argents rouges*. Comme argent noir, nous citerons la *polybasite* Ag^5SbS^6, qui forme des cristaux minces tabulaires du système rhombique, facilement fusibles, d'un noir de fer, donnant une poussière noire ; et la *psaturose* ou *stéphanite* Ag^5SbS^4, qui forme des cristaux rhombiques d'apparence hexagonale, d'un noir de fer, et qui est très abondante dans le filon de Comstock (Nevada). Parmi les argents rouges, nous citerons : la *pyrargyrite* ou *argyrythrose* Ag^3SbS^3, cristallisée dans le système rhombique, d'une couleur variant du rouge au gris de plomb foncé, donnant une poussière rouge ; la *miargyrite* $AgSbS^2$, en petits cristaux d'un gris d'acier ou en lames minces d'un rouge de sang, donnant une poussière d'un rouge cerise ; la *proustite* Ag^3AsS^3, isomorphe avec la pyrargyrite, transparente, d'un éclat adamantin, d'une couleur rouge groseille.

Enfin, l'argent forme encore diverses espèces minéralogiques constituées par des combinaisons haloïdes. Ainsi la *cérargyrite* ou *argent corné* est un chlorure AgCl, qui se présente en masses compactes ou en petits cristaux cubo-octaédriques d'un aspect cireux gris perle ou verdâtre, qu'on peut fondre à la flamme d'une bougie et couper au couteau ; il est quelquefois combiné au chlorure de sodium (*huantajaïte*) et avec d'autres chlorures. La *bromargyrite* ou *bromite* est un bromure d'argent AgBr, très analogue à l'argent corné. L'*iodargyrite* est un iodure AgI, tendre et flexible, d'un beau jaune de soufre parfois verdâtre. L'*embolite* est un chloro-bromure d'argent, d'un vert plus ou moins blanc ou grisâtre.

Il existe une loi dans la distribution de ces divers minéraux au sein d'un même filon d'argent (DE LAUNAY). En effet, les sulfures, séléniures, tellurures, arséniures et antimoniures, avec l'argent natif, occupent surtout les parties profondes des filons, tandis que les affleurements contiennent des chlorures, bromures, iodures, auxquels il faut ajouter encore de l'argent natif provenant de la réduction de ces derniers. Ainsi donc, à la surface d'un filon, on devra trouver normalement de l'argent natif et des combinaisons haloïdes de ce métal; des oxydes métalliques (fer, manganèse, cuivre) les accompagnent souvent. Cette couche superficielle se voit très nettement dans les gisements de l'Amérique espagnole, où la sécheresse du climat l'a préservée des érosions; ses minerais forment les *pacos* à teinte terreuse du Pérou, du Chili, de la Bolivie, chargés de chloro-bromures et d'iodures, ainsi que les *colorados* rouges ou jaunes du Mexique, riches en argent natif et en chloro-bromure. Tous ces minerais superficiels ont reçu des Espagnols l'appellation générique de *metales calidos* (métaux chauds) ou encore *metales dociles* (métaux dociles), parce qu'ils se laissent facilement enlever leur argent par amalgamation. Mais la teneur de ces minerais superficiels est, par suite d'un certain départ de l'argent dû aux actions météoriques, généralement assez faible par rapport à celle du reste du filon et ne dépasse guère 400 à 500 grammes à la tonne.

Au-dessous de cette couche superficielle apparaît la zone de la *bonanza* mexicaine, où, par une sorte de phénomène de cémentation, s'est concentré l'argent venu en partie de la superficie, ce qui permet à ses minerais de tenir parfois jusqu'à 8 ou 9 kilos d'argent à la tonne. L'argent s'y rencontre sous la forme de sulfure Ag_2S, tantôt accompagné de combinaisons haloïdes, tantôt de minerais complexes (sulfo-arséniures et sulfo-antimoniures). Dans le premier cas, la constitution chimique de la zone se rapproche de celle de la couche d'affleurement et ses minerais sont encore assez faciles à amalgamer; ce sont les minerais *semi-calientes* (demi-chauds); dans le second cas, l'amalgamation devient plus pénible et exige une trituration prolongée, parfois l'action de la chaleur (procédé du *patio*, de la tinette norvégienne, du *cazo* ou *fondo* (ce dernier à chaud); les minerais sont alors appelés *semi-frios* (demi-froids).

Enfin, dans les profondeurs extrêmes du filon, on trouve un amas complexe de minerais sulfurés, antimonieux ou arsenicaux, difficiles ou impossibles à amalgamer, qui portent successivement les noms de *frios* (froids), *rebelles* (rebelles), *nulos* (nuls), *négativos* (négatifs), à mesure que l'amalgamation devient plus pénible. Les minéraux d'argent y sont accompagnés d'une proportion notable de sulfures métalliques divers auxquels ils sont généralement unis d'une façon très étroite, qui explique la difficulté de l'extraction de l'argent. Les sulfures métalliques sont principalement des blendes, des pyrites, des phillipsites, des cuivres gris et surtout des galènes (sulfure de plomb), car l'argent et le plomb, peut-être en raison de la faible différence de leurs densités, s'associent fréquemment dans leurs gisements; il n'est guère de galène qui ne soit plus ou moins argentifère. Tous ces minerais ne peuvent être traités qu'après grillage préalable, c'est-à-dire après une élimination préliminaire de leur soufre, de leur arsenic, de leur antimoine; de plus, l'argent ne peut en être extrait que par des procédés plus ou moins compliqués, autrefois par l'amalgamation européenne, aujourd'hui par les procédés mixtes européo-américains (procédé des pans, procédé de Reese-River, etc.).

La loi qui régit la distribution des minéraux d'argent dans l'étendue d'un même filon a une double importance, théorique et pratique. Elle est théoriquement importante, parce que les différences de composition chimique observées entre la surface et la profondeur permettent de reconstituer l'histoire des altérations subies par les couches supérieures des filons sous l'action manifeste des eaux superficielles, en particulier des eaux salées, auxquelles est

due la formation des composés haloïdes et oxydés des
affleurements; de pareilles modifications se sont du reste
produites pour d'autres gîtes métallifères, tels que ceux de
zinc. Cette loi, est en outre, pratiquement importante, parce
que les variations de composition d'un filon avec la profondeur entraînent nécessairement, comme nous venons de
l'indiquer, des différences dans le traitement métallurgique
des minerais.

MÉTALLURGIE. — La métallurgie de l'argent, une des plus
compliquées, présente ce caractère particulier qu'elle
comporte toujours des phénomènes de dissolution. Et la
nature de cette dissolution permet de classer en trois
grandes catégories les procédés métallurgiques. La dissolution de l'argent peut être, en effet, soit une dissolution
ignée dans le plomb fondu (méthode de fusion), soit une
dissolution par voie humide dans le mercure (méthode
d'amalgamation), soit une dissolution chimique dans des
réactifs appropriés (méthode de lixiviation). On obtient
ainsi un alliage ou une combinaison chimique, dont il ne
reste plus qu'à isoler l'argent, par coupellation dans le
premier cas, par distillation dans le second, par précipitation dans le troisième. Chacune de ces trois méthodes ne
s'applique qu'à des minerais d'une nature donnée, qu'on
s'efforce au besoin de réaliser artificiellement par une
préparation mécanique ou chimique convenable, quand on
ne les trouve pas à l'état naturel dans la mine.

I. MÉTHODE DE FUSION. — La fusion qui est le procédé le
plus ancien, paraît devoir être aussi le procédé de l'avenir,
à mesure que l'épuisement des couches superficielles des
filons obligera à traiter de plus en plus les minerais complexes des profondeurs. auxquels ce procédé s'applique tout
particulièrement. La fusion est en effet seule applicable à

cette grande classe de minerais d'argent que constituent les galènes argentifères ; en outre, on l'applique, dans l'ouest des États-Unis, à des minerais qui seraient susceptibles d'amalgamation, parce que le bon marché de la houille permet de remplacer avantageusement une dépense de mercure par une dépense de combustible.

La méthode de fusion comprend deux séries d'opérations : *A*. La dissolution de l'argent dans le plomb, ce dernier pouvant exister dans le minerai primitif ou y être introduit artificiellement ; *B*. la séparation de l'argent et du plomb par coupellation, au besoin après enrichissement préliminaire de l'alliage en **argent** par le pattinsonage, par le zingage, etc.

A. *Première série : dissolution de l'argent dans le plomb.* — Cette dissolution peut s'opérer de trois manières différentes :

a) On peut employer les méthodes ordinaires de la métallurgie du plomb. C'est ce qu'on fait, par exemple, pour les galènes argentifères, qui donnent ainsi un alliage de plomb et d'argent. Ces méthodes seront naturellement étudiées à propos du plomb. On peut ensuite traiter par ce procédé des minerais d'argent dépourvus de plomb, à la condition bien entendu d'introduire ce dernier métal sous forme de minerais naturels ou de scories plombeuses d'origine métallurgique.

b) Un autre mode de dissolution de l'argent dans le plomb est le procédé de l'*imbibition*. Il s'applique aux minerais très riches en argent, surtout en argent natif ; il réussit mal, au contraire, quand une portion notable de l'argent est à l'état de sulfures, d'antimoniures, etc., ou quand il est associé à du cuivre. Le principe du procédé consiste à immerger le minerai, préalablement aggloméré

avec du brai, du goudron ou de la chaux, dans un bain de
plomb fondu à 500°-600° : l'argent se dissout dans le plomb,
tandis que la gangue remonte à la surface, où elle forme
des crasses qu'on enlève à l'écumoire.

c) Enfin, les minerais d'argent proprement dits, sulfures, arséniures, antimoniures, sont traités par la méthode
de scorification. Celle-ci peut s'effectuer au creuset : à cet
effet, on introduit le minerai dans des creusets en graphite
ou en terre réfractaire avec du plomb en grenaille et des
proportions variables d'un flux approprié (borax, potasse,
soude, verre pilé, etc.). On écume les scories, qui doivent
être très liquides et on remplace le plomb quand il est suffisamment riche en argent.

La scorification peut aussi s'accomplir d'une façon plus
compliquée à la coupelle ou au reverbère.

B. *Deuxième série : Désargentation du plomb.* — L'extraction de l'argent contenu dans l'alliage de plomb préparé
par l'un ou l'autre des trois procédés précédents *a*, *b* et *c*
se fait par *coupellation*. Celle-ci peut être pratiquée directement, si le plomb est suffisamment riche en argent; dans
le cas contraire, le plomb doit être au préalable enrichi,
soit par le *pattinsonage*, soit par le *zingage*.

a) *Pattinsonage ou cristallisation.* — Cette opération est
fondée sur ce fait que, quand on laisse un bain de plomb
brut se refroidir doucement, le plomb pur, ou du moins très
appauvri en argent, forme les premiers cristaux, qu'on peut
enlever; tandis que l'argent reste dans les résidus, où on
peut, par conséquent, le concentrer par une série de
cristallisations successives.

b) *Zingage.* — Cette opération repose sur la propriété,
découverte par KARSTEN, qu'a le zinc d'enlever l'argent au
plomb argentifère fondu. Le zinc a en effet pour l'argent, à

la température où l'on opère, une affinité supérieure à celle même du plomb. On introduit donc dans le plomb fondu une certaine quantité de zinc, ce qui offre dans la pratique des difficultés spéciales et ce qu'on réalise le plus habituellement par immersion, c'est-à-dire en descendant au fond du bain, à l'aide d'une tige, du zinc en plaques contenu dans une feuille de tôle repliée et percée de trous. En général, on ajoute le zinc par fractions successives, que séparent des périodes de refroidissement de trois à quatre heures, pendant lesquelles le bain se sépare en couches de densité différente. A la surface se forme une croûte, qu'on brise et qu'on enlève, constituée par un alliage ternaire de zinc, de plomb et d'argent contenant environ 26 % de zinc. Cette crasse est ensuite soumise à une liquation, qui a pour but d'éliminer, à une température inférieure au point de fusion du zinc, la majeure partie du plomb qu'elle contient. L'alliage ternaire restant est enfin traité pour amener la séparation du zinc, par des procédés extrêmement variés, dont le plus simple théoriquement consiste en une distillation du zinc qui laisse le plomb argentifère comme résidu.

Le pattinsonage et le zingage ne sont, comme nous l'avons dit, que les préliminaires d'une opération définitive, la coupellation, qu'on peut du reste appliquer d'emblée aux plombs argentifères suffisamment riches. La coupellation est donc le dernier terme de tous les traitements métallurgiques de la méthode de fusion. Le principe de cette opération, connue depuis la plus haute antiquité, consiste à oxyder le plomb, qui passe à l'état de litharge *fusible*, tandis que l'argent inoxydable demeure à l'état métallique. La séparation de la litharge fondue et de l'argent est réalisée de deux manières : dans les coupelles allemandes, on refoule la litharge à l'aide d'un courant d'air injecté

par des tuyères et on la chasse ainsi vers un trou de
coulée qui l'emmène hors du four; dans les coupelles
anglaises, on fait absorber la litharge par une matière
poreuse, la cendre d'os, qui fait partie de la substance
même de la coupelle. En effet, la coupelle anglaise, qui se
rapproche par sa constitution de celles qu'on emploie pour
les essais de laboratoire, est formée par un cercle en fer plat,
où un mélange de deux tiers de marnes et un tiers de cendres
d'os a été damé de façon à préparer une cuvette *b* pour
le bain métallique (fig. 64).
Des canaux *a*, entaillés dans
la pâte de la coupelle, servent à la sortie des litharges
qui s'écoulent par une échancrure *d* entre la coupelle et
le centre. Quel que soit le
mode opératoire employé, la
fin de la coupellation est indiquée par le phénomène de

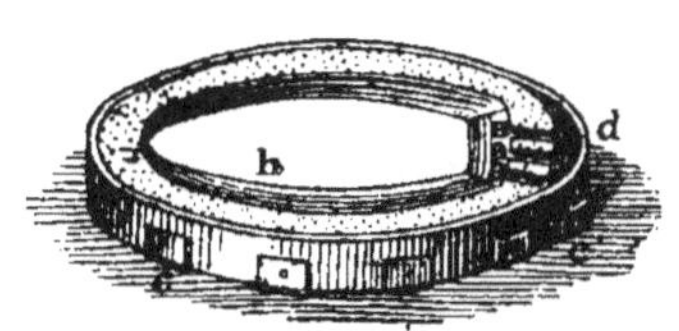

Fig. 64
Coupelle anglaise.

l'*éclair* causé par l'apparition soudaine d'un bouton brillant
d'argent métallique, au moment où est terminé le départ
de la litharge.

II. Méthode d'amalgamation. — Cette méthode est fondée
sur la propriété qu'a le mercure de déplacer l'argent d'un
certain nombre de ses dissolutions salines et de dissoudre le
métal ainsi libéré. Il se forme par là un amalgame d'argent
qui, chauffé au point d'ébullition du mercure (360° environ), se sépare en mercure qui distille et argent qui demeure
à l'état solide. On peut diviser par la pensée cette opération
en quatre phases : 1° pulvérisation ; 2° réactions chimiques
amenant les minerais d'argent à un état tel que le mercure
puisse agir sur eux : 3° formation de l'amalgame ; 4° distillation du mercure. De ces quatre phases, la seconde qui peut

être inutile, est celle qui introduit le plus de diversité dans le traitement des minerais et qui permet de définir ceux auxquels l'amalgamation ne convient pas. L'action du mercure ne s'applique guère en effet qu'à l'argent métallique, à ses composés haloïdes, à son sulfure; et il est certains corps, tels que le plomb, le cuivre, l'arsenic, l'antimoine, dont la présence donne lieu à des difficultés ou même à des impossibilités.

Suivant que l'amalgamation est aidée ou non par l'action d'une source extérieure de chaleur, on a les procédés d'*amalgamation à froid* et ceux d'*amalgamation à chaud*.

A. *Amalgamation à froid.* — Cette méthode comporte trois procédés distincts.

a) Le procédé de la tinette norwégienne, d'abord mis en œuvre à Kongsberg en Norwège, puis transporté au Chili sous le nom de système Cooper, est de tous les procédés d'amalgamation à froid, le plus simple dans son principe, parce que les minerais d'argent sont traités par le mercure directement, sans qu'il soit nécessaire de les soumettre préalablement à des réactions chimiques ayant pour but de les rendre aptes à subir l'attaque du mercure: aussi un pareil procédé ne peut-il réussir que pour l'argent natif et ses composés haloïdes.

A Chanarcillo (Chili), le minerai, composé principalement d'argent natif, de chlorure, de chlorobromure, est introduit dans une tinette (*tina*), c'est-à-dire dans une cuve en bois munie d'un agitateur. On y verse d'abord de l'eau, puis du minerai d'argent, enfin du mercure en proportion calculée d'après la richesse du minerai. Le mercure se combine à l'argent natif, ainsi qu'à celui qu'il a déplacé lui-même de ses combinaisons haloïdes. L'amalgame d'argent ainsi formé est recueilli, filtré dans des sacs de coutil et distillé.

Il reste comme résidu un mélange inattaqué de sulfures, arséniures et antimoniures d'argent, que l'on peut traiter par une autre méthode, par exemple par une transformation en chlorure d'argent suivie d'amalgamation. Cette chloruration préalable nous ramène en effet au cas que nous venons d'étudier, c'est-à-dire à celui d'un composé d'argent directement attaquable par le mercure : c'est elle qui est réalisée, soit à froid, soid à chaud, dans les deux procédés suivants.

b) Le procédé *d'amalgamation mexicaine*, ou procédé du *patio*, est ou plutôt a été très employé au Mexique, et plus généralement dans l'Amérique espagnole, depuis sa découverte par BARTOLOMEO MEDINA, en 1557. Son principe consiste essentiellement à ajouter au minerai, pulvérisé et mélangé d'eau, du chlorure de sodium et du sulfate de cuivre, puis du mercure, en assurant par une trituration prolongée le contact intime des divers corps. La théorie des réactions qui s'accomplissent est due à BOUSSINGAULT. Le chlorure de sodium et le sulfate de cuivre donnent d'abord par double décomposition une solution de chlorure cuivrique $CuCl^2$:

$$CuSO^4 + 2\,NaCl = CuCl^2 + Na^2SO^4$$

Puis le chlorure cuivrique $CuCl^2$, soit directement, soit après réduction par le mercure à l'état de chlorure cuivreux $CuCl$, réagit sur le sulfure d'argent Ag^2S pour le transformer en chlorure $AgCl$ par double décomposition :

$$\begin{cases} CuCl^2 + Ag^2S = 2\,AgCl + CuS \\ 2\,CuCl + Ag^2S = CuCl^2 + CuS + 2\,Ag \end{cases}$$

Le chlorure d'argent $AgCl$, ainsi mis en liberté, s'unit à l'excès de chlorure de sodium pour former un chlorure double soluble, dans lequel le mercure se substitue à l'argent. Ce dernier s'amalgame alors avec l'excès de mercure.

Le mercure joue donc ici un double rôle, celui de réducteur des composés salins et celui de dissolvant de l'argent. La fraction du mercure employée à cette dernière opération peut être récupérée par distillation de l'amalgame; mais celle qui passe à l'état de chlorure est perdue, comme du reste dans le procédé de la tinette norwégienne.

Pratiquement, le minerai, pulvérisé et amené par addition d'eau à la consistance d'une boue appelée tourte (*torta*), est étalé sur une cour dallée (*patio*) en tas de 25 à 30 centimètres de hauteur. On humecte cette tourte, on y ajoute 2 à 5 °/₀ de sel marin, qu'on incorpore en faisant piétiner la masse par des mules. Après quelques jours, on ajoute un nouveau réactif, le *magistral*, qui est une pyrite de cuivre et de fer grillée, renfermant de 8 à 10°/₀ de sulfate de cuivre, qui en est la partie active. D'ailleurs, l'usage se répand de plus en plus de substituer au magistral du sulfate de cuivre cristallisé, dont l'effet est plus régulier et plus sûr. L'incorporation du magistral se fait dans la proportion de 1/2 à 2°/₀ de la masse ; celle du sulfate de cuivre cristallisé ne dépasse guère 1 °/₀. On assure encore le mélange à l'aide de piétinements successifs. Quand le réactif a pénétré dans toute la tourte, celle-ci s'échauffe, se colore en rouge sombre et prend un aspect spongieux. On ajoute alors bientôt après du mercure à l'état de fine pluie sur toute la surface de la tourte. On opère généralement trois de ces additions de mercure, en quantités décroissantes, à quinze jours ou trois semaines d'intervalle, en les faisant suivre d'un piétinement par les mules. La quantité totale de mercure employée est égale à six fois environ le poids de l'argent contenu dans le minerai. L'opération n'est souvent terminée qu'au bout de trois mois. On en reconnaît le terme à ce fait que l'amalgame, contenu dans une prise d'essai d'où on le sépare par lévigation, ne varie plus de volume ni d'aspect et retient un petit excès constant de mercure liquide. On ajoute alors beaucoup d'eau pour délayer la masse et en séparer l'amalgame avec excès de mercure, qu'on filtre ensuite avec des peaux ou des toiles. L'amalgame est enfin moulé en gâteaux de 15 à 25 kilos et soumis à la distillation.

c) Un troisième procédé d'amalgamation à froid est *l'amalgamation saxonne*, ainsi nommée parce qu'elle a été d'abord mise en œuvre en Saxe, dès 1786, par le baron de BARX. Elle a été aussi employée aux mines de plomb argentifère de Huelgoat, en Bretagne. On l'appelle encore *procédé européen, méthode des tonneaux*. Elle comporte une chloruration préalable effectuée en chauffant le minerai au four à reverbère, avec environ 7 %₀ de sel marin. L'amalgamation se fait ensuite dans des tonneaux animés d'un mouvement de rotation autour de leur axe, afin d'assurer le contact intime du minerai, délayé dans de l'eau, avec le fer et le mercure qu'on y introduit. Le fer déplace l'argent de son chlorure et le mercure s'en empare. On évite ainsi la perte d'une partie du mercure sous forme de chlorure.

A. *Amalgamation à chaud.* — Elle peut aussi, comme l'amalgamation à froid, être mise en œuvre par divers procédés.

a) Le procédé de la *tinette bolivienne* est surtout appliqué à des minerais de l'Amérique du Sud contenant de l'argent natif et ses combinaisons haloïdes, minerais notablement plus riches que ceux soumis à l'amalgamation à froid. Le principe de la méthode consiste à traiter ces minerais dans un récipient en cuivre à la température de l'eau bouillante en présence du sel marin : dans ces conditions, le cuivre se substitue à l'argent des combinaisons haloïdes, se dissout progressivement dans la liqueur sous forme de chlorure, tandis que l'argent mis en liberté est amalgamé par du mercure. On peut aussi employer ce procédé au traitement des minerais sulfurés d'argent, à la condition d'introduire dans la liqueur du magistral, ce qui ramène aux conditions théoriques du procédé du patio. Le cuivre joue, dans cette méthode, le rôle du fer dans l'amalgamation saxonne : en effectuant le déplacement de l'argent, il évite, ici encore, toute perte de mercure.

Les récipients employés sont des chaudrons, qui sont ou bien entièrement en cuivre, comme la *tina* de la Bolivie, ou bien en bois garni intérieurement d'un fond de cuivre, comme le *cazo* ou le *fondo* du Mexique. Les minerais sont chargés dans ces chaudières avec une quantité d'eau suffisante pour faire une bouillie très claire, puis on chauffe à l'ébullition en ajoutant peu à peu du sel marin dans la proportion de 10 à 15 %, en vue de dissoudre les composés haloïdes de l'argent, ceux du moins qui n'ont pas été rendus insolubles par l'action de la lumière. On ajoute enfin du mercure. On brasse énergiquement la masse, à l'aide d'un pilon en bois dans le cazo, à l'aide de blocs de cuivre dans le fondo. A un moment donné, dont on juge sur une prise d'essai, on transvase le contenu de la chaudière dans de grandes cuves où l'on met environ quatre fois plus de mercure qu'il n'en a été introduit dans la chaudière, pour former un amalgame liquide. Ce dernier se rassemble au fond et est surnagé par des boues que l'on évacue. L'amalgame liquide est ensuite lavé, filtré et distillé comme à l'ordinaire.

b) Le *procédé des pans*, très usité dans l'ouest des États-Unis, se rapproche beaucoup du procédé précédent, tel qu'il est pratiqué au Chili pour les minerais sulfurés avec addition de magistral. Mais, au lieu d'employer une cuve en cuivre, on prend une chaudière ou *pan* en fer, dont le métal, sous l'action de l'eau, au voisinage de 100°, se substitue à l'argent.

Les minerais traités aux pans sont peu sulfureux : le fer et l'argent seuls y sont à l'état de sulfures. Ils subissent d'abord une trituration très fine, ayant pour but de permettre une action rapide des liqueurs chlorurantes et du fer. Puis, ils sont introduits dans les pans, dont le type le plus répandu est celui de WHEELER : c'est une chaudière à fond conique en fer, dans laquelle se meut un agitateur garni de pièces de bois renouvelables et disposées de façon à obliger la matière à circuler et à se baigner dans le mercure. Après y avoir introduit le minerai broyé, puis une quantité d'eau suffisante pour obtenir une bouillie assez épaisse, appelée *pulp*, on ajoute des quantités convenables de sel marin et de sulfate de cuivre. On fait alors arriver de la vapeur d'eau dans la masse, jusqu'à ce qu'on atteigne l'ébullition ; après quoi, on laisse la température du bain s'abaisser à 94° et on fait marcher l'agitateur pendant deux ou trois heures. On introduit alors par petits jets du mercure contenant 1 % de sodium, on continue encore pendant trois heures le mouvement de l'agitateur, puis on vide l'amalgame et l'excès de mercure dans une cuve de bronze, appelée *settler*, en arrêtant l'écoulement aussitôt que les boues se présentent. Dans le settler, on pratique un lavage de l'amalgame à l'eau froide, puis on le fait écouler dans une écuelle, où on le recueille pour la filtration et la distillation.

Les minerais complexes exigent souvent, avant de passer aux pans, un grillage chlorurant qui caractérise surtout le procédé dit de *Reese River*. Ce grillage est pratiqué, après bocardage, dans des fours de diverses espèces, où le minerai est introduit mêlé au dixième environ de son poids de sel marin. L'odeur dominante du chlore libre et l'aspect spongieux de la masse indiquent la fin de la chloruration. Le minerai chloruré peut être alors traité aux pans.

Un même minerai, lorsqu'il est de constitution très

complexe, peut être divisé en parties susceptibles de recevoir des traitements absolument différents. C'est ce qui a lieu par exemple dans le procédé dit *combination process* qui s'est fort développé en ces dernières années dans les états de l'Ouest américain. Il permet d'utiliser les minerais à faible teneur en argent, contenant à la fois des métaux communs et des sulfures, minerais trop pauvres pour aller à la fusion, trop impurs pour l'amalgamation ou la lixiviation. Il est essentiellement basé sur une séparation mécanique ayant pour effet de donner : d'une part, un mélange concentré des sulfures et des métaux communs avec une petite portion des métaux précieux, mélange destiné à aller à la fusion (méthode I) ; d'autre part un résidu, constituant ce qu'on appelle les *tailings*, qui contient jusqu'à 80 et 84 °/₀ des métaux précieux (argent et or) et qui est destiné à être amalgamé aux pans.

III. Méthode de lixiviation. — Les deux grandes méthodes de traitement que nous venons d'étudier, fusion et amalgamation, sont insuffisantes pour toute une classe de minerais dits rebelles ou réfractaires, soit qu'elles occasionnent des pertes trop grandes en métaux précieux, soit que les frais en soient trop élevés. A ces catégories de minerais on applique de plus en plus aujourd'hui, dans l'Ouest américain, la méthode de lixiviation (*leaching process*). Cette méthode consiste en principe à épuiser par voie humide les minerais, avec ou sans préparation préalable, à l'aide de réactifs capables de dissoudre l'argent. Le plus employé de ces réactifs est aujourd'hui l'hyposulfilte de soude, mis en œuvre dans le procédé PATERA.

Ce procédé consiste en un grillage chlorurant des minerais argentifères, suivi d'une dissolution du chlorure d'argent dans l'hyposulfite de soude ; l'argent est ensuite précipité à l'état de sulfure au moyen du sulfure de sodium et l'hyposulfite de soude se trouve ainsi régénéré. Dans une variante de ce procédé, due à Kiss, on remplace les sels de soude par les sels correspondants de chaux, plus économiques.

La méthode donne de bons résultats, à la condition que les minerais ne contiennent pas une trop forte proportion de plomb ou de cuivre. L'inconvénient du plomb est que pendant le grillage, il passe à l'état de chlorure et de sulfate qui fondent en enveloppant les sels d'argent et empêchant leur chloruration ; de plus, ces sels de plomb se dissolvent en même temps que le chlorure d'argent dans l'hyposulfite et le plomb se précipite en même temps que l'argent sous forme de sulfure. De même, le cuivre passe en partie dans le précipité argentifère.

On complète souvent aux États-Unis le procédé précédent par celui de Russel ; c'est-à-dire qu'après avoir traité, comme nous venons de l'indiquer, le minerai par l'hyposulfite de soude pour dissoudre tout l'argent chloruré, on l'épuise encore par une liqueur d'hyposulfite double de soude et de cuivre, obtenue en mélangeant deux solutions de sulfate de cuivre et d'hyposulfite de soude jusqu'à ce que le précipité jaune formé tout d'abord soit redissous dans un excès d'hyposulfite sodique. On dissout ainsi l'argent qui pourrait avoir été retenu dans le minerai sous forme de sulfure, arséniure, antimoniure, etc. ; après quoi l'argent et le cuivre sont précipités par le sulfure de sodium et le précipité est traité pour argent métallique et sulfate de cuivre.

Centres de production. — La production totale du globe a été évaluée, pour l'année 1891, à 4.527.800 kilogrammes d'argent. Le principal centre de production se trouve aux États-Unis : 1.814.600 kilos représentant une valeur de près de 400 millions de francs ; les états et territoires producteurs, situés dans l'ouest de la république, sont par ordre d'importance décroissante :

Colorado, Montana, Utah, Idaho, Nevada. Arizona, Nouveau-Mexique, Californie. Texas, Washington. C'est dans la Nevada que se trouve le fameux gisement du Comstock.

Le Mexique vient ensuite avec une production annuelle de 1.275.000 kilos: les anciennes mines de Pachuca et de Real del Monte sont encore très productives, tandis que celles de Zacatecas et de Guanajato sont en décadence. Le Mexique passe pour avoir fourni, de 1521 à 1892, environ 90 millions de kilogrammes d'argent.

La Bolivie, avec ses grandes mines de Potosi, Oruro, Huanchaca, a produit en 1891 environ 372.700 kilogrammes. Si l'on ajoute aux nombres qui précèdent une production de 75.000 kilos pour le Pérou (mine du Cerro de Pasco), de 72.000 kilos pour le Chili (mines de Chanarcillo et de Caracoles) et de 31.000 kilos pour la Colombie, on voit que la grande arête montagneuse qui s'étend du nord au sud du continent américain en bordure de l'océan Pacifique est de beaucoup la plus importante région du globe pour la production de l'argent.

L'Australie est devenue un centre de production depuis la découverte (1883) du district de Silverton, dans la Nouvelle-Galles du Sud (mine de Brokenhill). Cette région a donné, en 1891, 311.000 kilos d'argent et 367.000 kilos en 1892.

L'Allemagne a fourni, en 1891. 260.000 kilos d'argent. Le centre le plus important est la Prusse rhénane, où l'argent provient de mines de plomb: les principaux districts miniers de cette région sont ceux de Commern Gemünd et de Düren, près Aix-la-Chapelle, et de Deutz, près Cologne. Dans le Mans-feld, on exploite des schistes bitumineux, cuprifères et argentifères, qui ont produit, en 1890, 88.000 kilos d'argent et 16.000 tonnes de cuivre. La Saxe fournit, par ses mines, environ 34.000 kilos d'argent, traités dans les usines de Freiberg. Dans le Harz, on a les galènes argentifères et les minerais d'argent proprement dits de Clausthal et de Saint-Andreasberg dans l'Oberharz et le gîte argentifère et surtout cuprifère de Rammelsberg dans l'Unterharz. Dans le Nassau on exploite les galènes argentifères de Diez; en Silésie. celles de Tarnowitz et Beuthen; en Westphalie, celles de Brilon et Müsen.

En Espagne, l'argent provient uniquement des galènes argentifères de Linarès, Carthagène, L'Horcajo. etc., et sa production a atteint environ 80.000 kilos en 1891.

En Autriche-Hongrie se trouvent les mines de Przibram en

Bohême, de Schemnitz en Hongrie, du Banat, etc., avec une production totale d'environ 50.000 kilos.

Au Japon, la production d'argent, en voie d'accroissement rapide, a atteint 43.000 kilos en 1891.

En Italie, presque tout l'argent vient de Sardaigne, en particulier du massif de Sarrabus et des gisements de galène argentifère de Monte-Vecchio ; la production annuelle est d'environ 35.000 kilos.

En Grèce, les mines du Laurium ont donné, en 1891, plus de 27.000 kilos.

La France retire environ 15.000 kilos d'argent de ses mines de galènes argentifères de Pontréan, Pontgibaud, Bormettes, etc.

Dans l'empire russe, l'argent est extrait de quatre groupes principaux de mines : celui du Caucase, celui du pays des Kirghis, celui du lac Baïkal et celui de l'Altaï ; ces mines ont donné, en 1891, près de 15.000 kilos de métal.

La Scandinavie a produit, dans la même année, environ 12.000 kilos d'argent, provenant des mines d'argent natif de Kongsberg et de galène argentifère de Sala.

RAFFINAGE DE L'ARGENT. — Toutes les opérations métallurgiques d'extraction de l'argent donnent un produit brut qui contient jusqu'à 10 °/₀ de métaux étrangers : plomb, cuivre, arsenic, antimoine, bismuth, nickel, cobalt, sélénium, mercure, or, platine, etc. Il est donc nécessaire de le raffiner. Cette opération consiste en une fusion lente et prolongée dans une atmosphère oxydante, avec ou sans addition de reactifs oxydants, de manière à scorifier les métaux étrangers sous forme d'oxydes. On se sert de deux espèces d'appareils : 1° de petits fours à réverbère, qui sont de véritables fours à coupelle; 2° des creusets. Ils doivent être disposés de façon à atteindre des températures de 1000° à 1200°.

1° Le raffinage au four à coupelle est employé quand on a à fondre des quantités d'argent considérables. Le métal est chargé en morceaux dans la cavité d'une sole en os ou en marnes, avec addition de flux destinés à oxyder les impuretés. L'opération est une véritable coupellation prolongée, qui entraîne une assez forte volatilisation de l'argent.

2° Le raffinage au creuset est adopté toutes les fois que la quantité d'argent brut à raffiner ne dépasse pas 200 à 250 kilos à la fois. Dans un four à vent chauffé au coke, on place des creusets en plombagine, en terre réfractaire ou en fonte, tenant chacun de 25 à 30 kilos d'argent fondu. Ce raffinage coûte plus cher que celui qui est fait au reverbère, mais il donne lieu à moins de pertes par volatilisation et peut être poussé jusqu'à un degré de fin plus avancé.

Dans les deux cas, qu'on opère à la coupelle ou au creuset, on projette à la surface du bain des substances diverses, destinées, les unes, telles que le nitre, à faciliter la formation des oxydes, les autres, telles que les os en poudre, à absorber les oxydes produits. L'argent est ensuite coulé dans des lingotières au moment où il commence à se couvrir de rides, sans quoi il serait cassant. Ces lingotières sont chauffées sous le cendrier du four et enduites d'huile; on couvre d'un couvercle également enduit d'huile; le tout afin d'éviter le rochage. Quand la masse est solidifiée, mais encore rouge dans les lingotières, on martèle les boursouflures qui tendent à se produire et l'on décape les points où se montrent des taches d'oxydes. L'argent ainsi raffiné industriellement n'est pas chimiquement pur, il est seulement au titre de 995 à 997 millièmes. C'est l'*argent vierge*.

Pour obtenir l'argent pur ou *fin*, on dissout l'argent du commerce (par exemple une pièce de monnaie) dans l'acide azotique, ce qui le transforme en nitrate avec quelques-uns des métaux qui l'accompagnent. La solution est évaporée à siccité, puis la masse calcinée légèrement, ce qui décompose le nitrate de cuivre et chasse aussi le mercure, s'il y en a. On reprend par l'eau distillée, on filtre et on précipite le nitrate d'argent par l'acide chlorhydrique pur. On lave le précipité de chlorure d'argent et on le chauffe au creuset de terre avec dix fois son poids de carbonate sodique. Il se produit la réaction :

$$2\,AgCl + Na^2CO^3 = 2\,NaCl + CO^2 + O + 2\,Ag$$

L'argent réduit coule au fond du creuset.

PROPRIÉTÉS PHYSIQUES. — L'argent est un métal blanc, brillant, de densité 10,5, très ductile. Il fond à 957° et se volatilise dans la flamme oxhydrique ou au four électrique, à une température évaluée à 2600°, en donnant une flamme et des vapeurs vertes. Fondu, il peut dissoudre jusqu'à vingt-deux fois son volume d'oxygène, qu'il perd en partie par le refroidissement. Si ce dernier est rapide, l'oxygène soulève, pour s'échapper, les couches superficielles déjà solidifiées : c'est le phénomène du *rochage*.

L'argent étant assez mou, on lui donne de la dureté par son alliage avec le cuivre. Ainsi les pièces de cinq francs ne renferment que 900 millièmes d'argent et les pièces divisionnaires 835. La bijouterie emploie surtout un alliage à 950 millièmes d'argent, dit alliage *au premier titre*, et un autre à 800 millièmes, dit *au second titre*. Ce dernier est plus sensible à l'action oxydante de l'air et des liquides faiblement acides ; aussi le premier titre doit-il être employé exclusivement pour la vaisselle et l'argenterie.

ÉTATS ALLOTROPIQUES. — L'argent, libéré de ses sels par l'action de certains agents réducteurs, se présente sous des états physiques absolument distincts de sa forme ordinaire (CAREY LEA). Si par exemple on réduit une solution de nitrate d'argent par du citrate ferreux, ou, ce qui revient au même, par un mélange de sulfate ferreux et de citrate sodique, la liqueur prend une coloration rouge de sang et tient en solution de l'argent à l'état colloïdal. On peut obtenir la même solution rouge d'argent en effectuant la réduction du nitrate d'argent avec certaines matières organiques, telles que la dextrine et le tannin.

Cet argent est précipité par un grand nombre de substances, notamment de sels neutres ; mais, tandis que certains sels, comme les sulfates et nitrates alcalins, donnent un beau précipité bleu, soluble à nouveau dans l'eau pure avec la coloration rouge sang primitive, au contraire, d'autres sels, tels que le sulfate de magnésie ou le nitrate de baryte, donnent un précipité pourpre foncé insoluble dans l'eau pure et ne s'y dissolvant qu'à la faveur de certains sels en donnant des colorations extrêmement variées. Ce précipité d'argent a une densité égale à 9,58, différente par conséquent de celle (10,5) de l'argent ordinaire. Il présente du reste de grandes variétés d'aspect et de coloration.

En réduisant le nitrate d'argent par du tartrate ferreux, c'est-à-dire par un mélange de sulfate ferreux et de tartrate sodique, on obtient, en opérant en solution très étendue, un précipité d'argent qui, par dessiccation, prend absolument la couleur et l'éclat de l'or, si le lavage du précipité a été court, la couleur et l'aspect du cuivre, si le lavage du précipité a été prolongé. La densité de cette nouvelle forme allotropique est 8,51.

Les diverses formes de l'argent représentent manifestement des états d'équilibre instable, dans les conditions normales, au regard de l'argent métallique ordinaire, en lequel ils tendent à se transformer. Ainsi l'argent bleu, chauffé doucement, devient jaune, puis se change en argent blanc ordinaire. La lumière produit le même effet. Mais cette instabilité est surtout marquée pour la variété jaune d'or. Il suffit de placer celle-ci entre les pôles d'une machine électro-statique ou d'exercer sur elle une action mécanique même faible, pour la convertir instantanément en argent ordinaire. La chaleur et la lumière produisent la même transformation, mais en passant par une forme intermédiaire, à structure probablement cristalline, qui garde la couleur et l'éclat dorés de la forme primitive, mais a perdu la sensibilité relative de cette dernière à l'action des agents oxydants et chlorurants pour acquérir l'inertie chimique de l'argent ordinaire. Même cette transformation de l'argent jaune d'or s'effectue spontanément à la longue.

PROPRIÉTÉS CHIMIQUES. — L'argent n'est pas oxydé par l'oxygène, mais un peu par l'ozone, à la température ordinaire; à haute température, il peut s'oxyder superficiellement dans une flamme riche en oxygène.

L'argent absorbe de l'hydrogène au-dessus de 650°, en modifiant ses propriétés; mais il abandonne ce gaz par le refroidissement et l'on ignore la nature du phénomène qui s'est produit (LE CHATELIER).

Il se combine à tous les métalloïdes, excepté l'azote et le carbone.

L'hydrogène sulfuré le transforme en sulfure noir, dès la température ordinaire.

L'argent est attaqué par l'acide nitrique, même étendu et froid, et par l'acide sulfurique concentré et chaud. Au contact d'une solution d'acide chlorhydrique, il se recouvre d'une légère couche de chlorure. Quant à l'attaque de l'argent par le gaz chlorhydrique sec, elle ne commence que vers 400°. Elle est limitée et réversible ; mais les deux réactions inverses :

$$HCl + Ag \rightleftharpoons AgCl + H$$

ont tout d'abord des limites différentes qui se rapprochent progressivement par l'élévation croissante de la température et ne se confondent sensiblement qu'à partir de 600° (JOUNIAUX).

SAMBUC. 37

Le nitre et les alcalis fondus sont sans action sur lui; d'où l'emploi des capsules d'argent pour fondre les alcalis.

L'argent forme des combinaisons, telles que le sous-oxyde Ag^4O, qui correspondent par leur type à certaines combinaisons du lithium, telles que Li^2Cl (Guntz). Mais, dans la plupart de ses combinaisons, l'argent est un élément univalent.

Combinaisons de l'argent avec les métalloïdes bivalents

•

Oxyde d'argent Ag^2O

L'oxygène sous pression se combine à l'argent (Le Chatelier) pour former d'abord le sous-oxyde Ag^4O, puis, sous des pressions plus fortes l'oxyde Ag^2O (Guntz). Mais ce dernier se prépare d'ordinaire en précipitant une solution de nitrate d'argent par un alcali, mais non par l'ammoniaque, qui dissoudrait l'oxyde formé. L'oxyde Ag^2O est ensuite desséché à 150° dans le vide pendant une demi-heure au moins, pour lui enlever ses dernières traces d'eau.

C'est une poudre très légèrement soluble dans l'eau, à laquelle elle communique une réaction alcaline. L'oxyde humide se comporte comme un hydroxyde $AgOH$, qui n'a pas été isolé, il est vrai, mais qui effectue, en chimie organique, des substitutions hydroxylées comparables à celles de KOH ou de $NaOH$.

L'oxyde Ag^2O se décompose lentement à partir de 250°. A l'air libre, cette décomposition finit par être complète; en vase scellé, on arrive à un équilibre, qui est défini, à une température déterminée, par une tension fixe de l'oxygène. Cependant l'oxyde d'argent peut se reformer par l'union directe de ses éléments à des températures très élevées

(1400° et au delà), supérieures à celle de sa décomposition totale (TROOST et HAUTEFEUILLE, DEBRAY). Il y a là un fait analogue à ceux qu'on observe pour l'ozone et l'eau oxygénée et qui tient probablement à ce que la formation de l'oxyde d'argent, faiblement exothermique aux températures ordinaires, devient endothermique à ces hautes températures.

L'oxyde d'argent est soluble dans l'ammoniaque. Par une évaporation prudente, on obtient des cristaux noirs auxquels BERTHELOT et DELÉPINE attribuent la constitution d'un oxyde d'argentammonium :

$$\left. \begin{array}{l} AzH^3(AzH^3Ag) \\ AzH^3(AzH^3Ag) \end{array} \right\rangle O$$

C'est l'argent *fulminant* de BERTHOLLET, ainsi nommé parce que, sec, il détone avec une extrême violence. Sa solution constitue une base aussi puissante que les alcalis caustiques.

SULFURE D'ARGENT Ag²S

Il se trouve, nous l'avons vu, dans la nature, où il joue un rôle important dans la constitution des filons d'argent et constitue la majeure partie de ces minerais, appelés *negros* dans l'Amérique espagnole, parce qu'il leur donne sa couleur sombre. Il fond assez facilement par la chaleur et se dissocie au four électrique (MOURLOT).

Nous savons aussi qu'il existe sous deux formes cristallines : l'*argyrose* cubique et l'*acanthite* rhombique.

L'argyrose, qui est la variété la plus commune, possède une couleur d'un gris de plomb noirâtre tendant souvent au brun ou au noir. Sa malléabilité est telle qu'on peut le couper au couteau ; aussi peut-on le frapper au balancier

et en obtenir des médailles. L'argyrose a été reproduite
artificiellement par divers procédés, notamment en faisant
passer un courant d'azote entraînant de la vapeur de soufre
sur de l'argent chauffé au rouge (MARGOTTET). L'acanthite a
été aussi reproduite en fondant de l'argent avec du pentasulfure de potassium (WEINSCHENK).

Composés haloïdes de l'argent

Il existe une série de composés haloïdes possédant les
formules Ag^2Fl, Ag^2Cl, Ag^2I. Ils ont été préparés artificiellement (GUNTZ), mais ne sont pas très stables.

Les composés véritablement importants sont AgCl, AgBr
et AgI. Nous avons vu qu'ils se rencontrent tous trois dans
les couches superficielles des filons d'argent. On peut les
obtenir par l'union directe de l'argent et du métalloïde
halogène : mais on les prépare d'ordinaire par double
décomposition entre le nitrate d'argent d'une part et un
haloïde alcalin tel que NaCl, KBr, KI d'autre part. Tous
trois sont, en effet, insolubles dans l'eau ; le chlorure AgCl,
qui est blanc, est soluble dans l'ammoniaque ; le bromure
AgBr, blanc jaunâtre, y est moins soluble ; l'iodure AgI,
jaune, y est insoluble.

Ces trois composés sont altérables par la lumière : ainsi
le chlorure AgCl prend une teinte violacée de plus en plus
foncée, bientôt noire, par suite de sa transformation au
moins superficielle en un composé mal défini moins riche
en chlore. Le bromure AgBr brunit aussi par exposition
à la lumière, mais se fonce moins que le chlorure. L'iodure
pur AgI ne subit aucune modification visible ; mais en présence d'un excès de sel soluble d'argent, il arrive à une
teinte gris faible. Seules les radiations violettes et ultra-
violettes modifient les haloïdes argentiques, les radiations

jaunes et rouges, non seulement n'impressionnent pas ces
composés, mais encore détruisent l'impression antérieurement produite par les radiations chimiques de plus courte
longueur d'onde (BECQUEREL). Les mêmes haloïdes sont
impressionnés de la même manière par ces radiations de
nature encore énigmatique, mais certainement analogues
entre elles, qui constituent les rayons cathodiques, les
rayons X ou de RŒNTGEN, les rayons uraniques ou de
BECQUEREL ; mais ici encore l'impression produite est
détruite par les radiations lumineuses et principalement
par les radiations violettes (VILLARD). Cette modification
imprimée à AgCl et à AgBr par les radiations chimiques de
la lumière et par les mystérieuses radiations nouvelles est
le principe de la photographie et de la radiographie.

Le principe des opérations photographiques et radiogra-
phiques consiste en ce qu'un haloïde argentique, disséminé
ou, comme on dit, *émulsionné* dans une matière organique
appropriée (gélatine, collodion, albumine), acquiert, par
l'exposition aux radiations efficaces, la propriété d'être
réduit à l'état d'argent métallique *noir* par tout un groupe
de réactifs chimiques, appelés *révélateurs* ou *développateurs;* si bien que, l'émulsion étant étalée sur une
surface (1) où l'on formera l'image (photographie) ou
l'ombre (radiographie) d'un objet, les parties impressionnées
par les radiations deviendront noires après l'action du
révélateur, tandis que les autres demeureront blanches.
On verra ainsi apparaître une image dite *négative* qui, avant
l'action du révélateur et après celle des radiations, n'exis-
tait qu'à l'état latent et ne se trahissait en rien aux yeux de
l'observateur.

(1) L'étalement de l'émulsion sensible se fait soit sur une *plaque*,
c'est-à-dire sur un support rigide (verre, métal), soit sur une
pellicule, c'est-a-dire sur un support flexible (mica, celluloïd,
papier).

La partie la plus mystérieuse de ces phénomènes réside dans la nature des modifications subies par le sel argentique sous l'influence des radiations efficaces et qui le rendent attaquable aux révélateurs. Deux hypothèses sont en présence à ce sujet. Dans l'une, on admet que l'œuvre des radiations est de changer le sel argentique en un sous-sel, par exemple AgBr en Ag^2Br. Dans l'autre, on admet que sans altérer la constitution chimique de l'haloïde, les radiations lui imprimeraient un changement allotropique, ou plus généralement une modification quelconque de structure, le rendant apte à subir l'attaque du révélateur. Peut-être est-ce ici le lieu de se rappeler que le rôle commun des radiations efficaces dans les phénomènes chimiques paraît être d'atténuer les résistances passives et de faciliter ainsi les transformations des systèmes, absolument comme l'huile facilite le jeu d'une machine en atténuant les frottements mutuels de ses diverses pièces. Le problème se complique du reste ici par ce fait que la matière organique au sein de laquelle se trouve disséminé le sel d'argent est autre chose qu'un excipient inerte; car l'association des deux composés organique et argentique possède une impressionnabilité bien supérieure à celle du sel d'argent seul, comme le montre l'exquise sensibilité des émulsions au gélatino-bromure, susceptibles de former une image latente en une fraction de seconde.

Quoi qu'il en soit, si l'action des radiations efficaces demeure encore obscure dans son mécanisme, il n'en est pas de même de celle du révélateur. Tous les révélateurs sont en effet des corps *oxydables* (1); et comme le résultat de leur action est de donner de l'argent réduit, on peut

(1) Un très grand nombre de révélateurs renferment dans leur molécule deux radicaux OH ou AzH^2, qui sont en position para dans les composés aromatiques.

interpréter schématiquement cette action en disant qu'ils décomposent l'eau pour en absorber l'oxygène, tandis que l'hydrogène libéré s'empare du métalloïde halogène et met l'argent en liberté, formant ainsi l'image négative.

On termine la préparation du phototype négatif en dissolvant par l'hyposulfite de soude les parties de l'haloïde argentique qui n'ont pas été touchées par les radiations efficaces et qui sont *seules* solubles dans ce réactif. Le phototype se trouve ainsi dépouillé de toute partie altérable à la lumière et est, comme on dit, *fixé*.

Sels oxygénés de l'argent

Azotate d'argent AgAzO³

Préparation. — Il se prépare en dissolvant l'argent dans l'acide nitrique :

$$Ag + 2\,HAzO^3 = AgAzO^3 + AzO^2 + H^2O$$

Si l'argent employé contient du cuivre, comme c'est le cas des pièces de monnaie, la solution obtenue renferme du nitrate cuivrique, qui la colore en bleu. Pour éliminer ce dernier, on évapore, puis on calcine jusqu'à disparition de couleur bleue : le nitrate de cuivre se décompose en effet le premier par la chaleur. On reprend le résidu par l'eau, on fait cristalliser.

Propriétés. — L'azotate d'argent se présente ainsi en gros cristaux dérivant d'un prisme orthorhombique très voisin de celui du nitrate de potasse. Il se combine du reste aisément aux azotates alcalins du groupe du potassium (groupe *B*) pour donner de beaux sels formés à molécules égales et cristallisés tous en prismes orthorhombiques.

L'azotate d'argent fond vers 200° et peut dans cet état être coulé dans des lingotières pour constituer les crayons au nitrate d'argent (*pierre infernale*). A une température plus élevée, il se décompose en azotite et oxygène $AgAzO^2 + O$, comme le font les azotates alcalins ; puis au rouge sombre, l'azotite d'argent se scinde à son tour en argent et vapeurs nitreuses.

La lumière noircit à la longue le nitrate d'argent par formation d'argent réduit.

Les matières organiques hydrogénées réduisent aussi, pour la plupart, le nitrate d'argent en déposant de l'argent métallique. Une application importante de cette propriété réside dans l'argenture du verre. Le principe de cette opération consiste à réduire une solution de nitrate d'argent ammoniacal par une solution d'aldéhyde, ou plus généralement d'un composé à fonction d'aldéhyde. L'argent réduit se dépose à la surface du verre, préalablement lavée de toute matière grasse, sous la forme d'une couche brillante.

On utilise encore la réduction du nitrate d'argent par les matières organiques pour marquer le linge de caractères indélébiles, pour la coloration des cheveux en noir, pour la cautérisation des chairs, qu'il détruit en s'emparant de l'hydrogène. C'est encore de l'argent réduit qui colore en noir la peau qui a été en contact avec ce nitrate ; on peut enlever ces taches à l'aide du cyanure de potassium, ou encore par un badigeonnage à la teinture d'iode qui change l'argent en iodure, suivi d'un lavage à l'hyposulfite de soude qui dissout cet iodure.

OR

ÉTAT NATUREL. — L'or n'existe guère dans la nature que sous deux formes : *a*) l'or natif, libre ou allié à d'autres métaux ; *b*) les tellurures d'or.

a) L'or natif se présente tantôt en cristaux du système cubique (octaèdres réguliers ou dodécaèdres rhomboïdaux), tantôt en lames, tantôt en paillettes, tantôt en grains arrondis ; quand ces derniers atteignent une certaine grosseur, on leur donne le nom de pépites. Les pépites ont en général un volume inférieur à celui d'un grain de groseille, mais on en rencontre parfois qui pèsent plusieurs kilogrammes : en 1858, on a trouvé à Port-Phillips (Australie) une pépite de 67 kilos. La couleur de l'or natif varie du jaune d'or au jaune de laiton. Il est presque toujours allié à des quantités variables d'argent, de cuivre et de fer. Lorsque l'alliage naturel d'or et d'argent renferme environ 2 parties de Au pour 1 de Ag, il prend le nom d'*électrum* ou *or argental* (Sibérie, Transylvanie.) La *porpézite* de l'Amérique du Sud est un alliage d'or et de palladium à 25 % de Au. La *rhodite* de la Colombie est un alliage d'or et de rhodium renfermant de 34 à 43 % de Au. L'*auramalgame* ou amalgame d'or, qui se rencontre en Colombie, en Australie et en Californie, se présente en petits grains blancs mous dont la composition répond à la formule Au^2Hg^3.

L'or natif se trouve le plus souvent dans des terrains de transport, dits *alluvions aurifères*, formés en général de fragments de quartz roulés, liés entre eux par un ciment argiloferrugineux. D'immenses dépôts de cette nature sont exploités au Klondyke (Alaska), en Californie, en Australie, au Transvaal, au Brésil, au Chili, dans les monts Oural et Altaï.

L'or natif existe aussi en filons dans les terrains anciens : il est tantôt pur et enveloppé d'une gangue quartzeuse, tantôt disséminé en très petite quantité dans d'autres minerais métalliques, qui sont le plus souvent des pyrites de fer ou de cuivre, du sulfure d'antimoine ou des minerais d'argent.

b) Les tellurures d'or occupent principalement les parties profondes des filons. Le plus répandu est la *sylvanite* qui contient de 24 à 30 °/₀ de Au et de 3 à 14 °/₀ de Ag et répond à la formule $AuAgTe^2$. Elle se présente en cristaux prismatiques ou aciculaires, étalés parallèlement entre eux ou croisés en dendrites ; sa couleur, généralement intermédiaire entre le gris d'acier et le blanc d'argent, devient parfois bronzée. On la rencontre dans les porphyres trachytiques de la Transylvanie, d'où son nom.

Citons encore : la *calaversite*, du district de Calaverso en Californie, tellurure d'or de formule $AuTe^4$, en petites masses cristallines d'un jaune de bronze ; la *krennerite*, de Nagyag (Transylvanie), tellurure d'or avec argent et cuivre, en cristaux rhombiques d'un blanc d'argent ; la *nagyagite* ou *élasmose*, qui a pour formule $(Pb,Au)^2 (Te,S,Sb)^3$, sous la forme de cristaux tabulaires formant des masses feuilletées, d'un gris de plomb noirâtre avec vif éclat métallique ; la *petzite*, tellurure d'or et d'argent dont la formule générale est $Au^2Te + nAg^2Te$, *n* étant le plus souvent égal à 3 en Californie et au Colorado ; enfin la *coloradorite*, tellurure d'or et de mercure.

c) Indépendamment des espèces minéralogiques bien définies que nous venons d'étudier, l'or se rencontre encore intimement uni soit à la silice, soit à des sulfures et sulfo-arséniures métalliques. Et, comme l'or ne peut pas toujours être séparé de ces minerais par la seule action du mercure, il est probable que ce mode intime d'union consiste en combinaisons chimiques de nature encore mal définie. C'est surtout dans les profondeurs des filons que se trouvent ces minerais réfractaires à l'amalgamation.

On retrouve, en effet, dans la distribution des minerais d'or le long d'un même filon, les particularités déjà signalées à propos de l'argent. C'est dans les parties profondes que se trouvent les minerais complexes : sulfures, arséniures, antimoniures, tellurures, tandis que dans les couches supérieures et les affleurements, les sulfures et composés analogues, oxydés ou dissous par les eaux superficielles, ont abandonné à l'état natif l'or inoxydable, primitivement emprisonné dans leur masse. Parfois l'érosion de ces affleurements par les cours d'eau a transporté ensuite l'or natif dans les bassins où se déposaient les alluvions, le métal se concentrant dans les couches inférieures de ces dernières en raison de sa grande densité.

EXTRACTION. — Il suit de là que les méthodes d'extraction de l'or devront, comme celles de l'argent, se modifier et se compliquer à mesure qu'on s'attaquera à des parties plus profondes du gîte métallifère. L'or des alluvions et des affleurements filoniens est d'une exploitation relativement facile ; mais celle-ci devient beaucoup plus pénible pour les minerais complexes des profondeurs. Aussi classerons-nous, de la même façon que nous l'avons fait pour l'argent, par ordre de complication croissante, les procédés d'extraction de l'or.

I. La méthode la plus simple est celle de l'amalgamation de l'or natif. Elle consiste à combiner au mercure l'or séparé au besoin mécaniquement de sa gangue rocheuse ou métallique, cette séparation mécanique étant du reste quelquefois employée seule, sans amalgamation, car la grande densité de l'or permet à un opérateur exercé de le séparer par lévigation de sa gangue plus légère. Les minerais à constitution relativement simple, tels que les pyrites contenues dans les quartz aurifères, cèdent leur or par amalgamation avec ou sans broyage. Cet or amalgamable constitue ce qu'on appelle en anglais le *free milling ore*.

II. Les minerais à constitution complexe des profondeurs des filons ne cèdent pas en général leur or, au moins en totalité, à l'amalgamation. Cet or réfractaire (*refractory ore*) passe dans les résidus d'amalgamation sous forme de sulfures, arséniures, tellurures, etc. Il faut alors commencer par concentrer le minerai, c'est-à-dire augmenter la quantité d'or contenue dans un poids donné, puis le traiter ensuite par des méthodes qui correspondent aux méthodes de fusion et de lixiviation étudiées à propos de l'argent.

I. Méthode d'amalgamation. — Elle peut être à son tour divisée en trois sous-méthodes distinctes.

a) *Amalgamation sans broyage*. — Elle repose sur ce fait que si le minerai est délayé dans de l'eau, l'or se rassemble au fond en raison de sa densité considérable. Le minerai doit donc être ameubli au préalable, s'il ne l'est pas naturellement. On y arrive d'ordinaire, quand la disposition des lieux s'y prête, par la méthode dite hydraulique (*hydraulic mining*), qui consiste à désagréger les roches par le choc d'un jet d'eau puissant.

La lévigation, qui a pour résultat de « classer » les minerais dans l'ordre de leurs densités, s'effectue à l'aide d'appareils qui sont très simples pour le « prospecteur » (chercheur d'or) ou plus généralement pour le mineur travaillant individuellement, mais dont les dispositions et les dimensions se compliquent naturellement dans les exploitations industrielles perfectionnées. Le travailleur isolé emploie des vases de forme variable suivant les pays : ce sont la *batée* de la Guyane et de l'Afrique tropicale, qui est tronc-conique ; l'*augette* de l'Extrême-Orient, qui a la forme d'un toit renversé très aplati ; le *pan* des prospecteurs américains, qui est une bassine circulaire évasée à fond plat. Dans tous ces appareils, l'habileté de l'opérateur consiste à rassembler l'or par lavage au fond du vase, en séparant nettement, par des mouvements appropriés, les parties sablonneuses qui, plus légères que le métal, se précipitent moins rapidement. Cet or est généralement recueilli tel quel, sans amalgamation, malgré les pertes qui en résultent. Un appareil déjà plus compliqué est le *long-tom*, qui consiste en une auge grossière de 4 mètres de long, terminée à sa partie inférieure par une plaque de tôle perforée, inclinée à 45°, qui retient les grosses pierres et ne laisse passer que les graviers. Ceux-ci tombent dans une boîte, également inclinée, sur le fond de laquelle sont disposés, transversalement au courant, des taquets (*riffles*). qui arrêtent l'or et laissent écouler les sables stériles.

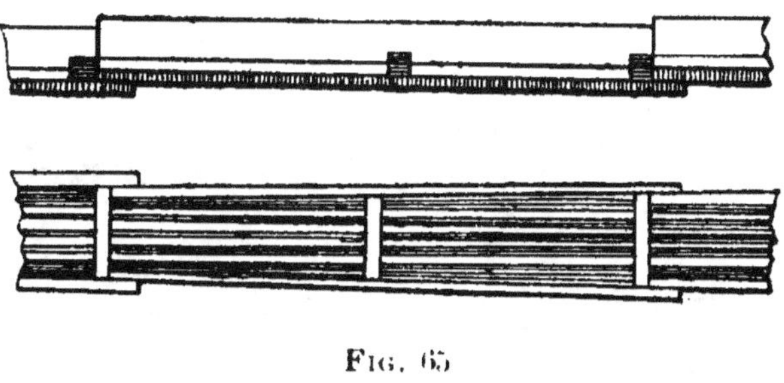

FIG. 65
Sluice.

La faible longueur du long-tom occasionne des pertes considérables d'or fin par voie d'entraînement; l'addition de mercure dans les riffles ne suffit pas à faire disparaître cette perte. Aussi fut-on conduit à augmenter la longueur des boîtes et à créer un nouvel appareil, qui est celui des exploitations industrielles et qui porte le nom anglais de *sluice*.

Le sluice est un canal en planches, possédant une certaine pente pour assurer l'écoulement des liquides, et dont la longueur peut atteindre plusieurs centaines de mètres. Il est constitué par une suite de sections ou boîtes (*boxes*), emboîtées l'une dans l'autre [fig. 65]. Sur le fond sont fixés des riffles, c'est-à-dire des languettes de bois disposées soit longitudinalement. soit transversalement, soit des deux façons à la fois. L'or est retenu par ces languettes et se combine à du mercure que l'on a introduit à l'origine du sluice et dont le courant glisse sur le fond de ce canal en raison de sa grande densité. L'amalgame recueilli est filtré à travers une peau de daim, une étoffe de laine ou un sac de toile. Puis il est distillé.

b) *Amalgamation pendant le broyage*. — Ce procédé ne permet, comme le précédent, d'extraire que l'or libre, mais nullement celui qui est intimement uni à des pyrites et à

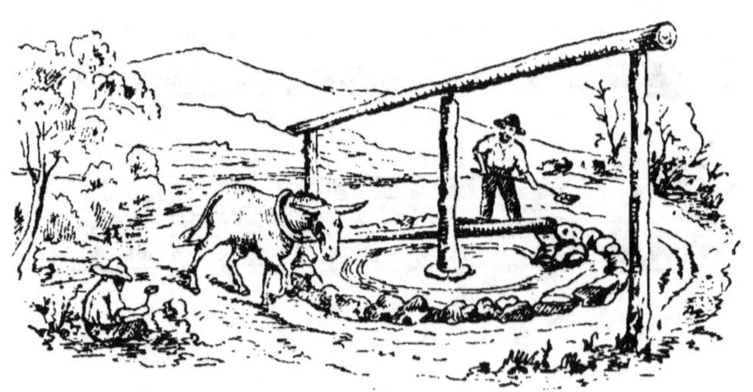

Fig. 66
Arrastra.

d'autres composés. Il peut se pratiquer sur une petite échelle dans des mortiers, mais il a lieu sur une grande échelle dans des *arrastras*, dans des *moulins* et plus souvent dans des *bocards*.

L'arrastra est employée aux États-Unis dans le traitement des minerais pauvres, qui ne renferment l'or qu'à l'état libre ou allié à l'argent. Le minerai est d'abord concassé en petits morceaux, puis porté dans l'arrastra, fosse circulaire à fond plat, pavée avec des pierres dures. On effectue un broyage à l'aide de grosses pierres mises en mouvement par des mulets [fig. 66]. Après quelque temps, on ajoute

du mercure; l'opération est terminée en six à dix heures
suivant la grosseur des morceaux de minerai. L'amalgame
est alors séparé des résidus, filtré, puis distillé. On retire

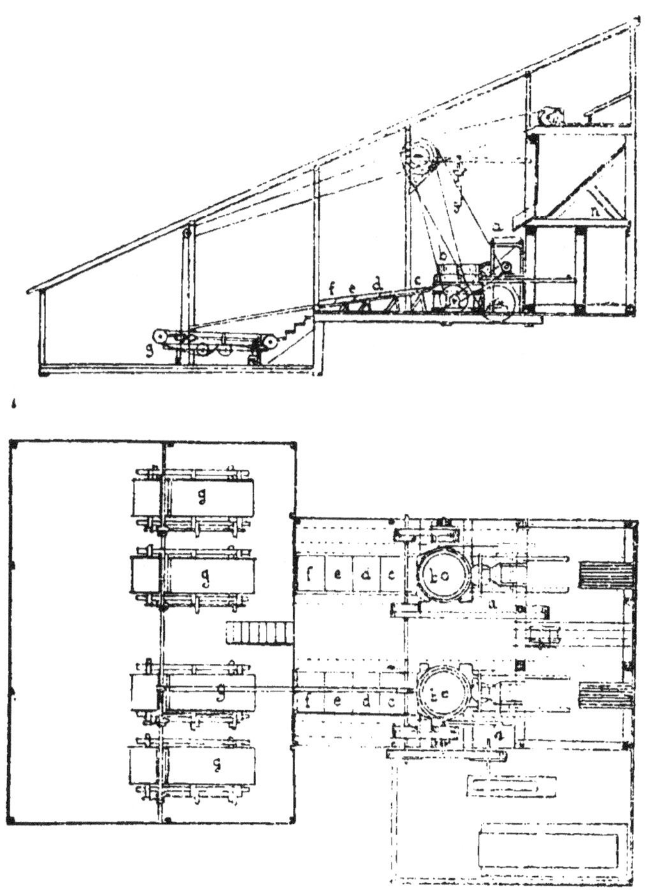

FIG. 67
Schéma d'un moulin à or avec ses accessoires.

ainsi 70 % de l'or et 75 à 80 % de l'argent. Les résidus
sont traités, s'il y a lieu, par d'autres procédés pour les
épuiser de leurs métaux précieux.

L'amalgamation s'effectue fréquemment dans des moulins, qui fonctionnent à la fois comme broyeurs et amalgamateurs. Le minerai, d'abord grossièrement divisé dans un concasseur, tombe automatiquement dans la trémie *a*, puis de là dans le moulin *b* (fig. 67). Ce moulin est généralement du type HUNTINGTON : des rouleaux, entraînés par la force centrifuge, pressent le minerai contre la paroi du moulin, l'écrasent et mettent sa poudre en contact intime avec le mercure. On obtient ainsi une boue (*pulp*) contenant l'amalgame d'or plus une certaine quantité d'or libre. Pour achever l'amalgamation de ce dernier, on fait passer la « pulpe » sur des plaques de cuivre amalgamées *c*, *d*, *e*, *f*. L'or s'y fixe et la pulpe, si elle contient encore de l'or non amalgamable, comme c'est le cas de maints minerais sulfurés (*sulphurets*), est envoyée dans des appareils appelés *Frue-Vanners*, *g*, qui ont pour mission de concentrer l'or afin de permettre son extraction ultérieure par d'autres méthodes.

Le *Frue-Vanner* ou *Frue ore concentrator*, du nom de son inventeur FRUE, est essentiellement constitué par une toile sans fin caoutchoutée *T*, à rebords latéraux. Elle est légèrement inclinée et tendue entre deux rouleaux *R* et *R'*, dont le plus élevé lui communique un lent mouvement de translation. La pulpe distribuée sur la toile tend à descendre sur elle, en raison de son inclinaison ; cette toile reçoit en même temps environ 200 secousses latérales par minute, qui favorisent la séparation des matières de la pulpe par ordre de densité. Les matières les plus lourdes, contenant une grande partie de l'or, se déposent alors sur la surface caoutchoutée, à laquelle elles adhèrent suffisamment pour ne plus être entraînées par le courant descendant, tandis que les parties légères, notamment les sables quartzeux, s'échappent au bas de la toile et sont évacuées sous le nom de *tailings*. De leur côté les matières lourdes, entraînées

par le mouvement remontant de la toile sans fin, reçoivent.
à la partie supérieure de la table, de petits jets d'eau qui
chassent les dernières parties quartzeuses et ne laissent

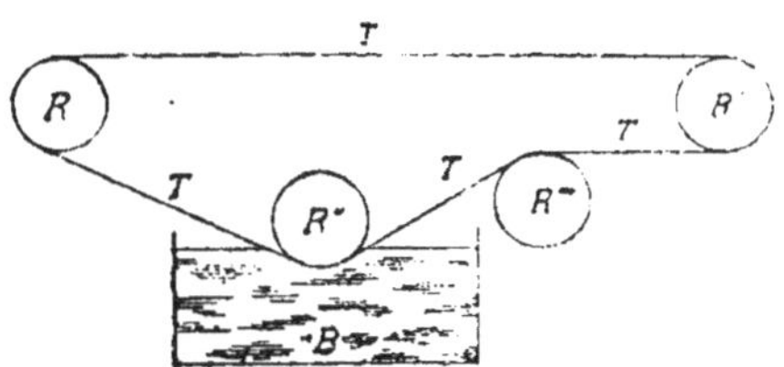

Fig. 68
Schéma d'un Frue-vanner.

passer que les matières les plus denses. Celles-ci, qui constituent les *concentrés*, sont finalement entraînées dans une
boîte *B* où plonge la toile *T* par
l'action des rouleaux *R″* et *R‴*. Ces
concentrés se tassent au fond de la
boîte *B*, d'où on les retire de temps
à autre pour les soumettre à un
traitement ultérieur.

L'amalgamation dans les bocards
consiste à broyer le minerai aurifère
dans de grands mortiers *f* [fig. 69].
où l'on introduit de temps à autre
par *h* du mercure aussi divisé que
possible. Par l'arrivée d'un courant
d'eau bien réglé, ainsi que par l'établissement de l'ouverture de sortie
à une hauteur convenable, on parvient à faire adhérer le mercure au

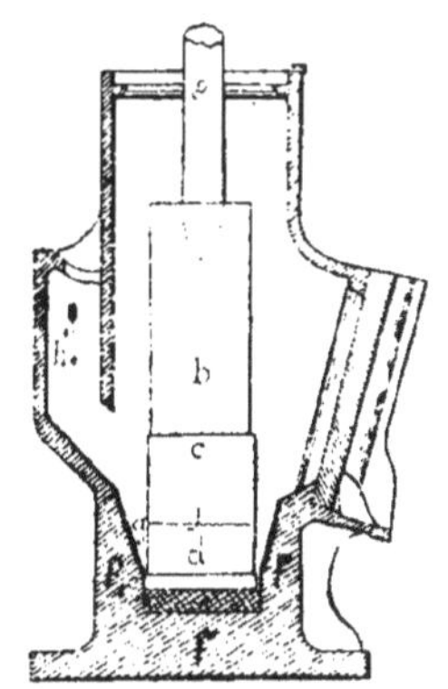

Fig. 69
Coupe longitudinale d'un
mortier du Transvaal.

minerai broyé. La chute des pilons met le mercure en
contact intime avec les particules du minerai. Chaque
pilon se compose d'une tige *a*, engagée à sa partie infé-

rieure dans une tête *b*, portant elle-même un sabot *c*. Pour parer à l'usure produite par les chocs du pilon, on garnit le fond du mortier de pièces mobiles cylindriques *d*, appelées *dés*, dont les embases carrées remplissent en se juxta-posant le fond du mortier *e*. Il se forme un amalgame qui se fixe dans les coins et au fond du mortier. On facilite beaucoup l'amalgamation en disposant, le long des parois, des plaques de cuivre amalgamées *g* sur lesquelles se fixe une grande partie de l'or. En sortant du mortier la pulpe passe en outre sur une série de plaques amalgamées. Mais ici encore, l'or renfermé dans les sulfures et autres combi-naisons analogues est soustrait à l'amalgamation. En ce cas, les *sulphurets*, après leur passage sur les plaques amalgamées, sont amenés, par des rigoles également tapis-sées de ces plaques, sur des appareils de concentration, qui sont généralement des Frue-vanners.

c) *Amalgamation après le broyage.* — L'amalgamation des minerais préalablement pulvérisés dans des bocards se fait dans des appareils de différents genres : mortiers, ton-neaux, moulins, pans, plaques métalliques amalgamées, amalgamateurs. Nous nous bornerons à décrire sommaire-ment quelques types d'appareils.

L'amalgamateur d'ATWOOD [fig. 70] se compose essen-tiellement de deux auges cylindriques en bois *t, t*, conte-nant chacune environ 200 kilos de mercure. Ces auges, placées à des niveaux différents, sont reliées par un fond incliné, qui présente en son milieu un ressaut également garni de mercure. Au-dessus de chaque auge tourne un cylindre en bois *c*, muni de pointes en fer légèrement recourbées à leur extrémité et passant aussi près que possible du mercure sans le toucher. Le minerai broyé est chargé à la pelle dans la boîte *v*, d'où il est chassé vers les auges *t* par un jet d'eau à la température de 40° à 50°. L'or

libre est retenu par le mercure, tandis que les dents en fer
des cylindres *c* balaient les matières légères qui flottent à
la surface du métal liquide. Celles-ci, ainsi que les sulphu-

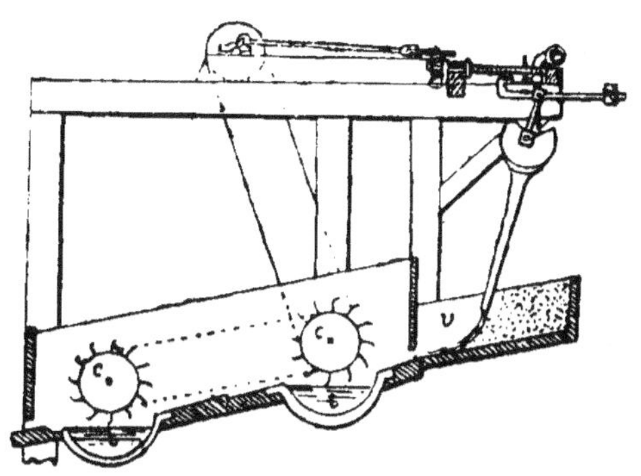

FIG. 70

Amalgamateur ATWOOD.

rets aurifères, sont ensuite envoyés dans un appareil appelé
Eureka-rubber, où s'achève l'amalgamation de l'or libre
sous l'influence d'une compression continue qui débarrasse
les grains d'or de leur gangue argileuse. L'Eureka-rubber
[fig. 71] comprend une caisse en fonte *K*, à double fond
formé de blocs de bois et de plaques de fonte *n*, qui offrent
une surface de frottement à des sabots *r*; ceux-ci sont
munis de plaques de cuivres amalgamées et peuvent être
élevés ou abaissés au moyen de tringles *J*. Le mouvement
de translation est communiqué aux sabots-frotteurs par
l'excentrique *Z* et la tige *W*. L'or, dépouillé de son enveloppe argileuse, adhère aux plaques et le reste de la pulpe
va à des appareils de concentration.

Les impuretés qui s'accumulent à la surface du mercure
dans l'amalgamateur Atwood et dans les appareils

analogues doivent être enlevées de temps à autre, parce
que leur présence fait obstacle à l'amalgamation ; mais ces
impuretés mêmes (*skimmings*) contiennent encore de l'or
qu'il y a intérêt à en extraire. Ce traitement se fait

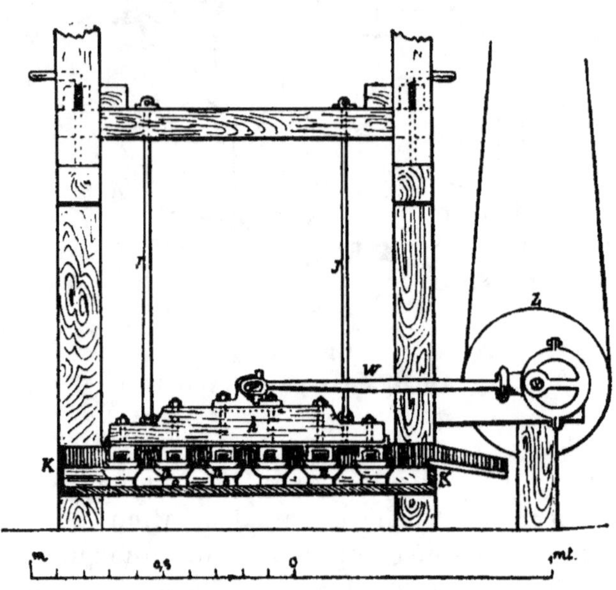

FIG. 71
Eureka-rubber.

généralement dans des pans, analogues à ceux que nous
avons décrits à propos de l'argent, et, de même que
l'argent, l'or des skimmings n'étant pas directement amalgamable, doit l'être rendu au préalable par des réactions
qui le libèrent de ses combinaisons. C'est ce qu'on réalise
par exemple dans le *Knox-pan*, employé en Californie
pour le traitement des skimmings. Cet appareil consiste en

une cuve en fonte [fig. 72], munie de bras tournants *B*
garnis de sabots *S*. Outre les skimmings, l'eau et le mercure,
on y introduit du salpêtre, du sel ammoniac et du sulfate
de cuivre, mélange qui provoque des réactions analogues à
celles du magistral dans l'extraction de l'argent. On facilite
du reste ces réactions en élevant la température à 70°-90°
par l'introduction de vapeur d'eau.

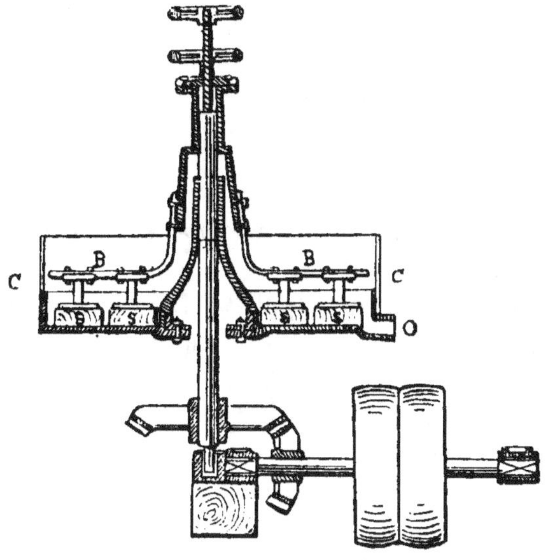

Fig. 72
Knox-pan.

Les résidus ou *tailings* sont évacués par l'orifice *O*,
tandis que l'amalgame est retiré de la cuve deux fois par
semaine.

II. MÉTHODE DE FUSION. — Cette méthode se rattache, soit à
la métallurgie du plomb, soit à la métallurgie du cuivre.
Ces deux derniers métaux sont en effet souvent associés

dans leurs minerais à des métaux nobles, en particulier à de l'argent et à de l'or, qu'il y a généralement intérêt à isoler en raison de leur valeur : nous en avons vu déjà un exemple dans la séparation du plomb et de l'argent par coupellation. Or, on conçoit que l'on puisse ajouter artificiellement aux minerais de plomb ou de cuivre, des minerais ou des résidus contenant de l'or ou de l'argent non amalgamables, dans le but d'arriver, absolument comme dans le cas d'un minerai entièrement naturel, à l'extraction et à la séparation de ces métaux précieux. Cette méthode générale se divisera en deux méthodes particulières, suivant qu'on mettra en œuvre les procédés de la métallurgie du plomb ou ceux de la métallurgie du cuivre.

a) *Traitement par fonte plombeuse.* — Il ne diffère en rien du traitement des minerais d'argent par le même procédé, exposé antérieurement (p. 559). L'or suit en effet la destinée de l'argent dans les opérations que comporte la métallurgie du plomb. Comme lui, il se rassemble dans les plombs d'œuvre; comme lui, il se sépare du plomb par la coupellation ; et, par conséquent, cette dernière opération donnera un bouton d'or et d'argent, si ces deux éléments se trouvaient associés dans le lit de fusion primitif. Dans ce dernier cas, il ne restera plus, pour terminer l'opération, qu'à effectuer la séparation ou, comme on dit, le *départ* des deux métaux nobles, suivant l'une des méthodes qui seront indiquées plus loin.

b) *Traitement par fonte cuivreuse.* — On a longtemps cru que la fonte plombeuse était le seul mode pratique de fusion permettant d'exploiter les sulfures aurifères complexes. Mais la fonte cuivreuse résout tout aussi bien le problème, comme le montre l'exemple de l'usine d'Argo, près de Denver (Colorado), qui traite les minerais cuivreux aurifères et argentifères de la région, aussi bien que les

« concentrés » provenant des moulins à or. En conduisant les opérations métallurgiques pour l'obtention du cuivre, on obtient ce dernier associé aux métaux précieux. Nous avons vu par exemple (p. 540) que, dans le traitement au sélecteur, l'or se rassemble dans le bottom et que la séparation des deux métaux peut se faire par le raffinage électrolytique.

III. MÉTHODE DE LIXIVIATION. — La méthode de lixiviation (*leaching process*) comporte, en totalité ou en partie, comme son nom l'indique, des opérations par voie humide. Certains des procédés mis en œuvre sont identiques à ceux que nous avons décrits dans la métallurgie de l'argent : tel est par exemple le procédé PATERA. Mais il en est deux, celui de PLATTNER et celui de MAC ARTHUR et FORREST, qui sont plus spécialement applicables aux minerais d'or.

a) *Procédé* PLATTNER. — Ce procédé est surtout employé pour traiter les sulphurets provenant des moulins à or, afin d'en extraire le métal échappé à l'amalgamation; plus rarement on l'applique à des minerais naturels, tels que certaines pyrites, contenant leur or sous une forme non amalgamable. Le principe de ce procédé consiste à dissoudre, par l'action du chlore, l'or à l'état de chlorure, d'où l'on précipite ensuite le métal. Le traitement commence par un grillage préparatoire, qui a pour but d'éliminer ou de transformer toutes les substances qui, susceptibles d'absorber du chlore, augmenteraient inutilement la consommation de cet élément. C'est ainsi qu'un grillage oxydant détruit les sulfures, antimoniures, arséniures, qui absorberaient du chlore pour se décomposer; un grillage chlorurant consécutif, fait après addition de sel marin, transforme la chaux et la magnésie en chlorures, désormais incapables de fixer du chlore.

La chloruration de l'or se fait ensuite soit dans des cuves fixes, soit dans des tonneaux tournants. Le chlore peut être préparé dans des appareils spéciaux ou bien produit au contact même des matières à traiter, par l'introduction des réactifs nécessaires à sa formation. La lixiviation du chlorure d'or se fait dans les cuves mêmes de chloruration, quand celles-ci sont fixes; elle a lieu dans des bacs spéciaux, lorsqu'on se sert de tonneaux tournants.

La précipitation de l'or se fait le plus souvent au moyen du sulfate ferreux ou du charbon de bois. On a également employé, dans ces derniers temps, l'hydrogène sulfuré. Le précipité obtenu est soumis à des traitements qui varient suivant sa nature et son origine, mais qui se terminent généralement par une fusion au creuset avec du nitre et du borax. On obtient ainsi, suivant les cas, de l'or au titre de 800 à 950 millièmes.

b) *Procédé de* Mac Arthur *et* Forrest. — Ce procédé, très employé au Transvaal, convient au traitement des *free milling ores*, à moins que ces minerais ne soient trop riches en or, auquel cas ils retiendraient une partie de ce métal, ou encore à moins que l'or n'y soit contenu en grains trop gros, qui seraient attaqués trop lentement par le réactif. Il convient aussi au traitement des résidus (*tailings*) d'amalgamation. Le réactif employé est le cyanure de potassium, qui dissout l'or sous la forme d'un cyanure double, d'où le métal précieux est précipité soit par l'action du zinc, soit par l'électrolyse.

On n'est pas bien fixé sur la nature des réactions chimiques qui s'accomplissent dans ce procédé. Ainsi on n'est pas d'accord sur la question de savoir si la dissolution de l'or dans le cyanure KCy exige ou non le concours de l'oxygène libre et se fait suivant l'une ou l'autre des équations suivantes :

$$2\,Au + 4\,KCy + O + H^2O = 2\,KAuCy^2 + 2\,KOH$$
$$Au + 2\,KCy + H^2O = KAuCy^2 + KOH + H$$

Quoi qu'il en soit, les dissolutions étendues de cyanure (0,2 à 0,8 %) n'attaqueraient que l'or et l'argent et laisseraient à peu près intacts les *bas métaux* (zinc, cuivre, etc.) qui peuvent les accompagner. La cyanuration s'effectue d'ordinaire dans des bacs en bois à section circulaire, munis d'un faux fond ; sur ce dernier repose un filtre formé de lattes entrecroisées, que recouvre une épaisseur de nattes en bourre de coco. Entre le fond et le faux fond est une couche de galets et de sable. Après la lixiviation, la liqueur obtenue sort par un tuyau adapté au fond du bac.

La précipitation de l'or se fait, dans le procédé primitif, à l'aide de zinc, qui n'agit qu'à la condition d'être employé sous la forme de copeaux. Ceux-ci doivent être fabriqués au moment même de leur utilisation, afin d'éviter l'oxydation de leur surface. L'action du zinc sur le cyanure double semblerait à première vue pouvoir être représentée simplement par l'équation suivante :

$$2 \, KAuCy^2 + Zn = K^2ZnCy^4 + 2 \, Au$$

Mais comme la quantité de zinc nécessaire pour précipiter un poids donné d'or est bien supérieure à celle qui peut être calculée à l'aide de cette formule, il s'accomplit certainement des réactions plus compliquées. — Quoi qu'il en soit, la précipitation de l'or s'effectue dans des caisses rectangulaires (*zinc-boxes*), divisées en compartiments par des cloisons verticales, qui forcent le liquide à traverser de haut en bas des plateaux en toile métallique chargés de zinc [fig. 73]. L'or précipité tombe en grande partie au fond de ces compartiments. Afin de retenir le métal qui pourrait être entraîné par la solution, on place souvent un filtre *F* sur le côté de la caisse.

L'or est retiré des extracteurs une à deux fois par mois. Il subit ensuite un grillage et une fusion. Le but du grillage est d'oxyder la plus grande partie du zinc mélangé au

précipité, de façon à permettre sa combinaison avec les
fondants employés durant la fusion. L'air suffit à produire
cette oxydation du zinc; néanmoins on ajoute au précipité,
avant le grillage, de 5 à 10 $^0/_0$ de nitre, destiné à empêcher
la réduction de l'oxyde ZnO par le carbone des creusets en
graphite où s'effectue la fusion. Avant cette dernière on
ajoute à la masse des fondants appropriés. Quand la fusion

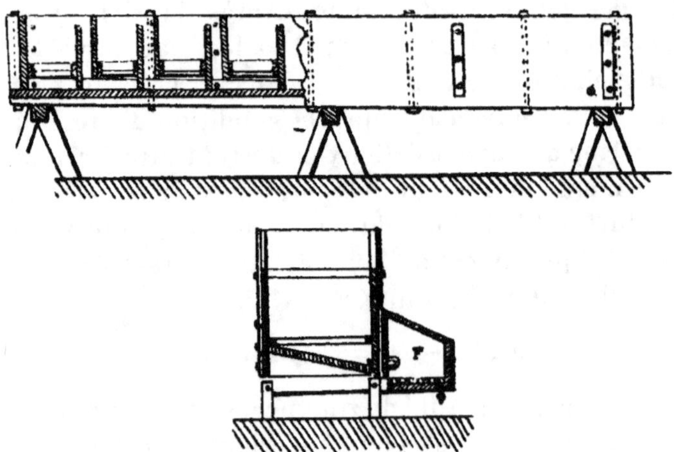

Fig. 53
Caisses pour la précipitation de l'or.

est terminée, le mélange est versé dans des moules de forme
légèrement conique, où l'or se rassemble à la partie inférieure du lingot. Les lingots d'or provenant d'une série
d'opérations sont ensuite réunis pour une deuxième fusion
en présence d'une petite quantité de borax.

Ainsi que nous l'avons dit, la précipitation de l'or par le
zinc est souvent remplacée aujourd'hui par une précipitation électrolytique (SIEMENS et HALSKE). L'électrolyse épuise,
en effet, beaucoup mieux les liqueurs et permet d'employer,

pour la cyanuration, des solutions contenant seulement 0,05 à 0,08 et même 0,01 % de KCy. La solution de cyanure renfermant l'or est introduite dans une cuve à électrolyse, où l'on fait passer un courant de faible densité (0,5 à 0,6 ampères par mètre carré). Les anodes sont des plaques de fer, disposées verticalement en chicanes, c'est-à-dire que les unes touchent le fond du récipient, tandis que les autres en sont distantes de trois centimètres, ce qui oblige la liqueur à circuler en zigzag dans la cuve. Entre ces anodes sont suspendues les cathodes, qui sont des feuilles de plomb encastrées dans des cadres en bois léger. Ces feuilles, sur lesquelles l'or se dépose en couche mince, sont fondues et coupellées une fois par mois. — L'attaque du fer produit à l'anode un précipité bleu de ferricyanure, avec lequel on peut régénérer le cyanure potassique. Il suffit à cet effet de le dissoudre dans la potasse caustique, d'évaporer la liqueur et de fondre le résidu avec du carbonate de potasse.

DÉPART DE L'OR ET DE L'ARGENT. — L'or obtenu par les différentes méthodes que nous venons de décrire contient généralement de l'argent. La séparation ou « départ » de ces deux métaux précieux peut se faire par diverses méthodes, dont nous indiquerons seulement les principales.

a) *Départ par l'acide nitrique*. — Cette méthode, employée encore aux hôtels des monnaies de Philadelphie et de San-Francisco, est fondée sur ce fait que l'argent est soluble et l'or insoluble dans l'acide nitrique. On commence par « inquarter » l'alliage d'or et d'argent, c'est-à-dire par le faire fondre soit avec des barres d'or pur, soit avec des barres d'argent pur, de façon que l'ensemble du métal fondu présente, d'après les essais préalables, une composition dans laquelle la proportion de l'or à l'argent soit de un à trois, ou de un à deux, ou même un peu inférieure à ce dernier rapport. On fond dans de grands creusets de plombagine chauffés dans des fours de fusion ordinaire.

La masse fondue est ensuite coulée dans de l'eau froide de manière à obtenir l'alliage métallique à l'état de grenaille.

Le métal ainsi granulé est alors chauffé avec de l'acide nitrique à 40° B, dans des vases en terre, en porcelaine ou en platine. Ces « pots d'attaque » sont placés dans des baquets doublés de plomb, dont chacun constitue un bain-marie chauffé par introduction de vapeur d'eau On porte le bain à l'ébullition pendant douze heures, en brassant les grenailles toutes les vingt minutes. On laisse digérer pendant la nuit et, le matin suivant, après avoir réchauffé le bain pendant quelques minutes, on étend avec de l'eau la dissolution de nitrate d'argent, on la décante avec un siphon en or et on la remplace par une nouvelle dose d'acide nitrique. On fait bouillir de nouveau pendant douze heures et on répète la série des opérations précédentes. On retire alors les pots de la hotte et on lave l'or sur un filtre composé de deux toiles de coton séparées par trois épaisseurs de papier-filtre. Après plusieurs lavages à l'eau chaude, on retire l'or du filtre avec des cuillers en porcelaine et on le soumet à deux ébullitions successives d'une heure et demie chacune, avec de l'acide sulfurique à 66° B, afin de lui enlever les dernières traces d'argent. L'or atteint alors 986 à 998 de fin. On le lave avec de l'eau, on le filtre, on le sèche au four, puis finalement on l'envoie à la fusion.

b) *Départ par l'acide sulfurique.* — Cette méthode, moins coûteuse que la précédente, car elle entraîne de moindres pertes de réactifs, l'a presque universellement remplacée. Elle fut introduite en 1802 par D'ARCET à la Monnaie de Paris et a été depuis grandement perfectionnée par GUTZKOW. Elle repose sur ce fait que l'or est insoluble dans l'acide sulfurique concentré et bouillant, qui dissout, au contraire, l'argent sous forme de sulfate.

$$2\,Ag + 2\,H^2SO^4 = Ag^2SO^4 + SO^2 + 2\,H^2O$$

Les bas métaux sont aussi transformés en sulfates. L'alliage métallique est d'abord amené par inquartation à la composition reconnue la plus favorable pour l'action de l'acide sulfurique, à savoir une partie d'or pour deux et demie d'argent. La masse fondue est grenaillée, comme dans la méthode précédente, pour faciliter son attaque par l'acide ; puis, la grenaille est introduite dans des bassins en fonte avec quatre parties d'acide sulfurique à 66° B. On chauffe et, lorsque la majeure partie de l'argent est dissoute, on ajoute de la liqueur mère, provenant d'une opération précédente jusqu'à complète dissolution de la charge. On modère alors le feu, on refroidit le liquide par une nouvelle addition de liqueur mère : on siphonne dans une cuve en fonte. La solution de sulfate d'argent, ainsi séparée, est réduite par le sulfate ferreux conformément à l'équation :

$$2\,FeSO^4 + AgSO^4 = Fe^2(SO^4)^3 + Ag$$

D'autre part il reste dans le bassin de dissolution un résidu d'or métallique, qui peut être accompagné de sulfates insolubles de bas métaux, plomb, fer, antimoine, mercure, etc.

On le sort de la cuve, on le fait bouillir avec de l'eau, on filtre, on lave sur le filtre jusqu'à ce que tous les sulfates étrangers, y compris celui de plomb, aient été dissous. Il ne reste plus alors qu'un dépôt clair et brillant d'or métallique.

c) *Départ par électrolyse.* — Cette méthode a été appliquée aux États-Unis par Mœbius et commence à se substituer à la précédente, sur laquelle elle présente l'avantage de ne pas produire de vapeurs dangereuses. Son principe est le suivant. Lorsqu'on emploie un alliage d'or et d'argent (et aussi de cuivre) comme anode, une feuille d'argent pur comme cathode, et enfin comme électrolyte une solution de nitrates d'argent et de cuivre acidulée par de l'acide azotique libre, il arrive que, dans des conditions convenables de composition du bain et de densité du courant, l'argent vient se déposer à la cathode, le cuivre se dissout dans la liqueur et l'or demeure inattaqué à l'anode. Ce dernier métal peut être alors débarrassé des traces d'argent qu'il retient encore par un traitement à l'acide azotique bouillant, ce qui l'amène au titre de 999 millièmes.

CENTRES DE PRODUCTION. — Il y a aujourd'hui trois principaux centres de production de l'or, qui sont respectivement situés dans l'Afrique du Sud, l'Amérique du Nord et l'Australie : chacun d'eux a fourni, en 1898, à peu près le cinquième de la production annuelle du globe, voisine de un milliard et demi de francs (1).

(1) Production aurifère des divers pays (1898) (en milliers de fr.) :

1.	Afrique	418.226	10. Guyane anglaise	10.650
2.	Australie	337.272	11. Autriche-Hongrie	9.667
3.	États-Unis	335.208	12. Guyane française	8.559
4.	Russie	132.408	13. Brésil	8.237
5.	Canada	71.958	14. Venezuela	5.496
6.	Mexique	44.200	15. Corée	5.304
7.	Inde anglaise	40.460	16. Japon	3.437
8.	Chine	31.600	17. Autres pays	20.000
9.	Colombie	12.287	Total : 1.494.969.	

en nombres ronds. C'est le Transvaal qui tient aujourd'hui la
tête, avec son district aurifère du Witwatersrand, autour de
Johannesburg, dont l'exploitation a commencé seulement en 1886.
La région aurifère des États-Unis, reconnue d'abord vers 1848 en
Californie, comprend aujourd'hui tous les États de l'ouest américain, que nous avons signalés antérieurement comme producteurs d'argent. Les deux métaux précieux s'accompagnent, en
effet, généralement dans toute l'étendue de ce soulèvement
montagneux qui, du nord au sud du continent, court le long de
l'océan Pacifique. En ces dernières années, à l'extrémité nord
de cette ligne, dans la région du Klondyke (Alaska), on a découvert et exploité de riches mines d'or.

L'Australie à laquelle il faut joindre la Tasmanie et la
Nouvelle-Zélande, est sensiblement l'égale des États-Unis. Tous
ses États produisent de l'or, mais les plus favorisés à cet
égard sont Victoria, où les districts les plus riches sont Ballarat
et Sandhurst avec la célèbre mine de Bendigo, et Queensland,
où les meilleurs districts sont Charter Towers et Rockhampton
avec la mine de Mount-Morgan.

En dehors de ces trois grandes régions aurifères, il convient
de citer encore la Russie, qui fournit à peu près le dixième de
la production totale, avec ses mines de l'Oural et de la Sibérie,
surtout dans les vallées de la Léna, de l'Yénisséi et de
l'Amour.

La Chine a aussi quelque importance comme pays producteur
d'or. En Europe, la Hongrie seule produit une quantité d'or un
peu notable. La France ne possède pas de minerais aurifères.

Propriétés physiques. — L'or, sous sa forme ordinaire,
est un beau métal d'un jaune caractéristique. Sa densité,
très élevée, est voisine de 19,3. C'est le plus ductile et le plus
malléable des métaux : ainsi on peut le réduire en feuilles
dont il faut 12.000 pour faire une épaisseur d'un millimètre ;
et avec un milligramme d'or, on peut faire un fil long de
près de 3 m. 1/2. Par transmission à travers des feuilles
très minces, il laisse passer une lumière verte.

Il se ramollit par l'action de la chaleur avant de fondre et
peut alors se souder à lui-même. A 1040°, il se liquéfie en
donnant un beau liquide vert, qui ne se volatilise qu'aux

températures du chalumeau oxhydrique ou du four électrique en dégageant des vapeurs d'un jaune verdâtre.

L'or est aussi mou que le plomb : c'est pourquoi, dans ses différents emplois, on l'allie au cuivre pour lui donner de la dureté. L'alliage monétaire est à 900 millièmes d'or. Les alliages pour la bijouterie sont à 920 (1er titre), 840 (2e titre), 750 (3e titre), d'après la loi du 19 brumaire an VI (9 novembre 1797). L'alliage de l'or avec l'argent lui donne aussi de la dureté.

Précipité de ses composés par l'action des réducteurs, l'or se présente sous la forme d'une poudre très ténue, dont la couleur varie suivant les cas, mais qui s'agglomère sous l'action de la chaleur en reprenant l'éclat métallique et la couleur de l'or ordinaire. Ces colorations de l'or précipité sont le plus souvent violettes, rouges ou brunes. Elles peuvent être attribuées, soit à des différences dans la ténuité des grains, soit peut-être à des états allotropiques distincts. Il faut noter aussi que la coloration de la liqueur est en réalité l'effet de la combinaison de la couleur propre de l'or précipité avec celle du sel d'or employé (généralement le trichlorure jaune $AuCl^3$). Ainsi, en réduisant $AuCl^3$ par l'acide hypophosphoreux, on obtient une liqueur vert émeraude, couleur due, d'après CAREY LEA, à la combinaison du bleu de l'or avec le jaune du trichlorure.

Cette réduction des sels d'or permet d'obtenir, en se plaçant dans des conditions appropriées, l'or à l'état de solution colloïdale, comme cela a été fait du reste en ces dernières années pour la plupart des métaux. ZSIGMONDY a pu ainsi préparer des solutions aqueuses d'or présentant une variété de colorations comparable à celle que CAREY LEA a obtenue avec l'argent colloïdal. Il en est de rouges, de bleues, de noires, avec toutes les nuances intermédiaires. Ainsi on prépare des solutions rouges d'or colloïdal en réduisant le trichlorure d'or par la formaldéhyde, ou encore, mais moins facilement, par l'hydroxylamine, l'acétaldéhyde ou l'alcool. Il suffit pour cela de porter à l'ébullition une solution très étendue et faiblement alcaline de trichlorure d'or, puis, le liquide à peine retiré du feu, d'y verser par parties, mais rapidement, une solution de formaldéhyde au 1/100. On obtient un beau liquide rouge foncé, d'où l'on peut éliminer les cristalloïdes par dialyse, ce qui donne une solution pure d'or colloïdal. La moindre modification dans le mode opératoire change l'aspect de la liqueur. Ainsi si la solution de formaldéhyde est concentrée, au lieu d'être étendue, et ajoutée à la solution de trichlorure froide, on obtient fréquemment une liqueur bleue et non plus rouge. Si on fait bouillir trop longtemps la solution de $AuCl^3$, le liquide obtenu est le plus souvent trouble et d'un rouge violet. Si on ne mêle pas assez rapidement les solutions de trichlorure et de formaldéhyde, on obtient fréquemment des liqueurs d'un bleu violet fortement troubles.

L'or contenu dans ces solutions présente bien tous les caractères de l'état colloïdal; en particulier, dans une cuve à électrolyse, *il se dirige vers l'anode* comme le font généralement les colloïdes, et non pas vers la cathode, comme le font les métaux à l'état ordinaire.

La découverte des solutions, et en particulier des solutions rouges, d'or colloïdal a éclairé la constitution, longtemps énigmatique, d'un produit désigné sous le nom de *pourpre de Cassius*, en raison de sa coloration rouge pourpre, produit qu'on obtient en précipitant une solution de trichlorure d'or par du chlorure stanneux. Or, la réduction d'un sel métallique par le chlorure stanneux est, comme nous l'avons déjà dit à propos du cuivre, une méthode très générale de préparation des métaux colloïdaux, lesquels apparaissent alors mélangés à de l'acide stannique également colloïdal. Le précipité de pourpre de Cassius est donc tout simplement formé par la coagulation de ces deux colloïdes ; et c'est donc bien, comme l'avait vu DEBRAY, une laque d'acide stannique colorée par de l'or très divisé. Ce qui le prouve, c'est qu'en mélangeant deux solutions d'acide stannique colloïdal et d'or colloïdal, préparées isolément, on obtient un liquide d'abord clair, qui à la longue et plus rapidement à chaud, laisse précipiter un véritable pourpre de Cassius (ZSIGMONDY).

On peut, du reste, obtenir des pourpres aussi beaux que celui de Cassius avec des composés autres que le chlorure stanneux, tels que la magnésie, la chaux, les oxydes de plomb, de zinc, le sulfate de baryte, le phosphate de chaux, etc.

Le pourpre de Cassius sert de base à la fabrication de toutes les couleurs vitrifiables, roses, rouges ou violettes, dont on fait usage dans la peinture sur porcelaine et sur émail. Il sert également à colorer le verre en pourpre plus ou moins foncé.

PROPRIÉTÉS CHIMIQUES. — L'or est un des métaux les plus inaltérables à l'air ; ses oxydes et ses sulfures étant très instables, il en résulte que l'oxygène et le soufre sont sans action sur lui, à chaud aussi bien qu'à froid. Il se combine directement au chlore et au brome, à la condition d'opérer à une température inférieure à celle de la décomposition des chlorure et bromure.

L'or ne décompose l'eau en aucun cas. Il n'est pas, non plus, attaqué par les acides, sauf par le mélange des acides chlorhydrique et azotique (*eau régale*).

L'or forme deux séries de combinaisons : les composés aureux, où il est univalent, et les composés auriques, où il est trivalent.

I. — Composés de l'or univalent

Oxyde aureux Au^2O

Il se prépare en décomposant par la potasse le chlorure aureux AuCl. Il se rassemble par ébullition un précipité violet foncé, qui, tant qu'il est récent, se dissout dans l'eau froide en donnant une solution bleu indigo à fluorescence brune; cette solution, légèrement chauffée, dépose l'oxyde à l'état d'hydrate, qui perd toute son eau à 200° et se décompose à 250° en or et oxygène.

Chlorure aureux AuCl

On l'obtient en dissociant le trichlorure $AuCl^3$ par une température d'environ 180° :

$$AuCl^3 = AuCl + Cl^2$$

On obtient ainsi une poudre d'un jaune citron, qu'une température de 200° décompose en or et chlore et que l'eau, surtout à l'ébullition, transforme en or et chlorure aurique :

$$3\,AuCl = AuCl^3 + 2\,Au$$

Les haloïdes aureux peuvent s'unir à d'autres haloïdes, métalliques ou métalloïdiques, pour donner des sortes de sels doubles moins instables qu'eux-mêmes. On peut rapprocher de ces composés le cyanure double d'or et de potassium AuCy.KCy, employé dans la dorure galvano-plastique et qu'on prépare en dissolvant dans du cyanure de potassium de l'or finement divisé ou encore du chlorure ou du sulfure auriques. C'est lui qui se forme également dans la cyanuration des minerais d'or.

II. — Composés de l'or trivalent

OXYDE AURIQUE Au^2O^3

Le sesquioxyde, qui possède à la fois les fonctions acide
et basique, s'obtient en faisant digérer avec de la magnésie
une solution de $AuCl^3$. Il se forme un aurate de magnésie
$Mg(AuO^2)^2$ insoluble, qu'on décompose par l'acide nitrique
étendu. On obtient ainsi un hydroxyde pulvérulent jaune
rouge $Au(OH)^3$, qui noircit entre 150° et 200° en devenant
anhydre et qui se décompose vers 250° en or et oxygène.

L'acide chlorhydrique le transforme en trichlorure $AuCl^3$.
Il se dissout dans les acides sulfurique et azotique concentrés en donnant des sels d'or peu stables par eux-mêmes.
Cependant l'azotate aurique forme, avec les azotates alcalins,
deux séries de sels doubles cristallisés. L'oxyde et
l'hydroxyde se dissolvent dans les alcalis en donnant des
sels tels que l'aurate de potasse $KAuO^2 + 3 H^2O$, cristallisé
en belles aiguilles jaunes.

CHLORURE AURIQUE $AuCl^3$

Le trichlorure $AuCl^3$ se produit quand on chauffe l'or
dans un courant de chlore à une température de 300°. On
l'obtient plus aisément en dissolvant des lames d'or dans
l'eau régale et évaporant doucement à sec. Il se dépose des
cristaux jaunes $AuCl^3.HCl + 4 H^2O$, que la chaleur du bain-
marie débarrasse de leur HCl. On obtient ainsi une masse
rouge brun, amère, déliquescente, cristalline, de $AuCl^3$. Ce
composé est soluble dans l'eau, dans l'alcool et dans
l'éther. Sa solution aqueuse jaune dépose difficilement,
par évaporation dans le vide, de petits cristaux orangés
déliquescents, de l'hydrate $AuCl^3 + 4 H^2O$.

La lumière, l'hydrogène, beaucoup de métaux et de

métalloïdes, les sels ferreux à froid, l'acide oxalique à chaud, réduisent l'or de son chlorure. Nous avons du reste vu plus haut comment nombre de réducteurs pouvaient libérer l'or à l'état colloïdal.

Le trichlorure d'or joue le rôle d'acide vis-à-vis des chlorures alcalins et alcalino-terreux : il donne avec eux des *chloraurates* cristallisés et solubles, tels que $AuCl^3.KCl + 5/2 H^2O$, $AuCl^3.NaCl + 2 H^2O$; $AuCl^3.AzH^4Cl + 3 H^2O$. Dans tous ces sels doubles, les deux haloïdes associés gardent chacun leur individualité propre et sont sensibles aux mêmes réactifs que s'ils étaient isolés. Il n'en est plus de même dans le composé cristallisable désigné sous le nom d'hyposulfite double d'or et de sodium, composé qui a été employé pour fixer les images daguerriennes et qu'on obtient en précipitant par l'alcool un mélange de solutions concentrées de chlorure d'or et d'hyposulfite sodique. Ce composé n'est plus, contrairement à ce qu'indique son nom, un véritable sel double, car il ne présente plus ni la réaction des sels d'or, ni celle des hyposulfites. Ces faits révèlent un remaniement complet des molécules associées, remaniement qui a donné naissance à de nouveaux groupements atomiques, à de nouveaux radicaux, et dont nous trouverons bien d'autres exemples dans la suite.

Le chlorure d'or sert en photographie pour le *virage* des phototypes positifs. Cette opération, qui provoque un changement de teinte et un affaiblissement d'intensité, consiste à substituer partiellement un métal absolument inaltérable, comme l'or ou le platine, à l'argent qui constitue l'image :

$$3\,Ag + AuCl^3 = Au + 3\,AgCl$$

On accroît ainsi notablement la résistance de l'image aux diverses influences qui pourraient, par la suite, tendre à sa destruction.

CHAPITRE III

MÉTAUX BIVALENTS

La famille des métaux bivalents, qui occupe la colonne II du tableau de MENDELEJEFF, commence avec le glucinium pour finir avec le mercure. Comme dans les métaux univalents de la colonne I, on y peut former des subdivisions. D'abord, de même que le lithium, le plus léger des métaux de la colonne I, se rapproche des métaux alcalino-terreux de la colonne II, de même le glucinium, le plus léger des métaux de la colonne II, se rapproche de ceux de la colonne III et en particulier de l'aluminium, si bien qu'on s'est longtemps demandé à quel type il fallait rapporter les combinaisons de ce métal et si la glucine par exemple devait recevoir la formule GlO comparable à celle de la chaux, ou Gl^2O^3 comparable à celle de l'alumine. On s'est maintenant arrêté (LEBEAU) à la première formule, mais les analogies avec l'aluminium subsistent ; c'est ainsi que le carbure de glucinium est décomposé par l'eau avec production de méthane, comme le fait le carbure d'aluminium, tandis que les carbures alcalino-terreux donnent dans les mêmes conditions de l'acétylène.

Le glucinium mis à part, on peut former, parmi les métaux de la colonne II, trois subdivisions : 1° un premier groupe comprend les trois métaux alcalino-terreux : calcium, strontium, baryum ; 2° un second groupe comprend ce que nous appellerons pour abréger les métaux terreux : magnésium, zinc, cadmium ; 3° enfin, le mercure est classé à part, en raison de ses allures un peu spéciales dans l'ensemble des métaux.

Premier groupe :
Métaux alcalino-terreux

Les métaux alcalino-terreux sont, dans l'ordre croissant des poids atomiques : le calcium $Ca = 40$; le strontium $Sr = 87,5$; le baryum $Ba = 137,2$.

Les sels de calcium sont absolument inoffensifs ; ceux de strontium sont employés en thérapeutique ; ceux de baryum sont très vénéneux (1).

Les métaux alcalino-terreux se rapprochent à certains égards des métaux alcalins, comme l'indique leur nom même ; ils décomposent l'eau à la température ordinaire ; ils s'oxydent à l'air lentement à froid, plus rapidement à chaud. Ils forment des protoxydes de formule MeO, auxquels correspondent des hydroxydes $Me(OH)^2$ très stables, qui ne perdent leur eau qu'au rouge et constituent des bases fortes. Ils forment aussi des bioxydes MeO^2, qu'on peut

écrire $\overset{O - O}{\underset{Me}{\diagdown\diagup}}$, car leurs relations de transformation avec le bioxyde d'hydrogène HO—OH montrent qu'ils sont construits sur le même type que ce dernier composé.

Les oxydes MeO sont très stables et ne peuvent être réduits par le charbon qu'au four électrique, où ils donnent des carbures susceptibles de résister à ces températures,

____

(1) Vis-à-vis des végétaux supérieurs, la toxicité des métaux alcalino-terreux croît avec leur poids atomique (COUPIN).

qui détruisent, au contraire, les carbures alcalins autres que celui de lithium. Les carbures alcalino-terreux sont décomposés par l'eau froide avec dégagement d'acétylène C^2H^2.

$$C^2Me + 2HOH = Me(OH)^2 + C^2H^2$$

Les métaux alcalino-terreux donnent aussi, avec les métalloïdes de la famille de l'azote, des combinaisons (azotures, phosphures, arséniures) dont les deux dernières sont stables aux températures du four électrique, où elles se forment en réduisant par le charbon les phosphates et arséniates alcalino-terreux. Tous ces composés sont, comme les carbures correspondants, décomposés par l'eau froide : il se produit d'une part un hydrate alcalino-terreux $Me(OH)^2$, d'autre part un hydrure métalloïdique : AzH^3, PH^3 ou AsH^3.

Les métaux alcalino-terreux se distinguent encore des métaux alcalins autres que le lithium par la solubilité faible ou nulle de leurs sulfates, de leurs phosphates, de leurs carbonates.

CALCIUM

État naturel. — Le calcium est très répandu dans la nature principalement à l'état de phosphate et de carbonate, dont les formes minéralogiques seront indiquées dans l'étude de ces deux composés. Ceux-ci entrent aussi dans la constitution des parties minérales, résistantes, des organismes animaux, telles que le squelette des vertébrés par exemple.

Le calcium se rencontre aussi, en très petite quantité, dans les tissus mous des êtres vivants et dans les liquides qui les baignent. Il y est sans doute, au moins en partie, incorporé à des molécules organiques, comme cela a lieu pour maints éléments minéraux. Et, comme eux, il semble avoir son rôle propre dans les phénomènes biologiques. Le calcium paraît être, en effet, l'auxiliaire indispensable des ferments coagulants : c'est ainsi que le fibrin-ferment perd son aptitude à coaguler le fibrinogène du sang, lorsqu'on le dépouille de toute trace de calcium, et reprend sa propriété primitive par l'addition d'une petite quantité d'un sel de ce métal. De même, la pectase cesse de transformer la pectine en l'absence du calcium.

PRÉPARATION. — Les célèbres expériences de HUMPHRY DAVY sur la décomposition des terres alcalino-terreuses par le courant électrique établirent l'existence, dans la chaux, d'un corps simple métallique. DAVY, en effet, en décomposant par l'électrolyse la chaux en présence du mercure, ou un mélange de chaux humide et d'oxyde mercurique, obtint un amalgame de calcium, qui décomposait l'eau rapidement en régénérant de la chaux hydratée. Malheureusement la distillation de cet amalgame ne laisse que du calcium toujours impur.

En 1858, LIÈS-BODARD et JOBIN indiquèrent une méthode purement chimique de préparation du calcium. Ils faisaient réagir le sodium sur l'iodure de calcium en fusion dans un creuset de fer fermé par un couvercle à vis. Mais les résultats sont très variables, tant au point de vue du rendement que de la pureté du produit. En effet on obtient toujours un mélange de sodium et de calcium, parce que ce dernier, en raison de ses propriétés réductrices, intervient à son tour sur le mélange des sels en présence : il se forme ainsi un équilibre variable d'après la température et la proportion des corps en réaction.

MOISSAN a pu cependant obtenir en 1898 le calcium à l'état pur, en conservant le principe de ce procédé, mais en utilisant la propriété jusqu'alors inconnue que possède ce métal de se dissoudre dans le sodium liquide maintenu

à la température du rouge sombre, tandis qu'il est à peu
près insoluble dans le sodium pris au voisinage de son point
de solidification. Par refroidissement, le calcium cristallise
au milieu du sodium ; et, en traitant la masse métallique par
l'alcool absolu, il reste des cristaux blancs, hexagonaux, de
calcium pur.

L'opération a lieu dans un creuset de fer, d'une conte-
nance d'un litre, où l'on place 600 grammes d'iodure de
calcium anhydre et cristallisé en présence de 240 grammes
de sodium. La proportion du métal alcalin est trois fois
supérieure à celle qu'exigerait l'équation :

$$Ca I^2 + Na^2 = Ca + 2 NaI$$

Le creuset, fermé par un couvercle à vis, est maintenu
pendant une heure environ à la température du rouge
sombre. Après refroidissement, il contient une couche bleue
de sel, surmontée par un gâteau métallique. On projette,
par petits fragments, ce dernier dans de l'alcool absolument
anhydre refroidi par la glace fondante, jusqu'à cessation
de dégagement d'hydrogène. La poudre brillante de calcium
demeurée indissoute est lavée à l'alcool absolu, puis à
l'éther anhydre, desséchée dans un courant de gaz carbonique et enfermée de suite dans un tube que l'on scelle. Il
faut, pendant toutes ces manipulations, éviter avec le plus
grand soin l'action de l'humidité et de l'air, car cette
poudre cristalline très divisée s'oxyde avec la plus grande
facilité.

Moissan a pu encore obtenir le calcium, soit en cristaux
semblables aux précédents, soit en petits globules fondus,
par l'électrolyse au rouge sombre de l'iodure de calcium
en fusion. Ce sel conduit très bien le courant. L'électrode
négative est en nickel pur et l'électrode positive, constituée
par un cylindre de graphite, est placée dans l'axe d'un vase
poreux. La température est maintenue par le courant aux

environs du point de fusion de l'iodure de calcium, ce qui permet le départ rapide de la vapeur d'iode. Dans ces conditions, on obtient un métal blanc fondu ou cristallisé.

PROPRIÉTÉS. — Le calcium ainsi obtenu, lorsqu'il est totalement exempt d'azote, possède une surface brillante, d'une couleur blanche bien nette, se rapprochant de celle de l'argent. Sa densité est de 1,85. Le calcium fondu raye le plomb et ne raye pas le carbonate de chaux. Il cristallise en tablettes hexagonales ou en rhomboèdres dérivés. Il se présente parfois sous forme d'étoiles hexagonales rappelant les cristaux de glace, mais moins déliées. Les cristaux trapus ayant la forme de rhomboèdres d'une grande régularité sont nombreux.

Il fond, sous la pression de 1 millimètre, à la température de 760° en un liquide brillant. Après refroidissement, le métal fondu peut se couper au couteau : il est cependant moins malléable que le sodium ou le potassium. Il se brise par le choc et sa cassure est cristalline.

Au rouge sombre, le calcium prend feu dans une atmosphère d'hydrogène, en donnant un hydrure blanc, cristallisé, de formule CaH^2, ne se dissociant pas sensiblement dans le vide jusqu'à 600°, décomposable par l'eau froide avec violence suivant la réaction :

$$CaH^2 + 2\,H.OH = Ca(OH)^2 + H^4$$

Le calcium n'est pas attaqué par le chlore à froid, mais vers 400°, la réaction se produit avec incandescence et formation de chlorure de calcium fondu. Il n'est pas attaqué par le brome liquide, mais il brûle dans la vapeur de ce métalloïde au-dessus du rouge sombre. L'iode n'exerce pas sur le calcium une action bien énergique à son point d'ébullition, mais, un peu au-dessus de cette température, le calcium brûle avec éclat dans la vapeur d'iode.

Chauffé dans l'oxygène à la température de 300°, le calcium brûle avec une lumière éclatante. Le dégagement de chaleur est assez grand pour fondre et volatiliser en partie la chaux qui se produit, phénomène qui a été surtout produit jusqu'ici au moyen de l'arc électrique.

Légèrement chauffé dans l'air, le calcium brûle avec facilité en produisant des étincelles brillantes et très lumineuses. Dans un courant d'air, au rouge sombre, ce métal laisse une masse spongieuse, en partie fondue, qui se décompose par l'eau en donnant de l'ammoniaque et de la chaux éteinte. Le calcium fixe donc en brûlant les deux principaux éléments de l'air.

Le soufre ne réagit pas à sa température de fusion, mais la combinaison se produit avec incandescence au-dessous de 400°. Le sulfure formé est blanc et se décompose par l'acide HCl étendu, en fournissant de l'hydrogène sulfuré sans dépôt de soufre. Le sélénium et le tellure réagissent de même vers le rouge sombre.

Le calcium brûle avec une vive incandescence dans la vapeur de phosphore. Le produit de la réaction décompose l'eau avec production d'hydrogène phosphoré spontanément inflammable. Avec l'arsenic, la réaction se produit au moment où ce métalloïde commence à se sublimer. La chaleur dégagée est notable, et il reste dans le tube une matière fondue, de couleur foncée, qui décompose l'eau froide avec formation d'hydrogène arsénié et d'une poudre noire insoluble. — L'antimoine, de même, donne avec le calcium un composé qui entre en fusion grâce à la chaleur produite par la réaction. Cet antimoniure de calcium est décomposable par l'eau et l'acide chlorhydrique étendu, mais il ne fournit pas d'hydrogène antimonié. Comme précédemment, il se produit une poudre noire, insoluble, assez abondante. — Le bismuth se combine au rouge sombre au calcium avec incandescence. L'alliage obtenu décompose l'eau froide en dégageant de l'hydrogène et en fournissant aussi un précipité noir.

Le calcium, chauffé au rouge sombre dans une brasque de carbone amorphe pur provenant de la brusque décomposition de l'acétylène, s'y combine avec un dégagement de chaleur assez intense pour amener la fusion du carbure de calcium, fusion réalisée d'ordinaire au four électrique. Le carbure de calcium obtenu est blanc, formé d'un amas de cristaux transparents.

Lorsqu'on porte au rouge sombre un mélange de calcium et de silicium cristallisé, il se produit une combinaison avec dégagement de chaleur.

Le calcium, ainsi que nous l'avons dit, est soluble dans le sodium, dans lequel il se dépose cristallisé par refroidissement. Il n'est pas notablement soluble dans le potassium. Avec le magnésium, il fournit un alliage cassant, décomposant l'eau froide. Avec le zinc ou le nickel, on obtient de même des alliages très cassants. L'étain, chauffé légèrement au-dessus de son point de fusion, se combine au calcium avec chaleur et lumière. Il donne un alliage blanc et cristallin, renfermant 3,82 de calcium et décomposant très lentement l'eau froide.

Lorsqu'on triture, dans une atmosphère de gaz carbonique, un mélange de calcium cristallisé et de mercure, la combinaison se produit à la température ordinaire, avec dégagement de chaleur. Si la quantité de calcium est suffisante, on obtient un amalgame cristallin. A la température du laboratoire, en présence de l'air, l'amalgame de calcium noircit instantanément, fixe l'oxygène et une certaine quantité d'azote.

L'eau est attaquée à la température ordinaire, avec dégagement d'hydrogène et formation d'hydrate de chaux. Cette décomposition se produit sans incandescence. Elle est assez lente dans l'eau pure, à cause de la formation de l'hydrate de chaux; elle est beaucoup plus rapide dans l'eau sucrée, qui dissout la chaux.

Le calcium décompose le gaz sulfureux avec incandescence vers le rouge sombre. La réaction paraît complexe. Il se produit une petite quantité de sulfure de calcium, mais ce résidu dégage encore de l'hydrogène au contact de l'eau, bien que formé en présence d'un grand excès d'acide sulfureux.

Le calcium prend feu dans une atmosphère de bioxyde d'azote au-dessous du rouge sombre. La réaction produit une lumière éblouissante et donne de la chaux fondue ne renfermant pas d'azoture. Il est vraisemblable que la température de la réaction est trop élevée pour laisser subsister l'azoture de calcium.

L'anhydride phosphorique est réduit au-dessous du rouge avec incandescence, explosion et rupture du tube.

L'anhydride borique, mélangé de cristaux de calcium et chauffé vers 600°, se réduit avec une vive incandescence. Le résidu, repris par l'eau, puis par l'acide fluorhydrique, ne donne que des traces de gaz, et il reste une poudre marron présentant tous les caractères du bore.

Le calcium réduit la silice au-dessous du rouge, avec un grand dégagement de chaleur. Il se forme du siliciure de calcium et une petite quantité de silicium.

L'acide carbonique agit différemment sur le calcium, suivant que ce dernier est chauffé lentement ou brusquement au milieu de ce gaz. Dans le cas où la réaction est lente, le métal se recouvre de carbone, de chaux et d'une petite quantité de carbure; ces corps solides limitent la réaction et, après une heure de chauffe, le métal est incomplètement attaqué. Au contraire, si l'on chauffe vivement le calcium, la combinaison est totale; le calcium fixe le carbone et l'oxygène et le gaz carbonique est complètement absorbé.

Dans une atmosphère d'oxyde de carbone, le calcium, chauffé au rouge naissant, produit un dépôt de charbon et de carbure. La réaction est toujours incomplète.

L'acide azotique fumant n'attaque que très lentement le calcium pur, bien exempt de chaux; la présence d'une petite quantité d'eau rend l'attaque rapide. L'acide sulfurique monohydraté attaque le calcium à froid avec production de soufre, d'acide sulfureux et d'hydrogène sulfuré. Les acides chlorhydrique et acétique attaquent violemment le calcium avec dégagement de H.

Le calcium cristallisé, chauffé au-dessous du rouge sombre dans un courant de gaz chlorhydrique, devient incandescent et se transforme en chlorure de calcium.

Dans l'hydrogène sulfuré, la réaction est encore très vive; elle se produit au-dessous du rouge et il reste du sulfure de calcium.

Si l'on chauffe du calcium au rouge sombre dans un courant de gaz ammoniac, il se produit, en un point du métal, une incandescence qui se propage dans toute la masse, sans qu'il soit utile de continuer à chauffer. Il se forme un mélange d'azoture et d'hydrure. A froid, le gaz ammoniac paraît sans action sur le calcium cristallisé. Liquéfié, il s'y combine à la température de — 40°, en fournissant un corps solide, à reflets mordorés, qui est le calcium-ammonium.

Le calcium décompose l'azoture de bore avec formation d'azoture de calcium et de bore amorphe. Cette expérience a été faite en chauffant le mélange dans le vide.

L'étude des propriétés du calcium est due à Moissan, qui, le premier, a préparé le métal pur (1).

(1) Le corps jaune décrit avant Moissan sous le nom de calcium était en réalité un azoture de calcium.

Combinaisons du calcium avec les métalloïdes bivalents

Oxyde et hydrate calciques CaO et $Ca(OH)^2$

L'oxyde de calcium CaO ou chaux vive s'obtient à l'état de pureté dans les laboratoires en calcinant de l'azotate ou du carbonate de chaux chimiquement purs. L'industrie prépare de grandes quantités d'une chaux plus ou moins impure par la calcination de certains calcaires (carbonates de chaux) naturels, dits *pierres à chaux*. L'opération se fait dans des *fours à chaux* à fonctionnement intermittent ou continu. Ces derniers ont des formes variables; on y introduit, par la gueule du four, des couches alternatives de calcaire concassé et de charbon. Le four est chauffé vers 900° par un foyer latéral F, tandis que la chaux formée est retirée par un orifice inférieur O (fig. 74).

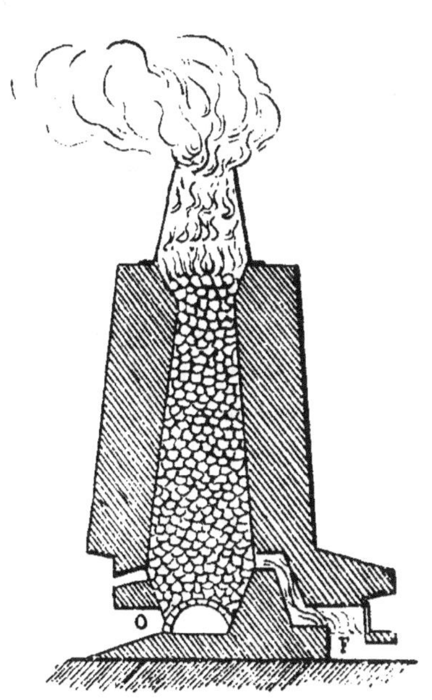

Fig. 74
Four à chaux.

On obtient ainsi des blocs d'un blanc grisâtre ou jaunâtre, retenant toutes les impuretés du calcaire naturel. Les calcaires les plus purs donnent une chaux blanche foisonnant au contact de l'eau (*chaux grasse*); les calcaires impurs, mélangés d'argile, de silicate de magnésie, fournissent une chaux elle-même impure (*chaux maigre*) qui se boursoufle peu à peu et se délite difficilement. Les chaux maigres peuvent être à leur tour divisées en *chaux aériennes* qui, délayées dans l'eau, durcissent à l'air, mais resteraient indéfiniment molles sous l'eau; et les *chaux hydrauliques*, qui, au contraire, durcissent sous l'eau.

La chaux vive CaO fond et cristallise aux températures élevées du four électrique. Sa densité est 3.2. Elle attire l'humidité et l'acide carbonique atmosphériques, et jouit de propriétés caustiques. Elle absorbe avidement l'eau, avec dégagement de chaleur, en se délitant, c'est-à-dire se transformant en une poudre blanche volumineuse, qui est l'hydrate $CaO.H^2O$ ou $Ca(OH)^2$; on dit alors que la chaux est *éteinte* : elle renferme environ le quart de son poids d'eau. En continuant de l'additionner d'eau, on la transforme en une bouillie blanche qui est le *lait de chaux*. Par le repos, ce lait permet de séparer, par décantation ou filtration, une solution claire, qui est l'eau de chaux.

L'eau dissout à froid 1/778 seulement de son poids de chaux et l'eau bouillante moins encore : 1/1270.

Usages. — Indépendamment de son emploi thérapeutique et de la fabrication très importante des mortiers, la chaux sert dans diverses industries chimiques (alcalis fixes, ammoniaque, chlorure de chaux). Elle sert aussi à épiler les peaux. Enfin, l'agriculture l'emploie pour amender les terres insuffisamment calcaires (*chaulage*).

SULFURES DE CALCIUM

Le monosulfure de calcium CaS se prépare, comme ceux de strontium et de baryum, en faisant passer un courant d'hydrogène sulfuré sec et pur sur le carbonate correspon-

dant contenu dans une nacelle, elle-même placée dans un
tube de porcelaine chauffé au rouge vif; la réaction terminée, on laisse refroidir dans un courant d'hydrogène. On
obtient ainsi les sulfures amorphes (SABATIER).

MOURLOT a obtenu ces sulfures cristallisés en réduisant
les sulfates alcalino-terreux par le charbon au four électrique; mais si l'on prolonge l'action, les sulfures sont
transformés en carbures.

Le sulfure de calcium est d'un blanc parfois légèrement
rosé; il est phosphorescent à l'obscurité, quand il a été
insolé (*phosphore de Canton*); les autres sulfures alcalino-
terreux, impurs, présentent aussi cette phosphorence. Tous
trois s'oxydent à l'air.

Le sulfure de calcium amorphe est peu soluble dans l'eau
froide ou du moins ne s'y dissout en abondance que par
l'action du temps ou de la chaleur. Le sulfure cristallisé
est au contraire plus immédiatement soluble. L'eau le
dissocie partiellement, comme tous les sulfures alcalins et
alcalino-terreux, avec formation de sulfhydrate de sulfure :

$$2\,CaS + 2\,H^2O \rightleftharpoons CaS.H^2S + CaO.H^2O$$

Le sulfhydrate lui-même est partiellement dissocié :

$$CaS.H^2S \rightleftharpoons CaS + H^2S$$

Enfin, le sulfure CaS peut se combiner à l'oxyde CaO
pour donner, surtout à chaud, des oxysulfures de composition variée, que l'eau chaude dissocie du reste partiellement en oxyde, sulfure et sulfhydrate de sulfure. On voit
donc combien sont complexes les conditions d'équilibre
des sulfures alcalino-terreux, variables avec la dilution et
la température.

Les mono-sulfures alcalino-terreux peuvent, comme
ceux des métaux alcalins, donner des polysulfures. On

prépare un polysulfure de calcium impur (*foie de soufre calcaire*), mélangé d'hyposulfite et d'oxysulfure, en faisant bouillir un lait de chaux avec du soufre en fleurs.

Composés haloïdes du calcium

Les composés haloïdes du calcium sont solides à la température ordinaire ; leur fusibilité et leur volatilité augmentent avec leur poids moléculaire ; ils sont indécomposables par la chaleur.

L'oxygène les décompose tous à température élevée : cette décomposition est très difficile avec le fluorure et le chlorure, plus facile avec le bromure, plus facile encore avec l'iodure. Il se forme souvent des composés ternaires : oxyfluorures, oxychlorures, etc.

Leur solubilité dans l'eau croît avec le poids moléculaire ; celle du fluorure est presque nulle. Ce dernier est toujours anhydre, tandis que les autres cristallisent avec $6\,H^2O$.

Tous sont décomposés par la vapeur d'eau, et cette décomposition, difficile au rouge vif pour le fluorure et le chlorure, devient plus facile à mesure que le poids moléculaire s'élève. Il se forme des oxyhaloïdes, tels que $CaCl^2 . 3\,CaO$.

$$4\,CaCl^2 + 3\,H^2O \rightleftharpoons 6\,HCl + CaCl^2 . 3\,CaO$$

et le système tend vers un état d'équilibre entre ces divers corps. On pourra donc empêcher la réaction, et par suite la formation d'oxyhaloïde, si l'on opère en présence d'une quantité suffisante d'hydracide. On s'explique ainsi pourquoi l'évaporation des solutions aqueuses d'un composé haloïde d'un métal alcalino-terreux donne toujours l'haloïde mélangé d'oxyde, à moins qu'on n'opère dans une atmosphère d'hydracide.

Fluorure de calcium CaFl²

Ce composé n'est autre que la fluorine naturelle ou spath-fluor, qui sert pour la préparation de l'acide fluorhydrique. C'est un solide blanc, employé parfois comme fondant, c'est-à-dire pour abaisser le point de fusion de certains mélanges dans diverses opérations des laboratoires ou de l'industrie. Il est à peu près insoluble dans l'eau ; cependant il paraît en exister des traces dans les eaux naturelles.

Chlorure de calcium CaCl²

Préparation. — Le chlorure de calcium s'obtient en dissolvant le calcaire dans l'acide chlorhydrique, concentrant à 42° B et faisant cristalliser ; c'est donc un résidu de la préparation de l'acide carbonique.

L'industrie en livre de grandes quantités comme sous-produit de fabrications importantes : celle du chlore par le procédé Weldon, celle de la soude à l'ammoniaque, celle du chlorate de potasse. Pour purifier le sel commercial, on ajoute de l'eau de chlore à la solution pour peroxyder le fer et le manganèse ; on introduit un lait de chaux pour précipiter les peroxydes de ces deux métaux, on filtre, on neutralise la liqueur avec HCl, on concentre et on fait cristalliser.

Propriétés. — Le chlorure de calcium, cristallisé de ses solutions concentrées, répond à la formule $CaCl^2 + 6\,H^2O$: il est en beaux prismes hexagonaux, incolores, très déliquescents, très solubles dans l'eau, qui en dissout quatre fois son poids à $+ 15°$; sa saveur est âcre et amère. Ses solutions présentent des retards considérables dans la congélation et l'ébullition : aussi servent-elles de liquide incongelable dans les machines frigorifiques et aussi pour obtenir des bains-marie à haute température, puisqu'une solution saturée ne bout qu'à 180°.

L'hydrate $CaCl^2 + 6 H^2O$ fond à $+ 30°$ dans son eau d'hydratation. A 200°, il perd $2 H^2O$ et donne ce qu'on appelle le *chlorure de calcium desséché*, en masses poreuses renfermant toujours, pour les raisons indiquées plus haut, de l'oxychlorure. Il est naturellement plus hygroscopique encore que l'hydrate à $6 H^2O$ et sert fréquemment dans les laboratoires pour dessécher les gaz et les liquides; on emploie aussi dans ce but le chlorure anhydre.

Ce dernier se forme par déshydratation entre 200° et 300°. Il se présente en masses blanches, poreuses, déliquescentes, très solubles dans l'eau et dans l'alcool. Il fond à 755° (LE CHATELIER) et donne par refroidissement des masses translucides, de densité 2,2, phosphorescentes dans l'obscurité après une exposition préalable à la lumière solaire : d'où le nom de *phosphore de* HOMBERG, donné à ce produit en l'honneur de celui qui observa le premier ce phénomène.

IODURE DE CALCIUM CaI^2

On le prépare en projetant de la chaux ou du carbonate de chaux dans une solution d'iodure de fer. On chauffe, on sépare par filtration le précipité ferrugineux, on concentre jusqu'à pellicule la solution d'iodure calcique et on coule dans une capsule.

Récemment fondu, ce sel se présente en lames nacrées, blanches, déliquescentes, solubles dans l'eau et dans l'alcool, jaunissant rapidement à l'air.

Combinaisons du calcium avec les métalloïdes quadrivalents

Le calcium pur se combine directement au carbone et au silicium, à la température du rouge sombre, pour donner un siliciure et un carbure de calcium, qui se forment aussi par la réduction de l'acide carbonique ou de la silice sous l'influence de ce métal. Ces deux composés sont d'importance bien inégale. Le siliciure de calcium n'a reçu aucune application : c'est un solide cristallin, d'un gris bleuâtre, à peu près indécomposable par l'eau, mais décomposable par l'acide chlorhydrique, surtout à chaud, avec dégagement d'hydrogène et d'hydrogène silicié et formation d'un dépôt abondant de *silicone*, composé ternaire de silicium, d'hydrogène et d'oxygène, de formule incertaine. — Au contraire, le carbure de calcium est immédiatement décomposable par l'eau froide ; et cette réaction est devenue en ces dernières années le principe de la préparation industrielle du gaz acétylène destiné à l'éclairage. Nous ferons donc une étude spéciale de ce carbure.

CARBURE DE CALCIUM CaC^2

PRÉPARATION. — Le carbure de calcium, dont la production annuelle atteindrait actuellement 256.000 tonnes (BORCHERS) et se développe sans cesse (1), se prépare en

(1) La France possède de nombreuses usines de carbure de calcium installées notamment à Séchilienne (Isère) sur la Romanche, à Épierre et à Saint-Michel-de-Maurienne (Savoie), à Notre-Dame-de-Besançon (Tarentaise), à Bellegarde (Ain) sur le Rhône, à Froges (Isère), à Chapareillan dans le Haut-Grésivaudan (Isère).

faisant fondre au four électrique un mélange de chaux et de charbon, de manière à réduire l'oxyde et à combiner le métal ainsi libéré à l'excès de carbone.

$$CaO + 3C = CaC^2 + CO$$

L'état physique le plus favorable des matières réagissantes paraît être celui de menus fragments, et non l'état pulvérulent. Divers types de four électrique ont été proposés pour cette fabrication : les efforts actuels tendent à créer un four à production continue, dont il n'existe pas encore de modèle satisfaisant. Comme l'énergie électrique n'agit ici que comme source de chaleur, pour porter la chaux à une température supérieure à celle de sa fusion (3000° environ), les courants alternatifs peuvent être employés aussi bien que les courants continus.

Cependant, d'après WOLFF, la température nécessaire pourrait être atteinte, en dehors de tout emploi de l'électricité, en réduisant la chaux par l'aluminium, grâce à l'énorme chaleur de formation de l'alumine Al^2O^3. Il suffirait de mélanger de l'aluminium en poudre à la chaux et au charbon et d'enflammer la masse au moyen d'une cartouche spéciale : la réaction ainsi amorcée est si fortement exothermique que la chaux fond, se réduit et se combine au carbone.

Quoi qu'il en soit, le carbure de calcium contient des impuretés provenant de ses deux générateurs. Le sulfate de chaux qui accompagne la chaux est réduit au four électrique à l'état de sulfure de calcium, la présence de l'aluminium dans la chaux entraîne la formation du pentasulfure Al^2S^5 sous l'action du soufre contenu dans le charbon. Le phosphate de chaux mêlé à la chaux est réduit à l'état de phosphure. Enfin il paraît exister soit un azoture de calcium, soit plutôt un cyanure de calcium provenant de la combinaison directe du carbure avec l'azote atmosphérique (FRANCK et CARO).

PROPRIÉTÉS PHYSIQUES. — Le carbure de calcium pur serait transparent et incolore (MOISSAN); mais le produit commercial, toujours plus ou moins souillé d'impuretés, se présente sous l'aspect d'une masse noire ou d'un noir rougeâtre, qui se clive avec une grande facilité et offre une cassure nettement cristalline. Les cristaux qui peuvent être détachés ont un aspect mordoré, sont opaques, brillants. Leur densité est 2,2 à + 18°. Ils sont insolubles dans tous les réactifs.

PROPRIÉTÉS CHIMIQUES. — Le carbure de calcium est attaqué par les métalloïdes halogènes Cl, Br, I, entre 250° et 350°, avec formation de carbone et de l'haloïde correspondant du calcium.

Il brûle dans l'oxygène au rouge sombre en fournissant du carbonate de chaux.

Dans la vapeur de soufre, l'incandescence se produit vers 500°, avec formation de sulfure de calcium et de sulfure de carbone.

Mais la propriété fondamentale du carbure de calcium est sa décomposition par l'eau dès la température ordinaire, avec dégagement de gaz acétylène :

$$\mathrm{Ca\,C^2 + 2\,H\,OH = C^2H^2 + Ca(OH)^2}$$

Cette réaction nous apprend que le carbure de calcium possède une constitution exprimée par le schéma $\begin{smallmatrix} C \equiv C \\ \diagdown\diagup \\ Ca \end{smallmatrix}$ puisque celle de l'acétylène est $\mathrm{HC \equiv CH}$.

L'importance pratique de la réaction précédente est considérable, car elle rend facile la préparation de l'acétylène, dont l'emploi dans l'éclairage est aujourd'hui si répandu. Il suffit de mettre en contact le carbure de calcium et l'eau dans un générateur approprié (il en existe des formes innombrables). Mais le gaz acétylène ainsi obtenu est loin d'être pur, car l'eau décompose en même temps plusieurs de ses impuretés : les sulfures en donnant des produits sulfurés, les phosphures en donnant de l'hydrogène phosphoré, les azotures ou plutôt les cyanures en donnant de l'ammoniaque.

Le carbure de calcium réduit un grand nombre d'oxydes métalliques (Moissan) à sa température de fusion. Le métal est mis en liberté, s'il est incapable de se combiner au carbone, comme c'est le cas du plomb, de l'étain, du bismuth. Dans le cas contraire, il se transforme en carbure : c'est ainsi que la réduction de l'alumine Al^2O^3 par le carbure de calcium au four électrique donne du carbure d'aluminium C^3Al^4.

Sels oxygénés du calcium

HYPOCHLORITE ET CHLORURE DE CHAUX

Le chlorure de chaux est un produit commercial, de constitution incertaine, jouissant de propriétés décolorantes, que l'on obtient en faisant passer un courant de chlore sur de la chaux. Le chlore est fourni soit par les procédés chimiques de DEACON ou de WELDON, soit par l'électrolyse. La chaux doit être aussi pure que possible ; elle doit être exempte de carbonate de chaux, qui faciliterait la décomposition du produit ; de magnésie, qui agirait dans le même sens ; de fer ou de manganèse, qui le coloreraient. La température ne doit pas dépasser 25°, sans quoi il se formerait du chlorate de chaux dépourvu de propriétés décolorantes. La chaux est éteinte, de façon à renfermer environ 25 % d'eau, puis étalée en couche de quelques

centimètres d'épaisseur pour être soumise à l'action du
chlore. On réalisait autrefois cette absorption du chlore
dans des chambres à étages ; aujourd'hui, la chaux est
simplement étalée sur le plancher asphalté de grandes
chambres en plomb, dont chacune est partagée en quatre
compartiments par des cloisons rectangulaires : un tube
amène le chlore et une porte permet le chargement de la
chaux et le déchargement du chlorure. Le courant gazeux
est envoyé tour à tour dans différentes chambres, de façon
à permettre de renouveler la charge des unes, pendant que
dans les autres se produit la fixation du chlore.

Le chlorure de chaux ainsi obtenu est une poudre blanche,
sèche, émettant une odeur de chlore, un peu hygroscopique, mais à un bien moindre degré que le chlorure de
calcium. On peut aussi préparer un *chlorure de chaux
liquide*, en faisant arriver par exemple un courant de chlore
à la partie inférieure d'une tour de LUNGE et ROHRMANN, du
haut de laquelle tombe un lait de chaux.

La composition du chlorure de chaux répondrait d'après

ODLING, à la formule $CaOCl^2$ ou $Ca\big\langle\genfrac{}{}{0pt}{}{Cl}{OCl}$; d'après DREYFUS,

à la formule $Ca(OH)(OCl)$; d'après MIJERS, à la formule
$Ca(OH)^2Cl^2$: il y aurait, en outre, toujours un peu de chaux
libre, à moins d'opérer à très basse température. Quoi qu'il
en soit, un courant de gaz CO^2 dégage de ce produit la
majeure partie de son chlore, en le transformant en carbonate de chaux (KRAUT).

Le chlorure de chaux solide se dissout dans 20 parties
d'eau, en laissant un faible résidu de chaux : il semble se
transformer de ce fait en un mélange d'hypochlorite et de
chlorure calciques ; l'équation de cette transformation
serait, en adoptant la formule de MIJERS :

$$2\,Ca(OH)^2Cl^2 = CaCl^2 + CaCl^2O^2 + 2\,H^2O$$

Exposé à l'air, à l'humidité, à la chaleur, à la lumière, le chlorure de chaux perd de son chlore actif.

Le chlorure de chaux est surtout employé dans le blanchiment des textiles et comme désinfectant. Il sert aussi à préparer par double décomposition les chlorures décolorants de potasse et de soude.

Sulfate de chaux $CaSO^4$

Le sulfate de chaux se trouve dans la nature, soit à l'état anhydre $CaSO^4$, état sous lequel il constitue l'*anhydrite* des minéralogistes, associé d'ordinaire aux gisements de sel gemme ; ou bien sous la forme de sulfate bihydraté $CaSO^4 + 2H^2O$ qui constitue le *gypse* ou *pierre à plâtre*, cristallisant en prismes obliques maclés sous forme de fer de lance ou s'agglomérant en masses compactes, à grain très fin, désignées sous le nom d'albâtre.

La pierre à plâtre, chauffée dans des fours spéciaux, se déshydrate : à 125° le produit répond à la composition $CaSO^4 + 1/2H^2O$, et est identique à celui qui constitue les incrustations des chaudières marines, tandis qu'au-dessus de 150° il devient anhydre. C'est cette masse, ainsi chauffée entre 125° et 150°, qui constitue le plâtre, utilisé dans les maçonneries et les bandages chirurgicaux inamovibles, parce que, ainsi préparé, il jouit de la propriété de durcir peu de temps après avoir été gâché avec son volume d'eau. Voici ce qui se passe. Le plâtre, sulfate à peu près anhydre, se transforme au contact de l'eau en sulfate bihydraté ; or, le premier est cinq fois plus soluble dans l'eau que le second ; donc une solution saturée du premier est sursaturée du second. Elle laisse alors déposer ce dernier sous forme de cristaux $CaSO^4 + 2H^2O$, ce qui permet la dissolution d'une nouvelle quantité de sulfate anhydre ; et ainsi de suite, jusqu'à épuisement de ce dernier. Les cristaux de sulfate bihydraté, comme tous ceux qui se déposent de solutions sursaturées, se développent dans une direction déterminée et prennent la forme de longs filaments ou tout au moins de lamelles extrêmement minces. Ces cristaux adhèrent ainsi les uns aux autres par un nombre considérable de points de contact, ce qui empêche leur séparation ; et, d'autre part, chacun d'eux possède une forte cohésion interne, qui s'oppose à sa rupture. On obtient donc un ensemble très résistant (Le Chatelier).

Le mélange du plâtre avec l'eau s'accompagne d'une augmentation de volume, qui le fait pénétrer dans les moindres interstices du voisinage ; si bien qu'après durcissement ce plâtre donne un moule résistant des objets, dont il a exactement épousé la forme.

En gâchant le plâtre avec une solution tiède de colle forte, qui peut être additionnée de matières colorantes, on obtient le *stuc*, produit qui a la consistance du marbre et peut en recevoir le poli. On prépare un produit analogue en gâchant du plâtre avec une solution d'alun à 10 %, puis cuisant à 1000°.

On emploie enfin le plâtre en agriculture pour amender les prairies, surtout les prairies de légumineuses : il solubilise les alcalis des feldspaths et absorbe l'ammoniaque.

PHOSPHATES DE CHAUX

Ils sont au nombre de trois : le phosphate monocalcique $P^2O^5.CaO. 2 H^2O$; le phosphate bicalcique $P^2O^5. 2 CaO.H^2O$ et le phosphate tricalcique $P^2O^5. 3 CaO$.

Ce dernier est le plus répandu dans la nature où il forme en certaines régions, notamment en Algérie-Tunisie et en Floride, d'importants gisements exploités pour l'agriculture qui en a consommé, d'après Tisserand, deux millions et demi de tonnes en 1898. Il se trouve en outre à l'état de diffusion dans toutes les terres arables et y forme généralement deux parties, l'une assimilable, l'autre inassimilable par les plantes. Mais il faut noter que cette division n'a rien d'absolu et que tel phosphate, assimilable pour une espèce végétale, peut ne pas l'être pour une autre (Dehérain). L'absorption du phosphate tricalcique par les plantes est précédée d'une solubilisation effectuée par des liqueurs acides, qui doivent leur acidité soit à l'excrétion des racines végétales contenant de l'acide citrique d'après Dyer, soit à l'acide carbonique naturellement contenu dans les eaux superficielles. Il paraît, du reste, s'établir dans le sol un certain équilibre entre le phosphate dissous et le phosphate indissous, en sorte que l'absorption du premier par les racines entraîne une solubilisation correspondante du second, du moins jusqu'à une certaine limite (Schloesing fils).

Cette solubilisation du phosphate tricalcique tient sans doute à sa transformation en phosphate monocalcique. En fait cependant, les trois phosphates calciques sont insolubles dans l'eau, quand ils sont rigoureusement purs. Mais le phosphate monocalcique se dissout dans l'eau à la faveur d'une minime quantité d'acide, d'acide phosphorique par exemple (Crolas) ; et il suffira que cette solubilisation ait été amenée par la libération d'une quantité infime d'acide phosphorique pour qu'elle devienne aussitôt notable, grâce à l'équilibre qui tend à s'établir. En effet, le phosphate monocalcique se dissocie au contact de l'eau, surtout en solution concentrée et à température un peu élevée, et il en résulte un équilibre entre ce sel et les produits de sa dissociation : au-dessous de $+\,80°$, il se dissocie en acide phosphorique et phosphate bicalcique hydraté suivant la réaction :

$$2\,(P^2O^5.CaO.2\,H^2O) = P^2O^5.3\,H^2O + P^2O^5.2\,CaO.H^2O.Aq \quad (1)$$

tandis qu'au-dessus de 80°, il se dissocie en acide phosphorique et phosphate bicalcique anhydre.

La dissociation précédente établit des relations de transformation entre les deux phosphates mono et bicalcique au contact de l'eau. Ce fait est général dans l'histoire des phosphates calciques; et l'on peut dire que l'action de l'eau a pour effet de provoquer entre ces trois sels des transformations mutuelles par des réactions généralement limitées et réversibles qui aboutissent à des équilibres plus ou moins complexes.

Ainsi, le phosphate bicalcique hydraté, sous l'action de l'eau à une température supérieure à 80°, commence à se dédoubler en acide phosphorique libre et phosphate tricalcique.

$$3 (P^2O^5.2\,CaO.H^2O) = P^2O^5.3\,H^2O + 2 (P^2O^5.3\,CaO) \quad (2)$$

en sorte que, au-dessus de cette température, la dissociation du phosphate monocalcique, représentée par l'équation (1), est suivie d'une dissociation du phosphate bicalcique, représentée par l'équation (2), ce qui entraine la coexistence des trois phosphates dans le système. Mais ce n'est pas tout; et la concentration de la liqueur intervient aussi dans la détermination de l'équilibre. Il existe une certaine concentration, correspondant à 12-15 grammes de phosphate monocalcique par litre d'eau, pour laquelle l'état d'équilibre est défini par la formation d'un seul produit solide cristallisé, ayant pour formule $3(P^2O^5.2\,CaO.H^2O) + P^2O^5.3\,CaO$, tandis que le liquide tient en dissolution du phosphate monocalcique et de l'acide phosphorique libre. Pour des concentrations plus fortes, le produit solide est un mélange des cristaux précédents avec du phosphate bicalcique anhydre, tandis que, pour des concentrations plus faibles, le produit solide est un mélange des mêmes cristaux avec du phosphate tricalcique (Sorel et Joly).

Enfin, le phosphate tricalcique, mis en présence de l'eau pure, en l'absence de tout acide, peut dans certaines conditions être dissocié par ce liquide en donnant notamment du phosphate monocalcique. Si le phosphate tricalcique est compact, l'eau doit être bouillante et ne l'attaque du reste que faiblement. Si le phosphate est gélatineux, l'eau froide suffit à produire une certaine attaque.

Les relations précédentes ne doivent pas être perdues de vue dans la préparation des trois phosphates de chaux.

I. PRÉPARATION DU PHOSPHATE MONOCALCIQUE. — On l'obtient en enlevant au phosphate tricalcique deux molécules de chaux à l'aide d'un acide minéral, qui est généralement l'acide sulfurique, dans les laboratoires aussi bien que dans l'industrie des superphosphates, produit commercial employé par l'agriculture, parce qu'il contient du phosphate monocalcique soluble et par conséquent absorbable par les plantes. L'acide sulfurique employé est celui des chambres de plomb, marquant 50° à 53° B. La réaction peut être résumée par l'équation :

$$P^2O^5 . 3\,CaO + 2\,SO^3 . H^2O = 2\,SO^3 . CaO + P^2O^5 . CaO . 2\,H^2O$$

Mais, en fait, les choses ne marchent pas aussi simplement et il se produit une suite assez compliquée de réactions, que l'on peut grouper en deux phases successives.

Première phase. — L'acide sulfurique, au lieu d'agir conformément à l'équation précédente et d'enlever deux molécules de chaux à $P^2O^5 . 3\,CaO$, lui en enlève trois en mettant, par conséquent, en liberté de l'acide phosphorique $P^2O^5 . 3\,H^2O$; mais cette action ne porte que sur une partie seulement du phosphate tricalcique et laisse le reste inattaqué. C'est ce que l'on constate en reprenant la matière par l'eau aussitôt après l'attaque : on trouve de l'acide phosphorique soluble et un résidu insoluble de sulfate et de phosphate calciques. La température monte d'emblée au voisinage de 100°.

Deuxième phase. — L'acide phosphorique libre réagit sur le phosphate tricalcique non encore attaqué. A froid, la réaction serait représentée par l'équation :

$$P^2O^5.3\,CaO + 2(P^2O^5.3\,H^2O) = 3(P^2O^5.CaO.2\,H^2O)$$

Mais comme le phosphate monocalcique est, à la température initiale, instable et presque entièrement dissocié en acide phosphorique libre et phosphate bicalcique anhydre :

$$2(P^2O^5.CaO.2\,H^2O) = P^2O^5.3\,H^2O + P^2O^5.2\,CaO.H^2O$$

il s'ensuit que, au début de cette seconde phase, on a un système formé de très peu de phosphate monocalcique dissous, de beaucoup d'acide phosphorique libre dissous et de beaucoup de phosphate bicalcique anhydre insoluble. Puis, à mesure que la température s'abaisse, le degré de dissociation diminue, l'acide phosphorique et le phosphate bicalcique se recombinent pour former une quantité croissante de phosphate monocalcique par une réaction inverse de la précédente, et finalement, si toutes les conditions favorables sont réunies, on obtient une masse sèche de phosphate monocalcique, mêlé bien entendu au sulfate de chaux. C'est le superphosphate employé comme engrais, à cause de la solubilité du sel monocalcique dans l'eau, solubilité qui permet sa diffusion dans le sol, où l'oxyde ferrique et l'alumine ne tardent pas du reste à le faire repasser à l'état de phosphate insoluble. La même insolubilisation, causée par un retour à l'état de phosphate tribasique, se produit du reste à la longue dans les superphosphates préparés à l'aide de phosphates naturels souillés de fer ou d'alumine : c'est le phénomène de la *rétrogradation*. Aussi, avec de tels phosphates, faut-il procéder autrement à la préparation des superphosphates. Au lieu d'attaquer le phosphate naturel par l'acide sulfurique des chambres, on l'attaque par de l'acide étendu à 5 ou 10 % seulement employé en quantité convenable : dans ces conditions, presque tout le phosphate de chaux cède son acide phosphorique, tandis qu'il ne passe en solution que des traces de phosphates de fer et d'alumine. On obtient ainsi une solution d'acide phosphorique étendue que l'on concentre jusqu'à la température de 113°, ce qui donne un produit très sirupeux pouvant contenir jusqu'à 50 % de P^2O^5. Ce produit est cependant encore trop étendu pour réagir sur les phosphates très compacts, mais il attaque les phosphates friables en les transformant en phosphate monocalcique, appelé dans le commerce *superphosphate double*, titrant de 40 à 45 % de P^2O^5 soluble dans le citrate d'ammoniaque.

$$P^2O^5 . 3\,CaO + 2(P^2O^5 . 3\,H^2O) + 3\,H^2O = 3(P^2O^5 . CaO . 2\,H^2O + H^2O)$$

Comme dans cette préparation le produit ne contient pas de sulfate de chaux qui dessèche la masse par sa transformation en $CaSO^4 + 2\,H^2O$, il faut lui faire subir une dessiccation artificielle.

Cette dernière réaction est aussi utilisée dans le procédé Crolas-Ducher pour la préparation du phosphate monocalcique cristallisé officinal.

II. Préparation du phosphate bicalcique. — Au lieu de concentrer les solutions d'acide phosphorique pour les faire réagir ensuite sur des phosphates facilement attaquables, l'industrie les transforme quelquefois par addition de chaux en phosphate bicalcique insoluble dans l'eau, mais soluble dans le citrate d'ammoniaque ammoniacal. En effet, si l'on ajoute lentement un lait de chaux à une solu-

tion étendue d'acide phosphorique à la température ordinaire, il se produit d'abord un précipité gélatineux de phosphate tricalcique, sur lequel l'acide phosphorique libre
réagit conformément à l'équation précédente pour former
du phosphate monocalcique soluble. Mais ce dernier se
dissocie en présence de l'eau en donnant lieu à un équilibre entre le phosphate monocalcique d'une part et les
produits de sa dissociation, phosphate bicalcique et acide
phosphorique, d'autre part. Ainsi, si l'on ajoute la quantité
de chaux théoriquement capable de neutraliser tout l'acide
phosphorique, l'équilibre sera défini à $+ 15°$ par les rapports
suivants (JOLY) : la moitié de l'acide phosphorique sera
transformée en phosphate monocalcique, un quart en phosphate bicalcique hydraté, un quart en acide phosphorique
libre. Mais, si l'on ajoute un excès de chaux de façon à
saturer progressivement l'acide libre, l'équilibre rompu tend
à se rétablir sans cesse par une dissociation croissante du
phosphate monocalcique, et l'on arrive ainsi à faire passer
tout l'acide phosphorique à l'état de phosphate bicalcique.
Dans l'industrie, on se contente de précipiter sous cette
forme les deux tiers seulement de l'acide phosphorique.

Dans les laboratoires, on prépare d'ordinaire le phosphate
bicalcique par double décomposition entre le phosphate
sodique $P^2O^5.2NaO.H^2O$ et le chlorure de calcium en liqueur
légèrement acide pour empêcher la formation de phosphate
tricalcique.

III. Préparation du phosphate tricalcique. — Si, au
contraire, la double décomposition avait lieu en liqueur
alcaline, par exemple en présence de l'ammoniaque, il se
précipiterait du phosphate tricalcique.

Propriétés. — Le phosphate monocalcique, ou phosphate acide de chaux, $P^2O^5.CaO.2H^2O$, cristallise en lames

nacrées, déliquescentes, de saveur acide, solubles dans l'eau à la faveur d'un peu d'acide phosphorique libre, insolubles dans l'alcool.

Le phosphate bicalcique, ou phosphate neutre de chaux, $P^2O^5.2CaO.H^2O$, est une poudre blanche, cristalline, très légère, constituée par des cristaux aiguillés ou des lamelles transparentes, insipide, insoluble dans l'eau et dans l'alcool, soluble dans les acides, même les plus faibles, soluble dans le citrate d'ammoniaque. Formé aux températures ordinaires, il contient quatre molécules d'eau de cristallisation.

Le phosphate tricalcique est d'ordinaire une poudre blanche, amorphe, insipide, insoluble dans l'eau et dans l'alcool, soluble dans les acides, même dans l'acide carbonique, insoluble dans le citrate d'ammoniaque. Il se présente du reste sous divers états, compact ou gélatineux, qui présentent de grandes différences à l'attaque de l'eau et des acides. Là est sans doute une des causes des inégalités observées dans la solubilisation du phosphate tricalcique contenu dans le sol.

Indépendamment de leur emploi en thérapeutique et en agriculture, les trois phosphates de chaux servent ou peuvent servir à la préparation de l'acide phosphorique et du phosphore. On emploie naturellement de préférence le phosphate tricalcique, le plus abondant des trois dans la nature.

CARBONATE DE CHAUX $CaCO^3$

Ce sel est un des principaux constituants de la surface solide de notre globe. Les roches calcaires en effet, essentiellement composées de carbonate de chaux, forment d'immenses dépôts sédimentaires décrits par les géologues. Ces dépôts sont quelquefois, comme ceux des phosphates, d'origine animale. C'est ainsi que la craie (*blanc d'Espagne, blanc de Meudon*, suivant son origine) est un calcaire amorphe formé par des coquilles d'animaux microscopiques. La pierre lithographique est un calcaire compact.

Sous certaines influences, le carbonate de chaux peut prendre une structure finement cristallisée qui lui donne un grain saccharoïde : il se transforme ainsi en marbre aux variétés innombrables.

Les formes cristallines du carbonate de chaux sont au nombre de deux : l'*aragonite*, formée de prismes droits à base rectangle, et la *calcite*, constituée par des rhomboèdres tels que ceux du *spath d'Islande*, employés par les physiciens pour l'étude de la lumière polarisée. Leur point de transformation mutuelle paraît un peu inférieur à 300° sous la pression atmosphérique. Comme le passage de l'aragonite à la calcite est endothermique, la zone de stabilité de la seconde est située plus haut, sur l'échelle des températures, que celle de la première. Ainsi donc, au-dessous de 300°, l'aragonite est en équilibre stable, la calcite en équilibre instable : c'est le contraire au-dessus de 300°, où l'aragonite, par une chauffe brusque, éclate en se transformant en une multitude de petits rhomboèdres de calcite (LE CHATELIER).

Soumis à l'action de la chaleur, le carbonate de chaux se dissocie, à partir de 600° environ, en acide carbonique et chaux ; mais si la chauffe a lieu sous forte pression, on peut provoquer sa fusion.

Le carbonate de chaux est un peu soluble dans l'eau pure, plus soluble dans l'eau chargée de gaz carbonique ; mais aussitôt que le gaz carbonique se dégage à l'air libre, l'excès de carbonate de chaux se dépose. Telle est l'origine de ces dépôts calcaires qui se forment autour des sources dites *pétrifiantes* (Saint-Allyre et autres). Telle est aussi l'origine des stalactites et stalagmites, qui se forment dans les cavernes.

Silicates de chaux

On connaît le silicate monocalcique $SiO^2.CaO$, ou *wollastonite*, dont les cristaux présentent une double réfraction énergique. Il se produit accidentellement dans la fabrication du ciment, lorsque ce dernier fond au contact des pierres de grès siliceux employées comme matériaux réfractaires pour le revêtement intérieur des fours.

On connaît aussi un silicate dicalcique $SiO^2.2\,CaO$, caractérisé par la propriété de se réduire spontanément en poussière par simple refroidissement, par suite d'une transformation allotropique. Ainsi, il se produit, en quantité variable, dans la fabrication des ciments Portland, dont une partie tombe en poussière au refroidissement, en donnant ce qu'on appelle les poussières lourdes ou poussières bleues. Il prend aussi naissance dans les laitiers de hauts fourneaux très basiques, dits *fusants*. Le silicate dicalcique se combine par voie sèche au chlorure de calcium pour donner un composé facilement fusible et facilement décomposable par l'eau $SiO^2.2CaO.CaCl^2$.

En décomposant au rouge par la vapeur d'eau ce chlorosilicate de chaux, on obtient une poudre blanche amorphe, *durcissant au contact de l'eau :* cette poudre semble être une sorte de solution solide de silicate dicalcique et de chaux, où la teneur en chaux peut varier jusqu'à une valeur maxima correspondant à la formule $SiO^2.3\,CaO$.

Ce corps est un des éléments essentiels des matières hydrauliques et joue un rôle important dans leur durcissement.

Appendice : Les mortiers

On sait que les mortiers sont des mélanges obtenus en gâchant certains corps avec de l'eau et qui jouissent de la propriété de durcir spontanément au bout d'un temps assez court ; de là leur emploi dans les constructions en maçonnerie pour en unir fortement les pierres entre elles. On les distingue en mortiers *aériens*, qui ne peuvent durcir que par l'évaporation de leur eau et servent, par conséquent, aux maçonneries édifiées à l'air libre ; et les mortiers *hydrauliques*, qui peuvent durcir même sous l'eau et sont réservés par conséquent aux maçonneries qui doivent subir d'une façon permanente le contact de ce liquide.

Parmi les mortiers aériens, le plus connu est celui qu'on obtient en gâchant avec de l'eau un mélange de chaux grasse et de sable siliceux. Parmi les mortiers hydrauliques, nous citerons ceux qu'on prépare en gâchant avec de l'eau les *ciments* et les *chaux hydrauliques*.

Le *ciment* s'obtient par la cuisson de calcaires marneux de composition convenable, mais encore un peu obscure. Ce qu'on sait, c'est qu'ils sont constitués par du carbonate de chaux mêlé à des composés siliceux exempts de quartz, généralement cristallisés, possédant une composition chimique tout à fait différente de celle de l'argile. Cette composition varie d'ailleurs d'un calcaire à l'autre : ce sont tantôt des silicates d'alumine hydratés, tantôt du silicate de magnésie analogue aux serpentines (1), tantôt des composés complexes renfermant des alcalis, peut-être voisins des zéolithes (1). Pour la fabrication des ciments, ces calcaires sont cuits à une température élevée, généralement voisine de celle de la fusion de l'acier, soit environ 1400° ; pour certains ciments à prise rapide de la région de Vassy, la cuisson se fait exceptionnellement à 1000° seulement. Sous l'influence de la chaleur, la chaux se décarbonate et, en outre, doit entrer totalement en combinaison avec la silice et l'alumine. Les roches cuites, ainsi obtenues, sont, après refroidissement, broyées sous des meules et réduites en une poudre très fine, prête pour l'emploi.

Les *chaux hydrauliques* sont obtenues par la cuisson de calcaires marneux analogues à ceux des ciments, mais un peu plus riches en carbonate de chaux. Elles diffèrent essentiellement des ciments en ce qu'elles renferment encore après cuisson une quantité notable de chaux non combinée, dont l'extinction sous la première action de l'eau suffit pour pulvériser toute la masse sans l'emploi de meules.

(1) **Cf. Jadin**, *Précis d'hydrologie et de minéralogie*, p. 130 et 121, **Storck et Cie, Lyon, 1899.**

Ainsi donc les ciments sont essentiellement constitués par des silicates, des aluminates, peut-être aussi parfois des ferrites de chaux. Le mécanisme de leur durcissement au contact de l'eau est celui-là même que nous avons exposé plus haut dans le cas simple du plâtre : nous allons l'indiquer ici dans le cas plus compliqué des mortiers hydrauliques où les phases successives du phénomène sont identiques. Les sels anhydres, silicates et aluminates, produits dans la cuisson, forment une dissolution saturée dans l'eau du gâchage, et s'y transforment en sels hydratés, moins solubles ou complètement insolubles, par rapport auxquels la solution se trouve sursaturée. Celle-ci laisse alors cristalliser son excès de sels hydratés et se charge d'une nouvelle quantité de sels anhydres ; et ainsi jusqu'à épuisement. Les cristaux de sels hydratés issus d'une solution sursaturée sont allongés dans une direction déterminée et adhèrent ainsi les uns aux autres par un nombre de points considérable.

Ainsi, la réaction principale dans le durcissement est la transformation d'un silicate de chaux anhydre en un silicate hydraté, changement accompagné, en outre, de la mise en liberté d'une certaine quantité de chaux qui cristallise, au moins en partie, avec le silicate hydraté. Le silicate anhydre ainsi détruit ne parait pas avoir de composition définie : il parait être, comme nous l'avons dit, une solution solide de $SiO^2.2\,CaO$ et de CaO, dont la teneur maxima en chaux correspond à la composition $SiO^2.3\,CaO$. En écrivant l'équation de la réaction pour cette formule, on a :

$$SiO^2.3\,CaO + Aq = SiO^2.2\,CaO, 2\,1/2\,H^2O + CaO.H^2O$$

Une autre réaction, parallèle à la première, est la transformation d'aluminates de chaux anhydres, tels que $Al^2O^3.CaO$ et $Al^2O^3.3\,CaO$, en aluminates hydratés, tels que $Al^2O^3.3\,CaO + 12\,H^2O$, presque complètement insoluble.

Telles sont les deux réactions à peu près connues qui s'accomplissent dans le durcissement des mortiers hydrauliques. D'autres réactions analogues, mais encore inconnues, s'accomplissent peut-être parallèlement aux premières. En tout cas, ces diverses réactions semblent se faire avec des vitesses fort différentes ; si bien qu'elles s'échelonnent dans le temps et que le durcissement des mortiers peut ainsi se prolonger pendant des mois, et même des années. C'est ainsi que la *prise*, ou vitesse initiale du durcissement, est accélérée par la présence de ferrites de chaux. Les aluminates de chaux ont aussi un rôle prépondérant dans cette prise.

Il faut citer encore, parmi les mortiers hydrauliques, ceux qu'on obtient par le mélange de la chaux grasse éteinte avec les *pouzzolanes*. On désigne sous ce dernier nom des matières riches en silice, dont elles cèdent facilement une partie aux lessives alcalines. Elles sont de provenances variées : les unes sont d'anciennes roches volcaniques plus ou moins altérées : pouzzolanes d'Italie, trass de Hollande. D'autres sont des produits artificiels : argile cuite à basse température qui était employée autrefois sous le nom de *tuileau*, laitier de haut-fourneau granulé dans l'eau pour le tremper et lui conserver l'état vitreux. En effet, les propriétés pouzzolaniques des laitiers, c'est-à-dire l'aptitude à donner des mortiers hydrauliques par combinaison avec la chaux, ne se manifestent que sous l'état vitreux.

Les verres et les cristaux

VERRE. — Les verres sont des produits solides assez durs, transparents, d'un éclat spécial appelé précisément vitreux. Ils jouissent de la propriété de fondre au rouge en passant au préalable par un état pâteux à la faveur duquel on peut les travailler et les déformer aisément. On les prépare en associant aux silicates alcalins de potassium et de sodium, solubles dans l'eau et assez fusibles, un silicate de chaux, insoluble et très peu fusible. Il en résulte des produits de propriétés intermédiaires, moyennement fusibles et fort peu dissous par l'eau, les acides, les alcalis.

On distingue ainsi : 1º le verre à base de soude, contenant les silicates de soude et de chaux et qui sert à fabriquer les vases ordinaires, le verre à vitres et à glaces. On le produit par la fusion de sable pur, de carbonates de soude et de chaux : le carbonate sodique est d'ordinaire remplacé par un mélange équivalent de sulfate sodique et de charbon de bois en poudre ou de houille menue ; 2º le verre à base de potasse, moins fusible, plus dur, résistant mieux à l'action de l'eau et des agents chimiques, ce qui en fait le verre de choix pour les laboratoires (verre de Bohême, crown-glass).

Nous donnerons comme exemple la préparation du verre à glaces. C'est un verre à base de soude et de chaux qu'on

obtient par la fusion d'un mélange de sable, de calcaire et de
sulfate de soude additionné de charbon. Les qualités que doit
avant tout présenter ce verre sont une parfaite limpidité et
l'absence de toute coloration. La première de ces qualités est
obtenue par un feu très violemment et surtout très régulièrement soutenu pendant un temps fort long. La seconde ne peut
être réalisée que par l'emploi de matières premières très pures
qui doivent être absolument exemptes de sels de fer. Toutes
ces matières, bien broyées, sont intimement mélangées. Le
mélange vitrifiable est ensuite tamisé, puis conduit au four. Ce
four, chauffé aujourd'hui par la combustion du gaz d'éclairage
provenant d'un gazogène (comme tous les fours de verrerie du
reste), contient de 12 à 24 pots ou creusets en argile. Plusieurs
de ces creusets sont remplis simultanément, puis introduits
dans le four chauffé fortement au préalable. Quand la fusion
est complète, ce dont on se rend compte en cueillant une prise
d'essai à l'aide d'une tige de fer (*cordeline*), commence la
phase la plus délicate, c'est-à-dire l'affinage. Cette opération
consiste à rendre le verre très fluide, presque aussi mobile que
l'eau, afin d'assurer le départ des bulles gazeuses provenant des
réactions mutuelles qui se produisent pendant la fusion et
dont les principales, d'après Frémy, sont les suivantes :

$$SiO^2 + Na^2SO^4 +\quad C = Na^2SiO^3 +\quad CO + SO^2$$
$$SiO^2 + Na^2SO^4 + 3\,C = Na^2SiO^3 + 3\,CO + S$$

L'affinage du verre est facilité, si l'on a eu soin d'incorporer
au mélange vitrifiable une petite quantité d'acide arsénieux,
qui agirait, croit-on, en brassant le mélange fondu par le dégagement de ses vapeurs sublimées et favorisant ainsi le départ
des autres gaz. Quoi qu'il en soit, la fusion du verre exige une
température élevée, qui doit être longtemps soutenue, sans
être cependant assez forte pour ramollir les récipients en argile.
De là un double écueil à éviter.

Quand l'affinage est terminé, on laisse graduellement tomber
la température du four, jusqu'à ce que le verre ait pris la
consistance convenable pour être coulé. Ce refroidissement,
appelé *braise*, s'effectuant plus vite à la surface du verre que
dans sa profondeur, il faut, quelques minutes avant le coulage,
réchauffer légèrement la masse afin de lui rendre l'homogénéité
nécessaire. Les creusets sont ensuite sortis du four à l'aide
d'une pince, puis vidés sur une table de coulage saupoudrée
de sable fin, où le verre pâteux est étendu à l'aide d'un rouleau

de fer. Après avoir été ainsi laminée sur la table, la glace est rapidement enlevée et introduite dans un four à recuire ou *carcaise*, qui a été préalablement porté à la température du rouge sombre et qu'on laisse ensuite refroidir très lentement, pendant une durée de trois à quatre jours.

Comme on peut s'y attendre, la composition des mélanges vitrifiables employés à la fabrication des diverses espèces de verres dépend précisément de la nature du verre à obtenir. Le *verre à bouteilles* est de tous celui dont la composition est le plus variable. La nécessité du bon marché du produit oblige, en effet, à employer des matières premières peu coûteuses et, par conséquent, impures. Aussi trouve-t-on dans ce verre des bases nombreuses : soude, potasse, chaux, magnésie, alumine, peroxyde de fer et même de manganèse. La multiplicité des bases, et surtout la présence de l'oxyde de fer, augmentent du reste la fusibilité du mélange vitrifiable. On est même arrivé à faire entrer dans la composition du verre à bouteilles les laitiers des hauts fourneaux (silicates de chaux et de fer), en les additionnant de la quantité convenable d'alcalis.

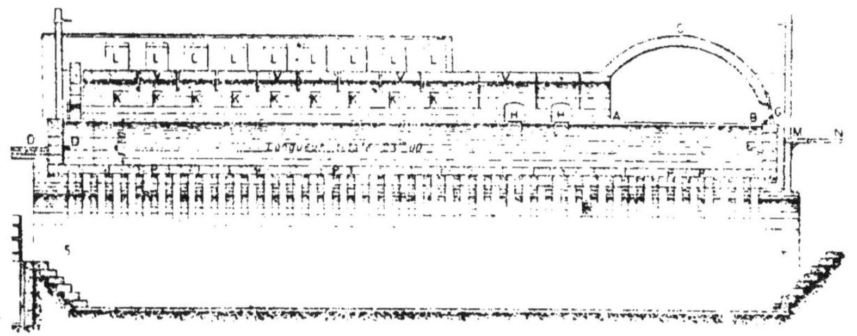

Fig. 75
Four de verrerie à bassin.

Pour la fusion du verre à bouteilles, les fours à pots, primitivement employés, ont été presque partout remplacés par des fours à bassin. Dans ces derniers, le verre est fondu dans une grande cuve *DE* (fig 75), à parois *P* constituées par des briques alumineuses réfractaires. Tout le bassin repose sur un ensemble de petites voûtes *R*, au-dessous desquelles se trouve un espace *ST*, destiné à refroidir le fond du four.

Le bassin est surmonté d'une voûte élevée *V*, qui se relève souvent en un dôme *C* au voisinage des ouvreaux *G* par où se fait la cueillette du verre. Des flotteurs *H, H* ont pour but d'arrêter les impuretés de la surface du bain au voisinage des ouvreaux. Le four est chauffé par des gaz provenant d'un gazogène et circulant dans les carneaux *L*. Enfin des regards *K* permettent de visiter le bassin.

Dans la fabrication des diverses espèces de verre, la composition du bain de fusion dépend naturellement de la destination du produit qu'on veut obtenir. Prenons par exemple la préparation du verre destiné aux lentilles à échelons des phares : on l'obtient en fondant 72,1 parties de silice, 12,2 de soude et 15,7 de chaux. En effet, la forte teneur en silice et en chaux le rend très dur et inattaquable à l'air, tandis que l'absence de tout oxyde métallique coloré le rend très transparent.

Veut-on au contraire préparer des verres colorés ? On y arrive par addition d'oxydes métalliques appropriés. Ceux-ci sont d'ordinaire ajoutés au mélange vitrifiable avant sa fusion au four ; plus rarement, on refond du verre blanc avec la quantité convenable d'oxydes métalliques.

CRISTAL. — Le cristal est un verre contenant du plomb, dont la présence augmente le pouvoir réfringent. En moyenne, le mélange vitrifiable est formé de :

Sable . . . . 3 parties
Minium . . . . 2 —
Potasse . . . . 1 —

Les matières premières doivent être très pures : aussi leur fait-on subir une purification avant l'usage. Le sable qui, dans les cristalleries françaises, provient d'Étampes, de Nemours ou de Fontainebleau, est lavé, puis séché. La potasse, obtenue par le traitement des salins de betteraves, est dissoute dans une petite quantité d'eau froide ; on décante, on évapore à feu doux pour faire déposer le sulfate de potasse qui, par suite de sa réduction possible, pourrait donner une coloration jaune au cristal. Quand tout le sulfate a été précipité, on pousse le feu pour amener le dépôt du carbonate potassique, qui cristallise avec 18 %, d'eau. Cette eau de cristallisation est utile, en favorisant pendant la fusion le brassage des matières, ce qui assure l'homogénéité de la masse. Enfin, le minium, qui peut être obtenu très pur, est employé de préférence à la litharge, toujours souillée d'oxydes de cuivre et de fer.

Parmi les variétés de cristal, nous citerons le *flint* et le *crown*, très employés comme verres d'optique, souvent associés l'un à l'autre pour réaliser des lentilles achromatiques.

Le *strass* est un verre plombeux plus riche encore en oxyde de plomb que le cristal ordinaire, très dense, que la joaillerie emploie pour imiter les pierres précieuses. Le strass incolore, avec lequel on imite les diamants, est préparé avec des matières d'une extrême pureté, qui sont fondues, puis refroidies très lentement. En faisant fondre le strass incolore avec des oxydes métalliques, on obtient les pierres artificielles colorées.

CONSTITUTION DES VERRES ET CRISTAUX. — Les verres paraissent être des solutions solides formées par le mélange intime et homogène de divers individus chimiques, qui sont principalement des silicates. Ces solutions sont assimilables aux solutions liquides sursaturées d'un corps solide, comme le montre le phénomène de la *dévitrification*.

Ce phénomène, qui peut survenir accidentellement dans la fabrication du verre, peut être reproduit à volonté en chauffant du verre, pendant un temps assez prolongé, à une température un peu inférieure à celle de sa fusion, mais voisine de son point de ramollissement. Il se produit alors une cristallisation de petites aiguilles et le verre est dit « dévitrifié ». Sous cet état le verre ressemble à de la porcelaine, quelquefois à du marbre blanc. Il a perdu toute transparence et ne se laisse plus couper au diamant.

Tous les verres, y compris le cristal, sont susceptibles de dévitrification, mais cet accident est surtout commun dans les verres à base de soude. Un excès de bases terreuses (chaux, magnésie) augmente la tendance à la dévitrification.

La nature des cristaux formés dans le verre dévitrifié est d'ordinaire établie par l'examen microscopique d'une lame mince, d'une épaisseur de trois centièmes de millimètre environ, examen fait à la lumière naturelle et surtout à la lumière polarisée rectilignement. Quelquefois ces cristaux sont constitués par du quartz, c'est-à-dire par de la silice SiO^2; mais, le plus souvent, les cristaux qui se séparent dans la dévitrification des verres ordinaires sont plus basiques que la partie qui demeure à l'état amorphe et vitreux. Leur composition chimique dépend du reste de celle du verre lui-même. Si ce dernier est uniquement sodique et calcique, c'est de la wollastonite (bisilicate de chaux) qui se forme. Si le verre est magnésien et ferrugineux, il se forme du diopside, qui est un pyroxène (1) à base de chaux et de magnésie. Si le verre contient de l'alumine, en même temps que de la potasse, de l'oxyde de fer et de la magnésie, il se forme de la mélilite, dont la variété artificielle est désignée sous le nom de humboldtite. Enfin, dans certains cas particuliers plus rares, se développent des cristaux de feldspath, et plus spécialement les variétés de feldspath connues sous les noms d'oligoclase et de labradorite.

La formation de ces divers cristaux au sein d'une masse amorphe est absolument comparable au dépôt des cristaux de sel du sein d'une solution aqueuse sursaturée. Ce qui le prouve, c'est qu'on peut produire la dévitrification d'un verre par le même mécanisme qui fait cesser la sursaturation d'une liqueur. Il suffit en effet pour cela d'introduire dans du verre fondu ou pâteux, en voie de refroidissement, un peu de poudre de verre, qui devient le point de départ d'une abondante cristallisation remplissant la masse du verre solidifié.

STRONTIUM

Le strontium peut s'obtenir par l'électrolyse d'une dissolution concentrée de son chlorure, en employant du mercure comme cathode, ce qui donne un amalgame dont on chasse le mercure par distillation dans un courant d'hydrogène. Mais on réussit mieux en chauffant à 90° une solution concentrée de chlorure de strontium avec de l'amalgame de sodium à 25 %; il se forme de l'amalgame de strontium que l'on distille avec les mêmes précautions que précédemment pour éviter l'action de l'oxygène et de l'azote atmosphérique.

Le strontium n'ayant pas encore été obtenu à l'état de pureté, il serait sans intérêt de décrire ses propriétés, qui semblent être du reste celles des métaux alcalino-terreux.

(1) Cf. JADIN, *Précis d'hydrologie et de minéralogie*, p. 119.

Combinaisons du strontium avec les métalloïdes bivalents

Leur histoire chimique est la répétition de celle des composés correspondants du calcium. Notons cependant que la strontiane est sensiblement plus soluble dans l'eau que la chaux.

Composés haloïdes du strontium

Ils présentent aussi les mêmes particularités que ceux du calcium. Le bromure de strontium a été employé en thérapeutique. On le prépare en dissolvant le carbonate de strontium par l'acide bromhydrique. Par cristallisation, on obtient des aiguilles efflorescentes, de formule $SrBr^2 + 6H^2O$, de saveur salée, très solubles dans l'eau, subissant d'abord une fusion aqueuse, puis une déshydratation par le fait d'une élévation de température.

Sels oxygénés du strontium

CHLORATE DE STRONTIANE $Sr(ClO^3)^2$

On l'obtient en faisant la double décomposition entre le chlorate de chaux et le chlorure de strontium. On prépare d'abord une solution concentrée de chlorate de chaux par la méthode qui a été indiquée lors de l'étude du chlorate de soude; puis à ce chlorate chaud on ajoute une solution concentrée de chlorure de strontium. Par refroidissement il se dépose du chlorate de strontium, que l'on purifie par une nouvelle cristallisation. C'est un sel blanc très déliquescent, qui sert en pyrotechnie pour colorer les feux en rouge.

Sulfate de strontiane $SrSO^4$

Il se trouve dans la nature, comme les deux autres sulfates alcalino-terreux, et comme eux cristallise en prismes rhomboïdaux droits : une variété fibreuse est souvent colorée en bleu, d'où son nom de *célestine*. On le prépare artificiellement en faisant la double décomposition entre deux solutions d'un sel soluble de strontium et d'un sulfate alcalin.

Azotate de strontiane $Sr(AzO^3)^2$

Il s'obtient en attaquant par l'acide azotique étendu le carbonate de strontiane naturel. Il cristallise en octaèdres ou cubo-octaèdres, anhydres à chaud, hydratés à froid, très solubles dans l'eau. Il se décompose par la chaleur de la même façon que tous les azotates alcalins et alcalino-terreux. Il sert en pyrotechnie pour produire des feux rouges.

Carbonate de strontiane $SrCO^3$

On le trouve dans la nature, où il constitue la *strontianite*, quelquefois incolore, le plus souvent d'un bleu très éclatant, isomorphe de l'aragonite. Pour l'obtenir à l'état de pureté, on le dissout dans l'acide chlorhydrique et on précipite le chlorure de strontium formé par un carbonate alcalin, ou mieux par du carbonate d'ammoniaque. Le précipité est comme tous ceux des carbonates alcalino-terreux, très divisé à froid, mais il s'agglomère par l'ébullition.

BARYUM

ÉTAT NATUREL. — Comme ses congénères alcalino-terreux, le baryum existe dans la nature sous les formes de sulfate (*barytine, spath-pesant*) et de carbonate (*withérite*). Ces espèces minérales sont donc les matières premières susceptibles de servir à la préparation du baryum et de ses composés.

Mais, dans le cas particulier où les sels de baryum sont extraits des minerais naturels de l'uranium, ils se distinguent des mêmes sels d'autre origine par leur radio-activité. Cette propriété est due à la présence d'un (ou de plusieurs) élément associé au baryum, dont il n'a pu être encore séparé par l'analyse chimique, en raison certainement d'une grande analogie de propriétés. Cet élément hypothétique, qui a reçu le nom de *radium*, possède un poids atomique sûrement supérieur à celui du baryum ; et par là s'explique sa radio-activité, propriété qui paraît être le privilège des éléments à atomes lourds.

PRÉPARATION. — Le baryum n'a pas pu être encore obtenu à l'état de pureté. Les procédés électrolytiques se sont montrés jusqu'ici aussi impuissants que les procédés chimiques.

Ainsi l'électrolyse du chlorure de baryum fondu avec du mercure à la cathode donne bien un amalgame contenant certainement du baryum, mais la distillation du mercure est incomplète, même à haute température, et ne laisse qu'un produit fort impur. Si on supprime le mercure en employant une cathode en fer ou en charbon, comme l'a fait CLAUDIUS LIMB, le baryum libéré par le courant s'unit à l'excès d'haloïde (chlorure ou fluorure) encore indécomposé pour former un sous-haloïde de baryum.

Limb a également essayé de préparer le baryum par voie purement chimique, en faisant agir le sodium sur le fluorure double de sodium et de baryum. Ce sel obtenu en chauffant un mélange à équivalents égaux de NaFl et de BaFl², fond un peu au delà du rouge sombre, plus aisément par conséquent que chacun des fluorures simples qui le constituent. Il suffit donc de chauffer le mélange de sodium et de fluorure double au rouge sombre dans un creuset de fer exactement fermé. On obtient ainsi une masse grise qui, aussitôt exposée à l'air, s'enflamme par places : cette combustion est due principalement à l'azote atmosphérique, par suite de la formation d'azoture de baryum.

En chauffant un mélange de fluorure de baryum, de sodium et de zinc en grenaille, Limb a obtenu un alliage de zinc et de baryum, dont il n'a pas isolé le baryum.

Propriétés. — Elles sont naturellement inconnues, puisque le métal n'a pu être isolé pur. Elles sont certainement voisines de celles du calcium ; en particulier, les tentatives précédentes montrent l'affinité de l'azote pour le baryum comme pour les autres métaux alcalino-terreux.

Combinaisons du baryum avec les métalloïdes bivalents

Oxydes et hydroxyde de baryum

Le protoxyde BaO se prépare par calcination du nitrate. Dans l'industrie, ce sel est introduit dans des boîtes réfractaires peu siliceuses (car les silicates et aluminates de baryte sont très fusibles), lesquelles sont enfournées côte à côte dans un moufle, chauffé par les flammes d'un gazogène à une température de 1100° à 1200°. Le nitrate fond et abandonne ses produits nitreux :

$$Ba(AzO^3)^2 = BaO + Az^2O^4 + O$$

Puis, après le départ de ces gaz, la masse commence à se figer et finit par devenir spongieuse et grisâtre. On a ainsi le protoxyde BaO.

C'est un corps très avide d'eau et de gaz carbonique. Sa combinaison avec l'eau est fortement exothermique, mais cependant il n'est pas très soluble dans ce liquide, qui n'en dissout que le 1/20 de son poids à la température ordinaire. Cette solution (*eau de baryte*) est une base forte, elle abandonne par évaporation l'hydrate ou hydroxyde $Ba(OH)^2$.

Indépendamment de l'hydrate normal $Ba(OH)^2$ ou $BaO.H^2O$, on connaît encore les hydrates $Ba(OH)^2 + H^2O$ et $Ba(OH)^2 + 8 H^2O$.

Le bioxyde de baryum BaO^2 s'obtient en chauffant le protoxyde au contact de l'air à la température du rouge sombre. Nous avons vu (p. 175) comment on opère dans la préparation industrielle de l'oxygène. Pour la fabrication du bioxyde destiné à la préparation de l'eau oxygénée, on chauffe le protoxyde dans des moufles ou des tubes, dans lesquels circule un courant d'air préalablement dépouillé de H^2O et CO^2 par son passage sur des résidus de baryte. On obtient des morceaux de bioxyde d'un jaune d'or et de consistance molle.

SULFURE DE BARYUM BaS

Il se prépare en réduisant par le charbon le sulfate de baryte, très répandu dans le midi de la France :

$$BaSO^4 + C = BaS + 4 CO$$

A cet effet, on chauffe un mélange calculé de sulfate de baryte et de charbon, aggloméré avec de la résine, du goudron, de l'huile ou de la colle de farine ; on brasse souvent pendant l'opération, qui s'effectue industriellement au four à reverbère. On reprend ensuite la matière par l'eau, qui dissout BaS et d'où on peut faire cristalliser ce dernier.

Le sulfure de baryum anhydre est d'un blanc grisâtre et possède les propriétés générales des sulfures alcalino-terreux. Comme eux, il est phosphorescent (phosphore de Bologne) et, exposé quelque temps à la lumière, il émet dans l'obscurité des radiations jaunâtres.

Composés haloïdes du baryum

Ils présentent les mêmes propriétés générales que chez les autres métaux alcalino-terreux et la même variation régulière de propriétés en fonction du poids moléculaire.

Chlorure de baryum $BaCl^2$

Il se prépare en faisant agir l'acide chlorhydrique sur le sulfure de baryum ; il se dégage de l'hydrogène sulfuré. On peut encore faire une double décomposition, par voie de fusion ignée, entre le sulfure de baryum et le chlorure de calcium, ce qu'on réalise en chauffant un mélange de sulfate de baryte, de charbon et de chlorure de calcium :

$$CaCl^2 + BaSO^4 + 4\,C = 4\,CO + BaCl^2 + CaS$$

A cet effet, le chlorure de calcium fondu, concassé en fragments de la grosseur d'une noisette, est mêlé au sulfate et au charbon finement pulvérisés. L'opération se fait dans un four à reverbère à deux soles. On introduit d'abord la charge dans la sole la plus éloignée du foyer, où le mélange se prend en masse par la fusion du chlorure de calcium ; au bout d'une heure, on pousse le tout sur la première sole, où s'effectue la réaction. Après le défournement, la masse concassée est placée dans des bacs à double fond chauffés à la vapeur. On y fait arriver de l'eau que l'on porte à l'ébullition ; on fait écouler le liquide qui doit marquer 32° B et qui contient CaS, BaS, et des sulfhydrates. On y fait passer un courant de gaz CO^2 : le liquide s'éclaircit et il se précipite $BaCO^3$ et $CaCO^3$; on le fait couler dans des chaudières, où l'on concentre à 35° B.

Le chlorure de baryum cristallise en lamelles rhomboïdales, de formule $BaCl^2 + 2 H^2O$, inaltérables à l'air. C'est un sel blanc, doué d'une saveur piquante, fusible au rouge sans décomposition et donnant après refroidissement une masse translucide anhydre.

Indépendamment de son emploi dans les laboratoires comme réactif de l'acide sulfurique, le chlorure de baryum est employé dans l'industrie pour la préparation du sulfate de baryte artificiel. On l'utilise aussi parfois pour épurer certaines eaux sulfatées destinées à alimenter des chaudières à vapeur. Il se forme par double décomposition du sulfate de baryte et du chlorure de calcium qui, à cause de sa solubilité, ne risque pas de produire les incrustations que l'on a à redouter avec les eaux séléniteuses.

Sels oxygénés du baryum

SULFATE DE BARYTE $BaSO^4$

Nous avons vu qu'il existe dans la nature (*barytine*). On peut l'obtenir à l'état de pureté, sous forme d'un précipité insoluble, en décomposant l'acide sulfurique ou un sulfate alcalin par un sel soluble de baryum, généralement le chlorure. Ainsi Kuhlmann ajoute à une solution saturée de chlorure de baryum de l'acide sulfurique étendu à 30° B., jusqu'à cessation de précipité. On brasse le tout, on laisse reposer, on siphonne le liquide surnageant, qui est une dissolution d'acide chlorhydrique à 6° B. Le précipité de sulfate barytique est lavé à l'eau, jusqu'à ce que la liqueur de lavage soit neutre au tournesol. On a ainsi une pâte que l'on soumet au filtre-presse, ce qui donne finalement un produit renfermant de 30 à 33 % d'eau. C'est sous cette forme que le sel est livré au commerce, plutôt qu'à l'état de poudre sèche, parce qu'il reprend difficilement, après dessiccation, l'état de division extrême qu'il possède au moment de sa précipitation.

Le sulfate de baryte est un sel blanc, insoluble dans l'eau même acidulée, fondant à une température très élevée en un émail blanc, se dissociant lentement à la température de fusion du fer.

Ce sel, appelé aussi *blanc fixe* ou *blanc de baryte*, a des applications variées. On l'emploie quelquefois dans la peinture à l'huile, à la place de la céruse, sur laquelle il a, comme l'oxyde de zinc, l'avantage de ne pas noircir par les vapeurs sulfureuses. Mais cette peinture, comme aussi du reste celle à l'oxyde de zinc, couvre mal. — Une de ses principales applications est le glaçage des papiers, cartes, cartons, etc.

AZOTATE DE BARYTE $Ba(AzO^3)^2$

On l'obtient par divers procédés :

1° On dissout la withérite pulvérisée (carbonate de baryte naturel) dans l'acide azotique chaud, de façon à avoir une liqueur marquant 21° à 22° B. On décante le liquide clair et on le fait cristalliser.

2° On attaque une solution de sulfure de baryum par l'acide azotique, qui en dégage H^2S. La dissolution évaporée laisse alors déposer, par le refroidissement, des cristaux de nitrate.

3° On fait la double décomposition entre le chlorure de baryum et le nitrate de soude du Chili :

$$BaCl^2 + 2\,NaAzO^3 = Ba(AzO^3)^2 + 2\,NaCl$$

On introduit par petites portions une quantité calculée d'azotate sodique dans une solution concentrée (35° B.) de chlorure de baryum. On maintient l'ébullition à l'aide d'un barboteur de vapeur. Le nitrate de baryte peu soluble, commence à se précipiter ; on le conduit dans des bacs plats où on l'essore et on clairce. Ce sel contient encore interposée une solution de NaCl ; pour l'en débarrasser, on le redissout dans des eaux-mères provenant de cristallisations précédentes ; on concentre de 21° à 22° B., on filtre, puis on écoule dans des cristallisoirs. Le sel blanc est retiré, lavé, essoré et séché.

L'azotate de baryte est un sel anhydre, cristallisant sous la forme d'octaèdres réguliers, tantôt transparents, tantôt opaques et blancs. Il est soluble dans l'eau, moins cependant que ses deux congénères ; il se dissout dans 12,5 parties d'eau à 15° et dans 3 parties à 100°. Il se décompose de la même manière que les deux autres azotates alcalino-terreux sous l'influence de la chaleur.

On l'emploie en pyrotechnie pour obtenir des feux verts

Deuxième groupe : Métaux terreux

Nous rangerons dans le groupe des métaux terreux le magnésium, le zinc et le cadmium. Ces trois métaux sont bivalents comme les alcalino-terreux : les deux groupes forment des sels isomorphes. Les métaux terreux engendrent des bases univalentes, comme les bases alcalino-terreuses, mais différant de ces dernières par leur insolubilité dans l'eau.

On observe dans le groupe des métaux terreux, dont on peut rapprocher le mercure, des variations régulières de propriétés en fonction du poids atomique (ORTLOFF). Les points de fusion et d'ébullition s'abaissent, à mesure que s'élève le poids atomique. comme le montre le tableau suivant :

Métaux	Poids atomiques	Points de fusion	Points d'ébullition
Magnésium . . .	24	750°	1100°
Zinc.	65	420°	920°
Cadmium	112	320°	720°
Mercure	200	— 40°	357°

La conductibilité calorifique et électrique diminue, la dilatation linéaire augmente du magnésium au mercure. La chaleur d'oxydation diminue quand s'élève le poids atomique; aussi le pouvoir réducteur vis-à-vis des combinaisons oxygénées varie-t-il dans le même sens. L'énergie des bases, mesurée par leur chaleur de combinaison avec les acides, diminue à partir de la magnésie, comparable à ce point de vue aux bases alcalino-terreuses : aussi les sels magnésiens sont-ils beaucoup plus stables que les autres en solution aqueuse. On remarque du reste des variations régulières analogues chez les divers composés de ces quatre métaux: l'accroissement du poids moléculaire s'y accompagne d'une augmentation de l'indice de réfraction et du poids spécifique, d'une diminution de la dureté et de la chaleur spécifique, si l'on a soin de comparer à ce point de vue des séries de composés isomorphes, par exemple tous hexagonaux ou tous monocliniques.

Les sulfates des trois métaux terreux peuvent donner des

hydrates très riches en eau et former avec les sulfates alcalins des sels doubles clinorhombiques, appelés *sulfates doubles de la série magnésienne* et répondant à la formule :

$$Me'SO^4 + Me''SO^4 + 6\,H^2O$$

où Me' désigne un métal alcalin et Me'' un métal terreux.

Les trois azotates terreux sont inconnus à l'état anhydre, se décomposent par la chaleur et laissent des azotates basiques avant de subir la décomposition totale.

Les trois carbonates terreux, insolubles dans l'eau, se dissolvent dans l'eau chargée d'acide carbonique, en proportion d'autant plus grande que la pression de cet acide est plus élevée, comme le font les carbonates terreux. Ils se dissocient comme ces derniers par la chaleur, mais plus aisément et à des températures d'autant plus basses que leur poids moléculaire est plus élevé.

MAGNÉSIUM

État naturel. — Le magnésium existe surtout dans la nature à l'état de sulfate, de carbonate et de silicates ; ces formes naturelles seront énumérées dans l'étude de ces sels.

Préparation. — On le prépare aujourd'hui industriellement par deux procédés, l'un chimique, l'autre électrolytique.

A. *Procédé chimique* (Sainte-Claire-Deville et Caron). — Il consiste à décomposer à chaud le chlorure de magnésium (6 parties) par du sodium métallique coupé en menus fragments (2 p. 3), en présence d'un mélange de chlorure de potassium (2 parties) et de fluorure de calcium (4 p. 5). On projette le tout dans un creuset de terre préalablement porté au rouge, on fixe solidement le couvercle. La réaction s'opère en quelques minutes : le magnésium se dissémine en globules dans une masse fluide que l'on maintient homogène en l'agitant avec une tige de fer. Par refroidissement, le magnésium se rassemble à la surface. Le métal est principalement souillé par du carbone, du silicium et de l'azote combinés. On le purifie en le chauffant au rouge blanc dans un tube de charbon traversé par un courant d'hydrogène et incliné assez fortement ; le magnésium distille, et les impuretés restent dans la nacelle.

B. *Procédé électrolytique.* — Il est fondé sur l'électrolyse de la carnallite $MgCl^2$, KCl, $6\,H^2O$ à l'état de fusion ignée. L'appareil se compose d'une série de creusets en acier fondu A, qui constituent les cathodes. Chaque creuset est muni d'un couvercle C, percé de deux trous dans lesquels s'en-

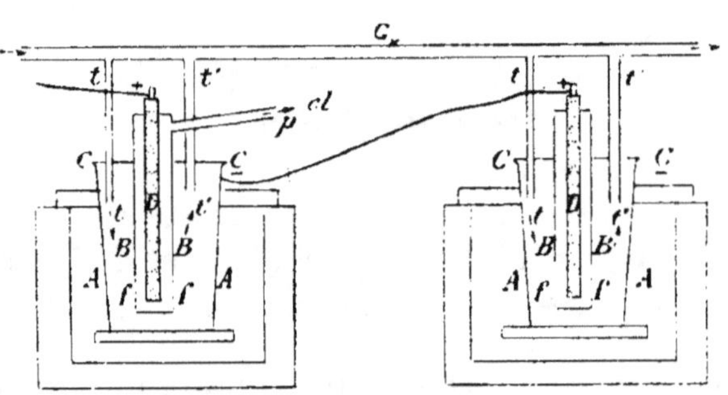

Fig. 76

Appareil pour la préparation électrolytique du magnésium
(schématique).

gagent deux tubes t et t' permettant de faire circuler dans le creuset un gaz, tel que le gaz d'éclairage d'une conduite G, destiné à préserver de l'oxydation le magnésium libéré. Dans l'intérieur du creuset se trouve un vase poreux B percé de fentes f à sa partie inférieure et contenant l'anode en charbon *D*. Les bains électrolytiques sont associés en tension. On introduit d'abord dans les creusets vides *A* la carnallite préalablement fondue à part ; on place les vases poreux *B ;* on maintient par une chauffe convenable le bain à l'état liquide. Le chlore dégagé à l'anode est recueilli dans une conduite *p*, tandis que le magnésium, déposé sur la paroi interne des creusets *A*, en est détaché à l'aide d'outils appropriés.

PROPRIÉTÉS. — Le magnésium est un métal d'un blanc d'argent, malléable, ductile, facile à mettre en rubans ou en fils. Il peut cristalliser par sublimation ; ses cristaux sont des prismes hexagonaux, comme ceux du zinc et du cadmium.

Il se voile à l'air humide d'une légère pellicule d'oxyde. Il décompose l'eau lentement à 100°. La magnésie insoluble et fixe, formée par la décomposition de l'eau, forme à sa surface un enduit protecteur, qui tend à arrêter la réaction. Mais le magnésium s'enflamme, si l'on porte un de ses points à une température un peu inférieure à celle de sa fusion. Il brûle alors avec un éclat éblouissant, dû à la suspension de particules de MgO dans la flamme. Cette lumière est très riche en radiations chimiques, ce qui lui permet de remplacer la lumière solaire pour impressionner les couches sensibles photographiques. Cette flamme est aussi excessivement chaude, car l'oxydation du magnésium est très exothermique.

Cette forte exothermicité de la formation de MgO permet de prévoir que l'affinité du magnésium pour l'oxygène sera supérieure à celle de beaucoup d'autres éléments et que par suite le magnésium doit constituer un puissant agent de réduction. C'est ce qui a lieu en effet ; et ce pouvoir réducteur est utilisé pour dégager divers éléments, tels que le silicium, de leurs combinaisons oxygénées réfractaires.

Le magnésium brûle dans le chlore et la vapeur de soufre en donnant également de forts dégagements de chaleur. Il se combine aussi directement à l'azote, au phosphore et à l'arsenic.

Combinaisons du magnésium avec les métalloïdes bivalents

OXYDE DE MAGNÉSIUM OU MAGNÉSIE MgO

PRÉPARATION. — L'oxyde MgO se prépare en calcinant au rouge dans un creuset l'hydrocarbonate de magnésie ou *magnésie blanche* du commerce.

Cet oxyde forme avec l'eau un hydrate normal $Mg(OH)^2$, qu'on prépare industriellement par le procédé de SCHLŒSING. Le principe consiste à décomposer par la chaux une solution de chlorure de magnésium. Seulement, au lieu d'opérer cette substitution de bases par les méthodes ordinaires, ce qui donnerait un précipité de magnésie très volumineux, on a recours à un mode opératoire qui donne un produit suffisamment compact. A cet effet, on prépare un lait de chaux contenant environ 35 % de CaO anhydre et on le refoule à travers une lame de métal perforé qui laisse passer des vermicelles sans consistance. Ceux-ci sont reçus dans une solution de chlorure de magnésium contenant de 25 à 40 grammes de MgO par litre, qu'on peut obtenir à l'aide des eaux-mères des marais salants : ils s'y revêtent instantanément d'une couche de magnésie qui les consolide et qui permet de les garder entassés les uns sur les autres, sans qu'ils se prennent en masse, dans une solution de chlorure magnésien qui circule entre eux de haut en bas. Au bout de cinq à six jours, la chaux des bâtons est remplacée par de la magnésie. On lave cette dernière en

substituant à la solution saline un courant d'eau pure, puis
on en fait par brassage une bouillie blanche qui, séchée à
l'air, donne une masse compacte, mais friable, de $Mg(OH)^2$.
ne se carbonatant pas sensiblement au contact de l'atmosphère.

Propriétés. — L'oxyde et l'hydrate de magnésium sont
des poudres blanches, légères, à peine solubles dans l'eau.
La solution aqueuse de magnésie bleuit faiblement le
tournesol et fixe le gaz CO^2 de l'atmosphère.

L'oxyde de magnésium, qui existe seul aux hautes températures, est un des corps les plus infusibles que l'on
connaisse. De là son emploi, notamment en métallurgie,
pour confectionner des briques et des pisés réfractaires et
basiques. Pour la fabrication des briques, on calcine la
magnésie au rouge vif pour la déshydrater et la décarbo-
nater ; puis, pour faciliter le moulage de cette magnésie
frittée et broyée, on emploie une pâte liante formée de
magnésie caustique qu'on délaie dans un peu d'eau au
moment même de l'emploi. On peut aussi ajouter à la
magnésie frittée 4 à 5 % d'argile ou l'agglomérer avec du
goudron.

Composés haloïdes du magnésium

Les chlorure, bromure, iodure de magnésium s'obtiennent en dissolvant la magnésie ou son carbonate dans les
hydracides correspondants. Mais l'évaporation de la liqueur
aqueuse ainsi obtenue entraînerait une décomposition de
l'haloïde en hydracide et magnésie. On pare à cet inconvénient en combinant l'haloïde avec le composé ammoniacal
correspondant, de façon à former un sel double indécomposable par l'eau à la température de l'évaporation. En

chauffant la masse desséchée, le sel ammoniacal se volatilise et le composé magnésien, fondant dans une atmosphère dépourvue d'oxygène et de vapeur d'eau, peut être ainsi obtenu anhydre sans décomposition.

Ces trois haloïdes à l'état anhydre sont des masses blanches, fusibles seulement au rouge, très peu volatiles, indécomposables par la seule action de la chaleur, extrêmement déliquescentes, très solubles dans l'eau. Leurs dissolutions convenablement concentrées laissent déposer des cristaux très déliquescents contenant six molécules d'eau. Nous venons de voir que ces sels dissous se décomposent par simple évaporation en hydracide et magnésie, avec production intermédiaire d'oxychlorures. Les haloïdes magnésiens ont en effet une grande tendance à se combiner à MgO. Ainsi la magnésie calcinée, mélangée avec une solution concentrée de chlorure de magnésium, donne au bout de quelques heures une substance sèche et dure qui est un oxychlorure de formule $MgCl^2, 5\,MgO + 17\,H^2O$, dissociable par l'eau qui peut lui enlever tout son $MgCl^2$. Ce composé est un véritable ciment, qui se moule comme le plâtre et peut servir aux mêmes usages.

La dissociation que subit le chlorure de magnésium dans l'évaporation de ses solutions aqueuses doit faire éviter l'emploi d'eaux chargées de ce sel pour l'alimentation des chaudières, si l'on ne veut pas s'exposer à une détérioration rapide des appareils par l'acide chlorhydrique dégagé.

CHLORURE DE MAGNÉSIUM $MgCl^2$

PRÉPARATION. — 1° *Dans les laboratoires.* — On sature par du carbonate de magnésie de l'acide chlorhydrique étendu, on chauffe légèrement, on filtre, on concentre à 42° B. et on fait cristalliser.

2º *Dans l'industrie.* — On retire industriellement le chlorure de magnésium de l'eau de mer ou des sels de Stassfurt.

a) *Extraction de l'eau de mer.* — Nous avons vu (p. 501) que dans l'extraction du chlorure de potassium, il se déposait, à un moment donné, de la carnallite artificielle. tandis que l'eau-mère retenait une forte proportion de chlorure de magnésium. D'autre part, le traitement ultérieur de la carnallite $MgCl^2.KCl + 6 H^2O$ a pour résultat de la dédoubler en ses deux chlorures constitutifs et de provoquer la cristallisation de KCl, tandis que $MgCl^2$ reste en dissolution. On obtient donc, en définitive, par cette série d'opérations, des solutions diverses de chlorure de magnésium, dont une partie rentre dans la fabrication, mais dont l'autre partie est traitée pour l'extraction de son sel. A cet effet, les liqueurs sont concentrées par évaporation jusqu'à 45° B., puis coulées dans des tonneaux, où elles se prennent en une masse blanche cireuse, qui constitue le chlorure de magnésium commercial.

b) *Extraction des sels de Stassfurt.* — Quand on a extrait des sels de Stassfurt leur chlorure de potassium, il reste, après cristallisation de ce dernier sel, une eau-mère que l'on traite pour chlorure de magnésium absolument comme celle des marais salants, c'est-à-dire en concentrant à 45° et coulant dans des tonneaux, où a lieu la cristallisation de $MgCl^2$.

PROPRIÉTÉS. — Le chlorure de magnésium cristallise en aiguilles incolores de formule $MgCl^2 + 6 H^2O$, de saveur amère et piquante, très déliquescentes. Il est très soluble dans l'eau, car une partie de ce sel se dissout dans la moitié de son poids d'eau froide et le quart de son poids d'eau bouillante. Il se dissout aussi dans 5 parties d'alcool à 90° froid.

Cet hydrate, aussi bien que la solution aqueuse, se décompose dès 100°, en donnant de l'acide chlorhydrique et de la magnésie, laquelle se combine au chlorure indécomposé pour former un oxychlorure. De là l'impossibilité de préparer $MgCl^2$ anhydre par évaporation des solutions aqueuses. On peut l'obtenir par un détour : on forme le chlorure double de magnésium et d'ammonium par l'union directe des deux chlorures simples ; en chauffant, le sel ammoniacal se sublime et il reste du chlorure de magnésium anhydre, sous forme de lames cristallines nacrées, très déliquescentes, volatiles au rouge vif.

Usages. — Le chlorure de magnésium est employé, en raison de ses propriétés hygroscopiques, pour apprêter les tissus de coton et leur donner plus de souplesse. Il sert pour l'épaillage (1) de la laine, pour la fabrication des ciments et agglomérés magnésiens, etc.

Sels oxygénés du magnésium

Hypochlorite de magnésie $Mg(ClO)^3$

Ce sel se forme dans les mêmes conditions que les autres hypochlorites alcalins et alcalino-terreux. On obtient en particulier un *chlorure de magnésie*, absolument comparable au chlorure de chaux, en saturant un lait de magnésie par un courant de chlore ou encore en faisant la double décomposition entre le chlorure de chaux et le sulfate de magnésie. Ce produit se prépare aussi très bien par l'élec-

(1) L'épaillage de la laine est une opération qui a pour but de lui enlever les matières végétales qu'elle contient accidentellement.

trolyse d'une solution aqueuse de chlorure de magnésium.
Ce sel se dédouble en Cl et Mg : le métal. au contact de
l'eau, donne de l'hydrate $Mg(OH)_2$, lequel en présence du
chlore forme, dans les conditions favorables, de l'hypochlorite, employé à blanchir, dans la cuve même où il
prend naissance, les matières (fibres textiles, pâte à papier,
fécule, etc.) qu'on y introduit.

Un des électrolyseurs construits dans ce but est celui de
HERMITE. C'est une cuve en fonte galvanisée, dans laquelle
circule incessamment une solution aqueuse à 5 °/₀ de
chlorure de magnésium. Les cathodes sont des disques en
zinc, montés sur deux arbres qui tournent lentement. de
façon que la surface de chaque disque se nettoie de son
dépôt en frottant, par ce mouvement de rotation, contre
des couteaux fixes en ébonite. Entre chaque paire de disques
est placée une anode, constituée par une toile de platine que
maintient un cadre en ébonite. Les conducteurs qui relient
les électrolyseurs entre eux et aux pôles de la dynamo,
sont des barres de cuivre pur du commerce.

SULFATE DE MAGNÉSIE $MgSO_4$

Le sulfate de magnésie existe en dissolution dans l'eau de
mer et surtout dans certaines eaux minérales auxquelles il
confère des propriétés purgatives (*Epsom, Sedlitz, Pullna.
Hunyadi-Janos, Saint-Gervais*, etc.).

On le prépare industriellement en décomposant par
l'acide sulfurique la dolomie naturelle, carbonate double
de chaux et de magnésie. La majeure partie de la chaux se
dépose à l'état de sulfate peu soluble, que l'on sépare ainsi
aisément du sulfate de magnésie très soluble. Ce dernier
est purifié par des cristallisations répétées.

Le sulfate de magnésie cristallise à la température ordinaire en aiguilles ou prismes transparents appartenant au système orthorhombique et contenant 7 H^2O. Chauffé, il fond dans son eau de cristallisation, dont la dernière molécule ne s'échappe qu'à 210°. Le sel anhydre ne fond qu'au rouge vif et ne commence à se décomposer, comme le sulfate de chaux, qu'à la chaleur blanche pour achever de perdre tout son acide sulfurique à la température de fusion du fer.

AZOTATE DE MAGNÉSIE $Mg(AzO^3)^2$

Il se prépare en attaquant la magnésie ou son carbonate par l'acide nitrique. La solution concentrée laisse déposer, par refroidissement, des prismes rhomboïdaux déliquescents d'azotate, contenant 6 H^2O.

L'azotate de magnésie n'a pu être obtenu à l'état anhydre. Si on chauffe, en effet, l'hydrate à 6 H^2O, il fond d'abord en donnant un liquide qui est un hydrate à 3 H^2O; puis, si l'on veut chasser ces trois molécules, l'azotate subit une décomposition, indiquée par un dégagement de vapeurs nitreuses et se transforme en un azotate basique Az^2O^5. 4 MgO, qu'une température plus élevée détruit en ne laissant qu'un résidu de MgO.

Le nitrate de magnésie sert à l'épaillage des laines.

PHOSPHATES DE MAGNÉSIE

L'acide orthophosphorique forme naturellement avec la magnésie trois sels, parmi lesquels le phosphate tribasique P^2O^5. 3 MgO présente seul quelque intérêt. On en rencontre de petites quantités dans les os (1 1/2 % environ) et dans les calculs urinaires : il entre de plus, associé au fluorure et au chlorure de magnésium, dans la constitution

d'un minéral très rare, la wagnérite, sorte d'apatite où le
magnésium a remplacé le calcium.

Aux orthophosphates tribasiques se rattache le phosphate
ammoniaco-magnésien $P^2O^5. 2 MgO.(AzH^4)^2O + 12 HO$, qui
se forme toutes les fois qu'on ajoute un phosphate soluble
à une solution ammoniacale d'un sel magnésien, en ayant
soin d'agiter, s'il le faut, pour faire cesser la sursaturation
de la liqueur. Il cristallise en petits prismes quadrangulaires, pointés, transparents et se transforme au rouge, en
brûlant comme de l'amadou, en pyrophosphate $P^2O^5. 2 MgO$.

Le phosphate ammoniaco-magnésien peut être employé
comme engrais. A cet effet, Schlœsing le prépare en emprun-
tant directement à l'eau de mer la magnésie qui entre dans
sa composition. La magnésie est en effet, nous le savons,
précipitée de l'eau de mer par la chaux; mais elle forme
alors une masse gélatineuse impossible à filtrer. Si à cette
boue magnésienne on ajoute une quantité convenable
d'une solution étendue d'acide phosphorique, il se forme
du phosphate trimagnésique $P^2O^5. 3 MgO$ insoluble, mais
pulvérulent et filtrable. Si on introduit ce précipité dans
des eaux ammoniacales, il en absorbe et en fixe toute
l'ammoniaque sous la forme de phosphate ammoniaco-
magnésien insoluble.

Carbonate de magnésie $Mg(CO^3)^2$

Ce carbonate se trouve dans la nature, où il constitue la
giobertite, isomorphe avec le spath calcaire; plus souvent
encore il apparait combiné au carbonate de chaux pour
former la dolomie, que l'on considère comme un carbonate double de chaux et de magnésie, mais qui n'a pas
cependant les caractères d'une combinaison moléculaire,
car elle n'est pas facilement attaquée par l'acide chlorhydrique comme le sont ses deux constituants isolément.

Soumis à l'action de la chaleur, le carbonate de magnésie commence vers 300° à se dissocier en CO_2 et MgO ; cette dissociation est achevée au rouge.

Lorsqu'on précipite une solution d'un sel magnésien par un léger excès de carbonate alcalin, il se dégage du gaz carbonique et par conséquent il se précipite un carbonate magnésien basique hydraté. Ce précipité (*magnésie blanche des pharmacies*) est de composition variable avec la température de sa préparation. Il paraît, en effet, s'établir dans cette réaction, entre divers composés, un équilibre qui se déplace avec la température. Un de ces composés paraît être le bicarbonate de magnésie : ce dernier peut, en effet, donner un produit tout à fait analogue à la magnésie blanche par sa dissociation dans l'eau à 100°. Cette propriété permet d'obtenir de la magnésie blanche à l'aide de la dolomie. A cet effet, on cuit cette dernière à la façon du gypse, ce qui donne un mélange de magnésie et de carbonate de chaux. On traite par l'acide carbonique sous pression, ce qui donne une dissolution de bicarbonate de magnésie qu'on sépare par décantation du carbonate de chaux insoluble. On porte la dissolution de bicarbonate magnésien à 100° en y injectant de la vapeur d'eau : il se précipite de la magnésie blanche, analogue par l'aspect et la légèreté à celle qu'on prépare avec les carbonates alcalins.

SILICATES DE MAGNÉSIE

Ils forment de nombreuses espèces minérales. Tels sont le péridot, la stéatite ou talc compact ou savon des tailleurs, la magnésite ou écume de mer, la serpentine, l'amiante ou asbeste. Il existe aussi des silicates doubles de magnésie et de chaux, tels que les amphiboles et les pyroxènes : le fer vient souvent s'ajouter à ces deux bases. L'étude de tous ces composés est du domaine de la minéralogie.

ZINC

ÉTAT NATUREL. — Le zinc se rencontre dans la nature sous deux formes principales : 1° la blende, ou sulfure de zinc, qui se trouve en filons où elle est souvent associée à d'autres sulfures métalliques ; 2° la calamine, où le zinc est à l'état d'oxyde, carbonaté ou silicaté, formant souvent les affleurements des filons de blende, sans doute à la suite d'une transformation des sulfures de zinc produite par la circulation des eaux superficielles, grâce à un mécanisme analogue à celui que nous avons signalé (p. 557) pour les filons d'argent (DE LAUNAY).

Le zinc se trouve à l'état de diffusion dans les roches anciennes et dans l'eau de mer (DIEULAFAIT). On en trouve des traces dans les cendres d'un grand nombre de végétaux et ce fait est à rapprocher de cet autre, découvert par RAULIN, que des traces de zinc sont utiles à la vie d'une moisissure, l'*Aspergillus niger*.

CENTRES DE PRODUCTION. — Le principal centre de production du zinc est aujourd'hui en Allemagne, dans la Haute-Silésie, où se trouvent de nombreuses mines aux environs de Tarnowitz de Beuthen, etc. En dehors de cette région, c'est la Belgique qui est le principal centre de production de l'Europe : elle achève d'exploiter ses mines célèbres de la Vieille-Montagne et traite, en outre, des minerais de zinc importés de divers pays.

Indépendamment des mines silésiennes et belges, nous citerons encore, en Europe, celles des provinces rhénanes, de Westphalie, du Hanovre, de la Suède (mine d'Ammeberg), du pays de Galles, de Cornouailles, de l'île de Man, du Piémont. de la Lombardie, de la Sardaigne, de la province de Murcie (Espagne), de la Grèce, de l'Algérie, (mine de Sakamody, département d'Alger). La France possède aussi de puissants filons de blende exploités en Provence (les Bormettes, département du Var) et dans les Cévennes.

Les États-Unis, qui viennent aujourd'hui au second rang.

après l'Allemagne et avant la Belgique pour la production du zinc, exploitent des filons de ce métal dans l'Illinois (mines de Peru, de Collinsville), dans le Wisconsin (mines de Shullsburgh, de Benton), dans le Missouri (mines de Glendale, de Joplin, de Webbcity, de Carterville, de Granby), dans le Kansas (mine de Moseley). La production totale du zinc a été, en 1896, de 425.000 tonnes, dont 97.000 pour la Silésie.

Il semble se produire, dans l'exploitation du zinc, un phénomène analogue à celui que nous avons signalé à propos des métaux monétaires, à savoir une modification progressive de la nature chimique des minerais à mesure qu'on avance en profondeur dans les filons. De même que, dans un filon des métaux monétaires, on peut distinguer trois zones : une superficielle, remaniée par l'action des eaux et caractérisée par des combinaisons oxydées et carbonatées, une moyenne, caractérisée par des sulfures simples ; une profonde caractérisée par des sulfures complexes ; de même, dans un filon de zinc, on trouve à la surface des minerais oxydés (carbonatés et silicatés) et plus profondément un sulfure simple, la blende. Mais il semble qu'en certaines régions existe aussi une couche de sulfures complexes : tels sont ceux des mines de Broken Hill, en Australie.

Et, ici encore, cette modification dans la nature chimique des minerais entraîne des modifications correspondantes dans la métallurgie. Les calamines des affleurements constituent le minerai le plus facile à traiter et le furent seules jusqu'au commencement du XIXe siècle. Puis, les progrès de la métallurgie permirent de traiter les blendes. Enfin, aujourd'hui, on s'attaque aux sulfures complexes d'Australie ; mais l'industrie est encore, à leur égard, dans la période des tâtonnements.

Nous décrirons d'abord les procédés classiques de la métallurgie du zinc, en vue du traitement des calamines et des blendes ; puis nous dirons quelques mots des tentatives faites récemment pour traiter les sulfures complexes.

MÉTALLURGIE. — Le traitement des blendes et des calamines comporte des opérations préparatoires qui, après le triage mécanique, consistent en une calcination pour la calamine, un grillage pour la blende, ayant également pour but de ramener le minerai de zinc à l'état d'oxyde.

La calcination de la calamine, vers le rouge naissant, a en effet pour résultat de lui enlever son eau et son acide carbonique ; de plus le silicate de zinc perd son eau quand il est hydraté ; il reste donc un mélange d'oxyde et de silicate de zinc secs et anhydres. Cette calcination se fait dans un four à cuve ou dans un four à reverbère.

Le grillage de la blende s'opère dans des fours à reverbère qui peuvent être les mêmes que pour la calcination de la calamine. La blende, finement broyée, est soumise à l'action de l'air chaud, qu'on ne laisse arriver que peu à peu sur la matière fortement échauffée, afin de restreindre le plus possible la formation inévitable de sulfate de zinc ; ce dernier est du reste décomposé à la fin de l'opération par un violent coup de feu.

Ces opérations préliminaires sont souvent effectuées au voisinage même des mines ; mais le traitement définitif, qui consiste à réduire par le charbon l'oxyde de zinc, ou le mélange d'oxyde et de silicate de zinc, est principalement centralisé dans les régions où le combustible est à bon marché, car cette réduction ne se fait qu'à des températures élevées. Citons les usines d'Auby (Nord) et de Viviez (Aveyron), en France, et surtout celles, déjà indiquées, de la Belgique et de la Silésie, contrées qui ont l'avantage de posséder à la fois des mines de zinc et des mines de houille.

Le chauffage des fours de réduction se fait aujourd'hui partout, non plus par la combustion directe de la houille, mais par celle du gaz d'éclairage, et cela à l'aide d'appareils gazogènes divers. Il en résulte en effet une économie de combustible très notable (25 à 30 %), car on peut porter ainsi à une haute température de grandes enceintes, susceptibles de contenir de nombreux appareils de réduction. De plus, on réalise un chauffage plus énergique, qui permet de réduire certains minerais, comme les silicates, qui résisteraient au traitement dans les fours ordinaires. Quant aux appareils de réduction, ils présentent une forme différente en Belgique et en Silésie. Mais, quelle que soit la forme adoptée, on obtient toujours, en même temps que le zinc, une certaine proportion de son oxyde, due soit à une réduction incomplète, soit plutôt à une réoxydation de la vapeur métallique.

A. *Méthode belge.* — L'oxyde de zinc est broyé en grains suffisamment fins pour donner un mélange bien intime avec du charbon menu, de la houille aussi maigre que possible, prise en quantité moindre que le minerai. Ce mélange, humecté de façon à se prendre presque en boule sous la pression de la main, est placé dans un vase en terre réfractaire, qui a la forme d'un cylindre A fermé à une extrémité et ouvert à l'autre, d'une longueur de 1 mètre environ, d'un diamètre intérieur de 17 centimètres, d'une épaisseur de 4 centimètres [fig. 77]. Le cylindre est porté au rouge avant de recevoir le mélange. On adapte ensuite à son orifice une sorte de cône tronqué B, en terre cuite, qu'on lute avec de la terre réfractaire et dont la petite base possède un diamètre de 5 à 6 centimètres seulement pour la sortie des gaz.

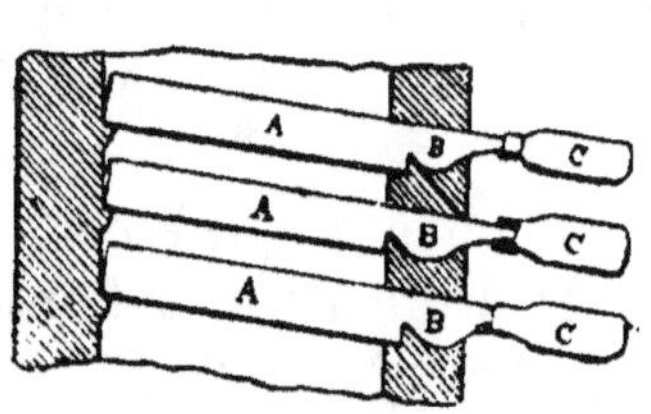

Fig. 77

Appareil belge pour l'extraction du zinc.

L'humidité s'échappe d'abord ; la houille perd ses gaz, qui s'enflamment à l'orifice. La flamme primitivement rougeâtre devient bleu pâle, puis bleu verdâtre, à mesure que les premières vapeurs de zinc viennent brûler à l'air. On coiffe alors l'extrémité du cône tronqué B avec une allonge supplémentaire en tôle C, où doit s'achever la condensation du zinc et qui porte à sa partie supérieure un petit trou de quelques millimètres seulement, pour donner issue à l'oxyde de carbone provenant de l'action du charbon sur l'oxyde de zinc, sans permettre toutefois une rentrée notable d'air qui oxyderait une partie du zinc. Lorsqu'il n'y a plus de fumées zincifères, la flamme s'éteint, indice que la réduction est terminée.

La partie défectueuse de la méthode belge est l'appareil de condensation, qui permet des pertes importantes de zinc par volatilisation et entraînement.

B. *Méthode silésienne*. — Les appareils de réduction sont des sortes de moufles M (fig. 78). Quant aux appareils de condensation, ils consistaient naguère en un système d'allonges en terre, dont l'ensemble constituait un tube coudé descendant de haut en bas. Mais ces appareils, sujets aux mêmes inconvénients que ceux de la méthode belge, tendent à être aujourd'hui remplacés par les appareils perfectionnés de Kleemann et de Dagner.

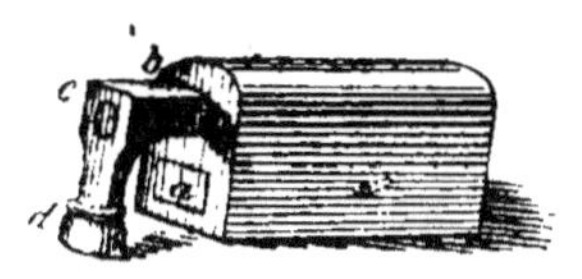

Fig. 78

Moufle silésien pour la réduction de l'oxyde de zinc.

L'appareil de Kleemann (fig. 79) consiste essentiellement en un tube condenseur T, fermé à sa partie antérieure par une plaque d'argile P, amovible de façon à permettre de retirer le zinc. Ce tube T est percé, à sa partie supérieure, d'une ouverture que coiffe un cylindre F muni d'une grille qu'on garnit de coke. Cette disposition a pour but de brûler l'oxyde de carbone qui se dégage et d'empêcher l'oxygène atmosphérique de pénétrer dans le tube T. Au sortir de celui-ci, les gaz rencontrent dans le foyer le coke et y abandonnent une partie des poussières métalliques qu'ils contiennent ; puis, ils passent dans un carneau C, qui les conduit à des appareils de condensation où l'oxyde de zinc se dépose.

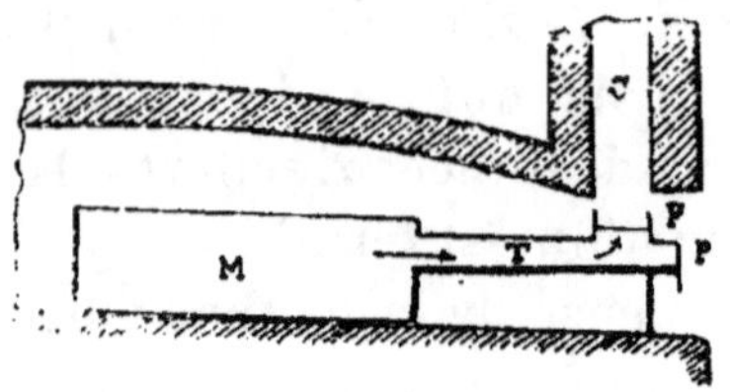

Fig. 79

Appareil de KLEEMANN pour la condensation du zinc.

L'appareil de DAGNER [fig. 80] se compose d'une série de ubes indépendants, accolés et superposés, tels que S_1, S_2, S_3, où les gaz sont obligés de faire une série de détours, qui facilitent le dépôt de leurs poussières. Les vapeurs qui se

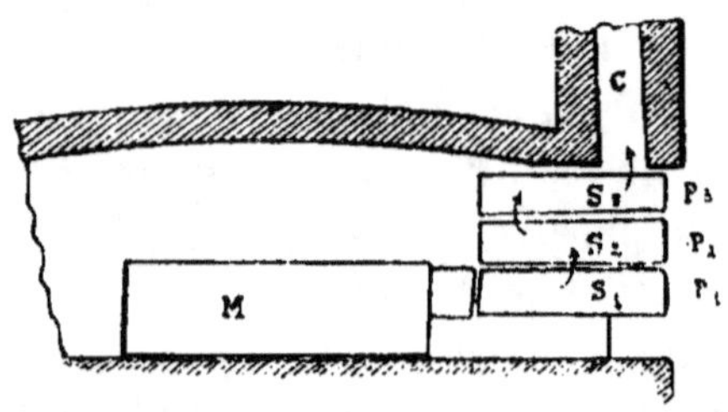

Fig. 80

Appareil de DAGNER pour la condensation du zinc.

dégagent à la partie supérieure sont brûlées par l'air que laisse passer une ouverture ménagée dans la devanture du four. Les tubes inférieurs sont, comme dans le système précédent, fermés à leur partie antérieure par des plaques amovibles p_1, p_2, p_3, que l'on enlève pour retirer le zinc.

Les gaz sont entraînés dans des carneaux *C* et dans des appareils de condensation formés de chambres communiquant entre elles par une série de gros tuyaux ; les poussières de zinc et d'oxyde de zinc s'y déposent et les gaz s'en vont à la cheminée.

C. *Traitement des sulfures complexes.* — Ces minerais, d'origine australienne, contiennent principalement du zinc, du plomb, de l'argent. On les traite en Europe par divers procédés, parmi lesquels nous citerons celui de Fay. Ce procédé installé à Ellesmere Port (sur le canal de Manchester) et à Anhalt (Allemagne), consiste à fondre le minerai au cubilot avec un mélange d'oxyde ferrique et de sulfate sodique. Le plomb fond en entraînant les métaux précieux, tandis que le zinc passe dans la scorie. Celle-ci est mélangée à 10 20 °/₀ de charbon et le tout est fondu dans un four chauffé au gaz du système Siemens. Le zinc se volatilise et sa vapeur est condensée dans des tours à l'aide d'une pluie d'eau.

D. *Extraction électrolytique du zinc.* — On s'efforce, depuis quelques années, de mettre en pratique l'extraction du zinc de ses minerais par l'électrolyse. Cette méthode, trop coûteuse pour un métal d'aussi faible valeur que le zinc, ne devient avantageuse que si l'on peut obtenir en même temps d'autres produits rémunérateurs. Aussi dirige-t-on les efforts vers le traitement électrolytique des sulfures complexes d'Australie, en raison de la valeur des métaux associés au zinc.

Nous citerons, parmi les procédés d'électrolyse, celui de Hœpfner, qui consiste à électrolyser une solution aqueuse de chlorure double de zinc et de sodium (ou de calcium) dans une cuve munie d'un diaphragme. La valeur du chlore dégagé à l'anode rend ce procédé économique. Aussi fonctionne-t-il actuellement à Winnington (Cheshire), ainsi qu'à Wiedenaan et Homburg (Allemagne).

Affinage. — Le zinc brut contient fréquemment divers métaux, notamment du plomb. Si on le fond et si on l'abandonne à un long repos à une température un peu supérieure à son point de solidification, le plomb, plus lourd, se sépare presque complètement par liquation et peut être rassemblé dans une poche située à la partie inférieure de la sole inclinée du four à reverbère où se fait la fusion; le fer s'élimine de même.

Le zinc très pur se prépare en électrolysant une solution ammoniacale de sulfate de zinc pur. L'anode est une feuille de zinc, la cathode est un fil de cuivre en forme de *T*. Il se forme aux extrémités du *T* un arbre de cristaux de zinc, qu'on enlève et qu'on lave à l'ammoniaque (Meyers).

Propriétés physiques. — Le zinc est un métal blanc bleuâtre, devenant bleu intense par une suite de réflexions successives. Il possède un vif éclat métallique, mais se ternit assez rapidement à l'air humide. Il cristallise dans le système hexagonal par voie de fusion et de refroidissement lent. Sa densité varie entre 6,86 et 7,30.

Les propriétés du zinc varient beaucoup selon la température à laquelle on le considère. A la température ordinaire, le zinc possède une structure interne tantôt grenue, tantôt lamelleuse. Pur, il est assez ductile et malléable, mais le métal impur du commerce est aigre et cassant. Cependant, par une compression régulière qui détruit sa structure lamelleuse, il devient plus ductile et peut plus facilement à froid être réduit en feuilles minces.

Mais l'élévation de température modifie profondément ces propriétés. Entre 100° et 150°, le zinc du commerce devient ductile et malléable (Hobson et Sylvester); puis, au delà de 150°, la malléabilité disparaît; et vers 205°, le zinc est devenu si cassant qu'on peut le pulvériser dans un mortier porté à cette température. Cette perte de la malléabilité est due à ce que le zinc prend, à ces températures, une structure nettement cristalline : il perd en même temps sa sonorité et donne, quand on le ploie, un bruissement semblable au *cri* de l'étain.

PROPRIÉTÉS CHIMIQUES. — Le zinc s'unit directement à tous les métalloïdes, sauf à l'azote, par des réactions en général fortement exothermiques : la combinaison est surtout facile si l'on emploie ce zinc finement divisé qui constitue, mélangé à de l'oxyde, les fines poussières que l'on recueille dans certaines parties des appareils de condensation décrits ci-dessus, poussières que l'on désigne sous le nom de *tuthies* ou de *gris de zinc*. En ajoutant peu à peu à ces poussières de l'acide chlorhydrique étendu et s'arrêtant au moment où commence un dégagement d'hydrogène, on dissout l'oxyde et on laisse le métal sous forme d'une poudre impalpable. Cette poussière de zinc est employée comme agent réducteur dans les laboratoires, en raison de sa puissante affinité pour l'oxygène, car la combinaison de ces deux éléments dégage une grande quantité de chaleur.

Le zinc cependant ne s'altère pas dans l'oxygène ou l'air secs à la température ordinaire. Mais si l'on fait fondre le métal et qu'on le porte jusqu'au rouge, il prend feu et brûle avec une flamme bleuâtre éblouissante. Une partie de l'oxyde formé ZnO reste sur la surface du métal, tandis que le reste s'élève dans l'atmosphère en flocons neigeux très légers (*pompholix, nihil album, lana philosophica*). La combustion du métal continue, même si on retire le creuset du feu ; elle peut même être complète, si on enlève, au fur et à mesure de sa formation, la couche superficielle d'oxyde.

Le zinc donne avec la plupart des métaux des alliages.

en général durs et cassants, qui perdent du zinc par volatilisation au rouge vif.

Il décompose l'eau à la température ordinaire, mais cette
décomposition s'arrête aussitôt, à cause de la protection
exercée sur le métal par la première couche d'oxyde formé ;
aussi cette décomposition de l'eau est-elle plus étendue
avec le zinc en poudre qu'avec le zinc en lame. Elle est
facilitée par l'élévation de température, comme aussi par
le contact du cuivre, qui, formant avec le zinc un couple
voltaïque, développe au sein de l'eau des phénomènes
électrolytiques. Dans l'eau alcaline ou acide, la décomposition continue jusqu'au bout, parce que l'oxyde formé se
dissout au fur et à mesure.

L'air humide privé d'acide carbonique attaque le zinc
avec lenteur : les feuilles de ce métal se recouvrent dans ces
conditions d'un dépôt blanchâtre d'oxyde de zinc hydraté.

L'air humide chargé d'acide carbonique attaque lentement le zinc en donnant de l'hydrocarbonate basique, qui
forme à la surface du métal une couche préservatrice.
Grâce à cette circonstance, l'altération du zinc dans l'atmosphère est extrêmement lente et presque négligeable. C'est
ce qui justifie l'emploi si fréquent des feuilles de zinc pour
la confection des toitures, bien que les eaux pluviales
rendent l'usure plus rapide par dissolution chimique ou
entraînement mécanique, d'ailleurs toujours très faible, de
cet enduit protecteur.

Le zinc se dissout dans les acides chlorhydrique, sulfurique, acétique, etc., étendus, avec dégagement d'hydrogène :
ce dernier élément est, nous l'avons vu (p. 123), préparé
d'ordinaire par cette voie. Même à l'état concentré, les
hydracides produisent encore la même réaction. — La
dissolution du zinc par les acides est activée par la présence de métaux moins attaquables (fer, plomb), qui forment
avec lui un couple voltaïque.

Le zinc se dissout aussi dans les lessives alcalines avec
dégagement d'hydrogène. Il se forme un zincate alcalin :

$$Zn + 2\,KOH = H^2 + (KO)^2 Zn$$

La réaction est plus lente qu'avec les acides, mais elle
est encore facilitée, pour les mêmes raisons, par la présence de métaux moins attaquables dans ces conditions
(fer, platine, cuivre).

L'action du zinc sur les solutions salines est déterminée
rincipalement par sa grande oxydibilité. Elle offre trois
types principaux :

1° Le zinc se substitue au métal : c'est ce qui arrive
avec les sels de cuivre, de mercure.

2° Le zinc s'oxyde en réduisant le sel et le ramenant à
un minimum d'oxydation, par exemple les sels ferriques à
l'état de sels ferreux, les sels stanniques à l'état de sels stanneux, les azotates à l'état d'azotites et même d'ammoniaque.

3° Le zinc agit seulement sur l'eau du dissolvant, qu'il
décompose avec formation d'oxyde ; l'action ne continue
que si l'oxyde formé est soluble dans la liqueur. C'est par
ce mécanisme que le zinc se dissout dans les solutions de
sels alcalins, de sel marin notamment, par suite de la formation de sels doubles de zinc et de métal alcalin. Aussi
l'eau de mer attaque-t-elle le zinc beaucoup mieux que
l'eau pure. Ces propriétés obligent à proscrire le zinc des
vases culinaires.

Usages. — Le zinc, réduit en feuilles minces, est
employé pour la confection de toitures, de gouttières, de
baignoires, etc. On le coule aussi dans des moules pour en
fabriquer des objets d'ornement, que l'on peut recouvrir
d'un vernis imitant le bronze. Le fer galvanisé est du fer
enduit d'une couche de zinc, soit par voie galvanique, soit
par immersion dans un bain de zinc fondu.

Enfin, le zinc fait partie des *laitons*, alliages de cuivre et de zinc formés en proportions variables, avec dégagement de chaleur et diminution de volume. Leur couleur varie du rouge au blanc en passant par le jaune, à mesure qu'augmente la proportion de zinc. Les laitons industriels sont ductiles et malléables à froid, cassants à chaud, et se moulent parfaitement. Au zinc et au cuivre, dont l'alliage est trop mou pour le travail au tour, on peut ajouter de petites quantités de plomb ou d'étain, qui augmentent la ténacité. — Le métal *delta* est un laiton contenant 55 % de cuivre, 41 de zinc, 2 à 4 de fer, des traces de plomb et de manganèse; il se distingue des laitons ordinaires par la facilité avec laquelle il se laisse travailler à chaud : en effet, entre 500° et 600°, il est très malléable et peut être laminé et étiré. Il fond vers 950°, est très fluide et se moule facilement.

Combinaisons du zinc avec les métalloïdes bivalents

Le zinc s'unit directement aux métalloïdes bivalents, avec un dégagement de chaleur qui décroît à mesure que s'élève le poids moléculaire de la combinaison formée. Nous n'étudierons ici que les combinaisons avec l'oxygène et le soufre.

Oxyde de zinc ZnO

Ce composé existe dans la nature : on le désigne sous le nom de *zincite*, ou encore sous celui de *zinc rouge*, à cause de la coloration que lui donne la présence du sesquioxyde de manganèse. On le trouve dans le New-Jersey (États-Unis), où il constitue, sous le nom de *minerai rouge*, un excellent minerai de zinc.

Mais l'oxyde de zinc se prépare artificiellement par oxydation du zinc à haute température. Dans les laboratoires, on fond le métal dans un creuset chauffé au blanc, que prolonge un tuyau de terre de même diamètre s'élevant hors du fourneau. L'oxyde produit se dépose sur les parois du tube sous forme d'une laine ou d'une neige blanche et légère.

Cette préparation est réalisée en grand dans l'industrie, où l'oxyde obtenu est désigné sous le nom de *blanc de zinc* ou de *fleurs de zinc*. A cet effet, on entraîne les vapeurs de zinc par un courant d'air dans de grandes chambres, où se dépose l'oxyde formé par la combustion du métal.

L'oxyde ainsi obtenu est amorphe et possède une couleur blanche. Chauffé, il devient jaune citron et reprend sa coloration blanche par le refroidissement. Il est infusible et ne donne des traces de volatilisation qu'aux très hautes températures. On peut transformer l'oxyde amorphe en oxyde cristallisé en le chauffant à une température suffisante (rouge vif ou rouge blanc) dans un courant d'oxygène, d'hydrogène ou de vapeur d'eau.

L'oxyde de zinc est pratiquement insoluble dans l'eau, à laquelle il ne se combine pas. On peut toutefois obtenir indirectement l'hydroxyde normal $Zn(OH)^2$ ou $ZnO.H^2O$.

L'oxyde de zinc est une base forte, qui donne avec les acides des sels bien définis. Mais il peut aussi jouer le rôle d'un acide faible, car il s'unit aux alcalis pour former de véritables sels, les zincates ; il se combine même aux oxydes des autres métaux, tels que le protoxyde de cobalt, avec lequel il donne une combinaison d'un beau vert connue sous le nom de *vert de* RINMANN.

L'oxyde de zinc (blanc de zinc) est souvent, surtout depuis les travaux de LECLAIRE, employé dans la peinture à la place de la céruse. Il a sur cette dernière l'avantage de ne pas noircir par les émanations sulfhydriques et de ne pas

provoquer d'accidents toxiques pendant sa fabrication et
son emploi. Mais la peinture au blanc de zinc, très durable
à l'intérieur des bâtiments, résiste moins bien que la céruse
aux intempéries. On lui reproche aussi de *couvrir* moins
bien, c'est-à-dire que ses couches, moins opaques, cache-
raient moins une couleur sous-jacente. — Du reste, l'oxyde
de zinc tend à être remplacé dans les peintures par le
sulfure du même métal.

SULFURE DE ZINC ZnS

Le sulfure de zinc existe dans la nature sous deux formes :
1° la blende, cristallisée dans le système cubique, abondamment répandue et constituant un des principaux minerais de zinc ; 2° la würtzite, cristallisée en prismes hexagonaux, très rare.

On peut obtenir artificiellement un sulfure de zinc
amorphe en chauffant un mélange de métal et de soufre,
à la condition que ce mélange forme une poudre fine, ce
qui met les deux éléments en contact par une surface
considérable ; sans cette précaution, la combinaison demeurerait toute superficielle, étant arrêtée dès le début par la
formation d'un vernis protecteur de sulfure. Dans ces
conditions, l'approche d'une allumette enflammée suffit à
provoquer la combinaison.

On peut encore obtenir aisément du sulfure de zinc en
chauffant avec du soufre l'oxyde, le sulfate ou le carbonate
de ce métal.

Le sulfure de zinc amorphe ainsi obtenu est une poudre
légère, blanche ou jaune paille ; il est pratiquement
infusible et se dissocie en ses éléments à de très hautes
températures.

Le sulfure naturel est, comme nous l'avons vu, dimorphe.

atmosphère contenant des vapeurs mercurielles provoque des accidents d'intoxication chronique.

Le mercure s'unit à un grand nombre de métaux pour former ce qu'on appelle des *amalgames*. L'union est généralement directe et se fait le plus souvent dès la température ordinaire, quelquefois à chaud. Ainsi l'amalgame de sodium se prépare en chauffant à 100° du mercure dans un creuset en terre, puis y introduisant le sodium par petits fragments, en ayant soin de couvrir le creuset aussitôt après chaque addition pour éviter les projections que cause le grand dégagement de chaleur produit. Cet amalgame de sodium est fréquemment employé, notamment en chimie organique, comme source d'hydrogène naissant ; en effet, les amalgames alcalins, alcalino-terreux et d'aluminium décomposent l'eau à la température ordinaire.

Les amalgames solides sont souvent de simples dissolutions du métal dans le mercure. En ce cas, la détermination du poids moléculaire, faite par les méthodes physiques, montre que le métal dissous est à l'état monoatomique (RAMSAY, MEYER); aussi la distillation du mercure à basse température, c'est-à-dire dans le vide, laisse-t-elle le métal à cet état atomique, ou tout au moins à un état partiellement ou faiblement polymérisé, ce qui lui confère, comme on peut le constater pour le manganèse, une activité chimique comparable à celle des éléments à l'état naissant, lesquels sont aussi à l'état atomique (GUNTZ). Si, au contraire, la distillation de l'amalgame se fait dans les conditions ordinaires de pression, c'est-à-dire vers 360°, alors le métal demeuré comme résidu présente son état polymérisé ordinaire, comme c'est le cas de l'or et de l'argent. Quelquefois aussi la distillation ne chasse pas tout le mercure, lorsque celui-ci a contracté une combinaison chimique définie avec le métal. On connaît, en effet, de pareils composés sous forme cristallisée, tels que $Hg^{24}K$, $Hg^{12}Na$, $AgHg^{2}$.

Propriétés chimiques. — Le mercure s'unit directement, à froid ou à chaud, au chlore, au brome, à l'iode, à l'oxygène, au soufre, au sélénium.

Abandonné au contact de l'air, il s'oxyde lentement à la température ordinaire et se recouvre d'un voile grisâtre ; mais cette absorption d'oxygène est inappréciable à froid et ne devient notable qu'au voisinage du point d'ébullition. Il se forme alors un oxyde rouge de mercure (*précipité per se*), obtenu pour la première fois par Lavoisier dans ses recherches classiques sur la constitution de l'air atmosphérique.

Le mercure ne décompose l'eau à aucune température.

L'acide chlorhydrique commence à attaquer lentement le mercure à partir de 360°.

L'acide sulfurique concentré et chaud dissout également ce métal en donnant du sulfate mercurique ; cependant une partie de H^2SO^4 est réduite à l'état de gaz sulfureux.

L'acide nitrique, même étendu et froid, dissout le mercure : la réaction paraît assez complexe et donne lieu à des produits variables suivant les conditions de l'expérience. Ainsi l'acide nitrique étendu, contenant 13 à 14 % de Az^2O^5, donne à la température ordinaire un nitrite mercureux, $HgAzO^2$, qu'on peut faire cristalliser en aiguilles et prismes minces, jaunes (Ray). Mais, d'une façon générale, on peut dire que, par l'action de l'acide nitrique sur le mercure, il peut se former, suivant les cas, des nitrites et nitrates mercureux et mercurique, normaux aussi bien que basiques.

Le mercure forme en effet deux grandes séries de composés : 1° les composés mercureux ou composés du mercure univalent (*mercurosum*) et 2° les composés mercuriques ou composés du mercure bivalent (*mercuricum*). Les composés mercureux ont une grande tendance à se changer en composés mercuriques. Cette transformation est particulièrement facile, lorsque le composé mercureux est à l'état colloïdal. Ainsi, en versant peu à peu de l'eau de chlore dans une solution de mercure colloïdal (1), il se forme d'abord un liquide d'un blanc laiteux, qui est une solution colloïdale de chlorure mercureux $HgCl$; puis en continuant l'addition de chlore, on obtient une solution limpide de chlorure mercurique. L'eau de brome agit de même (LOTTERMOSER).

Dans son état ordinaire, un composé mercureux se dédouble en mercure et composé mercurique sous des influences diverses : chaleur, lumière, eau, etc. Cette transformation, du moins sous l'action de la chaleur, paraît être un phénomène de dissociation, qui se limiterait par l'établissement d'un équilibre, si la vapeur mercurielle ne s'éliminait au fur et à mesure par évaporation. Aussi peut-on souvent produire le phénomène inverse et combiner le mercure et un composé mercurique en un composé mercureux, à la condition d'opérer à basse température et en présence d'un excès de métal (HADA).

I. — Composés du mercure univalent

OXYDE MERCUREUX Hg^2O

Il se précipite sous la forme d'une poudre noire, quand on verse un sel mercureux dans un excès de potasse ; mais

---

(1) Le mercure colloïdal a été obtenu par LOTTERMOSER grâce à la méthode que nous avons déjà indiquée pour d'autres métaux, c'est-à-dire en réduisant, dans des conditions convenables, un sel de mercure par un sel stanneux. Le moyen le plus pratique est de mêler deux solutions acides de nitrate mercureux et de nitrate stanneux, ce dernier étant en excès par rapport à ce qu'exige l'équation de la réaction :
$$2\,Hg.AzO^3 - Sn(AzO^3)^2 = 2\,Hg - Sn(AzO^3)^4$$
La solution colloïdale de mercure est un liquide d'un brun foncé.

il est déjà partiellement dissocié, au moment de sa précipitation, en mercure et oxyde mercurique (BARFOED) :

$$Hg^2O = Hg + HgO$$

Cette dissociation se continue, quoique avec une extrême lenteur, si l'on abandonne le produit à l'air. par suite de la volatilisation du mercure.

CHLORURE MERCUREUX (CALOMEL) HgCl

PRÉPARATION. — On le prépare par voie sèche ou par voie humide.

a) Par voie sèche, on combine le chlorure mercurique et le mercure :

$$HgCl^2 + Hg = Hg^2Cl^2$$

On triture dans un mortier 4 parties de HgCl² et 3 parties de Hg jusqu'à disparition du métal. On chauffe doucement le mélange bien sec, de façon à produire la sublimation du calomel sans entraîner de dissociation notable, inverse de la réaction génératrice. Si l'on opère dans un ballon, le calomel se dépose sous forme cristalline à sa partie supérieure ; si l'on conduit ses vapeurs dans une vaste enceinte froide, il s'y condense à l'état de poudre extrêmement ténue, ses particules s'étant divisées au sein de la masse d'air. En outre, si cette enceinte contient de la vapeur d'eau, celle-ci le débarrasse de toute trace de chlorure mercurique (*calomel à la vapeur*).

Un procédé qui se rattache au précédent consiste à chauffer un mélange de sulfate mercurique, de mercure et de sel marin. Il se fait d'abord une double décomposition entre les deux sels :

$$Hg SO^4 + 2 Na Cl = Na^2SO^4 + HgCl^2$$

Puis, le chlorure mercurique formé se combine au mercure pour donner du calomel, ce qui nous ramène au cas précédent : le mode opératoire est du reste le même.

b) Par voie humide on fait la double décomposition entre une solution étendue de chlorure de potassium et une solution de nitrate mercureux dans l'acide nitrique étendu. On obtient ainsi un *précipité blanc* amorphe.

Le calomel est une poudre blanche, amorphe ou cristallisée en prismes à base carrée, très lourds ($D = 6,5$ à $7,1$), insoluble dans l'eau, l'alcool, l'éther. Il se sublime sans fondre entre 440° et 500°. Sa vapeur est partiellement dissociée en mercure et chlorure mercurique, mais cette dissociation n'est pas encore complète à 800°. D'autre part, cette dissociation se produit déjà à 100°, quand on fait agir l'eau bouillante sur le calomel. La lumière produit une action analogue.

Les réducteurs (acide sulfureux, sels stanneux) en dégagent du mercure.

L'acide chlorhydrique et les chlorures alcalins transforment, au moins partiellement, le calomel en chlorure mercurique. Avec le chlorure de sodium, cette transformation est cependant très faible; il importe cependant d'en tenir compte pour les transformations possibles du calomel dans l'organisme au contact du sel marin des aliments. La présence de l'air favorise la décomposition du chlorure mercureux avec formation d'oxychlorures mercuriques.

Le chlorure mercureux seul ne subit aucune oxydation sensible aux températures inférieures à 100°.

Les alcalis colorent le calomel en noir; l'ammoniaque aqueuse le change en une poudre grise de formule AzH^2Hg^2Cl (*chlorure de mercuroso-ammonium*).

Bromure mercureux HgBr

Il s'obtient par des procédés calqués sur ceux qui donnent le chlorure mercureux. C'est une poudre blanche, légèrement jaunâtre, qui se sublime au rouge sombre en donnant des cristaux isomorphes avec ceux du chlorure mercureux. Ses propriétés sont du reste identiques à celles du calomel.

Iodure mercureux HgI

PRÉPARATION. — *a*) On combine directement l'iode et le mercure en les triturant dans un mortier avec une petite quantité d'alcool, suffisante pour faire une pâte homogène, jusqu'à ce que le mercure ait disparu et que la masse ait pris une coloration verte. On lave à l'alcool bouillant pour enlever l'iodure mercurique qui a pu se former.

b) On verse une solution étendue d'iodure de potassium dans une solution équivalente de nitrate mercureux dans l'acide nitrique très étendu. On obtient ainsi un précipité vert jaune qu'on lave par décantation à l'abri de la lumière. Pendant le lavage, le précipité change peu à peu de couleur et se transforme en une poudre d'un beau jaune. On le sèche à l'étuve à 110°, toujours à l'abri de la lumière. Ce procédé fournit un produit absolument pur, exempt de mercure et d'iodure mercurique, pourvu que l'on ait soin d'opérer en liqueurs très étendues et d'éviter un excès d'iodure alcalin. C'est pour réaliser cette dernière condition qu'il faut verser l'iodure de potassium dans le nitrate mercureux (VARET).

PROPRIÉTÉS. — L'iodure mercureux vert jaunâtre que l'on obtient dans certaines préparations ne paraît pas essentiellement distinct de l'iodure jaune que l'on obtient par pré-

cipitation et lavage, car ces deux produits ont sensiblement
la même chaleur de formation. L'iodure jaune est stable
dans les conditions ordinaires, quand on le conserve à
l'abri de la lumière. Mais, chauffé en vase clos, il se transforme en une variété allotropique stable à chaud, l'iodure
rouge. Cette transformation commence à 70° et est complète au voisinage de 245° (Yvon). Elle peut être réalisée à
la température ordinaire par une forte pression (Varet).

L'iodure mercureux, insoluble dans l'eau et dans l'alcool,
fond à 290° en un liquide noir qui bout à 310°. Les iodures
et chlorures alcalins le transforment en iodure mercurique
et mercure métallique.

Chauffé dans le vide, l'iodure mercureux se dissocie en
iodure mercurique et mercure; dans l'air, les phénomènes
se compliquent par suite de l'intervention de l'oxygène
(François).

Sulfate mercureux Hg_2SO^4

PRÉPARATION. — *a*) On précipite une solution de nitrate
mercureux, dissous dans l'acide azotique étendu, par une
solution également étendue de sulfate sodique. On obtient
ainsi un précipité blanc, amorphe, très pulvérulent, qu'on
lave à l'eau froide. On le sèche d'abord sur des plaques de
porcelaine dégourdie, puis à l'étuve à 105° (Varet).

b) Il se forme aussi quand on chauffe de l'acide sulfurique concentré au contact d'un excès de mercure. La
liqueur se remplit par refroidissement de petits prismes
incolores, qu'on sépare par décantation et qu'on lave avec
un peu d'eau froide.

PROPRIÉTÉS. — C'est un sel blanc, qui fond au rouge
sombre, vers 500°, en se décomposant et en dégageant du
gaz sulfureux. Il se dissout dans 500 parties d'eau froide et
300 parties d'eau bouillante. L'action de l'eau bouillante,

prolongée pendant quelques heures, le transforme en un mélange de mercure, de sulfate mercurique basique jaune et d'acide sulfurique. Même l'agitation prolongée avec de l'eau froide semble produire une décomposition analogue, car le sel devient jaune. Il est probable que l'eau a d'abord pour effet de décomposer le sulfate mercureux, conformément à la règle générale, en un mélange de mercure et de sulfate mercurique, mais ce dernier n'est pas stable en présence de l'eau qui le détruit en donnant de l'acide sulfurique et du sulfate mercurique basique.

Azotate mercureux $HgAzO^3$

Il se prépare en laissant, pendant quelques jours, un excès de mercure en contact avec de l'acide nitrique étendu d'un demi-volume d'eau. On obtient de beaux cristaux, transparents, prismatiques, courts, qui, essorés entre des doubles de papier, répondent à la formule $HgAzO^3 + H^2O$ (VARET).

Une solution acide de nitrate mercurique, agitée vivement pendant quelque temps avec un grand excès de mercure, se transforme en nitrate mercureux (HADA).

Le nitrate mercureux, bien desséché et mis à l'abri de la lumière, est très stable. Il est décomposé par l'eau, probablement avec formation préliminaire de mercure et de nitrate mercurique, ce dernier étant ensuite transformé en un mélange d'acide azotique et d'azotate mercurique basique.

II. — Composés du mercure bivalent

Oxyde mercurique HgO

PRÉPARATION. — *a)* Par voie sèche, on prépare l'oxyde mercurique en calcinant l'azotate correspondant. A cet effet, on chauffe au bain de sable, dans un ballon, un mélange de 100 parties de mercure, 80 parties d'acide azotique officinal et 20 parties d'eau distillée, jusqu'à ce qu'une baguette de verre pénètre sans difficulté dans la masse devenue solide et en sorte couverte d'une poudre rouge.

b) Par voie humide, on verse une solution de chlorure mercurique dans une solution de potasse caustique, de façon à ce que le précipité soit constamment en présence d'un excès d'alcali, ce qui empêche la formation d'un oxychlorure. On lave ce précipité par décantation, on le sèche.

PROPRIÉTÉS. — Préparé par voie sèche, l'oxyde mercurique est une poudre cristalline d'une belle couleur rouge; préparé par voie humide, c'est une poudre amorphe d'une belle couleur jaune. Cependant l'oxyde rouge et l'oxyde jaune ne sont pas, comme on l'a cru, deux variétés allotropiques (OSTWALD) : en particulier, ils se transforment l'un dans l'autre sans phénomène thermique (VARET). L'oxyde jaune chauffé se transforme en oxyde rouge; puis à une température plus élevée, l'oxyde devient noir. Ce dernier redevient rouge, mais non jaune, par refroidissement. Les changements de coloration que l'élévation de température provoque chez l'oxyde mercurique sont accompagnés d'un accroissement de résistance à l'action des réactifs.

L'oxyde mercurique se scinde en ses deux éléments constitutifs, à partir de $220°$, par une décomposition qui, en vase clos, est limitée et réversible. L'équilibre se déplace avec la température, mais il est défini de manière différente, suivant que dans le système le mercure est en partie à l'état liquide ou en totalité à l'état de vapeur. Dans le premier cas, l'équilibre est défini par une tension fixe du gaz oxygène, fonction de la seule température, et la loi de dissociation est par conséquent identique à celle du carbonate de chaux (p. 7). Dans le second cas, l'équilibre est défini par le produit de deux facteurs : la tension du gaz oxygène et le carré de la tension de la vapeur mercurielle, produit qui a toujours la même valeur à la même température (PELABON). Cette décomposition relativement aisée de l'oxyde mercurique lui confère des propriétés oxydantes.

L'oxyde mercurique est attaqué par le chlore, plus aisément sous la forme jaune que sous la forme rouge, avec formation d'anhydride ou d'acide hypochloreux, suivant qu'on opère en l'absence ou en la présence de l'eau.

Il décompose un grand nombre de chlorures métalliques, dont il déplace les bases pour former du chlorure mercurique $HgCl^2$, qui se combine à l'excès d'oxyde HgO pour donner l'oxychlorure mercurique $HgO.HgCl^2$.

L'oxyde mercurique se comporte vis-à-vis des acides forts comme une base faible, mais vis-à-vis des bases fortes il se comporte comme un acide faible : ainsi il se dissout dans la potasse pour former un oxymercurate violet $(HgO)^2.K^2O$.

SULFURE MERCURIQUE HgS

Le sulfure mercurique se forme aisément par l'union de ses deux éléments : il suffit, pour cela, de triturer dans un mortier. jusqu'à extinction, 120 parties de mercure et 36 parties de soufre lavé. On obtient ainsi une masse noire amorphe, désignée autrefois sous le nom d'*éthiops minéral*.

Mais si l'on sublime ce composé noir, par exemple dans des cornues en fonte communiquant avec une allonge et un récipient, comme cela se faisait à Idria, le sulfure mercurique vient se déposer sur les parois froides sous la forme d'une poudre rouge, appelée cinabre artificiel, qui est en effet une reproduction du cinabre naturel. La couleur rouge du sulfure sublimé présente des nuances diverses, déterminées par des conditions variées, telles que la ténuité et la pureté du produit. Quand cette nuance est écarlate, il constitue le *vermillon* usité en peinture. Ce vermillon se préparait à Idria par des broyages et lavages convenables du cinabre artificiel obtenu par sublimation de l'éthiops minéral. Les lavages étaient effectués avec une eau ayant épuisé des cendres végétales et chargée par conséquent de carbonate potassique. Aujourd'hui on transforme directement le sulfure noir en sulfure rouge par voie humide. Le principe de cette transformation consiste à engager le sulfure noir dans une combinaison avec un sulfure alcalin, puis à décomposer le sulfure double formé. Le sulfure mercurique libéré se dépose alors sous la forme rouge qui est sa figure d'équilibre stable à la température ordinaire. Pratiquement, CROLAS traite l'éthiops minéral par une solution de polysulfure de potassium marquant 22° B. et dont le poids spécifique est relevé jusqu'à 40° B. par une addition de potasse caustique. On porte le tout à l'étuve à 60° en délayant de temps en temps avec de la potasse, pour que la substance reste demi-fluide. La couleur du vermillon obtenu varie de l'orangé au rouge, suivant la durée du séjour à l'étuve.

Les deux formes, noire et rouge, du sulfure mercurique sont des variétés allotropiques, car le passage de la première à la seconde s'accompagne d'un dégagement notable de chaleur. Le sulfure rouge, à son tour, peut être amorphe ou cristallisé et le passage du premier au second dégage une petite quantité de chaleur (VARET). Il résulte de ces données thermochimiques que le sulfure rouge doit avoir sa zone de stabilité située plus bas sur l'échelle thermométrique que celle du sulfure noir. C'est ce que l'expérience vérifie.

Le sulfure mercurique, sous toutes ses formes, est lourd (sa densité est voisine de 8), insoluble dans l'eau, volatilisé sans fusion préalable par la chaleur en produisant une vapeur jaunâtre. Chauffé à l'air, il donne du gaz sulfureux et du mercure. Il est réduit à chaud par l'hydrogène, le charbon et plusieurs métaux tels que le fer et l'étain. Il est dissous par l'eau régale et par l'acide sulfurique bouillant, mais non par l'acide azotique seul.

Chlorure mercurique (Sublimé corrosif) $HgCl^2$

Préparation. — On l'obtient en faisant la double décomposition, par voie sèche, entre le sulfate mercurique et le chlorure de sodium.

$$2\,NaCl + HgSO^4 = HgCl^2 + Na^2SO^4$$

A cet effet on mélange intimement des poids égaux de sulfate mercurique pur et de sel marin décrépité et on en remplit à moitié des matras à fond plat, plongeant jusqu'au col dans un bain de sable. On chauffe sous une hotte, d'abord doucement pour chasser la vapeur d'eau, l'orifice des matras étant ouvert ; puis on couvre ces orifices par une petite capsule de porcelaine et on chauffe plus fortement pour sublimer le chlorure mercurique. Celui-ci se dépose sur la partie supérieure froide du matras, qu'on brise à la fin de l'opération pour recueillir le sublimé.

On peut encore l'obtenir en faisant passer un courant de chlore sur du mercure chauffé.

Propriétés. — Le chlorure mercurique est un corps blanc, cristallisant en prismes orthorhombiques par dissolution et en octaèdres orthorhombiques par sublimation. Sa densité est 5.32. Il fond à 265° et bout à 295°. Il est soluble dans 15 parties d'eau froide, dans 2 parties d'eau bouillante, dans 3 parties d'alcool froid à 90°, dans 4 parties d'éther, dans 13 p. 3 de glycérine. Ses solutions aqueuses ne sont pas absolument stables et subissent, sous l'influence prolongée de la lumière, une dissociation en chlorure mercureux et acide chlorhydrique.

Le chlorure mercurique est réduit à l'état de chlorure mercureux, dans des conditions convenables, par un certain nombre de métaux (argent, antimoine), de matières organiques, par le chlorure stanneux.

L'ammoniaque donne dans les solutions de bichlorure un précipité blanc de chlorure de mercure-ammonium AzH^2HgCl, qui ne vire pas au noir par les alcalis.

L'albumine donne aussi dans les solutions de $HgCl^2$ un précipité blanc, soluble dans un excès de réactif et dans les chlorures alcalins.

Le sublimé forme de nombreux sels doubles avec l'acide chlorhydrique et les chlorures alcalins. Ces sels doubles sont plus solubles dans l'eau que le chlorure mercurique. Enfin il se combine à l'oxyde mercurique en plusieurs proportions pour former des oxychlorures, décomposables par l'eau froide, mais d'autant plus difficilement qu'ils sont plus riches en oxyde.

Usages. — Indépendamment de son importance thérapeutique, le chlorure mercurique sert encore pour renforcer les clichés photographiques, c'est-à-dire pour substituer à l'argent réduit du phototype négatif un corps plus opaque, de façon à accentuer le contraste entre les parties noires et blanches. Le rôle du chlorure mercurique est en effet de transformer l'argent réduit en chlorure, en passant lui-même à l'état de chlorure mercureux qui forme un sel double avec le chlorure d'argent :

$$Ag + HgCl^2 = AgCl.HgCl$$

C'est ce chlorure double que l'on transforme, par des réactifs convenables, en un corps plus opaque que l'argent primitif. Ainsi l'immersion du phototype dans un bain d'oxalate ferreux réduit le chlorure double et laisse à sa place un mélange opaque d'argent et de mercure.

Bromure mercurique $HgBr^2$

Le bromure mercurique peut être préparé par l'union du brome et du mercure. Son histoire n'est guère que la répétition de celle du chlorure mercurique. Il présente la même forme cristalline, est moins soluble dans l'eau, fond à 222° et se volatilise à une température supérieure. Il n'a aucune importance pratique.

Iodure mercurique HgI^2

PRÉPARATION. — On le prépare d'ordinaire en versant une solution d'iodure potassique dans une solution de chlorure mercurique. Il se forme d'abord un précipité rose pâle de chloro-iodure $HgI^2.HgCl^2$, qu'un excès d'iodure de potassium détruit et transforme en iodure mercurique HgI^2 d'un beau rouge vif.

PROPRIÉTÉS. — L'iodure mercurique est un solide lourd, à peu près insoluble dans l'eau, plus soluble dans l'alcool et la benzine. Il existe sous deux états allotropiques : la forme rouge, de densité 6,3, qui cristallise en prismes quadratiques, et la forme jaune, de densité 6,2, qui cristallise en octaèdres dérivés d'un prisme orthorhombique. Le passage de la modification rouge à la modification jaune est endothermique; et par conséquent cette dernière aura sa zone de stabilité située plus haut que la première sur l'échelle des températures. Le point de transformation

réversible est à 126° sous la pression atmosphérique et ne
se déplace du reste que fort peu avec la pression (GERNEZ).
Ainsi donc, au-dessous de 126°, et par conséquent à la
température ordinaire, l'iodure rouge sera en équilibre
stable : il pourra aussi subsister à des températures supérieures, mais s'y trouvera en équilibre instable. Inversement, l'iodure jaune sera stable aux températures supérieures à 126°, mais il pourra être obtenu, à l'état d'équilibre instable il est vrai, à des températures inférieures et
même à la température ordinaire; il suffit pour cela de le
refroidir lentement, à l'abri de poussières de l'autre modification, par exemple en abandonnant à la cristallisation
par refroidissement lent des solutions d'iodure mercurique
dans l'alcool éthylique, l'alcool amylique, le bromure
d'éthyle, le bromure d'isopropyle bouillants (KASTLE et
CLARK). Mais l'équilibre de ces cristaux jaunes est si instable
à la température ordinaire qu'il suffit d'un frottement un
peu énergique pour les faire passer à la forme rouge.

L'iodure jaune fond à 250°, se volatilise à une température un peu supérieure, puis se dissocie : en effet, sa
vapeur, d'abord incolore, prend par une élévation croissante de température la coloration violette de l'iode.

L'iodure mercurique forme des sels doubles avec les
iodures alcalins. Ainsi, avec l'iodure de potassium il donne
les deux composés $HgI^2.KI$ et $HgI^2.2KI$.

Sulfate mercurique $HgSO^4$

PRÉPARATION. — On l'obtient en chauffant 5 parties de
mercure avec 3 parties d'acide sulfurique concentré. Il se
dégage du gaz sulfureux. Quand tout le mercure a disparu,
on évapore l'acide en excès, après avoir ajouté à la masse
un peu d'acide azotique pour peroxyder le sel mercureux
qu'elle peut renfermer.

Propriétés. — Le sulfate mercurique ainsi obtenu se présente sous la forme de petits cristaux anhydres, blancs, lourds, inaltérables à l'air et noircissant à la lumière, décomposables sans résidu par la chaleur rouge en acide sulfureux, mercure et oxygène.

Mis au contact de l'eau, ce sel est immédiatement décomposé en donnant d'une part de l'acide sulfurique, d'autre part une poudre insoluble d'un jaune orangé (*turbith minéral*), formée de petits rhomboèdres transparents d'un sulfate tribasique $SO^3.3\,HgO$.

Le sulfate mercurique forme avec maints composés organiques des combinaisons étudiées par Denigès.

Le sulfate mercurique normal entre dans la constitution de certains éléments de pile.

Azotate mercurique $Hg(AzO^3)^2$

Préparation. — On l'obtient en faisant bouillir le mercure avec un excès d'acide nitrique concentré jusqu'à cessation du dégagement de vapeurs nitreuses. La liqueur, d'abord concentrée doucement à l'aide de la chaleur, est abandonnée sur de la chaux vive. Au bout de quelques jours, il se dépose de beaux cristaux transparents, que l'on met à essorer sur des plaques de porcelaine. On les abandonne ensuite, à l'abri de la lumière, sous une cloche contenant de la chaux vive. Au bout de six semaines environ, on obtient un produit de composition invariable répondant à la formule $Hg(AzO^3)^2 + 1\frac{1}{2}\,H^2O$ (Varet).

Propriétés. — L'azotate mercurique normal se présente sous la forme de gros cristaux lourds, déliquescents, solubles dans l'eau acidulée d'acide nitrique, mais décomposables par l'eau pure avec formation d'une poudre cristalline blanche, de composition $Az^2O^5.3\,HgO$. que des lavages à l'eau bouillante décomposent facilement et changent en oxyde rouge de mercure. La décomposition de l'azotate normal par *un excès* d'eau donnerait un produit jaune n'ayant pas la composition d'un azotate tribasique (Varet).

CHAPITRE IV

MÉTAUX TRIVALENTS

Les métaux trivalents qui occupent la troisième colonne
verticale du tableau de MENDELEJEFF (p. 79) ne contiennent
jusqu'ici parmi eux qu'un seul groupe homogène et bien
défini : c'est celui qui est constitué par les trois métaux
aluminium $(Al = 27)$, gallium $(Ga = 69)$ et indium $(In = 113)$.
En dehors de ces trois métaux et du thallium qui, par ses
combinaisons du type univalent, se rapproche des métaux
alcalins, on ne rencontre dans cette colonne que des éléments, scandium, yttrium, lanthane, ytterbium, qui sont
fort mal connus et dont l'individualité chimique même
n'est pas toujours certaine. Ces éléments appartiennent en
effet à ce qu'on appelle le groupe des *métaux des terres
rares*, groupe qui comprend aussi des éléments contenus
dans la quatrième colonne, tels que le cérium et le thorium. Ces métaux, toujours associés dans la nature,
paraissent excessivement nombreux, mais leurs propriétés
sont si voisines qu'il n'existe pas de moyen absolument net
de les séparer les uns des autres, si bien qu'on ne peut
utiliser, pour fractionner ces terres rares, que des différences de solubilité ou de basicité qui donnent des
mélanges plus simples que le mélange primitif, mais aboutissent rarement, même au prix d'une longue patience, à
une séparation rigoureuse des individus chimiques. Aussi

tel corps, isolé par ces méthodes imparfaites et considéré d'abord comme élémentaire, a été ensuite reconnu comme un mélange : c'est ainsi que le prétendu corps simple appelé didyme a été dédoublé en 1885 par AUER VON WELSBACH en néodyme à sels rouges et praséodyme à sels verts ; et le caractère élémentaire de ces deux derniers corps a été contesté à son tour. On conçoit qu'en présence de pareilles incertitudes sur l'individualité même des métaux des terres rares, le poids atomique et la valence de ces éléments soient encore douteux; et que, par conséquent, toute tentative de classification chimique doive être considérée comme prématurée.

Mais il n'en est pas de même, nous l'avons dit, du groupe aluminium-gallium-indium. Il est suffisamment homogène et son caractère le plus distinctif réside dans l'existence d'oxydes du type Me^2O^3, stables dans une étendue considérable de l'échelle thermométrique. Ces oxydes entrent dans la constitution d'un groupe remarquable de composés, les aluns, qui sont des sulfates doubles cristallisés dans le système cubique avec 24 molécules d'eau d'hydratation. Leur formule générale est :

$$M^2SO^4 \ + \ N^2(SO^4)^3 \ + \ 24\ H^2O$$

ou

$$M^2O.SO^3 + N^2O^3.3\ SO^3 + 24\ H^2O$$

M représente un métal alcalin tel que le potassium, l'ammonium, le rubidium, le césium, et N un métal tel que l'aluminium, le gallium, l'indium, auxquels il faut joindre le titane, le vanadium, le chrome, le manganèse, le fer et le cobalt, tous métaux qui forment aussi des sesquioxydes de formule N^2O^3. Remarquons que ces six derniers métaux sont situés sur une même ligne horizontale du tableau de MENDELEJEFF, tandis que les trois premiers Al, Ga, In, occupent une même colonne verticale. Ce fait montre que, dans la classification de Mendelejeff, les analogies s'établissent parfois dans le sens horizontal aussi bien que dans le sens vertical.

La solubilité des aluns dans l'eau semble diminuer à mesure que s'élève le poids atomique du métal alcalin. Aussi les aluns de rubidium et de césium sont-ils souvent plus faciles à obtenir et à précipiter du sein d'une solution aqueuse que ceux de potassium ou d'ammonium (Piccini).

ALUMINIUM

État naturel. — L'aluminium est sans doute le plus répandu de tous les métaux, puisqu'il entre, sous forme de silicates, dans la constitution des argiles et des feldspaths, qui sont une part importante de l'écorce terrestre. Il forme, en outre, plusieurs pierres précieuses : c'est ainsi que l'oxyde anhydre d'aluminium Al^2O^3 constitue le groupe d'espèces minérales désignées sous le nom de *corindons*.

Mais deux seulement des minerais de l'aluminium ont une importance industrielle pour l'extraction de ce métal. Ce sont la *bauxite* et la *cryolithe*.

La bauxite est la source ordinaire de l'aluminium; elle tire son nom du village des Baux, près Arles. Il en existe, en effet, d'immenses gisements en Provence, notamment dans les Bouches-du-Rhône et le Var. Elle forme aussi des bancs considérables à Villeveyrac (Hérault). On en trouve des gisements moins importants en Styrie et en Irlande; enfin, depuis 1892, on en exploite dans la Géorgie et l'Alabama (États-Unis). C'est un hydrate d'alumine impur, renfermant toujours du fer et de la silice. Il existe des bauxites blanches, pauvres en oxyde ferrique, mais riches en silice, et des bauxites rouges, riches en oxyde ferrique, mais pauvres en silice.

La cryolithe est un fluorure double d'aluminium et de sodium Al^2Fl^6. 6 NaFl, qui forme de puissants filons sur la côte occidentale du Groënland. Elle est blanche, parfois jaune ou noirâtre avec un éclat vitreux, fusible à la flamme d'une bougie. Comme elle arrive en Europe grevée de frais de transport considérables, on la remplace souvent aujourd'hui par du fluorure artificiel.

MÉTALLURGIE. — L'aluminium est, nous l'avons dit, principalement extrait de la bauxite, mais il est impossible d'appliquer directement à ce minerai les procédés qui permettraient d'en dégager le métal, car celui-ci serait souillé par du fer et du silicium, qui altéreraient ses qualités. Comme il n'existe actuellement aucun procédé d'affinage de l'aluminium permettant d'en éliminer le fer et le silicium, il faut employer une matière première dépouillée, ou à peu près, de ces éléments et, par conséquent, faire précéder le travail métallurgique d'une opération préliminaire ayant pour objet de transformer la bauxite naturelle en alumine pure.

Le procédé le plus employé dans ce but est le *traitement à la soude*. Tel qu'il a été institué par SAINTE-CLAIRE-DEVILLE, il consiste à chauffer au rouge vif la bauxite avec son poids de carbonate sodique (1); il se forme de l'aluminate de soude. La masse pâteuse est reprise par l'eau, qui dissout cet aluminate, tandis que l'oxyde de fer reste insoluble, ainsi que la silice qui est à l'état de silico-aluminate. Le liquide séparé des matières insolubles est soumis à l'action d'un courant de gaz carbonique, qui précipite l'alumine et régénère le carbonate de soude.

Parfois même, quand la liqueur est relativement riche

______

(1) LAUR a proposé de remplacer le carbonate de soude par un mélange de sulfate sodique et de charbon.

en carbonate alcalin, il se forme un carbonate double de soude et d'alumine, qui peut être décomposé par la soude libre en carbonate sodique et alumine cristallisée (DITTE).

Malheureusement, le lessivage ne dissout pas toute l'alumine et cette perte peut être parfois considérable. De plus, il se dissout dans le liquide un peu de fer, probablement sous la forme de ferrate, lequel est ensuite précipité avec l'alumine par le gaz CO_2.

Un procédé meilleur est celui de B.EYER, qui, au lieu de traiter l'aluminate sodique par un courant de gaz carbonique, met simplement sa solution en contact avec une petite quantité d'alumine $Al_2O_3.3\,H_2O$ *cristallisée*, provenant par exemple du précipité formé par l'acide carbonique dans une solution d'aluminate sodique. Cette petite quantité de cristaux suffit à provoquer la cristallisation de la majeure partie de l'alumine dissoute dans la liqueur, et cela en vertu d'un mécanisme qui sera exposé plus tard lors de l'étude de l'alumine. Il suffit de brasser la masse liquide à l'aide d'un agitateur pour obtenir au bout de quelques heures une abondante cristallisation d'hydrate d'alumine, tandis que la liqueur mère, enrichie en soude caustique par la précipitation même de l'alumine, rentre dans la fabrication et servira à la dissolution d'une nouvelle quantité de bauxite.

LE VERRIER a proposé de remplacer le traitement à la soude par un traitement à l'acide sulfurique. Il consiste à attaquer les bauxites par l'acide sulfurique à 50° B., ce qui les transforme en sulfate d'alumine et sépare la silice, mais non le fer. On obtient ensuite l'alumine en calcinant le sulfate. Le gaz sulfureux qui se dégage peut être recueilli et servir à préparer de nouvelles quantités de sulfate d'alumine en le faisant agir sur des schistes alumineux.

Une fois obtenue l'alumine pure ou à peu près pure, commence le traitement métallurgique ayant pour but d'en extraire l'aluminium. Cette opération semble théoriquement simple, puisqu'il ne s'agit que de séparer l'aluminium de l'oxygène; mais l'alumine, composé fortement exothermique, est difficile à détruire, en sorte qu'il faut employer des moyens puissants ou prendre des voies détournées. Les procédés qui ont été mis en œuvre dans ce but peuvent être classés en *chimiques* et *électriques;* et ceux-ci peuvent être à leur tour, d'après le mode d'action de l'énergie électrique, divisés en *électro-thermiques* et *électrolytiques.*

I. Procédés chimiques. — Ils consistent tous à déplacer l'aluminium d'un de ses sels par l'action d'un métal alcalin, qui est naturellement le sodium. C'est au fond la méthode qui permit à Wœhler d'isoler (1827) l'aluminium en décomposant le chlorure d'aluminium par le potassium.

a) Le procédé le plus ancien de tous, appliqué pour la première fois (1858) à la production industrielle de l'aluminium, est celui de Sainte-Claire-Deville. Il consiste à décomposer par le sodium le chlorure d'aluminium, ou mieux le chlorure double d'aluminium et de sodium. Cette préparation comprend plusieurs phases successives.

On part de l'alumine pure, obtenue comme il a été dit plus haut: on la mélange avec du charbon et sur ce mélange, chauffé à température assez élevée, on fait passer un courant de gaz chlore. L'alumine est ainsi décomposée, le carbone s'emparant de l'oxygène et le chlore de l'aluminium :

$$Al^2O^3 + 3C + 6Cl = 3CO + Al^2Cl^6$$

On obtiendrait ainsi du chlorure d'aluminium, mais en ajoutant à la masse précédente du sel marin, on aurait un chlorure double d'aluminium et de sodium $Al^2Cl^6.6\,NaCl$, plus maniable que le chlorure simple, qui est déliquescent, répand des fumées épaisses et absorbe l'humidité atmosphérique.

C'est ce chlorure double que l'on décompose par le sodium pour en libérer l'aluminium :

$$Al^2Cl^6.6\,NaCl + 6\,Na = Al^2 + 12\,NaCl$$

On ajoute en outre à la masse réagissante un fondant, la cryolithe ou fluorure double d'aluminium et de sodium, qui forme avec le sel marin produit une scorie très liquide, au fond de laquelle l'aluminium tombe et se rassemble bien. On pulvérise donc le chlorure double et la cryolithe, on les mêle avec le sodium coulé en petits lingots et on introduit le tout par l'orifice O [fig. 85], sur la sole inclinée d'un four à reverbère porté préalablement au rouge faible, la partie antérieure A du four étant fermée par un registre. La réaction s'opère avec un grand dégagement de chaleur, qui suffit pour amener en un quart d'heure la masse à la température du rouge vif. On ouvre

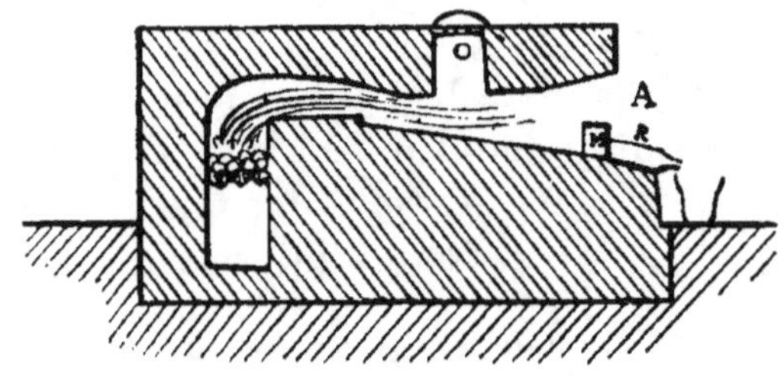

FIG. 85

Four à réverbère pour la préparation de l'aluminium par le procédé SAINTE-CLAIRE-DEVILLE.

alors le registre, de façon à rétablir la flamme sur la sole et on brasse de temps à autre avec un ringard pendant trois heures environ. La masse en fusion est retenue par un petit mur en briques M, que l'on démolit à la fin de l'opération, en commençant par la partie supérieure, pour faire écouler les scories surnageantes, puis achevant par la partie inférieure de façon à dégager l'orifice de la rigole R, qui conduit l'aluminium fondu dans un cubilot de fonte, dont le fond a été préalablement chauffé au rouge.

Le procédé de DEVILLE a été longtemps employé à l'usine de Salindres (Gard) : le kilo d'aluminium revenait à 70-80 francs et était vendu 100 francs. Ce procédé n'a plus maintenant qu'un intérêt historique, le métal étant aujourd'hui obtenu à bien meilleur compte.

b) Dans le procédé précédent, la cryolithe ne sert que de fondant, mais sa composition même $Al^2Fl^6.6\,NaFl$, analogue à celle du chlorure double $Al^2Cl^6.6\,NaCl$, avait suggéré à Deville l'idée de l'employer comme source d'aluminium. Les essais faits par les frères Tissier à Amfreville, près Rouen, pour obtenir industriellement de l'aluminium en décomposant la cryolithe par le sodium, ne parvinrent pas à donner un métal suffisamment pur. Cela tient à ce que la température nécessaire à la réaction dissocie le fluorure, d'où attaque par le fluor de la matière des creusets et des fours et concentration de ces impuretés dans l'aluminium. Netto évite dans une large mesure ces inconvénients en opérant dans des conditions qui rendent les réactions très rapides, de façon à ce que l'attaque des vases soit faible. On fractionne, par exemple, l'opération en n'employant chaque fois qu'une partie du sodium nécessaire pour réaliser la réaction.

$$Al^2Fl^6.6\,NaFl + 6\,Na = Al^2 + 12\,NaFl$$

De plus on peut, dans ce procédé, régénérer la cryolithe en chauffant au rouge les scories de $NaFl$ avec du sulfate d'alumine $Al^2(SO^4)^3$:

$$12\,NaFl + Al^2(SO^4)^3 = Al^2Fl^6.6\,NaFl + 3\,Na^2SO^4$$

Le procédé Netto a été appliqué à l'usine de Walsend-on-Tyne, près Newcastle, et aussi, dit-on, dans les célèbres usines de Krupp à Essen. Le prix de revient du kilo d'aluminium serait de 15 francs.

c) On peut rapprocher du procédé précédent celui de Grabau. Il remplace le fluorure double par le fluorure simple :

$$2\,Al^2Fl^6 + 6\,Na = Al^2Fl^6.6\,NaFl + Al^2$$

Le sodium et le fluorure d'aluminium sont chauffés séparément et introduits alors seulement dans l'appareil où ils doivent réagir, ce qui diminue les chances de corrosion de ce dernier. De plus la cryolithe formée, moins fusible que l'aluminium, se fige sur les parois de l'appareil et les préserve de l'attaque. La cryolithe, résidu de l'opération, sert à régénérer du fluorure d'aluminium. Le métal reviendrait par ce procédé à 13 francs le kilo.

Les procédés chimiques cèdent aujourd'hui la place aux procédés électriques, mis en œuvre depuis 1885.

II. Procédés électro-thermiques. — Le principe commun
à tous ces procédés est la réduction de l'alumine Al^2O^3 à la
température très élevée fournie par l'arc électrique. Comme
ces hautes températures ne peuvent être réalisées qu'avec
une grande dépense d'énergie électrique, il faut non seulement employer des courants de grande intensité, mais
encore avoir entre les électrodes une différence assez
forte de potentiel. Mais, dans ces conditions, l'aluminium
se trouve en partie volatilisé et réoxydé, d'où une perte qui
ne peut être évitée qu'en l'incorporant dès sa naissance
même à quelque métal peu volatil, tel que le cuivre ou le
fer. Aussi les procédés électro-thermiques, peu favorables
à l'obtention de l'aluminium lui-même, conviennent fort
bien à la préparation de ses alliages, tels que le bronze
d'aluminium et le ferro-aluminium.

a) Le procédé des frères Cowles emploie, comme source
d'énergie électrique, des dynamos donnant jusqu'à
5.000 ampères d'intensité, avec une force électro-motrice de

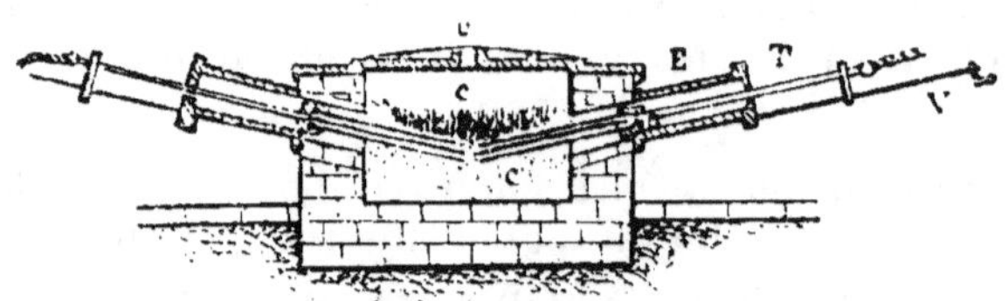

Fig. 86

Four électrique Cowles pour la fabrication des alliages
d'aluminium.

60 à 70 volts. La réduction de l'alumine par le charbon et
la formation de l'alliage d'aluminium se réalisent dans un
four électrique en briques réfractaires, fermé à sa partie
supérieure par un couvercle en fonte présentant un
orifice U pour le dégagement des gaz (fig. 86). Le fond du

four est formé d'un pisé en charbon de bois ; les parois latérales sont également garnies de charbon. On charge dans le four un mélange d'alumine, de charbon et de rognures de cuivre ou de fer, on recouvre la charge de morceaux de charbon de bois, puis on fait éclater l'arc voltaïque entre les électrodes par le passage du courant. Ces deux électrodes, qui traversent les deux petites faces du four, sont constituées par des crayons de charbon réunis en faisceaux et encastrés dans une douille de cuivre D. Chacune d'elles est logée, en dehors du four, dans une gaine en fonte E qui a principalement pour objet de protéger les charbons de l'oxydation, quand on les sort du four. Une tige T, fixée à la douille D, fait communiquer les électrodes avec les conducteurs du courant à l'aide de boulons.

Le procédé Cowles a été mis en œuvre à Lockport, dans l'État de New-York (Amérique) et à Milton, dans le comté de Stafford (Angleterre). Le prix de revient est d'environ 10 francs par kilogramme d'aluminium allié.

b) On peut rapprocher du procédé précédent celui de Héroult, qui n'en diffère que par ce fait que, au lieu d'opérer sur un mélange d'alumine et de charbon, on opère sur l'alumine seule, qui semble par conséquent dissociée en ses éléments par la température élevée de l'arc électrique ; cependant il se consomme une certaine quantité du charbon de l'électrode, ce qui rend plus étroite l'analogie des deux procédés.

L'appareil de Héroult [fig. 87] se compose d'un creuset en charbon comprimé G, consolidé par une armature en fer B et relié au pôle négatif. Ce creuset peut être fermé par un couvercle muni de trois orifices, deux latéraux O pour le chargement et un central pour le passage de l'anode C. Celle-ci est constituée par des plaques de charbon, fixées par une chape de cuivre reliée au pôle positif de la dynamo. Cette anode peut être abaissée ou relevée à volonté. On commence par introduire dans la cavité *A* du creuset le métal qu'on se propose d'allier à l'aluminium, puis on approche à une distance convenable l'anode *C*. Le métal fond ; on introduit alors par *O* l'alumine et le métal qui doit s'allier à l'aluminium ; on maintient l'électrode *C* à bonne distance en se réglant sur les indications de l'ampèremètre. De temps en temps, on débouche le trou de coulée *T*. On remplace rapidement l'anode quaud elle est usée.

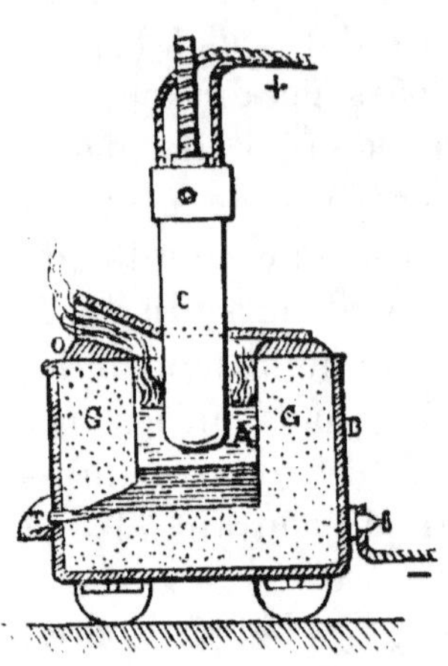

Fig. 87
Four électrique Héroult pour la fabrication des alliages d'aluminium.

Ce procédé exige seulement une force électro-motrice de 10 à 15 volts en moyenne, au plus 20 ; l'intensité du courant est de 3.000 à 4.000 ampères ; les appareils sont plus faciles à conduire que ceux du procédé américain de Cowles. Le rendement est de 1 kilo d'aluminium par 29 chevaux-heures électriques.

III. Procédés électrolytiques. — Tandis que, dans les procédés électro-thermiques qui viennent d'être décrits, on utilise des courants à haute tension capables de produire un arc électrique, au contraire dans les procédés électrolytiques on emploie des courants dont la force électro-motrice doit être simplement suffisante pour réaliser la décomposition de l'électrolyte.

a) Citons d'abord le procédé de Héroult, modifié par Kiliani : il consiste à électrolyser l'alumine fondue. Le

courant a donc à accomplir ici un double travail : 1º la
fusion de l'alumine ; 2º son électrolyse. La première partie
de ce travail est facilitée par l'addition de cryolithe, et c'est
en cela que consiste la modification apportée par KILIANI.

L'appareil, assez semblable à celui du même auteur fig. 87
pour la fabrication des alliages d'aluminium par voie élec-
tro-thermique, se compose d'un creuset en tôle fig. 88
isolé sur des supports, sur
le fond duquel on a damé
une couche de charbon
aggloméré avec du gou-
dron. Les parois latérales
du creuset sont protégées
de toute attaque pendant
l'opération par une couche
de cryolithe figée sous la
seule action du refroidissement produit par l'air
extérieur. Le fond du creuset laisse passer une des
électrodes N, isolée électriquement. L'autre électrode
est suspendue au-dessus
du creuset par une potence
qui permet, à l'aide d'une

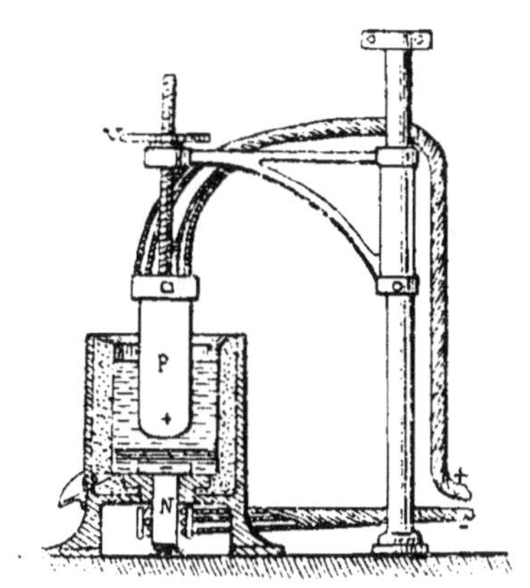

Fig. 88

Appareil HÉROULT pour la fabrication électrolytique de l'aluminium.

vis V, de la relever ou de l'abaisser à volonté. La cathode
est en métal et l'anode en charbon aggloméré. Pour amorcer
l'opération, on introduit dans le creuset une certaine quantité de cryolithe et on fait passer le courant. On alimente
ensuite le bain en y ajoutant un mélange d'alumine et de
cryolithe : ce mélange est assez fluide pour que l'électrolyse soit facile et n'exige qu'une force électro-motrice d'une
dizaine de volts. Le rendement serait de 20 grammes de
métal en moyenne par cheval-heure et le prix de revient

de 4 francs le kilo. Ce procédé est mis en œuvre dans diverses usines, notamment à Neuhausen (Suisse) et à Froges, sur le ruisseau des Adrets, à 20 kilomètres de Grenoble.

b) Un autre procédé est celui de MINET (1889). Le bain électrolytique est formé de 60 parties de sel marin et de 40 parties de cryolithe, ce qui répond à la formule $12\,NaCl + Al^2Fl^6, 6\,NaFl$. Le point de fusion de ce mélange est situé à 675° et il n'émet de vapeurs sensibles qu'à partir de 1000°; en sorte que, en opérant à 800°, les pertes par volatilisation sont faibles et cependant la fluidité est assez grande pour que l'électrolyse soit facile. Par le fait de celle-ci, l'aluminium se porte à la cathode, du fluor se dégage à l'anode et du fluorure de sodium se précipite.

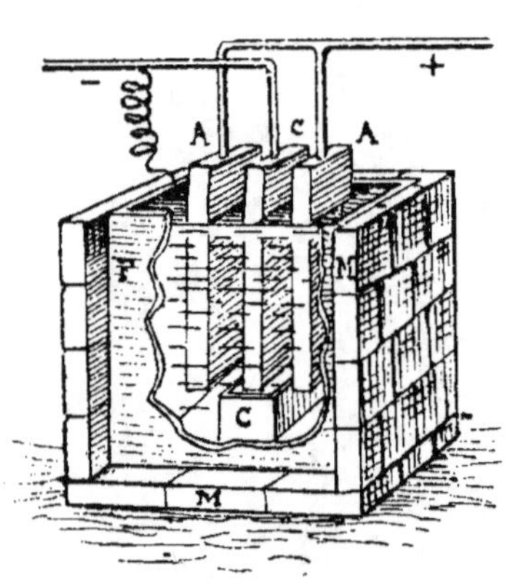

FIG. 89

Appareil MINET pour la fabrication électrolytique de l'aluminium.

Pour maintenir au bain une composition convenable, on l'alimente en versant autour de l'anode un mélange, en proportions convenables, d'alumine hydratée, de cryolithe et d'oxyfluorure d'aluminium $Al^2Fl^6. 6\,Al^2O^3$.

Un des appareils de MINET se compose d'une cuve parallélipipédique en fonte [fig. 89], dans laquelle on fond le mélange électrolytique par l'action d'un foyer extérieur, du moins au début de l'opération; car, une fois celle-ci en marche, le courant électrique maintient le bain en fusion.

Les anodes *A* sont en charbon aggloméré ; sous la cathode *C* se trouve une cuve en charbon ou une cavité munie d'un trou de coulée, pour recevoir l'aluminium fondu qui s'écoule de cette électrode. Afin d'éviter la corrosion des parois en fer de la cuve par le bain en fusion, ce qui donnerait de l'aluminium souillé de fer. MINET met cette cuve en dérivation sur l'électrode négative, par l'intermédiaire d'une résistance *D*, qui ne laisse s'échapper par la cuve que les 5 centièmes du courant total, tandis que les 95 centièmes passent par la cathode *C*. Grâce à cet artifice, les parois intérieures de la cuve sont continuellement recouvertes d'une couche protectrice extrêmement mince d'aluminium.

Mais on peut résoudre autrement le même problème en remplaçant la cuve en fonte de fer par une cuve en aluminium, à la condition bien entendu que la température de cette dernière reste toujours sensiblement inférieure au point de fusion de l'aluminium. A cet effet, la cuve métallique *V* [fig. 90] porte, sur toute l'étendue de sa paroi intérieure, une garniture de charbon *G*, suffisamment épaisse pour que, la température du bain étant maintenue à 750°, celle de la cuve *V* ne dépasse pas 500°. On obtient alors un métal ne renfermant plus comme impuretés que des traces de silicium.

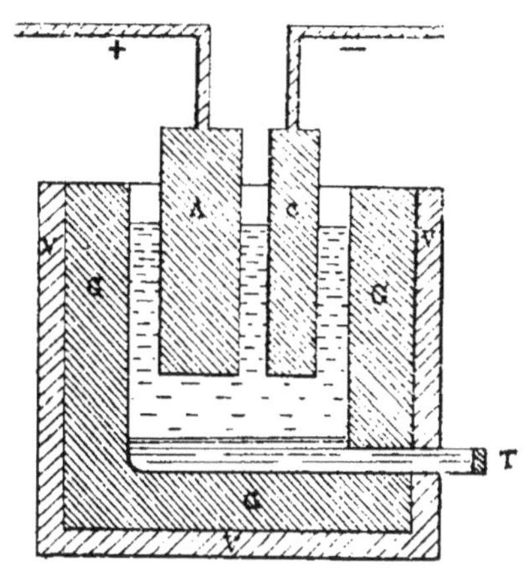

FIG. 90

Appareil MINET pour la fabrication électrolytique de l'aluminium.

Le rendement est de 20 grammes d'aluminium par cheval-heure.

c) Le procédé HALL consiste à électrolyser un mélange de 78 parties de fluorure de calcium et de 169 parties de fluorure d'aluminium, ce qui correspond à la formule Al^2CaFl^4. Comme la densité de ce bain serait supérieure à celle de l'aluminium, le métal remonterait à la surface, si l'on n'avait soin d'abaisser cette densité par l'addition de fluorure double de potassium et d'aluminium.

On opère dans un vase en fonte, doublé de charbon formant cathode et chauffé par un foyer extérieur. L'anode est également en charbon. On alimente le bain avec de l'alumine et on marche avec une différence de potentiel de 7 à 8 volts. Le prix de revient du kilo d'aluminium serait de 3 fr. 60.

Ce procédé est mis en œuvre dans les usines de la Pittsburg Reduction C°, aux États-Unis, et dans les usines PATRICROFT, près de Manchester (1).

PROPRIÉTÉS PHYSIQUES. — L'aluminium pur est blanc bleuâtre : la teinte bleue, presque insensible chez le métal pur, augmente avec la proportion des impuretés.

C'est le plus léger des métaux usuels : sa densité est de 2,5 à 2,6.

Il est le quatrième des métaux, après l'argent, le cuivre et l'or, dans l'ordre de la conductibilité électrique ou calorifique. Il est très malléable, presque autant que l'or, et peut être obtenu, comme lui, en feuilles extrêmement minces. Il est aussi très ductile et occupe à cet égard le quatrième rang, après l'or, l'argent et le platine.

(1) La production annuelle totale de l'aluminium n'est pas connue avec certitude : BORCHERS l'évalue à 12.000 tonnes, KERSCHAW à 4.000 seulement.

Sa ténacité varie beaucoup avec son état physique : laminé et écroui, il résiste à 20-22 kilogrammes par millimètre carré ; sa ténacité diminue rapidement avec l'élévation de température.

Il fond à 625° et se volatilise au four électrique.

Propriétés chimiques. — L'aluminium *pur* paraît à première vue offrir une résistance absolue à la plupart des agents chimiques (Sainte-Claire Deville); cependant cette résistance est due moins à une inertie chimique de cet élément qu'à la formation fréquente de dépôts superficiels, solides ou gazeux, qui arrêtent promptement toute attaque ; en sorte qu'il existe une véritable opposition entre les propriétés apparentes et les propriétés réelles de ce métal (Ditte).

Ainsi l'aluminium est inaltérable à l'air et à l'oxygène, même à de hautes températures. Ce fait est d'autant plus remarquable que la chaleur de combinaison du métal avec l'oxygène est considérable et ne le cède qu'à celles de l'hydrogène et du carbone. Aussi l'aluminium, surtout en poudre, est-il un puissant réducteur des composés oxygénés : il réduit l'oxyde ferrique en produisant un dégagement de chaleur qui peut élever la température de la masse jusqu'à 3000° et fondre non seulement le fer, mais encore l'alumine elle-même. Il réduit les composés oxygénés du chrome et du manganèse ; et cette propriété est utilisée pour la préparation industrielle de ces deux métaux. Le mélange d'aluminium en poudre et de bioxyde de sodium Na^2O^2 s'enflamme spontanément dès la température ordinaire, surtout en présence d'un peu d'humidité. Bref la formation d'alumine par la réduction de composés oxygénés donne lieu à une production de chaleur parfois comparable à celle d'un four électrique : Goldschmidt donne le nom d'*alumino-thermie* à l'utilisation, grandement développée par lui, de ces puissants phénomènes calorifiques.

Cependant l'aluminium ne décompose pas l'eau, du moins en apparence. En réalité, l'attaque commence, mais est instantanément arrêtée, parce que l'alumine et l'hydrogène produits forment à la surface du métal un mince revêtement protecteur. Mais cette attaque continue, si l'on empêche l'enduit de se déposer, en opérant à l'ébullition pour entraîner l'hydrogène à l'aide des bulles de vapeur et en ajoutant en même temps à l'eau un sel soluble d'alumine, qui dissout l'alumine au fur et à mesure de sa production. La décomposition de l'eau par l'aluminium se prolonge dans ces conditions jusqu'au moment où le sel auxiliaire employé, devenant saturé d'alumine, laisse un dépôt d'oxyde Al^2O^3 recouvrir la surface du métal (DITTE).

C'est un phénomème du même ordre qui rend l'aluminium en apparence inaltérable par certains acides étendus, tels que les acides sulfurique et azotique : l'hydrogène déplacé adhère avec énergie à la surface du métal et supprime tout contact avec le liquide. Mais l'attaque de l'aluminium par l'acide se continue plus ou moins vite et finit par devenir totale, si l'on empêche la formation de cette couche gazeuse par l'action du vide ou par tout autre moyen (DITTE). Au contraire, l'acide chlorhydrique attaque aisément l'aluminium.

Des phénomènes analogues se passent encore, quand on met l'aluminium au contact des solutions salines. Ainsi une solution de sel marin n'est pas attaquée en apparence par le métal, parce que la soude et le chlorure d'aluminium qui se forment au début réagissent immédiatement l'un sur l'autre pour donner un dépôt d'alumine qui arrête toute attaque. Mais, si la solution saline contient en même temps un acide, si par exemple on met l'alumine au contact d'une solution de sel marin et d'acide acétique, alors le dépôt d'alumine ne peut plus se former, parce que la soude est saturée par l'acide au fur et à mesure de sa

formation, et l'attaque du métal continue avec plus ou
moins de rapidité, tant qu'il reste de l'acide libre dans les
liqueurs. Les sels acides, tels que le bitartrate et le bioxalate de potasse, capables de saturer la soude fournie par
la décomposition du sel marin, se comportent absolument comme les acides libres. Même l'acide carbonique de
l'atmosphère joue un rôle analogue. En outre, dans tous
les cas où la surface du métal est maintenue constamment
dénudée par les actions chimiques, l'oxygène atmosphérique intervient pour oxyder l'aluminium. Il suit de là que
l'eau salée pure qui, à l'abri de l'air, n'agit pas sur l'aluminium, l'attaque avec le concours de l'oxygène et de
l'acide carbonique de l'atmosphère : il se forme du carbonate et de l'aluminate de soude, et ce dernier, en présence
de l'acide carbonique, précipitera de l'alumine cristallisée,
qui se rassemblera en flocons et en petites masses plus ou
moins épaisses à la surface du métal ; l'alcali libre ou
carbonaté sera alors retenu à l'intérieur de ces masses et
s'y accumulera en produisant en ces points une attaque
plus rapide du métal, car l'aluminium se dissout aisément
dans les alcalis. Cette attaque donnera lieu à une certaine
quantité d'aluminate alcalin, d'où l'acide carbonique atmosphérique précipitera de l'alumine trihydratée en régénérant
du carbonate de soude pour une nouvelle attaque ; et ainsi
de suite. La répétition du même cycle de réactions tendra
donc à transformer l'aluminium en alumine trihydratée.

Les faits qui précèdent fournissent des données importantes sur la façon dont se comporteront les ustensiles
culinaires en aluminium. L'usure de ces vases pourra
devenir assez rapide sous l'action des aliments salés rendus
acides, tantôt par du vinaigre, tantôt par des jus de fruits ;
l'altération commencée pourra même se poursuivre à sec,
grâce à l'intervention de grumeaux alumineux plus ou
moins imbibés de substances alcalines produisant le cycle

incessamment répété de réactions que nous venons de décrire. Il importera donc d'empêcher, par un nettoyage énergique, la persistance de ces grumeaux ; mais ici, il faut tenir compte que les carbonates alcalins, dont l'emploi est si habituel pour la propreté des ustensiles de ménage souillés par des matières grasses, attaquent l'aluminium lentement à froid, plus vivement vers 50° et plus rapidement encore vers la température d'ébullition, et cela même en solution au 1/100 et *a fortiori* en solution concentrée. Même observation pour le dégraissage à l'eau de savon, laquelle contient toujours, soit des alcalis ou des carbonates alcalins en excès provenant de la fabrication, soit des substances alcalines devenues libres à la suite de la dissociation par l'eau des sels alcalins des acides gras (DITTE). Cependant, avec des soins, les ustensiles culinaires en aluminium semblent pouvoir servir pendant de longues années (MOISSAN).

Du reste, un facteur de première importance dans les altérations de l'aluminium est la présence d'éléments étrangers. Ainsi un alliage d'aluminium, comme par exemple ces alliages à faible teneur en cuivre que l'on emploie dans la fabrication de maints ustensiles, est beaucoup plus sensible aux agents chimiques que l'aluminium pur. Cela tient aux forces électro-motrices qui se produisent au contact des métaux différents ; ainsi, dans l'alliage d'aluminium et de cuivre, les deux métaux forment, partout où leurs particules sont en contact, autant de couples voltaïques, qui concourent à la dissolution de l'élément le plus attaquable, c'est-à-dire de l'aluminium. On voit donc l'importance capitale qu'il y a pour l'industrie à produire de l'aluminium aussi pur que possible ; dans cette voie, les progrès ont été heureusement continus et, dans ces dernières années, on a pu fabriquer de l'aluminium contenant au plus 15 dix-millièmes d'impuretés (MINET).

Ajoutons, pour terminer l'histoire chimique de l'aluminium, que ce métal se combine directement aux métalloïdes halogènes avec dégagement de chaleur et de lumière, en donnant des produits fusibles et volatils, ce qui permet à l'attaque de se continuer jusqu'à épuisement.

Le soufre précipité et l'alumine en poudre, mêlés en proportions convenables, donnent le sulfure d'aluminium Al^2S^3, si l'on enflamme le mélange à l'aide d'un ruban de magnésium (Fonzes-Diacon). L'aluminium se combine également à chaud au sélénium.

L'aluminium ne se combine pas aux métalloïdes de la famille de l'azote; mais il s'unit, directement ou indirectement, au bore, au carbone et au silicium.

Il s'allie à la plupart des métaux : les plus importants de ces alliages sont ceux qu'il forme avec le cuivre (*bronze d'aluminium*) et avec le fer (*ferro-aluminium*).

Usages. — Le bronze d'aluminium, qui contient au plus 10 % de ce métal contre 90 de cuivre, paraît supérieur à bien des points de vue aux bronzes ordinaires. Il possède une belle couleur jaune d'or qui ne s'altère pas à l'air. Il se laisse forger à chaud comme le fer. Enfin sa résistance est beaucoup plus forte que celle du bronze ordinaire et comparable à celle de l'acier. Aussi s'en sert-on pour la fabrication de pièces résistantes, telles que les navettes des tisserands, les coussinets de machines : pour ce dernier usage, on emploie un bronze d'une dureté tout à fait remarquable (*métal Hercules*), mais d'une composition plus complexe, puisqu'il contient 88 parties de bronze d'aluminium à 2,5 %, 10 parties d'étain et 2 de zinc.

L'aluminium est employé parfois dans la fabrication de certains acides, en raison de son pouvoir réducteur vis-à-vis des composés oxygénés. En effet, l'acier, après sa fusion, est toujours mélangé d'un peu d'oxyde de fer, qui en diminue la fluidité. De plus, il dégage des quantités considérables de gaz, probablement de l'oxyde de carbone, qui produisent à sa surface une sorte d'ébullition et engendrent, après solidification, des cavités internes qu'on nomme *soufflures*. Or, il suffit d'ajouter à la masse fondue une petite quantité d'aluminium, pour que l'ébullition se calme immédiatement. En même temps, le métal désoxydé devient fluide comme l'eau, ce qui le rend plus apte au moulage. On fait ainsi d'un seul coup, en versant l'acier fondu dans un moule, des objets de formes compliquées, qu'il fallait autrefois forger péniblement.

Au même principe se rattache la méthode générale de GOLDSCHMIDT pour la préparation des métaux et des alliages par réduction des composés métalliques oxygénés à l'aide de l'aluminium en poudre. Une usine fonctionne, depuis 1899, à Essen (Allemagne). pour la fabrication des ferro-chromes par cette voie.

Enfin, l'aluminium a été employé dans les cas où l'on veut réunir la légèreté et la solidité (objets d'équipement militaire, bateaux transportables, etc.). L'aluminium peut aussi être substitué à la pierre lithographique : cette *aluminographie* est surtout développée en Allemagne et aux États-Unis.

Combinaisons de l'aluminium avec les métalloïdes bivalents

OXYDE D'ALUMINIUM OU ALUMINE Al^2O^3

ÉTAT NATUREL. — L'alumine se rencontre dans la nature, soit à l'état anhydre, soit à l'état hydraté.

L'alumine anhydre constitue les pierres précieuses appelées *corindons* par les minéralogistes et *pierres orientales* par les joailliers. Ce sont de beaux prismes hexagonaux dérivés du rhomboèdre. On les classe en : 1° corindons adamantins, ou *harmophanes;* 2° corindons hyalins, ou *télésies :* 3° corindons compacts ; 4° corindons émeris, ou *émeri* ordinaire.

Dans le groupe des corindons hyalins, on trouve des gemmes aux couleurs variées ; citons :

Le corindon	incolore	ou	*saphir blanc;*
—	violet		*améthyste orientale ;*
—	bleu indigo		*saphir indigo ;*
—	bleu verdâtre		*aigue marine :*
—	vert		*émeraude orientale ;*
—	rouge aurore		*hyacinthe orientale ;*
—	rouge écarlate		*rubis oriental.*

L'alumine hydratée existe aussi dans la nature soit sous les formes cristallisées de *gibbsite* $Al^2O^3.3H^2O$ (petits cristaux monocliniques) et de *diaspore* $Al^2O^3.H^2O$ (prismes orthorhombiques), soit sous la forme amorphe de *bauxite,* souillée, comme nous l'avons vu, par des proportions notables de fer et de silicium.

A. OXYDE ANHYDRE Al^2O^3. — Il est obtenu à l'état amorphe en calcinant l'alun ammoniacal, composé de formule $Al^2(SO^4)^3 + (AzH^4)^2SO^4 + 24H^2O$, dont toutes les parties volatiles se dégagent par la chaleur en laissant un résidu de Al^2O^3. C'est une poudre blanche, terreuse, douce au toucher, qui, portée à la température d'un four à porcelaine, acquiert presque la dureté du corindon. Elle ne fond que vers 2000°. L'alumine qui n'a pas été fortement chauffée se dissout aisément dans les acides : mais à 800° elle se transforme avec dégagement de chaleur (LE CHATELIER) en une variété allotropique difficilement soluble dans les acides, car cette dissolution exige le concours de la chaleur.

L'oxyde anhydre d'aluminium peut être aussi obtenu à l'état de cristaux identiques à ceux des corindons naturels et cela toutes les fois qu'il se forme ou se dépose à très haute température : par exemple, quand on fait réagir le fluorure d'aluminium sur l'acide borique (DEVILLE et CARON), on obtient des cristaux de corindon ; l'addition de traces de fluorure de chrome ou de cobalt donne des cristaux rouges de rubis ou bleus de saphir. Pareillement, FRÉMY et VERNEUIL, en faisant agir sur l'alumine amorphe du fluorure de baryum en présence d'acide chromique, ont obtenu une masse cristalline de corindon, présentant de petites cavités ou géodes remplies de rubis. Des phénomènes analogues s'observent dans la réduction des oxydes de chrome par l'aluminium. L'oxyde Al^2O^3, fondu par l'extrême chaleur que développe cette réaction, cristallise par refroidissement en présentant des cavités tapissées de rubis (GOLDSCHMIDT). Le corindon artificiel préparé par cette dernière voie est plus dur encore que l'émeri naturel et ne se laisse même pas entamer par le diamant : GOLDSCHMIDT l'appelle *corubis*.

B. OXYDES HYDRATÉS. — L'alumine hydratée se prépare par voie humide, mais elle peut se présenter sous des états divers. Si, par exemple, on précipite à froid une solution étendue de sulfate d'alumine par un léger excès d'ammoniaque, l'alumine apparaît d'abord sous la forme d'une gelée volumineuse et translucide ; mais, conservée dans l'eau, elle perd peu à peu cette apparence, diminue de volume et devient d'un blanc mat ; on peut alors la filtrer et la laver facilement ; elle offre au microscope l'aspect de petits grains blancs non cristallisés qui, séchés dans l'air sec à la température ordinaire, laissent une poudre blanche, dont la composition correspond à celle de l'hydroxyde normal Al^2O^3. $3\,H^2O$ ou $Al(OH)^3$. Au bout de trois mois, l'alu-

mine est devenue insoluble ou très peu soluble dans les
acides et dans les bases, tandis que récemment précipitée,
elle se dissolvait aisément dans ces réactifs en formant des
sels d'alumine dans le premier cas, des aluminates alcalins
dans le second ; c'est donc un composé pouvant jouer indifféremment le rôle de base ou celui d'acide. Mais c'est une
base et un acide également faibles. Aussi les aluminates
alcalins, par exemple, sont-ils partiellement dissociés en
solution aqueuse et il s'établit un équilibre entre le sel,
son acide et sa base. Mais cet équilibre est instable, car il
arrive que, notamment sous l'action de la moindre trace
d'acide carbonique, l'alumine passe à l'état de cristaux
identiques à ceux de la gibbsite naturelle Al^2O^3. $3 H^2O$; et la
plus petite parcelle cristalline suffit à amorcer, comme dans
les solutions sursaturées, la cristallisation de l'alumine,
beaucoup moins soluble en effet dans les liqueurs alcalines. Une partie de l'alumine dissoute nécessaire à l'équilibre, sortant ainsi du champ de la réaction par le fait de sa
transformation en hydrate cristallisé moins soluble, une
nouvelle dose d'aluminate se décompose en acide et base ;
mais l'alumine ainsi libérée donne de nouveaux cristaux
au contact des autres et finalement l'aluminate se trouve
presque totalement détruit : sa décomposition ne s'arrête
que lorsque la proportion d'alumine qui demeure dissoute
dans la liqueur correspond précisément à la solubilité de
l'hydrate cristallisé Al^2O^3. $3 H^2O$ dans la solution étendue de
potasse qui provient de la destruction de l'aluminate. Le
même enchaînement de réactions s'accomplit lorsque, dans
la méthode de BAEYER pour la préparation de l'alumine
artificielle pure en partant de la bauxite naturelle, on
introduit dans la solution d'aluminate sodique une petite
quantité d'alumine cristallisée. Celle-ci amorce la suite de
réactions que nous venons de décrire, au lieu que l'alumine gélatineuse ne produirait aucun effet ; et par là se

trouve assurée la précipitation presque complète de l'alumine contenue dans la liqueur, d'autant plus vite que le
mélange sera mieux agité, et cela à l'état de cristaux très
purs. La silice et l'acide phosphorique, contenus dans la
bauxite naturelle et dissous à l'état de sels par l'alcali
employé, n'éprouvent en effet aucune action de la part de
l'alumine cristallisée et restent en solution dans les eaux-
mères (DITTE).

La dissociation hydrolytique des aluminates alcalins,
comme aussi celle des sels d'alumine à acide faible, donne
certainement l'alumine à l'état colloïdal; mais cet état, qui
représente un équilibre essentiellement instable, se transforme aisément en formes plus condensées insolubles.
L'alumine colloïdale se coagule en effet sous l'action d'une
trace d'acide, d'alcali ou de sel. Pratiquement on l'obtient
en maintenant à 100°, pendant une dizaine de jours, une
solution étendue de biacétate d'alumine. Le sel se dissocie;
on fait bouillir pendant 1 h. 1/2 la liqueur étendue, on
chasse l'acide acétique et on obtient une solution transparente d'alumine colloïdale, que l'on peut concentrer à
consistance sirupeuse. On obtient encore des solutions
d'alumine colloïdale par la méthode générale de GRAHAM,
c'est-à-dire par la dialyse; il suffit pour cela d'introduire
dans un dialyseur soit une solution d'alumine dans le chlorure d'aluminium, soit une solution d'alumine dans l'acétate d'alumine: les cristalloïdes sortent par exosmose,
tandis que l'alumine colloïdale reste dans le dialyseur.

Le maniement de ces solutions colloïdales d'alumine
exige de grandes précautions, car il suffit de les transvaser
dans un verre qui n'a pas été suffisamment rincé à l'eau
distillée, pour que les traces d'impuretés attachées aux
parois provoquent la coagulation de l'alumine, qui se prend
en gelée.

L'alumine gélatineuse, c'est-à-dire récemment précipitée

ou coagulée, possède à un haut degré la propriété d'absorber et de réduire un grand nombre de substances organiques, et en particulier les matières colorantes : il se forme ainsi des précipités colorés qu'on appelle des *laques*. Celles-ci sont employées en peinture et dans la fabrication des papiers peints. On en fait aussi un grand usage en teinture, où les sels d'alumine sont employés comme *mordants*, c'est-à-dire comme substances capables de fixer les matières colorantes sur les tissus. Si par exemple on imprègne un tissu d'acétate d'alumine, puis qu'on le soumette à l'action de la chaleur, l'acide acétique se dégage en partie en laissant un sous-sel, qu'on achève de décomposer en passant le tissu dans un bain alcalin. Les fibres du tissu se trouveront ainsi imprégnées d'alumine, qui sera alors susceptible d'absorber la matière colorante contenue dans un bain et de la fixer à l'état de laque sur la fibre.

L'alumine gélatineuse n'est qu'un état transitoire et instable. Nous avons vu que, abandonnée sous l'eau à la température ordinaire, elle finit par se transformer spontanément en un masse cristalline qui a perdu, ou à peu près perdu, la propriété de se dissoudre dans les acides et dans les bases, tout en gardant la même composition chimique $Al^2O^3.3H^2O$. Une ébullition d'une vingtaine d'heures rend aussi la gelée d'alumine insoluble dans les acides et les bases, mais sa composition répond alors à la formule $Al^2O^3.2H^2O$. L'élévation croissante de la température achève la déshydratation et donne successivement l'hydrate $Al^2O^3.H^2O$, qui a la composition du diaspore naturel, puis l'oxyde anhydre Al^2O^3. C'est ainsi que DE SÉNARMONT a obtenu un mélange de cristaux de corindon et de diaspore en chauffant à 350° en vase clos une solution étendue de chlorure d'aluminium.

Au rouge vif, il ne subsiste plus que l'oxyde anhydre Al^2O^3, très stable, très réfractaire à l'action de la chaleur comme à celle des divers réactifs. L'alumine résiste en effet à l'action des réducteurs (hydrogène, charbon, oxyde de carbone), du moins aux températures des foyers ordinaires de nos laboratoires. Elle résiste aussi à l'action du chlore, mais elle cède, comme nous l'avons vu, à l'action combinée du chlore et du charbon à la température du rouge.

En faisant agir les vapeurs de sulfure de carbone sur de l'alumine portée au rouge, FRÉMY a obtenu un mélange de sulfure Al^2S^3 et d'alumine non attaquée. Le même sulfure Al^2S^3 se forme encore dans la fusion de l'alumine avec le sulfure de calcium ou de sodium (VINCENT).

SULFURE D'ALUMINIUM Al^2S^3

Indépendamment des procédés que nous venons d'indiquer et qui permettent de transformer l'oxyde d'aluminium en sulfure, on peut encore préparer ce composé par l'union directe, fortement exothermique, du soufre et de l'aluminium au rouge vif. Mais le procédé qui donne le produit le plus pur consiste, d'après MOURLOT, à faire passer un courant d'hydrogène sulfuré dans un tube de porcelaine où l'on a placé une nacelle de charbon contenant de l'aluminium en grenaille : le tout est porté au rouge dans un fourneau à réverbère.

On obtient ainsi une substance homogène de couleur jaunâtre, de densité 2,37. Elle est très réfractaire à l'action de la chaleur, mais cependant elle fond au four électrique et cristallise par refroidissement. On peut du reste préparer directement le sulfure cristallisé en chauffant au four électrique, dans un tube de charbon, un mélange d'aluminium en grenaille et de sulfure de zinc ou d'antimoine MOURLOT.

Le sulfure d'aluminium est aisément transformé en

oxyde par la seule action de l'oxygène. Il est décomposé par l'eau, même froide, avec formation d'hydrogène sulfuré et d'alumine hydratée ; il subit même cette décomposition sous l'influence de l'humidité atmosphérique, mais il résiste à l'action du charbon, même au four électrique.

Composés haloïdes de l'aluminium

L'aluminium se combine directement aux métalloïdes halogènes avec dégagement de chaleur et de lumière. On obtient ainsi des composés assez aisément fusibles et volatils. Le fluorure distille sans décomposition ; le chlorure se sublime sans fusion préalable ; le bromure fond à 93° et bout à 200° ; l'iodure fond à 125° et bout à 350°.

Leur attaque par l'oxygène est d'autant plus facile que leur poids moléculaire est plus élevé. Le chlorure est attaqué au rouge sombre avec dégagement de chlore et formation d'alumine et d'oxychlorure d'aluminium ; l'iodure d'aluminium peut donner avec l'oxygène une réaction explosive et sa vapeur mêlée d'air détone au voisinage d'un corps enflammé.

Le fluorure est insoluble dans l'eau ; mais les trois autres haloïdes sont déliquescents, fument à l'air dont ils attirent l'humidité en se liquéfiant et dégagent, par leur dissolution dans l'eau, des quantités considérables de chaleur, qui croissent avec le poids moléculaire. Les solutions abandonnent par évaporation des hydrates cristallisés, déliquescents, très solubles dans l'eau et dans l'alcool, que la chaleur déshydrate, mais sans donner des sels anhydres, car la vapeur d'eau décompose ces haloïdes en hydracide et alumine.

Les sels halogénés de l'aluminium sont susceptibles de s'unir aux haloïdes correspondants des métaux alcalins

pour donner des sels doubles, plus solubles en présence
de l'eau.

Ils permettent d'effectuer, dans la série aromatique (1),
des synthèses nombreuses (FRIEDEL et CRAFTS). Ils peuvent
être remplacés dans ce rôle par le couple aluminium-
mercure (COHEN) (2).

FLUORURE D'ALUMINIUM $AlFl^3$

Ce composé qui, tel quel ou combiné au fluorure de
sodium, joue, comme nous l'avons vu, un grand rôle dans
l'électro-métallurgie de l'aluminium, peut être obtenu par
divers procédés :

1° On chauffe un mélange de cryolithe et de sulfate
d'alumine :

$$Al^2Fl^6.6\,NaFl + Al^2(SO^4)^3 = 2\,Al^2Fl^6 + 3\,Na^2SO^4$$

un lavage à l'eau sépare ensuite le sulfate sodique soluble
du fluorure d'aluminium insoluble.

2° On fait passer un courant de gaz chlorhydrique sur
un mélange fortement chauffé d'alumine et de spath-fluor
$CaFl^2$:

$$Al^2O^3 + 3\,CaFl^2 + 6\,HCl = Al^2Fl^6 + 3\,CaCl^2 + 3\,H^2O$$

3° On chauffe une dissolution de sulfate d'alumine avec
du spath-fluor en poudre aussi pur que possible (GRABAN).
Il se forme d'abord un fluosulfate d'alumine :

$$Al^2(SO^4)^3 + 2\,CaFl^2 = Al^2Fl^2SO^4 + 2\,CaSO^4$$

(1) Cf. *Précis de Chimie organique.*

(2) COHEN et ORMANDY préparent ce couple en plongeant une
feuille d'aluminium dans une solution de chlorure mercurique.
RADZIEWANOWSKI emploie tout simplement un mélange d'aluminium métallique et de chlorure mercurique solide.

Le sulfate de chaux insoluble est séparé par décantation : puis, le liquide concentré est additionné d'une quantité convenable de cryolithe pour décomposer le fluosulfate $Al^2Fl^4SO^4$, qu'on peut écrire $2 Al^2Fl^6 + Al^2(SO^4)^3$:

$$(Al^2Fl^6)^2.Al^2(SO^4)^3 + Al^2Fl^6. 6 NaFl = 4 Al^2Fl^6 + 3 Na^2SO^4$$

Un lavage à l'eau séparera, ici encore, le sulfate soluble du fluorure insoluble.

Quant au fluorure double d'aluminium et de sodium $Al^2Fl^6.6 NaFl$, il constitue la cryolithe du Groenland, qui, toujours coûteuse et souvent impure, est fréquemment remplacée dans l'industrie par un produit artificiel. On peut en effet reproduire la cryolithe par divers procédés. Celui de Deville consiste à traiter un mélange d'alumine hydratée et de carbonate de soude par un excès d'acide fluorhydrique ; on évapore la liqueur et on calcine le résidu pour chasser l'excès d'acide. Il se forme encore de la cryolithe, quand on fait arriver un courant de gaz carbonique dans une dissolution contenant un mélange, en proportions convenables, d'aluminate de soude et de fluorure de sodium.

CHLORURE D'ALUMINIUM $AlCl^3$

On le prépare en décomposant l'alumine au rouge par l'action simultanée du chlore et du carbone :

$$Al^2O^3 + 3 C + 6 Cl = 3 CO + Al^2Cl^6$$

PRÉPARATION DANS LES LABORATOIRES. — On mélange l'alumine avec un peu moins de la moitié de son poids de charbon et un peu d'huile, pour faire une pâte que l'on introduit dans une cornue tubulée en grès. Celle-ci est chauffée au rouge, tandis qu'un courant de chlore sec y arrive par la tubulure. Le chlorure d'aluminium formé distille et vient se condenser dans un récipient en grès bien sec.

Préparation dans l'industrie. — Cette préparation s'est faite longtemps par le procédé Deville. L'alumine pure est d'abord malaxée avec du goudron de houille, puis la pâte

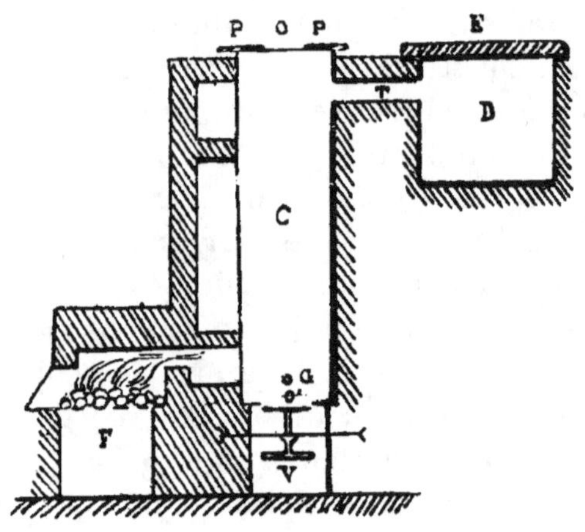

Fig. 91

Appareil Deville pour la fabrication du chlorure d'aluminium
(schématique).

introduite dans des pots que l'on chauffe dans un four à réverbère. Quand le dégagement des fumées de goudron a cessé, on défourne les pots et on emploie de suite, autant que possible, le charbon alumineux qu'on y trouve. Ce charbon est chargé dans une cornue verticale C, autour de laquelle circulent les flammes produites par un foyer F (fig. 91). La cornue est fermée à sa partie supérieure par une plaque P en terre réfractaire, dans laquelle se trouve ménagé un orifice O pour le chargement des matières. Elle présente aussi à sa partie inférieure un autre orifice O', que l'on ferme au moyen d'une brique et d'une vis de pression V. Un tube de porcelaine, qui traverse les parois du fourneau et vient déboucher dans la cornue en G, amène le courant de chlore. Le chlorure d'aluminium formé distille par T et va se condenser dans la chambre D, où il se dépose principalement sur la face inférieure de la plaque E.

Le chlorure d'aluminium ainsi obtenu est souvent souillé, notamment par du perchlorure de fer Fe^2Cl^6. Pour le purifier, on le chauffe dans un vase en terre ou en fonte avec une assez grande quantité de tournure de fer. Après avoir laissé échapper les premiers gaz produits, on ferme le vase et on continue de chauffer. Il se produit alors, dans l'intérieur, un léger accroissement de pression, sous l'influence duquel le chlorure d'aluminium fond et entre en contact intime avec le fer. Le perchlorure de fer volatil se transforme en protochlorure plus fixe et le chlorure d'aluminium se sublime dans l'appareil lui-même.

PROPRIÉTÉS. — Le chlorure d'aluminium anhydre est une masse cristalline, semblable à de la cire; il a souvent une couleur ambrée, due à la présence d'un peu de perchlorure de fer. Il se volatilise, sans fusion préalable, sous la pression ordinaire, mais fond sous une pression plus forte. Il est déliquescent et répand à l'air, dont il absorbe l'humidité, d'épaisses fumées en dégageant de l'acide chlorhydrique. Il se dissout dans l'eau; la solution donne, par une évaporation ménagée, un hydrate de formule $Al^2Cl^6 + 12\,H^2O$, qu'on peut préparer directement, soit en dissolvant l'alumine hydratée dans l'acide chlorhydrique, soit plus économiquement en faisant la double décomposition entre deux solutions aqueuses de sulfate d'alumine et de chlorure de calcium.

SAMBUC. 48

Ce chlorure hydraté est plus employé dans les arts que le chlorure anhydre. Il sert à l'épaillage de la laine. La teinture l'emploie comme mordant, soit seul, soit mélangé à l'acétate d'alumine.

Nous avons vu que dans son procédé de fabrication de l'aluminium, Deville remplaçait le chlorure d'aluminium par un chlorure double d'aluminium et de sodium, d'un maniement plus commode. La préparation de ce dernier se faisait à l'usine de Salindres, dans un appareil analogue à celui que nous venons de décrire pour le chlorure simple. Un mélange finement pulvérisé d'alumine, de sel marin et de charbon de bois, agglomérés par addition d'eau en boulettes de la grosseur du poing, était introduit dans des cylindres verticaux C en terre réfractaire [fig. 92] munis à leur partie inférieure d'une première tubulure G pour l'arrivée du chlore, à leur partie supérieure d'une seconde tubulure pour la distillation du chlorure double; ce dernier allait se condenser dans des pots à fleurs ordinaires P, fermés par un couvercle bien luté portant un tube de terre T chargé de conduire les gaz non condensés dans des carneaux en communication avec la cheminée de l'usine. Les cornues C étaient chauffées au rouge vif par la flamme d'un foyer F.

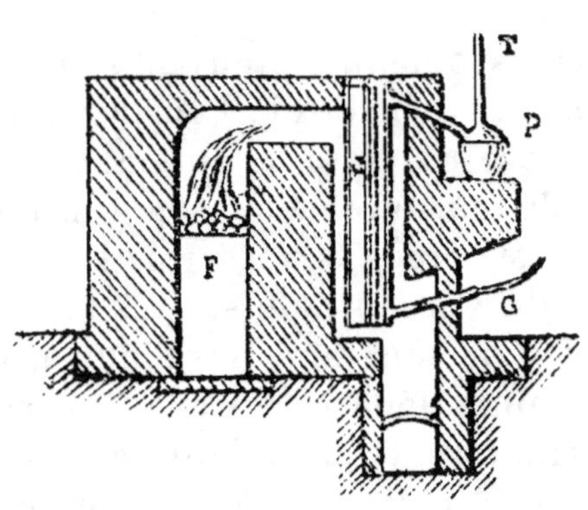

Fig. 92

Appareil Deville pour la fabrication du chlorure double d'aluminium et de sodium.

Le chlorure double $Al^2Cl^6.6\,NaCl$ est un beau sel incolore, cristallin, fondant à 185° et volatil au rouge sans décomposition. Quoique très hygroscopique, il l'est moins que le chlorure simple : d'où la préférence qui lui avait été accordée par DEVILLE pour la préparation de l'aluminium.

Sels oxygénés de l'aluminium

SULFATE D'ALUMINE $Al^2(SO^4)^3$

On le prépare d'une façon générale en attaquant par l'acide sulfurique les minéraux riches en alumine, tels que les kaolins et les bauxites, préalablement désagrégés par l'action d'une température suffisamment élevée. Dans ces conditions, il se forme du sulfate d'alumine, tandis que la silice reste insoluble. La solution de sulfate d'alumine ne cristallise qu'avec difficulté, du moins quand elle contient de l'acide sulfurique libre : les cristaux qu'elle donne renferment 18 molécules d'eau d'hydratation.

Ce sont des lamelles minces, nacrées, flexibles, solubles dans deux parties d'eau froide, plus solubles encore dans l'eau chaude, à saveur acide et astringente. Ces cristaux fondent d'abord quand on les chauffe, puis ils perdent de l'eau, se boursouflent et se transforment en sulfate anhydre, masse blanche amorphe que la chaleur rouge achève de décomposer en ne laissant qu'un résidu d'alumine pure.

Le sulfate d'alumine forme facilement des sulfates basiques, quand on lui ajoute de l'ammoniaque ou des carbonates alcalins, ou bien quand on chauffe une dissolution concentrée de sulfate avec un excès d'alumine hydratée, ou enfin quand on traite une solution de sulfate d'alumine par certains métaux, tels que l'aluminium ou le zinc. Ces sels basiques sont amorphes, quelquefois grenus, insolubles dans l'eau, décomposables par la chaleur en laissant un résidu d'alumine.

La propriété la plus importante du sulfate d'alumine est de pouvoir se combiner directement au sulfate de potasse pour former l'alun ordinaire.

SULFATE DOUBLE D'ALUMINE ET DE POTASSE $Al^2 (SO^4)^3 + K^2SO^4$
(Syn. : *Alun*)

L'alun peut être obtenu par quatre méthodes différentes :

A. FABRICATION AVEC LE SULFATE D'ALUMINE. — On prépare une solution de sulfate d'alumine comme il vient d'être dit ; on y introduit une solution de sulfate de potasse et on fait cristalliser. Si l'on agite la masse pendant le refroidissement, les cristaux sont tout petits et leur ensemble constitue l'*alun en farine*.

B. FABRICATION AVEC L'ALUNITE. — L'alunite ou *pierre d'alun* est une roche de formule $K^2SO^4.Al^2(SO^4)^3. 4 Al(OH)^3$, que l'on trouve surtout dans les terrains volcaniques. Le gisement le plus important est celui de la Tolfa, dans la campagne de Rome. Il en existe aussi à Madriat (Puy-de-Dôme) et dans d'autres localités de l'Auvergne. L'extraction de l'alun, qui existe pour ainsi dire tout formé dans ce composé, est extrêmement simple. On calcine l'alunite pour la désagréger et la déshydrater, jusqu'au moment où des vapeurs blanches indiquent un commencement de décomposition du sulfate d'alumine. On expose le produit de la calcination à l'air pendant six mois, en l'arrosant de temps à autre avec de l'eau. L'alunite s'effrite et se transforme en une pâte qu'on lessive avec de l'eau chaude à 70° dans des chaudières doublées de plomb. On abandonne la solution au repos, pendant quelques jours, pour permettre aux impuretés de se déposer. On la décante, on la concentre à 30° B. dans des chaudières en plomb et on l'envoie dans de grands réservoirs en maçonnerie où on l'abandonne à la cristallisation. Il se dépose des cristaux cubiques d'alun; constituant *l'alun de Rome* ou *alun de Naples* du commerce; ils sont souvent colorés en rose par une petite quantité d'oxyde ferrique, qu'élimine à peu près complètement une seconde cristallisation. Les eaux-mères contiennent du sulfate d'alumine.

C. FABRICATION AVEC LA TERRE D'ALUN ET LES SCHISTES ALUMINEUX. — C'est une source plus importante de l'alun. La *terre d'alun* est une terre poreuse, friable, brun foncé à cause de la grande quantité de matières charbonneuses qu'elle contient : c'est un silicate d'alumine très impur. On le trouve en Allemagne, au voisinage de l'Oder et sur les bords du Rhin, en France sur les bords du Rhône. Quant aux *schistes alumineux,* ce sont des argiles, c'est-à-dire des silicates d'alumine, à structure schisteuse, mélangés d'une proportion notable de pyrites et colorés en gris presque noir par du bitume et des matières charbonneuses. On les rencontre à Whitby dans le Yorkshire (Angleterre), à Hurlet et à Campsie en Écosse, dans les départements de l'Aisne et de l'Oise en France, dans la Thuringe, la Saxe, la Bohème, etc. Ces schistes alumineux sont traités en vue de produire à la fois de l'alun et du sulfate ferreux : nous décrirons le traitement adopté dans les usines d'Urcel et de Chailvet près de Laon.

Le principe de ce traitement est le suivant. Sous l'influence de l'air et de l'humidité atmosphériques, la pyrite FeS^2 s'oxyde et se transforme en un mélange de sulfate ferreux et d'acide sulfurique :

$$FeS^2 + 7O + 8H^2O = FeSO^4.7H^2O + H^2SO^4$$

Mais l'acide sulfurique formé attaque le silicate d'alumine de l'argile et donne du sulfate d'alumine :

$$3\ H^2SO^4 + Al^2O^3 = Al^2(SO^4)^3 + 3\ H^2O$$

Il ne reste plus alors qu'à ajouter au sulfate d'alumine dissous soit du sulfate de potasse si l'on veut préparer de l'alun ordinaire, soit du sulfate d'ammoniaque si l'on veut préparer de l'alun ammoniacal.

D. Fabrication avec la bauxite. — La bauxite tend à devenir aujourd'hui la source unique de l'alun. On la traite par de l'acide sulfurique dans des cuves chauffées par un courant de vapeur d'eau, en ajoutant du chlorure de potassium si l'on veut préparer de l'alun de potasse, du chlorure de sodium si l'on veut obtenir de l'alun de soude, employé de préférence aujourd'hui. Le refroidissement donne des cristaux d'alun. Ceux-ci entraînent du fer au maximum provenant de la bauxite, qu'il serait facile de déceler par le ferro-cyanure de potassium, si l'on ne prenait soin souvent de le dissimuler à l'investigation de ce réactif en le ramenant au minimum par l'action réductrice du zinc.

Propriétés. — L'alun pur se dépose de ses solutions aqueuses sous la forme de beaux cristaux de formule $Al^2(SO^4)^3.K^2SO^4 + 24\ H^2O$, incolores, transparents, appartenant au système régulier. Les solutions bouillantes acides l'abandonnent généralement sous forme d'octaèdres ; au contraire les solutions basiques et froides le font cristalliser en cubes.

Il est beaucoup moins soluble dans l'eau froide que dans l'eau chaude : 100 parties d'eau en dissolvent en effet 15 parties à + 20° et 357 parties à 100°. Ses solutions ont une saveur acide et astringente.

Les cristaux d'alun fondent dans leur eau de cristallisation à $+38°,5$; le liquide se prend en masse transparente par le refroidissement et donne ce qu'on appelait autrefois l'*alun de roche*. Puis l'alun se déshydrate lentement, mais complètement, un peu au-dessus de $100°$; en perdant son eau, il se gonfle beaucoup et se change en une masse poreuse, friable, l'*alun calciné*. Au rouge, cette matière perd de l'acide sulfurique. Enfin, plus haut encore, il se dégage un mélange de gaz sulfureux et oxygène et il ne reste plus comme résidu que du sulfate de potasse et de l'alumine.

L'alun, mélangé avec le tiers de son poids de charbon et fortement calciné, subit d'abord la décomposition précédente ; mais, en outre, le sulfate de potasse est réduit par le charbon à l'état de sulfure de potassium très divisé, qui s'enflamme spontanément à l'air en produisant une gerbe d'étincelles. Ce mélange constitue le *pyrophore de* HOMBERG.

USAGES. — Indépendamment de son utilisation thérapeutique, l'alun est très employé par l'industrie. En teinture, il sert de mordant : en effet, ses solutions, en présence de matières alcalines, donnent des précipités d'alumine ou de sels basiques, lesquels sont susceptibles, comme nous le savons, d'une part de retenir les matières colorantes organiques, d'autre part d'adhérer aux fibres des tissus.

L'alun sert aussi dans la préparation des peaux, que l'on fait fréquemment macérer dans une solution alumineuse avant de les soumettre à l'action des substances tannantes. L'alun s'oppose à la putréfaction des matières organiques. Il peut aussi servir à clarifier les eaux troubles, dont il précipite les matières en suspension.

Dans tous ses usages, l'alun de potasse peut être remplacé par l'alun ammoniacal $Al^2(SO^4)^3 + (AzH^4)^2SO^4 + 24\,H^2O$, ou par l'alun de soude, lesquels possèdent à peu près les mêmes propriétés.

Silicates d'alumine

Les silicates d'alumine sont très abondants à la surface de notre globe : leur étude complète est du domaine de la minéralogie. Il en est d'anhydres, dont les plus simples, tels que l'*andalousite* et le *disthène*, ont pour formule $Al^2O^3.SiO^2$; tandis que les plus complexes forment des silicates à bases multiples, dont les plus importants sont les *feldspaths*. Ces derniers sont des silicates d'alumine et de bases alcalines ou alcalino-terreuses : sous l'action prolongée de l'eau et de l'acide carbonique, ils se désagrègent, perdent leur base alcaline ou alcalino-terreuse et donnent des silicates d'alumine hydratés. C'est ainsi que le feldspath-orthose, qui constitue l'espèce la plus altérable dans ces conditions, se dilate peu à peu en perdant la dureté, l'éclat et la transparence de ses cristaux et se changeant en une matière terreuse, appelée *kaolin*, conformément à l'équation :

$$CO^2 + K^2O.Al^2O^3.6\,SiO^2 + 2\,H^2O = CO^2.K^2O + Al^2O^3.6\,SiO^2.2\,H^2O$$

Orthose   Kaolin

Le kaolin est une substance terreuse, blanche, insoluble dans l'eau et les acides étendus, de densité comprise entre 2,2 et 2,3, infusible au feu de forge, mais fusible au chalumeau oxhydrique. L'action de la chaleur le durcit fortement; sa densité augmente jusqu'au rouge pour diminuer ensuite. Si, après l'avoir mélangé avec du feldspath, du sulfate, du phosphate ou du carbonate de chaux, on le porte à température élevée, on obtient, suivant la proportion de ces matières, soit un verre fondu, soit une substance blanche, opaque, translucide en minces fragments : c'est le principe de l'emploi du kaolin à la fabrication de la *porcelaine*.

Le kaolin, transporté par les eaux loin des lieux où il

a pris naissance, se mêle aux matières étrangères les plus diverses : oxydes de fer et de magnésie, carbonates de chaux, de magnésie et de fer, débris de quartz, de feldspath, de mica, matières organiques. Ces mélanges constituent les *argiles*. Ce sont des matières molles, onctueuses, douces au toucher, se laissant polir à la main. Elles absorbent et retiennent l'eau avec énergie et happent à la langue en s'emparant de l'humidité répandue à sa surface. Délayées dans l'eau, elles donnent une pâte liante, qui se laisse étirer, mouler, étendre et peut par conséquent recevoir les formes les plus variées. C'est le principe de l'emploi des argiles à la fabrication des *poteries :* en effet, cette pâte demeure solide après dessiccation et conserve par conséquent la forme qui lui a été imposée; de plus, chauffée au rouge, elle devient extrêmement dure et perd la propriété de se délayer dans l'eau, ce qui rend pratique l'usage des poteries.

La cuisson des argiles, non seulement augmente leur densité, mais leur fait encore subir une diminution de volume, un *retrait*, d'environ un dixième. En même temps, elles perdent peu à peu leur eau qui ne les abandonne totalement qu'à très haute température.

Quand, dans la cuisson d'une argile, on étudie la loi suivant laquelle s'élève progressivement sa température en fonction du temps, on constate parfois, en certains points de l'échelle thermométrique, tantôt un ralentissement, tantôt une accélération dans la marche ascendante de la température. Les ralentissements correspondent à des phénomènes endothermiques, tels qu'une déshydratation; les accélérations indiquent des réactions exothermiques. La position de ces ralentissements et de ces accélérations sur l'échelle des températures est toujours la même pour une même espèce d'argile, mais varie d'une espèce à l'autre, ce qui a fourni à LE CHATELIER un principe de classification.

MÉTAUX DES TERRES RARES

Les métaux des terres rares sont des éléments extrêmement voisins par leurs propriétés chimiques. Au point de vue analytique, ils se placent entre les métaux alcalino-terreux et l'alumine. Ils donnent tous des oxalates insolubles en liqueur neutre ou faiblement acide. Ils paraissent être les uns trivalents, les autres quadrivalents, mais leur valence est contestée (VERNEUIL et WYROUBOFF) et il est encore impossible actuellement de rien affirmer à ce sujet.

ÉTAT NATUREL. — Ces éléments sont toujours associés dans la nature. Ainsi on les extrait généralement des *sables monazités*, que l'on trouve en abondance au Brésil, dans la Caroline du Nord (États-Unis), etc. Ces sables sont un mélange fort complexe d'espèces minéralogiques diverses : quartz, grenats, zircons, fer titané, monazite; celle-ci est un phosphate de terres rares (1). Citons encore l'*œschynite* qui est un titano-niobate renfermant du fer, du calcium, du thorium, de l'yttrium avec ses congénères; la *cérite*, qui est un silicate hydraté de cérium, de lanthane et de didyme, renfermant en outre une faible quantité de terres yttriques, de fer et de chaux; la *gadolinite*, qui est un silicate hydraté d'yttrium, de cérium, de lanthane, de didyme, de glucinium, d'uranium et de fer; la *thorite* et sa variété l'*orangite*, qui sont des silicates hydratés de thorium, d'uranium et de fer.

PRÉPARATION. — Les terres rares sont isolées de leurs minerais naturels en utilisant l'insolubilité de leurs oxalates. Ainsi, on peut les retirer par exemple des sables monazités en fondant ceux-ci avec du carbonate de soude et reprenant la masse refroidie par l'eau, ce qui élimine la silice et l'acide phosphorique sous forme de sels sodiques solubles. Le résidu insoluble, encore humide et à l'état de bouillie molle, est repris par l'acide sulfurique, puis chauffé au-dessous du rouge, en agitant constamment, de façon à chasser l'excès d'acide. La substance est alors projetée peu à peu dans dix fois son poids d'eau. Au bout de quelques jours de repos, on décante et la dissolution est traitée par l'acide oxalique, qui en précipite les terres rares (URBAIN).

(1) Cf. JADIN. *Précis d'hydrologie et de minéralogie*, p. 142. Storck et Cⁱᵉ, Lyon.

Il s'agit alors de séparer les divers éléments contenus dans ce précipité d'oxalates. C'est là un problème dont la solution complète a défié jusqu'ici les efforts des chimistes ; si bien qu'on n'est pas encore fixé avec certitude sur le nombre et l'individualité des éléments contenus dans les terres rares. Il existe cependant plusieurs méthodes qui permettent de réaliser une certaine séparation et notamment de constituer, au sein des terres rares, plusieurs groupes assez bien délimités. Parmi les réactifs susceptibles de diviser les terres rares en groupes, nous citerons le sulfate de potasse qui forme avec elles des sulfates doubles. Ainsi, si on transforme les oxalates des terres rares en nitrates par ébullition avec l'acide nitrique et si dans la solution de ces nitrates on verse une dissolution saturée à chaud de sulfate potassique, les sulfates doubles de potasse et de terres rares formés présentent des différences de solubilité qui permettent une séparation sommaire en trois groupes :

1° Le groupe des terres dont les sulfates doubles potassiques sont insolubles dans une dissolution saturée de sulfate de potasse : c'est le *groupe didymique*, comprenant le thorium, le cérium, le lanthane, le néodyme, le praséodyme ;

2° Le groupe des terres rares dont les sulfates doubles potassiques sont peu solubles : c'est le *groupe terbique*, comprenant le terbium, le gadolinium, etc. :

3° Le groupe des terres rares dont les sulfates doubles potassiques sont solubles : ce sont le *groupe erbique*, comprenant l'erbium, le thulium, l'holmium, le dysprosium, etc., et le *groupe yttrique*, comprenant l'yttrium, l'ytterbium, le scandium, etc.

Mais cet exposé même montre que la séparation effectuée ne pourra être que relative : en effet le groupe moyen des terbines n'est qu'imparfaitement séparé des deux groupes extrêmes. Aussi URBAIN a-t-il substitué à la méthode précédente l'emploi des éthyl-sulfates (1). Ceux-ci se préparent aisément par double décomposition entre les sulfates des terres rares et l'éthyl-sulfate de baryte. Grâce à leur différence de solubilité, on parvient, par des cristallisations fractionnées, à séparer nettement les éléments des trois groupes : terres cériques, terbines et terres yttriques.

(1) L'acide éthyl-sulfurique $SO^4H.C^2H^5$ est de l'acide sulfurique SO^4H^2 dont un atome d'hydrogène a été remplacé par l'éthyle C^2H^5. Le second atome d'hydrogène garde sa fonction acide primitive et peut être remplacé par des métaux tels que le baryum. Seulement l'éthyl-sulfate de baryte est soluble.

Il existe encore d'autres méthodes de séparation qui peuvent s'appliquer à l'isolement des métaux des terres rares, sinon dans *toute* l'étendue du groupe, du moins dans une *certaine* étendue plus ou moins limitée.

Citons par exemple le procédé de DEBRAY, fondé sur la décomposition pyrogénée des nitrates doubles de terres rares et de potasse. Ceux-ci qu'on obtient en fondant les nitrates de terres rares avec huit parties de salpêtre, se détruisent à des degrés divers de l'échelle thermométrique, si bien que, par une élévation graduelle de la température, on peut arriver à produire une certaine séparation. — On peut en rapprocher la méthode de DEMARÇAY, fondée sur ce fait que les nitrates doubles de terres rares et de magnésie, de formule générale $Me^2(AzO^3)^6, 3 Mg(AzO^3)^2, 24 H^2O$, ont une solubilité et une instabilité qui croissent avec le poids moléculaire de la terre rare.

URBAIN a aussi employé une méthode de séparation fondée sur ce fait que les acétyl-acétonates (1) des terres rares sont solubles dans la plupart des dissolvants organiques et se prêtent aux fractionnements.

En somme, ce qui fait l'imperfection de toutes ces méthodes, c'est, comme nous l'avons dit, l'étroite analogie de propriétés chimiques qui existe entre les composés correspondants des métaux de terres rares. On est obligé d'utiliser, pour leur isolement, de simples différences de *degré* dans une même propriété, telle que la solubilité ou la résistance à la chaleur. Dès lors, on ne doit pas être surpris que la séparation soit d'ordinaire imparfaite. On est cependant parvenu à isoler à l'état de pureté certains métaux des terres rares, parmi lesquels le cérium et le thorium, dont nous allons maintenant faire une étude spéciale, en raison de leur importance pratique.

CÉRIUM

On l'isole à l'état de pureté par la méthode de VERNEUIL et WYROUBOFF. A une dissolution contenant les nitrates des terres rares, on ajoute de l'eau oxygénée : le thorium précipite com-

---

(1) L'acétyl-acétone $CH^3—CO—CH^2—CO—CH^3$ possède, dans son chaînon médian CH^2, de l'hydrogène à fonction acide, c'est-à-dire remplaçable par des métaux, grâce aux deux radicaux électro-négatifs CO qui l'encadrent (p. 102).

plètement et n'entraîne avec lui qu'une faible proportion des autres terres. A la liqueur filtrée, on ajoute goutte à goutte de l'ammoniaque très diluée. Il se forme un précipité rouge d'un hydrate d'oxyde de cérium qui n'entraîne également avec lui qu'une faible quantité d'impuretés. On arrête la précipitation fractionnée lorsque la liqueur mère donne un précipité blanc.

Le cérium forme deux séries de sels : 1° les sels céreux qui ont pour base l'oxyde céreux, auquel on peut attribuer, au moins provisoirement (1), la formule CeO, blanc, assez facilement oxydable à l'air; 2° les sels cériques ayant pour base l'oxyde Ce^3O^4, très stable. Indépendamment de ces deux oxydes, il existe du reste d'autres composés oxygénés du cérium, tels que l'oxyde intermédiaire Ce^6O^7, qui se comporte comme un mélange de Ce^3O^4 et de $3CeO$, qui est assez stable et qui donne avec les acides des sels basiques insolubles; et le peroxyde de cérium Ce^3O^5 obtenu par l'action de l'eau oxygénée sur un sel de cérium en milieu acide.

Les sels cériques, et en particulier le sulfate, peuvent être employés avec avantage pour affaiblir les clichés surexposés ou trop développés. Le sulfate cérique dissout en effet progressivement l'argent de l'image photographique sous forme de sulfate Ag^2SO^4, tandis qu'il repasse lui-même par réduction à l'état de sulfate céreux. On emploie dans ce but le sulfate cérique en solution aqueuse, qu'on a soin d'aciduler par de l'acide sulfurique pour lui donner de la stabilité (LUMIÈRE et SEYEWETZ).

THORIUM

Le thorium peut s'extraire des diverses terres rares et en particulier de la thorite. Cette terre s'attaque aisément par l'acide chlorhydrique. La dissolution des chlorures est évaporée à siccité et la matière sèche maintenue durant plusieurs heures à 110° pour insolubiliser la silice. On reprend par l'eau acidulée et l'on fait passer dans la dissolution un courant d'hydrogène sulfuré qui précipite le plomb et l'étain. La liqueur est filtrée.

(1) Donner à l'oxyde céreux la formule CeO revient à considérer le cérium comme un élément bivalent. Son poids atomique est alors 92,5 (VERNEUIL et WYROUBOFF).

soumise à l'ébullition pour chasser l'excès de H^2S, puis peroxy-
dée par du brome ou de l'acide nitrique. On ajoute alors de
l'acide oxalique, qui précipite en bloc, nous le savons, les métaux
des terres rares.

Les oxalates, après lavage, sont dissous dans l'oxalate d'ammoniaque, puis cette dissolution est traitée par l'ammoniaque, qui
en précipite les métaux rares sous forme d'hydrates. Ces hydrates
sont ensuite transformés en nitrates par dissolution dans l'acide
azotique, dont on chasse l'excès par évaporation. Les nitrates
sont alors dissous dans une faible quantité d'eau, puis on ajoute
à la liqueur une dissolution fraîchement préparée d'acétyl-acétonate de soude. Dans ces conditions, le sulfate de thorium donne
un précipité d'acétyl-acétonate de thorium, tandis que les autres
terres rares donnent un précipité formé d'acétyl-acétonates
doubles sodiques. Or ces derniers sont insolubles dans presque
tous les solvants, tandis que l'acétyl-acétonate de thorium est
soluble dans le chloroforme. Donc, en reprenant le précipité
précédent par le chloroforme, celui-ci dissoudra seulement
l'acétyl-acétonate de thorium. La liqueur chloroformique abandonne ensuite par évaporation de gros cristaux de ce sel, avec
lequel on pourra préparer les sels minéraux du thorium par
l'action des divers acides (URBAIN).

La valence du thorium est encore incertaine. Cependant,
ROSENHEIM et SCHILLING ont préparé un chlorure et un oxychlorure de thorium, dont la composition ne diffère, abstraction
faite de l'eau d'hydratation, que par ce fait que le quart du
chlore du premier a été remplacé par de l'hydroxyle dans le
second. Il semble donc que, dans le chlorure de thorium, le
chlore soit remplaçable par quarts, ce qui assignerait à ce
composé la formule $ThCl^4$ et ferait par conséquent du thorium
un élément quadrivalent, résultat conforme du reste à la place
qu'occupe ce métal dans le tableau de MENDELEJEFF.

Le thorium est, de tous les éléments, celui qui, après l'uranium, possède le plus fort poids atomique : or les composés
thoriques sont doués d'une radio-activité comparable à celle
des composés uraniques.

Le thorium, sous la forme d'oxyde, entre, pour la plus grande
part, dans la constitution des *manchons à incandescence*
imaginés par AUER VON WELSBACH : ce sont des sortes de
capuchons en treillis dont on coiffe les flammes et qui, par
leur incandescence, donnent à celles-ci un grand pouvoir éclai-
rant. L'emploi de ces manchons se généralise aujourd'hui

beaucoup dans l'éclairage au gaz. Il faut seulement que la combustion du gaz se fasse à l'aide d'un brûleur spécial, tel que le bec AUER, disposé de façon à la rendre complète et à empêcher ainsi tout dépôt de charbon sur le manchon, tout en portant la température aussi haut que possible. Le gaz d'éclairage ordinaire donne, dans ces conditions, une lumière riche en radiations vertes, tandis que le gaz d'eau (p. 193) donne une lumière rosée.

Les manchons à incandescence que l'on trouve aujourd'hui dans le commerce sont essentiellement constitués par de l'oxyde de thorium, associé à une proportion d'oxyde de cérium variant de 0,5 à 2 %. A part une petite quantité de chaux, ils ne renferment que des traces d'impuretés fournies par les autres oxydes des terres rares : zirconium, néodyme, lanthane, yttrium. Des expériences ultérieures de THIELE, faites avec des mélanges en proportions variables d'oxydes de thorium et de cérium, ont du reste justifié la composition actuelle des manchons à incandescence, puisqu'elles ont montré que la plus grande intensité lumineuse était obtenue avec un mélange contenant de 1 à 2 % d'oxyde de cérium.

CHAPITRE V

MÉTAUX QUADRIVALENTS

Le quatrième colonne du tableau de Mendelejeff (p. 79) comprend un groupe de métaux quadrivalents fort analogues par leurs propriétés et en outre étroitement apparentés à un métalloïde voisin, le silicium : ces métaux sont, dans l'ordre croissant des poids atomiques, le titane Ti $= 48$, le zirconium Zr $= 90{,}4$ et l'étain Sn $= 118{,}8$. Ainsi ces quatre élements Si, Ti, Zr et Sn, forment un groupe de composés, les fluosilicates, fluotitanates, fluozirconates et fluostannates, qui sont absolument comparables à tous les points de vue, notamment par leur isomorphisme. Leurs combinaisons haloïdes présentent aussi des propriétés analogues : ce sont des substances volatiles, fumant à l'air, se dissolvant dans l'eau en s'y décomposant, ayant une grande tendance à former des oxyhaloïdes. Les composés oxygénés ne sont pas moins comparables : c'est ainsi que les composés TiO^2, ZrO^2, SnO^2 sont nettement acides, comme CO^2 et SiO^2 ; mais ils peuvent aussi jouer le rôle de base faible, comme le fait du reste la silice SiO^2 elle-même dans les phosphates de silice étudiés par Hautefeuille et Margottet.

Le plomb, qui figure dans la même colonne du tableau de Mendelejeff que les éléments précédents, s'en écarte cependant notablement. Cela tient à ce que ce métal, bien que quadrivalent comme eux, ne montre pourtant guère sa valence maxima que dans ses combinaisons organiques. Si l'on excepte en effet le bioxyde PbO^2, qui par sa formule et sa fonction acide se rapproche des composés tels que TiO^2 ou SnO^2, la plupart des combinaisons minérales du plomb appartiennent au type bivalent. Par là ce métal se rapproche du cuivre et surtout des métaux alcalino-terreux. Il existe notamment d'étroites analogies entre le plomb et le baryum. Tous deux donnent des composés violemment toxiques, forment des sulfates isomorphes et insolubles, des azotates isomorphes et anhydres. Le protoxyde de plomb PbO, quoique peu soluble dans l'eau, donne une liqueur fort alcaline et attirant avec énergie l'acide carbonique de l'air : par l'ensemble de ces caractères, l'oxyde PbO se rapproche donc des bases alcalino-terreuses.

TITANE

ÉTAT NATUREL. — Le principal minerai de titane est l'acide TiO^2, qui forme les espèces minérales désignées sous les noms de *rutile, anatase* et *brookite* (1). Le rutile se rencontre notamment aux environs de Limoges. L'acide titanique existe encore dans la nature à l'état de combinaison avec diverses bases : citons la *pérowskite*, qui est un titanate de chaux $CaO.TiO^2$; la *polymignite*, qui est un titanate de zircone, fer, manganèse et chaux ; le *sphène*, qui est un silico-titanate de chaux $CaO.SiO^2.TiO^2$. Une variété de cette espèce, la *mosandrite*, renferme jusqu'à 26 $^0/_0$ d'oxydes de terres rares (cérium, lanthane, didyme, etc.). Enfin, on trouve encore dans la nature le *fer titané*, que l'on considère comme une combinaison des sesquioxydes de titane et de fer $(Ti, Fe)^2O^3$. Le titane accompagne du reste souvent le fer : et l'industrie allie aussi ces deux métaux.

(1) Cf. JADIN. — *Précis d'hydrologie et de minéralogie*, p. 149. Storck et Cie, éditeurs, Lyon, 1899.

PRÉPARATION. — Le titane se prépare en réduisant l'acide titanique TiO^2 par le charbon (MOISSAN). Mais la réalisation pratique de cette réduction se complique par le fait de la puissante affinité du titane pour l'azote. Aussi est-il nécessaire d'opérer aux températures élevées où l'azoture de titane ne peut subsister, températures qu'on atteint à l'aide du four électrique, et encore à la condition d'y dégager une grande quantité d'énergie. On obtient, en effet, dans le traitement de TiO^2 par C, au four électrique, des produits variables avec la quantité d'énergie dépensée et par suite avec la température atteinte. Si l'arc électrique atteint un débit de 1200 ampères sous une tension de 70 volts, en opérant dans un creuset de charbon, on trouve, dans toute la hauteur de ce dernier, des tranches de composition différente, mais dont une est constituée par une fonte de titane, c'est-à-dire par du titane contenant une certaine quantité de carbone, variable suivant les circonstances.

Cette fonte de titane peut être ensuite mélangée avec de l'acide titanique, puis chauffée à nouveau au four électrique, sous l'action d'un courant aussi intense que précédemment. Mais, on ne peut, par ce procédé, descendre au-dessous 'de cette teneur (MOISSAN).

PROPRIÉTÉS. — Le titane ainsi obtenu se présente sous la forme d'une masse fondue, à cassure d'un blanc brillant, assez dure pour rayer facilement le cristal de roche et l'acier, friable cependant et pouvant se réduire facilement en poudre au mortier d'Abich, puis au mortier d'agate. Sa densité est 4,87. C'est un des métaux les moins fusibles.

Le chlorele, brôme, l'iode, attaquent le titane à 350°, en produisant des dérivés halogénés.

Dans l'oxygène, le titane brûle à 610° avec incandescence, en laissant un résidu d'acide titanique amorphe. Le soufre attaque lentement le titane au point de ramollissement du verre.

Dans un courant d'azote, le titane en poudre se transforme en azoture, à une température de 800°, avec un dégagement notable de chaleur.

Le carbone se dissout dans le titane fondu et s'y combine pour former un carbure défini. L'excès de carbone entré en solution cristallise ensuite sous forme de graphite.

Le titane se dissout avec facilité dans le fer en fusion, en donnant un alliage qui se lime aisément. Il forme aussi des alliages avec le plomb, le cuivre, l'étain et le chrome.

Le titane porphyrisé, chauffé dans un courant de vapeur d'eau, ne commence à décomposer celle-ci qu'à une température voisine de 700°, et ce n'est guère qu'à 800° que la décomposition se produit d'une façon continue. Il se forme de l'acide titanique et de l'hydrogène.

L'acide chlorhydrique concentré et bouillant attaque lentement le titane en dégageant de l'hydrogène.

L'acide nitrique chaud attaque lentement le titane en donnant de l'acide titanique ; avec l'eau régale, l'attaque est beaucoup plus rapide.

L'acide sulfurique étendu dissout le titane avec plus de facilité, même à froid ; mais, pour avoir une attaque continue, il faut élever la température.

Les oxydants agissent sur le titane avec une certaine énergie. L'azotate et le chlorate de potassium en fusion l'attaquent.

Les carbonates alcalins en fusion l'attaquent aussi.

En résumé, l'ensemble des propriétés du titane le rapproche nettement des métalloïdes et en particulier du silicium (MOISSAN).

Combinaisons oxygénées du titane

Ce sont les seules qui aient quelque importance. On a signalé le protoxyde TiO, le sesquioxyde Ti^2O^3, l'acide titanique TiO^2 et l'acide pertitanique TiO^3. Nous n'étudierons que les deux derniers.

ACIDE TITANIQUE TiO^2

C'est le plus stable et le plus important des composés oxygénés du titane. Il peut être amorphe ou cristallisé et, sous ce dernier état, il peut exister sous trois formes cristallines distinctes et est par conséquent trimorphe. Ces trois formes se rencontrent, nous l'avons vu, dans la nature, où les minéralogistes les désignent sous les noms de *rutile*, d'*anatase* et de *brookite* ; toutes trois ont été reproduites artificiellement par HAUTEFEUILLE.

Quant à l'acide titanique amorphe, on peut le préparer en partant du rutile naturel. A cet effet, on fond ce dernier, réduit en poudre fine, dans un creuset de platine, avec le double de son poids de carbonate potassique, puis on dissout la masse refroidie dans de l'acide fluorhydrique étendu. Il se forme du fluotitanate de potasse $KFl.TiFl^2$, peu soluble, qui ne tarde pas à se déposer. On le purifie par plusieurs cristallisations successives. En ajoutant de l'ammoniaque à une solution chaude et concentrée de ce sel, il se dépose une poudre blanche de fluotitanate d'ammoniaque, qui par la calcination perd son ammoniaque avec incandescence et laisse de l'acide titanique pur et amorphe.

Ce dernier se présente sous la forme d'une poudre blanche, qui jaunit par une élévation de température pour redevenir blanche après refroidissement. Il fond un peu plus facilement que la silice et présente une densité voisine de 4,1. Il est insoluble dans l'eau et dans les acides étendus, mais soluble dans l'acide sulfurique concentré et chaud. En précipitant cette dernière solution par les alcalis ou les carbonates alcalins, on obtient une masse blanche volumineuse. C'est un hydrate soluble dans l'eau et les acides étendus, désigné sous le nom d'acide titanique ordinaire: mais, si on le chauffe, il se transforme avec incandescence en un acide métatitanique, insoluble dans l'eau et les acides étendus.

ACIDE PERTITANIQUE TiO^3

CLASSEN l'a obtenu en traitant par l'eau oxygénée une solution alcoolique très étendue de chlorure de titane, puis ajoutant un excès d'ammoniaque ou de potasse caustique. La liqueur jaunit aussitôt et laisse déposer au bout d'un certain temps un précipité d'un jaune vif. La formule brute de ce composé est TiO^3 et ses relations avec l'eau oxygénée montrent qu'il appartient au groupe de ces composés qui possèdent dans leur molécule un couple de deux atomes d'oxygène directement liés O—O. Si donc on tient compte de la quadrivalence du titane, on est conduit à assigner à l'acide pertitanique la formule de constitution

$$O = Ti \underset{O}{\overset{O}{<|}}.$$ Comme tous les composés analogues, il forme avec les peroxydes métalliques, alcalins notamment, des combinaisons de nature encore incertaine (MELIKOFF et PISSARJEWSKY).

ÉTAIN

ÉTAT NATUREL. — L'étain se rencontre surtout dans la nature à l'état d'oxyde SnO², la *cassitérite* des minéralogistes. L'antiquité gréco-romaine exploita les gisements de la péninsule ibérique et ceux des îles Cassitérites (îles britanniques, qui possèdent encore des gisements en Cornouaille). Aujourd'hui presque tout l'étain provient de la presqu'île de Malacca et notamment de l'île de Banca (1). Il existe aussi des gisements en Saxe, en Bohême et aux Indes.

MÉTALLURGIE. — Les minerais d'étain sont triés, bocardés, lavés, pour les débarrasser de leur gangue, puis grillés dans des fours à réverbère pour détruire les pyrites ferrugineuses, cuivreuses et arsenicales. Un nouveau lavage enlève les matières altérées par le grillage et devenues plus légères. Si le minerai contient du tungstène en quantités notables, on le chauffe au rouge vif avec 10 % de son poids de carbonate sodique dans un four à

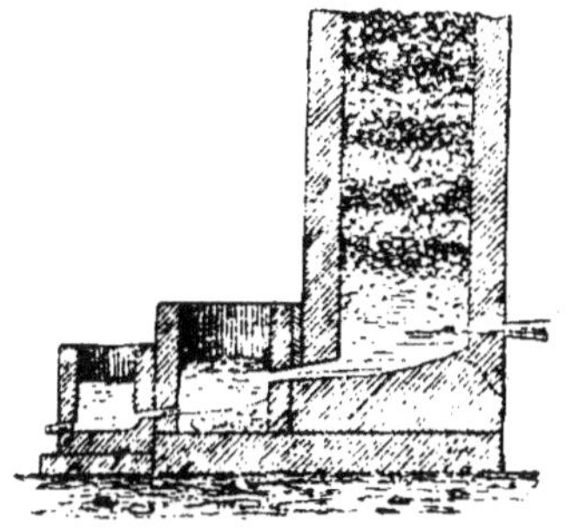

Fig. 93
Four à manche pour l'extraction de l'étain.

réverbère et on maintient le mélange en fusion pendant trois ou quatre heures. Le tungstène passe ainsi à l'état

(1) La péninsule malaise aurait fourni en 1891 près de 50.000 tonnes d'étain sur une production totale de 67.000.

de tungstate de soude, qu'on enlève par un lavage à l'eau bouillante.

L'oxyde SnO^2 ainsi purifié est alors réduit par le charbon dans un four à réverbère ou dans un four à manche. Ce dernier est en briques réfractaires [fig. 93]; l'intérieur est formé d'un cylindre vertical de fonte revêtu d'argile et présentant à sa partie inférieure un orifice par lequel passe une tuyère alimentée par une machine soufflante. Au niveau de la sole, le cylindre présente une échancrure par où la masse fondue, scorie et métal, s'écoule dans un premier bassin de briques ou de fonte, où se dépose la scorie. L'étain fondu passe de là dans un second bassin, placé à un niveau un peu inférieur au premier, d'où on le coule dans des moules.

L'étain chimiquement pur se prépare en réduisant par du charbon de sucre, dans un creuset brasqué, l'acide stannique préalablement purifié.

PROPRIÉTÉS PHYSIQUES ET ÉTATS ALLOTROPIQUES. — L'étain existe au moins sous trois états allotropiques, dont les points de transformation réversible sont respectivement situés au voisinage de 200° et entre $+ 15°$ et 35° (SCHAUM). La variété stable au-dessus de 200°, et qui fond à 228°, est si cassante qu'on peut la pulvériser aisément. Quant à la modification dont la zone de stabilité s'étend entre $+ 15°$, 35° et 200°, c'est l'étain ordinaire de densité 7,3.

Ce dernier est un métal blanc d'argent avec un faible reflet jaune ; il est presque aussi mou que le plomb et cependant il est difficilement rayé par l'ongle; frotté avec la main, il développe une odeur qui paraît lui être propre. Il se laisse très facilement réduire en lames ou en fils : il occupe, parmi les métaux, le quatrième rang pour la malléabilité et le huitième pour la ductilité. Sa ténacité est faible.

L'étain ordinaire en lingots est cristallin; c'est à la

rupture de ses cristaux que l'on attribue le bruit particulier ou *cri de l'étain* que fait entendre, en s'échauffant, une barre de ce métal que l'on plie plusieurs fois en sens inverses au même endroit.

La limite inférieure de la zone de stabilité de l'étain ordinaire n'a pu être encore déterminée avec exactitude et est située, nous l'avons dit, entre $+ 15°$ et $+ 35°$. C'est dire qu'elle est un peu supérieure à la température moyenne de nos climats et que par conséquent, au moins pendant la saison d'hiver, l'étain ordinaire est en état d'équilibre instable. Aussi le voit-on passer à la modification stable aux basses températures, laquelle est caractérisée par une coloration grise, une densité moindre ($D = 6$ environ) et une grande facilité à tomber spontanément en poussière. Les conditions qui déterminent le passage de l'étain ordinaire à l'étain gris ne sont pas encore bien connues : il semble que la seule action du froid, même intense, soit insuffisante et qu'un ébranlement mécanique répété et prolongé soit nécessaire pour donner l'impulsion. Ainsi les blocs, les feuilles, les tubes d'étain, en particulier les tuyaux d'orgue, subissent parfois à basse température, notamment après un transport en chemin de fer, une transformation qui leur donne une structure caulescente ou feuilletée, en même temps que se détache une poussière grise, qui n'est autre que la variété allotropique stable aux basses températures (SCHAUM).

PROPRIÉTÉS CHIMIQUES. — L'étain ne s'oxyde pas à l'air à la température ordinaire, mais il s'oxyde facilement au-dessus de son point de fusion en dégageant une quantité notable de chaleur.

Il s'unit directement à tous les métalloïdes, sauf l'hydrogène, l'azote et le carbone. Il s'allie à beaucoup de métaux.

Il ne s'altère pas sensiblement dans l'eau à la température ordinaire : mais il est assez vite attaqué par l'eau salée, surtout à chaud et en présence de vinaigre. Au rouge, il décompose la vapeur d'eau en donnant de l'hydrogène et de l'acide stannique SnO^2.

Il se dissout dans l'acide chlorhydrique concentré en donnant du chlorure stanneux $SnCl^2$.

Il n'est attaqué par l'acide sulfurique que si ce dernier est à la fois concentré et chaud. La limite de concentration au-dessus de laquelle l'acide sulfurique commence à agir sur l'étain correspond à peu près à la composition $SO^3.7H^2O$. Il se dégage de l'hydrogène, tandis que le métal se recouvre peu à peu d'aiguilles brillantes de sulfate stanneux, qui bientôt le protègent contre l'action de l'acide et retardent la réaction.

L'acide azotique étendu et froid attaque l'étain; mais l'hydrogène déplacé par le métal, au lieu de se dégager librement, réduit partiellement l'acide azotique à l'état d'ammoniaque, qui se combine aussitôt à l'excès d'acide, en sorte que la liqueur renferme un mélange d'azotate d'ammoniaque et d'azotate stanneux; mais si l'acide azotique est un peu concentré, l'oxydation de l'étain est profonde et, par une réaction exothermique qui dégage une grand quantité de vapeurs nitreuses, il se forme un mélange d'acide stannique $SnO^2.H^2O$ et d'acide métastannique $Sn^5O^{11}H^2,4H^2O$, ce dernier pouvant être changé plus ou moins complètement à chaud en acide parastannique $Sn^5O^{11}H^2,2H^2O$.

L'étain est attaqué par les solutions alcalines concentrées et chaudes avec dégagement d'hydrogène et formation d'un stannate alcalin.

Usages. — Les emplois de l'étain tiennent surtout à ce qu'il s'altère peu au contact de l'air et des acides et ne donne que des sels non vénéneux à petite dose; en sorte qu'on en fabrique, ou tout au moins on en recouvre, beaucoup d'ustensiles destinés à contenir les matières alimentaires. C'est ainsi que le fer-blanc n'est autre chose que de la tôle de fer enduite d'une couche d'étain.

On fait aussi avec l'étain des feuilles très minces pour envelopper les denrées alimentaires. Autrefois on battait ces feuilles au marteau ; aujourd'hui le travail se fait en grande partie, ou même entièrement, au laminoir. A cet effet, on amincit progressivement une plaque d'étain, puis finalement on fait passer entre les rouleaux du laminoir des paquets de feuilles d'étain superposées. Il faut des appareils parfaitement ajustés et réglés pour éviter de déchirer ces pellicules fragiles (LE VERRIER).

L'étain est employé, seul ou allié à un peu de plomb qui augmente sa dureté, sous forme de plaques et d'objets emboutis; on le rencontre surtout chez les marchands de vin, dont il recouvre les comptoirs et où il constitue les entonnoirs et robinets. La présence du plomb dans les objets en étain ou dans les étamages qui recouvrent des surfaces métalliques de nature diverse expose aux accidents de l'intoxication saturnine chronique.

Un grand nombre d'alliages d'étain reçoivent des applications diverses. Citons le bronze (cuivre et étain) des cloches, statues, monnaies, etc.; le laiton (cuivre et zinc avec un peu de plomb et d'étain) pour les épingles (p. 549); puis les alliages divers d'étain et de plomb, tous plus fusibles que le plomb et souvent même que l'étain, tels que :

	Pb	Sn
Soudure des plombiers	66	33
— des ferblantiers	50	50
Alliage pour vaisselle et robinets . . .	8	92
— pour flambeaux	20	80

Un alliage de plomb et d'étain entre aussi dans la constitution des tuyaux d'orgue.

I. — Composés de l'étain bivalent
(Composés stanneux)

OXYDE STANNEUX SnO

Ce composé s'obtient sous forme d'hydrate $SnO.H^2O$, lorsqu'on précipite le chlorure stanneux par l'ammoniaque ou les carbonates alcalins. On obtient ainsi une matière blanche, amorphe, qui se transforme en oxyde anhydre SnO, quand on la fait bouillir pendant quelque temps ; la déshydratation est, du reste, facile et se produit par un chauffage ménagé à l'air ou dans le vide. Mais l'aspect de l'oxyde anhydre diffère suivant le mode d'obtention. Ainsi le protoxyde d'étain cristallisé peut être obtenu, soit en petits cristaux noirs avec un faible éclat métallique, soit en cristaux d'un vert olive, avec toutes les nuances intermédiaires: il peut être également bleu ou rouge. Sa densité prend également toutes les valeurs comprises entre 6,60, qui correspond aux cristaux noirs, et 5,97, qui correspond aux cristaux verts.

Le protoxyde d'étain, chauffé dans le vide à une température voisine du rouge, se décompose en étain métallique que l'on voit perler en gouttelettes à la surface des cristaux, et bioxyde d'étain, qui se combine à une partie du protoxyde pour former l'oxyde salin intermédiaire Sn^3O^4 ou $SnO^2. 2 SnO$. Mais, chauffé au contact de l'air, le protoxyde SnO brûle comme de l'amadou et se change en bioxyde SnO^2 par une réaction fortement exothermique.

Les acides agissant sur SnO donnent tout d'abord un sel stanneux : c'est ainsi que l'acide sulfurique concentré donne du sulfate stanneux $SnSO^4$; mais celui-ci est décomposé par l'eau avec formation d'un sulfate basique insoluble et production d'acide sulfurique libre qui finit par limiter la décomposition. Il arrive, en outre, dans certains cas, que le sel basique formé est à son tour décomposable par l'eau bouillante avec production d'acide libre et d'oxyde stanneux ; en ce cas, l'action de l'acide sur SnO a pour résultat de faire passer ce dernier de la forme amorphe à la forme cristallisée. C'est ainsi que l'ébullition du protoxyde SnO au contact de l'eau et d'une goutte d'acide chlorhydrique fait passer cet oxyde à l'état cristallin, grâce à la décomposition immédiate du chlorure, puis de l'oxychlorure, qui se forment tout d'abord.

SULFURE STANNEUX SnS

Il se prépare en fondant au creuset un mélange calculé de soufre et de limaille d'étain ; un excès de soufre donnerait le sesquisulfure Sn^2S^3. C'est une poudre amorphe d'un brun marron foncé.

C'est le plus stable des composés sulfurés de l'étain aux températures élevées. Si on le chauffe dans une atmosphère d'hydrogène pour éviter toute oxydation, il fond au rouge sombre, puis émet au rouge cerise des vapeurs d'un beau vert. Il subit en même temps une dissociation en soufre et étain, qui se recombinent dans les parties plus froides de l'appareil pour reconstituer du sulfure cristallisé (DITTE). Des phénomènes analogues s'observent au four électrique, où le sulfure amorphe se transforme en sulfure cristallisé, en même temps qu'il subit une décomposition partielle en ses éléments (MOURLOT). Le sulfure stanneux cristallisé est formé de lames rhomboïdales, présentant un éclat métallique bleuâtre comparable à celui de la galène, de densité 5,27.

Chlorure stanneux $SnCl^2$

PRÉPARATION. — On l'obtient, dans les laboratoires comme dans l'industrie, en attaquant l'étain par l'acide chlorhydrique, additionné quelquefois d'un peu d'acide azotique. Il faut avoir soin d'opérer toujours en présence d'un excès d'étain pour empêcher la formation de chlorure stannique. On chauffe légèrement, vers 70°-80°, pour faciliter la réaction; on concentre la liqueur jusque vers 75°B. et on abandonne à la cristallisation par refroidissement dans des vases en grès ou en plomb. On obtient ainsi le produit connu dans le commerce sous le nom de *sel d'étain*.

PROPRIÉTÉS. — Le chlorure stanneux ainsi préparé se présente sous la forme de cristaux blancs, de formule $SnCl^2 + 2\,H^2O$, fusibles à $+ 40°$ dans leur eau de cristallisation. Chauffé à 100°, il se transforme en sel anhydre, en même temps qu'il subit une décomposition partielle qui dégage du gaz chlorhydrique. Le chlorure anhydre fond à 250° en un liquide huileux qui bout vers 620°.

Le chlorure stanneux est très soluble dans l'eau ; mais si l'on dilue sa solution, il se forme un précipité d'oxychlorure, tandis que de l'acide chlorhydrique est mis en liberté et finit par arrêter la réaction. Aussi empêche-t-on cette décomposition par l'addition d'acide chlorhydrique, ou encore par celle d'acide tartrique, de sel ammoniac ou d'un chlorure alcalin. Le chlorure stanneux forme en effet avec ces derniers des chlorures doubles. Il se combine également au gaz ammoniac.

Le sel d'étain cristallisé, ou dissous, jaunit à la longue. Ses solutions s'oxydent en effet au contact de l'air et donnent un dépôt de bioxyde et d'oxychlorure, tandis que la liqueur se charge de chlorure stannique.

Cette facilité avec laquelle le protochlorure d'étain s'oxyde
en fait un réducteur énergique. Il réduit en effet un grand
nombre de sels métalliques, notamment ceux de cuivre et
de mercure Quelquefois la réduction va jusqu'à la mise en
liberté du métal ; et celui-ci peut être alors souvent, avec
des précautions convenables, obtenu à l'état colloïdal.

Ces propriétés réductrices du sel d'étain sont le principe
de ses applications industrielles. C'est ainsi qu'on l'emploie
dans l'impression des tissus comme rongeant sur les fonds
produits par les peroxydes de fer et de manganèse : ces
derniers sont d'abord ramenés à un état inférieur d'oxydation, puis dissous dans le sel d'étain additionné d'acide
chlorhydrique. C'est par le même mécanisme que disparaissent les taches de rouille du linge, quand on les imbibe
avec une solution acidulée de chlorure stanneux. On emploie
enfin ce sel en teinture, comme mordant, pour aviver les
couleurs, surtout les tons violets.

II. — Composés de l'étain quadrivalent

(Composés stanniques)

Oxyde stannique SnO^2

PRÉPARATION. — On l'obtient à l'état amorphe, toutes les
fois qu'on chauffe suffisamment de l'étain ou son protoxyde
au contact de l'air. Dans les arts, on le fabrique. sous le
nom de *potée d'étain*, en calcinant à température assez
basse, dans des fours spéciaux, de l'étain légèrement plombifère.

On peut aussi le préparer à l'état cristallisé. Ainsi
SAINTE-CLAIRE-DEVILLE a reproduit des cristaux, identiques à
ceux de la cassitérite naturelle et isomorphes comme eux
des cristaux de rutile, à l'aide d'une de ses méthodes géné-

rales, laquelle consiste à chauffer l'oxyde amorphe dans un courant de gaz chlorhydrique au rouge vif. L'oxyde est partiellement décomposé avec formation de vapeur d'eau et de chlorure d'étain, mais la réaction se renverse dans les parties moins chaudes du tube et régénère du gaz chlorhydrique et du bioxyde d'étain qui, dans ces conditions, cristallise.

D'autre part, DAUBRÉE, en décomposant au rouge le bichlorure d'étain par la vapeur d'eau, a obtenu un bioxyde d'étain cristallisé sous la forme de prismes rhomboïdaux droits isomorphes avec ceux de la brookite.

PROPRIÉTÉS. — Le bioxyde d'étain est fixe et infusible. Il jaunit seulement par le fait d'une haute température, comme l'acide titanique, pour redevenir, comme lui, blanc par le refroidissement.

Le bioxyde SnO^2 peut être obtenu à l'état d'hydrate en décomposant le bichlorure d'étain $SnCl^4$ par un alcali ou un carbonate alcalin. Il se forme ainsi un précipité blanc, gélatineux, qui, séché dans le vide à la température ordinaire, possède la composition $SnO^2.H^2O$. Il se dissout dans les bases en donnant des sels de formule $SnO^2.Me^2O$, appelés *stannates*, et reçoit par conséquent lui-même le nom d'acide stannique. Récemment précipité, il est soluble dans les acides ; mais il perd cette propriété, comme la silice elle-même, rapidement à l'ébullition, lentement à la température ordinaire. A froid, cette transformation de l'acide stannique donne naissance, peut-être par un phénomène de condensation interne, à de l'acide métastannique, qui est produit directement dans l'attaque de l'étain par l'acide nitrique à froid en même temps que l'acide stannique, dont il se sépare par son insolubilité dans les acides.

Cet acide métastannique est une poudre blanche qui, desséchée à l'air, possède la formule $Sn^5O^{11}H^2,9H^2O$ et desséchée dans le vide, la formule $Sn^5O^{10}H^2, 4H^2O$. En présence des acides forts, il se conduit comme une base bivalente et, par exemple, sous l'action de l'acide chlorhydrique, remplace deux OH par deux Cl pour donner le chlorure métastannique $Sn^5O^9Cl^2, 4H^2O$.

Lorsqu'on soumet l'acide métastannique à l'action prolongée de l'eau bouillante, il perd deux molécules de H^2O en donnant, non un simple hydrate inférieur, mais un véritable acide nouveau, l'acide parastannique qui, desséché dans l'air, répond à la formule $Sn^5O^{11}H^2, 7H^2O$ et, desséché dans le vide, à la formule $Sn^5O^{11}H^2, 2H^2O$. Il est, comme le précédent, à la fois acide bivalent, puisqu'il donne avec la potasse, par exemple, un sel de formule $Sn^5O^{11}K^2, 3H^2O$, et base bivalente, puisque, au contact de l'acide chlorhydrique, il remplace deux OH par deux Cl pour donner le chlorure parastannique $Sn^5O^9Cl^2, 2H^2O$. Ce chlorure parastannique offre des réactions absolument distinctes, comme nous le verrons, de celles qui caractérisent le chlorure métastannique ; on peut, du reste, en régénérer l'acide parastannique sans que celui-ci, dans cette série de transformations, fixe jamais de l'eau pour donner de l'acide métastannique. Il faut donc conclure que l'acide para est bien un acide spécial, absolument distinct de l'acide méta.

La distinction entre les acides méta- et parastanniques, ainsi qu'entre les deux chlorures correspondants, longtemps confondus entre eux, est due à ENGEL.

USAGES. — Le bioxyde d'étain calciné s'emploie pour donner de l'opalescence aux verres. La potée d'étain entre dans la composition des émaux et des couvertes pour faïences ; elle sert aussi pour polir les objets fabriqués avec des corps divers. Comme la potée d'étain est plombifère, il y a avantage, au point de vue hygiénique, à la remplacer par l'acide métastannique (GUÉROULT).

SULFURE STANNIQUE SnS²

PRÉPARATION. — On le prépare habituellement à l'état anhydre en combinant le soufre et l'étain en présence du mercure. A cet effet, on fond 12 parties d'étain avec 6 de mercure, puis l'amalgame réduit en poudre est mélangé avec 7 parties de soufre en fleurs et 6 parties de sel ammoniac ; le tout est placé dans un matras à long col, que l'on chauffe lentement au rouge sombre dans un bain de sable jusqu'à ce qu'il ne se dégage plus de vapeurs blanches. Il se forme du sulfure de mercure, ainsi que des chlorures de mercure et d'étain, qui se volatilisent en même temps que le sel ammoniac : ce dernier sert à entraîner par sa vapeur celles des autres composés peu volatils, et comme il absorbe pour sa volatilisation une certaine quantité de chaleur, il empêche une trop forte élévation de température qui décomposerait le bisulfure d'étain. Quand la réaction est terminée, on trouve au fond du ballon une couche cristallisée formée de paillettes jaunes hexagonales douces au toucher : c'est le bisulfure d'étain SnS^2, désigné sous le nom d'*or mussif*.

On peut encore obtenir les paillettes jaunes de SnS^2 par un procédé calqué sur celui qui a permis la reproduction artificielle de la cassitérite : on fait passer, dans un tube chauffé au rouge, un mélange d'hydrogène sulfuré et de vapeurs de bichlorure d'étain $SnCl^4$.

Le bisulfure d'étain peut être obtenu à l'état d'hydrate en précipitant par l'hydrogène sulfuré une solution d'un sel stannique, telle que le bichlorure $SnCl^4$, ou même en précipitant par l'acide chlorhydrique une solution d'un sulfostannate alcalin, obtenu lui-même en dissolvant le sulfure SnS^2 dans un sulfure alcalin. C'est une matière jaune sale qui, desséchée à la température ordinaire, possède la formule $SnS^2, 2H^2O$.

PROPRIÉTÉS. — Le sulfure stannique est insoluble dans l'eau et les acides, soluble dans l'eau régale et les sulfures alcalins. Il se décompose au rouge en perdant la moitié de son soufre et laissant du protosulfure SnS, qui ne se dissocie, nous l'avons vu, qu'à une température plus élevée. Il s'oxyde au rouge sombre avec un fort dégagement de chaleur, en donnant du bioxyde d'étain SnO^2 et du gaz sulfureux.

USAGES. — L'or mussif sert comme poudre d'or à la dorure commune des bois et des plâtres. On l'emploie aussi pour graisser les coussins de certaines machines électriques.

CHLORURE STANNIQUE $SnCl^4$

PRÉPARATION. — Le chlorure stannique ou bichlorure d'étain anhydre se prépare en faisant passer un courant de gaz chlore sur de l'étain légèrement chauffé et placé dans une cornue tubulée, par exemple. La combinaison se fait avec dégagement de chaleur et de lumière : le bichlorure formé distille et est recueilli dans un récipient refroidi, où il se condense à l'état liquide.

Le chlorure stannique hydraté se prépare dans l'industrie par divers procédés, dont le plus répandu consiste à traiter par le chlore une solution de chlorure stanneux :

$$SnCl^2 + Cl^2 = SnCl^4$$

On dissout le sel d'étain $SnCl^2$ dans un peu moins du double de son poids d'eau, on distribue la solution dans des touries en grès et on y fait passer un courant de gaz chlore jusqu'à refus. La réaction est fortement exothermique.

On emploie aussi dans les arts un produit, désigné sous le nom d'oxymuriate d'étain, qui s'obtient en attaquant de l'étain en grenaille par de l'eau régale. Le produit est vendu liquide ou en plaques.

PROPRIÉTÉS. — Le chlorure stannique anhydre est un liquide incolore, de densité 2,2, bouillant à 120° sous la pression ordinaire, dissolvant un grand nombre de corps tels que le brome, l'iode, le soufre, le phosphore ordinaire, le sulfure de carbone. Il donne à l'air humide d'abondantes fumées blanches, d'où son ancien nom de *liqueur fumante de Libavius*.

Le bichlorure SnCl⁴ possède, en effet, une grande affinité pour l'eau, dans laquelle il se dissout avec un grand dégagement de chaleur. Les phénomènes qui se passent en ce cas ont été élucidés par ENGEL. Dans les solutions étendues il s'accomplit peu à peu une décomposition du bichlorure représentée par l'équation :

$$5\,SnCl^4 + 9\,H^2O = Sn^5O^9Cl^2 + 18\,HCl$$

c'est-à-dire qu'il se forme du chlorure métastannique et de l'acide chlorhydrique. Ainsi donc la décomposition du chlorure stannique par l'eau diffère des décompositions hydrolytiques ordinaires, qui ont pour résultat de dissocier un sel en acide et base : de même que l'acide stannique se change peu à peu au contact de l'eau en acide métastannique, de même le chlorure stannique se transforme en chlorure métastannique. Et de même que la chaleur active la transformation de l'acide stannique, mais pour le changer en acide para et non plus en acide méta, de même elle favorise la décomposition hydrolytique du chlorure stannique, mais pour le changer en chlorure para et non plus en chlorure méta. Il en résulte que les solutions diluées et anciennes de chlorure stannique renfermeront du chlorure stannique inaltéré, du chlorure métastannique et souvent du chlorure parastannique.

Les transformations précédentes ne se font qu'en dissolution *étendue* ; une solution *concentrée* de bichlorure d'étain ne subit aucun changement à la température ordinaire, même après plusieurs années. Elle n'en subit pas davantage à l'ébullition : le bichlorure d'étain distille en effet inaltéré avec la vapeur d'eau.

Dans le cas où la décomposition hydrolytique s'accomplit, elle semble pouvoir se compliquer, au moins dans certaines conditions, de réactions secondaires. Ainsi, ENGEL a démontré que l'acide chlorhydrique peut former avec le chlorure stannique un acide chlorostannique $SnCl^4$, $2HCl$, $6H^2O$, analogue à l'acide chloro-platinique $PtCl^4$, $2HCl$, $6H^2O$ et, comme lui, très soluble. Peut-être est-ce à la formation de ce composé qu'il faut attribuer ce fait, également reconnu par ENGEL, qu'on peut obtenir une solution chlorhydrique de chlorure stannique qui, traitée par un excès d'hydrogène sulfuré, ne donne aucun précipité, même après une demi-heure et qui, après un temps plus long, fournit lentement un précipité blanc (1).

USAGES. — Le bichlorure d'étain est employé en teinture comme mordant.

CHLORURE MÉTASTANNIQUE $Sn^5O^9Cl^2$.$4H^2O$

PRÉPARATION. — On traite par l'acide chlorhydrique le produit obtenu par l'action de l'acide azotique sur l'étain à *froid*. Ce produit qui est en réalité un mélange d'acides stannique et métastannique, est lavé à froid, desséché à l'air, puis dissous dans la plus petite quantité possible d'acide chlorhydrique à 22° B. On filtre, puis on ajoute à la liqueur son volume

(1) Les auteurs classiques indiquent au contraire que l'hydrogène sulfuré en excès donne rapidement un précipité jaune de sulfure stannique dans toutes les solutions faiblement acides de chlorure stannique.

d'acide chlorhydrique. On obtient ainsi un précipité blanc, amorphe, très fin de chlorure métastannique, tandis que du chlorure stannique reste en solution (ENGEL).

PROPRIÉTÉS. — Le chlorure métastannique s'agglomère pendant la dessiccation en masses vitreuses, transparentes ou translucides, légèrement colorées en jaune (peut-être par des traces de fer), très denses, déliquescentes à l'air humide, solubles dans très peu d'eau et dans l'alcool absolu.

Il n'est pas volatil. La chaleur le décompose en eau, chlorure stannique et anhydride stannique :

$$2\,(Sn^5O^9Cl^2, 4\,H^2O) = 9\,SnO^2 + SnCl^4 + 8\,H^2O$$

CHLORURE PARASTANNIQUE $Sn^5O^9Cl^2, 2\,H^2O$

PRÉPARATION. — On part de l'acide parastannique obtenu en déshydratant l'acide métastannique par une ébullition d'environ vingt-quatre heures avec l'eau et répondant, nous l'avons vu, lorsqu'il a été desséché dans le vide, à la formule $Sn^5O^{11}H^2, 2\,H^2O$. On ajoute à cet acide parastannique assez d'acide chlorhydrique concentré pour former une pâte claire ; la température s'élève, et, après un certain temps de contact, le produit, desséché sur la porcelaine dégourdie, donne une masse semblable à des fragments de gomme, qui se dissout dans peu d'eau. Cette masse est le chlorure parastannique.

PROPRIÉTÉS. — Le chlorure parastannique a la même apparence que le chlorure métastannique. Comme lui, il est soluble dans peu d'eau et dans l'alcool absolu.

La chaleur le décompose en eau, chlorure stannique et anhydride stannique.

La solution étendue de chlorure parastannique subit la décomposition hydrolytique en donnant de l'acide parastannique.

PLOMB

ÉTAT NATUREL ET CENTRES DE PRODUCTION. — Le plomb, qui paraît être excessivement diffusé dans l'univers, puisqu'on en a trouvé dans des météorites, forme à la surface de notre globe plusieurs composés, dont deux seulement sont pratiquement importants, à savoir le sulfure et accessoirement le carbonate.

Le sulfure de plomb PbS, ou *galène* des minéralogistes, qui est presque toujours argentifère et souvent associé à d'autres sulfures métalliques, est un minéral de couleur grise argentée, brillant, cristallisé en octaèdres réguliers donnant une poussière d'un gris noirâtre. Le carbonate de plomb $PbCO^3$, ou *cérusite*, qui accompagne souvent les filons de galène, se présente en masses compactes ou en stalactites, constituées par des cristaux rhombiques d'un éclat résineux. Enfin dans les affleurements des filons de galène, on trouve parfois une espèce minérale appelée *pyromorphite*, qui est un chloro-phosphate de plomb.

La production totale du plomb a été évaluée à près de 600.000 tonnes pour l'année 1891. C'est l'Espagne qui tient la tête avec 235.000 tonnes : les principales régions productrices sont les provinces de Murcie, avec les districts de Carthagène et de Mazarron ; de Jaen, avec le district de Linarès ; d'Almeria, avec les mines de la Sierra de Gador et de la Sierra de Almagrera ; de Badajoz, avec les mines de Penarroya ; de Ciudad-Real, avec la mine de l'Horcajo ; de Grenade ; de Cordoue.

Les États-Unis viennent en seconde ligne avec une production de 197.000 tonnes environ en 1892. Les principaux états producteurs sont, par ordre d'importance décroissante : le Colorado, avec le grand centre minier de Leadville (45.000 tonnes de plomb en 1890) ; le Missouri et le Kansas, l'Ohio et le Montana, l'Utah, le Nouveau Mexique et l'Arizona.

L'Allemagne vient en troisième ligne avec une production de 95.000 tonnes en 1891. Les principales régions productrices sont la Prusse rhénane, avec le centre minier de Commern Gemund (Aix-la-Chapelle) ; le Harz, avec les mines de Clausthal, de Lautenthal, de Grund et du Rammelsberg ; la Silésie (1), avec

(1) Le bassin silésien se prolonge dans la Pologne russe où il est également exploité.

les mines de Tarnowitz, Neue Helene, etc., souvent superposées à des mines de zinc ; le Nassau ; la Westphalie ; la Saxe.

L'Australie vient ensuite avec une production de 56.000 tonnes en 1891, provenant surtout des mines de la Nouvelle-Galles du Sud.

Le Mexique fournit, depuis 1886, de fortes quantités de minerais de plomb, qui sont généralement traités aux États-Unis ou en Europe et qui ont donné, en 1891, plus de 35.000 tonnes de métal.

La Grande-Bretagne a produit, la même année, une quantité de plomb à peu près égale, extraite de ses propres minerais ou de minerais importés.

Citons encore, parmi les contrées productrices de ce métal : l'Italie qui recueille la plus grande partie de son minerai en Sardaigne (districts d'Iglesias et de Sarrabus) et une bien moindre partie en Toscane et en Calabre ; la Grèce qui possède la célèbre mine du Laurium ; l'Autriche, avec ses mines de Przibram en Bohême, de Raibl en Carinthie ; la Hongrie, avec celles de Schemnitz, de Zalatna (Transylvanie).

La France n'a produit en 1891 que 6.700 tonnes de plomb. Elle traite dans ses usines les minerais importés, mais exporte aussi, pour être traités dans les usines étrangères, une partie des minerais de son propre sol. Les principaux gisements français de plomb, généralement argentifères, sont situés à Pontpéan (Ille-et-Vilaine), à Pontgibaud (Puy-de-Dôme), à Villefranche et à Asprières (Aveyron), à Pierrefitte (Hautes-Pyrénées), à Vialas (Lozère), à Sentein et à Moncoustans (Ariège), aux Bormettes (Var). Il existe aussi des minerais de plomb en Algérie et en Nouvelle-Calédonie.

Métallurgie. — Suivant la densité de la gangue associée au minerai de plomb, la préparation mécanique permet de le débarrasser plus ou moins aisément des matières étrangères. Avec la fluorine, relativement légère, la préparation est très facile ; elle l'est un peu moins avec le quartz, bien qu'on arrive encore dans ce cas à une teneur en plomb de 70 °/₀ ; avec la barytine ou la pyrite, elle est plus délicate.

Le traitement métallurgique proprement dit met en œuvre deux méthodes. Si le minerai est pauvre et siliceux, on emploie la méthode dite par *réduction*; s'il est riche, on emploie la méthode dite par *réaction*.

A. *Méthode par réduction*. — On commence par griller la galène dans un grand four à réverbère, en la chauffant d'abord longtemps au-dessous du rouge sombre, de manière à ne pas former de sulfate et à laisser le moins possible du sulfure non transformé en oxyde, puis on termine l'opération par un fort coup de feu destiné à décomposer, au moins en majeure partie, le sulfaté formé.

Après ce grillage préliminaire, inutile quand on traite de la cérusite, la réduction s'effectue à l'aide du charbon. A cet effet, on introduit dans un four à cuve le minerai grillé mêlé à du charbon et à des fondants, tels que la chaux ou surtout des oxydes de fer, libres ou silicatés (notamment des scories ferrugineuses). Ces fondants donnent des scories basiques, qui facilitent la réduction de l'oxyde de plomb et qui se séparent aisément en raison de leur fusibilité. Le fond du creuset est incliné de telle façon que le plomb fondu s'écoule dans un avant-creuset et soit ainsi soustrait rapidement à l'action de la chaleur.

Les fours à cuve, qui étaient jadis en maçonnerie et se rongeaient promptement, sont aujourd'hui remplacés, comme pour le traitement des minerais d'autres métaux, par des fours légers à parois minces et à revêtements métalliques, que l'on refroidit extérieurement par des courants d'eau froide.

B. *Méthode par réaction*. — Elle commence aussi par un grillage, du moins si l'on traite uniquement de la galène ; mais cette opération est inutile, si la galène est mêlée à une proportion suffisante de cérusite. Le seul but du grillage est en effet de transformer *partiellement* le sulfure PbS en oxyde PbO, lequel réagit à température plus élevée sur le PbS non encore transformé pour donner du plomb métallique.

$$PbS + 2\,PbO = SO^2 + 3\,Pb$$

On conçoit donc que le grillage préliminaire soit superflu si la masse traitée contient déjà une quantité suffisante de plomb oxydé associée à la galène.

L'opération se fait dans un four à réverbère [fig. 94] et

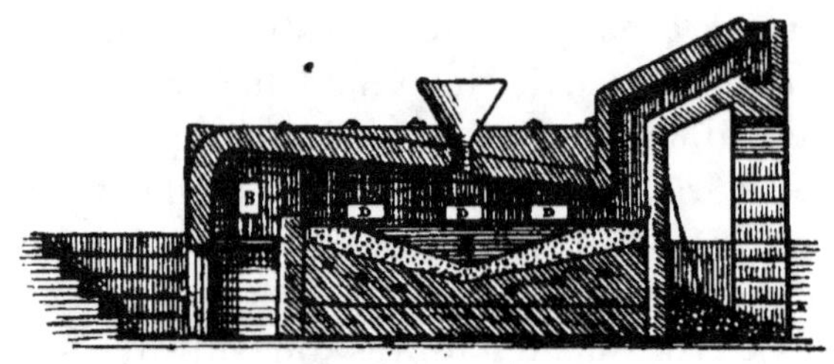

FIG. 94

Extraction du plomb par la méthode de réaction.

comprend, dans le cas général, deux phases successives. Le minerai, étalé en couches minces sur la sole du four, est d'abord grillé à une température voisine du rouge sombre durant trois à quatre heures, pendant qu'on ringarde la masse. L'air arrivant par les portes latérales D active l'oxydation. Le sulfure de plomb est ainsi transformé à la fois en sulfate et en oxyde, dans le rapport moyen d'une partie du premier à deux du second.

La seconde phase, qui est celle de réaction, se fait à température plus élevée. On ferme d'abord les portes D pour arrêter les phénomènes d'oxydation, puis on donne un violent coup de feu. Le sulfure de plomb réagit à la fois sur son oxyde et sur son sulfate.

$$PbS + 2\,PbO = SO^2 + 3\,Pb$$
$$PbS + PbSO^4 = 2\,SO^2 + 2\,Pb$$

Le plomb, ainsi mis en liberté, s'écoule dans un creuset. On répète ainsi cette alternance de grillages et de réactions, jusqu'à ce que la masse ne donne plus de métal fusible.

PROPRIÉTÉS PHYSIQUES. — Le plomb est un métal gris bleuâtre, assez mou pour être rayé par l'ongle et pour laisser une tache grise sur le papier. Il se ploie avec une grande facilité. Il occupe le sixième rang pour la malléabilité, le huitième pour la ductilité, le dernier pour la ténacité. Sa densité, fort élevée, est voisine de 11,3.

Il cristallise par voie de fusion en octaèdres réguliers, qui se groupent fréquemment en étoiles. Il fond vers 330° et se volatilise sensiblement au rouge clair. Il bout dans la flamme du chalumeau oxhydrique.

PROPRIÉTÉS CHIMIQUES. — Le plomb se ternit rapidement à l'air par suite d'une oxydation superficielle. A la température de fusion, cette oxydation est beaucoup plus rapide, et, si l'on enlève la couche d'oxyde à mesure qu'elle se produit, tout le métal se transforme progressivement en massicot, qui est un protoxyde PbO.

Les métalloïdes halogènes, le soufre, le sélénium, le tellure, attaquent facilement le plomb, qui s'unit aussi à la plupart des métaux pour constituer des alliages.

L'eau froide privée d'air est sans action sur le plomb ; mais il n'en est plus de même au contact de l'atmosphère : le métal se recouvre alors d'une couche blanche d'hydrocarbonate de plomb, qui n'est pas absolument insoluble, si bien que l'usage prolongé de cette eau exposerait à une intoxication saturnine chronique. Fort heureusement, ce fait ne se produit plus avec les eaux potables ordinaires, qui renferment toujours des sulfates capables de transformer les sels de plomb en sulfate insoluble. Ce dernier forme à la surface du métal un enduit qui supprime son contact avec l'eau.

Les acides étendus sont sans action sur le plomb. Mais les acides concentrés et chauds l'attaquent en formant les sels correspondants et en donnant un dégagement d'hydrogène dans le cas de l'acide chlorhydrique, de gaz sulfureux dans le cas de l'acide sulfurique, de vapeurs nitreuses dans le cas de l'acide azotique.

USAGES. — Cette résistance du plomb à l'action des acides qui ne sont pas très concentrés est utilisée, nous l'avons vu, dans l'industrie de l'acide sulfurique, puisqu'il sert à faire les parois des chambres où se produit l'acide et quelquefois aussi les appareils où l'on concentre ce dernier jusqu'à un degré déterminé.

Le plomb métallique est encore employé sous forme de feuilles recouvrant les toits ou l'intérieur des réservoirs, de tuyaux se pliant à la main sans effort et servant de canalisations d'eau et de gaz, de fils moins altérables que ceux de fer et faciles à couper pour les travaux de jardinage, etc.

Enfin, indépendamment des composés chimiques qui seront étudiés tout à l'heure, le plomb entre dans la constitution d'un grand nombre d'alliages usités.

Les plus importants sont ceux de plomb et d'étain. Les deux métaux constituent en effet des alliages fusibles employés, pour cela, dans la soudure, mais auxquels le plomb, malgré sa mollesse, confère une certaine dureté. Ces alliages servent aussi à la place de l'étain fin pour l'étamage de maints ustensiles, même des ustensiles culinaires, malgré les dangers d'intoxication chronique qui résultent de la présence du plomb. Citons encore l'emploi des alliages de plomb et d'étain pour la fabrication des tuyaux d'orgue, qu'on obtient en roulant et soudant des plaques minces.

L'antimoine donne de la dureté au plomb et l'on emploie

un alliage de ces deux éléments dans la confection des caractères d'imprimerie et des balles des fusils Lebel.

L'addition d'un peu d'arsenic au plomb fait qu'une goutte de ce métal fondu prend une forme rigoureusement sphérique. On utilise cette propriété pour la fabrication du plomb de chasse. A cet effet le plomb est fondu avec un millième environ d'arsenic, puis la masse est versée d'une grande hauteur à travers une plaque métallique percée de trous. Les gouttes de plomb prennent, dans cette chute, la forme sphérique et sont reçues dans un bassin d'eau froide.

Combinaisons du plomb avec les métalloïdes bivalents

Le plomb forme avec l'oxygène et le soufre des combinaisons stables et importantes. Mais la série des composés oxygénés est plus riche que celle des composés sulfurés. Tandis qu'on ne connaît en effet, et encore avec doute, que les sous-sulfures Pb^4S et Pb^2S, ainsi que le monosulfure PbS, on enregistre au contraire cinq composés oxygénés qui sont : 1° le sous-oxyde Pb^2O ; 2° le protoxyde PbO ; 3° le sesquioxyde Pb^2O^3 ; 4° l'oxyde salin intermédiaire Pb^3O^4 ; 5° le bioxyde PbO^2. Nous allons passer en revue les plus importants d'entre eux.

Protoxyde de plomb PbO

Préparation. — Le protoxyde de plomb se prépare par oxydation du plomb à chaud. Si la température n'est pas assez élevée pour que l'oxyde produit entre en fusion, ce dernier se présente sous la forme d'une poudre jaune amorphe et constitue ce qu'on appelle le *massicot ;* si au contraire la température est assez forte pour provoquer la fusion de l'oxyde, ce dernier se présente après refroidissement à l'état d'une masse jaune ou rouge, d'apparence cristalline, qui constitue la *litharge.*

Dans l'industrie, on prépare le massicot en chauffant du plomb à l'air au rouge sombre, température insuffisante pour amener la fusion. On enlève au fur et à mesure la couche solide qui se forme et l'on continue jusqu'à ce que le métal ait presque entièrement disparu. On a un mélange de plomb et d'oxyde de plomb, que l'on broie et que l'on soumet à la lévigation pour séparer les deux matières.

Quant à la litharge, on en obtient de grandes quantités dans la coupellation des plombs argentifères, opération pendant laquelle le protoxyde entre en fusion (p. 563). Elle contient de la silice, provenant de la coupelle, ainsi que les oxydes des métaux, autres que l'or et l'argent, associés au plomb traité, tels par exemple que l'oxyde de cuivre. On peut débarrasser la litharge de ce dernier en la faisant digérer avec une solution d'ammoniaque.

On pourrait préparer dans les laboratoires du protoxyde de plomb par la calcination de l'azotate ou du carbonate; mais cette opération est pratiquement assez délicate, car cet oxyde attaque plus ou moins tous les creusets, même ceux en platine. Il faudra donc, même si l'on emploie ces derniers, rejeter les parties qui auront été en contact avec la paroi interne. On calcine de préférence un azotate basique de plomb, qui ne fond pas comme le sel normal (BERZELIUS).

Propriétés physiques. — Le massicot est une poudre jaune amorphe. La litharge se présente en masses rouges, si le refroidissement du protoxyde fondu a été rapide, jaunes si le refroidissement a été lent; ces masses ont l'aspect cristallin, mais elles sont, en réalité, formées d'écailles brillantes qui ne sont pas des cristaux. On peut cependant obtenir le protoxyde PbO à l'état cristallisé, et même sous deux formes différentes. On les prépare en traitant par la potasse l'oxyde de plomb hydraté, obtenu par exemple en précipitant l'acétate de plomb par l'ammoniaque. Si l'on se borne à traiter à froid cet hydrate par une dissolution de potasse, il perd son eau et se transforme en oxyde anhydre cristallisé en petites lames rhomboïdales, minces, dont la densité varie de 9,17 à 9,88 et la couleur du jaune de soufre au vert presque noir suivant la concentration de la liqueur ; mais ces cristaux deviennent tous rouges par la chaleur et reprennent tous la même teinte jaune de soufre par le refroidissement. Si on fait bouillir l'hydrate de plomb avec une solution saturée de potasse, on obtient des cristaux tout différents, qui sont de belles paillettes transparentes, d'un rose foncé, de densité 9,37, dont la forme est celle d'un cube modifié par les faces de l'octaèdre et qui, suffisamment chauffés, deviennent, comme les premiers, jaunes par le refroidissement (DITTE).

Le protoxyde de plomb fond un peu au-dessous du rouge en donnant un liquide huileux, qui s'infiltre aisément dans les substances poreuses, propriété utilisée pour la coupellation. Il cristallise par refroidissement en donnant la litharge, avec ses colorations variables suivant la vitesse du refroidissement et aussi suivant la proportion d'oxydes supérieurs formés à chaud par l'action de l'oxygène atmosphérique. Il se volatilise au rouge blanc.

Le protoxyde de plomb fondu absorbe de l'oxygène ; cependant il faut reconnaître que la majeure partie de cet élément ne se combine pas ou se combine faiblement, car le gaz se dégage dans le refroidissement.

PROPRIÉTÉS CHIMIQUES. — Le protoxyde de plomb est réduit par l'hydrogène, le charbon, l'oxyde de carbone, etc., avec une facilité qui dépend de son état physique. Ainsi, la réduction par l'hydrogène commence à 100° pour l'oxyde cristallisé et à 300° seulement pour la litharge.

Chauffé avec du soufre, il donne du sulfate de plomb, pendant qu'il se dégage du gaz sulfureux.

Le chlore et le brome l'attaquent en présence de l'eau pour donner un mélange d'haloïde et bioxyde de plomb

$$2\,PbO + Cl^2 = PbO^2 + PbCl^2$$

Dans le chlore sec, on obtient un dégagement d'oxygène et du chlorure de plomb.

Le protoxyde de plomb se dissout à peine dans l'eau pure, à raison de $1/7000$ seulement, mais à aucun degré dans l'eau contenant des sels. Les petites quantités de PbO dissoutes dans l'eau suffisent à donner à celle-ci une réaction alcaline au tournesol. Le protoxyde de plomb est en effet une base assez énergique, formant avec les acides des sels stables et saponifiant les matières grasses comme le font les alcalis : cette dernière propriété est utilisée dans la préparation de l'emplâtre simple. Comme les alcalis également, le protoxyde de plomb forme avec la silice des composés fusibles, ce qui est la raison de l'attaque rapide des creusets en terre par ce composé et aussi le principe de son emploi dans la fabrication du cristal qui n'est, comme nous l'avons vu (p. 650), qu'un verre où le protoxyde de plomb s'ajoute aux bases alcalines.

Mais, indépendamment de ses propriétés basiques bien nettes, la litharge possède une fonction acide faible. Elle se dissout en effet dans les lessives alcalines, surtout concentrées, pour former des *plombites*. Mais ces sels sont instables et se dissocient aisément en PbO et base. Nous avons vu plus haut le parti tiré par DITTE de cette facile dissociation pour transformer le protoxyde de plomb amorphe en un corps cristallisé.

Oxyde salin de plomb (minium) Pb^3O^4

PRÉPARATION. — Le protoxyde de plomb PbO exposé à l'air se transforme lentement en minium Pb^3O^4 ; la vapeur d'eau paraît favoriser cette transformation, dont le mécanisme peut être interprété comme il suit. Le protoxyde PbO donne d'abord par oxydation le bioxyde PbO^2 qui, en raison de son caractère acide, se combine à l'excès de protoxyde basique PbO non encore transformé pour donner un oxyde de formule $PbO^2.2\,PbO$ ou Pb^3O^4.

L'industrie prépare le minium en chauffant du massicot, réduit en poudre fine, dans des fours spéciaux, à une température voisine du rouge naissant, de manière à éviter la fusion des produits. A mesure que progresse l'absorption de l'oxygène atmosphérique, le massicot passe au jaune vif, puis au rouge. On répète la même opération plusieurs fois, ou, comme on dit, on soumet la masse à plusieurs feux successifs. Le minium se rapproche davantage à chaque opération, de sa couleur écarlate normale ; là est l'origine de l'expression : minium à 1, 2, 3... feux.

Un minium très estimé aussi et désigné sous le nom de *mine orange* est obtenu par la calcination du carbonate de plomb.

On peut encore préparer du minium en chauffant du protoxyde ou du carbonate de plomb avec un azotate alcalin jusqu'à la température du rouge sombre. On peut également transformer un sel de plomb en minium en le chauffant avec un mélange d'azotate et de carbonate alcalins. Ce sel de plomb est d'abord changé en carbonate, qui subit, comme précédemment, l'action oxydante de l'azotate.

PROPRIÉTÉS. — Le minium est une poudre rouge écarlate, formée de grains d'apparence cristalline. Sa densité est comprise entre 8,62 et 9,08. Sa couleur se fonce par la chaleur et passe, par une élévation croissante de la température, au violet et même au noir, pour repasser en sens inverse par les mêmes teintes dans le refroidissement.

A une température élevée, il se décompose en oxygène qui se dégage et protoxyde de plomb qui fond. Il cède aux corps réducteurs tout ou partie de son oxygène : ainsi, l'hydrogène le réduit, vers 300°.

L'acide azotique, les acides sulfurique et chlorhydrique étendus, les acides organiques l'attaquent en donnant un sel de protoxyde de plomb et du bioxyde de plomb. Ce dédoublement de Pb^3O^4 en PbO et PbO^2 justifie le caractère d'oxyde salin attribué au minium. On peut du reste faire la contre-épreuve en mêlant deux solutions alcalines de protoxyde et de bioxyde de plomb, ce qui donne du minium.

Usages. — Le minium sert en raison de sa belle couleur à colorer les papiers de tenture, la cire à cacheter, etc On en emploie de grandes quantités dans la peinture : en général, pour préserver les objets en fer ou en fonte de l'action oxydante de l'air, on les recouvre d'abord d'une ou plusieurs couches de minium, sur lequel on passe ensuite la couleur voulue.

Une très grande quantité de minium sert aussi à la fabrication du cristal. On le préfère, pour cet objet, à la litharge, souvent cuprifère. En outre, l'excès d'oxygène contenu dans le minium sert à brûler les composés organiques apportés par les matières premières employées, ce qui donne un cristal plus transparent.

On trouve dans le commerce un produit appelé *minium de fer*, qui est un mélange de minium véritable et de sesquioxyde de fer.

Bioxyde de plomb (Oxyde puce) PbO^2

Préparation. — On le prépare d'ordinaire en attaquant le minium par l'acide azotique. Ce dernier scinde, comme nous l'avons vu, la molécule de l'oxyde salin Pb^3O^4 en ses deux composants : le protoxyde basique PbO, qui se dissout dans l'acide pour former un azotate, et le bioxyde PbO^2, qui demeure insoluble :

$$PbO^2 . 2 PbO + 4 HAzO^3 = PbO^2 + 2 Pb(AzO^3)^2 + 2 H^2O$$

Pratiquement, on réduit le minium en poudre fine et on le mélange avec un excès d'acide azotique étendu de deux à trois fois son poids d'eau. Le minium devient aussitôt brunâtre. On abandonne le mélange à lui-même en l'agitant de temps en temps. Il se forme de l'azotate de plomb soluble, qu'on entraîne par des lavages. Enfin, on dessèche le produit à une température qui ne doit pas dépasser 100° pour éviter sa décomposition.

Le bioxyde de plomb peut aussi se préparer en traitant le carbonate, le sulfure de plomb ou le minium par une dissolution claire de chlorure de chaux. Le bioxyde se produit, en effet, d'une façon générale, quand on soumet un composé du plomb à une action oxydante énergique.

Propriétés. — Le bioxyde de plomb est souvent appelé *oxyde puce* à cause de sa couleur d'un rouge brun foncé. Il est généralement amorphe, mais peut être aussi obtenu cristallisé. Sa densité varie entre 8,90 et 9,19. Il est insoluble dans l'eau, mais peut se combiner avec elle ; en effet, quand on électrolyse un sel de plomb par un courant faible, il se forme à l'anode des lamelles cristallines de l'hydrate $PbO^2 . H^2O$.

La chaleur le transforme en minium, puis en protoxyde fondu, avec dégagement d'oxygène. La lumière l'altère aussi avec production de minium. Cette facile décomposition en fait un oxydant énergique. L'hydrogène le réduit déjà vers 155°. Il suffit de le broyer avec le sixième de son poids de soufre dans un mortier chaud pour que le mélange prenne feu (VAUQUELIN), avec formation de sulfure et probablement aussi de sulfate de plomb. Il est également réduit par le charbon, le zinc, le plomb lui-même, etc.

Un courant de gaz sulfureux, passant sur PbO^2, est absorbé à froid et le mélange devient incandescent en se changeant en sulfate. Un courant d'hypoazotide donne de même de l'azotate de plomb. L'eau oxygénée et le bioxyde de plomb se détruisent mutuellement par leur simple contact : enfin le bioxyde PbO^2 brûle à chaud l'hydrogène de HCl, comme le fait le bioxyde de manganèse lui-même, et en libère le chlore :

$$PbO^2 + 4\,HCl = PbCl^2 + Cl^2 + 2\,H^2O$$

FRÉMY a montré que le bioxyde de plomb a la fonction d'un acide faible, ce qui le rend comparable à TiO^2 et à SnO^2 : ainsi il forme directement un plombate $K^2O.PbO^2 + 3\,H^2O$, cristallisé en beaux cubes incolores. Mais les plombates sont instables et sont décomposés par l'eau.

USAGES. — Les propriétés oxydantes du bioxyde de plomb ont été utilisées par PRESBEL, en 1837, dans la constitution d'une pâte d'allumettes. Plusieurs formules analogues ont été données depuis, dans lesquelles entrent le bioxyde de plomb ou le minium.

SULFURE DE PLOMB PbS

PRÉPARATION. — On peut obtenir le sulfure de plomb par l'union directe de ses éléments, union qui est exothermique. Ainsi, des lames de plomb, introduites dans des vapeurs de soufre, s'y enflamment. Mais le moyen le plus simple de le préparer consiste à décomposer une solution pas trop acide de sel de plomb par un excès d'hydrogène sulfuré ; il est bon de reprendre le précipité formé, de le suspendre dans l'eau et de le traiter par un nouveau courant de H^2S. On peut encore compléter ce traitement en chauffant à 100°, dans un matras scellé, le précipité précédent avec une solution saturée de H^2S. On obtient ainsi généralement du sulfure pur.

Propriétés. — Le précipité ainsi obtenu est noir, amorphe, hydraté, légèrement oxydable à l'air. Il suffit de le chauffer à 100° dans un courant de gaz inerte pour le transformer en sulfure cristallisé. Il en est de même à plus forte raison quand le sulfure de plomb a été fondu, ce qui arrive au rouge vif, et volatilisé, ce qui se produit à une température supérieure. Il paraît se faire en même temps une dissociation progressive en soufre et sous-sulfure ; néanmoins le sulfure de plomb subsiste encore aux plus hautes températures que l'on sache produire, car Mourlot a pu obtenir du sulfure cristallisé en chauffant du sulfure amorphe au four électrique.

Les cristaux artificiels de PbS, ainsi préparés, sont identiques à ceux de la galène naturelle : ils en ont la couleur, l'éclat, la forme cristalline du système cubique, la faible dureté, la densité ($D = 7,5$). La galène a été, du reste, reproduite par un grand nombre de méthodes employant les unes la voie sèche, les autres la voie humide : action de l'hydrogène sulfuré (Durocher) ou du sulfure de carbone (Frémy, Schlagdenhauffen) sur un composé plombique ; action de la vapeur de soufre sur le silicate de plomb (Sidot), etc. Cette facilité de production de la galène explique pourquoi elle se forme dans maintes circonstances Ainsi, on la rencontre fréquemment dans les produits de dépôt ou de sublimation des établissements métallurgiques et Daubrée l'a découverte parmi les produits accidentels des dépôts de l'eau minérale de Bourbonne-les-Bains.

Calcinée à l'air, la galène donne du gaz sulfureux, de l'oxyde et du sulfate de plomb. A une température suffisamment élevée, ces deux derniers composés réagissent, comme nous l'avons vu dans la métallurgie, sur l'excès de sulfure non encore décomposé, pour donner du plomb métallique (*méthode de réaction*).

L'hydrogène réduit le sulfure de plomb à une température très élevée, en donnant du gaz H^2S et du plomb.

Le chlore l'attaque également à chaud, en donnant du chlorure de plomb et du chlorure de soufre.

Le charbon le réduit partiellement au rouge avec production de sulfure de plomb et de sous-sulfures.

Certains métaux (fer, cuivre, étain, zinc) le réduisent à l'état de plomb métallique, à la température de fusion.

La vapeur d'eau le décompose au rouge suivant l'équation :

$$3\,PbS + 2\,H^2O = SO^2 + 2\,H^2S + 3\,Pb$$

L'acide azotique ordinaire le transforme en azotate, sulfate et soufre.

Usages. — Sous le nom d'*alquifoux*, on emploie la galène mélangée de bouse de vache et d'argile délayée pour vernir les poteries communes. La température peu élevée à laquelle se fait la cuisson suffit à fondre le sulfure qui, sans doute à la suite d'une double décomposition avec les silicates de la poterie, forme à la surface de celle-ci un vernis de couleur jaune ou verte. Malheureusement, l'incorporation du plomb à la silice n'est pas toujours totale ; et il peut se faire qu'une partie du métal reste à l'état d'oxyde, soluble dans les acides même faibles ; d'où le danger, au point de vue hygiénique, de ces poteries.

Composés haloïdes du plomb

Ces composés peuvent se former par l'union directe du métalloïde halogène et du plomb ou encore en faisant passer sur le métal un courant d'hydracide gazeux ; mais comme les composés produits sont des solides peu volatils, ils ne tardent pas à recouvrir le métal d'un enduit qui arrête l'attaque. Ils peuvent encore s'obtenir en attaquant le plomb par les hydracides en solution aqueuse, exception faite cependant pour le fluorure, car l'acide fluorhydrique est sans action sur le plomb. Mais, même avec les trois autres hydrates HCl, HBr, HI, l'attaque du métal est bientôt entravée par le dépôt insoluble qui se forme à sa surface. Aussi, le procédé habituel de préparation consiste-t-il à utiliser l'insolubilité même de ces composés pour les obtenir par double décomposition entre un haloïde alcalin et un sel soluble de plomb.

Tous les haloïdes plombiques sont en effet très peu solubles dans l'eau : le fluorure est presque insoluble et, pour les trois autres, l'insolubilité s'accroit avec le poids moléculaire. Soumis à l'action de la chaleur, ils fondent assez facilement, puis se volatilisent entre le rouge sombre et le rouge vif.

Ils se combinent à leurs propres hydracides pour donner des composés qui ont été parfois obtenus cristallisés. Ils s'unissent de même au protoxyde de plomb pour former des oxyhaloïdes, qui sont aussi connus souvent à l'état de cristaux. Enfin, ils donnent des sels doubles cristallisés par leur combinaison avec les haloïdes alcalins et alcalino-terreux.

Chlorure de plomb $PbCl^2$

Ce composé se prépare d'ordinaire en précipitant une solution d'un sel soluble de plomb, tel que l'azotate ou l'acétate, par l'acide chlorhydrique. Ce précipité, qui est blanc, retient énergiquement l'eau, même à 250°, si bien que, quand on essaie de le fondre, il se produit de l'acide chlorhydrique et de l'oxychlorure de plomb. On empêche cette décomposition en opérant la fusion dans une atmosphère de gaz chlorhydrique : on obtient alors un liquide légèrement jaune qui, par refroidissement, se prend en une matière blanche d'aspect corné (*plomb corné*).

Il est soluble dans 135 parties d'eau froide, mais il est beaucoup plus soluble dans l'eau bouillante et se dépose par refroidissement en beaux cristaux orthorhombiques. Des cristaux identiques, constituant la *columnite* des minéralogistes, ont été trouvés dans les laves du Vésuve. Il se dissout dans l'acide chlorhydrique concentré mieux que dans l'eau pure, mais moins dans l'acide étendu. Il est également soluble dans les hyposulfites et acétates alcalins.

Il existe un oxychlorure de plomb, employé en peinture sous le nom de *jaune de Cassel*, qu'on prépare en fondant de la litharge et du sel marin.

Iodure de plomb PbI^2

Il se prépare d'ordinaire en versant une solution d'azotate de plomb dans une solution d'iodure de potassium, lavant le précipité jaune formé et le séchant à l'étuve vers 50°.

C'est un corps lourd, de densité comprise entre 6,03 et 6,38. Il se dissout dans 1.300 parties d'eau froide et dans 200 parties d'eau bouillante. La solution saturée à l'ébullition laisse déposer par refroidissement de belles paillettes hexagonales, miroitantes, d'un jaune éclatant.

Quand on le chauffe, l'iodure de plomb devient rouge jaunâtre, puis rouge brique, phénomène commun du reste à beaucoup de corps colorés en jaune. Puis, il fond en un liquide transparent, rouge brun, qui se solidifie en une masse jaune par refroidissement. Il se volatilise au rouge vif.

Quand la fusion a lieu à l'air, il abandonne de l'iode et forme de l'oxyiodure de plomb.

La lumière ne l'altère pas, ou très peu, quand il est sec ; mais, à l'état humide et en présence de l'air, elle le transforme lentement en carbonate et bioxyde de plomb, avec mise en liberté d'iode.

L'iodure de plomb se dissout dans la potasse caustique, dans les acétates alcalins, dans l'hyposulfite de soude. Il forme également des sels doubles solubles avec les iodures alcalins et alcalino-terreux.

Sels oxygénés du plomb

Sulfate de plomb $PbSO^4$

Préparation. — Ce composé est obtenu à l'état de pureté dans les laboratoires en précipitant un sel soluble de plomb par l'acide sulfurique ou un sulfate alcalin.

L'industrie en obtient de grandes quantités comme produit secondaire de la fabrication du *mordant* d'alumine, qu'on prépare par double décomposition à l'ébullition entre l'alun et l'acétate de plomb. Il se forme de l'acétate d'alumine, qui demeure dissous et que la teinture emploie comme mordant, et du sulfate de plomb insoluble, qu'on sépare au filtre-presse.

Cependant ce dernier est rarement livré au commerce, qui ne l'accepte que lorsqu'il est très blanc. Aussi la plupart des établissements qui se livrent à la fabrication précédente emploient leur sulfate de plomb à régénérer l'acétate. A cet effet on en libère le plomb métallique en chauffant une pâte formée par un mélange de sulfate de plomb et de limaille de fer. Le fer déplace le plomb, qui est attaqué ensuite par de l'acide acétique chaud en présence d'un peu d'acide azotique.

Propriétés. — Le sulfate de plomb est une poudre blanche, de densité 6,2, pratiquement insoluble dans l'eau. L'acide sulfurique concentré et chaud dissout une faible proportion de ce sel, qu'il abandonne en lamelles par le refroidissement. L'acide chlorhydrique chaud étendu de son volume d'eau en dissout des quantités sensibles. Il est également soluble dans l'acétate et le tartrate d'ammoniaque ou de soude alcalins.

Il a pu être obtenu cristallisé, notamment quand il se dépose du sein de ses solutions sulfuriques. Il cristallise alors en prismes rhomboïdaux droits, isomorphes avec ceux de la barytine. Ces mêmes cristaux se rencontrent dans la nature, notamment en Écosse et en Sardaigne, où ils constituent l'*anglésite* des minéralogistes.

Le sulfate de plomb fond quand on le chauffe fortement, puis se détruit vers 1500°. Les réducteurs le décomposent facilement : ainsi, l'hydrogène donne, à température peu élevée, du sulfure de plomb et de l'eau ; le charbon en excès le réduit au rouge sombre en donnant du sulfure de plomb et du gaz carbonique.

Usages. — Le sulfate de plomb sert dans la fabrication des papiers peints, du vernis de certaines cartes de visite. Il est quelquefois utilisé dans la cristallerie à la place du minium, parce qu'il peut être transformé directement en silicate par fusion avec la silice. Enfin, il a été employé autrefois dans l'industrie du gaz d'éclairage pour épurer ce dernier de son hydrogène sulfuré.

AZOTATE DE PLOMB $Pb(AzO^3)^2$

PRÉPARATION. — On prépare ce sel à l'état de pureté en attaquant le plomb pur par l'acide nitrique pur et concentré. On obtient ainsi une masse cristalline peu soluble dans l'acide nitrique et que l'on dessèche. On recommence plusieurs fois le même traitement, jusqu'à ce que la matière, chauffée entre 140° et 155°, conserve un poids constant. On évite ainsi la production de sels basiques (STAS).

L'industrie le prépare d'ordinaire en traitant le protoxyde de plomb par l'acide nitrique et faisant cristalliser. L'attaque directe du plomb produirait un abondant dégagement de vapeurs nitreuses, qui seraient perdues ou qu'il faudrait ramener à l'état d'acide nitrique par les procédés ordinaires (p. 296).

PROPRIÉTÉS. — Les solutions aqueuses de nitrate de plomb déposent à froid des cristaux tantôt opaques et blancs, tantôt transparents, suivant les conditions de la cristallisation. Ainsi les solutions fortement acidulées par l'acide nitrique donnent de beaux cristaux, en général translucides ; les solutions neutres abandonnent le plus souvent des cristaux laiteux. Ce sont des octaèdres réguliers, anhydres comme ceux du nitrate de baryte, mais retenant toujours mécaniquement de l'eau d'interposition, qui les fait décrépiter sous l'action de la chaleur.

Le nitrate de plomb neutre est très stable. Il se dissout dans l'eau avec absorption de chaleur. Cette dissolution du nitrate exige environ 2 parties d'eau à la température ordinaire et les deux tiers environ de son poids d'eau à 100°. Il est également un peu soluble dans l'alcool.

Soumis à l'action de la chaleur, l'azotate de plomb se décompose en oxyde de plomb, oxygène et hypoazotide : c'est le procédé de préparation de ce dernier corps (p. 286). Cette réaction confère au nitrate de plomb des propriétés oxydantes. C'est le principe de son emploi pour l'imprégnation de l'amadou, des mèches de briquets, des charbons dits *allume-feux*, toutes substances dont il facilite la combustion.

CARBONATES DE PLOMB

Le carbonate de plomb normal $PbCO^3$ se prépare en précipitant *à froid* un sel normal de plomb par du carbonate d'ammoniaque *en excès* (BERZELIUS). L'emploi de carbonates alcalins à base fixe risquerait de donner un produit retenant un peu de ces carbonates. D'autre part, si l'on opérait à chaud et sans excès de carbonate, il se formerait des hydrocarbonates basiques de plomb.

Le carbonate $PbCO^3$ s'obtient cristallisé en faisant passer un courant de gaz carbonique dans une dissolution étendue d'acétate neutre de plomb (H. ROSE).

Le carbonate de plomb précipité amorphe se présente sous la forme d'une poudre blanche, de densité 6,4. Celui qui est cristallisé forme des prismes rhomboïdaux droits, isomorphes de la withérite $BaCO^3$ et de l'aragonite $CaCO^3$, identiques à ceux de la cérusite naturelle, incolores, transparents, brillants, décrépitant au feu.

Ce sel est à peu près insoluble dans l'eau et ne se dissout que très faiblement dans une solution d'acide carbonique. Il se décompose sous l'influence de la chaleur en gaz carbonique et oxyde de plomb qui, étant très divisé, peut se suroxyder.

Le carbonate de plomb a, comme d'autres sels du même métal, une grande tendance à former des sels basiques. Un de ces derniers, l'hydrocarbonate de formule $3PbO.2CO^2.H^2O$ constitue, souvent mélangé à du carbonate normal, le produit industriel connu sous le nom de *céruse*. Le principe général de sa préparation consiste à faire agir l'acide carbonique sur l'acétate basique de plomb, mais la réalisation pratique de la méthode a reçu des formes diverses. Le procédé le plus employé aujourd'hui est le procédé dit *hollandais*, en raison de son origine.

Il consiste à faire agir sur des lamelles de plomb un mélange de vapeurs d'acide acétique et de gaz carbonique. Ces lamelles *P*, roulées en spirale, sont introduites dans des pots de grès [fig. 95] où elles reposent, à quelques centimètres du fond, au-dessus d'un peu d'acide pyroligneux ou de vinaigre de qualité inférieure ; à l'orifice de chaque pot est appliquée une rondelle de plomb qui le ferme. Les pots ainsi préparés sont rangés les uns à côté des autres [fig. 96], en alternance avec des lits de fumier, dans une grande chambre en maçonnerie ; afin de permettre la circulation de l'air dans la masse, on intercale de temps en temps entre deux couches de fumier un plancher formé de madriers. La fermentation du fumier élève la température et volatilise l'acide acétique dont les vapeurs, agissant concurremment avec l'oxygène atmosphérique, transforment le plomb en acétate tribasique. D'autre part, la fermentation détermine la production d'acide carbonique, qui décompose l'acétate tribasique en

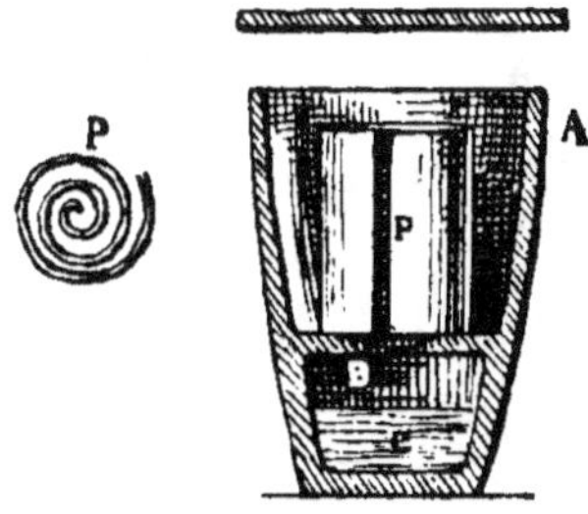

Fig. 95

Pot pour la fabrication
de la céruse.

carbonate de plomb et acétate neutre ; ce dernier se change
du reste en acétate tribasique au contact de l'air et du
plomb. Au bout de deux à trois mois, la majeure partie du
plomb est transformée en céruse, qui forme d'épaisses
écailles à la surface des lames métalliques. On bat ces lames

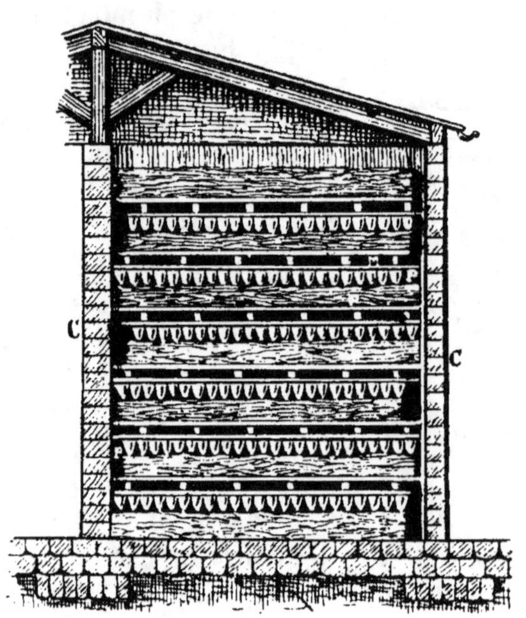

Fig. 96
Fosse à céruse du procédé hollandais.

pour en détacher la céruse, que l'on pulvérise sous l'eau,
pour éviter la diffusion de ses poussières toxiques dans
l'air. Pour la même raison, au lieu de sécher la céruse, on
la mêle directement, depuis quelques années, encore
humide, avec les huiles grasses auxquelles on veut l'incorporer. Le broyage suffit pour éliminer l'eau. On obtient

ainsi, sans production de poussières, le *blanc de plomb*, prêt à être employé par les peintres.

La céruse préparée par le procédé précédent est réputée donner une peinture *couvrant mieux* que la céruse obtenue par les divers procédés de précipitation par voie humide. C'est sans doute pour cette raison qu'on emploie beaucoup moins aujourd'hui le *procédé français*, ou *procédé de Clichy*, imaginé par Thénard en 1801. Il consiste à faire réagir un courant de gaz carbonique sur une solution aqueuse d'acétate tribasique de plomb ; ce dernier sel est lui-même obtenu par l'action de l'acide pyroligneux sur un excès de litharge. Cependant, malgré le discrédit jeté sur les procédés par précipitation, il faut noter qu'on emploie en Angleterre, depuis quelques années, un de ces procédés, celui de Matthews, qui ne diffère de celui de Thénard que par ce fait que la précipitation s'accomplit en solution glycérique et non en solution aqueuse. Une quantité déterminée de litharge, préparée par oxydation du plomb dans un fourneau à coupellation, est introduite dans un digesteur cylindrique à mouvement rotatoire, où elle se dissout dans un mélange de glycérine et d'acide acétique, contenant du reste déjà de l'oxyde de plomb, résidu d'une opération antérieure. La solution est ensuite dirigée dans un réservoir, d'où une pompe l'envoie dans un filtre-presse qui la déverse dans une série de petites cuves. Elle passe ensuite dans de grands bacs en bois, où la liqueur est traitée par un courant de gaz carbonique pur qui détermine la précipitation du carbonate basique de plomb à l'état de poudre fine. La boue obtenue est soumise à l'action d'un filtre-presse qui retient la céruse, tandis que le liquide filtré retourne dans les digesteurs pour servir à peu près indéfiniment à la dissolution de la litharge. De temps en temps, on enrichit ce liquide par des additions nouvelles de glycérine et d'acide acétique.

La céruse, à l'état pur, est d'un blanc éblouissant. Elle est insoluble dans l'eau et soluble dans les acides. On en emploie de grandes quantités dans la peinture, où elle est l'excipient des diverses couleurs avec lesquelles on la broie; malheureusement le maniement de ce produit expose les ouvriers à l'intoxication saturnine.

CHAPITRE VI

MÉTAUX QUINTIVALENTS

On trouve dans la cinquième colonne du tableau de
Mendelejeff (p. 79), entremêlés avec les métalloïdes de la
famille de l'azote, un certain nombre de métaux qui sont,
dans l'ordre croissant des poids atomiques : le vanadium
$V = 51,3$; le niobium $Nb = 94$, le tantale $Ta = 182$ et le
bismuth $Bi = 207,5$. Ici encore, se retrouve une particularité déjà rencontrée au chapitre précédent : les trois premiers
métaux forment en effet un groupe assez homogène, tandis
que le bismuth s'en éloigne par des allures propres. Et la
raison en est la même que pour les métaux quadrivalents.
Si, en effet, les quatre métaux que nous étudions ici ont
tous ce caractère commun que leur valence maxima est
égale à 5 et que, par conséquent, leurs combinaisons saturées doivent être du même type, il faut cependant reconnaître qu'en général ces dernières ne sont bien stables et
ne se forment aisément que chez le vanadium, le niobium
et le tantale ; tandis que chez le bismuth elles sont le plus
souvent instables, difficiles ou impossibles à obtenir, si
bien que ce dernier métal se montre trivalent dans un
grand nombre de ses combinaisons. Le bismuth a donc
souvent les allures d'un élément trivalent, absolument
comme le plomb a surtout les allures d'un élément bivalent.

Et, comme conséquence, de même que le plomb forme maintes combinaisons isomorphes des combinaisons correspondantes des métaux alcalino-terreux, de même le bismuth forme des combinaisons isomorphes des combinaisons correspondantes des métaux trivalents des terres rares (néodyme, lanthane, yttrium), comme Gœste Bodman l'a vérifié récemment pour les nitrates Me'''$(AzO^3)^3$. Par là s'explique que le bismuth apparaisse un peu isolé dans sa famille naturelle, comme le plomb dans la sienne.

Au contraire, entre les trois métaux vanadium, niobium, tantale, les rapprochements se montrent assez nombreux. C'est ainsi qu'il existe des fluovanades, des fluoniobates, des fluotantales isomorphes. De plus, ces trois métaux forment aisément des azotures, des carbures et des azoto-carbures. En outre, les propriétés de leurs composés se rapprochent singulièrement de celles des composés correspondants de l'azote et du phosphore.

VANADIUM

Étət naturel. — Le vanadium est extrêmement répandu dans la nature, même en dehors de notre globe, car Hasselberg en a trouvé des traces par l'analyse spectrale dans les météorites, du moins dans celles qui sont de nature rocheuse, car les météorites de nature métallique n'en contiennent pas. A la surface de notre planète, cet élément se trouve diffusé dans tous les terrains, également à l'état de traces : les végétaux l'y puisent, en quantité infime du reste, et l'analyse spectrale a permis à Demarçay d'en déceler des traces dans leurs cendres. Mais ce métal se concentre rarement en formations minérales de quelque importance. Il entre dans la constitution de certaines espèces minéralogiques, assez rares, parmi lesquelles nous citerons seulement la *vanadinite*, signalée au Mexique, en Carinthie, en Écosse, et qui est un chlorovanadate de plomb, de formule $3 (3 PbO.V^2O^5) + PbCl^2$, cristallisé en prismes hexagonaux isomorphes de ceux de l'apatite, $3 (3 CaO.P^2O^5) + CaCl^2$, de la pyromorphite $3 (3 PbO.P^2O^5) + PbCl^2$, de la mimétèse

3 (3 PbO.As²O⁵) + PbCl², etc. : isomorphisme qui montre les analogies du vanadium avec le phosphore et l'arsenic. On trouve aussi un vanadate de plomb, la *vanadite* des minéralogistes, au Mexique et au Chili : il constitue le gisement le plus important de ce métal. Il existe aussi, notamment dans la province de Mendoza (République Argentine), des houilles vanadifères (KYLE, MOURLOT). Enfin, le vanadium accompagne souvent le fer (1), et, dans le traitement métallurgique de ce dernier métal, il se concentre dans les scories, d'où on peut l'extraire.

PRÉPARATION. — Le vanadium n'a pu être isolé jusqu'ici à l'état de pureté, en raison de son affinité pour l'oxygène, l'azote et le carbone. MOISSAN a essayé de le préparer en réduisant l'anhydride vanadique V²O⁵ par du charbon de sucre au four électrique. Il faut atteindre une température élevée pour empêcher la formation d'azoture ; mais on n'obtient qu'une fonte de vanadium renfermant encore de 5,3 à 4,4 % de carbone.

PROPRIÉTÉS. — La fonte de vanadium à 5 % de carbone a une couleur blanche, une cassure brillante, métallique, une densité égale à 5,8. Elle est inoxydable à l'air, à la température ordinaire.

Cette fonte brûle avec incandescence dans l'oxygène au rouge. Le chlore l'attaque au rouge sombre sans incandescence. L'azote s'y combine facilement. L'acide chlorhydrique ne l'attaque ni à froid, ni à chaud, tandis que l'acide sulfurique concentré et bouillant l'attaque très lentement. L'acide azotique l'attaque en donnant une dissolution bleue avec dégagement de vapeurs nitreuses. Le carbure de vanadium se rapproche des carbures de titane et de zirconium, dont il a la formule. Enfin, le vanadium peut s'allier à beaucoup de métaux : fer, cuivre, aluminium, etc.

Par l'ensemble de ses propriétés, le vanadium est plus voisin des métalloïdes que des métaux (MOISSAN).

Composés oxygénés du vanadium

Le vanadium forme avec l'oxygène une série de combinaisons comparable par sa richesse à celle de l'azote. On connaît en effet :

(1) C'est dans le fer de Taberg que le vanadium a été découvert par SEFSTRŒM, en 1830.

Le bioxyde V^2O^2 ou VO (anhydride hypovanadeux) :
Le trioxyde V^2O^3 (anhydride vanadeux) :
Le tétroxyde V^2O^4 ou VO^2 (anhydride hypovanadique) :
Le pentoxyde V^2O^5 (anhydride vanadique).

Il faut ajouter à cette liste l'acide pervanadique HVO^4 ou $V^2O^7.H^2O$, correspondant à un anhydride V^2O^7 encore inconnu.

Ce qui rapproche encore cette série de la série correspondante de l'azote, c'est qu'on peut indifféremment remonter par oxydation du terme inférieur au terme supérieur ou descendre par réduction du terme supérieur à l'inférieur, et cela avec une facilité beaucoup plus grande que chez les composés correspondants de l'azote : si bien qu'on peut aisément réaliser avec eux des cycles fermés de transformations analogues à ceux que met en jeu l'industrie de l'acide sulfurique pour les combinaisons oxygénées de l'azote. Là serait le secret de l'action thérapeutique des composés oxygénés du vanadium, action étudiée notamment à Lyon par LYONNET, MARTZ, MARTIN, ailleurs par WEBER, HELOUIS, DELARUE, LARAN. etc. Les composés du vanadium les plus riches en oxygène dégageraient cet élément à l'état naissant dans l'intimité des tissus, ce qui activerait les combustions organiques ; puis l'oxyde inférieur ainsi formé récupérerait son oxygène dans le torrent circulatoire pour repasser à un degré supérieur d'oxydation et recommencer à nouveau le même cycle de réactions. Le vanadium jouerait donc dans l'organisme un rôle de convoyeur d'oxygène, analogue à celui que remplit le fer de l'hémoglobine, mais il s'en acquitterait avec plus d'activité (LARAN).

C'est sans doute par un mécanisme analogue qu'il faut expliquer l'action oxydante des composés vanadiés vis-à-vis de certaines matières colorantes organiques. Ainsi, OSMOND et WITZ ont montré que ces composés transforment 67.000 fois leurs poids de chlorhydrate d'aniline en noir d'aniline. Cette énorme disproportion entre la masse de l'agent oxydant et celle du produit oxydé suffit à prouver qu'ici encore le composé vanadié joue simplement le rôle d'un support momentané de l'oxygène fourni par un corps oxydant, tel qu'un chlorate alcalin. Le composé vanadié agit donc comme un véritable ferment oxydant.

La réduction des oxydes supérieurs du vanadium aux oxydes inférieurs peut, dans certaines conditions, se faire sous l'influence de la lumière ; cette réduction est surtout facile, si l'on prend de l'acide vanadique en solution dans l'acide chlorhydrique, l'acide phosphorique ou le bitartrate de potasse. En imprégnant d'une de ces liqueurs une feuille de papier gélatiné, on constate, après dessiccation dans l'obscurité, que la couche ainsi déposée est réduite sous l'influence des radiations lumineuses et peut permettre d'obtenir une épreuve photographique peu intense (A. et L. LUMIÈRE).

La réduction de ces solutions vanadiques peut être aussi réalisée à l'aide du zinc. Ainsi, en traitant par ce métal une solution sulfurique d'acide vanadique, la liqueur, d'abord rouge, devient successivement bleue par la formation du tétroxyde Va^2O^4, puis violette par la formation du bioxyde Va^2O^2. Mais, comme ce dernier tend à fixer de l'oxygène pour repasser aux degrés supérieurs d'oxydation, il constitue un réducteur énergique et, à l'instar de maints composés oxydables, il peut développer l'image latente photographique, même en liqueur très acide (A. et L. LUMIÈRE).

Après avoir ainsi montré les transformations mutuelles des composés oxygénés du vanadium et les applications pratiques qui en résultent, nous étudierons spécialement le plus important d'entre eux, l'acide vanadique.

ANHYDRIDE ET ACIDES VANADIQUES

PRÉPARATION. — C'est à l'état d'anhydride vanadique qu'on extrait d'ordinaire le vanadium de ses sources naturelles. Suivant l'origine, on peut employer l'un ou l'autre des trois procédés suivants.

A. *Extraction des scories d'affinage de la fonte*. — Ces scories contiennent environ 1,5 % de vanadium qu'on peut en extraire par le procédé d'OSMOND et WIRZ. On les dissout jusqu'à refus, après les avoir grossièrement concassées, dans de l'acide chlorhydrique, puis on ajoute à la liqueur de la scorie en poudre, qui précipite le vanadium en combinaison avec l'acide phosphorique, mais mêlé à plusieurs autres métaux. On redissout ce précipité dans le moins possible de HCl, et dans la liqueur étendue, on verse une solution saturée d'acétate de soude, de façon à remplacer l'acide chlorhydrique libre par de l'acide acétique. Les phosphates de protoxyde de fer, chaux, manganèse, magnésie restent en solution, tandis que ceux de sesquioxyde de fer, d'aluminium, de vanadium se précipitent. Il

ne reste donc plus qu'à séparer le vanadium de l'aluminium et
du fer au maximum : on utilise à cet effet la propriété qu'a le
vanadate d'ammoniaque d'être insoluble dans le chlorure
ammonique. Le précipité précédent, après un grillage oxydant
au rouge sombre qui lui donne une couleur d'un jaune ocreux
ou d'un rouge terne, est mis à bouillir au contact d'eau ammoniacale ; puis à la liqueur filtrée, qui contient du vanadate
d'ammoniaque, on ajoute du sel ammoniac, qui précipite le
vanadate sous la forme de petits cristaux insolubles. Ce vanadate
ou, plus exactement, ce méta-vanadate d'ammoniaque $(AzH^4)VO^3$
qui est livré au commerce, donne, par calcination en vase
ouvert, de l'anhydride vanadique V^2O^5.

B. *Extraction de la vanadite.* — Ce minerai, qui est un
vanadate de plomb, est intimement mêlé, après une fine pulvérisation, avec quatre fois son poids de noir de fumée ; puis le
mélange, empâté avec de l'huile et calciné, est introduit dans
des tubes de verre vert, qu'on chauffe dans un bain d'huile et
de paraffine et dans lesquels on fait passer un courant de
chlore sec. Vers 210° commence à distiller un oxychlorure $VOCl^3$
qui se condense dans des récipients refroidis sous la forme
d'un liquide jaune répandant à l'air des fumées rougeâtres et
bouillant à 126°,5. Cet oxychlorure est décomposé par l'eau
avec formation d'acide vanadique (L'HOTE).

C. *Extraction des houilles vanadifères.* — Il existe des
houilles et anthracites contenant une assez forte proportion de
vanadium, si bien que leurs cendres renferment 8 à 10 % de V^2O^5.
En grillant ces cendres au moufle, de façon à détruire toutes
leurs parties charbonneuses, la proportion de cet oxyde peut
s'élever à 38 %. En attaquant ces cendres par l'eau régale à
chaud, MOISSAN dissout leur vanadium. La liqueur est évaporée,
puis le résidu repris par l'ammoniaque, qui donne une solution
de vanadate ammoniacal, d'où l'acide nitrique sans excès
précipite de l'acide vanadique brut. Ce dernier est alors purifié
par la méthode de L'HOTE, indiquée précédemment, c'est-à-dire
par transformation en chlorure de vanadyle $VOCl^3$ que l'on
décompose par l'eau.

PROPRIÉTÉS. — L'anhydride vanadique V^2O^5 se présente sous
trois aspects différents :
1° Celui d'un corps rouge ocreux attirant l'humidité de l'air
en donnant un hydrate rouge foncé $V^2O^5.2H^2O$ qui forme avec

l'eau une solution rouge de sang qui précipite par les acides et les sels: on l'obtient par la calcination du vanadate d'ammoniaque:

2° Celui d'un corps jaune n'attirant pas l'humidité atmosphérique, qu'on obtient en calcinant à 440° le composé précédent dans un courant d'air sec; il forme avec l'eau une solution d'un jaune clair, que les acides et les sels ne précipitent pas: ce dernier caractère joint à la différence de coloration semble indiquer que les solutions jaunes diffèrent des solutions rouges par un remaniement complet de la molécule d'acide vanadique:

3° Celui d'un corps cristallisé en belles aiguilles d'une teinte rouge brun foncé, peu soluble dans l'eau, qu'on obtient par fusion, puis refroidissement de l'une ou l'autre des deux formes précédentes.

L'anhydride vanadique est très stable vis-à-vis de la chaleur; cependant, vers 1750°, il se transforme en trioxyde V^2O^3.

De même, l'hydrogène au rouge sombre réduit V^2O^5 à l'état de V^2O^3.

L'anhydride vanadique se combine facilement aux bases pour former des sels, parmi lesquels nous citerons ceux qui répondent à la formule $V^2O^5.Me^2O$ ou $MeVO^3$, qu'on appelle quelquefois des méta-vanadates par analogie avec les méta-phosphates. A ce type appartiennent le vanadate d'ammoniaque du commerce $(AzH^4)VO^3$, le vanadate de soude et quelques autres sels récemment introduits en thérapeutique et qui sont assez toxiques. Mais il existe aussi des vanadates acides qui paraissent répondre aux formules $(V^2O^5)^2Me^2O$, $(V^2O^5)^3Me^2O$ et $(V^2O^5)^3.(Me^2O)^2$ et qui sont tous colorés en rouge plus ou moins teinté d'orangé. On a signalé aussi des vanadates basiques répondant aux formules $V^2O^5.2\,Me^2O$; $V^2O^5.3\,Me^2O$ et $V^2O^5.4\,Me^2O$.

L'anhydride vanadique se dissout dans les acides, mais il paraît former alors, du moins dans certains cas, des acides complexes plutôt que de véritables sels. On obtient ainsi des solutions jaunes ou orangées, en général instables. L'acide phospho-vanadique, qui est assez stable en présence de l'eau et dont on a proposé l'emploi thérapeutique, s'obtient en chauffant vers 150° l'anhydride vanadique avec l'acide phosphorique.

Les sels de vanadium, par addition d'eau oxygénée en liqueur acide, donnent une coloration d'un rouge brun (WERTHER), due à la formation d'un acide pervanadique HVO^4.

dont SCHEUER a démontré l'existence et la composition en
formant par double décomposition ses sels, les pervanadates de
formule MeVO⁴. Les relations de l'acide pervanadique avec
l'eau oxygénée prouvent qu'il contient dans sa molécule un
couple d'atomes d'oxygène directement liés : et, dès lors, en
tenant compte de la quintivalence du vanadium, on est amené
à lui attribuer la formule de constitution :

$$OH—V\begin{array}{c} \diagup O \\ | \\ \| \diagdown O \\ O \end{array}$$

BISMUTH

ÉTAT NATUREL ET CENTRES DE PRODUCTION. — Le bismuth
existe dans la nature sous divers états. Dans les mines de
la Bolivie, d'exploitation relativement récente, mais devenues aujourd'hui les plus importantes du globe, puisqu'elles
ont fourni en 1890 environ 92 000 kilos de ce métal, il se
trouve à l'état de sulfure complexe de bismuth, de fer et de
cuivre. C'est aussi à l'état de sulfure qu'il existe dans les
mines d'Australie, qui ont produit 2.000 kilos de métal en
1891.

Cette forme sulfurée représente sans doute, comme pour
plusieurs métaux déjà étudiés, l'état primitif du bismuth dans ses filons ; mais ici encore des phénomènes
d'altération superficielle ont modifié la constitution
chimique du minerai dans les affleurements. Dans certains
cas, c'est du bismuth libre qui s'est ainsi formé : c'est ce
qu'on observe par exemple dans les gisements de la Saxe.
contrée qui eut longtemps le monopole de la production
du bismuth et qui, en 1891, en a encore fourni 4.500 kilos
provenant des mines situées à Schwartzenberg et à
Altenberg. Dans certains cas, l'altération superficielle des
filons a donné lieu à la formation d'un hydrocarbonate de

bismuth, la *bismuthite* des minéralogistes $(Bi^2O^3)^4, 3 CO^2. 4 H^2O$, en masses amorphes, d'un vert serin ou jaune, dont on exploite des gisements à Meymac (Corrèze) (1).

EXTRACTION. — Les méthodes d'extraction du bismuth dépendent évidemment de la nature chimique du minerai et se compliquent, comme pour les autres métaux, en même temps que la composition de ce minerai.

A. — Rien n'est plus simple, par exemple, que le procédé primitif d'exploitation du bismuth natif de la Saxe : il suffit d'utiliser sa grande fusibilité pour le séparer de sa gangue généralement quartzeuse et cobaltifère.

On chauffe donc le minerai grossièrement concassé, dans des cylindres légèrement inclinés. Le métal fond et tombe par un orifice inférieur dans des marmites chauffées en fonte, d'où on le coule en pains de 12 à 25 kilos. Néanmoins, ce procédé est aujourd'hui abandonné, malgré sa simplicité, parce qu'il ne donne que le bismuth libre, et non le bismuth sulfuré qui l'accompagne. Aussi maintenant on commence par griller le minerai, puis on le réduit en le chauffant dans des creusets avec du charbon. La masse fondue se sépare en deux couches : la supérieure constitue ce qu'on appelle le *speiss de cobalt* ; l'inférieure est formée par du bismuth.

B. — Le traitement de l'hydrocarbonate de bismuth se faisait à Meymac de la façon suivante. Le minerai, grossièrement pulvérisé, était épuisé méthodiquement par des lavages à l'acide chlorhydrique, puis on traitait les liqueurs

(1) D'après des renseignements qui nous ont été obligeamment fournis par l'administration municipale de Meymac, l'exploitation des gisements de bismuth est abandonnée depuis quelques années dans cette localité.

ainsi obtenues par des barreaux de fer, qui précipitent tout le bismuth sous la forme d'une poudre noire et lourde.

On lave celle-ci à l'eau, on la comprime, on la sèche rapidement à l'étuve pour prévenir l'oxydation ; puis on la fond sous une couche de charbon dans un creuset de plombagine et on coule le métal liquide en lingots (AD. CARNOT).

C. — Le traitement des sulfures complexes de la Bolivie comprend deux phases, comme le procédé moderne employé en Saxe : 1° un grillage ayant pour but de transformer le sulfure en oxyde ; 2° une réduction ayant pour but de libérer le bismuth métallique de son oxyde. Le grillage consiste à chauffer le minerai pulvérisé pendant vingt-quatre heures au rouge sombre sur la sole d'un four à réverbère : le bismuth et le fer s'oxydent, tandis que le soufre se dégage à l'état de gaz sulfureux. Puis, vient la phase de réduction : le minerai grillé est mêlé avec 3 % de charbon et avec un fondant composé de fluorine, de carbonate de soude sec et de chaux ; puis le mélange est introduit dans un four à réverbère, dont la sole a la forme d'une cuvette au fond de laquelle se rassemble le métal sous une couche de scories. Au début, on ferme le registre du four pour opérer en atmosphère réductrice et empêcher la température de s'élever jusqu'au point de volatilisation de l'oxyde de bismuth ; on l'ouvre au bout de deux heures, de façon à atteindre peu à peu le rouge blanc ; puis, après une nouvelle chauffe de deux heures, quand la masse est parfaitement liquide, on l'évacue par un trou de coulée latéral. Elle est reçue dans une poche de fonte où elle se sépare par refroidissement en trois couches : au fond, un culot de bismuth réduit ; à la surface, une scorie vitreuse renfermant le fer à l'état de silicate ; entre les deux, une masse formée de sulfures de bismuth et de cuivre, sur laquelle on peut répéter le traitement précédent. Le bismuth brut ainsi obtenu renferme environ 2 % d'antimoine et de plomb. 2 % de cuivre et des traces d'argent.

RAFFINAGE DU BISMUTH PUR. — Le bismuth brut, quelle que soit sa provenance, doit être soumis au raffinage pour le débarrasser de ses nombreuses impuretés : arsenic, antimoine, plomb, cuivre, fer, argent, soufre. A cet effet, on fond le métal brut, à basse température, dans un creuset de terre, avec un mélange de cyanure de potassium et de soufre : il se forme du sulfocyanate de potasse qui attaque le cuivre en le transformant en sulfure, mais laisse le bismuth intact. On coule ce dernier, puis on le fond, dans un creuset de terre, avec un peu d'oxyde de bismuth ; ce dernier est réduit par l'antimoine et l'oxyde d'antimoine formé s'unit au restant de l'oxyde de bismuth pour former une scorie à la surface du métal. On fond ensuite le bismuth sous une couche de nitre, qui oxyde l'arsenic et le soufre en les faisant passer à l'état d'arséniate et de sulfate de potasse. On le fond enfin avec du chlorate de potasse additionné de 2 à 5 % de carbonate de potasse pour enlever le fer. Quant au plomb et à l'argent, on ne peut s'en débarrasser que par voie humide : il faut dissoudre le métal dans un acide, puis en précipiter l'argent à l'état de chlorure, le plomb à l'état de sulfate.

PRÉPARATION DU BISMUTH CHIMIQUEMENT PUR. — On dissout le métal dans l'acide nitrique, puis on soumet le nitrate de bismuth à plusieurs cristallisations successives dans de l'eau acidulée d'acide nitrique. La solution est alors versée dans une masse considérable d'eau pure, qui précipite le bismuth à l'état de sous-nitrate. Celui-ci est lavé avec soin, séché, puis calciné au rouge sombre dans un creuset de porcelaine pour le transformer en oxyde, que l'on réduit enfin à chaud par un courant d'hydrogène pur.

Propriétés physiques. — Le bismuth est un métal brillant blanc avec un reflet rougeâtre, de densité 9.8. Il fond vers 268° en diminuant de volume, comme la glace; il bout entre 1300° et 1400°. Il cristallise très aisément par voie de fusion, en donnant de belles trémies formées par des rhomboèdres très voisins du cube. Le métal fondu en lingots présente une structure lamelleuse, qui le rend très fragile et permet de le pulvériser avec une facilité extrême. Il n'est ni malléable ni ductile. C'est le plus diamagnétique des métaux.

Le bismuth a pu, comme plusieurs autres métaux, être obtenu à l'état colloïdal, en réduisant, dans certaines conditions, le nitrate de bismuth par le chlorure stanneux (Lottermoser). La solution colloïdale de ce produit est coagulée par tous les sels et tous les acides : mais les sels alcalins et ammoniacaux précipitent le métal à l'état soluble dans l'eau pure, tandis que la plupart des autres sels le précipitent à l'état insoluble.

Propriétés chimiques. — Le bismuth s'altère superficiellement et se ternit à l'air à la température ordinaire. Au voisinage de son point de fusion, il se recouvre rapidement d'une mince pellicule d'oxyde, qui présente des irisations variées. Enfin, le bismuth fondu s'oxyde rapidement à l'air par une réaction fortement exothermique et se transforme en oxyde Bi^2O^3 : la transformation est totale, si l'on enlève l'oxyde au fur et à mesure de sa production à la surface du bain métallique.

Le bismuth s'unit directement aux métalloïdes halogènes, au soufre, au sélénium, au tellure.

Il s'unit à presque tous les métaux pour former des alliages à la fois cassants et fusibles. On désigne en particulier sous le nom d'alliages fusibles ceux qui sont formés de bismuth, de plomb et d'étain, auxquels on ajoute quelquefois du cadmium, pour en augmenter encore la fusibilité. Citons les formules de quelques-uns de ces alliages :

	Bi	Pb	Sn	Cd	Point de fusion
Alliage de Newton . . .	8	5	3	»	94°,5
— de Darcet. . . .	2	1	1	»	90°
— de Wood	8	2	2	1 à 2	70°
— de Lipowitz . . .	15	8	4	3	60°

Le bismuth ne décompose pas l'eau.

Il n'est pas attaqué à froid par le gaz HCl et ne l'est pas davantage à chaud, quand on élève la température jusqu'au point où le verre commence à s'altérer. En présence de l'eau, avec une dissolution étendue ou concentrée de HCl, on n'observe pas d'attaque, quand l'eau est rigoureusement privée d'oxygène et qu'on opère à l'abri de l'air. Mais, si l'eau contient de l'oxygène dissous, alors l'attaque a lieu, comme cela se passe avec l'antimoine, conformément à l'équation :

$$2\,Bi + 3\,O + 6\,HCl = 2\,BiCl^3 + 3\,H^2O$$

L'acide sulfurique concentré n'attaque le bismuth qu'à chaud en donnant du sulfate de bismuth et un dégagement de gaz sulfureux.

L'acide nitrique dissout le bismuth, dès la température ordinaire, en donnant un azotate.

Usages. — Indépendamment de la préparation du chlorure et de quelques produits pharmaceutiques, tels que le sous-nitrate, le bismuth entre dans la constitution des alliages fusibles étudiés plus haut. Les alliages fusibles ternaires sont employés dans l'opération du *polytypage*, qui permet d'obtenir, en nombre illimité, les clichés de la gravure sur bois. A cet effet, on prend d'abord l'empreinte du bois à l'aide d'un alliage de plomb et d'antimoine au moment où il se solidifie; pour obtenir un cliché, il suffit de couler de l'alliage fusible dans le moule ainsi obtenu, qui peut servir indéfiniment.

Composés oxygénés du bismuth

Si l'on fait abstraction d'un oxydule BiO ou Bi^2O^2, dont l'existence, affirmée par Schneider, est niée par Vannino et Treubert, il existe trois composés oxygénés du bismuth connus avec certitude : ce sont le trioxyde Bi^2O^3, le pentoxyde Bi^2O^5 et le tétroxyde Bi^2O^4, qui peut être considéré comme formé par l'union des deux premiers. On voit que ces composés correspondent absolument aux composés analogues que forment les métalloïdes de la famille de l'azote.

TRIOXYDE DE BISMUTH Bi^2O^3

Le trioxyde Bi^2O^3 ou oxyde bismutheux se rencontre, mais très rarement, dans la nature sous la forme d'une terre jaune appelés *bismuthocre*. On le prépare à l'état anhydre en oxydant à l'air le bismuth fondu, ou encore en calcinant son carbonate ou son azotate ; à l'état hydraté, en précipitant un sel soluble de bismuth par une lessive alcaline à l'ébullition.

L'hydrate bismutheux est blanc. L'oxyde anhydre est une poudre jaune pâle formée de petits prismes orthorhombiques. Il fond au rouge, comme la litharge, et a, comme elle, la propriété de s'infiltrer dans les substances poreuses : aussi pourrait-on remplacer le plomb par le bismuth dans la coupellation des matières d'or et d'argent. L'oxyde fondu est un liquide rouge, qui se volatilise à une température plus élevée et se prend en masse cristalline jaune par le refroidissement.

Il est réduit à l'état de bismuth métallique dès 300° par l'hydrogène et au rouge sombre par le charbon.

L'oxygène n'agit pas directement sur l'oxyde Bi^2O^3 ; mais si l'on expose à l'air une solution de cet oxyde dans la potasse en fusion, elle se colore peu à peu en rouge foncé et laisse déposer une poudre brune de tétroxyde Bi^2O^4.

L'oxyde bismutheux se dissout dans la plupart des acides pour donner des sels : il joue ainsi le rôle d'une base faible. mieux caractérisée, comme telle, que l'oxyde antimonieux Sb^2O^3. Par contre, il ne présente plus nettement la faible fonction acide de ce dernier : il se dissout cependant dans les alcalis en fusion, mais en donnant des matières que l'eau décompose et qui paraissent être des sels alcalins de l'acide bismuthique $HBiO^3$.

PENTOXYDE DE BISMUTH Bi^2O^5

Le pentoxyde Bi^2O^5, ou anhydride bismuthique, se prépare en chauffant à 130° l'hydrate $Bi^2O^5.H^2O$ ou $HBiO^3$. Cet hydrate s'obtient lui-même en faisant passer un courant de chlore dans de l'hydrate bismutheux délayé dans de la potasse bouillante. Le passage du chlore provoque la formation d'un dépôt rouge. qu'on lave à l'eau chaude pour lui enlever la potasse, à l'acide azotique bouillant pour lui enlever l'hydrate bismutheux non transformé, enfin à l'eau pure. La matière ainsi obtenue, séchée à 100°, est une poudre rouge clair, qui perd son eau vers 130° en donnant de l'anhydride bismuthique.

Ce dernier est une poudre brune. que la chaleur décompose à partir de 130° et que les réducteurs désoxydent aussi avec la plus grande facilité. Les acides le dissolvent

en le décomposant : les oxacides, tels que l'acide sulfurique, dégagent de l'oxygène et donnent un sel bismutheux ;
les hydracides, tels que l'acide chlorhydrique, donnent du
trichlorure, de l'eau et du chlore.

L'acide bismuthique possède la fonction d'un acide très
faible : en chauffant l'oxyde Bi^2O^3 avec du chlorate de potasse
et de la potasse, il paraît se former un bismuthate potassique $KBiO^3$.

Composés haloïdes du bismuth

Les composés que forme le bismuth avec les métalloïdes
halogènes sont assez semblables à ceux de l'antimoine,
mais moins fusibles et moins volatils. Comme eux, ils sont
décomposables par l'eau avec formation d'oxyhaloïdes. Ils
donnent aisément avec les haloïdes métalliques des combinaisons cristallines non volatiles et décomposables par
l'eau.

TRICHLORURE DE BISMUTH $BiCl^3$

Le trichlorure s'obtient en faisant passer un courant de
chlore en excès sur du bismuth chauffé dans une cornue
tubulée ; le produit formé distille et va se condenser dans
un ballon refroidi.

Le trichlorure $BiCl^3$ est un corps solide, transparent,
incolore, qui fond vers 225° et se volatilise bien au-dessous
du rouge sombre.

Sublimé au contact de l'air, il se transforme en oxychlorure. Une transformation analogue se produit au contact
de l'eau : le chlorure de bismuth ne se dissout en effet que
dans l'eau chargée d'acide HCl ; mais, dans l'eau pure, il se
décompose en donnant un précipité blanc, de composition

variable, qui paraît être un mélange d'oxychlorures. Ce produit constitue une couleur blanche, employée en peinture sous le nom de *blanc de perle*. On l'obtient généralement par double décomposition entre une solution étendue de sel marin et une solution nitrique de nitrate de bismuth.

Le chlorure de bismuth s'unit à beaucoup de chlorures métalliques pour former des sels doubles, que l'on obtient en dissolvant les deux constituants dans l'acide chlorhydrique étendu et évaporant doucement la liqueur, ce qui donne des cristaux de chlorure double, décomposables par l'eau.

Sels oxygénés du bismuth

AZOTATES DE BISMUTH

L'azotate neutre ou normal se prépare en attaquant le bismuth par l'acide azotique. Le métal se dissout et donne une liqueur incolore, fortement acide, qui, par une évaporation ménagée, dépose de beaux cristaux volumineux d'azotate normal $Bi(AzO^3)^3 + 5H^2O$, groupés sous forme d'étoiles et appartenant au système triclinique. Ces cristaux fondent à 26° et commencent à se décomposer au voisinage même de 100°, en perdant de l'eau et de l'acide azotique. En maintenant le sel à 120° pendant quelques heures, il se change en un azotate basique, qui est à son tour, complètement décomposé vers 260° en laissant un résidu de trioxyde de bismuth Bi^2O^3.

Comme tous les sels de bismuth, l'azotate normal ne peut se dissoudre dans l'eau sans décomposition qu'à la faveur de la présence d'un acide : il faut pour cela que la liqueur contienne au moins 83 grammes de $HAzO^4$ par litre à la température ordinaire (DITTE). En solution plus étendue et *a fortiori* dans l'eau pure, il se produit une décomposition limitée et réversible du nitrate normal en acide nitrique qui se dissout et nitrate basique qui se précipite. L'équilibre se déplace avec la température, dont l'élévation produit une nouvelle décomposition du nitrate normal.

L'azotate basique qui se précipite tout d'abord dans la décomposition précédente paraît répondre à la formule $Az^2O^5.Bi^2O^3$ ou $(BiO)'AzO^3$: ce serait donc un nitrate de bismuthyle, en convenant de désigner par ce dernier nom le radical BiO. Il forme de petites tables hexagonales, régulières, incolores et transparentes, qui se décomposeraient à leur tour, au contact prolongé de l'eau, en donnant un nouvel azotate basique de formule $Az^2O^5.2\,Bi^2O^3$ ou $(BiO)^4Az^2O^7$, qui en ferait un pyro-azotate de bismuthyle correspondant aux pyrophosphates métalliques. Quoi qu'il en soit, le sous-nitrate de bismuth des pharmacies paraît être, suivant qu'il a été plus ou moins lavé, un mélange en proportions variables de ces deux sels basiques.

Indépendamment de son emploi thérapeutique, le sous-nitrate de bismuth sert encore sous le nom de *blanc de fard*, pour blanchir la peau.

CHAPITRE VII

MÉTAUX DU GROUPE DU FER

Nous réunissons dans ce chapitre, en une famille naturelle, conformément aux usages, les cinq métaux suivants qui sont, dans l'ordre croissant des poids atomiques : le chrome Cr = 52; le manganèse Mn = 55; le fer Fe = 56; le nickel Ni = 58; le cobalt Co = 59.

Donnons quelques exemples des types de combinaisons analogues réalisés à la fois chez les cinq métaux. Leurs protoxydes, d'autant plus résistants à l'oxydation spontanée que le poids atomique de l'élément est plus élevé, forment avec les acides, avec l'acide sulfurique par exemple, des sels, qui présentent les mêmes différences de stabilité à l'égard de l'oxygène, mais qui ont tous ce caractère commun d'être isomorphes entre eux, ce qui conduit à leur assigner des formules correspondantes. En outre, ces sulfates forment avec les sulfates alcalins une série de sels doubles isomorphes, dans lesquels ils peuvent être remplacés par les sulfates de zinc ou de cadmium; ce qui montre que les cinq protoxydes doivent recevoir des formules correspondant à ZnO et CdO et que, par conséquent, les cinq métaux que nous étudions sont, dans ces protoxydes, bivalents, au même titre que le zinc ou le cadmium.

On peut encore citer le groupe de composés dont le type est fourni par les ferro-cyanures métalliques et se trouve également reproduit chez le chrome, le manganèse et le cobalt (1) (Descamps). La constitution de ces composés n'est pas connue avec certitude : ils auraient, d'après Friedel, une structure cyclique hexagonale, qui serait représentée, pour l'acide ferro-cyanhydrique, par le schéma :

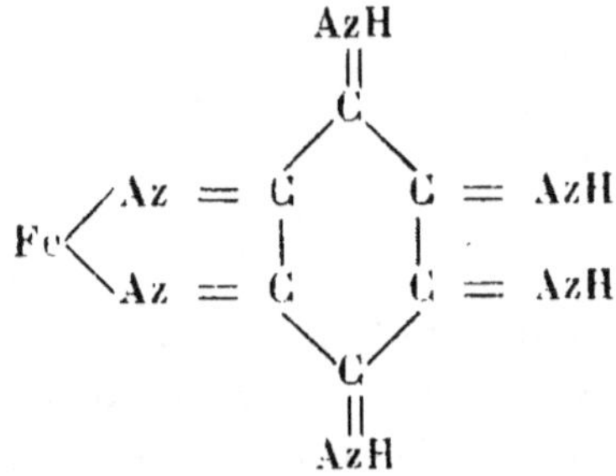

$$
\begin{array}{c}
AzH \\
\| \\
C \\
\diagup \quad \diagdown \\
Az = C \qquad C = AzH \\
Fe \Big\langle \quad | \qquad | \\
Az = C \qquad C = AzH \\
\diagdown \quad \diagup \\
C \\
\| \\
AzH
\end{array}
$$

Mais, en tout cas, quelle que soit la formule de constitution adoptée, l'étroite parenté de ces composés n'est pas douteuse ; et il y a lieu de croire, d'après des recherches cryoscopiques, que le fer, et sans doute aussi les autres métaux, y sont bivalents.

A côté des combinaisons qui les rapprochent des métaux bivalents de la deuxième colonne, les cinq éléments que nous étudions forment aussi des combinaisons qui les rapprochent des métaux trivalents de la troisième colonne, et notamment de l'aluminium. Leurs sesquioxydes, de formule générale Me^2O^3 et dont la stabilité varie en sens inverse de celle des protoxydes, sont en effet absolument

---

(1) Ce type de combinaisons ne se rencontre pas chez les métaux de valence inférieure, notamment chez les métaux bivalents de la deuxième colonne du tableau de Mendelejeff : mais il se retrouve chez les métaux du groupe du platine.

comparables à l'alumine Al^2O^3, qu'ils remplacent isomorphiquement dans plusieurs groupes de composés, à savoir :

1° Les *spinelles*, produits naturels ou artificiels, cristallisés en octaèdres réguliers, infusibles ou très réfractaires, difficilement attaquables par les acides, dont le type est $Al^2O^3.MgO$, avec possibilité du remplacement de Al^2O^3 par Cr^2O^3, Mn^2O^3, Fe^2O^3, Ni^2O^3, Co^2O^3 et de MgO par CaO, ZnO, FeO, NiO, CoO ;

2° Les *grenats*, minéraux cristallisés dans le système cubique et constitués par l'union d'un silicate de sesquioxyde avec un silicate de protoxyde conformément à la formule générale :

$$SiO^2(Al^2O^3, Fe^2O^3, Cr^2O^3) + SiO^2.3(CaO, FeO, MnO)$$

3° Les *aluns*, produits généralement artificiels déjà étudiés (p. 723), cristallisés dans le système cubique et répondant à la formule générale :

$$M^2O.SO^3 + N^2O^3.3SO^3 + 24H^2O$$

où M représente un métal alcalin et N peut être de l'aluminium, du chrome, du manganèse, du fer, du cobalt, etc.

Indépendamment des composés où se réalisent le type bivalent et le type trivalent, nos cinq métaux se rapprochent encore vraisemblablement par des combinaisons, où ils possèdent une valence supérieure, c'est ainsi qu'il sont très probablement quadrivalents dans les bioxydes tels MnO^2 et les bisulfures tels que FeS^2. Mais les exemples précédents suffisent à légitimer le rapprochement consacré par l'usage dans l'étude de ces métaux.

CHROME

État naturel et centres de production. — Le chrome se rencontre dans la nature sous deux formes principales (1) :

1° La *crocoïse*, qui est un chromate de plomb de formule PbCrO⁴, tenant environ 15 %, de chrome, se présentant sous la forme de beaux cristaux d'un rouge hyacinthe (d'où quelquefois son nom de *plomb rouge*), translucides, très brillants, ayant la forme d'un prisme rhomboïdal oblique : c'est dans ce minéral, très rare, que Vauquelin découvrit le chrome, en 1797 ;

2° Le *fer chromé* ou *chromite*, de formule Cr²O³.FeO, appartenant au groupe des spinelles. Cette espèce, tenant environ 46 %, de chrome, est aujourd'hui le seul minerai exploité de ce métal. Malheureusement, ces gisements, toujours composés d'amas restreints dans la serpentine, qui doit à cette espèce sa couleur verte, s'épuisent rapidement.

Le principal centre d'exploitation des minerais de chrome était, vers 1890, en Turquie d'Asie, sur le versant méridional de l'Olympe de Bithynie, près et au sud des villes de Brousse et d'Harmandjik. Les États-Unis exploitent aussi des mines importantes de fer chromé en Californie (3.700 tonnes de minerai en 1890). La Nouvelle-Calédonie a une production à peu près égale. L'Oural et le Canada ont aussi des exploitations importantes. Enfin, il a été extrait, en 1890, 400 tonnes de fer chromé dans la vallée de la Dubostica, en Bosnie.

---

(1) Indépendamment de ses gisements bien définis, le chrome se trouve à l'état de diffusion extrême dans tous les sols, où le puisent les plantes. Demarçay en a en effet découvert des traces dans les cendres végétales par l'analyse spectrale.

Extraction. — Les minerais de chrome sont transformés industriellement en composés oxygénés, comme nous le verrons plus loin ; c'est de ces derniers, plus rarement d'autres composés minéraux, que l'on extrait le chrome métallique. Divers procédés peuvent être mis en œuvre dans ce but.

A. — On peut obtenir du chrome métallique par électrolyse de ses sels. C'est ainsi que Placet l'a obtenu en électrolysant une solution aqueuse d'alun de chrome additionnée d'un sulfate alcalin et d'une petite quantité d'acide sulfurique ou d'autres acides. C'est ainsi encore qu'à l'usine Krupp, à *Essen*, on l'a préparé en employant comme électrolyte des chlorures doubles de ce métal.

B. — L'affinité du chrome pour le carbone est le principal obstacle à l'obtention de ce métal à l'état de pureté. C'est ce que l'on constate dans la méthode de préparation de Moissan, fondée sur la réduction du sesquioxyde de chrome par le charbon au four électrique, méthode qui ne donne ce métal pur qu'après des manipulations assez laborieuses.

C. — Mais cette méthode pénible peut être avantageusement remplacée par la méthode générale de Goldschmidt qui est le véritable procédé industriel, aujourd'hui mis en œuvre à Essen-sur-Ruhr en Allemagne et à Saint-Michel de Maurienne en France. Le procédé consiste à réduire le sesquioxyde de chrome par l'aluminium. Comme la réaction est très fortement exothermique, elle marche d'elle-même aussitôt qu'elle a été amorcée en chauffant une petite région de la masse jusqu'au point de réaction. On y arrive, soit en dirigeant un jet de flamme sur le mélange, soit en y introduisant une *cartouche d'allumage*, petite boule composée de poudre d'aluminium et de bioxyde de baryum réunis par un agglutinant et dans laquelle est fixé un petit ruban de magnésium que l'on enflamme. On opère dans des creusets dont les parois doivent être suffisamment fortes pour résister à la pression de la masse en fusion. Une fois la réaction commencée, il suffit d'ajouter de temps à autre une certaine quantité du mélange d'oxyde chromique et d'aluminium. On verse dans des trous de coulée la scorie d'oxyde d'aluminium, utilisable comme corindon artificiel (*corubis*), et aussi, s'il y a lieu, le métal lui-même. On peut ainsi préparer 100 kilos de chrome en vingt-cinq minutes.

Le chrome ainsi obtenu est naturellement exempt de carbone, ce qui permet d'en incorporer à l'acier des quantités notables sans élever en même temps la teneur de l'alliage en carbone. Aussi peut-on préparer avec lui des ferro-chromes bien plus riches en chrome que ceux que l'on employait primitivement.

PROPRIÉTÉS PHYSIQUES. — Le chrome est un métal assez lourd ($D = 6,92$ à $+ 20°$), dur, mais susceptible cependant, quand il est bien exempt de carbone, de se laisser limer avec facilité, de prendre ainsi le poli du fer et de présenter un beau brillant. Au contraire, la fonte à grain fin, contenant de 1,5 à 3 de carbone, ne peut être travaillée et polie qu'avec des meules armées de diamants.

Le chrome pur est très difficilement fusible : son point de fusion est notablement supérieur à celui du platine et ne peut pas être atteint au moyen du chalumeau à oxygène. Au contraire, au four électrique, le chrome en fusion se présente sous l'aspect d'un liquide brillant très fluide, possédant dans le creuset l'apparence et la mobilité du mercure. La fonte de chrome est plus fusible que le métal pur.

Le chrome pur, bien exempt de fer, n'exerce aucune action magnétique sur l'aiguille aimantée.

Propriétés chimiques. — Le chrome pur bien poli se ternit légèrement après quelques jours d'exposition à l'air humide ; mais cette oxydation reste superficielle.

Chauffé à 2000° dans l'oxygène, le chrome brûle en fournissant de nombreuses étincelles plus brillantes que celles produites par le fer.

La limaille de chrome, chauffée vers 700° dans la vapeur de soufre, devient incandescente et se transforme en sulfure de chrome.

Le chrome pur, placé dans une brasque de charbon et chauffé dans un violent feu de forge, fournit, *sans fondre*, le carbure cristallisé en aiguilles de formule CCr^4 : le chrome peut donc se cémenter comme le fer. À la température du four électrique, il donne le composé cristallisé C^2Cr^3.

Le silicium se combine aisément au chrome. On obtient au four électrique un siliciure très bien cristallisé, d'une grande dureté, rayant facilement le rubis, inattaquable par les acides.

Le bore se combine également au chrome dans le four électrique et fournit un borure très bien cristallisé, possédant aussi une grande dureté et difficilement attaquable par les acides.

Le gaz chlorhydrique réagit sur le chrome au rouge sombre en donnant du protochlorure $CrCl^2$ cristallisé.

La solution d'acide chlorhydrique attaque le chrome, très lentement à froid et plus vivement à chaud.

L'acide sulfurique concentré, maintenu à l'ébullition, fournit avec le chrome un dégagement de gaz sulfureux, tandis que le liquide prend une teinte foncée. L'acide étendu l'attaque lentement à chaud, et, lorsque cette action se produit à l'abri de l'air, elle détermine la production de sulfate de protoxyde de chrome cristallisé de couleur bleue.

L'acide nitrique fumant et l'eau régale, tant à froid qu'à chaud, n'ont aucune action sur le chrome. Avec l'acide nitrique étendu, l'attaque est très lente.

Les propriétés que nous venons de décrire appartiennent au chrome usuel, ordinaire; mais on connaît au moins deux variétés de chrome, que HITTORF appelle respectivement *chrome actif* et *chrome inactif* : mots qui sont pris ici, non dans un sens absolu, mais dans un sens relatif à leur action vis-à-vis des solutions salines.

Le chrome inactif en effet, qui n'est autre que le chrome ordinaire, ne déplace aucun métal de ses solutions salines et se comporte à cet égard comme un métal noble : il est donc un des métaux les plus électro-négatifs et vient se placer, à côté du platine, à l'extrémité de la liste que l'on peut former en rangeant tous les métaux dans un ordre tel que chacun soit électro-positif par rapport à ceux qui le suivent.

Le chrome actif, au contraire, gagne plusieurs rangs dans la liste précédente et vient se placer après le zinc : aussi déplace-t-il de leurs solutions salines les métaux qui le suivent sur cette liste. Cela veut dire, en d'autres termes, que la forme active du chrome est électro-positive par rapport à la forme inactive, ou encore que la première est vis-à-vis de la seconde dans la situation d'un métal vis-à-vis d'un métalloïde.

D'autres différences de propriétés chimiques caractérisent encore les deux formes. Le chrome inactif (ordinaire) ne se combine pas à l'iode libre, même si celui-ci est à l'état naissant; le chrome actif, au contraire, enlève l'iode à l'hydrogène et se combine à lui.

Si on emploie le chrome comme anode pour faire passer le courant dans une solution saline aqueuse, le chrome inactif se dissoudra en formant un composé au maximum, l'acide chromique par exemple, si c'est un composé oxydé

que donne l'action de l'électrolyte. Au contraire, le chrome
actif, fonctionnant également comme anode, engendre
dans les mêmes conditions, au moins au début de l'électrolyse, ses combinaisons au minimum et forme, suivant
les cas, de l'oxyde chromeux ou un autre composé
chromeux.

La forme active paraît représenter un état initial du
chrome, car elle se manifeste sur les surfaces fraîchement
sectionnées de ce métal. Mais ce chrome actif se modifie
lentement à l'air à la température ordinaire et passe à
l'état inactif.

Indépendamment des deux formes précédentes, bien
caractérisées par Hittorf, il existe une troisième forme, qui
présente des caractères intermédiaires entre les deux
premières, dont elle n'est peut-être qu'un mélange, si le
chrome actif et le chrome inactif sont, comme cela paraît
probable, deux modifications allotropiques.

Le chrome, qui à l'état libre revêt des formes qui sont
comme autant de métaux différents, montre dans ses
composés salins une sorte de mobilité, grâce à laquelle il
apparaît, tantôt sous la forme d'un ion électro-positif, tantôt
incorporé à des ions électro-négatifs, qui le dissimulent,
comme il arrive en pareil cas, à ses réactifs ordinaires. Ces
mutations ont été principalement éclairées par les travaux de
Recoura et de Whitney : elles se prêtent bien à l'étude chez
le sulfate chromique.

Le sulfate chromique normal $Cr^2O^3.3SO^3$ ou $Cr^2(SO^4)^3$ est
un sel violet, dont la solution, également violette à froid,
devient verte par un chauffage à 100°. Ce changement de
coloration correspond à une transformation endothermique,
qui a pour résultat de mettre en liberté le sixième de l'acide
sulfurique combiné dans le sulfate violet (Recoura-Whitney).
L'équation de cette transformation est donc :

$$2\,Cr^2(SO^4)^3 + H^2O = 2\,Cr^2O^3.5SO^3 + H^2SO^4$$

Mais le sulfate basique vert, ainsi formé par hydrolyse du sulfate violet, possède une constitution remarquable. Il ne précipite, en effet, par l'action du chlorure de baryum, qu'un cinquième de son acide sulfurique total ; ce qui veut dire que la cinquième partie seulement de son SO^4 total forme dans ce sel l'ion électro-négatif (1). Le reste de la molécule, soit $Cr^4O(SO^4)^4$, forme donc l'ion électro-positif de ce composé. Par suite, la formule du sulfate vert ainsi produit, que nous appellerons sulfate α, doit s'écrire :

$$[Cr^4O(SO^4)^4] SO^4$$

en mettant entre crochets l'ion électro-positif et isolant au contraire l'ion électro-négatif SO^4.

Mais là ne s'arrêtent pas les transformations que peut subir le sulfate chromique violet. Si l'on chauffe modérément ce dernier sel, non plus à l'état dissous comme précédemment, mais à l'état cristallisé, il perd la majeure partie de son eau d'hydratation pour donner un corps qui ne retient plus que 8 H^2O d'après RECOURA, 6 H^2O d'après WHITNEY. Ce corps est vert, à l'état solide comme à l'état dissous ; mais la dissolution de ce nouveau sulfate vert β n'a rien de commun avec celle du sulfate vert α préparé précédemment. En effet, la solution de sulfate vert β ne précipite ni par les réactifs de l'acide sulfurique, ni par ceux du chrome. C'est donc un composé d'une espèce particulière, qui n'est ni un sulfate, ni un sel de chrome, qui ne contient en solution ni l'ion Cr, ni l'ion SO^4, et qu'on peut avec WHITNEY considérer comme un non-électrolyte $Cr^2, 6H^2O, 3SO^4]$.

(1) Tous les faits connus tendent effectivement à faire admettre qu'un réactif, agissant sur la solution d'un électrolyte, n'impressionne que l'un ou l'autre des deux ions que le passage d'un courant ferait apparaître et qui, dans l'hypothèse de la dissociation électrolytique D'ARRHENIUS (p. 54), préexistent tout formés dans la liqueur. En d'autres termes, les réactifs de l'analyse chimique ne sont pas, comme le veut le langage traditionnel, les réactifs des acides et des bases, mais bien les réactifs des ions.

En adoptant cette manière de considérer le sulfate vert
β, on est amené, par l'application de certaines vues théoriques
dues à WERNER, à admettre la possibilité de remplacer dans
ce composé chaque paire de molécules d'eau par un SO^4.
Chacun de ces remplacements de $2H^2O$ par le radical *électro-
négatif bivalent* SO^4 aura nécessairement pour résultat
de donner à la molécule un caractère *acide* et d'augmenter
chaque fois de deux unités la valence de l'acide formé. On
peut donc prévoir l'existence des trois acides suivants (1) :

$$[Cr^2, 4H^2O, 4SO^4] H^2$$
$$[Cr^2, 2H^2O, 5SO^4] H^4$$
$$[Cr^2, 6SO^4] H^6$$

Or, ces trois acides ont été préparés par RECOURA, qui les
a désignés sous le nom d'*acides chromosulfuriques*, en combinant le sulfate vert β successivement à 1, 2, 3 molécules
d'acide sulfurique. On obtient ainsi les trois acides sous
l'aspect d'une poudre d'un vert foncé, soluble dans l'eau
en toutes proportions en donnant une liqueur verte, mais
ces solutions ne présentent, comme celles du sulfate β, ni
les réactions de l'acide sulfurique, ni celles des sels de
chrome.

Les transformations, que nous venons d'étudier chez le
sulfate, sont communes à tous les sels chromiques et ont
été observées chez le chlorure et le bromure (RECOURA).

Composés oxygénés du chrome

Le chrome forme au moins cinq combinaisons oxygénées,
qui sont :

(1) Nous ne nous occupons aucunement, dans l'écriture
adoptée, du mode de groupement des atomes qui constituent les
radicaux placés entre crochets. C'est là une question encore
controversée.

1° Le protoxyde CrO, qui n'est du reste connu qu'à l'état de combinaison avec les acides, car lorsqu'on essaie de l'isoler d'un sel chromeux, le précipité formé se suroxyde aussitôt et offre la composition d'un hydrate salin Cr^3O^4,Aq ;

2° Le sesquioxyde de chrome ou oxyde chromique Cr^2O^3, stable dans une grande étendue de l'échelle thermométrique ;

3° L'oxyde salin Cr^3O^4 qu'on peut considérer comme une combinaison $CrO.Cr^2O^3$ des deux précédents et qu'on a obtenu aussi sous forme d'hydrates $Cr^3O^4.H^2O$ (PELIGOT), $Cr^3O^4.3H^2O$ et $Cr^3O^4.4H^2O$ (BAUGÉ) ;

4° Le bioxyde CrO^2, qui se produit sous la forme d'une poudre foncée, quand on chauffe à 440° le sesquioxyde hydraté dans un courant d'oxygène ;

5° L'acide chromique H^2CrO^4, dérivé de l'anhydride CrO^3.

Enfin, à cette liste il faut ajouter sans doute un acide perchromique, qui se forme par addition d'eau oxygénée à l'acide chromique, mais dont l'existence est cependant contestée.

Nous n'étudierons que les deux plus importants de ces composés, à savoir le sesquioxyde de chrome et l'acide chromique.

SESQUIOXYDE DE CHROME Cr^2O^3

Le sesquioxyde de chrome Cr^2O^3, ou oxyde chromique, se forme, lorsqu'on verse de l'ammoniaque sans excès dans la solution d'un sel chromique. Si ce dernier est un sel normal, par exemple le sulfate chromique violet, le précipité obtenu, d'un bleu violacé, est une base *trivalente*, dont une molécule se combine à *trois* molécules de HCl pour donner du chlorure chromique *violet*.

Si, au contraire, on emploie le sulfate vert α,

[Cr³O SO⁴]².SO⁴, le précipité obtenu par l'ammoniaque a naturellement une composition toute différente, il se forme en effet en pareil cas une base *bivalente*, d'un bleu verdâtre dont une molécule sature *deux* molécules de HCl pour donner un chlorure chromique *vert*.

Enfin, il existe un hydrate de composition $Cr^2O^3.2H^2O$, d'un beau vert émeraude, que l'on emploie comme couleur fixe sous le nom de *vert Guignet* et qui a l'avantage de n'être pas vénéneux et d'être inaltérable à la lumière. On le prépare en portant au rouge sombre dans des fours un mélange d'acide borique (3 parties) et de bichromate de potasse (1 partie) : la masse se boursoufle, dégage de l'oxygène et devient d'un beau vert, par suite de la formation d'un borate double de potasse et de sesquioxyde de chrome. On décompose alors ce dernier par l'eau bouillante qui donne du borate acide de potasse soluble et de l'hydrate $Cr^2O^3.2H^2O$ insoluble.

Soumis à l'action de la chaleur, cet hydrate vert noircit vers 200°, perd de l'eau et laisse au rouge vif un résidu de sesquioxyde anhydre, dont la couleur peut varier du vert tendre au vert presque noir, suivant la température à laquelle il a été porté.

On peut du reste obtenir directement ce sesquioxyde anhydre, soit en décomposant au rouge la vapeur d'acide chlorochromique CrO^2Cl^2, soit en calcinant du chromate de potasse avec du sel marin et reprenant par l'eau bouillante pour enlever le chlorure alcalin. On obtient dans ces deux cas des cristaux d'un vert extrêmement foncé tirant sur le noir, de densité 5,2, très brillants, aussi durs que ceux de corindon, avec lesquels ils sont isomorphes.

Le sesquioxyde de chrome, lorsqu'il n'a pas subi de température supérieure à 900°, est transformé, à 440° en bioxyde CrO^2 par l'oxygène, en sesquisulfure Cr^2S^3 par le gaz H^2S, en chlorure $CrCl^3$ par le chlore. Il réunit en lui les deux fonctions acide et basique : il se dissout en effet dans les **acides** et se combine aux bases.

Mais, au voisinage de 900° (Le Chatelier), le sesquioxyde de chrome subit une modification exothermique, par suite de laquelle il devient inattaquable à 440° par l'oxygène, le chlore, l'hydrogène sulfuré (Moissan) et cesse, en outre, de se dissoudre dans les acides (Berzelius). Il semble donc avoir perdu à 900° sa fonction basique, mais il conserve encore sa fonction acide et, à des températures extrêmement élevées, il est encore capable de se combiner directement avec les bases. Ces faits prouvent que les deux fonctions opposées du sesquioxyde de chrome, inégalement résistantes à l'action de la chaleur, sont indépendantes l'une de l'autre. Il est à remarquer du reste que le sesquioxyde Cr^2O^3, séparé de combinaisons où il jouait le rôle acide, ne subit aucune transformation allotropique sous l'influence de la chaleur (Le Chatelier).

On désigne sous le nom de *chromites neutres* les composés de la forme $Cr^2O^3.Me''O$, dans lesquels le sesquioxyde de chrome présente les caractères d'un acide bivalent : ce sont les plus nombreux et les mieux connus. L'existence de combinaisons plus basiques paraît indiquer que, dans certaines circonstances le sesquioxyde possède une capacité de saturation plus grande : c'est ainsi que dans les chromites $Cr^2O^3.2CaO$; $Cr^2O^3.2MgO$; $Cr^2O^3.2FeO$, il se comporte comme un acide quadrivalent. La capacité de saturation du sesquioxyde Cr^2O^3 par les bases varie du reste sous diverses influences ; l'action d'une température progressivement croissante lui fait subir une diminution graduelle. C'est sans doute par les conditions dans lesquelles ils se sont formés qu'il faut expliquer la diversité de composition des fers chromés naturels, lesquels répondent aux formules :

$$Cr^2O^3.2FeO. \quad Cr^2O^3.FeO, \quad 3\,Cr^2O^3.2FeO$$

variables d'un gisement à l'autre, mais constantes dans un
même gisement (CLOUET).

Il existe un assez grand nombre de procédés pour la préparation des chromites, mais l'union directe n'a lieu qu'à
des températures très élevées, obtenues par exemple à l'aide
du chalumeau oxhydrique ou de l'arc électrique (DUFAU).

ACIDE CHROMIQUE H^2CrO^4

L'acide chromique H^2CrO^4 correspond à l'acide sulfurique H^2SO^4, comme le montre l'isomorphisme des chromates et des sulfates : aussi convient-il de lui attribuer une

formule de constitution analogue, à savoir $\begin{array}{c}O\\\\O\end{array}\!\!>\!Cr\!<\!\!\begin{array}{c}OH\\\\OH\end{array}$,

ou plus brièvement $CrO^2(OH)^2$. À cet acide correspond.
comme chez l'acide sulfurique du reste, un chlorure CrO^2Cl^2,
qui est l'acide chlorochromique. Enfin, de même que l'acide
sulfurique forme un acide condensé, l'acide disulfurique
$(SO^3)^2.H^2O$, de même l'acide chromique forme un acide
condensé $(CrO^3)^2.H^2O$, connu sous forme de sels qui
devraient être désignés sous le nom de *dichromates*, mais
que l'usage a prévalu d'appeler *bichromates*.

Les bichromates alcalins sont préparés industriellement
à l'aide des fers chromés naturels. C'est par leur intermédiaire que l'on obtient d'ordinaire les chromates et l'acide
chromique.

A. *Acide chromique et chromates.* — Ainsi l'acide chromique s'obtient le plus souvent en mélangeant une solution
saturée à froid de bichromate de potasse avec 1 fois 1/2
son volume d'acide sulfurique concentré : la masse, qui
s'échauffe beaucoup, dépose en se refroidissant de belles
aiguilles rouges d'acide chromique, qu'on sèche sur des

plaques de porcelaine poreuse. Comme il est toujours souillé d'acide sulfurique, Moissan le purifie en le faisant fondre, ce qui sépare les deux acides en deux couches liquides superposées.

L'acide chromique cristallise en aiguilles rouge rubis, déliquescentes, d'une saveur styptique et amère, très solubles dans l'eau. Il est également soluble dans l'alcool, mais est insoluble dans l'éther et le chloroforme purs. Sa densité est 2,78. Il jouit de propriétés caustiques utilisées, surtout autrefois, en thérapeutique.

La solution, exposée à la lumière, se décompose en dégageant de l'oxygène.

L'acide chromique solide se fonce par l'action de la chaleur et devient noir, mais pour reprendre sa teinte rouge par le refroidissement. Il fond vers 170° et émet des vapeurs rouges à partir de 180°; mais, vers 200° il se décompose violemment, au moins en partie, en dégageant de l'oxygène et laissant un résidu de sesquioxyde Cr^2O^3.

C'est un oxydant énergique. Le chlore l'attaque même à froid, avec dégagement de chaleur, en donnant de l'oxygène et d'abondantes vapeurs rouges de l'oxychlorure CrO^2Cl^2. Chauffé avec les métaux facilement oxydables, il les transforme en oxydes et se réduit lui-même à l'état de sesquioxyde Cr^2O^3. Il oxyde l'acide sulfureux, l'acide sulfhydrique, l'ammoniaque même dont il brûle l'hydrogène et libère l'azote. Il oxyde également de nombreux composés organiques. D'une façon générale, on utilise son pouvoir oxydant, en employant, non pas l'acide lui-même, mais un mélange d'acide sulfurique et de bichromate alcalin.

Les chromates sont des sels jaunes ou rouges : le chromate de potasse K^2CrO^4, isomorphe du sulfate K^2SO^4, est jaune et peut s'obtenir directement en ajoutant au bichromate une quantité convenable de carbonate potassique. Ces sels possèdent tous une forte toxicité. Les chromates alcalins, de chaux, de strontiane, de magnésie, de manganèse sont solubles dans l'eau ; les autres sont insolubles. Parmi ces derniers, il convient de citer le chromate de plomb, sel jaune utilisé dans la peinture sous le nom de *jaune de chrome* ; il entre aussi dans la constitution du *jaune de Cologne.*

Le chlorure acide CrO^2Cl^2, correspondant à l'acide chromique $CrO^2(OH)^2$, se forme dans l'action de l'acide chromique, ou d'un mélange équivalent d'acide sulfurique et de bichromate de potasse, sur un chlorure métallique. Pour le préparer, on fond ensemble dans un creuset de terre 10 parties de sel marin et 17 de bichromate potassique ; la masse fondue est coulée en plaques, que l'on concasse et que l'on introduit dans une cornue tubulée munie d'un récipient refroidi. On verse alors par la tubulure 30 parties d'acide sulfurique très concentré ; la masse s'échauffe beaucoup et cette chaleur suffit à provoquer la distillation de l'acide chlorochromique formé CrO^2Cl^2. Celui-ci se condense dans le récipient sous la forme d'un liquide rouge sang, bouillant à 118° en donnant une vapeur d'un rouge orangé. La chaleur le décompose au-dessus de 440° avec formation de cristaux de sesquioxyde de chrome. L'eau le décompose aussi, en donnant un mélange d'acides chlorhydrique et chromique. Enfin ce composé, cédant facilement du chlore et de l'oxygène, agit vivement sur tous les corps qui ont de l'affinité pour ces deux éléments.

B. *Bichromates.* — Les bichromates se préparent, nous l'avons dit, à l'aide des fers chromés naturels. L'industrie transforme en effet ces derniers en bichromate de soude, qui est à son tour le point de départ des autres bichromates et chromates.

Le principe de la préparation industrielle consiste à calciner le minerai, réduit en poudre aussi fine que pos-

sible, avec un mélange de chaux et de carbonate sodique,
ce qui le transforme en chromate de soude et oxyde ferrique, d'après l'équation :

$$2 (FeO.Cr^2O^3) + 4 Na^2CO^3 + 7 O = Fe^2O^3 + 4 CO^2 + 4 Na^2CrO^4$$

La chaux vive, qui n'entre pas dans cette formule, est
pourtant nécessaire pour empêcher le sel sodique de fondre
et maintenir ainsi la porosité indispensable à la circulation
de l'air dans le mélange. Le grillage se fait sur la sole d'un
four à réverbère.

On procède ensuite à une lixiviation de la masse grillée,
afin de séparer le chromate sodique soluble de l'oxyde
ferrique insoluble. A cet effet, on épuise la masse avec deux
fois son poids d'eau, additionnée de 5 % de carbonate
sodique pour décomposer le chromate calcique simultanément formé : cet épuisement se fait en chauffant pendant
deux à trois heures à 120°-140° par introduction directe
de vapeur dans des autoclaves à agitateur. On envoie
ensuite le produit dans un filtre-presse, qui sépare la solution de chromate sodique.

Le chromate $Na^2O.CrO^3$ est ensuite transformé en bichromate $Na^2O. 2 CrO^3$, par addition de la quantité d'acide
sulfurique exactement nécessaire pour saturer la moitié de
sa soude. Cette acidification de la liqueur se fait dans des
bacs en fer doublés de plomb, où la solution de chromate a
été préalablement concentrée par évaporation jusqu'à 49° B.
Dans ces conditions de concentration, le sulfate sodique
formé se précipite sous la forme de sel anhydre, tandis
que le bichromate sodique reste dissous. On décante la
solution refroidie à 50° et on la concentre dans des marmites en fer jusqu'à 60° B. pour achever presque totalement
la précipitation du sulfate sodique.

On fait alors cristalliser la solution de bichromate. Si on
agite la liqueur pendant la cristallisation, on obtient le

bichromate sodique sous la forme de fines aiguilles orangées, tandis qu'un dépôt tranquille et lent donne de gros cristaux. Mais dans les deux cas, il se forme le même produit, de densité 2,6, et possédant, après dessiccation à 50°, la formule $Na^2Cr^2O^7 + 2H^2O$. En dehors de ces deux espèces de cristaux, on trouve encore dans le commerce un bichromate sodique en plaques. Celles-ci s'obtiennent en fondant le sel cristallisé à une température légèrement supérieure à 100° et coulant ensuite sur des plaques émaillées.

Abandonné à l'air, le bichromate sodique en attire l'humidité ; cependant, il est moins hygroscopique sous forme de plaques que sous forme de cristaux. C'est un inconvénient que ne présente pas le sel de potasse ; mais le sel sodique a sur ce dernier l'avantage d'être moins coûteux, d'être plus soluble dans l'eau et de réaliser sous un moindre poids les mêmes réactions chimiques, grâce à l'infériorité du poids atomique du sodium, ce qui le rend préférable notamment dans le fonctionnement des éléments de pile. Aussi le bichromate de soude tend-il à se substituer au sel de potasse.

Le bichromate de potasse se prépare aujourd'hui par double décomposition à chaud entre le bichromate sodique et le chlorure potassique. Si les deux solutions ont été faites à une concentration convenable, la majeure partie du bichromate potassique se sépare par refroidissement, tandis que le chlorure sodique demeure presque tout entier en solution. On achève la purification du bichromate par cristallisation fractionnée.

Le bichromate de potasse cristallise en gros cristaux anhydres d'un rouge orangé, de densité 2,69, constitués par des prismes ou des tables rectangulaires, de saveur amère et métallique. L'eau froide, à + 20°, en dissout seulement 1/10 de son poids ; mais la solubilité augmente beaucoup avec la température. Il est insoluble dans l'alcool absolu, tandis que le bichromate de soude s'y dissout en donnant une liqueur jaune qui laisse déposer au bout d'un certain temps des flocons d'un brun rouge. Il fond à 400° et se décompose au rouge avec formation de chromate et de sesquioxyde de chrome.

Les bichromates alcalins sont employés en quantités considérables dans la teinture comme rongeants dans les indienneries ou encore pour la teinture de la laine en noir. Pour ce dernier objet, la laine est bouillie d'abord dans un bain d'acide sulfurique et de bichromate alcalin, qu'elle réduit pour fixer de l'oxyde de chrome ; on la lave alors, puis on la passe dans un bain de campêche bouillant, où elle se teint en noir bleu. — Les bichromates alcalins servent en outre à la préparation de plusieurs couleurs de chrome.

Leurs propriétés oxydantes peuvent être utilisées dans la fabrication de l'alizarine et d'autres couleurs artificielles.

Les bichromates alcalins possèdent la remarquable propriété de rendre la gélatine insoluble sous l'influence de la lumière (POITEVIN), par le fait de sa combinaison avec le produit résultant de la réduction du bichromate et qui serait un chromate chromeux $(CrO)^2CrO^4$. Tous les sels chromiques, notamment l'alun de chrome, produisent du reste le même effet. Cette propriété a été utilisée pour la photographie au charbon, la photogravure et, en général, pour tous les tirages photographiques aux encres grasses. — La gélatine bichromatée a été également employée pour imperméabiliser et apprêter les cuirs, étoffes, papiers, etc.

Composés haloïdes du chrome

Le chrome forme avec les métalloïdes halogènes deux séries de combinaisons : les *composés chromeux* qui répondent à la formule générale CrM^2 et les *composés chromiques*, qui possèdent la formule générale CrM^3. Nous n'étudierons ici que les chlorures qui seuls ont quelque importance pratique.

CHLORURE CHROMEUX $CrCl^2$

Le protochlorure $CrCl^2$ se prépare le plus commodément à l'état anhydre par le procédé de Moissan, qui consiste à réduire le sesquioxyde de chrome par le chlorhydrate d'ammoniaque. Le mélange des deux corps est placé dans une cornue tubulée que l'on chauffe au rouge, en introduisant de temps à autre du sel ammoniac par la tubulure. L'excès de ce dernier sel distille et est condensé dans un récipient froid, tandis que le chlorure chromeux $CrCl^2$ fondu reste dans la cornue, où on le retrouve après refroidissement sous la forme d'une masse enchevêtrée de longues aiguilles soyeuses.

C'est un sel blanc, qui devient jaune quand il a été fondu et qui s'altère au contact de l'air humide en absorbant l'oxygène. Il se dissout abondamment dans l'eau en donnant une liqueur bleue, d'où l'on peut retirer des hydrates et que l'on prépare directement en réduisant le bichromate de potasse par le zinc et l'acide chlorhydrique.

La facile oxydation du chlorure chromeux en fait un réducteur énergique, employé parfois en impression.

CHLORURE CHROMIQUE $CrCl^3$

Le chlorure chromique anhydre se prépare en faisant passer un courant de chlore sur du sesquioxyde de chrome anhydre, non calciné, à la température de 440°. Il se présente sous la forme d'écailles brillantes, cristallines, de couleur fleur de pêcher, onctueuses comme du talc. Il est insoluble dans l'eau, même bouillante, à moins qu'il ne soit associé à une petite quantité de chlorure chromeux.

On peut cependant préparer directement des solutions de ce sel. Dans l'industrie, on les obtient en dissolvant de l'alun de chrome dans l'eau bouillante, le précipitant par du carbonate de soude, lavant le précipité vert d'hydrate chromique, le redissolvant dans l'acide chlorhydrique et concentrant la liqueur à 40° B. La solution de chlorure chromique ainsi obtenue est verte et abandonne par évaporation des cristaux, également verts, de formule $Cr^2Cl^6 + 13\ H^2O$. En effet, toutes les fois que le chlorure chromique prend naissance en solution concentrée ou très acide, c'est la forme verte β qui se produit ; tandis qu'en liqueur étendue, c'est la forme violette normale.

Le chlorure chromique violet est aussi, comme le sulfate chromique normal de même couleur, la forme stable à la température ordinaire. Mais, une solution étendue de chlorure violet devient vert sombre à l'ébullition et se transforme, comme le sulfate, en un nouveau sel, le chlorure vert α correspondant au sulfate α ; seulement l'instabilité du chlorure α est beaucoup plus grande que celle du sulfate α, car il revient rapidement par refroidissement à la forme violette stable.

L'action de la chaleur sur les cristaux *solides* de chlorure chromique hydraté violet les transforme, comme chez le sulfate normal, en un isomère vert β, identique à celui qui se forme dans les dissolutions très concentrées.

Sels oxygénés du chrome

Les sels oxygénés du chrome forment, comme ses haloïdes, deux séries de combinaisons : les sels de protoxyde ou sels chromeux et les sels de sesquioxyde ou sels chromiques.

Les sels chromeux, ou sels du chrome bivalent, sont

particulièrement instables et s'oxydent au contact de l'atmosphère presque instantanément pour donner des sels chromiques. Aussi ne peuvent-ils être préparés et conservés qu'à l'abri de l'air dans une atmosphère de gaz carbonique. On les obtient par la réduction des sels chromiques.

Les sels chromiques, en effet, stables dans les conditions ordinaires, peuvent être ramenés par des réducteurs appropriés, tels que le zinc, à l'état de sels chromeux. Ils correspondent par leur composition, leur forme cristalline, etc., aux sels d'alumine. Nous avons étudié plus haut les modifications que ces sels chromiques normaux subissent dans certaines circonstances et qui impriment à leurs molécules des remaniements profonds. Nous nous bornerons ici à l'étude du sulfate chromique et de l'alun potassique qui s'y rattache.

Sulfate chromique $Cr^2(SO^4)^3$

Le sulfate chromique normal se prépare en dissolvant l'hydrate chromique dans de l'acide sulfurique concentré (Schroetter), ce qui, en raison de l'élévation de température produite, donne d'abord une solution contenant le sulfate vert α ; mais celui-ci repasse spontanément à la forme violette normale au bout de quelques semaines. On peut encore employer la méthode de Traube, qui consiste à dissoudre 1 partie d'acide chromique cristallisé dans 1 partie 1/2 d'acide sulfurique concentré et 3 parties d'eau. Dans ce mélange entouré d'eau froide, on verse de l'esprit de vin goutte à goutte pour éviter toute élévation notable de température. L'alcool réduit l'acide chromique à l'état de sesquioxyde Cr^2O^3, qui forme avec l'acide sulfurique le sulfate violet normal. Ce dernier est ensuite précipité par l'alcool absolu sous la forme de petits cristaux violacés de composition $Cr^2(SO^4)^3 + 15\,H^2O$. Quand le sel cristallise du sein d'une solution aqueuse, ses cristaux sont plus gros et renferment 18 H²O, comme le sulfate d'alumine.

Nous avons étudié plus haut le remaniement moléculaire profond qui modifie complètement la constitution de ce composé, lorsqu'on déshydrate ses cristaux par la chaleur. Nous avons vu également que la solution de sulfate normal peut subir une transformation d'une autre nature, à savoir un dédoublement hydrolytique accompagné d'un remaniement moléculaire du sulfate basique formé : la solution violette cristallisable se change ainsi en sirop vert incristallisable, soluble dans l'alcool. Cette transformation paraît susceptible de commencer dès la température de 40° (Sprung).

Mais le sulfate vert α n'est pas stable à la température ordinaire : comme les autres composés correspondants du chrome, il repasse spontanément à froid au sel normal ; mais, tandis que, chez les autres sels, ce retour est rapide, il est au contraire très lent chez le sulfate ; ce qui facilite l'étude du sel vert α.

Comme le sulfate d'alumine $Al^2(SO^4)^3$, le sulfate chromique $Cr^2(SO^4)^3$, peut s'unir aux sulfates alcalins à molécules égales pour former des aluns. Le plus important de ces aluns est celui de potasse, que l'on peut obtenir par l'union directe des deux sulfates, mais que l'on prépare d'ordinaire sans passer par le sulfate de chrome. A cet effet on mélange une solution de bichromate de potasse avec de l'acide sulfurique ; puis dans le liquide, entouré d'eau froide, on fait arriver un courant de gaz sulfureux, qui réduit l'acide chromique à l'état de sesquioxyde. Il se forme donc ainsi des sulfates de potasse et de chrome, qui s'unissent et donnent bientôt des cristaux d'alun de chrome $Cr^2(SO^4)^3 + K^2SO^4 + 24 H^2O$. Il faut, dans cette préparation, éviter toute élévation de température, qui donnerait le sel vert α et non l'alun normal.

L'alun de chrome présente en effet les mêmes transformations que le sulfate simple (RECOURA). Sous sa forme de sel normal, il cristallise en beaux octaèdres d'un pourpre foncé, rouge rubis par transmission. Mais si l'on chauffe sa solution, elle devient verte ; et ce changement de coloration répond aux mêmes transformations que chez le sulfate simple : il y a un dédoublement hydrolytique qui met en liberté 1/6 de l'acide sulfurique contenu dans l'alun ; et le sel vert α, qui constitue le second terme de ce dédoublement, subit en outre un remaniement moléculaire qui modifie chez lui, comme chez le sulfate simple, la constitution de l'ion basique électro-positif.

Enfin, les cristaux d'alun sont aussi, comme les cristaux de sulfate chromique normal, déshydratés et remaniés tout à la fois par une élévation suffisante de température. Ainsi en chauffant l'alun de chrome à 110° jusqu'à ce qu'il ne renferme plus que $4 H^2O$, il se transforme en un sel vert, qui est identique au chromosulfate de potasse de formule $[Cr^2. 4 H^2O, 4 SO^4]K^2$ (p. 843).

TUNGSTÈNE

Nous donnerons ici une étude sommaire du tungstène (Tu ou $W = 184$), qui occupe la même colonne verticale que le chrome dans le tableau de MENDELEJEFF (p. 79) et qui présente en effet, comme ce dernier métal, une valence maxima égale à 6 dans ses composés saturés tels que le chlorure $TuCl^6$ et l'oxyde TuO^3.

ÉTAT NATUREL ET CENTRES DE PRODUCTION. — Le tungstène existe dans la nature sous la forme de tungstate de chaux, la *scheelite* des minéralogistes, ainsi nommée en l'honneur de SCHEELE qui y découvrit le métal en 1781, et surtout sous la forme de tungstate double de fer et de manganèse appelé *wolframite* ou plus brièvement *wolfram*. La scheelite est vraisemblablement un produit d'altération superficielle et seule la wolframite forme des gisements exploitables industriellement.

Le tungstène se présente à peu près toujours associé à l'étain. Aussi les principaux centres de production de ses minerais se trouvent-ils dans les régions qui possèdent ou ont possédé des exploitations de cassitérite : Cornouailles, péninsule malaise, Saxe, Bohème. Une mine exploitée en France à Puy-les-Vignes a été abandonnée il y a quelques années.

De nouveaux gisements ont été par contre découverts et même mis en exploitation récemment en diverses régions du globe, notamment au Cap-Breton (Amérique anglaise du nord) et dans la province d'Orense en Espagne. La gangue de ces minerais est quartzeuse et la wolframite s'y trouve encore associée à la cassitérite.

Extraction. — Nous avons vu dans la métallurgie de l'étain (p. 774) comment le tungstène pouvait être isolé comme produit secondaire sous la forme de tungstate de soude. La séparation des minerais d'étain et de tungstène s'effectue aussi, parait-il, depuis peu à l'aide de trieurs magnétiques, dont les électro-aimants attirent la wolframite. Quoi qu'il en soit, le tungstène est, dans tous les cas, séparé sous la forme de tungstate. L'extraction du métal consistera à en déplacer, à l'aide d'un acide minéral, l'acide tungstique insoluble, qu'il suffira ensuite de réduire.

Berzélius effectuait cette réduction en faisant passer un courant d'hydrogène sur l'acide tungstique chauffé au rouge vif. Mais on obtient ainsi le métal sous la forme d'une poudre amorphe, gris d'acier, qui ne peut être fondue et rassemblée en un lingot qu'à la température de l'arc voltaïque. Il vaut donc mieux employer d'emblée le four électrique et y réduire, comme l'a fait Moissan, l'acide tungstique par le charbon.

Propriétés. — Le tungstène est un métal brillant à la fois très dur, puisqu'il raie le rubis, et très lourd, puisque sa densité atteint 18.7. Il est un des métaux les plus infusibles et ne fond qu'au chalumeau oxhydrique ou au four électrique. Par électrolyse du paratungstate de lithium fondu, on l'obtient en aiguilles d'apparence prismatique.

Il ne s'altère pas à l'air à la température ordinaire, mais au rouge vif il brûle en donnant de l'anhydride tungstique TuO^3. Il se sulfure lentement dans le soufre fondu sans donner lieu à aucune incandescence. Il se combine à chaud avec les éléments halogènes. Il peut fixer une forte proportion de carbone; ces fontes de tungstène se préparent au four électrique en réduisant l'acide tungstique par un excès de charbon : avec un arc de 1000 ampères sous 70 volts, Moissan a pu incorporer au tungstène 18,8 % de carbone.

Le tungstène, mélangé à la fonte de fer et surtout à l'acier, même en faible proportion, lui confère des qualités remarquables de résistance, de ténacité et surtout de dureté : les véritables aciers de Damas contenaient du tungstène. Cependant une teneur en tungstène de plus de 2 % rend l'acier fragile ; mais la présence du manganèse diminue cette fragilité en augmentant la malléabilité à chaud et permet l'introduction d'une quantité de tungstène allant jusqu'à 9 %. Dans ces conditions, l'acier est assez dur pour ne pas avoir besoin d'être trempé et par conséquent on n'a pas à craindre de voir se détremper à l'usage les outils, d'une résistance à toute épreuve, que l'on peut confectionner avec ces alliages.

Le tungstène, en raison de l'élévation de sa valence maxima, peut former un grand nombre de composés, incomplets ou saturés, chez lesquels il se comporte principalement comme un métal bi =, quadri =, ou sexvalent. Nous n'étudierons que les combinaisons oxygénées, les seules qui aient quelque importance pratique.

Composés oxygénés du tungstène

Le tungstène forme avec l'oxygène quatre composés : le bioxyde TuO^2, le trioxyde TuO^3, l'oxyde intermédiaire bleu, de formule Tu^2O^5, qu'on peut considérer comme formé par l'union des deux premiers ; enfin un anhydride hypothétique Tu^2O^7, connu sous forme de sels formés par l'action de l'eau oxygénée sur les paratungstates (Péchard) et qui, par conséquent, correspond vraisemblablement par sa constitution à l'anhydride persulfurique S^2O^7.

Le caractère commun de tous ces composés, c'est qu'aucun d'eux ne paraît pouvoir exercer la fonction d'une base, même faible. Par contre, tous manifestent nettement des propriétés acides : c'est ainsi que même le moins oxygéné d'entre eux, le bioxyde TuO^2, poudre amorphe brune qu'on obtient en réduisant par le zinc et l'acide chlorhydrique la solution d'un métatungstate alcalin, se dissout dans la potasse caustique avec dégagement d'hydrogène.

Nous n'étudierons d'une façon spéciale que l'acide tungstique et les acides condensés qui en dérivent.

Acide tungstique H^2TuO^4

L'acide tungstique s'extrait, comme nous l'avons dit, de la
wolframite naturelle. Celle-ci, réduite en poudre impalpable,
est mélangée avec 20 à 30 % de sel marin et 3 % de carbonate
de chaux, puis chauffée au rouge sombre pendant une demi-
heure dans un creuset ou dans un four à réverbère. La masse
refroidie est pulvérisée, puis bouillie pendant un quart d'heure
avec de l'acide chlorhydrique, qui dissout la chaux et les
oxydes de fer et de manganèse, en laissant l'acide tungstique
sous la forme d'une poudre cristalline jaune citron, qu'on
purifie par quelques lavages à l'eau acidulée.

Cet acide hydraté répond à la formule $TuO^3.H^2O$ ou H^2TuO^4,
comparable à celles des acides sulfuriques H^2SO^4 et chromique
H^2CrO^4 ; ce qui n'a rien de surprenant, puisque le soufre, le
chrome et le tungstène occupent la même colonne du tableau
de Mendelejeff.

Calciné, l'acide tungstique se transforme en anhydride TuO^3,
poudre jaune clair qui devient orangée, quand on la chauffe,
pour reprendre sa couleur primitive par le refroidissement. Il
est très difficilement fusible. On l'obtient à l'état cristallisé par
divers procédés, notamment par la méthode générale de Deville
qui consiste à faire passer un courant lent de gaz chlorhydrique
sur l'oxyde amorphe porté au rouge vif.

L'acide tungstique est insoluble dans l'eau, mais il forme des
sels, les tungstates. Les tungstates alcalins qui sont solubles et
qui peuvent donner par double décomposition tous les autres
se préparent, en général, soit en fondant l'acide tungstique
avec des alcalis ou des carbonates alcalins, soit en le faisant
bouillir avec des carbonates alcalins.

On obtient ainsi les tungstates normaux ou neutres $TuO^3.Me^2O$.
En ajoutant à leur dissolution un léger excès d'acide minéral,
on obtient des tungstates acides, désignés depuis Laurent sous
le nom de *paratungstates* et répondant le plus souvent à la
formule $12TuO^3.5Me^2O + nH^2O$. Ces sels se rattachent manifestement à un acide spécial, l'acide paratungstique, que Hallopeau a isolé en décomposant avec précaution le paratungstate
de baryum par l'acide sulfurique, mais qu'il n'a pu obtenir à
l'état cristallisé, parce que son instabilité est extrême et qu'il
se détruit, aussitôt après sa mise en liberté, en formant d'abord
un hydrate tungstique blanc, qui passe ensuite à l'état d'hydrate
tungstique jaune.

Les paratungstates alcalins et alcalino-terreux possèdent la propriété de donner, sous l'action des réducteurs appropriés, tels que l'hydrogène ou l'étain, des produits désignés, en raison de leurs couleurs éclatantes, sous le nom de *bronzes de tungstène*. Ce sont des tungstates doubles de métal et de bioxyde de tungstène, répondant aux deux formules générales :

$$Me^2O.TuO^3 + TuO^2.3TuO^3 \quad et \quad Me^2O.TuO^3 + TuO^2.TuO^3$$

une réduction plus avancée peut donner du bioxyde TuO^2 et même du tungstène métallique (HALLOPEAU).

À côté des paratungstates, il existe un autre groupe de sels, ayant la composition de tungstates acides, mais possédant manifestement une constitution propre. Ce sont les métatungstates, de formule générale $(TuO^3)^4.Me^2O + nH^2O$ (SCHEIBLER).

Ces sels se préparent en faisant bouillir une solution de tungstate neutre alcalin avec de l'acide tungstique hydraté, jusqu'à ce que la liqueur refroidie ne précipite plus par les acides, puis concentrant et faisant cristalliser : on obtient ainsi les métatungstates alcalins, qui servent ensuite à préparer les autres.

Ces métatungstates semblent, à ne considérer que leurs formules brutes, constituer un groupes de tungstates acides : ils diffèrent cependant absolument de ces derniers. Ils sont d'abord presque tous solubles, sauf ceux de mercure au minimum et de plomb, et leurs solutions sont *neutres* aux réactifs colorés. De plus, tandis que les tungstates acides donnent, par l'action des acides minéraux, un précipité d'acide tungstique, au contraire les métatungstates ne précipitent pas à froid et c'est seulement à l'ébullition qu'ils donnent un précipité d'acide tungstique. L'action prolongée des alcalis produit une transformation analogue et change progressivement les métatungstates en tungstates neutres.

Cette différence entre les métatungstates et les tungstates neutres ou acides montre bien que les premiers sont les sels d'un acide spécial, *soluble dans l'eau*, l'acide métatungstique. Ce dernier se prépare en décomposant par l'acide sulfurique le métatungstate de baryte, filtrant pour séparer le précipité de sulfate barytique, puis évaporant la liqueur dans le vide : il se dépose de petits octaèdres quadratiques, de formule $(TuO^3)^4.H^2O + 8H^2O$, donnant une solution aqueuse incolore, amère, fortement acide, car l'acide métatungstique est un acide

univalent énergique. Cette solution peut être évaporée à 100°
jusqu'à consistance sirupeuse sans s'altérer, mais au delà elle
dépose de l'acide tungstique jaune insoluble $TuO^3.H^2O$.

L'acide métatungstique ou les solutions acides des métatungstates précipitent les alcaloïdes, dont ils constituent un
réactif fort sensible. Cette propriété se retrouve dans les combinaisons que l'acide métatungstique forme avec l'acide phosphorique, combinaisons multiples qui donnent naissance à
plusieurs *acides phospho-tungstiques*, constituant autant d'acides
nouveaux, à constitution complexe encore mal connue, susceptibles d'être obtenus cristallisés à l'état libre ou à l'état de sels.

L'acide tungstique se combine également aux acides borique,
vanadique, tellurique, silicique, au bioxyde de platine, à la
zircone, etc., pour donner des acides complexes.

Indépendamment des dérivés de l'acide tungstique employés
dans les laboratoires comme réactifs des alcaloïdes, l'industrie
utilise certains tungstates. Le tungstate de soude rend les
étoffes incombustibles et le tungstate de baryte donne aux
peintres une belle couleur blanche, bien supérieure, dit-on, à la
céruse.

MANGANÈSE

ÉTAT NATUREL ET CENTRES DE PRODUCTION. — Le manganèse
est très répandu dans la nature : il se trouve à l'état de
diffusion dans tous les terrains, d'où il passe dans les organismes végétaux, puis animaux, pour y jouer, comme nous
le verrons tout à l'heure, un rôle physiologique certainement important. Il s'accumule incessamment à l'état de
bioxyde au fond des mers ; et c'est aussi sous la forme de
composés oxydés qu'on le rencontre dans ses gisements,
comme du reste le fer auquel il est toujours associé dans la
nature. On suppose que le manganèse a été amené dans ses
filons sous la forme de sels manganeux, de silicates probablement, d'où le protoxyde MnO aura été déplacé par des
bases plus fortes ; puis ce protoxyde, très oxydable à l'air,
aura passé aux degrés supérieurs d'oxydation qui constituent les formes minéralogiques habituelles du manganèse.

On rencontre, en effet, ce métal sous les deux formes
principales : de *pyrolusite*, bioxyde MnO^2 à masses cristallines radiées et brillantes d'un gris d'acier ; et d'*hausmannite*
Mn^3O^4 en masses cristallines grenues ou en petits octaèdres
quadratiques d'un noir brunâtre. Parmi les espèces minérales moins importantes, nous citerons la *braunite* Mn^2O^3,
l'*acerdèse* $Mn^2O^3.H^2O$, la *psilomélane* (manganèse oxyde
barytique), la *diallogite* (manganèse carbonaté).

Le principal centre d'exploitation des minerais de manganèse
se trouve dans le Caucase, qui a fourni en 1890 près des
deux tiers de la production totale du globe, 182.000 tonnes de
minerai sur 207.000. L'Allemagne vient ensuite, avec ses mines
de Wiesbaden (Hesse-Nassau) et de Coblentz (provinces rhénanes). Les États-Unis ont aussi d'importantes mines de manganèse : les unes donnant un minerai très pur, dans la Virginie,
l'Arkansas, la Géorgie et le Colorado ; les autres formant un
mélange de fer et de manganèse, dans le Michigan, au voisinage du Lac Supérieur ; d'autres enfin, présentant l'association
du manganèse, du fer et de l'argent, dans les Montagnes
Rocheuses (Montana et Colorado). Il existe aussi aux États-Unis
des minerais de zinc manganésifères.

Le Chili, l'île de Cuba (dans ses districts orientaux) ont aussi
une production assez importante. La France extrait en moyenne
chaque année trente mille tonnes de minerais, assez pauvres
d'ailleurs, provenant, pour la majeure partie, de Romanèche
(Saône-et-Loire) et pour une proportion bien plus faible, de
quelques gisements de l'Aude, de l'Indre, de l'Ariège.

La Grande-Bretagne retire de son sol une quantité très
variable, mais en général assez faible, de minerais de manganèse, provenant principalement du Merionetshire. L'Autriche
en extrait quelques milliers de tonnes de ses mines de la
Bukowine (district de Kaczyka), de la Styrie (district de
Leoben), de la Carniole (district de Laibach), de la Bosnie
(district de Vares). En Espagne, la région de Carthagène produit une assez forte proportion de minerais de fer plus ou moins
manganésifères. L'Italie a extrait, en 1898, 3.000 tonnes de
minerais de manganèse et 11.000 de minerais ferro-manganési-
fères. Enfin, l'Australie a fourni, du moins en certaines années,
son contingent à la production de ce métal.

Extraction. — Le principe de la préparation du manganèse métallique consiste à réduire un de ses composés oxygénés, par exemple le bioxyde, soit à l'aide du charbon, soit plutôt à l'aide de l'aluminium.

A. — La réduction par le charbon, longue et difficile avec les fourneaux ordinaires de nos laboratoires, se fait aisément et rapidement au four électrique par le procédé de Moissan. Il consiste à chauffer le mélange à réduire dans un creuset de charbon muni de son couvercle; il faut éviter une action calorifique trop intense, qui entraînerait des pertes par volatilisation du métal. Si l'on emploie un excès d'oxyde, on obtient une fonte de manganèse qui, dans certains culots, ne contient pas plus de 4 à 5 $\%$ de carbone. Cette fonte, chauffée à la forge dans une brasque d'oxyde, peut s'affiner superficiellement.

B. — Mais le procédé véritablement économique de préparation du manganèse pur est l'application de la méthode générale de Goldschmidt, c'est-à-dire la réduction d'un oxyde par l'aluminium en poudre. On opère comme pour l'obtention du chrome.

Propriétés. — Le manganèse pur est un métal brillant comme le fer et le chrome et se conservant bien à l'air, tandis que le métal à forte teneur en carbone, que l'on trouve souvent dans le commerce, forme bientôt à sa surface des écailles métalliques, qui ne tardent pas à tomber en une poussière noire.

Il est un peu moins dur que la fonte. Il fond plus difficilement que le fer, mais plus facilement que le platine. Il se volatilise à température très élevée, par exemple au four électrique. Sa densité est voisine de 7.

Il se combine directement à la plupart des métalloïdes avec un dégagement notable de chaleur. Ainsi, il s'oxyde aisément, quand on le chauffe à l'air ; et, dans l'oxygène, il brûle en lançant de belles étincelles étoilées. Légèrement chauffé dans un courant de chlore, il se transforme avec incandescence en chlorure $MnCl^2$.

L'affinité du manganèse pour l'oxygène pourrait être utilisée, d'après Goldschmidt, pour l'employer comme agent désoxydant, à la place du phosphore, de l'aluminium ou du magnésium, dans la coulée des bronzes et autres alliages. En effet, un certain excès de manganèse ne nuit pas, tandis qu'un excès des autres éléments communique aux alliages des propriétés nuisibles.

L'industrie allie le manganèse au fer pour former les produits désignés sous les noms de *ferro-manganèse* et de *spiegeleisen*, que l'on fabrique aujourd'hui en quantités considérables. A leur tour, les alliages de fer et de manganèse peuvent être associés au cuivre pour donner des bronzes.

Composés oxygénés du manganèse

Le manganèse forme avec l'oxygène une série fort riche de composés, dont les termes successifs sont :

1° Le protoxyde MnO, composé basique donnant des sels manganeux stables, isomorphes des sels correspondants formés par certains métaux bivalents, tels que le zinc ou le cadmium ;

2° L'oxyde salin Mn^3O^4, qui est un oxyde manganoso-manganique $MnO . Mn^2O^3$;

3° Le sesquioxyde Mn^2O^3, ou oxyde manganique, comparable à l'alumine Al^2O^3, qu'il remplace isomorphiquement dans maintes combinaisons ;

4° Le manganate de manganèse $MnO . 5MnO^2$ ou Mn^6O^{11}.

sorte de sel formé par l'union du bioxyde MnO^2, à fonction acide, avec le protoxyde MnO ;

5° Le bioxyde MnO^2, ou oxyde singulier, pouvant jouer parfois le rôle d'un acide faible comme dans le composé précédent ;

6° L'anhydride manganique MnO^3, existant seulement à l'état de sels, les manganates, isomorphes des sulfates et chromates ;

7° L'anhydride permanganique Mn^2O^7, connu surtout à l'état d'hydrate Mn^2O^7, H^2O ou $HMnO^4$, dont le sel potassique $KMnO^4$ est isomorphe du perchlorate $KClO^4$.

On observe chez ces composés des particularités analogues à celles qui ont été déjà signalées, notamment à propos du chrome. Les termes inférieurs s'oxydent assez aisément et passent ainsi aux termes supérieurs : c'est ainsi que le protoxyde est oxydable à froid au contact de l'air. Inversement, l'acide permanganique est très facilement ramené à un degré inférieur d'oxydation par un grand nombre de corps, notamment par les matières organiques, et cette propriété est grandement utilisée en titrimétrie : il se forme ainsi un précipité noir, de nature indéterminée, mais qui se dissout à froid, notamment dans les acides organiques, en donnant des solutions qui paraissent être des sels de sesquioxyde ; ces solutions, telles que celle du lactate manganique par exemple, additionnées de réducteurs, se décolorent rapidement sous l'influence de la chaleur et de la lumière pour donner vraisemblablement des sels manganeux (A. et L. Lumière).

Ainsi, on se trouve ramené à un degré inférieur d'oxydation, d'où l'on peut, par une marche inverse, remonter aux degrés supérieurs ; ce qui permet de constituer avec les composés oxygénés du manganèse, par une alternance de réductions et d'oxydations, un cycle de transformations comparable à ceux que nous avons déjà signalés dans d'autres séries de combinaisons oxygénées, notamment chez l'azote, le vanadium, le chrome (1).

C'est par un pareil cycle que le manganèse remplit un rôle biologique. Le manganèse a été en effet signalé chez un certain nombre de ferments, très répandus chez les êtres vivants, qu'on appelle *oxydases*, pour rappeler leur propriété de fixer l'oxygène sur maints composés. Or le pouvoir oxydant de ces ferments est manifestement lié chez eux à la présence de cet élément, car ils le perdent et le récupèrent en même temps que leur manganèse (BERTRAND): et, par conséquent, il n'est pas douteux que le mécanisme de leur action réside en un jeu alternatif d'oxydations et de réductions semblable à celui que nous venons d'indiquer.

Nous n'étudierons ici que les plus importants des composés oxygénés du manganèse.

BIOXYDE DE MANGANÈSE MnO^2

Le bioxyde MnO^2 constitue, dans les conditions ordinaires, un état très stable des composés oxygénés du manganèse. ce qui explique sa présence dans la nature sous la forme de pyrolusite. C'est à cette forme qu'aboutit en effet le protoxyde MnO dans le procédé régénérateur de WELDON ; c'est encore le bioxyde qui se produit dans l'électrolyse d'un sel manganeux ou dans la transformation spontanée d'une solution de carbonate manganeux dans l'acide carbonique. Il prend enfin naissance par voie sèche, quand on décom-

---

(1) Un cycle tout pareil de transformations, oscillant entre la production du protoxyde MnO et du bioxyde MnO^2 comme termes extrêmes, est réalisé par l'industrie dans la fabrication du chlore par le procédé WELDON (p. 144).

pose à l'air, par une chaleur modérée, le carbonate ou l'azotate manganeux : la décomposition de ce dernier sel, faite avec précaution au voisinage de 160°, donne le bioxyde cristallisé (GORGEU).

Mais cette stabilité disparaît à partir d'une température suffisamment élevée. La chaleur rouge lui fait perdre le tiers de son oxygène et le change en oxyde salin Mn^3O^4 ou $MnO^2.2MnO$, propriété utilisée pour la préparation de l'oxygène et qui montre qu'aux températures élevées la stabilité de MnO^2 décroît et celle de MnO s'accroît. Effectivement, au chalumeau à oxygène, le bioxyde se transforme totalement en protoxyde cristallisé (ROUSSEAU).

Le bioxyde de manganèse perd du reste son oxygène dans un assez grand nombre de circonstances, ce qui lui confère des propriétés oxydantes. Ainsi il brûle l'hydrogène de HCl et en libère le chlore : propriété utilisée pour la préparation de ce dernier élément.

Il est également réduit par l'hydrogène libre à partir de 230° en donnant successivement, par l'élévation croissante de la température, du sesquioxyde Mn^2O^3, de l'oxyde salin Mn^3O^4, enfin du protoxyde MnO.

Les propriétés oxydantes de MnO^2, seul ou plutôt associé à l'acide sulfurique, sont assez souvent utilisées dans les laboratoires, notamment en chimie organique.

La présence de deux atomes d'oxygène dans la molécule de MnO^2 lui confère une fonction faiblement acide : le bioxyde lavé rougit en effet immédiatement le papier bleu de tournesol et absorbe des quantités notables de bases alcalines ou alcalino-terreuses en solution aqueuse. A la température ordinaire, il forme des *manganites* de formule $(MnO^2)^x.MeO$, où Me est un métal, généralement bivalent, qui peut être du reste le manganèse lui-même. Mais sa capacité de saturation diminue par l'élévation grandissante de la température, comme cela arrive du reste chez d'autres composés oxygénés, sans doute par l'effet d'une dépolymérisation progressive (ROUSSEAU); et c'est ainsi qu'il existe toute une série de manganites de chaux, stables chacun dans une région déterminée de l'échelle thermométrique.

Indépendamment de leur emploi pour la fabrication du chlore, aujourd'hui moins important en raison de l'adoption de la régénération et aussi du développement des procédés électrolytiques, les minerais de manganèse sont utilisés pour la confection des fontes et aciers spéciaux. Le bioxyde est aussi employé depuis longtemps dans les verreries, sous le nom de *savon des verriers*, à cause de la propriété qu'il a de blanchir le verre coloré par le fer. Les poteries, les faïenceries, la fabrication de certaines couleurs absorbent aussi une petite quantité de ce corps. Enfin, il entre comme agent de dépolarisation dans la constitution de certains éléments de pile, tels que l'élément LECLANCHÉ par exemple.

ACIDE MANGANIQUE (HYPOTHÉTIQUE) H^2MnO^4

L'acide manganique n'est connu qu'à l'état de sels, les manganates : toute tentative pour le libérer de ces sels par l'action d'un acide n'aboutit qu'à donner de l'acide permanganique.

Les manganates alcalins se préparent en calcinant au contact de l'air, dans une capsule d'argent, un mélange de bioxyde de manganèse et d'alcali caustique. On obtient ainsi des masses fondues d'un vert foncé qui, reprises par l'eau, donnent des solutions vertes. Ces solutions, évaporées dans le vide, abandonnent des cristaux de manganates alcalins ; le manganate potassique K^2MnO^4 est isomorphe du sulfate K^2SO^4, ce qui montre que l'acide manganique correspond à l'acide sulfurique et qu'il doit

probablement posséder une constitution analogue représentée par le schéma

$$\begin{array}{c}O\\O\end{array}\!\!\!\!\big> Mn \big<\!\!\!\!\begin{array}{c}OH\\OH\end{array}.$$

Les manganates alcalins et alcalino-terreux sont seuls
solubles dans l'eau; mais ces solutions ne sont pas stables.
Elles sont dissociées hydrolytiquement avec mise en liberté
de potasse, tandis que l'acide manganique libéré se transforme immédiatement en donnant un produit plus oxygéné,
le permanganate potassique $KMnO^4$ et un produit moins
oxygéné, le bioxyde MnO^2 :

$$3\ K^2MnO^4 + 2\ H^2O = 2\ KMnO^4 + MnO^2 + 4\ KOH$$

Cette transformation, facilitée du reste par la présence des
acides, se révèle par le changement de coloration survenu
dans la liqueur, laquelle perd la couleur verte des manganates pour prendre la couleur rouge des permanganates.

On peut du reste faire reparaître la couleur verte primitive par l'action des réducteurs qui ramènent le permanganate à l'état de manganate. L'addition de potasse caustique
produit ce dernier effet, que l'on attribue à des impuretés
réductrices contenues dans l'alcali.

Quoi qu'il en soit, on conçoit que l'on puisse reproduire
indéfiniment cette succession alternée de colorations vertes
et rouges par la répétition du cycle formé par les réactions
précédentes; d'où le nom de *caméléon* minéral donné à ces
solutions.

On peut aussi, toujours grâce à l'instabilité des manganates,
réaliser avec ces sels d'autres cycles de transformations dans
des conditions différentes. C'est ainsi qu'ils sont décomposés
par la vapeur d'eau vers 450°, avec mise en liberté d'oxygène :

$$Na^2MnO^4 + H^2O = 2\ NaOH + MnO^2 + O$$

Mais la réaction inverse peut être réalisée vers 350° et c'est
précisément elle qui permet de préparer les manganates par

la calcination d'un mélange de bioxyde MnO^2 et d'alcali caustique au contact de l'air. Donc, par une alternance convenable de températures et par une succession de courants d'oxygène et de vapeur d'eau, on pourra, à l'aide d'un poids donné de MnO^2 et de $NaOH$ constituer un cycle de réactions permettant de fixer, puis de dégager l'oxygène atmosphérique. Ce cycle avait été proposé par TESSIÉ DU MOTAY et MARÉCHAL pour la préparation industrielle de l'oxygène.

ACIDE PERMANGANIQUE $HMnO^4$

L'acide permanganique s'obtient en traitant un permanganate par l'acide sulfurique. Lorsque ce dernier est très concentré et qu'on opère dans un mélange réfrigérant, il se dépose des gouttes huileuses très instables, qui, chauffées doucement, émettent des vapeurs violettes, mais qui, portées un peu brusquement vers $40°-60°$, se décomposent avec explosion en dégageant de l'oxygène et produisant un composé moins oxygéné MnO^2 ou Mn^2O^3. Ces gouttelettes représentent sans doute l'anhydride Mn^2O^7; mais celui-ci n'est un peu stable qu'à l'état d'hydrate, que l'on prépare en solution aqueuse en décomposant le permanganate de baryte par l'acide sulfurique.

On obtient ainsi un liquide rouge cramoisi par réflexion, violet par transmission, doué d'un pouvoir oxydant très énergique, notamment à l'égard des matières organiques, pouvoir fréquemment utilisé dans la pratique. On emploie pour ce but dans les laboratoires des solutions acides de permanganate de potasse. Ces solutions oxydent un grand nombre de corps simples (phosphore, iode, soufre, métaux, etc.) et font passer au maximum d'oxydation un grand nombre de composés moins oxygénés, transformant, par exemple, les sels ferreux en sels ferriques, etc.

Quant au permanganate de potasse lui-même, il se prépare en calcinant un mélange de 1 partie de bioxyde de manganèse, 1 partie de potasse caustique et 1 p.8 d'azotate de potasse : ce sont donc les éléments nécessaires à la préparation d'un manganate, plus un agent oxydant, le nitre. On reprend par l'eau, on filtre sur l'amiante, on fait cristalliser. On obtient ainsi des aiguilles volumineuses d'un violet noir à reflet métallique, isomorphes du perchlorate de potasse $KClO^4$, solubles dans 15 à 16 parties d'eau froide en donnant une liqueur d'un violet pourpre magnifique.

Les permanganates sont du reste tous solubles dans l'eau, quelquefois même déliquescents ; le moins soluble est celui d'argent. Projetés sur des charbons incandescents ou mélangés à des matières organiques, ils détonent comme les nitrates ou les chlorates. Ils se décomposent, quand on les chauffe fortement, en perdant de l'oxygène.

Composés haloïdes du manganèse

Le manganèse en poudre se combine directement aux métalloïdes halogènes sous l'action de la chaleur. Il se forme ainsi des composés du type MnM^2. Il existe aussi des composés de formule MnM^4, mais d'une instabilité telle qu'on ne les connaît qu'à l'état de combinaison et qu'on n'a pu les isoler à l'état libre. On a signalé aussi des composés de formule MnM^3.

Nous nous bornerons à l'étude du chlorure manganeux $MnCl^2$.

Chlorure manganeux $MnCl^2$

On l'obtient dans les laboratoires comme résidu de la préparation du chlore (p. 144) :

$$MnO^2 + 4\,HCl = MnCl^2 + 2\,H^2O + 2\,Cl$$

A cet effet, on fait bouillir les résidus avec un peu de carbonate de manganèse, qui sature l'excès d'acide chlorhydrique et précipite le sesquioxyde ferrique accompagnant le bioxyde naturel MnO^2 et dissous à la faveur de HCl. On filtre, on concentre par évaporation, on fait cristalliser.

L'industrie de la fabrication du chlore peut aussi retirer ce sel de ses résidus par la même méthode ; mais elle préfère, en général, l'employer à la régénération du bioxyde.

Le chlorure manganeux cristallise en lames minces, brillantes, cristallines, roses, contenant $4H^2O$. Ce sel est très déliquescent, soluble dans l'eau et dans l'alcool. Il se déshydrate vers 200°, fond au rouge sombre, se sublime sans décomposition à une température plus élevée. Fortement chauffé au sein d'une atmosphère d'oxygène, il dégage du chlore et donne, non pas le protoxyde MnO correspondant à $MnCl^2$, mais bien le bioxyde MnO^2. Il forme aisément des chlorures doubles.

Il sert en teinture pour obtenir des bistres de manganèse : à cet effet, on l'imprime sur étoffe, puis on passe au bain alcalin ; il se dépose dans le tissu de l'hydrate manganeux qui, lentement à l'air, plus rapidement dans un bain oxydant, se transforme en oxyde brun intimement adhérent à la fibre textile.

Sels oxygénés du manganèse

Il existe deux séries de sels de manganèse, c'est-à-dire de composés où ce métal joue le rôle d'ion électro-positif : ce sont les sels manganeux formés par l'union des acides avec le protoxyde MnO et les sels manganiques formés par l'union des acides avec le sesquioxyde Mn^2O^3.

Les sels manganeux sont de beaucoup les plus stables. Ils se présentent généralement sous la forme de beaux cris-

taux inaltérables à l'air. Purs, ils sont incolores ; mais ils
sont presque toujours plus ou moins teintés de rose par
des traces de sels manganiques.

Citons parmi eux les sels suivants :

Le *sulfate manganeux* $MnSO^4$, soluble dans le double de
son poids d'eau froide, forme divers hydrates, dont la
teneur en eau dépend, comme d'ordinaire, des conditions de
la cristallisation.

L'*azotate manganeux* $Mn(AzO^3)^2$, inconnu à l'état anhydre,
cristallise difficilement en aiguilles déliquescentes renfermant $6 H^2O$, comme les azotates de nickel et de cobalt. Ces
aiguilles fondent à 28°5, en donnant un sirop qui commence
à se décomposer à une température un peu supérieure, en
dégageant de l'acide azotique et formant du bioxyde de
manganèse.

Le *carbonate manganeux* $MnCO^3$ constitue dans la nature
la *diallogite* des minéralogistes, en cristaux rosés souvent
associés isomorphiquement aux carbonates rhomboédriques
de chaux et de fer.

Les sels manganiques sont beaucoup plus instables,
comme nous l'avons dit, que les sels manganeux, car le
sesquioxyde Mn^2O^3 est une base plus faible que le protoxyde
MnO. Aussi sont-ils en général dissociés par l'eau, ce qui
rend difficile leur obtention à l'état de cristaux. Ils sont
souvent réduits par la lumière à l'état de sels manganeux
incolores ; ils sont, en outre, réduits à froid par les matières
organiques, qu'ils oxydent ; lorsque cette oxydation de la
substance organique transforme celle-ci en une matière
colorante, ce qui est un cas fréquent, on peut fonder sur les
propriétés générales des sels manganiques un procédé
pour l'obtention de photocopies (A. et L. LUMIÈRE).

Parmi les sels manganiques, un des plus stables est le
phosphate. On le prépare en traitant le bioxyde de manganèse par un excès d'une solution concentrée d'acide phos-

phorique. On obtient un liquide sirupeux, d'un violet améthyste foncé, se solidifiant par refroidissement et se dissolvant dans l'eau avec une couleur rouge rubis. En portant cette masse à 250°, le bioxyde de manganèse perd une partie de son oxygène et se transforme en sesquioxyde qui se combine à l'acide phosphorique.

La réaction est plus rapide, si on part de l'hydrate manganique obtenu en précipitant du sulfate manganeux par un excès de chlorure de chaux en solution.

Le phosphate manganique est soluble dans l'eau froide, indécomposable par un grand excès de ce liquide ; cependant la solution se décolore à la longue et laisse déposer un corps gris violacé. Les réducteurs le font passer à l'état manganeux.

FER

ÉTAT NATUREL. — Le fer semble jouer dans la nature vivante un rôle analogue à celui du manganèse. Il existe, en effet, dans les globules rouges du sang des animaux supérieurs, une substance ferrugineuse, l'hémoglobine, qui jouit de la propriété de fixer provisoirement l'oxygène venu de l'atmosphère pour l'abandonner ensuite dans toute l'étendue de l'arbre circulatoire : un pareil mécanisme rappelle absolument celui que mettent en jeu les oxydases manganésées. — On trouve, en outre, chez les végétaux et les animaux, des matières organiques ferrugineuses, les *hématogènes* de BUNGE, qui servent sans doute à l'édification des molécules d'hémoglobine.

Ce rôle de support de l'oxygène, qui paraît la fonction propre du fer au moins dans l'économie animale, il le remplit aussi presque constamment dans le monde minéral. Car, si l'on fait abstraction des sulfures de fer (*pyrites*), on rencontre toujours ce métal lié à de l'oxygène. Il entre, sous forme de silicate, dans la composition de presque toutes les roches éruptives. Mais, à cet état de diffusion, il n'est l'objet d'aucune exploitation industrielle. Les minerais de fer utilisés pour l'extraction du métal sont les oxydes libres et carbonatés. Ils comprennent les espèces suivantes :

1° L'oxyde magnétique, ou *magnétite*, ou *fer oxydulé*, Fe^3O^4, qui constitue le minerai le plus pur. Il est cristallisé dans le système cubique et présente une couleur gris de fer foncé avec éclat métallique. Il est quelquefois fortement magnétique, c'est-à-dire qu'il jouit de la propriété d'attirer la limaille de fer. Il porte alors les noms de *pierre d'aimant* ou *aimant naturel*. Ce minerai est surtout abondant en Scandinavie et à l'île d'Elbe.

2° Le sesquioxyde anhydre Fe^2O^3, qu'on trouve sous deux états : *a*) cristallisé en rhomboèdres, il constitue le *fer oligiste*, qui forme des gisements à l'île d'Elbe et à Framont (Vosges) ; *b*) amorphe, il constitue l'*hématite rouge* ou *ocre rouge*, exploitée en France dans le Calvados.

3° Le sesquioxyde hydraté $Fe^2O^3.H^2O$, qui forme la substance jaune appelée, suivant son aspect physique, *limonite*, *hématite brune*, *fer oolithique* ou *pisolithique*.

4° Le carbonate de fer $FeCO^3$, appelé aussi fer *spathique* ou *sidérose*, qui se trouve à Allevard (Isère), en Styrie, etc., etc.

. CENTRES DE PRODUCTION. — Les minerais de fer se trouvent répandus dans toutes les régions du globe. Ce sont les États-Unis qui offrent les gisements les plus productifs. On y trouve, en particulier, de puissantes exploitations dans les états voisins du Lac Supérieur, tels que le Michigan, le Wisconsin, le Minnesota. Il en existe aussi en Alabama, Pensylvanie, New-York, Virginie, New-Jersey, Tennessee, Géorgie, Missouri, Ohio, bref tout le long de la chaîne des monts Alleghanys. La production totale des minerais a dépassé 16.000.000 de tonnes en 1890, celle du globe ayant atteint 55.000.000 environ.

Les Iles Britanniques ont extrait, en 1891, près de 13.000.000 de tonnes de minerais provenant principalement du Cumberland, du Northamptonshire, du Lincolnshire, du Lancashire.

L'Allemagne a produit, en 1891, environ 7.500.000 tonnes de minerais extraits surtout des gisements de l'Alsace-Lorraine, de la Prusse rhénane, de la Westphalie, de la Silésie et de la Hesse.

L'Espagne a fourni, en 1890, près de 5.800.000 tonnes. En dehors des riches districts de Bilbao et de Santander, qui donnent des hématites très pures, il existe d'énormes gisements de minerais oolithiques, phosphoreux, notamment dans les provinces de Léon et de Palencia.

La France, moins riche en minerais de fer que la plupart des pays qui l'entourent, n'en a pas tout à fait fourni 4.000.000 de tonnes, même en y ajoutant la production des mines algériennes de Beni-Saf, dans le département d'Oran, et de Mokta-el-Hadid, au voisinage de Bône. Elle possède dans la région du nord-est, notamment dans le département de Meurthe-et-Moselle, d'importants gisements de minerais oolithiques-phosphoreux, activement exploités depuis que l'industrie a appris à traiter cette qualité de minerais, naguère inutilisables en raison de la présence du phosphore. Citons encore les mines de Vassy (Haute-Marne), de Mazenay (Saône-et-Loire), de la Voulte (Ardèche), de Saint-Rémy (Calvados), d'Allevard (Isère), les exploitations diverses du Cher, les mines d'hématite brune des Pyrénées-Orientales, etc.

Les gisements oolithiques de la Lorraine se prolongent dans le Luxembourg, où l'on en a extrait plus de 3.000.000 de tonnes, en 1891.

L'Autriche-Hongrie a de nombreuses mines de fer réparties dans ses différentes provinces : en Styrie, en Bohème, en Carinthie, en Bosnie, etc. La Russie possède aussi de vastes gisements qui sont situés dans l'Oural, le bassin du Donetz, la Pologne. La Suède fournit des minerais estimés. Enfin, l'Italie exploite ses gisements célèbres de l'île d'Elbe. Les autres pays, quoique parfois très riches en minerais de fer, comme c'est le cas de la Chine, de l'Inde, du Japon, de l'Australie, n'ont que des exploitations relativement peu actives.

Les pays qui extraient de grandes quantités de minerais de fer sont aussi, sauf quelques exceptions, les principaux producteurs de ce métal, tant à l'état de fonte, qu'à l'état d'acier. Cette production a été la suivante, en 1899, dans les principaux pays industriels : elle est exprimée en milliers de tonnes :

	Fonte	Acier
États-Unis	14.200	10.160
Grande-Bretagne	9.400	
Allemagne	8.051	
France	2.373	1.529
Belgique	1.036	

Le fer est préparé par les métallurgistes sous la forme de produit plus ou moins carburé, c'est-à-dire de fonte ou d'acier, seul ou allié à d'autres éléments, généralement métalliques. La métallurgie du fer se divise donc naturellement en deux parties : *A*, la fabrication de la fonte ; *B*. la fabrication de l'acier.

A. Fabrication de la fonte. — Le principe de l'extraction du fer consiste à réduire ses minerais oxydés par du charbon sous l'influence de la chaleur. Mais cette opération appliquée dans toute sa simplicité à des minerais qui sont généralement pourvus d'une gangue argileuse ne réduirait qu'une partie de l'oxyde de fer, l'autre partie s'unissant au silicate d'alumine de l'argile pour s'éliminer à l'état de scorie fusible constituée par un silicate double d'alumine et de fer. Aussi à cette méthode primitive, dite *catalane*. qui a l'avantage de donner d'emblée du fer *métallique*. mais qui perd une partie de ce métal dans les scories, on a substitué partout aujourd'hui la méthode du *haut-fourneau* qui extrait la totalité du fer, mais le donne sous forme de fonte, c'est-à-dire de fer carburé qu'il faut transformer par des opérations ultérieures en fer métallique ou en acier. Dans cette méthode, on ajoute au minerai, indépendamment du charbon, un fondant destiné à s'unir à la gangue. Comme celle-ci est généralement argileuse, le fondant choisi est du carbonate de chaux (*castine*). Ce sel est dissocié par la

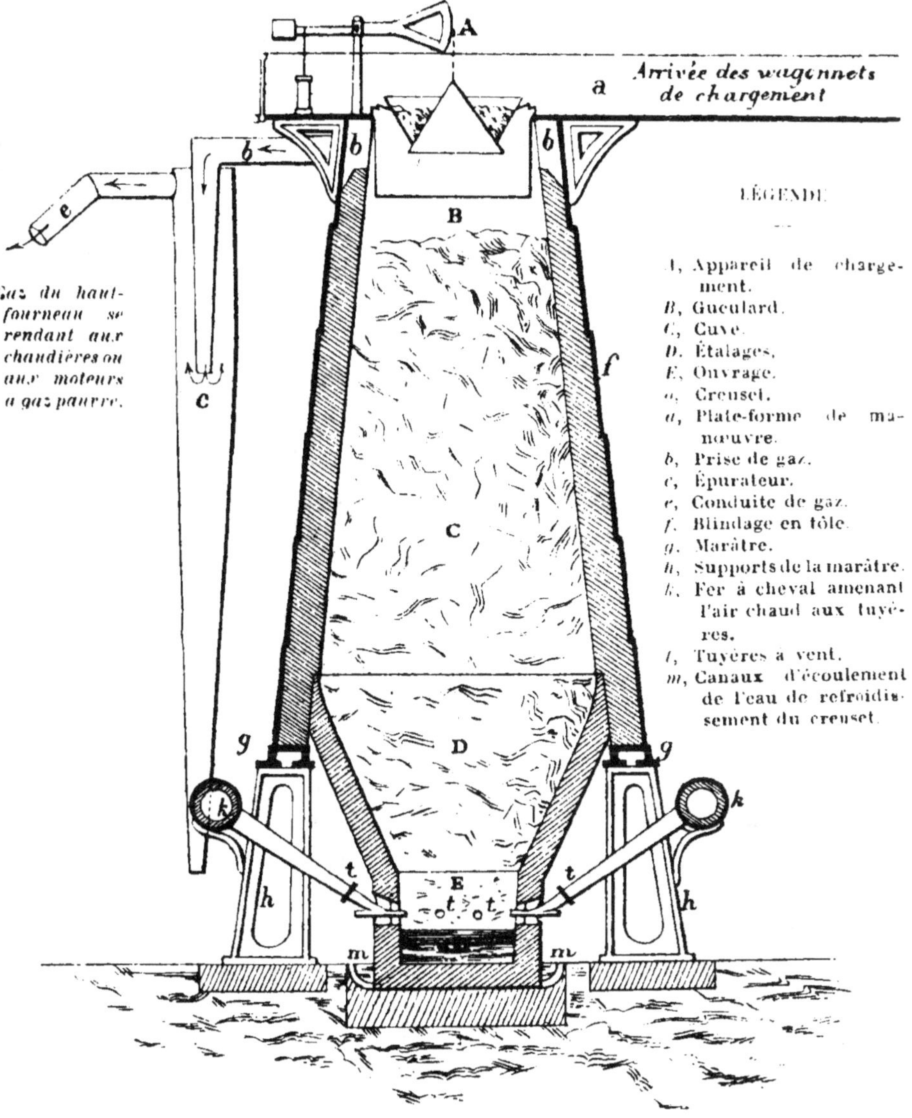

FIG. 97.
Haut-fourneau de Firminy (coupe longitudinale).

chaleur et dégage son gaz carbonique, tandis que la chaux forme avec l'argile un silicate double d'alumine et de chaux constituant le *laitier*. Pour éliminer cette scorie, moins fusible que le silicate d'alumine et de fer de la méthode catalane, le simple creuset qui constitue le fourneau catalan ne suffirait pas. Il faut obtenir pour cela une température beaucoup plus élevée ; et c'est cette nécessité qui a conduit à créer la cuve de fusion à grandes dimensions verticales qu'on appelle le haut-fourneau.

Le plus souvent, avant d'introduire le minerai dans le haut-fourneau, on le grille, soit pour en chasser l'acide carbonique s'il est carbonaté, soit pour éliminer l'eau qu'il renferme, soit aussi pour augmenter sa perméabilité aux gaz.

Par l'orifice supérieur, ou *gueulard B*, du haut-fourneau fig. 97, on introduit des couches successives et alternées (*lits de fusion*), constituées par du minerai de fer mélangé de son fondant et par du combustible. Ce dernier est généralement du coke, plus rarement de la houille crue et du charbon de bois. Les matières descendent peu à peu dans le haut-fourneau, qui s'élargit d'abord progressivement jusqu'à un plan de diamètre maximum, appelé *ventre*, puis se rétrécit graduellement en constituant une région appelée *ouvrage E*, à la partie inférieure de laquelle s'ouvrent un ou plusieurs orifices latéraux, les *tuyères t*, par où l'on injecte de l'air sous pression à l'aide d'une machine soufflante. C'est au niveau des tuyères que règne la température maxima et que les réactions sont le plus actives : là se forment la fonte et le laitier. Au-dessous des tuyères se trouve un espace, haut de 1 mètre à 1 m. 50, le creuset *o*, dans lequel s'emmagasine la fonte, qu'on fait écouler à intervalles réguliers, tandis que le laitier, moins dense, la surnage et s'écoule par un autre orifice (1).

(1) Les laitiers des hauts-fourneaux sont aujourd'hui utilisés pour la fabrication de ciments ou de briques.

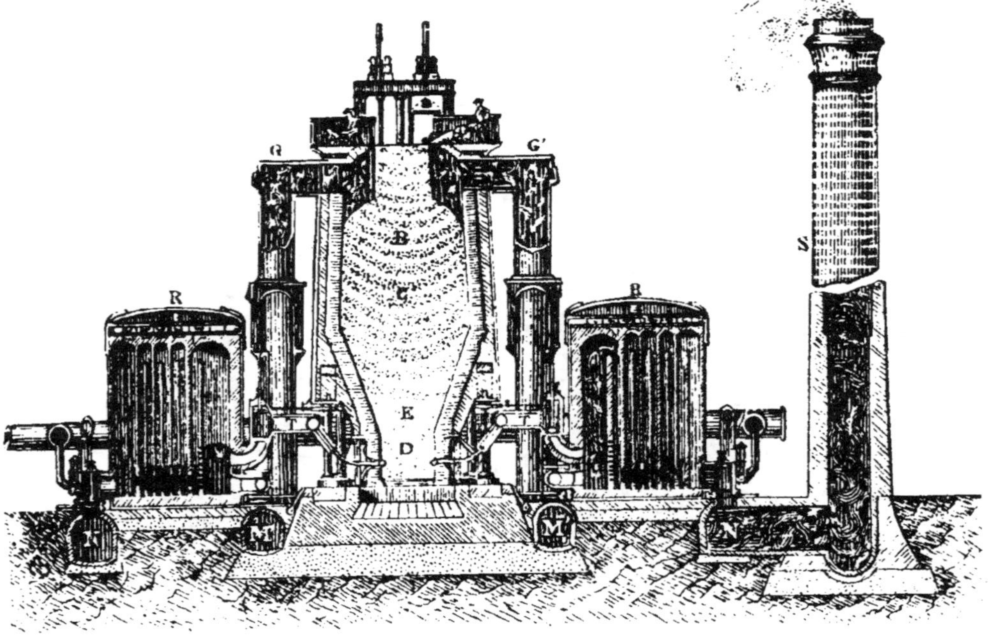

FIG. 98

Haut-fourneau avec ses récupérateurs de chaleur.

L'air insufflé par les tuyères était primitivement froid ; aujourd'hui, il est chauffé à 700° ou 800°, ce qui permet d'obtenir dans le haut-fourneau des températures plus élevées, tout en réalisant une économie de combustible. On utilise, pour chauffer l'air, les gaz du gueulard, dont on brûle l'oxyde de carbone. Ces gaz, débarrassés de leurs poussières par leur passage à travers des appareils appropriés, sont mélangés d'un peu d'air pour les brûler à travers une série de cellules en briques réfractaires que leur combustion porte à l'incandescence ; puis, quand toute la masse est chauffée à blanc, on y lance en sens inverse un courant d'air injecté par une machine soufflante et qui emprunte leur chaleur à ces briques chauffées au rouge avant de se rendre aux tuyères. A chaque haut-fourneau, on annexe au moins deux de ces appareils (généralement même davantage), dont chacun est alternativement en chauffage au gaz du gueulard, puis en refroidissement à l'air [fig. 98]. La figure 99 donne une vue d'ensemble d'un haut-fourneau moderne avec ses accessoires.

Dans le haut-fourneau, comme dans tout four à cuve, il y a deux courants de matières cheminant en sens inverse : les gaz produits devant les tuyères, sous le jet de vent forcé, montent en cédant leur chaleur aux matières solides du lit de fusion, tandis que celles-ci descendent en s'échauffant progressivement. Au niveau des tuyères la forte pression et la haute température du vent soufflé excitent l'affinité de l'oxygène pour le carbone ; et leur action simultanée, en forçant le contact intime de l'air chaud avec le combustible qu'il pénètre, détermine une combustion active et complète localisée sous le jet de vent. La chaleur que cette combustion développe se trouve donc concentrée dans une zone restreinte, où la température, portée à son maximum d'intensité, provoque les réactions mutuelles des corps en fusion, tandis que, à peu de distance au-dessus du plan des

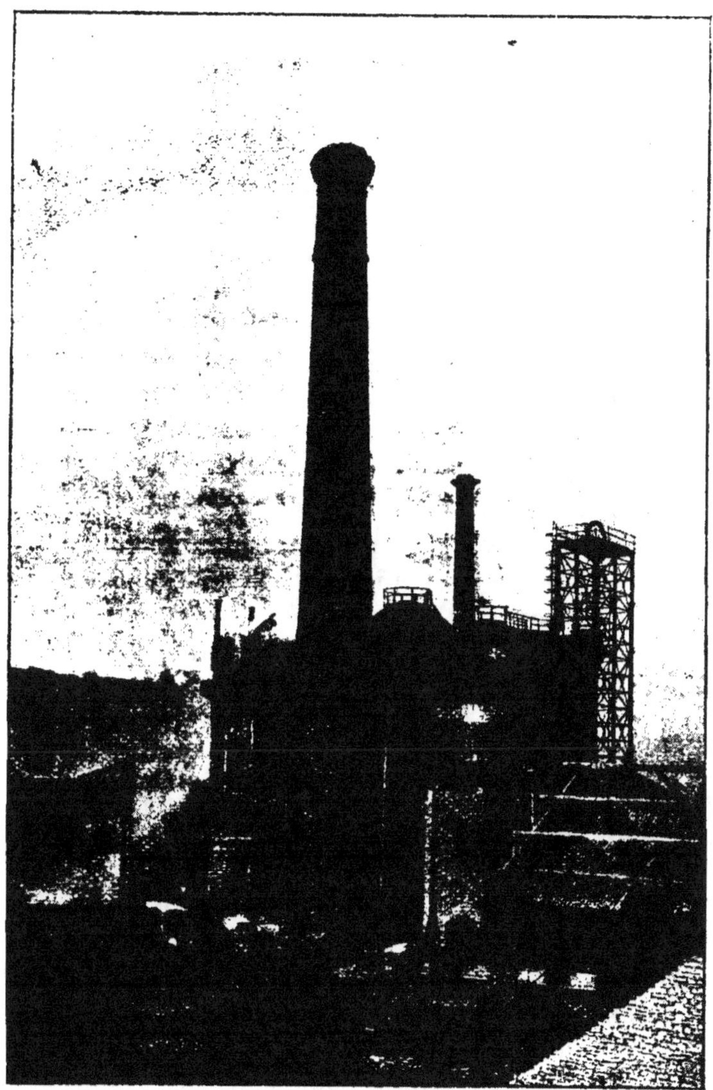

FIG. 99

Vue d'un haut-fourneau moderne avec ses accessoires (Firminy).

tuyères, la température tombe à un niveau insuffisant pou
déterminer leur viscosité.

La combustion du charbon donne, directement ou indirectement, de l'oxyde de carbone et c'est ce gaz qui produit la réduction des oxydes de fer.

$$Fe^2O^3 + 3\,CO = 3\,CO^2 + 2\,Fe$$

Mais, aux températures élevées, cette réaction est réversible et limitée, en sorte que l'oxyde de carbone n'est
jamais entièrement utilisé, et qu'il en reste toujours un
excès qui se dégage au gueulard, où il est aujourd'hui
capté, comme nous l'avons vu.

Indépendamment de son action réductrice sur les composés oxygénés du fer, l'oxyde de carbone agit encore en
carburant le métal formé. Nous avons vu en effet (p. 405)
que, sous l'action de la chaleur, l'oxyde de carbone se
transforme en acide carbonique et en carbone. Ce dernier
s'incorpore au fer.

La fonte, ainsi obtenue au haut-fourneau, est un fer carburé qui n'a ni la malléabilité ni la ductilité du fer pur,
mais dont la température de fusion est notablement inférieure. La fonte est susceptible de prendre toutes les formes
par le moulage, d'autant plus qu'elle se dilate en se solidifiant, mais non sous le marteau. L'industrie distingue du
reste plusieurs espèces de fonte, qui peuvent être classées
en deux catégories : la *fonte blanche* et la *fonte grise*,
d'après l'aspect de la cassure à froid. Dans la fonte grise,
le carbone apparaît sous la forme de lamelles de graphite,
qui donnent à la cassure sa couleur grise plus ou moins
foncée. Dans la fonte blanche, au contraire, le carbone est
invisible à l'œil nu. La fonte blanche résiste à l'outil, mais
est fragile au choc et se laisse pulvériser. La fonte grise au
contraire se laisse entamer à l'outil, résiste au choc, est
moins dense et moins fusible que la blanche. Cependant,

avec des propriétés mécaniques et physiques si différentes, les deux fontes peuvent être identiques dans leur composition *chimique*. Leur différence tient uniquement à l'état sous lequel s'y trouve contenu le carbone, et cet état tient lui-même aux conditions et, en particulier, à la vitesse de la solidification. Dans la fonte grise, le carbone, primitivement dissous dans le fer en fusion, s'en est séparé par la lenteur du refroidissement et a cristallisé sous forme de graphite. Dans la fonte blanche, obtenue par un refroidissement plus rapide, le carbone demeure incorporé au fer, sous les deux formes d'une solution solide et d'un composé défini, la *cémentite* Fe^3C.

D'autres causes interviennent aussi pour déterminer le caractère d'une fonte. Ainsi, indépendamment du carbone, la fonte renferme toujours du silicium, élément qui semble se dissoudre dans le fer en proportion presque indéfinie. A une température donnée, il abaisse la capacité de saturation du fer pour le carbone et provoque par conséquent la séparation de ce dernier au moment de la solidification. Sa présence a donc pour résultat d'accroître la formation de graphite et par conséquent de rendre grise la fonte. Toute fonte à cassure nettement grise renferme au moins 1 %, souvent 3 à 4 % de silicium.

D'autres éléments se rencontrent aussi à peu près constamment dans les fontes industrielles, où ils sont apportés par le minerai ou par la gangue. Leur présence, même en faible proportion, influe sur les qualités de la fonte.

Le soufre a une influence contraire à celle du silicium sur l'état du carbone dans un fer carburé : il s'oppose à sa séparation sous forme de graphite pendant la solidification. Il tend donc à favoriser la formation d'une fonte blanche. D'autre part, il abaisse le point de fusion du fer et, par suite, sa capacité de saturation pour le carbone à une température donnée. Donc, en définitive, le soufre favorise la production de la fonte blanche peu carburée.

Le manganèse s'oppose, comme le soufre, à la séparation du carbone et tend à le maintenir incorporé au soufre ou combiné à lui-même. Mais, contrairement au soufre, il élève le point de saturation du fer pour le carbone. Donc, en définitive, le manganèse favorise la formation de fontes blanches très carburées (jusqu'à 7 1/2 % de carbone combiné).

Enfin, la fonte renferme toujours, fût-ce à la dose de quelques dix-millièmes, du phosphore. Cet élément accroît la fluidité de la fonte et en facilite, par conséquent, le moulage ; mais il lui communique une fragilité qui croît avec sa teneur et oblige à limiter étroitement celle-ci.

On voit donc que la présence d'éléments étrangers, apportés dans la fonte par les matières premières, modifie les qualités de celle-ci. On peut donc avoir intérêt à les introduire artificiellement pour donner à la fonte certaines qualités qui la rendent apte à tel ou tel usage. C'est le but de la préparation des fontes dites spéciales, alliages complexes où l'on a fait entrer divers éléments (manganèse, silicium, chrome, etc.) en mêlant leurs oxydes aux minerais oxygénés de fer que réduit le haut-fourneau. Comme ces oxydes sont, en général, plus difficilement réductibles que ceux du fer, la fabrication des fontes spéciales exige de très hautes températures, qu'on réalise aujourd'hui dans les hauts-fourneaux par l'injection de l'air surchauffé. Il faut, en outre, composer le lit de fusion de manière que le laitier n'enlève pas l'oxyde qu'il s'agit de réduire. Si cet oxyde est à fonction basique, comme celui du manganèse, il faut que le laitier soit riche en bases fortes, capables de se substituer à lui dans la combinaison avec l'acide silicique de la gangue : c'est surtout la chaux qu'on emploie dans ce but. Si, au contraire, l'oxyde est à fonction acide, comme ceux du chrome et du silicium, il faut, pour éviter de les enlever, des laitiers aussi peu basiques que possible, ou ne contenant du moins que des bases faibles telles que l'alumine.

Parmi les fontes spéciales, citons les fontes manganésées : celles qui contiennent moins de 20 % de manganèse sont appelées *spiegeleisen* ou plus brièvement *spiegel* ; les alliages plus riches, qui peuvent tenir jusqu'à 83 % de manganèse, portent le nom de ferro-manganèse. Le ferro-silicium est une fonte riche en silicium, tenant 15 °/₀ de cet élément au maximum quand on le prépare au haut-fourneau, mais pouvant en tenir jusqu'à 50 °/₀ quand il est obtenu au four électrique. Le *silico-spiegel* contient 8 à 10 °/₀ de silicium et 15 à 20 °/₀ de manganèse. Enfin, on prépare encore des fontes au chrome, au tungstène, au nickel : le *ferro-chrome*, le *ferro-tungstène* et le *ferro-nickel*. La plupart de ces fontes spéciales servent, comme on dit, de *réactifs* dans la fabrication des aciers, c'est-à-dire servent à préparer par leur addition des aciers de qualités déterminées. Le ferro-silicium s'emploie, en outre, dans les fonderies pour aider au moulage des fontes ordinaires. La fonte de moulage doit être, en effet, grise pour avoir une fluidité suffisante et nous avons vu que le silicium favorise la formation de cette variété.

Affinage de la fonte de fer. — La fonte de fer proprement dite qui contient de 4 à 5 °/₀ de carbone, plus quelques-uns des éléments signalés plus haut (Si, P, S), est loin d'avoir les propriétés du fer doux, c'est-à-dire du fer très voisin de la pureté chimique. Au point de vue mécanique, notamment, la fonte a une résistance beaucoup plus faible que le fer et est cassante, au lieu d'être malléable. Pour la transformer en fer, il faut lui enlever son carbone et aussi, s'il y a lieu, quelques-uns des éléments tels que P et S, qui rendent le métal cassant; c'est cette opération qui constitue l'*affinage de la fonte*. Pratiquée autrefois au bas foyer, elle se fait aujourd'hui au four à puddler pour la fabrication du fer forgé.

Le four à puddler [fig. 100] est une sorte de four à réverbère que l'on chauffe au blanc. On y introduit la fonte mêlée d'un quart environ de minerai de fer oxydé ou de battitures ainsi que de scories très basiques riches en chaux. Sous son lit de scories, le métal entre en fusion et s'oxyde grâce à l'oxygène de l'air et des minerais introduits. Le charbon et le soufre se dégagent sous la forme de gaz CO et SO^2; le silicium et le phosphore, transformés en acides silicique et phosphorique, se combinent à la chaux. A

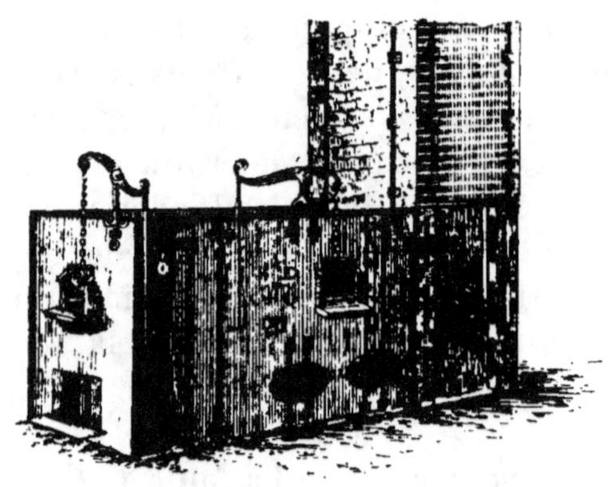

FIG. 100

Four à puddler.

mesure que le métal s'affine, le fer, moins fusible que la fonte, ne peut rester liquide à la température du four. Il s'isole donc en grumeaux, imprégnés de scories qu'on élimine en martelant vivement le métal à la sortie du four. On réunit ensuite les fragments métalliques ainsi obtenus, on les réchauffe et on les soude entre eux par martelage.

***B*.** FABRICATION DE L'ACIER. — L'acier est du fer contenant seulement quelques millièmes de carbone, qui lui donnent plus de rigidité (1). Il semble donc que, pour le préparer, il suffirait d'arrêter l'affinage précédent un peu avant le départ complet du carbone. Mais l'action oxydante de l'air s'exerce inégalement sur la surface du bain; et, si on l'arrêtait avant qu'elle n'ait épuisé son effet, on trouverait sur la sole du four des grumeaux de composition très variable, que le soudage juxtaposerait sans les mélanger: ce qui donnerait un métal fort hétérogène. Aussi le puddlage pour acier était-il une opération fort délicate; aujourd'hui le problème est résolu par divers procédés, les uns plus économiques, pour la fabrication des aciers d'usage courant, les autres, plus coûteux, pour l'obtention des aciers supérieurs.

Parmi les procédés économiques, le premier en date (1855) est celui de BESSEMER. Il consiste à affiner la fonte liquide par un courant d'air froid très divisé. L'opération s'effectue dans un appareil appelé *convertisseur* ou *cornue*. C'est une sorte de cubilot en tôle composé d'une partie cylindrique A [fig. 101] surmontée d'un bec et susceptible d'osciller autour de deux tourillons. A la base se trouve une boîte à vent, où l'on insuffle de l'air comprimé, qui pénètre ensuite par des tuyères dans le fond de la cornue. Si donc on a introduit dans celle-ci. par le bec, de la fonte préalablement liquéfiée, l'air traverse cette dernière de bas en haut en la pénétrant intimement; et il en oxyde ainsi les impuretés (Si, C. Mn, P) dans toute la masse à la fois en un laps de temps très court, beaucoup plus court que dans les anciens procédés d'affinage où la combustion ne se faisait que peu à peu, à la surface. Il en résulte un énorme et prompt dégagement de chaleur, qui suffit à

(1) Physiquement, les aciers et les fontes se différencient par ce fait que les aciers se solidifient en un seul temps et les fontes en deux temps. En d'autres termes, les aciers présentent un point unique de solidification et les fontes deux points successifs (ROBERTS AUSTEN).

maintenir la fonte liquide sans l'intervention d'aucun foyer extérieur. On voit se dégager par le bec une gerbe d'étincelles, puis une flamme éblouissante quand le carbone brûle. On reconnaît que la combustion de ce dernier est à peu près achevée quand la flamme se déchire et tombe. On dépasse ainsi, en général, le but en poussant trop loin l'affi-

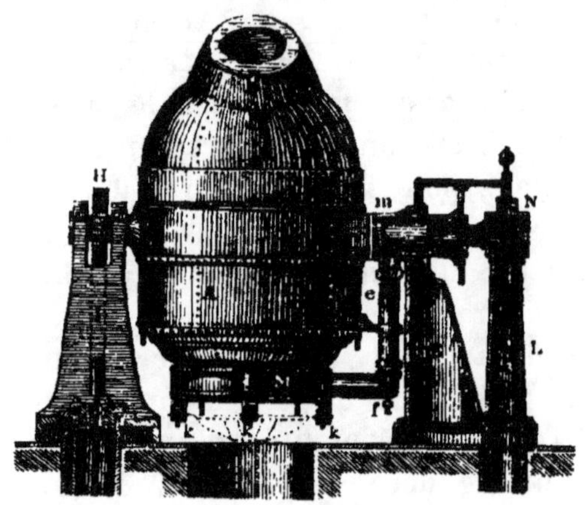

Fig. 101

Convertisseur Bessemer.

nage ; mais, vers la fin de l'opération, on règle la nature et par suite la qualité de l'acier obtenu par l'addition de réactifs convenablement choisis, comme nous l'indiquerons plus loin.

Toutes les impuretés de la fonte ne s'éliminent pas sous forme gazeuse, comme c'est le cas pour le carbone. Celles dont les oxydes sont fixes doivent être absorbées par un *garnissage* étalé sur la paroi interne du convertisseur et dont la composition est déterminée par la fonction chimique des oxydes produits. Quand ces oxydes sont *basiques*, le garnissage doit être naturellement *acide* ; il est alors cons-

titué par un pisé de quartz en morceaux agglomérés avec
de l'argile, ou bien de grès argileux, ou même de pierre
meulière. Si au contraire les oxydes fixes formés pendant
l'affinage sont *acides*, comme c'est le cas de l'acide phosphorique (1), le garnissage doit être *basique* ; le pisé est alors
constitué par de la dolomie calcinée agglomérée d'ordinaire
avec du goudron.

A côté du procédé BESSEMER s'en est développé un autre, le
procédé MARTIN, qui repose sur le principe suivant. Puisque
l'acier est intermédiaire, par sa teneur en carbone, entre la
fonte et le fer, on doit pouvoir l'obtenir en mêlant ces deux
derniers en proportions convenables. Mais, par suite de la
haute température nécessaire pour amener les deux corps à
l'état liquide et les bien mélanger, l'opération ne réussis-
sait autrefois qu'en creusets et sur de petites quantités à la
fois. Ce mode de fabrication de l'acier ne put être entrepris
en grand par MARTIN dans l'usine de Sireuil (Charente), que
lorsque SIEMENS arriva à réaliser industriellement, dans de
grands fours à réverbère, des températures extrêmes, à
l'aide des gazogènes, c'est-à-dire d'appareils où l'on brûle
des gaz préalablement surchauffés avec de l'air par leur
circulation à travers des empilages de briques qui ont été
portées au rouge par les flammes perdues du four lui-
même.

La fonte est donc fondue sur la sole d'un four Siemens.

(1) Primitivement, on ne savait pas préparer de l'acier avec les
minerais de fer phosphoreux, pas plus au Bessemer qu'au Martin,
parce qu'on n'employait que des garnissages *acides*, incapables
par conséquent de fixer l'acide phosphorique. Ce fut GRUNER qui
montra le premier la nécessité des garnissages basiques, en faisant voir que l'élimination du phosphore s'accomplit dans le
puddlage grâce aux scories *basiques* d'oxyde de fer. La solution
théorique du problème fut rendue pratique, quand THOMAS et
GILCHRIST eurent appris à constituer les garnissages basiques en
dolomie. Les scories phosphatées, obtenues par la déphosphora-
tion, sont employées comme engrais par l'agriculture.

Cette sole est constituée par un pisé basique de magnésie ou de dolomie pour les fontes phosphoreuses, par un pisé acide siliceux pour les autres fontes, quelquefois par un pisé neutre en fer chromé (VALTON et RÉMAURY) sans action sur les laitiers acides et basiques. Puis on y incorpore peu à peu soit des riblons (déchets de fer ou d'acier), soit du minerai de fer pur, de manière à diminuer progressivement la teneur relative du bain en carbone. Ce dernier élément s'élimine du reste en partie par une oxydation lente.

La fabrication de l'acier par le procédé MARTIN est plus coûteuse et moins rapide que par le procédé BESSEMER, mais elle est plus facile à régler et convient mieux pour la fabrication des aciers supérieurs, employés dans la confection des outils ou dans les armements.

Raffinage et recarburation de l'acier fondu. — Au Bessemer comme au Martin, on dépasse tout d'abord le but dans la première partie de l'opération, comme nous l'avons dit : on élimine en effet la presque totalité du carbone et même on oxyde une petite partie du fer. Le bain se compose alors d'acier extra-doux, mélangé d'oxyde de fer qui en diminue la fluidité. Il faut donc le transformer en acier sain et pour cela il faut réaliser deux choses : il faut régénérer le fer en réduisant son oxyde, dont la présence rendrait le métal *pailleux*, c'est ce qu'on appelle le *raffinage ;* et il faut restituer du carbone à l'acier pour lui communiquer la dureté voulue : c'est ce qu'on appelle la *recarburation*.

Ce double but était atteint primitivement par l'emploi d'un seul réactif, le spiegeleisen, qui est, nous l'avons vu, une fonte manganésée. Le manganèse déplace le fer de son oxyde et passe ensuite dans les scories sous la forme de silicates fusibles. D'autre part, le carbone du spiegel réagit aussi sur les oxydes et se brûle en grande partie à l'état de CO, mais une petite portion demeure alliée au fer. DARBY a réalisé un grand progrès en séparant le raffinage de la recarburation : on fait d'abord une addition de ferro-manganèse calculée de manière à suffire au raffinage ; puis le carbone est ajouté directement au moment de la coulée sous la forme de poussier et de briquettes. Ce mode opératoire a permis de réaliser une précision plus grande et une plus grande élasticité de fabrication ; on obtient, en effet, à volonté toute la gamme des aciers, depuis les extra-doux, qui sont les plus pauvres en carbone, jusqu'aux extra-durs, qui sont les plus riches.

Mais l'industrie moderne ne se contente pas de ces aciers naturels. Elle crée chaque jour de véritables métaux nouveaux, doués de qualités spéciales, en alliant le fer à d'autres éléments. Ainsi, on fait des aciers très durs, en ajoutant à la fin de l'opération des fontes riches en chrome ou en tungstène ; aussi l'acier au chrome est-il employé surtout pour les obus. En alliant du nickel à l'acier, on obtient un métal à la fois dur et sans aigreur, utilisé pour les blindages, car le nickel, sans diminuer la résistance, donne à l'acier la structure fibreuse et la souplesse du fer doux. Le manganèse augmente la charge de rupture et relève la limite d'élasticité. Du reste, les propriétés de l'alliage dépendent absolument de sa composition.

Les aciers spéciaux, ainsi que les aciers ordinaires, peuvent se préparer par une troisième méthode, différente du Bessemer et du Martin, qui est la fabrication au creuset. Cette méthode, inventée au siècle dernier par HUNSTMANN de Sheffield et à laquelle les aciers de cette ville durent leur supériorité, est en effet la plus précise de toutes, mais c'est aussi la plus coûteuse. Elle est la plus précise, car elle consiste à fondre au creuset fermé un mélange fait en proportions convenables et, en opérant ainsi en milieu clos, à l'abri des gaz extérieurs, on obtient un produit final dont la composition est identique à celle du mélange initial, sauf incorporation d'un peu de silicium et de carbone provenant du creuset. Les fours, chauffés au gaz, ont une sole peu étendue, sur laquelle reposent vingt à trente creusets, en terre ou en graphite. Le chargement s'effectue au moyen d'un entonnoir; la fusion, assez lente, dure quelques heures. Quand elle est achevée, on laisse le métal reposer encore une heure, puis on coule la masse liquide. La charge des creusets est constituée par de petits morceaux, soit d'un mélange d'acier et de fer puddlé, soit d'un mélange de déchets de fer et d'acier, soit enfin d'acier cémenté. C'est même la nécessité de fondre l'acier cémenté pour le rendre homogène qui a donné naissance à la fabrication au creuset.

La cémentation s'effectue dans des caisses en briques réfractaires, où l'on introduit le métal sous forme de barres plates de 1 centimètre d'épaisseur, en assises séparées par du *cément*, qui est du charbon de bois seul ou associé à d'autres matières. Les caisses sont placées dans de grands fours, où on élève progressivement la température à 1100° et où on la maintient pendant une quinzaine de jours. Le carbone solide pénètre dans le fer et s'y diffuse, au moins jusqu'à une certaine profondeur. Le métal soumis à la cémentation acquiert ainsi une teneur en carbone qui dépend de la température à laquelle il a été porté ; et la profondeur à laquelle pénètre cette action est en raison de sa durée.

PROPRIÉTÉS PHYSIQUES. — Le fer est un élément polymorphe, qui présente au moins trois états allotropiques bien définis, ayant chacun, comme d'ordinaire, une zone propre de stabilité comprise entre certaines limites de température pour une pression déterminée (OSMOND).

La modification stable à la température ordinaire, appelée fer α, constitue un métal blanc légèrement violacé, magnétique, cristallisé dans le système cubique, de densité 7,3 ; il est rayé par le verre, mais il raie le spath d'Islande ; c'est le plus tenace des métaux après le nickel et le cobalt et un fil de fer de 1 millimètre de rayon supporte sans se rompre un poids de 250 kilos.

Entre la température ordinaire et son point de fusion, le fer traverse au moins deux transformations allotropiques β et γ. Enfin, le fer fond vers 1500° et se volatilise aux températures élevées du four électrique (Moissan).

Propriétés chimiques. — Le fer s'unit directement à chaud à tous les métalloïdes autres que l'azote et l'hydrogène.

A la température ordinaire, l'oxygène ou l'air sec sont sans action sur le fer ; mais l'oxydation commence au rouge sombre, et au rouge blanc le fer brûle en lançant de brillantes étincelles et formant de l'oxyde salin Fe^3O^4 ; c'est ce dernier qui constitue l'*oxyde des battitures*, qui se détache du fer quand on le forge.

Le fer ne s'altère pas à froid dans de l'eau parfaitement privée d'oxygène et d'acide carbonique ; mais dans l'eau ordinaire et même simplement à l'air humide, il se recouvre de *rouille*, qui pénètre progressivement dans l'épaisseur du métal. Cette rouille est principalement formée d'un hydrate ferrique légèrement ammoniacal.

Mais, à partir de 100°, le fer décompose la vapeur d'eau, en dégageant de l'hydrogène et formant un oxyde de fer dont la composition dépend des conditions de l'expérience ; en vase clos, cette réaction est limitée et réversible et aboutit par conséquent à un équilibre.

Les acides attaquent généralement le fer en dégageant de l'hydrogène et formant le sel ferreux correspondant : cette dissolution se fait à froid avec l'acide chlorhydrique, à chaud avec l'acide sulfurique *concentré*. Avec l'acide azotique, le phénomène se complique par ce fait que l'hydrogène déplacé réduit l'acide à l'état de nitrate ammoniacal ; en outre, l'acide convenablement concentré, non seulement ne dissout pas le fer, mais encore le rend inattaquable par les acides plus étendus qui l'auraient dissous avant cette immersion : une pareille modification constitue ce qu'on appelle la *passivité du fer* (p. 299).

Le fer entre, dans la plupart de ses combinaisons, avec deux valences différentes : tout se passe donc comme s'il formait, suivant les cas, deux métaux distincts : 1° le *ferrosum* bivalent, donnant les combinaisons *ferreuses*, comparables à celles du zinc ; 2° le *ferricum* trivalent donnant des combinaisons *ferriques*, comparables à celles de l'aluminium.

Composés oxygénés du fer

Le fer forme avec l'oxygène une série de composés moins riche que celle du manganèse, car les termes supérieurs manquent. On ne connaît en effet que le protoxyde FeO ; le sesquioxyde Fe^2O^3, l'oxyde salin Fe^3O^4 ou $FeO.Fe^2O^3$, enfin l'acide ferrique H^2FeO^4 ou plutôt les ferrates, correspondant aux manganates.

Oxyde ferreux (Protoxyde) FeO

On peut l'obtenir à l'état anhydre, soit en décomposant au rouge le gaz carbonique par le fer, soit en décomposant le sesquioxyde Fe^2O^3 au rouge par un mélange à volumes égaux de gaz carbonique et d'oxyde de carbone (DEBRAY), soit en faisant passer sur ce même sesquioxyde au rouge un mélange de vapeur d'eau et d'hydrogène (DEVILLE).

Le protoxyde FeO est une poudre noire qui paraît exister sous deux états allotropiques, ayant chacun leur zone propre de stabilité sur l'échelle des températures. Celui qui a été porté ou préparé à des températures voisines de 1000° n'est pas magnétique, ni pyrophorique; il dégage des fumées rouges au contact de l'acide nitrique sans donner d'incandescence et en se transformant en oxyde salin Fe^3O^4. Mais, quand sa température n'a jamais dépassé 600°, il est magnétique, pyrophorique et devient incandescent au contact de l'acide nitrique en se changeant en sesquioxyde.

L'oxyde ferreux est presque insoluble dans l'eau, qui en dissout à peine 1/150000; mais cette faible proportion suffit à donner au liquide une saveur atramentaire et une réaction alcaline.

On obtient un hydrate ferreux, sous la forme de flocons blancs amorphes, en précipitant un sel ferreux par une solution alcaline; on peut, en se plaçant dans des conditions convenables, obtenir cet hydrate ferreux sous forme de cristaux verts. Dans tous les cas, il faut opérer à l'abri de l'air, car l'hydrate ferreux, tant amorphe que cristallisé, s'oxyde avec une rapidité extrême en se transformant en hydrate ferrique.

OXYDE FERRIQUE (SESQUIOXYDE) Fe^2O^3

L'oxyde ferrique se prépare industriellement à l'état de composé amorphe et anhydre, connu sous le nom de *colcothar*, en calcinant le sulfate ferreux $FeO.SO^3$. Ce sel se transforme par oxydation en sulfate ferrique $Fe^2O^3.3\,SO^3$, que la chaleur dissocie ensuite en oxyde Fe^2O^3 fixe et en anhydride SO^3 qui distille et qu'on recueille généralement dans de l'acide sulfurique pour transformer ce dernier en

acide de Nordhausen (p. 237). Le colcothar ainsi obtenu
constitue une poudre rouge, dont la couleur est plus ou
moins foncée suivant la température de sa préparation.
Celle-ci se fait dans l'appareil de la figure 102.

On transforme l'oxyde amorphe en oxyde cristallisé par
la méthode générale de DEVILLE, c'est-à-dire en faisant passer
à chaud sur le premier un lent courant de gaz chlorhydrique. On obtient ainsi des cristaux rhomboédriques, iso-morphes de ceux de
l'alumine et identiques à ceux du fer oligiste naturel.

L'oxyde ferrique an-hydre semble exister au moins sous deux
états allotropiques, dont le point de transforma-tion réversible paraît
situé au voisinage de 950°. Au-dessous de cette température, il
est d'une couleur rouge un peu sombre, soluble

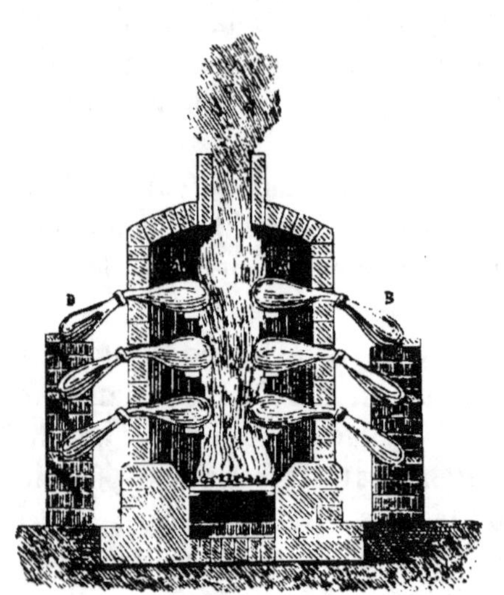

FIG. 102
Appareil pour la préparation du
colcothar.

dans les acides ; tandis qu'au-dessus, il est d'un rouge plus
vif et devient insoluble dans les acides. Il paraît aussi,
suivant les cas, être ou non attirable à l'aimant.

On le prépare à l'état hydraté en versant une solution de
perchlorure de fer étendue dans de l'ammoniaque : en
opérant en sens inverse, il se formerait des oxychlorures.
On obtient ainsi une masse gélatineuse brune qui représente en réalité une condensation d'un état colloïdal,

éphémère dans le cas présent, mais susceptible d'être fixé en prenant quelques précautions spéciales. C'est ainsi qu'en soumettant à la dialyse une solution étendue d'acétate ferrique, c'est-à-dire d'un sel capable d'une forte dissociation hydrolytique, l'acide acétique s'élimine peu à peu par osmose, tandis que l'hydrate ferrique reste à l'état colloïdal dans le liquide du dialyseur, coloré par lui en rouge sombre. Mais ce colloïde est, comme toujours, en équilibre instable et peut être coagulé par l'action de la chaleur et d'un grand nombre de substances.

Le précipité gélatineux d'hydrate ferrique, quelles que soient les conditions de sa formation, donne, par dessiccation dans le vide, une masse brune possédant la formule $(Fe^2O^3)^2.3\,H^2O$ ou $Fe(OH)^3$ de la *limonite* naturelle. Ce précipité est soluble dans les acides; mais, si l'on fait bouillir l'eau dans laquelle il est en suspension, il perd cette propriété et prend la formule $Fe^2O^3.H^2O$, qui est celle d'une autre espèce naturelle, la *goethite*. Ce nouvel hydrate ne possède donc plus la fonction basique du premier; mais il demeure cependant susceptible de se combiner aux bases pour donner des ferrites $Fe^2O^3.Me''O$.

Des faits analogues s'observent pour le sesquioxyde anhydre. Aux basses températures, il réunit en lui les deux fonctions basique et acide : car, d'une part, il se dissout dans les acides pour former des sels ferriques et, d'autre part, il se combine aux bases pour former des ferrites. Mais, de même que pour l'oxyde chromique, ces deux fonctions sont indépendantes, car elles résistent inégalement à l'action de la chaleur.

La capacité de saturation du sesquioxyde de fer pour les bases paraît varier suivant les conditions de température dans lesquelles on se place. A basse température et par voie humide, il se forme de préférence des ferrites basiques, tels que $Fe^2O^3.4\,CaO$ et même $Fe^2O^3.6\,MgO$. L'action de la chaleur jusqu'au rouge blanc paraît donner lieu ensuite à des ferrites neutres $Fe^2O^3.Me''O$; mais, aux températures plus élevées, ce sont de nouveau des composés basiques qui tendent à prendre naissance.

En résumé, l'histoire chimique de l'oxyde ferrique rappelle par beaucoup de points celle de l'alumine.

L'oxyde ferrique est susceptible de nombreux emplois. Calciné, il sert au polissage des métaux. La peinture en fait aussi une grande consommation. Enfin, la limonite naturelle est employée dans les usines productrices du gaz d'éclairage pour dépouiller ce dernier de son hydrogène sulfuré.

OXYDE SALIN DE FER Fe^3O^4

C'est le plus exothermique des composés oxygénés du fer et il est stable dans une étendue considérable de l'échelle thermométrique.

Il peut être obtenu par réduction du sesquioxyde sous l'action de l'hydrogène ou de l'oxyde de carbone. Il se forme d'abord du protoxyde basique FeO, qui se combine à l'excès de sesquioxyde acide Fe^2O^3 pour donner l'oxyde salin $FeO.Fe^2O^3$ ou Fe^3O^4. On obtient ainsi un produit amorphe, que la méthode générale de DEVILLE (passage de gaz HCl à chaud) permet de transformer en petits octaèdres identiques à ceux de la *pierre d'aimant* naturelle.

Cet oxyde se forme encore par voie humide, quand on abandonne plusieurs jours à l'air de la limaille de fer en présence de l'eau, ou encore quand on précipite une solution bouillante de carbonate sodique par une solution équimoléculaire de sulfates ferreux et ferrique ; on obtient ainsi *l'éthiops martial* des pharmacies.

L'oxyde salin est susceptible de revêtir, comme les deux autres oxydes, deux états allotropiques (MOISSAN). La forme stable aux basses températures est une poudre noire, de densité 4,86, soluble dans l'acide nitrique concentré, transformable par grillage en sesquioxyde. La forme stable à chaud, au delà du rouge blanc, possède une densité 5,08, est inattaquable par l'acide nitrique concentré et ne s'oxyde plus par grillage à l'air.

Composés sulfurés du fer

Le fer forme avec le soufre, comme avec l'oxygène, un ensemble assez étendu de combinaisons; cependant la correspondance n'est pas toujours parfaite entre les deux séries. S'il existe des sulfures bien définis, tous artificiels, possédant les formules FeS, Fe^2S^3, Fe^3S^4 et répondant par conséquent aux trois oxydes que nous venons d'étudier, on connaît par contre un sous-sulfure artificiel Fe^2S et un bisulfure naturel FeS^2, qui ne sont pas représentés dans la série des combinaisons oxygénées.

Le fer, pris sous forme de limaille, est capable de s'unir au soufre sous l'influence de la chaleur; mais le produit ainsi obtenu, qui sert à la préparation de l'hydrogène sulfuré (p. 209), ne paraît pas répondre à un composé défini et est vraisemblablement un mélange de sulfures, mélange susceptible de s'oxyder au rouge en se changeant en sulfate. De tous les sulfures de fer, le plus stable aux températures élevées est le sous-sulfure Fe^2S, car MOURLOT a constaté que c'est lui qui se forme quand on chauffe fortement au four électrique, par un courant de 900 ampères sous 60 volts, un sulfure de fer préparé par union directe de ses éléments dans les proportions correspondant à la formule FeS. Après cinq minutes de chauffe, le composé Fe^2S est obtenu sous la forme d'une masse jaunâtre à structure cristalline.

Nous n'étudierons que le proto= et le bisulfure.

Protosulfure de fer FeS

On obtient par voie sèche, un produit très voisin par sa composition du protosulfure FeS, en faisant passer un courant de gaz sulfhydrique sec sur de l'oxyde magnétique au rouge blanc (Sidot) ; on trouve la partie froide du tube de porcelaine dans lequel on opère tapissée de beaux cristaux de FeS, dérivés du prisme hexagonal, présentant, comme ceux de blende, une couleur variable du noir au jaune citron. Ils sont insolubles dans l'eau, mais se dissolvent dans HCl avec dégagement de H^2S.

On prépare le protosulfure par voie humide, en faisant agir en vase clos le gaz H^2S sur une solution de sulfate ferreux (Baubigny).

Bisulfure de fer FeS²

Le bisulfure, dont l'importance industrielle est si grande, notamment pour la préparation de l'acide sulfurique (p. 224), se rencontre dans la nature sous deux formes bien différentes : le sulfure jaune ou *pyrite martiale* et le sulfure blanc ou *pyrite blanche.*

La pyrite jaune est ainsi nommée à cause de sa couleur d'un jaune laiton ; elle est très dure et fait feu au briquet, d'où son nom de pyrite. Elle se présente en cristaux du système cubique, à éclat métallique, qui ont été reproduits par Deville en faisant fondre un mélange de sulfure de fer avec du sulfure de potassium et du soufre en excès.

La pyrite blanche est d'un blanc jaunâtre ou d'un jaune verdâtre livide avec éclat métallique. Sa forme primitive est celle d'un prisme orthorhombique. Elle est lentement altérable à l'air, qui la transforme en un mélange de sulfates ferreux et ferrique avec mise en liberté d'une certaine quantité d'acide sulfurique.

Le bisulfure de fer se décompose sous l'action de la chaleur en donnant à l'abri de l'air d'abord un sulfure Fe^3S^4 correspondant par sa formule à l'oxyde magnétique. En vase clos, l'équation de la décomposition est :

$$3\,FeS^2 = S^2 + Fe^3S^4$$

et cette réaction pourrait être utilisée pour la préparation artificielle du soufre (p. 201). A température plus élevée, le sulfure Fe^3S^4 se transformerait en protosulfure FeS et ce dernier, à son tour, dans l'arc électrique, se changerait en Fe^2S. Cette suite de décompositions définit, comme on le voit, la stabilité relative des principaux sulfures de fer.

Mais si le chauffage des pyrites a lieu à l'air, alors elles se grillent en dégageant du gaz sulfureux SO^2 et laissant, à température suffisamment basse, du sulfate ferreux $FeSO^4$. Si on élève la température, il se forme du sulfate ferrique plus ou moins basique; puis enfin, à température encore plus haute, il ne resterait qu'un résidu de sesquioxyde ou colcothar. Toutes ces réactions sont utilisées dans l'industrie.

Composés haloïdes du fer

Le fer se combine directement aux métalloïdes halogènes par une réaction exothermique, mais qui dégage d'autant moins de chaleur que leur poids atomique est plus élevé. Suivant que c'est le fer ou le métalloïde qui domine, on obtient un composé ferreux ou un composé ferrique.

Les haloïdes ferreux sont tous solubles dans l'eau et cette solubilité augmente avec le poids moléculaire. Les dissolutions sont des liqueurs d'un vert clair, altérables à l'air qui les oxyde. Ils forment aisément des sels doubles avec les haloïdes des autres métaux.

Les haloïdes ferriques sont également solubles dans l'eau et jouissent aussi de la propriété de former des sels doubles.

Chlorure ferreux $FeCl^2$

Le chlorure ferreux se prépare d'ordinaire en dissolvant, avec l'aide d'une douce chaleur, le fer dans l'acide chlorhydrique. Pour les préparations ordinaires, on peut employer de la tournure de fer ou des pointes de Paris ; mais, si l'on veut un produit très pur, on prend du fil de fer à clavecin ou mieux du fil à fleur et on opère la dissolution dans de l'eau bouillie et dans une atmosphère de gaz carbonique pour éviter toute action oxydante (1). On obtient ainsi une solution verte qui, évaporée rapidement jusqu'à 42° B, laisse déposer des prismes rhomboïdaux obliques, d'un vert clair, de densité 1,93, de formule $FeCl^2 + 4\,H^2O$. Ce sel est déliquescent, soluble dans son poids d'eau froide et encore plus dans l'eau bouillante, soluble dans l'alcool faible, insoluble dans l'éther. L'air l'oxyde rapidement et le transforme en un mélange de perchlorure et d'oxychlorure, en le colorant en jaune.

Les cristaux de l'hydrate $FeCl^2 + 4\,H^2O$ s'effleurissent dans le vide en donnant un second hydrate $FeCl^2 + 2\,H^2O$, que l'on obtient directement dans une dissolution très chargée d'acide chlorhydrique. Ces cristaux, chauffés doucement dans l'hydrogène, perdent leur eau et se changent en protochlorure anhydre. Celui-ci peut du reste se préparer directement en faisant passer un courant de chlore

____

(1) Cf. DENIGÈS, *Précis de chimie analytique*, p. 359. Storck et Cⁱᵉ, éditeurs. Lyon, 1898.

sec ou de gaz chlorhydrique sec sur de la tournure de fer
chauffée au rouge sombre : le chlorure ferreux se volatilise
à l'extrémité du tube, où il se présente sous la forme de
petits cristaux blancs cubiques.

CHLORURE FERRIQUE $FeCl^3$ ou Fe^2Cl^6

Le chlorure ferrique ou perchlorure de fer s'obtient à
l'état anhydre en faisant passer un excès de chlore sur de
la tournure de fer ou sur du chlorure ferreux anhydre,
chauffés au rouge soit dans un tube de porcelaine, soit
dans une cornue réfractaire tubulée. Les vapeurs de
Fe^2Cl^6 distillent et se condensent dans les parties froides de
l'appareil, en tables hexagonales, rouges par transparence,
vertes par réflexion.

Le chlorure ferrique hydraté peut se préparer dans les
laboratoires en faisant cristalliser, après concentration, la
solution officinale, elle-même obtenue en faisant passer
un courant de chlore dans une solution de chlorure
ferreux (1). On peut encore, comme cela se pratique souvent dans l'industrie, dissoudre le fer dans de l'eau régale,
constituée par un mélange de 3 parties de HCl et 1 partie
de $HAzO^3$. Les vapeurs nitreuses dégagées dans la réaction
peuvent être récupérées par la méthode ordinaire (p. 296).

Ces solutions refroidies laissent déposer, si la concentration est relativement faible, des cristaux mamelonnés
d'un jaune orangé, de formule $Fe^2Cl^6 + 12 H^2O$, et, si la
concentration est sirupeuse, de gros cristaux d'un rouge
orangé de formule $Fe^2Cl^6 + 6 H^2O$. Ces cristaux fondent
dans leur eau d'hydratation, les premiers à 31°, les autres
à 42°.

(1) Cf. CHOLAS et MOREAU, *Précis de pharmacie chimique*, p. 338,
Storck et Cᵗ, éditeurs, Lyon, 1898.

Le chlorure ferrique est très soluble dans l'eau froide
qui en dissout environ une fois et demie son poids, plus
soluble encore dans l'eau bouillante. Il est également
soluble dans 4 parties d'alcool, dans 4 parties d'éther, dans
la glycérine.

Ses solutions aqueuses, qui ont une saveur astringente,
sont rouge brun quand elles sont concentrées, jaunes
quand elles sont étendues. Elles dissolvent abondamment
l'hydrate ferrique gélatineux et abandonnent ce dernier
par dialyse à l'état colloïdal. L'hydrogène, le fer, le zinc,
le sucre, l'alcool, l'éther, maints autres agents réducteurs
ramènent, dans ces solutions, le chlorure ferrique à l'état
de sel ferreux; ce qui est le principe de l'emploi du perchlorure comme oxydant, notamment en chimie organique. Ces solutions précipitent les gommes et coagulent
les albuminoïdes, notamment ceux du sérum sanguin, ce
qui est le principe de leur action hémostatique, mais ce
coagulum est soluble dans un excès de perchlorure.

Les solutions de chlorure ferrique se décomposent quand on
les chauffe, et cela d'autant plus aisément qu'elles sont plus
étendues. La lumière paraît favoriser cette décomposition. Si
la solution tient moins de 4 % de perchlorure, il se produit
une simple dissociation hydrolytique, qui laisse de l'acide HCl
en solution et précipite de l'oxyde ferrique amorphe. Pour les
concentrations un peu supérieures à 4 %, il se forme d'abord
de l'oxyde, puis on voit se déposer des oxychlorures, amorphes
ou cristallisés, provenant d'une combinaison de l'oxyde Fe^2O^3
formé avec l'excès de Fe^2Cl^6 indécomposé. Il faut, pour cela,
chauffer la solution en vase scellé, après y avoir introduit un
carbonate alcalino-terreux destiné à saturer l'acide chlorhydrique libéré qui ne tarderait pas à arrêter la réaction par la
production d'un état d'équilibre (ROUSSEAU). Dans ces conditions, entre 150° et 220°, on obtient l'oxychlorure hydraté
$2 Fe^2O^3 . Fe^2Cl^6 . 3 H^2O$, en cristaux aciculaires, brillants, colorés
en rouge brun, qui dérivent d'un prisme orthorhombique.
Depuis 220° jusque vers 300°, il se forme un oxychlorure
anhydre de formule $2 Fe^2O^3 . Fe^2Cl^6$, en petites aiguilles d'un brun

rougeâtre. Enfin, au-dessus de 300° jusque vers 400°, on voit apparaître des aiguilles beaucoup plus volumineuses, d'une couleur plus foncée, appartenant à un oxychlorure de formule $3 Fe^2O^3 . Fe^2Cl^6$. Tous ces oxychlorures ont ce caractère commun de se détruire par l'action prolongée de l'eau bouillante en laissant du sesquioxyde Fe^2O^3.

Rousseau a également montré que la vapeur d'eau réagissant sur la vapeur de chlorure ferrique dans une atmosphère de gaz carbonique, donne exactement les mêmes oxychlorures que l'eau liquide sous pression à la même température.

En dehors de son usage thérapeutique, le perchlorure de fer est employé dans les arts pour la gravure sur acier, sur cuivre et sur zinc. Il a été utilisé en photographie pour affaiblir les clichés trop opaques, c'est-à-dire pour leur enlever une partie de l'argent réduit en transformant d'abord ce dernier en chlorure d'argent :

$$2 Ag + Fe^2Cl^6 = 2 AgCl + 2 FeCl^2$$

que l'on dissout ensuite dans l'hyposulfite de soude (1).

On a proposé pour le tannage des peaux une préparation obtenue en dissolvant 10 kilos de perchlorure de fer dans 40 litres d'eau, puis ajoutant à ce liquide une solution de 4 kil. 5 de cristaux de soude dans 20 litres d'eau (Reinsch).

Bromure ferreux $FeBr^2$

Le bromure anhydre peut se préparer en faisant passer des vapeurs de brome sur de la tournure de fer chauffée. On obtient ainsi un produit cristallisé, jaune pâle, très soluble dans l'eau.

---

(1) On remplace avantageusement le perchlorure de fer par le ferricyanure de potassium, qui peut être mêlé à la solution d'hyposulfite, ce qui permet de réunir les deux opérations en une seule.

On peut du reste obtenir directement une solution de bromure ferreux en combinant directement le brome à de la limaille de fer en présence de l'eau sous l'action d'une douce chaleur. Cette solution, d'une belle couleur verte, est très altérable à l'air. Concentrée par évaporation, elle laisse déposer des cristaux verts de l'hydrate $FeBr^2 + 6\,H^2O$, sous la forme de petites tables.

IODURE FERREUX FeI^2

On peut préparer l'iodure anhydre en faisant tomber peu à peu de l'iode sur du fer chauffé au rouge sombre. On obtient par refroidissement une masse lamelleuse blanche, mais ce sel est déliquescent et ne se conserve pas à l'air. Aussi le prépare-t-on d'ordinaire directement à l'état de solution en chauffant, en présence de l'eau, 1 partie de limaille de fer et 4 parties d'iode. On peut, du reste, en concentrant cette liqueur par évaporation, puis la coulant sur des assiettes, obtenir par solidification de la masse l'iodure anhydre, qu'il faut alors conserver à l'abri de l'humidité.

On peut aussi faire cristalliser de ces solutions un hydrate $FeI^2 + 4\,H^2O$, qui est vert, tandis que l'iodure anhydre est blanc.

L'iodure ferreux est soluble dans l'eau et dans la glycérine. La chaleur le décompose en volatilisant l'iode. L'air humide le colore en brun avec formation d'oxy-iodure : la même transformation se produit au sein de ses solutions aqueuses.

Sels oxygénés du fer

Ils se divisent, comme les haloïdes, en deux groupes : les sels ferreux et les sels ferriques.

Les sels ferreux sont formés par la combinaison du

protoxyde FeO avec les acides ; comme cette union dégage un peu moins de chaleur que celle du protoxyde de manganèse (1/8 en moins en moyenne), les sels ferreux sont un peu moins stables que les sels manganeux. Ils s'oxydent généralement à l'air, surtout lorsqu'ils sont dissous, en se transformant en sels ferriques plus ou moins basiques. Ils sont aussi transformés en sels ferriques par un grand nombre d'agents oxydants, tels que le permanganate de potasse. Aussi possèdent-ils un pouvoir réducteur, beaucoup plus marqué du reste en liqueur alcaline qu'en liqueur acide. Leurs solutions et leurs cristaux hydratés ont une couleur verte, un goût d'encre.

Les sels ferriques ont une réaction acide, ce qui n'a rien de surprenant, car BERTHELOT a montré qu'ils subissent de la part de l'eau une dissociation hydrolytique, progressive comme la saponification des éthers, qui sépare l'acide et la base. Cette transformation n'est pas toujours réversible, car l'hydroxyde ferrique libéré, que la dialyse permet souvent d'isoler à l'état colloïdal, peut subir de son côté des modifications irréversibles. Quoi qu'il en soit, ces solutions ont une couleur jaune ou brune, une saveur styptique, astringente.

SULFATE FERREUX $FeSO_4$

PRÉPARATION DANS LES LABORATOIRES. — Le sulfate ferreux se prépare dans les laboratoires en dissolvant un excès de fer dans de l'acide sulfurique étendu. Il se dégage de l'hydrogène et il se forme une liqueur verte qui, concentrée à 40° B., laisse déposer des cristaux verts de formule $FeSO_4 + 7\,H_2O$.

PRÉPARATION DANS L'INDUSTRIE. — L'industrie, qui désigne ce sel sous le nom de *vitriol vert* ou de *couperose verte*, le prépare par divers procédés, qui tous ont pour principe l'oxydation d'un sulfure de fer.

a) Cette oxydation peut se faire à chaud. C'est ainsi qu'un grillage ménagé des pyrites de fer les transforme en sulfate ferreux, tandis qu'une température trop élevée ou un grillage trop prolongé feraient apparaître des sulfates ferriques. Nous avons du reste exposé un peu plus haut, à propos de la fabrication du colcothar, les transformations successives des pyrites ferrugineuses sous l'influence des températures croissantes. En s'arrêtant à la formation de sulfate ferreux, on n'a plus qu'à lessiver le résidu du grillage, ce qui donne une solution verte de sulfate ferreux, que l'on concentre vers 40° B, et qui est ensuite abandonnée à la cristallisation.

b) Mais l'oxydation peut aussi se faire à la température ordinaire, quand on a affaire à des produits qui se présentent dans un état physique convenable, à des schistes pyriteux par exemple. Ainsi, à Przibram, en Bohême, le sulfure de fer contenu dans les schistes est transformé en sulfate par une exposition de deux à trois ans à l'air et à l'humidité. La masse est ensuite lessivée et la solution de sulfate ferreux obtenue est concentrée par évaporation vers 30° B. Par refroidissement, il se dépose des cristaux de vitriol vert.

On obtient aussi du sulfate ferreux, à Urcel et à Chailvet, près de Laon, dans le traitement des schistes alumineux en vue d'obtenir de l'alun (p. 757).

PROPRIÉTÉS. — Les cristaux de l'hydrate $FeSO_4 + 7H_2O$ appartiennent au système du prisme clinorhombique et sont isomorphes avec le sulfate de magnésie. Ils se dissolvent dans une fois et demie leur poids d'eau froide et un quart de leur poids d'eau à 100°. Soumis à l'action de la chaleur, ils fondent et perdent de l'eau, dont il ne reste plus qu'une molécule à 100°. Enfin, à 300°, toute l'eau disparaît et on obtient le sulfate anhydre sous la forme d'une poudre blanche qui redevient verte au contact de la plus petite quantité d'eau. Nous avons vu que ce sulfate se détruit ensuite à des températures plus hautes, en donnant un dégagement de gaz sulfureux et un résidu de sulfate ferrique basique, ce dernier finissant par être dédoublé à son tour en anhydride sulfurique et oxyde ferrique.

Exposés à l'air, les cristaux de sulfate ferreux s'effleurissent légèrement et jaunissent, par suite d'une oxydation qui donne naissance à un sous-sulfate ferrique $Fe^2O^3.SO^3$. Ce dernier sel, à peu près insoluble, se forme plus aisément encore en solution aqueuse. En effet, une solution de sulfate ferreux, d'un beau vert émeraude, se transforme peu à peu à l'air en une liqueur brun jaunâtre renfermant du sulfate ferrique et abandonnant un dépôt jaune de sulfate basique. Cette facilité avec laquelle s'oxyde le sulfate ferreux lui confère des propriétés réductrices ; ainsi, versé dans une solution d'un sel d'or, il en précipite de l'or métallique à l'état de poudre.

Le sulfate ferreux se combine à un certain nombre d'autres sulfates pour constituer avec eux des sels doubles se rattachant par leur composition et leur forme cristalline clinorhombique aux sulfates doubles de la série magnésienne. Parmi eux, il convient de citer le sulfate ferroso-ammonique $FeSO^4 + (AzH^4)^2SO^4 + 6H^2O$, quelquefois employé dans les laboratoires, parce qu'il est moins oxydable à l'air que le sulfate ferreux.

Usages. — Nous avons vu comment le sulfate ferreux, par sa calcination, servait à préparer à la fois l'acide de Nordhausen et le colcothar. Son pouvoir réducteur à l'égard des sels d'or, dont il précipite le métal à l'état pulvérulent, est utilisé dans la dorure sur porcelaine. On l'emploie aussi comme désinfectant, en raison de son pouvoir d'absorption vis-à-vis de l'hydrogène sulfuré et du sulfhydrate d'ammoniaque. Il sert à la confection d'une encre, que l'on obtient en ajoutant une solution de sulfate ferreux, puis de la gomme arabique, à une liqueur obtenue en épuisant des noix de galle par l'eau bouillante. Enfin, il est employé à la préparation du bleu de Prusse : ce dernier se prépare en effet industriellement en versant une solution chaude de vitriol vert dans une solution bouillante de ferrocyanure potassique, puis oxydant le précipité, suspendu dans l'eau bouillante, à l'aide de l'acide nitrique ou d'un autre agent d'oxydation. Mais, de tous les emplois, celui qui est de beaucoup le plus important, c'est l'emploi agricole du sulfate ferreux pour le traitement des vignes atteintes de chlorose.

SULFATE FERRIQUE $Fe^2(SO^4)^3$

Le sulfate ferrique normal $Fe^2(SO^4)^3$ ou $Fe^2O^3.3\,SO^3$, s'obtient en oxydant le sulfate ferreux par l'acide nitrique. On chauffe, par exemple, 100 p. de vitriol vert, 100 p. d'eau et 20 p. d'acide sulfurique, puis on ajoute peu à peu de l'acide nitrique jusqu'à cessation de dégagement de vapeurs nitreuses. La solution est alors d'un jaune brun et laisse cristalliser difficilement le sel sous la forme d'une masse blanc jaunâtre.

Les solutions aqueuses du sulfate ferrique normal se décomposent progressivement avec formation de sulfate basique dès la température ordinaire. A l'ébullition, la décomposition est plus rapide et précipite de l'oxyde ferrique sous sa modification insoluble dans les acides.

Le sulfate ferrique, comme le sulfate d'alumine, est susceptible de former des aluns en se combinant aux sulfates alcalins.

Phosphates de fer

Les phosphates de fer n'ont pas grande importance pratique. Il convient cependant de citer un pyrophosphate de fer et de sodium, qu'on prépare en versant du pyrophosphate de soude dans une solution d'un sel ferrique. Il se forme d'abord un précipité blanc, qui se redissout ensuite dans un excès de pyrophosphate. La solution obtenue n'a aucun des caractères des sels de fer : elle est incolore, n'a pas de saveur atramentaire et ne présente pas les réactions ordinaires du fer. Le métal s'y trouve donc masqué, grâce à quelque remaniement moléculaire qui lui a enlevé sa qualité d'ion indépendant pour l'incorporer à un radical plus ou moins complexe. Indépendamment de son emploi thérapeutique, ce sel a été récemment utilisé par Job en titrimétrie.

Arséniate ferreux $FeHAsO^4$

Il se prépare par double décomposition entre deux solutions d'arséniate de soude et de sulfate ferreux. On obtient ainsi une poudre amorphe, hydratée, d'un vert pâle au moment de sa préparation, mais qui se fonce à l'air en s'oxydant. Ce sel est insoluble dans l'eau, soluble dans l'ammoniaque en donnant une liqueur verte, soluble dans les acides et le pyrophosphate sodique.

Carbonate ferreux $FeCO^3$

Ce sel existe, nous l'avons vu, dans la nature, où, sous les noms de *sidérose* ou de *fer spathique*, il constitue un des minerais du fer. Il est cristallisé en rhomboèdres et est isomorphe des carbonates de magnésie et de manganèse.

Ces cristaux ont été reproduits par DE SÉNARMONT en chauffant en tubes scellés du carbonate de chaux et du chlorure ferreux à des températures comprises entre 135° et 180°.

En précipitant un sel ferreux par du carbonate de soude, on obtient une poudre blanche hydratée de carbonate ferreux, mais qui se transforme rapidement à l'air en sesquioxyde hydraté d'un brun rougeâtre.

Le carbonate ferreux est insoluble dans l'eau, mais il se dissout dans l'eau chargée d'acide carbonique, à raison de 0 gr. 91 par litre. C'est ce qui explique sa présence dans un certain nombre d'eaux minérales, mais ces eaux s'altèrent très vite au contact de l'air et déposent de l'hydrate ferrique.

NICKEL

ÉTAT NATUREL ET CENTRES DE PRODUCTION. — Les minéraux contenant du nickel sont assez nombreux : mais ceux qui sont susceptibles d'être exploités pour l'extraction du métal et qui méritent seuls le nom de minerais de nickel sont assez rares. Ces minerais sont principalement arséniés, sulfurés ou oxydés.

Parmi les minerais sulfurés ou arsénio-sulfurés, nous citerons : le *kupfernickel*, ou *nickeline rouge*, ou *nicolite*, d'où CRONSTEDT isola le nickel en 1751 et qui se présente en masses compactes d'un rouge cuivré ou en petits cristaux du système hexagonal, principalement dans les filons métallifères de Freiberg, Annaberg, Schneeberg (Saxe), de Challanches (Isère); la *chloantite*, ou *nickeline blanche*, ou *rammelsbergite*, de formule $NiAs^2$, en masses d'un gris clair ayant l'aspect de l'étain dans les cassures fraîches, noircissant à la surface ; le *disomose*, ou *nickelglanz*, ou *nickel gris*, en cristaux d'acier gris clair tirant sur le blanc d'argent, de formule NiAsS, isomorphes du *mispickel* FeAsS et de la *cobaltine* CoAsS ; d'où l'association fréquente de ces trois espèces dans leurs gisements, notamment dans les filons du Harz.

Les minerais sulfurés sont aujourd'hui les plus importants de tous, depuis la découverte des gisements du Canada, dont le centre d'exploitation est à Sudbury, près du lac Huron ; on en trouve aussi en Piémont, en Suède, en Écosse, en Pennsylvanie. Parmi ces minerais, il faut citer la *pyrrhotine nickelifère*, appelée encore *pyrite hépatique, magnétopyrite, leberkies,* qui se présente généralement en masses compactes, d'un faible éclat métallique, de couleur jaune. C'est un sulfure de fer de composition assez variable, tenant peu de nickel (au plus 5 %), mais assez abondant.

Les minerais oxydés forment les gisements de la Nouvelle-Calédonie, qui sont les plus importants du globe avec ceux du Canada. L'espèce minérale qu'on y rencontre est la *garniérite* (1). qui est un hydrosilicate de magnésie et de nickel contenant des proportions variables de fer. disséminé dans les roches serpentineuses qui forment l'ossature de l'île. La qualité la plus riche en nickel en contient 20 % : elle est d'un beau vert et se montre assez dure. La qualité la plus pauvre ne tient que 5 % de métal : elle est friable et d'un blanc verdâtre. Enfin, il existe une qualité intermédiaire, à 12 % de nickel, un peu friable, d'une nuance nettement verte. La dureté, la couleur verte de la garniérite augmentent donc avec sa teneur en nickel.

Les premiers minerais exploités furent, à partir de 1824, les arséniures et les arsénio-sulfures de la Saxe, de la Scandinavie. auxquels s'ajoutèrent en 1854 les magnéto-

---

(1) Du nom de l'ingénieur GARNIER. qui découvrit les gisements de la Nouvelle-Calédonie.

pyrites de la Norwège et du Piémont. Ces exploitations étaient du reste peu importantes ; la production du nickel ne se développa vraiment qu'après la découverte (1867) des gisements de garniérite de la Nouvelle-Calédonie. Ceux-ci sont encore activement exploités aujourd'hui, notamment dans le district de Thio ; mais, après avoir à peu près dominé le marché, le nickel néo-calédonien subit aujourd'hui l'active concurrence du métal extrait, depuis 1890 environ, des mines canadiennes. On est, en effet, parvenu à traiter économiquement les pyrrhotines nickelifères du Canada, et ces progrès métallurgiques ont entraîné la réouverture d'exploitations de même nature en Norwège, notamment dans la mine de Ringerike.

La production totale du nickel a atteint 5.200 tonnes, en 1898.

MÉTALLURGIE. — D'après ce qui précède, on doit s'attendre à voir la métallurgie du nickel mettre en œuvre trois méthodes distinctes, suivant qu'il s'agira de traiter des minerais arséniés, sulfurés ou oxydés.

A. *Traitement des minerais arséniés et sulfurés.* — Le traitement des minerais arséniés et celui des minerais sulfurés présentent cependant de grandes analogies. Dans les deux cas, on élimine par des grillages l'arsenic ou le soufre sous la forme de composés oxydés volatils : acide arsénieux ou acide sulfureux. Mais il faut aussi se débarrasser du fer, qui se trouve toujours en abondance dans les minerais traités : on y arrive par scorification, c'est-à-dire en combinant à de la silice le fer oxydé pendant le grillage, de façon à l'éliminer sous la forme d'un laitier fusible de silicate de fer. Donc, le traitement, réduit à une simplicité schématique, devrait comprendre deux opérations successives : 1° un grillage oxydant, destiné à éliminer

l'arsenic et le soufre sous forme de composés volatils et
à oxyder le fer ; 2° une fusion en présence de silice destinée
à scorifier le fer. Cette fusion doit être en même temps
réductrice de la petite portion d'oxyde de nickel formée
pendant le grillage, ce qu'on réalise en introduisant aussi
une certaine proportion de coke : le charbon réduit en effet
l'oxyde de nickel plus aisément qu'un oxyde de fer. Le fer
ayant effectivement plus d'affinité que le nickel pour
l'oxygène, on conçoit que, pendant le grillage, l'oxydation
du fer l'emportera sur celle du nickel, tandis que pendant la
fusion, le charbon réduira de préférence l'oxyde de nickel.

Dans la pratique, il ne suffit pas d'un seul grillage suivi
d'une seule fusion. Il faut, en effet, graduer l'opération, de
façon à ne pas oxyder trop de nickel avec le fer, ce qui
entraînerait le passage de ce nickel dans les scories silicatées et sa perte. De là la nécessité de n'effectuer que des
grillages partiels, que des fusions semi-réductrices, pour
mieux régler la marche de l'opération. On est donc amené
à réaliser une suite alternée de grillages et de fusions :
chacun de ces couples d'opérations donne naissance à ce
qu'on appelle, dans le cas des minerais arséniés, un *speiss*
(speiss premier, speiss second, etc.) et, dans le cas des
minerais sulfurés, une *matte* (matte première, matte
seconde, etc.). Cette suite alternée de grillages et de
fusions constitue ce qu'on appelle la *concentration* du
minerai. Au terme de cette concentration, le speiss provenant des minerais arséniés ne contient plus que du nickel
et du cobalt avec une certaine proportion d'arsenic et de
minimes quantités des autres impuretés ; tandis que la
matte provenant des minerais sulfurés ne contient plus
que du nickel, du cuivre et du soufre. Un dernier grillage
permet alors de transformer les speiss et les mattes en
un mélange d'oxydes métalliques, que l'on traite par des
procédés chimiques pour en isoler l'oxyde de nickel.

Cette alternance de grillages oxydants et de fusions réductrices, par lesquels on concentre les minerais pour les enrichir progressivement en nickel, rappelle absolument la suite analogue d'opérations qui ont été décrites pour la métallurgie du cuivre (p. 535). L'idée devait donc venir de remplacer, ici aussi, cette succession longue et dispendieuse de traitements par une opération unique, fondée sur le principe mis en œuvre par Bessemer pour l'affinage de la fonte de fer, appliqué ensuite par Manhès, puis par David, à l'affinage du cuivre (p. 534). Manhès a en effet obtenu de bons résultats en traitant les speiss premiers et les mattes premières, c'est-à-dire les produits donnés par un seul grillage suivi d'une seule fusion, dans un convertisseur de forme spéciale, portant un garnissage intérieur siliceux et muni de tuyères qui permettent d'injecter un courant d'air dans la masse en fusion. L'arsenic des minerais arséniés, le soufre des minerais sulfurés s'éliminent sous la forme de composés volatils As^2O^3 ou SO^2, tandis que le fer s'oxyde et se combine à la silice du garnissage. On réunit ainsi en une opération unique la volatilisation de As ou de S et la scorification de Fe, qui exigent, dans la méthode primitive, deux opérations distinctes.

B. *Traitement des minerais oxydés.* — Le traitement des minerais oxydés qui tend à prévaloir dans la pratique consiste à les transformer en minerais sulfurés, ce qui donne une matte riche, qui est traitée comme précédemment.

Les mattes sulfureuses ainsi obtenues, quand elles proviennent des minerais néo-calédoniens, qui sont pauvres en fer, sont souvent traitées par l'électrolyse, qui permet d'en isoler directement le nickel à l'état métallique. A cet effet, la matte est coulée en plaques qui constituent les anodes ; les cathodes sont formées de plaques

de nickel de 1/4 de millimètre d'épaisseur, le bain électrolytique est une solution de sulfate de nickel ammoniacal.
Le nickel contenu dans la matte qui forme l'anode se
trouve, par le mécanisme ordinaire, dissous, puis déposé
sur la cathode, dont il augmente progressivement l'épaisseur. On retire les cathodes, quand leur épaisseur a atteint
1 centimètre. Mais, en même temps que le nickel, le fer de
la matte anodique se dissout à l'état de sulfate ; lorsque
l'électrolyte est ainsi saturé de sulfate de fer, on le décante,
on peroxyde le fer par un courant de chlore, on le précipite
par du carbonate sodique; le liquide filtré sert de nouveau.

Réduction de l'oxyde de nickel. — Cette réduction peut
être effectuée soit par le carbone, soit par l'hydrogène,
soit par l'oxyde de carbone. La réduction au carbone
se réalise de la façon suivante. On fait, dans un malaxeur,
une pâte avec de l'oxyde de nickel d'une part et d'autre
part du charbon ou des matières organiques susceptibles
de donner par calcination un fort résidu charbon-
neux. La pâte, bien homogène, est ensuite reçue dans
des moules en fer-blanc et découpée soit en petits cubes,
soit en disques. On sèche à l'étuve, puis on opère la
réduction dans des appareils variés, qui sont généralement
aujourd'hui des cornues cylindriques en terre réfractaire.
Celles-ci sont chauffées par un gazogène, ce qui permet
d'obtenir une température suffisamment élevée.

Le nickel ainsi obtenu garde la forme cubique ou
discoïde de la pâte primitive : on le trouve souvent sous
cet état dans le commerce. Mais il constitue ainsi une
éponge métallique, formée de parcelles sans cohésion, qu'il
faut ensuite refondre au creuset. Cette fusion exige quelques précautions, car elle tend à oxyder partiellement le
nickel et une petite quantité d'oxyde suffit à faire perdre
au métal ses qualités de malléabilité et de ductilité. Aussi

faut-il éviter cette oxydation par l'adjonction d'un élément avide d'oxygène : c'est l'aluminium qu'on emploie de préférence aujourd'hui pour cet objet. Voici donc comment on opère : le nickel est fondu dans des creusets réfractaires, enduits intérieurement de chaux ; on débarrasse sa surface des scories et, quand la fusion est complète, on ajoute 1/1000 environ d'aluminium, ou à défaut de magnésium. On brasse avec un ringard en terre réfractaire et on coule.

Le nickel préparé par voie électrolytique se présente d'emblée avec ses qualités propres et n'a pas besoin de subir la fusion précédente.

PROPRIÉTÉS PHYSIQUES. — Le nickel est un métal d'un blanc légèrement jaunâtre. Sa densité dépend de l'état sous lequel on l'a obtenu : elle est en moyenne égale à 8,3 pour le nickel fondu, à 8,8 pour le nickel forgé.

Il fond vers 1500°. La présence du carbone abaisse beaucoup ce point de fusion, ainsi que cela a lieu également pour le fer et le manganèse.

Le nickel est susceptible de s'aimanter aux basses températures ; mais cette aimantation disparaît vers 400°.

Il est aussi malléable et plus ductile que le cuivre : on peut en effet le laminer en feuilles de 28 millièmes de millimètre d'épaisseur et l'étirer en fils de 14 millièmes de millimètre de diamètre. Sa ténacité est un peu supérieure à celle du fer : ainsi un fil de 2 millimètres de diamètre peut supporter, sans se rompre, un poids de 320 kilogrammes. Mais l'intégrité de ces diverses qualités mécaniques exige une pureté chimique à peu près absolue du métal : ainsi la présence du carbone notamment, comme aussi du manganèse, lui ravit ces qualités à tel point que le nickel brut préparé par réduction au charbon est moins ductile que le zinc, cassant à froid, à peine malléable à chaud.

Propriétés chimiques. — Le nickel est inaltérable à l'air sec à la température ordinaire. A l'air humide, il subit une légère altération superficielle, qui le colore en jaune pâle. En élevant progressivement sa température, il prend diverses colorations, comme l'acier, et s'oxyde ainsi lentement en se recouvrant d'une couche verdâtre d'oxyde. Maintenu longtemps au rouge, il se transforme en une masse brune cassante de nature inconnue.

Il peut brûler dans l'oxygène, si on l'y introduit porté sur un charbon ardent, en donnant de brillantes étincelles. Le nickel obtenu par réduction d'un oxyde à température aussi basse que possible est pyrophorique, mais il brûle avec fort peu d'éclat (Moissan).

Le nickel s'unit directement aux métalloïdes halogènes, au phosphore, à l'arsenic. Il donne avec le bore un borure cristallisé.

Il ne décompose pas l'eau à la température ordinaire, et ne décompose que très lentement la vapeur d'eau au rouge avec formation de protoxyde vert cristallisé.

Il se dissout très lentement, avec dégagement d'hydrogène, dans les acides chlorhydrique, sulfurique, phosphorique étendus ; mais l'acide sulfurique concentré et chaud l'attaque difficilement. L'acide azotique ordinaire attaque facilement à froid le nickel avec dégagement de vapeurs nitreuses ; mais l'acide azotique concentré peut provoquer en lui, comme pour le fer, le phénomène de la passivité.

Les alcalis en solution étendue l'attaquent à peine ; mais quand la teneur en KOH par exemple atteint 60 $^{0}/_{0}$, l'attaque est rapide.

Usages. — L'inaltérabilité du nickel à l'air et à l'eau a permis de multiplier les emplois de ce métal, depuis que l'exploitation des gisements néo-calédoniens et canadiens en a beaucoup abaissé le prix. On le dépose surtout en couche mince à la surface d'autres métaux, plus oxydables, comme le fer, ou dont l'éclat se ternit rapidement à l'air, comme le laiton et le cuivre.

Ce dépôt se fait généralement par voie galvanique. On emploie comme anode des plaques de nickel, comme cathode l'objet à nickeler, comme bain une liqueur de composition très variable, mais qui est le plus souvent une solution de sulfate double de nickel et d'ammoniaque. Il importe avant tout d'opérer en liqueur très faiblement acide : en effet, si la liqueur est alcaline, le dépôt est jaunâtre, quelquefois gris, toujours terne et dépourvu de cet éclat argenté que l'on cherche à obtenir par le nickelage ; si au contraire le bain est notablement acide, le dépôt est toujours blanc et brillant, mais sans cohérence. La concentration du bain doit être comprise entre 10° et 16° B. ; la température la plus favorable est voisine de 30°.

Le nickel est aussi employé sous forme d'alliages. Ceux-ci sont excessivement nombreux. Nous n'étudierons que les principaux.

Les *bronzes de nickel* sont des alliages de nickel et de cuivre. Parmi eux, nous citerons celui qu'on appelle *alliage binaire* (20 parties de Ni et 80 parties de Cu), que l'on emploie pour recouvrir les balles de plomb des fusils modernes à petit calibre ; il présente une résistance à la rupture qui dépasse celle des meilleurs laitons. On emploie aussi dans divers pays le bronze de nickel, seul ou allié à d'autres métaux, pour constituer les pièces de monnaie divisionnaire : les principales formules employées sont les suivantes :

Pays	Cu	Ni	Zn	Ag
Suisse.	50	10	25	15
Allemagne et Belgique.	75	25	»	»
États-Unis.	88	12	»	»
Chili	70	20	10	»

Les *maillechorts*, *argentans*, *pacfongs* sont des alliages renfermant essentiellement du nickel, du cuivre et du zinc, auxquels on ajoute parfois d'autres métaux : fer, aluminium, manganèse, etc. Ce sont les plus anciennement connus des alliages du nickel ; leurs formules varient du reste à l'infini suivant leur destination.

Les alliages de nickel et de fer ont pris dans ces dernières années une grande importance industrielles. On peut fabriquer au haut fourneau une fonte de nickel en y réduisant un mélange de minerais de fer et de minerais oxydés de nickel (GARNIER). Cette fonte peut être ensuite transformée en acier au nickel, soit au Bessemer, soit au Martin. L'acier-nickel est plus dur que l'acier ordinaire, à teneur égale en carbone. Aussi l'emploie-t-on pour les pièces de grande résistance, telles que les plaques de blindage.

Composés oxygénés du nickel

Le nickel forme avec l'oxygène trois combinaisons bien définies : le protoxyde NiO, le sesquioxyde Ni^2O^3 et l'oxyde salin Ni^3O^4 provenant de l'union des deux premiers.

PROTOXYDE DE NICKEL NiO

Le protoxyde anhydre s'obtient soit en chauffant l'hydrate obtenu par précipitation, soit en calcinant le carbonate ou l'azotate. On obtient ainsi une poudre amorphe, de densité 6,7, dont la couleur varie du vert olive au gris noir suivant la température de sa préparation. En calcinant un mélange de sulfates de nickel et de potasse et reprenant la masse par l'eau, on obtient comme résidu des cristaux verts, cubo-octaédriques, de protoxyde, identiques à ceux de la *bunsénite* naturelle.

Le protoxyde de nickel hydraté $4\,Ni(OH)^2 + H^2O$ est un précipité vert pomme que l'on obtient en traitant une solution d'un sel de nickel par un alcali. Il se dissout dans l'ammoniaque en donnant une liqueur bleue ou violette, suivant sa teneur en nickel.

Par l'action de la chaleur, cet hydrate passe à l'état de protoxyde anhydre. Ce dernier ne fond pas et ne se volatilise même pas à la température des fours à porcelaine. Il est réduit facilement par l'hydrogène et par l'oxyde de carbone, un peu plus difficilement (au rouge vif) par le charbon. Il se dissout dans le borax en lui communiquant une coloration rouge sang à chaud, jaune pâle à froid.

SESQUIOXYDE DE NICKEL Ni^2O^3

Le sesquioxyde anhydre se forme dans la calcination *modérée* de l'azotate de nickel ; une température trop élevée le réduirait à l'état de protoxyde.

On peut l'obtenir à l'état hydraté en précipitant un sel de nickel par un mélange de potasse et d'hypochlorite alcalin, ou encore en faisant passer un courant de chlore dans de l'hydrate ou du carbonate de nickel en suspension dans l'eau :

$$3\,NiO + 2\,Cl + H^2O = Ni^2O^3.H^2O + NiCl^2$$

Le sesquioxyde anhydre, chauffé avec précaution dans un courant d'hydrogène, donne à 190° de l'oxyde salin Ni^3O^4, puis à une température un peu plus élevée du protoxyde NiO, puis à 230° du nickel métallique (MOISSAN).

Il se dissout dans les acides en dégageant de l'oxygène et donnant un sel de protoxyde. Il se dissout également dans l'ammoniaque avec dégagement d'azote.

Composés haloïdes du nickel

Le nickel se combine directement aux métalloïdes halogènes, surtout lorsqu'il est à l'état pulvérulent. La réaction
est exothermique, mais la chaleur dégagée diminue à mesure
que s'élève le poids moléculaire. Les composés ainsi obtenus,
chauffés à l'abri de l'air, fondent, puis se volatilisent sans
se décomposer, pour se déposer à l'état cristallin et anhydre
sur les parois froides. Chauffés au contact de l'air ou de
l'oxygène, ils sont changés complètement en oxydes par
une réaction réversible qui, en vase clos, se limite par
l'établissement d'un équilibre. Tous sont solubles dans
l'eau, avec laquelle ils forment des hydrates. Ils se combinent à un grand nombre de sels similaires pour former
des sels doubles solubles dans l'eau et cristallisables.

CHLORURE DE NICKEL $NiCl^2$

Le chlorure de nickel anhydre s'obtient en chauffant le
nickel métallique dans un courant de chlore sec, ou en
séchant et sublimant le chlorure hydraté à l'abri de l'air. Il
se présente en lamelles cristallines jaune d'or, onctueuses
au toucher, hygroscopiques, solubles dans l'eau en donnant
une liqueur verte, réduits à l'état métallique au rouge
sombre par l'hydrogène et l'ammoniaque.

On prépare le chlorure hydraté en dissolvant dans
l'acide chlorhydrique le nickel, son oxyde ou son carbonate et faisant cristalliser la liqueur verte ainsi obtenue. On
obtient un hydrate $NiCl^2 + 6\,H^2O$, en prismes monocliniques généralement confus, qui ne deviennent nets que si
la cristallisation est très lente. Ils sont efflorescents dans
l'air sec, déliquescents dans l'air humide.

Le chlorure de nickel, seul ou combiné au chlorure ammonique, entre dans la formule de divers bains pour nickelage.

Bromure de nickel $NiBr^2$

Ce sel, dont on a proposé l'emploi en thérapeutique, s'obtient à l'état anhydre en faisant passer des vapeurs de brome sur de la limaille de nickel au rouge sombre. Il se présente en ce cas sous l'aspect de paillettes jaunes, brillantes, ayant le même aspect et les mêmes propriétés que le chlorure.

Le bromure hydraté se prépare par l'action du brome sur le nickel en présence de l'eau, ou par double décomposition entre deux solutions de bromure de baryum et de sulfate de nickel. On obtient par cristallisation des aiguilles vertes de formule $NiBr^2 + 3\,H^2O$, très déliquescentes, de saveur âcre et brûlante, devenant jaunes quand on les dessèche sur l'acide sulfurique.

Sels oxygénés du nickel

Les sels oxygénés du nickel correspondent tous au protoxyde NiO; le sesquioxyde Ni^2O^3, très instable, se détruit au contact des acides et ne forme pas avec eux de composés correspondant aux sels manganiques et ferriques. Les sels de nickel donnent des solutions aqueuses vertes, à réaction acide, ne présentant aucun danger d'intoxication, en sorte que l'emploi du nickel dans l'outillage pharmaceutique et alimentaire peut être considéré comme inoffensif (Riche). Ils ne deviennent toxiques que s'ils sont introduits dans l'organisme par voie hypodermique ou intra-veineuse.

Sulfate de nickel NiSO⁴

Il se prépare en dissolvant dans l'acide sulfurique étendu le nickel, son oxyde ou son carbonate. En abandonnant à la cristallisation, à la température ordinaire, une solution neutre, on obtient un sel de formule $NiSO^4 + 7 H^2O$ en prismes rhombiques, vert émeraude, isomorphes des sulfates ferreux et magnésien. D'autres hydrates se forment dans des conditions différentes de température et de réaction de la liqueur.

Le sulfate à $7 H^2O$ est soluble dans environ trois fois son poids d'eau froide. Il perd une molécule d'eau à l'air, deux autres molécules à $100°$ et devient anhydre à $250°$: il se présente alors sous la forme d'une masse jaune clair, qui redevient verte à l'air humide.

Le sulfate de nickel, comme les sulfates analogues des métaux bivalents, se combine aux sulfates alcalins à molécules égales pour donner des sels doubles cristallisés en prismes clinorhombiques à $6 H^2O$, se rattachant par conséquent aux sulfates doubles de la série magnésienne. Parmi eux, il convient de citer le sulfate double de nickel et d'ammoniaque $NiSO^4 + (AzH^4)^2SO^4 + 6 H^2O$, avec lequel on prépare le plus souvent, comme nous l'avons vu, les bains pour nickelage. La formule la plus employée consiste à dissoudre 1 kil. 5 de nickel pur dans 2 kil. 5 d'acide sulfurique à $66°$ B. étendu de 5 litres d'eau, puis à ajouter à la liqueur un kilo de sulfate d'ammoniaque en solution concentrée ; on étend ensuite à 50 litres.

COBALT

É́tat naturel et centres de production. — Le cobalt existe dans la nature sous diverses formes, mais se montre très souvent associé au nickel. Les minerais les plus anciennement connus sont des arséniures, tels que la *smaltine* CoAs² et des arsénio-sulfures, comme la cobaltine CoAsS isomorphe du mispickel FeAsS et du nickel gris NiAsS : ce sont eux que l'on trouve dans les mines de Schneeberg (Saxe), Arnsberg (Westphalie), Cassel (Hesse-Nassau), Dobsina (Hongrie), etc. On trouve aussi dans certaines régions des minerais sulfurés tels que les pyrites cobaltifères des mines de Skutterud, Snarrum, etc., en Norwège. Mais les gisements les plus importants se rencontrent actuellement en Nouvelle-Calédonie, où le cobalt est, comme le nickel, à l'état de minerai oxydé, *l'asbolite*, contenant 3 %₀ de cobalt, 1 à 2 %₀ de nickel et une forte proportion de manganèse et de fer.

La production totale du cobalt, évaluée à l'état d'oxyde, parce qu'il est surtout employé sous cette forme, est d'environ 120.000 kilos, qui se partagent comme il suit entre les divers pays :

Nouvelle-Calédonie	80.000 kilos
Scandinavie.	12.000 —
Saxe	9.000 —
Hongrie.	9.000 —
États-Unis	4.000 —

MÉTALLURGIE. — Le traitement métallurgique des minerais de cobalt varie nécessairement avec leur nature et comporte, comme pour le nickel, deux grandes divisions : *A*, le traitement des minerais arséniés, arsénio-sulfurés ou sulfurés : *B*, le traitement des minerais oxydés.

A. *Traitement des minerais arséniés et sulfurés.* — Nous en avons déjà exposé le principe à propos des minerais analogues du nickel. Du reste, comme les deux métaux s'accompagnent, leur extraction est simultanée. Rappelons donc que le traitement des minerais consiste essentiellement en une suite alternée de grillages oxydants et de fusions réductrices. Les grillages éliminent progressivement l'arsenic et le soufre sous la forme de composés volatils As²O³ et SO²; les fusions réductrices, effectuées en présence de charbon et de silice, ramènent à l'état métallique les petites proportions de nickel et de cobalt qui ont pu s'oxyder, ainsi que le cuivre qui peut se trouver dans le minerai, tandis que le fer oxydé passe dans les scories sous la forme de silicate fusible. Le nickel et le cobalt se concentrent donc dans une partie de la masse appelée *speiss*, où ils sont

combinés à une certaine quantité d'arsenic et aux derniers restes
de soufre. Par suite de leur densité, les speiss fondus se placent
dans les creusets au-dessus du cuivre métallique et au-dessous
des scories ferrugineuses. Il est donc facile d'isoler le speiss ; et
quand, par une répétition suffisante de grillages et de fusions,
on a obtenu un speiss suffisamment riche, ne contenant plus
guère que du nickel et du cobalt, un dernier grillage partiel,
suivi d'une dernière fusion, scorifie le cobalt sous forme d'oxyde,
tandis que le nickel demeure à l'état d'arséniure. Ce traitement
permet donc d'isoler de l'oxyde de cobalt, qui est ensuite
employé sous cette forme pour la fabrication des couleurs.

B. *Traitement des minerais oxydés.* — Ces minerais, origi-
naires de la Nouvelle-Calédonie, sont fondus pour mattes, qui
sont ensuite traitées dans les usines MALÉTRA à Rouen par le
procédé HEURENSCHMIDT. La matte, préparée par fusion au cubilot
avec des pyrites, ne contient que du fer, du nickel et du cobalt,
le manganèse ayant passé dans les scories. On grille cette masse,
ce qui transforme les sulfures en sulfates, que l'on dissout par
lessivage. On prend alors une moitié de la solution obtenue,
on l'additionne de chlorure de calcium pour transformer les
sulfates en chlorures, on précipite les métaux à l'état d'oxydes
par un lait de chaux, on peroxyde le précipité par un courant
de chlore ; puis on le fait digérer avec le reste de la liqueur. Il
se produit alors un échange entre le cobalt dissous et le nickel
précipité, grâce auquel le nickel passe dans la liqueur, tandis
que le cobalt se rassemble à l'état d'oxyde dans le précipité.
Ici donc encore, c'est sous forme d'oxyde que le cobalt est
isolé. On peut ensuite en extraire le métal lui-même en réduisant ce composé par le charbon. On peut encore obtenir le
cobalt par calcination de son oxalate.

PROPRIÉTÉS. — Le cobalt est un métal gris clair tirant faiblement sur le rouge, possédant une densité voisine de 9. Il est
très malléable à froid, mais à chaud il se brise sous le marteau.
Il est aussi ductile que le nickel et se montre le plus tenace de
tous les métaux. Il est magnétique, comme le fer et le nickel ;
il est, comme eux, difficilement fusible.
Il n'est pas sensiblement attaqué à froid par l'oxygène ou
l'air ; mais il s'oxyde lentement au rouge et brûle avec une
flamme rouge quand on le chauffe très fortement. Le métal
obtenu en réduisant un oxyde par l'hydrogène à température

aussi basse que possible est pyrophorique et brûle spontanément à l'air, mais avec peu d'éclat.

Le cobalt ne décompose pas l'eau à froid, mais seulement à haute température. Il se dissout dans les divers acides minéraux ; avec l'acide nitrique il peut présenter le phénomène de la passivité.

On voit que l'histoire chimique du cobalt n'est guère que la répétition de celle du nickel.

Usages. — On a proposé l'emploi du cobalt métallique pour constituer, par voie galvanoplastique, des revêtements plus durs et plus inaltérables que ceux du nickel.

Composés oxygénés du cobalt

On trouve parmi eux, comme il fallait s'y attendre, les trois oxydes correspondant à ceux que nous avons signalés chez le nickel, à savoir : le protoxyde CoO, le sesquioxyde Co^2O^3, l'oxyde salin intermédiaire Co^3O^4. Il existe, en outre, un bioxyde CoO^2, sans analogue jusqu'ici dans la série du nickel, mais correspondant au bioxyde de manganèse MnO^2 par sa formule et par son caractère acide : Rousseau l'a obtenu en effet sous la forme de sels barytiques, à composition variable suivant la température.

Protoxyde de cobalt CoO

Ce composé se forme à l'état anhydre, en même temps que le sesquioxyde, dans la combustion du métal. On peut le préparer, toujours à l'état anhydre, par la calcination de l'hydrate ou du carbonate : on obtient ainsi une poudre dont la couleur varie du brun clair au vert clair, suivant la température à laquelle elle a été portée.

Le protoxyde hydraté s'obtient sous la forme d'une masse rose, en précipitant un sel cobalteux par un alcali.

Le protoxyde de cobalt est infusible. Il fixe de l'oxygène, quand on le chauffe, pour donner un mélange de sesquioxyde et d'oxyde salin. Il est ramené à l'état métallique, à la température du rouge, par l'hydrogène, le charbon, l'oxyde de carbone.

Le protoxyde de cobalt se dissout dans le borax, le sel de phosphore, etc., en donnant une magnifique coloration bleue, stable aux plus hautes températures. C'est   cette propriété qu'on peut rattacher les principales applications du cobalt, employé, depuis le XVIe siècle, pour la production de verres et d'émaux d'un bleu très pur. Ainsi le *bleu de cobalt* ou *smalt* est un verre à base de potasse et d'oxyde de cobalt ; réduit en poudre, il constitue l'*azur*, employé pour colorer le papier et le linge. Le bleu Thénard, plus opaque que le précédent et couvrant mieux, s'obtient en calcinant un mélange d'alumine et de phosphate de cobalt. Mais les couleurs à base de cobalt ont eu à souffrir d'abord de la concurrence de l'outremer artificiel, puis de celle des couleurs d'aniline, moins coûteuses mais plus altérables.

SESQUIOXYDE DE COBALT Co^2O^3

Le sesquioxyde de cobalt s'obtient à l'état anhydre en calcinant avec précaution le nitrate à une température inférieure au rouge ; on obtient ainsi une poudre brune très instable ; celle-ci, dès le rouge faible, se décompose en perdant de l'oxygène et formant un oxyde salin Co^3O^4, lequel se détruit à son tour, à température un peu plus élevée, en laissant un résidu de protoxyde CoO.

Ce sesquioxyde peut être aussi obtenu à l'état hydraté en précipitant un sel de cobalt par un mélange de potasse et d'hypochlorite alcalin, ou encore en traitant par un courant de chlore l'hydrate ou le carbonate cobalteux mis en suspension dans l'eau : on obtient ainsi une masse noire, qui se déshydrate à une douce chaleur.

Composés haloïdes du cobalt

Les propriétés générales des composés haloïdes du cobalt sont identiques à celles des composés correspondants du nickel. Nous nous bornerons donc à l'étude particulière du plus important de ces composés, le chlorure.

CHLORURE DE COBALT $CoCl^2$

Le cobalt prend feu, quand on le chauffe dans un courant de chlore et brûle en donnant un chlorure anhydre $CoCl^2$, qui se sublime en lamelles bleues.

On obtient une solution de ce chlorure en attaquant par l'acide chlorhydrique un composé du cobalt, tel que l'oxyde ou le carbonate. Par concentration, cette solution laisse déposer, *à la température ordinaire*, des prismes clinorhombiques d'un rouge cramoisi, qu'une température de 35°-40°, susceptible par conséquent d'être fournie par la seule chaleur de la main, fait virer au bleu. Ce changement de coloration est lié à un changement d'hydratation; en effet les cristaux rouges contiennent 6 H^2O, tandis que les cristaux bleus ou violets en renferment seulement de 1 à 4.

Des virages analogues de coloration s'observent aussi dans les solutions du chlorure de cobalt. Ainsi une solution concentrée de ce sel est rose à la température ordinaire; mais elle devient bleue par la chaleur. On peut même faire apparaître cette coloration bleue dès la température ordinaire, en introduisant dans la solution rose des corps susceptibles de se combiner à une certaine quantité d'eau, tels que l'acide chlorhydrique, le chlorure de calcium, l'alcool lui-même.

Ces faciles changements d'hydratation et de coloration du chlorure de cobalt ont donné lieu à quelques applications, Plus curieuses qu'importantes. Telles sont les *encres de sympathie* qui ont pour base ce composé: des caractères tracés avec une solution étendue du chlorure $CoCl^2$ sont d'un rose pâle à peine visible à froid, mais prennent une coloration bleue très nette par la chaleur pour revenir par refroidissement à leur pâleur primitive. Telles sont encore les fleurs artificielles improprement appelées *barométriques*, dont les indications se rapportent, non à la pression totale de l'atmosphère, mais à la seule pression de la vapeur d'eau. Suivant, en effet, que, à une température donnée, la tension absolue de la vapeur d'eau atmosphérique est inférieure ou supérieure à une certaine valeur, les pétales de ces fleurs, imprégnés d'une solution de chlorure de cobalt, sont bleus ou roses par suite des variations de l'état d'hydratation du sel.

Sels oxygénés du cobalt

Il existe deux groupes de sels du cobalt, de stabilité bien inégale du reste. Les plus stables de beaucoup sont les *sels cobalteux*, ou sels du cobalt bivalent, qui correspondent au protoxyde CoO. Ils sont bleus à l'état anhydre, leurs solutions sont roses, rouges ou fleur de pêcher, mais deviennent bleues dans les conditions indiquées précédemment pour le chlorure de cobalt

L'autre groupe de sels est celui des *sels cobaltiques*, que l'on peut obtenir en dissolvant le sesquioxyde Co^2O^3 dans les acides forts. Mais ils sont très instables : la chaleur et la lumière ramènent en effet ces solutions cobaltiques à l'état de sels cobalteux en dégageant de l'oxygène. Inversement, il est vrai, l'oxydation des sels cobalteux peut être réalisée, soit en liqueur acide par l'électrolyse, ce qui donne une liqueur bleue, soit en liqueur alcaline, au sein d'une solution concentrée de bicarbonate potassique, par l'eau de chlore ou l'eau oxygénée, ce qui donne une liqueur verte (1), dont la coloration rappelle tout à fait celle des solutions de nickel ; cette couleur verte vire du reste au bleu si le milieu devient acide. Indépendamment de la différence de coloration des solutions cobaltiques en liqueurs acide ou alcaline, il y a encore entre elles cette opposition remarquable que l'eau oxygénée, qui, en liqueur alcaline, oxyde les sels cobalteux, réduit au contraire les solutions cobaltiques en milieu acide et défait ainsi l'oxydation produite dans le premier milieu. En sorte qu'un même agent oxydant H^2O^2 pourra provoquer et répéter indéfiniment un même cycle de transformations, par une simple alternance de la réaction du milieu (Job).

Ammines cobaltiques

Sous ce nom générique d'*ammines* (2), WERNER réunit les composés, extrêmement nombreux, qui peuvent être considérés comme engendrés, à ne considérer du moins que leur formule brute, par l'union de l'ammoniaque avec les sels métalliques. Or le cobalt forme une série particulièrement riche de ces composés, dont la constitution, longtemps énigmatique, semble cependant aujourd'hui suffisamment éclairée par les conceptions de WERNER.

(1) Il n'y a du reste dans ces conditions aucune confusion possible entre le cobalt et le nickel, parce que les sels de nickel, dans une solution de bicarbonate potassique, sont incolores et le demeurent même après addition d'un oxydant; en sorte qu'il y a là, au contraire, un bon caractère différentiel entre les deux métaux (Job).

(2) Il importe de ne pas confondre les *ammines* de la chimie minérale avec les *amines* de la chimie organique.

Werner admet que chaque métal est susceptible de s'annexer pour ainsi dire un nombre *maximum* de molécules d'ammoniaque (ou d'autres molécules telles que l'eau, les alcools, les ammines organiques, etc.), auxquels il se soude directement pour former un groupement capable d'exister à l'état d'ion indépendant en solution aqueuse. Ce nombre maximum, qui constitue le *nombre de coordination* (1) du métal, est égal à 6 pour le cobalt ; en sorte que ce dernier peut former un groupe tel que $Co(AzH^3)^6$, ou plus généralement CoA^6. Cet ion est électro-positif, c'est-à-dire qu'il possède le caractère d'une base et cette base est trivalente. Le groupement $Co(AzH^3)^6$ apparaît en effet combiné à 3 Cl, à 3 AzO^2, plus généralement à 3 X (X étant électro-négatif), dans tout un groupe de sels, appelés lutéo-cobaltiques, dont la formule générale est :

$$[Co\,(AzH^3)^6]\,X^3$$

Ainsi par exemple le chlorure $[Co(AzH^3)^6]\,Cl^3$ a pour ion électro-positif $[Co(AzH^3)^6]$ et pour ions électro-négatifs les 3 Cl, précipitables tous trois par le nitrate d'argent (2).

Dans ces sels lutéo-colbatiques, on peut éliminer l'une après l'autre les molécules de AzH^3 ; mais il se produit simultanément un remaniement moléculaire, par lequel les X, perdant leur état d'ions indépendants, viennent successivement s'incorporer à l'ion placé entre crochets, en y prenant la place de l'ammoniaque et se dissimulant ainsi à l'action de leurs réactifs ordinaires. C'est ainsi que du chlorure lutéo-cobaltique, on peut successivement dériver les composés :

$$\left[Co \begin{matrix} (AzH^3)^5 \\ Cl \end{matrix} \right] Cl^2, \quad \text{sel purpuréo-cobaltique :}$$

$$\left[Co \begin{matrix} (AzH^3)^4 \\ Cl^2 \end{matrix} \right] Cl, \quad \text{sel praséo-cobaltique.}$$

La constitution de ces sels est établie par ce fait que les deux tiers du chlore dans le sel purpuréo, le tiers dans le sel

(1) La notion de *nombre de coordination* ne doit pas être confondue avec la notion de *valence*.

(2) Une théorie analogue a été déjà exposée antérieurement au sujet de la constitution des sels verts β et des acides chromosulfuriques (p. 842 et suivantes.)

praséo, sont à l'état d'ions indépendants, précipitables par le nitrate d'argent. Enfin, la substitution suivante de Cl à AzH^3 donnera un composé

$$\left[Co \; \begin{matrix} (AzH^3)^3 \\ Cl^3 \end{matrix} \right], \quad \text{hexammine cobaltique}$$

qui ne sera plus un sel, qui sera un composé neutre non électrolysable, où la totalité du chlore sera insensible à l'action du nitrate d'argent.

On pourrait, de même, continuer le remplacement des trois derniers AzH^3 par des restes électro-négatifs X ; mais alors, par la prédominance de ces derniers, la polarité de l'ion placé entre crochets se trouve renversée, et de positif qu'il était, il devient négatif et prend le caractère d'un radical acide, dont la capacité de saturation s'accroît d'une unité à chaque substitution de X à AzH^3. On obtient ainsi les sels suivants, à base de potasse par exemple :

$$\left[Co \; \begin{matrix} (AzH^3)^2 \\ X^4 \end{matrix} \right] K$$

$$\left[Co \; \begin{matrix} (AzH^3) \\ X^5 \end{matrix} \right] K^2$$

$$\left[CoX^6 \right] K^3$$

CHAPITRE VIII

MÉTAUX DE LA MINE DE PLATINE

Le tableau de Mendelejeff (p. 79) se termine, dans sa dernière colonne verticale, par un ensemble de six métaux partagés en deux groupes. Le premier groupe comprend le ruthénium, le rhodium, le palladium, tous métaux ayant à peu près le même poids atomique (de 104 à 106); le second groupe comprend l'osmium, l'iridium, le platine, métaux ayant tous un poids atomique voisin de 200 et par conséquent à peu près double du premier. Entre ces deux triades, il existe une certaine différence de propriétés : c'est ainsi que les métaux du premier groupe ont tous trois une densité voisine de 12, tandis que ceux du second ont chacun une densité voisine de 22.

Tous présentent une forte valence maxima, égale à 8 par exemple chez l'osmium : à cet égard, ils dépassent la plupart des autres éléments, comme le veut du reste leur place dans la classification.

Si l'on écrit ces métaux dans l'ordre même qu'ils occupent dans le tableau de Mendelejeff, à savoir :

Ru	Rh	Pd
Os	Ir	Pt,

on constate que les analogies chimiques s'établissent souvent entre deux métaux situés sur une même verticale : c'est ce qu'on observe par exemple dans la formation de leurs cyanures complexes. Le ruthéninm et l'osmium forment un premier couple, dont les cyanures sont absolument comparables aux ferrocyanures K^4FeCy^6 (p. 834) par la composition, les propriétés et sans doute aussi la structure. Le rhodium et l'iridium forment des cyanures complexes correspondant aux ferricyanures, tels que $K^6Fe^2Cy^{12}$, dont ils sont souvent isomorphes (Leidié). Enfin, le platine forme une catégorie de cyanures complexes, tels que K^2PtCy^4, remarquables par leur dichroïsme. Mais on ne connaît pas de combinaisons pareilles pour le palladium.

On peut établir des rapprochements analogues au point de vue de l'action de l'oxygène. Chauffés à l'air, les métaux du premier couple, ruthénium et osmium, s'oxydent avec la plus grande facilité en donnant des composés acides, très volatils, très instables, très vénéneux. Le rhodium et l'iridium se combinent à l'oxygène au-dessous de 1000° ; mais leurs combinaisons oxygénées, faiblement acides, se détruisent à une température supérieure, en sorte qu'on peut considérer ces deux métaux comme inoxydables aux très hautes températures. Le troisième couple, palladium et platine, se montre, comme dans le cas précédent, moins homogène au point de vue chimique ; le palladium en effet se comporte comme les deux métaux précédents, tandis que le platine ne s'oxyde à aucune température.

Les affinités chimiques de ces métaux dépendent du reste grandement de l'état physique sous lequel ils se présentent. On peut, en effet, en les dégageant de leurs combinaisons chimiques dans certaines conditions, les obtenir sous les états spéciaux d'*éponge* et de *noir*, états bien connus chez le palladium et le platine. L'*éponge* ou *mousse* de platine, par exemple, s'obtient en calcinant le chloroplatinate d'ammoniaque ; le *noir* de platine s'obtient en réduisant, par le glucose ou l'alcool, une solution alcaline de chlorure platinique. Sous ces formes, notamment sous celle de noir, ces métaux absorbent des quantités considérables de gaz, tels que l'oxygène ou l'hydrogène, pour former avec eux, suivant toute vraisemblance, des combinaisons chimiques, comme Ramsay et Shields l'on montré pour l'occlusion de ces deux gaz (p. 126). En outre, ils peuvent par leur simple présence combiner entre eux à froid l'hydrogène et l'oxygène et, plus généralement, provoquer, dès la température ordinaire, nombre de réactions qui ne s'effectuent en leur absence qu'à des températures plus ou moins élevées. Leur rôle est donc d'abaisser le point de réaction des systèmes chimiques et, en outre, d'amener la transformation de ces derniers en quantité pour ainsi dire illimitée. Leur action est donc de tous points comparable à celle des ferments élaborés par les êtres vivants : le noir de platine par exemple provoque la combustion de l'alcool à l'air et sa transformation en acide acétique, absolument comme le fait le *mycoderma aceti*. Aussi a-t-on comparé ces éponges et surtout ces noirs à de véritables ferments minéraux : ce caractère s'accentue, du reste, quand on obtient ces métaux à l'état colloïdal (Bredig).

Les métaux de la mine de platine sont, sauf le palladium insolubles dans les acides minéraux isolés. Mais le ruthénium, l'osmium et le platine se dissolvent dans l'eau régale, tandis que le rhodium et l'iridium y sont insolubles. Toutefois, il importe de remarquer que, lorsqu'ils sont associés, ces métaux ne présentent plus tout à fait les mêmes propriétés que quand ils sont isolés, sans doute grâce à leur état de combinaison mutuelle. Ainsi l'iridium, insoluble dans l'eau régale quand il est pur, s'y dissout un peu quand il accompagne le platine. Ces particularités compliquent la séparation des métaux associés dans la mine de platine.

Ces métaux se rencontrent en effet tous les six dans leur

minerai naturel, qui constitue précisément ce qu'on appelle la *mine de platine*. Ce minerai se trouve surtout dans les monts Ourals, d'où provient la presque totalité du platine commercial, à raison de 4.000 à 5.000 kilogrammes environ par an ; il existe aussi des exploitations peu importantes en Colombie, au Canada, à Bornéo. Comme la mine de platine est beaucoup plus lourde que les roches qui l'accompagnent, on la sépare aisément par lévigation.

Il reste alors à traiter cette mine de platine de façon à réaliser la séparation de ses divers métaux et surtout l'isolement du platine. Parmi les méthodes, susceptibles de variantes, qui peuvent être mises en œuvre dans ce but, nous citerons la méthode par voie humide de WOLLASTON et la méthode par voie humide et par voie sèche de DEVILLE et DEBRAY.

A. *Méthode de* WOLLASTON. — La mine de platine est attaquée par l'eau régale concentrée, qui dissout du platine, du palladium, de l'iridium avec de petites quantités des autres métaux du groupe du platine, ainsi que du fer, du cuivre et de l'or ; il reste comme résidu insoluble de l'osmium et de l'iridium, contenant de petites quantités des autres métaux. Par le chlorhydrate d'ammoniaque, on précipite la presque totalité du platine et une petite quantité d'iridium sous la forme de chloro-platinate et de chloro-iridate insolubles, tandis que l'eau-mère, mise en contact avec du fer, précipite le reste des métaux de valeur sous la forme d'une poudre (*résidu en poudre*) contenant surtout du rhodium, de l'iridium, du palladium et un peu de platine.

Le chloro-platinate et le chloro-iridate insolubles d'ammoniaque sont desséchés et chauffés graduellement au rouge sombre. On expulse ainsi du chlore et du sel ammoniac et il reste une *éponge* ou *mousse* peu cohérente, qui est agglomérée et amenée à l'état de métal compact par martelage à chaud. Le platine jouit en effet de la propriété de se souder à lui-même, comme le fer, à température élevée.

On obtient ainsi du platine allié à une petite quantité d'iridium qui en augmente la dureté, ce qui n'offre que des avantages pour les emplois de ce métal.

B. *Méthode de* DEVILLE *et* DEBRAY. — On fait, comme précédemment, une dissolution de la mine de platine dans l'eau régale. On évapore jusqu'à commencement de décomposition et le résidu est calciné au rouge dans un creuset fermé. La poudre ainsi obtenue est traitée par lévigation, ce qui sépare d'une part une poudre dense et brillante de platine, d'autre part une poudre légère d'oxydes de fer, cuivre, iridium, rhodium et palladium. Ces oxydes sont recueillis, empâtés avec de l'acide sulfurique concentré et chauffés à 300°. On dissout ainsi le fer et le cuivre; il reste de l'iridium et du rhodium, qu'on calcine fortement dans un creuset de charbon de cornue pour ramener les oxydes à l'état métallique.

PLATINE

PRÉPARATION. — Nous venons de voir précédemment comment on peut séparer le platine des métaux qui l'accompagnent dans sa mine. On ne s'attache pourtant pas dans l'industrie à réaliser cette séparation d'une façon complète et le platine commercial retient toujours un certain nombre de métaux étrangers. On peut l'obtenir absolument pur par la méthode de JOLY et LEIDIÉ que nous n'avons pas à donner ici.

Propriétés physiques. — Le platine pur est un métal brillant, d'une couleur un peu moins blanche que celle de l'argent, très légèrement bleuâtre. Il est extrêmement lourd, puisque sa densité après fusion est égale à 21.48. Il est mou, ductile, malléable ; sa ténacité est à peu près celle du fer.

Il est, après le palladium, le plus fusible des métaux de son groupe. Cependant son point de fusion est très élevé, puisqu'il est voisin de 1770°.

Aussi est-il impossible de le fondre au feu de forge : il s'y ramollit seulement et s'y soude à lui-même, comme le fer. On ne le fond qu'au chalumeau oxhydrique et *a fortiori* au four électrique. Deville et Debray ont construit pour cet objet un four en chaux vive (1) [fig. 103] composé de deux parties séparables, la sole *B* et la voûte *A*. La température nécessaire est fournie par un chalumeau à gaz oxygène *O* et hydrogène *H* que l'on introduit, au moment du besoin, par un canal *E'E*

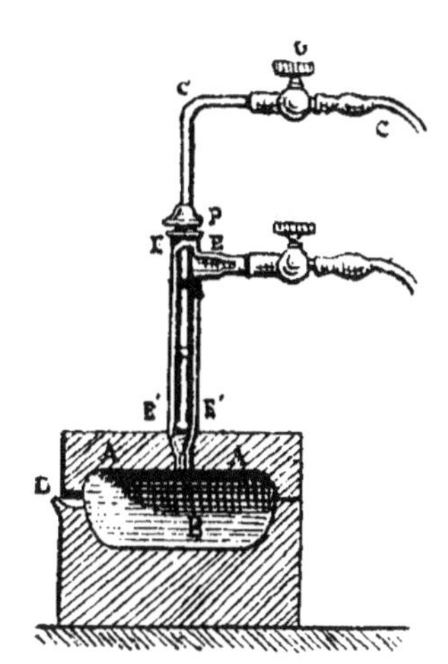

Fig. 103

Four de Deville et Debray pour la fusion du platine.

percé dans la voûte. Les gaz produits s'échappent par la rainure latérale *D*, qui sert aussi à la coulée du platine fondu.

Le four peut servir non seulement à la fusion du platine mais encore à celle de ses alliages. On peut du reste

(1) On peut remplacer la chaux vive par de la pierre calcaire (carbonate de chaux) qui perd superficiellement tout son acide carbonique aux températures du four.

préparer directement par cette voie des alliages de platine, grâce à un véritable affinage que la chaux des parois fait subir aux métaux de la mine.

Propriétés chimiques. — Nous avons déjà vu que l'activité chimique du platine dépend essentiellement de l'état sous lequel il se présente. Sous forme d'éponge et surtout sous forme de noir, il jouit de la propriété d'occlure certains gaz, comme l'hydrogène ou l'oxygène, et de provoquer dans les systèmes chimiques des actions catalytiques, c'est-à-dire des transformations pratiquement indéfinies, comme celles que produisent les ferments. Ce rôle de ferment minéral est porté à sa plus grande puissance chez le platine colloïdal. Ce dernier s'obtient en faisant éclater l'étincelle électrique entre deux fils de platine plongés dans l'eau pure : on a ainsi un liquide brun noir, dans lequel le platine est suspendu à un tel état de division qu'il passe à travers les pores d'un filtre et est invisible aux meilleurs microscopes. Or cette émulsion de platine, même étendue jusqu'à ne plus contenir que $1/300000$ de milligramme de Pt par centimètre cube, jouit d'une activité chimique remarquable, notamment du pouvoir de scinder l'eau oxygénée en oxygène et eau. Le platine peut ainsi décomposer plus d'un million de fois son poids de H^2O^2 : cette énorme disproportion entre le poids du métal agissant et le poids de la matière transformée rappelle absolument l'action des ferments. Mais ce qui rend l'analogie plus étroite, c'est que l'activité chimique de l'émulsion de platine est anéantie par les substances mêmes qui paralysent l'activité des ferments, notamment des ferments solubles ou enzymes : c'est le cas par exemple de l'hydrogène sulfuré, du sulfure de carbone, de l'acide cyanhydrique ; tandis qu'au contraire les substances qui sont généralement sans action sur les ferments solubles, telles que l'aldéhyde formique, le phénol, l'acide salicylique, la strychnine, laissent également intacte l'activité du platine à l'état d'émulsion colloïdale (BREDIG).

Sous son état métallique ordinaire, qui représente sans doute un haut degré de condensation moléculaire, le platine ne montre, au contraire, que des affinités bien moins énergiques. Ainsi, il ne s'oxyde à aucune température ; cependant, il dissout l'oxygène et présente par un refroidissement brusque le phénomène du rochage. Il n'est attaqué par le chlore qu'à haute température. Il s'unit difficilement au soufre à chaud. Mais il se combine assez aisément à chaud à l'arsenic et au phosphore ; ce dernier, en particulier, perce assez rapidement le platine en donnant un phosphure très fusible, d'où la nécessité de ne pas calciner dans le platine les matières organiques phosphorées. Il se combine de même au silicium et au carbone : ainsi, chauffé dans une flamme réductrice, un ustensile en platine se couvre d'une matière noire contenant à la fois du carbone et du platine ; et chauffé au contact des charbons, le platine s'unirait au silicium réduit contenu dans leurs cendres pour former un siliciure fusible.

Le platine ne décompose pas l'eau. Il n'est pas davantage attaqué par les acides étendus autres que l'eau régale. Cependant l'acide sulfurique concentré attaque lentement à chaud le platine, comme on le constate dans les appareils employés à la distillation de cet acide (p. 230).

Les alcalis attaquent le platine à température élevée et déterminent sa transformation en platinates.

USAGES. — Les principaux usages du platine sont fondés sur sa difficile fusibilité et sa résistance à l'action de presque tous les réactifs. Il entre dans l'outillage des laboratoires sous des formes extrêmement variées : creusets, capsules, fils, lames, etc. L'industrie en fait des alambics pour la distillation de l'acide sulfurique (p. 230). Le platine possède aussi un débouché important dans la fabrication des lampes électriques à incandescence, dont les anodes sont constituées par des fils fins de platine transmettant le courant à travers le verre de l'ampoule. Il entre aussi dans la confection de quelques instruments de chirurgie ou de précision, notamment certaines pièces d'horlogerie et les pendules compensateurs.

Le platine allié à l'iridium forme la matière du mètre-étalon conservé au *Bureau international des poids et mesures.*

Composés oxygénés du platine

Le platine ne se combine pas, nous l'avons vu, directement à l'oxygène. Cependant on peut obtenir indirectement deux oxydes, le protoxyde PtO ou oxyde platineux et le bioxyde PtO^2 ou oxyde platinique, en précipitant par un alcali respectivement les sels platineux ou les sels platiniques.

Oxyde platineux PtO

On obtient ce protoxyde à l'état d'hydrate, sous la forme d'une poudre noire, en faisant digérer du chlorure platineux $PtCl^2$ avec de la potasse. L'excès d'alcali dissout une partie de l'hydrate en donnant une liqueur d'un vert très foncé, presque noir, dont l'acide sulfurique dilué précipite l'hydrate platineux. Cet hydrate peut s'unir aux acides et aux alcalis en formant des sels fort instables.

Une calcination très modérée de l'hydrate le change en une poudre violet foncé de protoxyde anhydre PtO. Mais une température un peu plus élevée décompose aisément ce dernier.

OXYDE PLATINIQUE PtO^2

On l'obtient sous la forme d'hydrate en faisant bouillir du bichlorure de platine avec un excès de potasse, jusqu'à ce que le précipité jaune de chloro-platinate potassique formé tout d'abord soit redissous dans un excès d'alcali. La liqueur est alors saturée d'acide acétique, qui précipite l'hydrate platinique $PtO^2.H^2O$ ou H^2PtO^3. Ce dernier se comporte tantôt comme un acide platinique, qui se combine aux bases pour donner des platinates ; tantôt comme une base, qui se dissout dans les principaux acides en donnant des sels platiniques.

L'hydrate $PtO^2.H^2O$ perd son eau par une calcination ménagée, en donnant le bioxyde anhydre PtO^2. Chauffé brusquement, il se réduit en eau, oxygène et platine.

Composés haloïdes du platine

Il existe deux séries de composés haloïdes du platine, correspondant respectivement aux deux oxydes que nous venons d'étudier. Les uns sont des composés platineux de formule générale PtX^2, où X représente un métalloïde halogène. Les autres sont des composés platiniques de formule générale PtX^4. Ces deux séries de composés ne sont pas très stables, surtout les derniers. C'est ainsi que, sous l'action d'une température suffisante, les composés platiniques PtX^4 passent à l'état de composés platineux PtX^2, qu'une température plus élevée dissocie en Pt et X^2. La même transformation peut s'accomplir à la température ordinaire sous l'influence de la lumière : c'est ainsi que le chlorure platinique en solution éthérée est ramené par les radiations lumineuses à l'état de chlorure platineux, qu'une insolation plus prolongée réduit à l'état de platine métallique. Enfin, la même réaction peut être accomplie par voie chimique : c'est ainsi que le cobalt en poudre ramène à l'état platineux les chlorure et bromure platiniques pris en solution aqueuse.

Ces composés, aussi bien platineux que platiniques, sont remarquables par leur aptitude à donner, par simple addition, des combinaisons nouvelles qui sembleraient, d'après ce mode de formation, dues à une simple juxtaposition moléculaire, mais qui, en réalité, ont subi, comme nous le verrons, un certain remaniement. Les composés platineux, par exemple, forment ainsi des molécules du type $H^2[PtX^4]$ et les composés platiniques des molécules du type $H^2[PtX^6]$. Les composés $H^2[PtX^4]$ sont incomplets et passent au type $H^2[PtX^6]$ par fixation de deux unités chimiques.

Chlorure platineux $PtCl^2$

Le protochlorure de platine se prépare à peu près pur en maintenant le bichlorure à 440°, c'est-à-dire dans la vapeur émise par le soufre bouillant sous la pression atmosphérique. Il se forme encore quand on chauffe à 200° l'acide chloroplatinique $H^2[PtCl^6]$ produit dans l'attaque du platine par l'eau régale.

On obtient ainsi une poudre d'un gris verdâtre, insoluble dans l'eau, qu'une température plus élevée décompose en ses éléments.

Le chlorure platineux se comporte comme une molécule incomplète, fixant aisément par addition deux molécules d'acide chlorhydrique ou d'un chlorure métallique par exemple. Mais il se passe là quelque chose de plus qu'une simple juxtaposition de molécules, car les composés formés n'ont aucunement les réactions que devraient présenter des

sels doubles. Il se produit en réalité un remaniement
moléculaire, qui donne lieu à de nouveaux groupements.
Ainsi, le chlorure platineux se dissout en pourpre dans
l'acide chlorhydrique, mais le composé qui se forme par
l'union de ces deux corps est un acide complexe donnant
naissance à des sels spéciaux, les *chloro-platinites*, dont la
formule générale est $Me^2[PtCl^4]$, ce qui assigne la formule
$H^2[PtCl^4]$ à l'acide générateur (*acide chloroplatineux*) formé
par l'union de $PtCl^2$ et 2 HCl.

Ces chloroplatinites sont généralement rouges, cristallisés ; ceux des métaux alcalins et alcalino-terreux sont
solubles dans l'eau. Cette solubilité fait utiliser le chloroplatinite de potasse $H^2[PtCl^4]$, de préférence au chlorure platineux insoluble, pour l'obtention de photocopies positives.
Le principe de cette application, appelée *platinotypie*, est le
suivant. Un sel de platine, mélangé à une matière organique
oxydable, telle que l'oxalate ferreux par exemple, est réduit
à l'état de platine métallique *sous l'influence de la lumière* :

$$6\ Fe(C^2O^4) + 3\ K^2PtCl^4 = 3\ Pt + 2\ Fe^2(C^2O^4)^3 + Fe^2Cl^6 + 6\ KCl$$

Si donc on étale sur une feuille de papier un mélange de
chloroplatinite potassique et d'oxalate sodico-ferrique (ce
dernier devant être réduit à l'état de sel ferreux par la
lumière) et si on place cette feuille sous un cliché négatif,
en opérant comme on le fait pour les papiers sensibilisés à
l'argent, les parties du verre traversées par la lumière apparaissent en noir sur le papier par suite de la formation du
platine réduit.

<h3 style="text-align:center">CHLORURE PLATINIQUE PtCl⁴</h3>

Le chlorure platinique, ou bichlorure de platine $PtCl^4$,
est resté longtemps inconnu à l'état anhydre. Il est, en effet,
difficile de combiner directement le chlore au platine,
surtout lorsque ce dernier est à l'état compact.

La méthode la plus pratique de préparation du chlorure platinique anhydre consiste à décomposer l'acide chloroplatinique $H^2[PtCl^6]$, obtenu lui-même en dissolvant le platine dans l'eau régale contenant un excès d'acide chlorhydrique ou mieux encore en attaquant la mousse de platine par du chlore en présence d'acide chlorhydrique dissous. On obtient ainsi des cristaux de formule $H^2[PtCl^6] + 6\,H^2O$, qu'on peut écrire $PtCl^4 . 2\,HCl + 6\,H^2O$. Chauffés dans un courant de chlore, ces cristaux fondent à 60°, puis, portés progressivement jusqu'à 360°, ils perdent la totalité de leur eau et de leur acide chlorhydrique pour laisser un résidu de $PtCl^4$.

Le bichlorure de platine est une poudre très hygrométrique, décomposable à 440° en chlore et chlorure platineux. Il est très soluble dans l'eau en donnant une liqueur orange, susceptible de former divers hydrates, dont le plus riche en eau $PtCl^4 + 7\,H^2O$ s'obtient en évaporant dans le vide, à une température pas trop élevée, une dissolution *neutre* de chlorure platinique.

La propriété la plus importante du chlorure platinique est son aptitude à se combiner à $2\,HCl$ pour donner un acide complexe, l'acide chloroplatinique, dont nous venons de voir tout à l'heure certaines circonstances de formation et qui s'obtient aussi en fa'sant passer, au-dessus de 50°, un courant de gaz HCl sec sur des cristaux de chlorure platinique hydraté. Cet acide se produit du reste par des réactions très variées, en raison de sa stabilité. Il n'a aucunement les allures d'un sel double $PtCl^4 . 2\,HCl$, comme l'indiquerait sa formule brute, car le nitrate d'argent en précipite, non pas du chlorure d'argent, mais bien un sel spécial, le chloroplatinate $Ag^2[PtCl^6]$, dont l'existence révèle, par conséquent, celle d'un acide spécial, l'acide chloroplatinique H^2PtCl^6, aussi énergique du reste que les acides minéraux forts, et que l'on peut envisager comme

provenant de la substitution de 6 Cl à 3 O dans l'acide
platinique H^2PtO^3. Il y a donc eu, dans la combinaison de
$PtCl^4$ avec 2 HCl, un remaniement moléculaire analogue à
celui qui se produit, dans des circonstances analogues,
avec le chlorure platineux.

L'acide chloroplatinique forme des sels de potasse et
d'ammoniaque fort peu solubles dans l'eau et insolubles
dans l'alcool, cristallisant en octaèdres réguliers jaunes et
anhydres, tandis que les chloroplatinates de soude et de
lithine sont solubles dans l'eau et dans l'alcool et cristallisent hydratés (p. 458). Il en résulte que le bichlorure de
platine ne précipite pas les métaux alcalins de ce dernier
groupe, tandis qu'il précipite les métaux du premier. Il
forme aussi avec les ammoniaques composées de la chimie
organique des chloroplatinates comparables au chloroplatinate d'ammoniaque et qui sont d'une grande utilité pour
l'étude de ces bases.

De même qu'il se combine à 2 HCl pour former l'acide
chloroplatinique, de même le bichlorure de platine se
combine à $2 H^2O$, comme le ferait un véritable anhydride,
pour donner un acide bivalent de formule probable
$H^2[PtCl^4(OH)^2]$ (MIOLATI). Ce nouvel acide dériverait donc
de l'acide chloroplatinique $H^2[PtCl^6]$ par substitution de
2 OH à 2 Cl dans l'anion.

OSMIUM

PRÉPARATION. — L'osmium se prépare en général en partant de l'acide osmique, lequel est lui-même obtenu,
comme nous le verrons bientôt, en grillant l'osmiure
d'iridium contenu dans la mine de platine. Divers procédés
peuvent être employés pour retirer l'osmium de l'acide
osmique. Le premier qui se présente à l'esprit consiste à

utiliser la facile réduction de l'acide osmique : DEVILLE et DEBRAY ont obtenu,en effet, le métal cristallisé en réduisant les vapeurs d'acide osmique par le charbon.

Un procédé plus détourné est celui de BERZELIUS qui consiste à décomposer le sulfure d'osmium par la chaleur. On sature l'acide osmique par l'ammoniaque, on fait passer un courant d'hydrogène sulfuré dans la solution d'osmiate d'ammoniaque, on fait bouillir pour agglomérer le précipité de sulfure d'osmium. Ce dernier est alors desséché, mais cette dessiccation doit être incomplète pour empêcher son inflammation spontanée. Il ne reste plus qu'à chauffer ce sulfure dans un creuset fermé en charbon de cornue, que l'on introduit lui-même dans un creuset en terre réfractaire.

PROPRIÉTÉS PHYSIQUES. — Le métal préparé par le procédé de BERZELIUS est une éponge assez compacte d'un bleu clair. Les cristaux obtenus par la méthode de DEVILLE et DEBRAY sont des trémies très fines, formées de cubes ou de rhomboèdres voisins du cube ; leur couleur est un beau bleu teinté de gris et ils sont assez durs pour rayer le verre.

La densité de l'osmium est égale à 21,5. Il est, avec le ruthénium, le plus réfractaire des métaux de la mine de platine. Il ne fond, en effet, que vers 2500°, c'est-à-dire au four électrique.

PROPRIÉTÉS CHIMIQUES. — Les affinités chimiques de l'osmium, comme celles du platine, dépendent, dans une large mesure, de l'état sous lequel il se trouve. C'est ce qu'on constate nettement pour l'oxydabilité du métal. Ainsi l'osmium spongieux préparé par la méthode de BERZELIUS émet une odeur d'acide osmique, ce qui dénote une oxydation produite dès la température ordinaire. Mais l'osmium rendu cohérent par fusion au four électrique, ou même par simple chauffage à la température de fusion du nickel, ne possède aucune odeur : on peut le chauffer jusqu'à la température de fusion du zinc sans qu'il donne des vapeurs du tétroxyde OsO^4; pourtant, à température plus élevée, il est combustible.

L'osmium est susceptible de se combiner directement au chlore, au brome, au soufre, au phosphore par des réactions exothermiques. Mais, contrairement à ce que font les autres éléments de la mine de platine, il se combine difficilement aux métaux : fondu avec de l'étain ou du zinc, il s'y dissout, mais s'en sépare par le refroidissement, et le culot métallique, traité par l'acide chlorhydrique, ne laisse que des cristaux d'osmium.

Par ses allures chimiques, l'osmium est, de tous les éléments de la mine de platine, celui qui se rapproche le plus des métalloïdes.

Composés oxygénés de l'osmium

L'osmium possède une série très étendue de composés oxygénés, comparable par sa richesse à celle du manganèse. Ce sont :

1° Le protoxyde OsO, à tendances basiques douteuses ;

2° Le sesquioxyde Os^2O^3 ;

3° Le bioxyde OsO^2 ;

4° Le trioxyde OsO^3, qui forme l'acide osmieux ;

5° Le tétroxyde OsO^4, qui est l'anhydride de l'acide osmique. Ce dernier, le mieux connu de tous, est le seul qui ait une importance pratique.

Anhydride osmique OsO^4

PRÉPARATION. — On le prépare par le procédé de FRÉMY, qui consiste à griller, dans un courant d'air sec, l'osmiure d'iridium, demeuré comme résidu dans l'attaque de la mine

de platine par l'eau régale. Ce résidu est placé dans une
nacelle en platine ou en porcelaine, que l'on introduit dans
un tube PQ en platine ou en porcelaine chauffé au rouge
(fig. 104); par l'intermédiaire d'un aspirateur A, on fait
passer dans PQ un courant d'air, préalablement dépouillé
de ses poussières organiques, de sa vapeur d'eau et de son

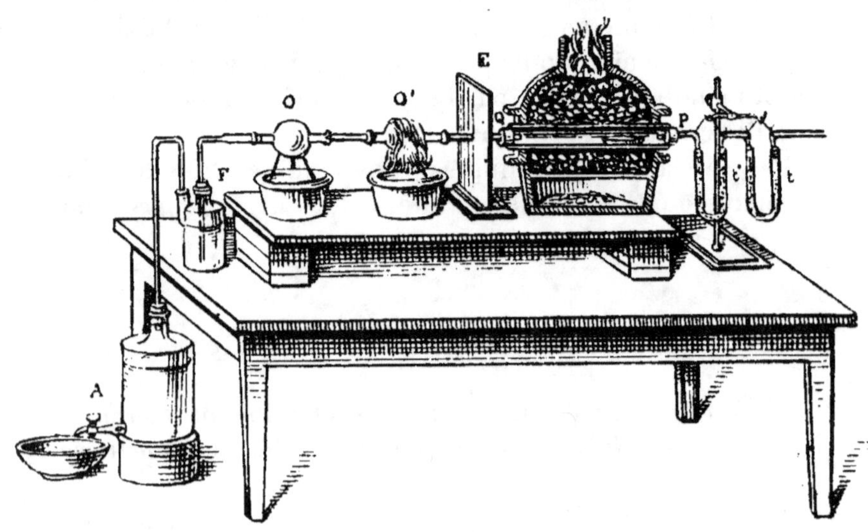

Fig. 104
Appareil pour la préparation de l'acide osmique.

acide carbonique par son passage dans des tubes t et t'.
Les vapeurs du tétroxyde formé OsO^4 vont se condenser
dans deux ballons O' et O, refroidis extérieurement par un
courant d'eau ; les dernières traces de vapeurs échappées
à la condensation sont retenues dans le flacon F par une
solution de potasse caustique. Il faut éviter de relier les
diverses parties de l'appareil par des bouchons en matières
organiques, qui réduiraient l'acide osmique

Propriétés. — Le composé ainsi obtenu cristallise en longues aiguilles blanches, flexibles, douées d'une odeur piquante de raifort. Il se ramollit à la chaleur de la main et fond à 40° en un liquide dense, incolore, très réfringent. possédant dès la température ordinaire une tension de vapeur notable et entrant en ébullition vers 100°. Ses vapeurs sont incolores, très vénéneuses : elles agissent vivement sur les yeux en produisant l'effet d'un coup vigoureusement asséné ; elles provoquent la toux et irritent les organes respiratoires. Aussi ce composé doit-il être manié avec précaution. Il est très soluble dans l'eau.

L'acide osmique se dissout dans les alcalis en formant des solutions colorées, inodores à froid, mais dégageant à chaud des vapeurs d'acide osmique.

La propriété la plus importante de cet acide est l'extrême facilité avec laquelle il se laisse réduire. Ainsi l'hydrogène et la plupart des métaux, même ceux qui n'ont pas grande affinité pour l'oxygène, comme le cuivre ou le mercure, le ramènent à l'état d'osmium métallique. Le gaz sulfureux, introduit peu à peu dans une solution fortement alcaline, y provoque la formation d'un composé cristallin qui paraît être un dérivé de l'acide osmieux OsO^3 ou H^2OsO^4.

L'acide osmique est aussi réduit par les matières organiques avec formation d'un dépôt noir d'osmium finement divisé : c'est pour cette raison qu'il tache en noir la peau et le linge. Il subit la même réduction au contact des tissus, en même temps qu'il les durcit et les fixe dans leur forme : c'est là le principe de son emploi en micrographie.

Les solutions d'acide osmique qui ont servi dans la technique histologique, séparées par filtration des matières auxquelles elles sont mêlées, peuvent être régénérées à l'état de pureté par le procédé de Gulewitsch. A cet effet, la liqueur est traitée par le zinc et l'acide chlorhydrique, mélange qui précipite de l'osmium réduit. Ce dernier est rassemblé, lavé successivement à l'acide chlorhydrique (pour éliminer l'excès de zinc), à l'eau, à l'alcool, à l'éther, puis desséché à basse température. Il ne reste plus qu'à chauffer doucement cet osmium dans un courant d'oxygène sec pour le faire repasser à l'état de tétroxyde pur.

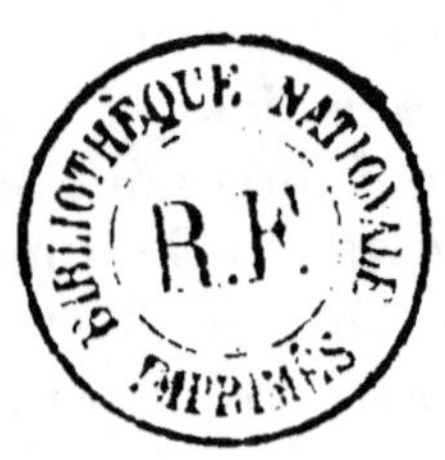

FIN

TABLE ANALYTIQUE DES MATIÈRES

TABLE ANALYTIQUE

DES MATIÈRES

PREMIÈRE PARTIE

Chimie générale

DEUXIÈME PARTIE

Chimie spéciale

LIVRE PREMIER

LIVRE DEUXIÈME

LIVRE TROISIÈME

Imp. A. STORCK & Cie. — Lyon.